# ICD-10-Diagnosenthesaurus

# ICD-10-Diagnosenthesaurus

Sammlung von Krankheitsbegriffen im
deutschen Sprachraum, verschlüsselt nach der
Internationalen statistischen Klassifikation der
Krankheiten und verwandter Gesundheitsprobleme
(ICD-10, Version 1.3 [Juli 1999])

Version 3.0 – Stand Januar 2000

Herausgegeben vom Deutschen Institut für medizinische Dokumentation
und Information (DIMDI) im Auftrage des Bundesministeriums für Gesundheit

Erarbeitet von einer Projektgruppe des Zentralinstituts
für die kassenärztliche Versorgung in der Bundesrepublik Deutschland
unter Leitung von Prof. Dr. Wolfgang Giere

Unter Mitarbeit von:
- Deutsches Institut für medizinische Dokumentation und Information (DIMDI),
- Institut für Medizinische Statistik (IMS), Frankfurt am Main,
- Abteilung für Medizinische Informatik, Institut für Medizinische Biometrie
  und Informatik, Albert-Ludwig-Universität, Freiburg i. Br.

Deutscher Ärzte-Verlag Köln

ISBN 3-7691-5909-8

**Projektgruppe
ICD-10-Diagnosenthesaurus:**

Prof. Dr. med. Wolfgang Giere
(Vorsitz und wissenschaftliche Leitung),
Dr. med. Birgit Krause,
Dr. rer. med. Christoph Luz,
Ursula Brahimi, Helga Germer und
Inge Röll-Friedrich
Zentrum der Medizinischen Informatik, Klinikum
der Johann Wolfgang Goethe-Universität,
Frankfurt am Main

Dr. rer. pol. Gerhard Brenner und
Dr. med. Bernd Graubner
Zentralinstitut für die kassenärztliche
Versorgung in der Bundesrepublik Deutschland
(ZI), Köln

Dr. med. Michael Schopen
Deutsches Institut für medizinische
Dokumentation und Information (DIMDI), Köln

Bernd Delling, Dr. med. Sabine Lind und
Hermine Gärtner
Institut für Medizinische Statistik GmbH (IMS),
Frankfurt am Main

Dr. med. Albrecht Zaiß
Abteilung für Medizinische Informatik, Institut
für Medizinische Biometrie und Informatik,
Albert-Ludwigs-Universität, Freiburg i. Br.

Schlußredaktion: Bernd Graubner

Die Deutsche Bibliothek - CIP-Einheitsaufnahme

ICD-10-Diagnosenthesaurus: Sammlung von Krankheitsbegriffen im deutschen Sprachraum, verschlüsselt nach der Internationalen statistischen Klassifikation der Krankheiten und verwandter Gesundheitsprobleme (ICD-10, Version 1.3 [Juli 1999]) / hrsg. vom Deutschen Institut für medizinische Dokumentation und Information (DIMDI). Im Auftr. des Bundesministeriums für Gesundheit. Erarb. von einer Projektgruppe des Zentralinstituts für die Kassenärztliche Versorgung in der Bundesrepublik Deutschland unter Leitung von Wolfgang Giere. – Version 3.0., Stand Januar 2000. – Köln: Dt. Ärzte-Verl., 1999
ISBN 3-7691-5909-8

Satz: DIMDI
Druck: Ebner Ulm, 89075 Ulm
Bindung: Ebner Ulm

# Inhaltsverzeichnis

# Hinweise zu den Nutzungsbestimmungen

# Vorwort

Vertragsärzte und Krankenhäuser müssen nach den gesetzlichen Vorgaben der §§ 295 und 301 des Fünften Buches Sozialgesetzbuch (SGB V) die Diagnosen auf den Abrechnungsunterlagen und den Arbeitsunfähigkeitsbescheinigungen nach den Schlüsselnummern der Internationalen statistischen Klassifikation der Krankheiten und verwandter Gesundheitsprobleme verschlüsseln.

Mit Bekanntmachung vom 24. Juni 1999 hat der Bundesminister für Gesundheit als Grundlage für die Verschlüsselung die ICD-10-SGBV in Kraft gesetzt. Die ICD-10-SGBV ist eine für die Zwecke des SGB V überarbeitete Fassung der 10. Revision der Internationalen statistischen Klassifikation der Krankheiten und verwandter Gesundheitsprobleme (ICD-10). Diese Klassifikation wird vom Deutschen Institut für medizinische Dokumentation und Information (DIMDI) im Auftrage des Bundesministeriums für Gesundheit als systematisches Verzeichnis herausgegeben.

Die Verpflichtung zur Verschlüsselung der Diagnosen durch Vertragsärzte und Krankenhäuser nach der ICD-10-SGBV tritt mit Wirkung vom 1. Januar 2000 in Kraft.

In Ergänzung zur offiziellen ICD-10-SGBV-Version wird mit dem hier vorgelegten ICD-10-Diagnosenthesaurus ein Werk bereitgestellt, das die Verschlüsselung von Diagnosen in der täglichen Arbeit in Arztpraxis und Krankenhaus erleichtern soll. Mit dem ICD-10-Diagnosenthesaurus erhalten die Ärzte ein praktikables Verschlüsselungsinstrument, das sich am medizinischen Sprachgebrauch orientiert und dem Arzt die Sicherheit gibt, daß die Zuordnung der Krankheitsbegriffe zu den offiziellen Schlüsselnummern der ICD-10-SGBV von medizinischen Experten sachgerecht vorgenommen worden ist.

In der vorliegenden, wesentlich erweiterten Version 3.0 (Stand: Januar 2000) umfaßt der Diagnosenthesaurus über 58.000 Diagnosentexte in der Buchversion (einschließlich Permutierungen) und fast 31.000 Diagnosentexte in der Softwareversion (ohne Permutierungen).

Die Entwicklung des Diagnosenthesaurus wurde im Zentralinstitut für die kassenärztliche Versorgung in der Bundesrepublik Deutschland begonnen und entsprach dem oft geäußerten Wunsch der Ärzte nach einem alphabetischen Verzeichnis der im deutschen Sprachraum verwendeten Krankheitsbegriffe.

Im vertragsärztlichen Bereich wurde dieser Diagnosenthesaurus in seiner Ursprungsversion bereits im Jahre 1997 in Niedersachsen und Sachsen-Anhalt in zwei Modellversuchen zur ICD-10 erfolgreich getestet.

Zum Zwecke der gemeinfreien Herausgabe des ICD-10-Diagnosenthesaurus hat das Zentralinstitut die Nutzungsrechte auf das Deutsche Institut für medizinische Dokumentation und Information übertragen. Die vorliegende Version 3.0 des Diagnosenthesaurus wurde 1999 im Auftrage des DIMDI durch eine Projektgruppe beim Zentralinstitut für die kassenärztliche Versorgung unter der wissenschaftlichen Leitung des Zentrums der Medizinischen

Informatik des Klinikums der Johann Wolfgang Goethe-Universität, Frankfurt am Main, erarbeitet. Die kontinuierliche Weiterentwicklung ist vorgesehen.

Der ICD-10-Diagnosenthesaurus gewährleistet in Ergänzung zur offiziellen ICD-10-SGBV das rationelle Verschlüsseln von Diagnosen . Im Anhang dieses Werkes sind zusätzliche Hinweise zur Diagnosenverschlüsselung abgedruckt, die dem Leser den Bezug zwischen dem ICD-10-Diagnosenthesaurus und den Verschlüsselungsanforderungen nach der ICD-10-SGBV verdeutlichen.

Herausgeber und Bearbeiter des ICD-10-Diagnosenthesaurus sind der Auffassung, daß die Freiheit des ärztlichen Ausdruckes bei der Beschreibung und Dokumentation der Krankheiten der behandelten Patienten nicht unnötig zugunsten prädefinierter Begriffe eingeschränkt werden darf. Es sollte nicht dazu kommen, daß der Arzt nur noch dokumentieren kann, was ihm ein Computer zur Auswahl anbietet. Kreativität - auch im Begrifflichen - darf nicht einer standardisierten Nomenklatur geopfert werden.

Umgekehrt können Vergleiche, Qualitätssicherung, Fortbildung und Forschung nur auf dem Boden standardisierter und klassifizierter Informationen erfolgen, die nach Möglichkeit international abgestimmt und eindeutig definiert sind. Jedoch sind Standards und Klassifikationen tot, wenn sie nicht fortlaufend aus dem wirklichen Sprachgebrauch der Ärzte gefüllt werden.

In dem vorliegenden Diagnosenthesaurus sind vorwiegend die in Deutschland tatsächlich genutzten Diagnosenbegriffe gesammelt und in die einzige weltweit anerkannte und nun auch bei uns gesetzlich vorgeschriebene Diagnosenklassifikation eingeordnet, so daß hiermit alle Ärzte in Deutschland die gleichen Krankheiten mit den gleichen ICD-10-Schlüsselnummern dokumentieren können. Mit diesem alphabetisch sortierten Diagnosenthesaurus wird die gesetzliche Verpflichtung zur Verschlüsselung der Diagnosen an Akzeptanz gewinnen.

Alle Ärzte und Fachverbände bitten wir, von ihnen verwendete und im Diagnosenthesaurus noch nicht enthaltene Krankheitsbegriffe dem Zentralinstitut bzw. dem Deutschen Institut für medizinische Dokumentation und Information mitzuteilen. Für Fehlerkorrekturen sowie Anregungen und Vorschläge zur Weiterentwicklung des Diagnosenthesaurus sind wir dankbar.

Köln, im November 1999

# Einführung in den ICD-10-Diagnosenthesaurus

Die vorliegende Version 3.0 (Januar 2000) der Buchfassung des ICD-10-Diagnosenthesaurus ist gegenüber den früheren Versionen 1.1 (Februar 1997), 2.0 (Juni 1998) und 2.2 (Februar 1999) quantitativ und qualitativ deutlich verbessert. Seit der letzten Version wurden vor allem Diagnosentexte aus dem vertragsärztlichen Bereich aufgenommen, wobei die Fachgebiete Gynäkologie und Geburtshilfe sowie Orthopädie eine besondere Berücksichtigung gefunden haben. Die mit der Version 2.0 eingeführte Druckdarstellung als sogenannte Spiegelstrichfassung wurde nutzerfreundlicher gestaltet.

## 1. Aufbau

Der ICD-10-Diagnosenthesaurus wird als Buch- und Softwareversion herausgegeben.

Enthielt die erste **Buchversion** des ICD-10-Diagnosenthesaurus nur einen Teilbestand von rund 10.000 Krankheitsbegriffen, so weist die jetzt vorgelegte Fassung einschließlich der Permutierungen in der Ursprungsdatei mehr als 58.000 Datensätze (sortierte Zeilen) auf.

Für die Sortierreihenfolge der Einträge gelten folgende Regeln:

- ä, ö, ü sind wie a, o, u und ß wie ss einsortiert.
- Arabische Ziffern am Wortanfang sind nur sekundär berücksichtigt (z. B. ist 2-Propanol wie Propanol eingeordnet), Ziffern innerhalb eines Wortes sind vor Buchstaben sortiert (z. B. E1-Trisomie vor Eales), die römischen Zahlzeichen sind in der Regel gemäß ihrer Zahlenbedeutung behandelt.
- Buchstaben mit diakritischen Zeichen (ç, é usw.) sind wie Grundbuchstaben eingeordnet.
- Bei der Sortierfolge stehen Leerzeichen vor Bindestrichen und Auslassungszeichen, danach folgen Ziffern und zuletzt Buchstaben (vgl. dazu den Anfang des ICD-10-Diagnosenthesaurus sowie C6-Syndrom und O'Nyong-nyong-Fieber).

In der vorliegenden Spiegelstrichfassung sind die Anfangswörter jedes Datensatzes bis zum Textende bzw. ersten Komma fett gedruckt („Haupteintrag"). Ausdrücke in Klammern zwischen den fettgedruckten Satzbestandteilen sind in normaler Schrift wiedergegeben. Alle Wörter, die sich in darauf folgenden Datensätzen wiederholen, sind zur Vermeidung überflüssiger Zwischenebenen und unbeschadet eventueller Kommas in einer Ebene angeordnet. Kommas sind nicht ausgedruckt, wenn der Text in einer tieferen Ebene fortgesetzt wird. Vor jedem neuem Eintrag steht die zugehörige ICD-10-SGBV-Schlüsselnummer oder, ersatzweise, ein Stern. Dieser zeigt an, daß die zutreffende der in den folgenden Ebenen nachgewiesenen Schlüsselnummern zu verwenden ist.

Die **Softwareversion** des ICD-10-Diagnosenthesaurus enthält fast 31.000 ausformulierte Diagnosentexte mit den dazugehörigen Schlüsselnummern.

Die angegebenen verschiedenen Zahlenangaben beruhen auf unterschiedlichen Aufbereitungen desselben Ausgangsmaterials: Es enthält ca. 27.000 verschiedene Wörter. Setzt man jedes Wort in Beziehung zu einer ICD-10-Schlüsselnummer, so erhält man den Software-Index mit insgesamt ca. 70.000 Einträgen (viele Mehrfacheinträge), der ebenfalls zur Verfügung gestellt werden kann. Aus den 30.700 korrigierten und überwiegend vereinheitlichten Originaltexten, die jetzt die Softwareversion bilden, ergaben sich durch die Aufbereitung zur Sortierung (reduzierte Permutierung, s. u.) die 58.400 Sucheinträge der Buchversion, die in der Spiegelstrichfassung des vorliegenden Ausdruckes in 64.000 Einträgen dargestellt sind.

## 2. Inhalt

Bei der Erarbeitung des ICD-10-Diagnosenthesaurus wurden bisher folgende Begriffssammlungen berücksichtigt:
- Begriffe der ICD-10-Systematik,
- Begriffe des alphabetischen Verzeichnisses der ICD-10,
- Begriffe des Thesaurus der ehemaligen Arbeitsgruppe Klartextanalyse der GMDS, jetzt gepflegt am Zentrum der Medizinischen Informatik des Klinikums der Johann Wolfgang Goethe-Universität Frankfurt am Main,
- Beiträge ärztlicher Berufsverbände mit vorwiegend Routinediagnosen aus den Fachgebieten Allgemeinmedizin, Anästhesiologie, Augenheilkunde, Kinder- und Jugendheilkunde sowie Mund-Kiefer-Gesichtschirurgie,
- „Göttinger Diagnosen" (ICD-9-/ICD-10-Diagnosensammlung) von Dr. Bernd Graubner (anfänglich für die Georg-August-Universität Göttingen zusammengestellt),
- Begriffe der ICD-9-Diagnosensammlung der IMS GmbH, Frankfurt am Main (Institut für Medizinische Statistik),
- Begriffe aus dem von Dr. Reinhart Köhler erarbeiteten Diagnosenverzeichnis des gynäkologischen EDV-Anwenderkreises GYNAMED,
- Begriffe, die 1997 im ICD-10-Modellversuch der Kassenärztlichen Vereinigungen Niedersachsen und Sachsen-Anhalt gesammelt worden waren,
- Begriffe aus dem ADT-Panel des ZI, das auf anonymisierten Abrechnungsdaten niedergelassener Ärzte verschiedener Fachrichtungen beruht.

## 3. Methodik und Erarbeitung

Die Begriffssammlungen, die bisher in den Diagnosenthesaurus aufgenommen worden sind, befanden sich in unterschiedlichem Bearbeitungszustand und mußten auf ein einheitliches und vergleichbares Niveau gebracht werden. Dazu war es erforderlich, Datenbestände, die nur nach der ICD-9 verschlüsselt waren, mit den ICD-10-Schlüsselnummern zu versehen, und bei den bereits ICD-10-kodierten Datenbeständen die Schlüsselnummern auf ihre Richtigkeit zu prüfen.

Die **Quellentexte** der Datenbestände wurden in der Regel so übernommen, wie sie mitgeteilt worden sind. Viele dieser Quellentexte reflektieren den tatsächlichen medizinischen Sprachgebrauch, andere spiegeln den Stand der medizinischen Wissenschaft und offizielle Nomenklaturen wider. Da die Aufgabe darin bestand, eine Hilfe für die Praxis zu erstellen, wurden insbesondere die tatsächlich benutzten Begriffe aufgenommen. Sie wurden nicht auf Vorzugsbegriffe standardisiert. Deswegen wurden auch seltene Begriffe berücksichtigt, sofern sie in einer der Begriffssammlungen auftraten.

Offensichtliche Schreibfehler wurden korrigiert. Bei den **Schreibweisen** wurden vor allem das DUDEN-Wörterbuch medizinischer Fachausdrücke, das Klinische Wörterbuch von Pschyrembel sowie die amtliche ICD-10 beachtet. Bei Fachbegriffen, die nur aus einem Wort bestehen, wurde in der Regel die eingedeutschte Schreibweise verwendet. Für andere Schreibweisen wurden Verweise eingearbeitet. Ebenso wie in den amtlichen ICD-10-Ausgaben sind die Änderungen der Rechtschreibreform bisher nicht berücksichtigt.

In Ausnahmefällen wurden zur **Erläuterung** Texte in eckigen Klammern eingefügt. Dabei handelt es sich meistens um Abkürzungen bzw. deren ausgeschriebene Form oder um Syndrombezeichnungen.

Bezeichnungen von **Prozeduren** wurden nur dann in den ICD-10-Diagnosenthesaurus aufgenommen, wenn sie Bestandteil der ICD-10-SGBV sind (z. B. einige geburtshilfliche Prozeduren). Für die Verschlüsselung von Operationen muß der amtliche Operationenschlüssel OPS-301 verwendet werden (z. B. Amputationen, Cholezystektomie oder Adenotomie). Krankheitszustände, die zu einer Operation führen oder bei denen der Zustand nach einer Operation dokumentiert werden soll, sind meistens mit der jeweiligen Diagnose zu verschlüsseln (z. B. „Zustand nach Mastektomie wegen Mammakarzinom" mit „Mammakarzinom"). Andererseits enthält der Diagnosenthesaurus einige dieser Zustand-nach-Diagnosen, weil sie häufig in den Quellentexten vorgekommen waren (z. B. „Zustand nach Mitralklappenersatz wegen Mitralklappenstenose").

Im ICD-10-Diagnosenthesaurus sind nur die in der SGB-V-Fassung der ICD-10 für die primäre Verschlüsselung **zugelassenen drei- und vierstelligen Schlüsselnummern** berücksichtigt. Schlüsselnummern mit Sonderzeichen („*", „!"), Schlüsselnummern aus dem Kapitel XX und die nur im Basisschlüssel („Minimalstandard") zugelassenen dreistelligen Kategorien, denen vierstellige Subkategorien zugeordnet sind (z. B. A01.-), wurden nicht verwendet. Andererseits werden die in der ICD-10-SGBV nur dreistellig enthaltenen Schlüsselnummern des Kapitels XXI auch nur in dieser Form nachgewiesen (z. B. Z30.-). Die für eine künftige Anwendung diskutierten fünfstelligen Schlüsselnummern des Kapitels XIX sind in der vorliegenden Version noch nicht enthalten (z. B. S02.00).

Die im Zusammenhang mit der ICD-10-SGBV neu eingeführten **Zusatzkennzeichen zur Dokumentation der Diagnosensicherheit (V, A und Z) und/oder Seitenlokalisation (R, L und B)** sind im Diagnosenthesaurus – ebenso wie in der ICD-10-SGBV – nicht enthalten (vgl. die „Hinweise zur Diagnosenverschlüsselung" im Anhang, S. 607 ff.). Von ihnen sind stets maximal zwei anzugeben, wenn sie zutreffen und nicht in der Schlüsselnummer selbst enthalten sind (z. B. bei Verdacht auf eine sekundäre Koxarthrose rechts: M16.7 VR). Im einzelnen handelt es sich um folgende Kennzeichen:

**V:** Verdachtsdiagnose bzw. auszuschließende Diagnose
**Z:** (symptomloser) Zustand nach der betreffenden Diagnose
**A:** ausgeschlossene Diagnose

**R:** rechts
**L:** links
**B:** beiderseits

In der Buchversion kann man auf Grund der **Textpermutationen** nicht nur nach einer Diagnose (z. B. „Fraktur, Femur" oder „Fieber, rheumatisch"), sondern beispielsweise auch nach Lokalisationsangaben (z. B. „Femurfraktur") oder Modifikatoren (z. B. „Rheumatisches Fieber") suchen. Um aber ein unnötiges Aufblähen der Buchversion zu vermeiden, werden häufig verwendete Adjektive, d. h. solche, die mehr als 200mal im Thesaurus vorkommen (z. B. „akut", „chronisch", „bösartig"), nur in Verweisen aufgeführt und nur im Ausnahmefall als Suchbegriffe verwendet („reduzierte Permutierung"). Lateinische Diagnosentexte wurden nur in Ausnahmefällen permutiert.

Folgende **formale Regeln für die Textbearbeitung** wurden in der Ursprungsdatei der Buchversion eingehalten (zur „Unterdrückung" der Kommas in der vorliegenden Spiegelstrichfassung vgl. oben unter „Aufbau"):

- Der Textanfang steht immer in Großbuchstaben.
- Substantive stehen in der Regel im Singular.
- Wenn ein Diagnosenbegriff am Anfang steht und danach Lokalisationsangaben oder Modifikatoren folgen, werden diese durch Kommata abgetrennt (z. B. „Appendizitis, akut"). Die Modifikatoren stehen in diesem Fall in der Nominalform. Adjektive und Partizipien werden am Textanfang auch in ihren deklinierten Formen verwendet (vgl. z. B. die Haupteinträge „Abdominale" und „Abdominaler").
- Vor den Präpositionen „bei", „mit", „durch" u. ä. steht immer ein Komma.
- Lateinische Termini technici werden nicht durch Kommata unterbrochen.
- Die Reihenfolge der Lokalisationsangaben und Modifikatoren richtet sich danach, ob der Modifikator zur Diagnose oder zur Lokalisation gehört. Wenn mehrere Modifikatoren nach einer Diagnose stehen, richtet sich die Reihenfolge der Modifikatoren in der Regel nach der besseren Lesbarkeit der Buchversion.
- Abkürzungen einer gesamten Diagnose oder einer Lokalisation werden mit den ausgeschriebenen Begriffen in eckigen Klammern versehen. Ausgenommen davon sind folgende sehr gebräuchliche Abkürzungen:
  - BWS: Brustwirbelsäule,
  - HIV: Humanes Immundefizienz-Virus,
  - HWS: Halswirbelsäule,
  - LWS: Lendenwirbelsäule,
  - OP: Operation,
  - TBC: Tuberkulose,
  - WS: Wirbelsäule,
  - ZNS: Zentrales Nervensystem.

- Um die Lesbarkeit der Texte zu verbessern, werden Konjunktionen wie „und" und „oder" in den Texten belassen.

## 4. Qualitätskontrolle

Bei der Überarbeitung des ICD-10-Diagnosenthesaurus wird eine erweiterte interne und externe Qualitätskontrolle durchgeführt. Dabei wurden vor allem **Textverbesserungen** vorgenommen, um die Lesbarkeit der Buchversion des ICD-10-Diagnosenthesaurus zu erhöhen.

Erkannte **Verschlüsselungsfehler wurden behoben**. Außerdem wurden alle Text- und Schlüsselnummeränderungen der aktuellen **Version 1.3 der amtlichen ICD-10-SGBV-Fassung**, die im Juli 1999 vom Deutschen Institut für medizinische Dokumentation und Information (DIMDI) veröffentlicht worden ist, berücksichtigt.

Das Verfahren der **externen Qualitätskontrolle** des ICD-10-Diagnosenthesaurus wurde entwickelt und getestet. Es wird in Zukunft vorrangig am Institut für Medizinische Biometrie und Informatik der Albert-Ludwigs-Universität Freiburg i. Br. durchgeführt.

## 5. Weiterentwicklung und Danksagung

Das Expertengremium der Projektgruppe ICD-10-Diagnosenthesaurus arbeitet an der notwendigen Weiterentwicklung des Diagnosenthesaurus. Im Vordergrund stehen dabei die Erreichung einer noch besseren Konsistenz der Begriffsrepräsentation, die Lösung offener Probleme bei der Textgestaltung und Verschlüsselung sowie die Aufnahme weiterer Datenbestände.

Die **Projektgruppe** besteht gegenwärtig aus Vertretern des Zentralinstituts für die kassenärztliche Versorgung in der Bundesrepublik Deutschland, des Zentrums der Medizinischen Informatik des Klinikums der Johann Wolfgang Goethe-Universität Frankfurt am Main, des Instituts für Medizinische Biometrie und Informatik Freiburg i. Br. sowie des DIMDI. Sie wird unterstützt von Vertretern der ärztlichen Berufsverbände und wissenschaftlich-medizinischen Fachgesellschaften, wobei für die vorliegende Version vor allem die umfangreiche gynäkologisch-geburtshilfliche Diagnosensammlung von Herrn Dr. med. Reinhart Köhler, Wolfsburg, benutzt werden konnte.

Die EDV-mäßige Aufbereitung der buchmäßigen Spiegelstrichfassung besorgte wesentlich Herr Studienassessor Günter Koch, Gesellschaft für wissenschaftliche Datenverarbeitung mbH Göttingen (GWDG).

Ihnen allen sei für die bisher geleistete Arbeit aufrichtig gedankt.

# – A –

E78.6 **A-Beta-Lipoproteinämie**
H50.0 **A-Esotropie,** bei Obliquus-superior-
    Überfunktion und Obliquus-inferior-
    Parese
H50.1 **A-Exotropie,** bei Obliquus-superior-
    Überfunktion und Obliquus-inferior-
    Parese
H05.8 **A-V** [Arteriovenöse]**-Fistel,** Orbita
*     **AB0-Inkompatibilität**
O36.1  – Betreuung der Schwangeren
P55.1  – Fetus
*     **AB0-Isoimmunisierung**
P55.1  – beim Neugeborenen
O36.1  – Betreuung der Schwangeren
P55.1  – Fetus
F44.4 **Abasie**
F44.4  – funktionell
E77.1 **Abbaudefekt,** Glykoprotein
R53 **Abbauprozeß,** allgemein
R53  – physisch
R53   — und psychisch
R53  – psychisch
*     **Abbaustörung**
E71.1  – Aminosäure, verzweigtkettig
E71.1  – Isoleuzin
E71.1  – Leuzin
E71.1  – Valin
K08.0 **Abblättern,** Zähne
L60.3 **Abbrechen,** Fingernagel
O06.9 **Abbruch,** Schwangerschaft – s.a. Abort
O04.9  – ärztlich
Z30.-  – Antrag auf
O04.9  – gesetzlich
O05.9  – illegal
O04.9  – legal
O04.4   — inkomplett
O04.8   — mit Komplikation
O05.9  – strafbar
Z30.- **Abbruchblutung**
*     **Abdomen**
R10.0  – akut
R10.4  – unklar
R19.3 **Abdomenabwehrspannung**
K66.0 **Abdomenadhäsion**
C49.4 **Abdomenbindegewebsneubildung,**
    bösartig
C49.4 **Abdomenbindegewebssarkom**
C76.2 **Abdomenkarzinom**

*     **Abdomenneubildung,** gutartig
D21.4  – Bindegewebe
D21.4  – Weichteile
R10.4 **Abdomenopathie**
R19.0 **Abdomenschwellung**
S39.9 **Abdomenverletzung**
C49.4 **Abdomenweichteileneubildung,** bös-
    artig
C49.4 **Abdomenweichteilesarkom**
R10.4 **Abdominalbeschwerden**
R10.4  – unklar
K66.1 **Abdominalblutung**
*     **Abdominale**
A42.1  – Aktinomykose
K44.9  – Hiatushernie
R10.4  – Schmerzen, diffus
R10.4  – Spasmen
K66.0  – Verwachsung
G40.8 **Abdominalepilepsie**
*     **Abdominaler**
C15.2  – Ösophagus, Neubildung, bösartig
A01.4  – Paratyphus
O00.0 **Abdominalgravidität**
O83.3  – mit lebensfähigem Fetus, Entbindung
K46.9 **Abdominalhernie**
K46.0  – irreponibel
*     – mit
K46.0   — Einklemmung
K46.0   — ohne Gangrän
K46.1   — Gangrän
Q53.9 **Abdominalhoden**
R10.4 **Abdominalkolik**
R10.4 **Abdominalschmerz**
R10.1  – Oberbauch, viszeral
A18.3 **Abdominaltuberkulose**
R19.0 **Abdominaltumor**
A01.0 **Abdominaltyphus**
S31.8 **Abdominalwunde,** offen
R10.4 **Abdomineller Krampf**
N82.5 **Abdominouterine Fistel**
H49.2 **Abduzensparese** [VI. Hirnnerv]
Q99.9 **Aberration,** Chromosomen
Q83.8 **Aberrierende Mamma**
*     **Aberrierendes**
Q27.2  – Nierengefäß
Q27.2  – Nierenpolgefäß
*     **Abflußbehinderung**
R33  – Harn
N13.3  – Nierenbecken
N13.4  – prävesikal
*     **Abflußstörung**
R33  – Harn
I89.8  – Lymphe
N13.3  – Niere
N13.3  – Nierenbecken
N13.3  – renal

| | | | | |
|---|---|---|---|---|
| * | **Abgang** | | * | **Abhängigkeit** (Forts.) |
| R14 | – Darmgase, vermehrt | | F17.2 | – Nikotin |
| R15 | – Stuhl- | | F11.2 | – Opiate |
| * | **Abgangsstenose** | | F11.2 | – Opium |
| I70.1 | – Arteria renalis | | F11.2 | – Opiumderivat |
| I70.1 | – Nierenarterie | | F15.2 | – Phenmetrazin |
| I25.2 | **Abgeheilter Myokardinfarkt** | | F16.2 | – Psilocybin |
| H33.5 | **Abgeriegelte spontane Ablatio retinae** | | F19.2 | – Rauschgift |
| B23.8 | **Abgeschlagenheit,** bei HIV-Krankheit | | F13.2 | – Schlafmittel |
| Z30.- | **Abgeschlossene Familienplanung** | | F13.2 | – Sedativa |
| N05.9 | **Abgesunkene glomeruläre Filtration** | | F15.2 | – Stimulanzmittel |
| * | **Abhängige** | | F13.2 | – Tranquilizer |
| F60.7 | – Persönlichkeit, passiv | | * | **Abhängigkeitssyndrom,** bei |
| F60.7 | – Persönlichkeitsstörung | | * | – Gebrauch |
| * | **Abhängigkeit** | | F10.2 | — Alkohol |
| F10.2 | – Absinth | | F12.2 | — Cannabinoide |
| F10.2 | – Alkohol | | F18.2 | — flüchtige Lösungsmittel |
| F10.0 | — mit akutem Rausch | | F16.2 | — Halluzinogene |
| F55 | – Analgetika | | F14.2 | — Kokain |
| F19.2 | – Arzneimittel | | F11.2 | — Opioide |
| F13.2 | – Barbiturat | | F13.2 | — Sedativa und Hypnotika |
| F13.2 | – Benzodiazepin | | F17.2 | — Tabak |
| F12.2 | – Cannabis | | * | **Abhebung** |
| F11.2 | – Codein | | H31.4 | – Aderhaut |
| F13.2 | – Diazepam | | H43.8 | – Glaskörper |
| F19.2 | – Drogen | | H43.1 | – hämorrhagisch, Glaskörper |
| O99.3 | — bei Gravidität | | H35.7 | – Netzhautpigmentepithel |
| F13.2 | – Glutethimid | | H35.7 | – Netzhautschichten |
| F16.2 | – Halluzinogene | | F93.2 | **Abkapselung und Scheu,** beim Kind |
| F12.2 | – Hanfprodukte | | * | **Ablagerung** |
| F12.2 | – Haschisch | | E85.9 | – Amyloid- |
| F11.2 | – Heroin | | E85.4 | – Bindehaut, bei Amyloidose |
| F13.2 | – Hypnotika | | J63.4 | – Eisen |
| F15.2 | – Koffein | | E83.1 | – Hämosiderin |
| F14.2 | – Kokain | | H18.0 | – Hornhaut, Auge |
| F14.2 | – Kokainderivat | | H43.2 | – kristallin, Glaskörper |
| F16.2 | – LSD [Lysergsäurediäthylamid]-Derivate | | E75.6 | – Lipoid |
| | | | H26.8 | – metallisch, Linse |
| F12.2 | – Marihuana | | E85.8 | – Paraamyloid |
| F19.2 | – Medikamente | | K03.6 | – Zähne |
| O99.3 | — bei Gravidität | | * | **Ablatio** |
| F13.2 | – Meprobamat | | H31.4 | – chorioideae |
| F16.2 | – Meskalin | | O45.9 | – placentae |
| F11.2 | – Methadon | | H33.2 | – retinae |
| F15.2 | – Methylphenidat | | H33.4 | — alt, bei Traktionsablatio |
| * | – mit | | * | — bei |
| F12.0 | — Cannabinoidintoxikation | | B20.2 | —— CMV [Zytomegalievirus]-Retinitis, |
| F11.0 | — Heroinintoxikation | | | HIV-positiv |
| * | — Intoxikation, durch | | H33.5 | —— Netzhautnekrose |
| F18.0 | —— flüchtige Lösungsmittel | | H33.5 | —— Pseudoaphakie |
| F16.0 | —— Halluzinogene | | H33.2 | — exsudativa |
| F13.0 | —— Sedativa und Hypnotika | | * | — bei |
| F17.0 | —— Tabak | | B25.9 | —— CMV [Zytomegalievirus]-Krankheit |
| F14.0 | — Kokainintoxikation | | Q14.1 | —— kongenitaler Fehlbildung |
| F11.0 | — Opioide-Intoxikation | | H33.2 | —— Tumor |
| F11.2 | – morphinähnliche Substanz | | H33.2 | — entzündlich |

A

| | |
|---|---|
| * | **Ablatio** (Forts.) |
| H33.2 | – retinae (Forts.) |
| * | — mit |
| H33.0 | —— Foramen retinae |
| H33.0 | —— Hufeisenforamen |
| H33.0 | —— multiplen Foramina |
| H33.0 | —— Netzhautdefekt |
| H33.0 | —— Orariß |
| H33.0 | —— Riesenriß (nicht Orariß) |
| H33.0 | —— Rissen |
| H33.0 | —— Rundloch |
| H33.2 | — non sanata |
| H33.2 | — ohne Netzhautdefekt |
| H33.2 | — persistierend, nach OP |
| H33.0 | — rhegmatogen |
| H33.5 | — spontan, abgeriegelt |
| H33.4 | — Traktions- |
| S05.8 | — traumatisch, akut |
| S31.2 | **Ablederung,** Penis |
| J40 | **Ableitungsbronchitis** |
| Q10.3 | **Ablepharie** |
| * | **Ablösung** |
| H31.4 | – Chorioidea |
| H33.2 | – Netzhaut |
| H33.2 | – serös, Netzhaut |
| E41 | **Abmagerung** |
| * | **Abnahme,** Gewicht |
| R63.4 | – abnorm |
| R63.4 | — mit Dystrophie |
| R63.4 | – ungewöhnlich |
| R63.4 | – unklar |
| * | **Abnorm** – s.a. jeweilige Krankheit, anormal, abnorm |
| * | **Abnormität** |
| O33.0 | – Beckenknochen, mit Gravidität |
| O34.9 | – Beckenweichteile, bei Gravidität |
| L67.9 | – Haar |
| R06.8 | – respiratorisch |
| B23.8 | — bei HIV-Krankheit |
| O34.6 | – Vagina, bei Gravidität |
| O34.7 | – Vulva, bei Gravidität |
| K03.0 | **Abnutzung,** übermäßig, Zähne |
| O06.9 | **Abort** – s.a. Abortus |
| O04.9 | – ärztlich eingeleitet |
| O04.9 | – ärztliche Indikation |
| O04.9 | – artifiziell |
| O20.0 | – drohend |
| O05.8 | – durch Seife |
| O06.9 | – einzeitig |
| O06.8 | — mit Komplikation |
| O06.9 | – Früh- |
| O06.9 | – Gemini- |
| O04.9 | – gesetzliche Indikation |
| O03.9 | – habituell |
| O26.2 | — Neigung zu, bei Schwangerschaft |
| O03.9 | — spontan |

| | |
|---|---|
| O06.9 | **Abort** (Forts.) |
| O05.9 | – illegal |
| O20.0 | – imminent |
| O06.5 | – infiziert |
| O06.4 | – inkomplett |
| O06.3 | — mit Komplikation |
| O06.9 | – komplett |
| O06.8 | — mit Komplikation |
| O05.9 | – kriminell |
| O07.9 | – mißlungen |
| * | – mit |
| O08.0 | — Beckenperitonitis |
| O08.1 | — Blutung, akzidentell |
| O08.2 | — Embolie |
| O08.0 | — Endometritis |
| O06.6 | — Hämorrhagie |
| * | — Infektion |
| O08.0 | —— Beckenorgane |
| O08.0 | —— Geschlechtsorgane |
| O08.8 | —— Harnorgane |
| O08.4 | — Nierenversagen |
| O08.0 | — Salpingitis |
| O08.2 | — Seifenintoxikation |
| O08.3 | — septischem Schock |
| O06.6 | — Spätblutung |
| O06.8 | – protrahiert |
| O08.0 | – septisch |
| O08.8 | — mit Blutung |
| O05.9 | – Spät- |
| O03.9 | – spontan |
| O03.9 | — habituell |
| O03.5 | — infiziert |
| O03.4 | — inkomplett |
| O03.3 | —— mit Komplikation |
| O03.9 | — komplett |
| O03.8 | —— mit Komplikation |
| O03.6 | — mit Blutung |
| O03.5 | — septisch |
| O03.4 | — unvollständig |
| O03.9 | — vollständig |
| O08.0 | – toxisch |
| O00.1 | – tubar |
| O06.4 | – unvollständig |
| O02.1 | – verhalten |
| O06.9 | – vollständig |
| O05.9 | – zweizeitig |
| O05.8 | — mit Komplikation |
| O06.9 | – Zwillinge |
| F45.2 | **Abortangst** |
| O07.9 | **Aborteinleitung,** mißlungen |
| O07.8 | – mit Komplikation |
| * | — durch |
| O07.7 | —— Embolie |
| O07.5 | —— Infektion |
| O07.6 | —— verstärkte Blutung |
| B39.4 | **Abortive Histoplasmose** |

O02.0 **Abortivei**
N96 **Abortneigung,** habituell
F45.2 **Abortphobie**
F53.1 **Abortpsychose**
O06.9 **Abortus** – s.a. Abort
O00.1 – ampullaris
O06.9 – completus
O03.9 – habitualis
O20.0 – imminens
O05.9 – incipiens
O06.4 – incompletus
* **Abrasio**
S05.0 – corneae
K03.1 – dentium
K03.1 **Abrasion,** Zähne
D21.9 **Abrikossoff-Geschwulst**
* **Abriß**
S05.7 – Augapfel
S05.7 – Bulbus
S01.5 – Frenulum
S37.1 – Harnleiter
S37.3 – Harnröhre
H21.5 – Iris
S83.2 – Meniskus
S36.8 – mesenterial
T14.1 – Nagel
S37.0 – Nierenstiel
S76.1 – Patellarsehne
S37.1 – Ureter
S37.3 – Urethra
H21.5 – Ziliarkörper
* **Abruptio**
O04.9 – graviditatis
O04.9 — ärztlich
Z30.- — Antrag auf
* — aus
O04.9 —— medizinischer Indikation
O04.9 —— sozialer Indikation
O45.9 – placentae
* **Abscessus**
A16.9 – frigidus
J85.2 – pulmonum
I82.9 **Abscheidungsthrombus**
H18.4 **Abscherung,** Hornhaut
K03.1 **Abschleifung,** Zähne
T14.0 **Abschürfung**
T14.0 – Haut
L98.1 — neurotisch
R39.1 **Abschwächung,** Harnstrahl
G40.3 **Absence,** atonisch
* **Absencen**
G40.7 – bei Epilepsie
G40.3 – epileptisch, atonisch
G40.3 **Absencen-Epilepsie,** im Kindesalter
G41.1 **Absencenstatus,** epileptisch

C80 **Absiedelung,** Tumor
C78.0 – Lunge
N28.8 **Absinken,** Niere
F10.2 **Absinthabhängigkeit**
F19.2 **Absinthismus**
* **Absolute**
K31.8 – Achlorhydrie
I48 – Arrhythmie
I48 — bei Vorhofflimmern
I48 – Tachyarrhythmie
H44.5 **Absolutes Glaukom**
* **Absonderung,** aus
N64.5 – Brustwarze
N64.5 – Mamille
N64.5 – Mamma
S02.1 **Absprengung,** Felsenbein
Q17.5 **Abstehendes Ohr**
O92.5 **Abstillen**
O92.5 – primär
O92.5 – sekundär
F19.3 **Abstinenz-Syndrom**
F10.3 – nach Alkoholgebrauch
* **Abstoßung**
T86.8 – akut, Hornhauttransplantat
T86.9 – Autotransplantat
T86.8 – chronisch, Hornhauttransplantat
T86.3 – Herz-Lungen-Transplantat
T86.2 – Herztransplantat
T86.0 – Knochenmarktransplantat
T86.4 – Lebertransplantat
T86.8 – Mammaaugmentationsplastik
T86.8 – Mammatransplantat
T86.8 – Mammaverschiebeplastik
T86.1 – Nierentransplantat
T86.9 – Transplantat
T86.9 – wegen Transplantatversagen
Q17.9 **Abstrusio auriculae**
* **Abszedierende**
L05.0 – Entzündung, Sinus pilonidalis
N12 – Pyelonephritis
L05.0 **Abszedierender Sinus pilonidalis**
L02.9 **Abszeß**
L04.2 – Achseldrüsen
L02.4 – Achselhöhle
L04.2 – Achsellymphdrüsen, akut
A06.4 – Amöben-
A06.6 — Gehirn
A06.7 — Haut
A06.4 — Leber
A06.5 — Lunge
K61.0 – anal
K61.4 – Analsphinkter
K61.2 – anorektal
K04.7 – apikal
L74.8 – apokrin
K35.1 – Appendix

L02.9  **Abszeß** (Forts.)
N61    – Areola
L02.4  – Arm
H44.0  – Auge
H05.0  – Augenhöhle
L02.4  – Außenknöchel
L02.4  – Axilla
G06.0  – Balken
N75.1  – Bartholin-
L02.2  – Bauchdecke
K65.0  – Bauchhöhle
L02.2  – Becken
*      – bei
E14.6  — Diabetes mellitus
*      — Divertikulose
K57.2  —— Dickdarm
K57.0  —— Dünndarm
N45.0  — Epididymitis
N45.0  — Orchitis
L02.4  – Bein
H10.0  – Bindehaut
K35.1  – Blinddarm
N61    – Brustdrüse
O91.1  — puerperal
L02.2  – Brustwand
N61    – Brustwarze
O91.0  — im Wochenbett
O91.0  — postpartal
N72    – Cervix uteri
B43.1  – chromomykotisch, Gehirn
N48.2  – Corpus cavernosum
L02.2  – Damm
K63.0  – Darm
K63.0  — tiefsitzend
L02.4  – Daumen
K04.7  – dental
K04.7  – dentoalveolär
K04.7  – dentogen
L02.4  – Digitus
N73.5  – Douglasraum
*      – Ductus
N49.1  — deferens
N49.1  — spermaticus
N70.9  – Eierstock
N70.0  — akut
N70.1  — chronisch
N70.9  – Eileiter
N70.1  — chronisch
N71.9  – Endometrium
G06.2  – epidural
J38.7  – Epiglottis
K65.0  – Epiploon
L02.9  – extern
G06.2  – extradural
L02.4  – Ferse
L02.4  – Finger

L02.9  **Abszeß** (Forts.)
*      – Fossa
K04.7  — canina
K61.3  — ischioanalis
N49.1  – Funiculus spermaticus
L02.4  – Fuß
K81.0  – Gallenblase
K12.2  – Gaumen
N72    – Gebärmutterhals
G06.0  – Gehirn
A06.6  – durch Amöben
G06.0  — otogen
H60.0  – Gehörgang
M00.9  – Gelenk
L02.3  – Gesäß
N49.9  – Geschlechtsorgane, männlich
L02.0  – Gesicht
H44.0  – Glaskörper
L02.3  – gluteal
L05.0  – Haarbalgfistel
L05.0  – Haarbalgzyste
L02.4  – Hacken
L02.1  – Hals
L02.4  – Hand
L02.4  – Handgelenk
N30.8  – Harnblase
O23.1  — bei Gravidität
N28.8  – Harnleiter
N34.0  – Harnröhre
L02.9  – Haut
A06.7  — durch Amöben
K75.0  – hepatisch
N45.0  – Hoden
N49.2  – Hodensack
H16.3  – Hornhaut
L02.4  – Hüfte
E23.6  – Hypophyse
T81.4  – iatrogen
L02.2  – inguinal
K75.0  – intrahepatisch
G06.0  – intrakraniell
G09    — Folgen
K61.4  – intrasphinktär
G06.1  – intraspinal
K61.3  – ischiorektal
J38.7  – Kehldeckel
K10.2  – Kiefer
L02.0  – Kinn
G06.0  – Kleinhirn
L02.4  – Knie
L02.4  – Knöchel
L02.8  – Kopf
L02.8  – Kopfhaut
N76.4  – Labien
K75.0  – Leber
A06.4  — durch Amöben

L02.9 **Abszeß** (Forts.)
L02.2 – Leistenbeuge
L04.3 – Leistenlymphdrüsen, akut
L02.2 – Lende
H00.0 – Lid
H00.0 – Liddrüse
H00.0 – Lidrand
N73.2 – Ligamentum latum uteri
N73.1 — chronisch
K13.0 – Lippe
N34.0 – Littré-Drüsen
J85.2 – Lunge
A06.5 — durch Amöben
J85.1 — mit Pneumonie
L04.9 – Lymphdrüse, akut
L04.9 – Lymphknoten
\* – Mamille
O91.0 — im Wochenbett
O91.0 — in der Schwangerschaft
N61 – Mamma
O91.1 — in der Schwangerschaft
O91.1 — puerperal
J36 – Mandel
K12.2 – masseterikomandibulär
J85.3 – Mediastinum
K65.0 – mesenterial
D73.3 – Milz
D73.3 – Milzloge
N70.0 – mit Eileiterentzündung, akut
H66.0 – Mittelohr, akut
K12.2 – Mund
K12.2 – Mundboden
K12.2 – Mundschleimhaut
I40.0 – Myokard
L02.2 – Nabel
T81.4 – nach ärztlichem Eingriff
L02.1 – Nacken
T81.4 – Naht
J34.0 – Nase
J34.0 — außen
J34.0 – Nasenscheidewand
J34.0 – Nasenseptum
N45.0 – Nebenhoden
E27.8 – Nebenniere
N15.1 – Niere
N15.1 – Nierenkapsel
N15.1 – Nierenrinde
L02.4 – Oberarm
L02.9 – oberflächlich
L02.4 – Oberschenkel
K65.0 – Omentum
H05.0 – Orbita
N70.9 – Ovarien
N70.0 — akut
N70.1 — chronisch
K85 – Pankreas

L02.9 **Abszeß** (Forts.)
K12.2 – paramandibulär
N73.2 – parametrisch
N73.1 — chronisch
N73.0 – Parametrium, akut
N15.1 – paranephritisch
J39.0 – parapharyngeal
N15.1 – pararenal
J36 – Paratonsillär-
N34.0 – paraurethral
N73.2 – parauterin
N73.1 — chronisch
K05.2 – parodontal
K11.3 – Parotis-
L02.2 – Pektoralis-
N48.2 – Penis
K61.0 – perianal
\* – periapikal
K04.6 — mit Fistel
K04.7 — ohne Fistel
K05.2 – peridontal
K12.2 – perimandibulär
N15.1 – perinephritisch
L02.2 – Perineum
K61.1 – periproktisch
K61.1 – perirektal
N15.1 – perirenal
K65.0 – peritoneal
K35.1 — bei Appendizitis, akut
J36 – Peritonsillär-
K35.1 – perityphlitisch
N34.0 – periurethral
N73.2 – periuterin
N73.1 — chronisch
J39.1 – Pharynx
L05.0 – Pilonidalzyste
J86.9 – Pleura
J86.0 — mit Fistel
N41.2 – Prostata
M60.0 – Psoas-
K12.2 – pterygomandibulär
K04.0 – Pulpa
K61.1 – rektal
N15.1 – renal
H05.0 – retrobulbär
K12.2 – retromaxillär
L02.2 – retroperineal
K65.0 – retroperitoneal
J39.0 – retropharyngeal
J36 – Retrotonsillär-
N30.8 – retrovesikulär
K65.0 – retrozäkal
L02.2 – Rücken
G06.1 – Rückenmark
L02.2 – Rumpf
N49.0 – Samenblase

L02.9 **Abszeß** (Forts.)
N49.1 – Samenleiter
N49.1 – Samenstrang
N76.4 – Schamlippen
L02.4 – Schenkel
E06.0 – Schilddrüse
G06.0 – Schläfenhirn
M71.0 – Schleimbeutel
L02.4 – Schulter
L74.8 – Schweißdrüse
M65.0 – Sehnenscheide
A18.2 – skrofulös
N49.2 – Skrotum
K11.3 – Speicheldrüsen
K20   – Speiseröhre
M00.9 – Sprunggelenk
G06.0 – Stammhirn
L02.3 – Steißbein
J38.3 – Stimmband
L02.0 – Stirn
G06.0 – Stirnhirn
O91.1 – subareolar, im Wochenbett
K65.0 – subdiaphragmatisch
G06.2 – subdural
G06.2 — intrakraniell
K65.0 – subhepatisch
K12.2 – submandibulär
L02.0 – submental
K65.0 – subphrenisch
G06.0 – Temporalhirn
E32.1 – Thymus
J36   – Tonsillen
J39.8 – Trachea
N70.9 – Tuba uterina
A16.9 – tuberkulös
N70.9 – tuboovarial
N70.0 — akut
N70.1 — chronisch
L02.4 – Unterarm
L02.4 – Unterschenkel
N28.8 – Ureter
N34.0 – Urethra
N71.9 – Uterus
N71.0 — akut
N71.1 — chronisch
N76.0 – Vagina
N49.1 – Vas deferens
N76.4 – Vulva
L02.4 – Wade
L02.0 – Wange
K12.2 – Wangenschleimhaut
H70.0 – Warzenfortsatz
L02.9 – Wunde
K04.7 – Zahn
K05.2 – Zahnfleisch, akut
L02.4 – Zehe

L02.9 **Abszeß** (Forts.)
G06.0 – zerebellar
G06.0 – zerebral
G06.0 — embolisch
K14.0 – Zunge
*     **Abt-Letterer-Siwe-**
C96.0 – Krankheit
C96.0 – Syndrom
O06.9 **Abtreibung** – s.a. Abort
O07.9 **Abtreibungsversuch**
O71.3 **Abtrennung, Zervix, ringförmig, bei**
       Entbindung
A90   **Aburabaku**
*     **Abusus** – s.a. Mißbrauch
F10.1 – Alkohol
F10.2 — chronisch
F15.1 – Amphetamin
F55   – Analgetika
F55   – Antidepressiva
F19.1 – Arzneimittel
F13.1 – Barbiturat
F13.1 – Benzodiazepin
F12.1 – Cannabis
F13.1 – Diazepam
F19.1 – Drogen
F16.1 – Halluzinogene
F11.1 – Heroin
F14.1 – Kokain
F55   – Laxanzien
F19.1 – Medikamente
F11.1 – Morphium
F55   – Nasenspray, Nasentropfen
F17.1 – Nikotin
F17.1 — chronisch
F55   – Schmerzmittel
F55   – Steroide
F19.1 – Tabletten
F19.1 — ständig
F13.1 – Tranquilizer
D84.9 **Abwehrschwäche**
R19.3 **Abwehrspannung, Abdomen**
*     **Abweichung**
K00.2 – Form, Zahn
K00.2 – Größe, Zahn
F69   – Verhalten
E41   **Abzehrung** – s.a. Marasmus
B74.4 **Acanthocheilonemiasis**
B74.4 – perstans
B74.4 – streptocerca
L83   **Acanthosis nigricans**
Q89.8 **Acardiacus amorphus**
B88.0 **Acariasis**
I31.0 **Accretio cordis**
*     **ACG** – s. Akromioklavikulargelenk
K22.0 **Achalasie**
N28.8 – Harnleiter

| | |
|---|---|
| K22.0 **Achalasie** (Forts.) | L70.9 **Acne** (Forts.) |
| K22.0 – Kardia | L70.0 – cystica |
| K22.0 – Ösophagus | L70.5 – excoriée |
| N28.8 – Ureter | L70.5 — des jeunes filles |
| M76.6 **Achillessehnenentzündung** | L70.0 – indurata |
| S86.0 **Achillessehnenriß** | L70.4 – infantum |
| S86.0 **Achillessehnenruptur** | L70.8 – jodica |
| M76.6 **Achillessehnentendinitis** | L70.0 – juvenilis |
| M67.0 **Achillessehnenverkürzung** | L70.2 – necroticans |
| S86.0 **Achillessehnenverletzung** | L70.0 – papulopustulosa |
| M76.6 **Achillobursitis** | L70.8 – picea |
| M76.6 **Achillodynie** | L70.0 – pustulosa |
| K31.8 **Achlorhydrie** | L71.9 – rosacea |
| K31.8 – absolut | L70.3 – tropica |
| D50.8 **Achlorhydrische Anämie** | L70.2 – varioliformis |
| H53.5 **Achloropsie** | L70.0 – vulgaris |
| K83.1 **Acholie** | L70.1 — conglobata |
| Q78.9 **Achondrodysplasie** | L70.4 — infantum |
| Q77.0 **Achondrogenesie** | B24 **Acquired immunodeficiency syndrome** |
| Q77.4 **Achondroplasie** | **[AIDS]** |
| D53.1 **Achrestische Anämie** | L30.8 **Acrodermatitis** – s. Akrodermatitis |
| E70.3 **Achromasie** | * **ACTH** [Adrenocorticotropes Hormon]- |
| H53.5 **Achromatopsie** | E23.0 – Hyposekretion |
| H53.5 – erworben | * – Syndrom |
| H53.5 – kongenital | E24.3 — ektopisch |
| H53.5 – mit Nystagmus | E24.3 — extrahypophysär |
| E70.3 **Achromie** | E27.0 – Überproduktion |
| L04.2 **Achseldrüsenabszeß** | I25.9 **ACVB** [Aortokoronarer Venen-Bypass]- |
| D22.5 **Achselfaltennävus** | **Operation**, Zustand nach, wegen koro- |
| L02.4 **Achselhöhlenabszeß** | narer Herzkrankheit |
| L02.4 **Achselhöhlenfurunkel** | D81.3 **ADA** [Adenosindesaminase]-**Mangel** |
| L02.4 **Achselhöhlenkarbunkel** | * **Adaktylie** |
| C76.1 **Achselhöhlenkarzinom** | Q71.3 – Finger |
| L03.1 **Achselhöhlenphlegmone** | Q72.3 – Zehe |
| L04.2 **Achsellymphdrüsenabszeß**, akut | D16.5 **Adamantinoblastom** |
| C77.3 **Achselmetastasen** | D16.5 **Adamantinom** |
| I82.8 **Achselvenenthrombose** | * **Adams-Stokes-** |
| K56.2 **Achsendrehung**, Darm | I45.9 – Anfall |
| H52.0 **Achsenhypermetropie** | I45.9 — Morgagni- |
| H52.0 **Achsenhyperopie** | I45.9 — Krankheit |
| H52.1 **Achsenmyopie** | I45.9 – Syndrom |
| * **Achylia** | I45.9 — Morgagni- |
| K31.8 – gastrica | F43.2 **Adaptations-Syndrom** |
| K31.8 — refractoria | F43.2 **Adaptationsstörung** |
| K86.8 – pancreatica | * **Addison** |
| K31.8 **Achylie** | D51.0 – Anämie |
| K31.8 – histaminrefraktär | D51.0 — Biermer-Ehrlich- |
| K31.8 – Magen | D51.0 — Hunter- |
| F45.3 – psychogen | E27.1 – Krankheit |
| A49.8 **Acinetobacter-Infektion** | A18.7 — tuberkulös |
| L70.9 **Acne** – s.a. Akne | E27.2 – Krise |
| L70.8 – androgenetica | E27.1 – Morbus |
| L70.8 – bromica | E27.1 – Syndrom |
| L70.8 – chlorica | M24.5 **Adduktorenkontraktur** |
| L70.0 – comedonica | S76.2 **Adduktorenzerrung**, Oberschenkel |
| L70.1 – conglobata | I88.9 **Adenitis** |

| | |
|---|---|
| I88.9 **Adenitis** (Forts.) | D36.9 **Adenom** (Forts.) |
| L04.9 – akut | * – Colon (Forts.) |
| A28.1 – Inokulations- | * — sigmoideum |
| H04.0 – lacrimalis | D12.5 —— tubulovillös |
| N34.2 – Skene-Gänge | D37.4 —— villös |
| C54.1 **Adenoakanthom** | D26.1 – Corpus uteri |
| D16.5 **Adenoameloblastom** | D13.9 – Darm |
| D16.4 – Oberkiefer | D35.1 – Epithelkörperchen |
| D27 **Adenofibrom** | D24 – Fibro- |
| D27 – Ovar | D24 — Mamma |
| C71.9 **Adenogliom** [Ependymom] | D13.5 – Gallengang |
| D13.4 **Adenohepatom** | D30.3 – Harnblase |
| J35.2 **Adenoide** | N40 – Harnblasenhals |
| J35.2 – 2. Grad | D23.9 – Hidr- |
| J35.2 – 3. Grad | D35.2 – Hypophyse |
| C11.1 – Karzinom | D35.2 — chromophob |
| J35.2 – vergrößert | D35.2 — eosinophil |
| J35.2 – Wucherung | D13.7 – Inselzell- |
| J35.3 **Adenoides Gewebe und Tonsillen,** | D14.1 – Kehlkopf |
| Hypertrophie | D14.1 – Larynx |
| J03.9 **Adenoidinfektion** | D13.4 – Leber |
| J03.9 **Adenoiditis** | D13.4 – Leberzell- |
| J35.0 – chronisch | D38.1 – Lunge |
| C80 **Adenokarzinom** | C34.9 – alveolar |
| C34.9 – bronchiolo-alveolär | D24 – Mamma |
| C34.9 – bronchoalveolär | D24 — Fibroadenom |
| C53.9 – Collum uteri | D24 – Milchgang |
| C18.4 – Colon transversum | D23.5 – Nabel |
| C54.9 – Corpus uteri | D36.7 – Nase |
| C22.1 – Ductus hepaticus, Gabelung [Klatskin- | D36.7 – Nasenschleimhaut |
| Tumor] | D35.0 – Nebenniere |
| C18.9 – Kolon | D35.0 — Zona glomerulosa |
| C34.9 – Lunge | D35.0 – Nebennierenrinde |
| C50.9 – Mamma | D35.1 – Nebenschilddrüse |
| C64 – Niere | D30.0 – Niere |
| C61 – Prostata | D30.0 – Nierenrinde |
| C18.4 – Querkolon | D13.0 – Ösophagus |
| C64 – renal | D13.6 – Pankreas, gastrinproduzierend |
| D36.9 **Adenokystom** | D35.1 – Parathyreoidea |
| E88.8 **Adenolipomatose** | D30.4 – paraurethral |
| D11.9 **Adenolymphom** | D11.0 – Parotis |
| D36.9 **Adenom** | D11.0 — pleomorph |
| D11.0 – Basalzell- | N40 – Prostata |
| D35.2 – basophil | N40 — Fibroadenom |
| D13.6 – Bauchspeicheldrüse | N40 — mit Restharnbildung |
| D30.3 – Blase | N40 — Mittellappen |
| N40 – Blasenhals | N40 — Myoadenom |
| D38.1 – Bronchus | N40 — obstruktiv |
| D39.2 – Chorion | N40 — Seitenlappen |
| C58 — destruierend | * — Stadium |
| * – Colon | N40 —— I |
| * — ascendens | N40 —— II |
| D12.2 —— tubulovillös | N40 —— III |
| D37.4 —— villös | N40 – Prostatalappen |
| | D12.8 – Rektum |
| | D12.8 — tubulovillös |

D36.9 Adenom (Forts.)
D12.8 – Rektum (Forts.)
D37.5 — villös
D34 – Schilddrüse
D34 — autonom
D34 —— dekompensiert
D34 —— kompensiert
D34 — dekompensiert
D23.9 – Schweißdrüse
D11.9 – Sial-
D13.9 – Sigmoideum
D11.9 – Speicheldrüse
D23.9 – Spir-
D13.9 – Splen-
D44.8 – Syndrom, multipel, endokrin
D23.9 – Syringo-
D23.9 – Syringozysten-
D23.9 – Talgdrüse
D14.2 – Trachea
C69.5 – Tränendrüse, pleomorph
D12.0 – Zäkum, tubulovillös
* Adenoma
D13.7 – insucellulare
Q85.1 – sebaceum Pringle
D23.9 – sudoriparum
* Adenomatöse
N85.1 – Hyperplasie, Endometrium
C34.9 – multizentrische Pneumonie
* – Schilddrüse
E01.1 — endemisch, zystisch
E04.2 — sporadisch, zystisch
E04.2 — zystisch
N85.1 – Uterushyperplasie
* Adenomatöser
D28.9 – Genitalpolyp, bei der Frau
D28.9 – Genitaltumor, bei der Frau
E04.9 – Kropf
E01.1 — endemisch
E04.9 — sporadisch
E05.2 — toxisch
D36.9 – Polyp
D19.9 Adenomatoidtumor
D12.6 Adenomatose
N40 Adenomyom, Prostata
N80.0 Adenomyomatose
D13.5 – Gallenblase
D40.0 – Prostata
N80.0 Adenomyose
N80.0 Adenomyosis
N80.0 – uteri
D40.0 Adenoneoplasma, Prostata
R59.9 Adenopathie
C64 Adenorhabdomyosarkom, embryonal, Niere

C80 Adenosarkom
C64 – embryonal, Niere [Wilms-Tumor]
C64 – Wilms-
D81.3 Adenosindesaminasemangel
I88.8 Adenosklerose
J35.3 Adenotonsillarhyperplasie
* Adenoviren-
A08.2 – Enteritis
A85.1 – Enzephalitis
B30.0 – Keratokonjunktivitis
B30.1 – Konjunktivitis
A87.1 – Meningitis
J12.0 – Pneumonie
B34.0 Adenovirus-Infektion
D69.9 Äderchen, geplatzt
D18.0 Adergeschwulst
* Aderhaut-
H34.2 – DBS [Durchblutungsstörung]
H30.9 – Netzhaut-Entzündung
H31.4 Aderhautabhebung
H31.4 Aderhautamotio
H31.1 Aderhautatrophie
H31.3 Aderhautblutung
H31.3 – subretinal
H31.1 Aderhautdegeneration
H44.2 Aderhautdehnungsherd, bei Myopie
H34.2 Aderhautdurchblutungsstörung
* Aderhautdystrophie
H31.2 – hereditär
H31.2 – zentral, areolär
H30.9 Aderhautentzündung
H31.9 Aderhauterkrankung
D18.0 Aderhauthämangiom
H31.3 Aderhauthämatom
H34.2 Aderhautinfarkt
Q14.8 Aderhautkolobom
H31.9 Aderhautkrankheit
C69.3 Aderhautmelanom, maligne
D31.3 Aderhautnävus
H31.0 Aderhautnarbe
H31.3 Aderhautriß
H31.3 Aderhautruptur
H31.1 Aderhautschwund
H31.1 Aderhautsklerose
D48.7 Aderhauttumor
D31.3 – benigne
C69.3 – maligne
I70.9 Aderverkalkung – s.a. Arteriosklerose
oder s.a. Atherosklerose
E22.2 ADH [Antidiuretisches Hormon]-Über-
sekretion
H50.6 Adhärenz-Syndrom, posttraumatisch
(Strabismus)
K66.0 Adhäsion – s.a. Verwachsung
K66.0 – Abdomen
K56.5 – Bauchfell, mit Ileus

K66.0 **Adhäsion** (Forts.)
K66.0 – Becken
N73.6 — weiblich
H11.2 – Bindehaut
Q15.8 — kongenital
N88.1 – Cervix uteri
K66.0 – Darm
K66.0 – Dünndarm
I31.8 – fokal, perikardial
K82.8 – Gallenblase
K82.8 – Gallenblasengang
K83.8 – Gallengang
N73.6 – genital
N32.8 – Harnblase
K56.5 – intestinal, mit Ileus
H21.5 – Iris
G96.1 – Meningen
N73.6 – Pelviperitoneum, weiblich
I31.0 – Perikard
K66.0 – peritoneal
N73.6 — im weiblichen Becken
N73.6 – Peritoneum, weiblich
J94.8 – Pleura
N47 – präputial
K66.0 – Sigma
N85.6 – Uterus
N99.2 – Vagina, postoperativ
N89.5 – vaginal
N90.8 – Vulva
K66.0 – Zwerchfell
N73.6 **Adhäsionsbeschwerden,** Becken, weiblich
K56.5 **Adhäsionsileus**
N73.6 **Adhäsionsschmerz,** Becken, weiblich
H50.6 **Adhäsionsstrabismus**
\* **Adhäsionssyndrom**
Q06.8 – Conus medullaris [Tethered-cord-Syndrom]
Q06.8 – unteres Rückenmark [Tethered-cord-Syndrom]
\* **Adhäsive**
M75.0 – Entzündung, Schultergelenkkapsel
I31.0 – Mediastinoperikarditis
H74.1 – Mittelohrkrankheit
H74.1 – Otitis
H74.1 — media
G03.9 – Pachymeningitis
I31.0 – Perikarditis, chronisch
H74.1 **Adhäsivprozeß,** Mittelohr
B48.8 **Adiaspiromykose**
H57.0 **Adie-Syndrom**
P15.6 **Adiponecrosis subcutanea neonatorum,** durch Geburtsverletzung
E66.9 **Adipositas**
E66.0 – alimentär
E66.1 – arzneimittelinduziert

E66.9 **Adipositas** (Forts.)
E66.0 – durch übermäßige Kalorienzufuhr
E66.9 – einfach
E66.9 – gigantea
E65 – lokalisiert
E66.2 – mit alveolärer Hypoventilation
E66.8 – nichtendokrin
E24.9 – osteoporotica endocrinica
E66.8 – permagna
E65 – Reithosen-
E66.9 – Stamm
E68 **Adipositasbeschwerden**
E22.2 **Adiuretin,** Sekretion, inadäquat, Syndrom
E23.2 **Adiuretinhyposekretion**
N94.8 **Adnexalgie**
C57.4 **Adnexe,** Uterus, Karzinom
N70.9 **Adnexentzündung**
N70.9 **Adnexitis**
N70.0 – akut
N70.1 – chronisch
N70.9 – eitrig
N70.1 — chronisch
N49.9 – virilis
N83.9 **Adnexreizung**
N83.9 **Adnexschwellung**
D39.7 **Adnextumor**
N83.9 **Adnexverdickung**
\* **Adoleszenten-**
N39.2 – Albuminurie
M40.0 – Kyphose
E55.0 – Rachitis
M41.1 **Adoleszentenskoliose**
\* **Adrenale**
E27.0 – Androgenhypersekretion
E27.0 – Androgenüberproduktion
E27.0 – Androgenvermehrung
E66.8 – Fettsucht
E27.9 – hormonale Dysregulation
E27.9 – Hormonstoffwechselstörung
E27.8 – Hyperplasie
\* **Adrenaler**
E27.0 – Androgenüberschuß
E27.0 – Hyperandrogenismus
E25.9 – Virilismus
A18.7 **Adrenalismus,** tuberkulös
\* **Adrenalitis,** durch
B45.8 – Kryptokokken
B58.8 – Toxoplasmen
B25.8 – Zytomegalieviren
E27.0 **Adrenarche,** vorzeitig
E27.8 **Adrenitis**
E25.9 **Adrenogenitale Störung**
E25.9 **Adrenogenitales Syndrom**
E25.0 – angeboren
E71.3 **Adrenoleukodystrophie**

T88.5 **Adriblastinschädigung**
A09 **ADS** [Akutes Durchfallsyndrom]
J80 **Adult respiratory distress syndrome**
 **[ARDS]**
R53 **Adynamie**
T70.3 **Aeroembolismus**
T70.0 **Aerootitis**
T70.0 – media
F45.3 **Aerophagie**
F45.3 – psychogen
T70.1 **Aerosinusitis**
J93.9 **Aerothorax**
∗ **Afebrile**
J00 – Erkältung
M79.6 – Gliederschmerzen
∗ **Affektion**
H44.9 – Augapfel
H57.9 – Auge
H57.9 – Augenanhangsgebilde
H02.9 – Augenlid
G90.9 – autonomes Nervensystem
H47.4 – Chiasma opticum
H31.9 – Chorioidea
H47.5 – Corpus geniculatum laterale
∗ – degenerativ
H02.7 — Augenlid
H02.7 — periokular
H93.0 — vaskulär, Ohr
K31.9 – Duodenum
L53.9 – erythematös
∗ – extrapyramidal, unklar
∗ — und abnorme
G25.9 —— Bewegungsstörung
G25.9 —— mit Spasmus
K14.9 – Frenulum linguae
K82.9 – Gallenblase
K83.9 – Gallenweg
H21.1 – Gefäße, Ziliarkörper
M25.9 – Gelenk
M24.1 – Gelenkknorpel
N50.9 – Geschlechtsorgane, männlich
H43.9 – Glaskörper
N32.9 – Harnblase
N28.9 – Harnleiter
G52.2 – Hirnnerv X
H93.3 – Hörnerv
H18.9 – Hornhaut, Auge
H21.9 – Iris
K10.2 – Kiefer, entzündlich
O99.8 – Knorpel, Gelenk, Rücken, bei Gravidität
H11.9 – Konjunktiva
I99 – Kreislaufsystem
H83.9 – Labyrinth
O26.6 – Leber, bei Schwangerschaft

∗ **Affektion** (Forts.)
H27.9 – Linse
H40.5 — mit Glaukom
K31.9 – Magen
O92.2 – Mamma, postpartal
M62.9 – Muskel
J34.8 – Nebenhöhle
G98 – Nervensystem
G52.0 – Nervi olfactorii
∗ – Nervus
G52.8 — accessorius
G51.9 — facialis
G52.3 — hypoglossus
G50.9 — trigeminus
G52.2 — vagus
H35.9 – Netzhaut
G70.9 – neuromuskulär
G70.1 — toxisch
N28.9 – Niere
H93.9 – Ohr
H61.9 — außen
H05.9 – Orbita
M22.9 – Patella
N48.9 – Penis
N42.9 – Prostata
L40.9 – psoriasisähnlich
∗ – respiratorisch, durch
J68.4 — Dämpfe, chronisch
J68.8 — Rauch
J68.4 —— chronisch
G95.9 – Rückenmark
E07.9 – Schilddrüse
M75.9 – Schulterregion
L74.9 – Schweißdrüsen
H47.7 – Sehbahn
M67.9 – Sehne
H47.6 – Sehrinde
H47.5 – Sehstrahlung
H47.6 – Sehzentrum, kortikal
K07.6 – Temporomandibulargelenk
J35.9 – Tonsillen
J35.9 — chronisch
H47.5 – Tractus opticus
H04.9 – Tränenapparat
H04.1 – Tränendrüsen
H73.9 – Trommelfell
H69.9 – Tuba auditiva
N28.9 – Ureter
N85.9 – Uterus
N97.2 — mit Infertilität
N97.3 – Vagina, Infertilität, weiblich, wegen
G12.9 – Vorderhornganglienzellen
O99.4 – zerebrovaskulär, im Wochenbett
N97.3 – Zervix, Infertilität, weiblich, wegen
H21.9 – Ziliarkörper
J98.6 – Zwerchfell

| | |
|---|---|
| * | **Affektive** |
| * | – bipolare |
| * | — Psychose |
| F31.7 | —— gegenwärtig remittiert |
| F31.6 | —— gemischte Episode |
| F31.5 | —— schwere, depressive Episode, mit psychotischen Symptomen |
| F31.9 | — Störung |
| * | —— bei |
| F31.3 | —— leichter depressiver Episode |
| F31.3 | —— mittelgradiger depressiver Episode |
| F31.0 | —— hypomanische Episode |
| * | —— manische Episode |
| F31.2 | —— mit psychotischen Symptomen |
| F31.1 | —— ohne psychotische Symptome |
| F31.4 | —— schwere depressive Episode, ohne psychotische Symptome |
| F06.3 | – organische Störung |
| F34.0 | – Persönlichkeitsstörung |
| F34.0 | – Psychopathie |
| F39 | – Psychose |
| F34.9 | – Störung, anhaltend |
| F25.2 | **Affektiver Typ,** schizophrene Psychose |
| R56.8 | **Affektkrampf** |
| R06.8 | – respiratorisch |
| F38.0 | **Affektlabilität** |
| F25.9 | **Affektpsychose,** bei Schizophrenie |
| B04 | **Affenpocken** |
| D68.8 | **Afibrinogenämie** |
| O72.3 | – postpartal |
| * | **AFP** [Alpha-Fetoprotein]- |
| * | – Wert, pathologisch |
| R77.2 | — erhöht |
| R77.2 | — erniedrigt |
| * | **Afrikanische** |
| D57.1 | – Anämie |
| B39.5 | – Histoplasmose |
| * | – Schlafkrankheit, durch Trypanosoma |
| B56.0 | — gambiense |
| B56.1 | — rhodesiense |
| B56.9 | – Trypanosomiasis |
| A77.1 | **Afrikanisches Zeckenbißfieber** |
| N91.1 | **After-pill-Amenorrhoe** |
| L02.3 | **Afterfurunkel** |
| K62.6 | **Aftergeschwür** |
| L02.3 | **Afterkarbunkel** |
| K60.2 | **Afterrhagade** |
| S31.8 | **Afterriß** |
| K60.2 | **Afterschrunde** |
| I84.9 | **Aftervenektasie** |
| K62.2 | **Aftervorfall** |
| O92.3 | **Agalaktie** |
| D80.1 | **Agammaglobulinämie** |
| Q43.1 | **Aganglionose** |
| K91.1 | **Agastrisches Syndrom** |

| | |
|---|---|
| * | **Agenesie** |
| Q51.5 | – Cervix uteri |
| Q04.0 | – Corpus callosum |
| * | – Ductus |
| Q55.4 | — deferens |
| Q55.4 | — spermaticus |
| Q44.0 | – Gallenblase |
| Q00.0 | – Gehirn |
| Q64.5 | – Harnblase |
| Q62.4 | – Harnleiter |
| Q64.5 | – Harnröhre |
| Q55.0 | – Hoden |
| Q52.6 | – Klitoris |
| Q44.7 | – Leber |
| Q33.3 | – Lunge |
| Q27.0 | – Nabelschnurarterie |
| Q89.1 | – Nebenniere |
| Q07.8 | – Nerv |
| Q60.2 | – Niere |
| Q60.1 | — beidseitig |
| Q60.0 | — einseitig |
| Q50.0 | – Ovar |
| Q55.5 | – Penis |
| Q55.4 | – Prostata |
| Q55.4 | – Samenleiter |
| Q55.4 | – Samenstrang |
| E03.1 | – Schilddrüse |
| Q55.0 | – Testis |
| Q89.2 | – Thymus |
| Q10.4 | – Tränendrüse |
| Q10.4 | – Tränenpünktchen |
| Q50.6 | – Tuba uterina |
| Q62.4 | – Ureter |
| Q64.5 | – Urethra |
| Q51.0 | – Uterus |
| Q52.0 | – Vagina |
| R43.2 | **Ageusie** |
| * | **Aggressive** |
| K73.2 | – Hepatitis, chronisch |
| F60.3 | – Persönlichkeit |
| F60.8 | — passiv |
| F91.1 | **Aggressiver Anfall** |
| F91.1 | **Aggressives Kind** |
| F91.1 | **Aggressivität** |
| F91.1 | – fehlende Sozialisation |
| F91.2 | – Gruppe |
| F32.2 | **Agitierte Depression** |
| Q38.3 | **Aglossie** |
| R48.1 | **Agnosie** |
| F40.0 | **Agoraphobie** |
| R48.8 | **Agrammatismus** |
| D70 | **Agranulozytische nekrotische Mukositis** |
| D70 | **Agranulozytose** |
| D70 | – akut |
| D70 | – aplastisch |

| | |
|---|---|
| D70 | Agranulozytose (Forts.) |
| B23.2 | – bei HIV-Krankheit |
| D70 | – chronisch |
| D70 | – essentiell |
| D70 | – hyperplastisch |
| D70 | – mit Leukopenie |
| D70 | – zyklisch |
| R48.8 | **Agraphie** |
| F81.8 | – entwicklungsbedingt |
| G47.0 | **Agrypnie** |
| E25.9 | **AGS** [Adrenogenitales Syndrom] |
| Q04.3 | **Agyrie** |
| J67.6 | **Ahornrindenschälerlunge** |
| J67.6 | **Ahornrindenstreiferkrankheit** |
| * | **Ahornsirup-** |
| E71.0 | – Harn-Krankheit |
| E71.0 | – Krankheit |
| F40.2 | **Aichmophobie** |
| B24 | **AIDS** [Erworbenes Immundefekt-syndrom] – s.a. HIV-Krankheit |
| B24 | – Infektion |
| B24 | – Latenzphase |
| F45.2 | – Phobie |
| B24 | **AIDS related complex** |
| L94.6 | **Ainhum** [Dactylolysis essentialis] |
| R48.8 | **Akalkulie** |
| A75.3 | **Akamushi-Fieber** |
| B60.1 | **Akanthamöbiasis** |
| L11.1 | **Akantholytische transitorische Dermatose** |
| D36.9 | **Akanthom** |
| L85.8 | – Kerato- |
| L85.8 | — Lid |
| B83.8 | **Akanthozephaliasis** |
| E78.6 | **Akanthozytose** |
| B88.9 | **Akarinose** |
| F40.2 | **Akarophobie** |
| B88.9 | **Akarus-Räude** |
| E80.3 | **Akatalasämie** |
| G21.1 | **Akathisie** |
| G21.1 | – Neuroleptika- |
| R29.8 | **Akinesie** |
| Q87.8 | – fetal, autosomal-rezessiv |
| G23.8 | **Akinetisches hypotones Syndrom** |
| H52.5 | **Akkommodationsbeschwerden** |
| H52.5 | **Akkommodationsdefizit** |
| H52.5 | **Akkommodationskrampf** |
| H52.5 | **Akkommodationslähmung** |
| H52.5 | **Akkommodationsparese** |
| H52.5 | **Akkommodationsschwäche** |
| H52.5 | **Akkommodationsspasmus** |
| H52.5 | **Akkommodationsstörung** |
| H52.5 | – medikamentös |
| H52.5 | – toxisch |
| H52.5 | **Akkommodative Asthenopie** |

| | |
|---|---|
| H50.8 | **Akkommodativer Strabismus** |
| H50.3 | – convergens |
| L70.9 | **Akne** – s.a. Acne |
| L70.4 | – beim Neugeborenen |
| L70.4 | – im Babyalter |
| L70.0 | – Komedonen- |
| L70.8 | – Öl- |
| L70.0 | – papulös |
| L70.0 | – papulopustulös |
| L70.8 | – Steroid- |
| L70.8 | – Teer- |
| L70.0 | – zystisch |
| L70.9 | **Akneeffloreszenz** |
| L30.8 | **Akneiforme Dermatitis** |
| L73.0 | **Aknekeloid** |
| A18.4 | **Aknitis** |
| N31.2 | **Akontraktile Blase** |
| Q00.0 | **Akranie** |
| I73.8 | **Akroasphyxie** |
| L30.8 | **Akrodermatitis** |
| L90.4 | – atrophicans Herxheimer |
| L90.4 | – chronica atrophicans |
| L90.4 | — Herxheimer |
| L40.2 | – continua suppurativa |
| E83.2 | – enteropathica |
| L40.2 | – Hallopeau- |
| L44.4 | – infantil, papulös |
| T56.1 | **Akrodynie** |
| T56.1 | – infolge frühkindlicher Quecksilber-vergiftung |
| Q82.8 | **Akrokeratosis verruciformis** |
| C43.9 | **Akrolentiginöses Melanom, maligne** |
| E22.0 | **Akromegalie** |
| E22.0 | – wegen Hypophysenvorderlappen-überfunktion |
| I73.8 | **Akromelalgie** |
| Q79.8 | **Akromikrie** |
| M19.9 | **Akromioklavikulargelenkarthrose** |
| M99.8 | **Akromioklavikulargelenkblockierung** |
| S43.1 | **Akromioklavikularluxation** |
| I73.8 | **Akroparästhesie** |
| I73.8 | – einfach |
| I73.8 | – vasomotorisch |
| F40.2 | **Akrophobie** |
| C46.9 | **Akrosarkom** |
| M34.8 | **Akrosklerose** |
| Q75.0 | **Akrozephalie** |
| Q87.0 | **Akrozephalopolysyndaktylie-Syndrom,** Formenkreis |
| Q87.0 | – [Apert-Syndrom] |
| Q87.0 | – [Carpenter-Syndrom] |
| Q87.0 | **Akrozephalosyndaktylie-Syndrom** |
| Q87.0 | – Formenkreis [Apert-Syndrom] |
| I73.8 | **Akrozyanose** |
| * | **Aktinische** |
| L56.8 | – Cheilitis |

| | |
|---|---|
| * | **Aktinische** (Forts.) |
| L57.4 | – Elastose |
| L57.0 | – Keratose |
| D04.9 | – Präkanzerose |
| L57.1 | **Aktinisches Retikuloid** |
| A28.8 | **Aktinobazillose** |
| A42.9 | **Aktinomykose** |
| A42.1 | – Abdomen |
| A42.1 | – Darm |
| A42.8 | – Haut |
| A42.0 | – Lunge |
| A42.2 | – zervikofazial |
| A42.7 | **Aktinomykotische Sepsis** |
| B47.1 | **Aktinomyzetom** |
| * | **Aktive** |
| F65.5 | – Algolagnie |
| K73.2 | – Hepatitis, chronisch |
| E55.0 | – Rachitis |
| I01.9 | – rheumatische Herzkrankheit |
| A71.1 | **Aktives Stadium,** Trachom |
| F90.0 | **Aktivitätsstörung,** Aufmerksamkeits-störung |
| D33.3 | **Akustikusneurinom** |
| R44.0 | **Akustische Halluzination** |
| * | **Akut** – s.a. jeweilige Krankheit, akut |
| * | **Akute** |
| C91.0 | – lymphatische Leukämie |
| C91.0 | – lymphoblastische Leukämie |
| C91.0 | – lymphozytäre Leukämie |
| C94.2 | – Megakaryoblastenleukämie |
| C93.0 | – Monozytenleukämie |
| C92.0 | – myeloische Leukämie |
| R10.0 | **Akuter Bauch** |
| R10.0 | **Akutes Abdomen** |
| * | **Akzessorische** |
| I45.6 | – atrioventrikuläre Erregungsleitung |
| Q83.1 | – Brustdrüse |
| Q83.3 | – Brustwarze |
| Q64.7 | – Harnblase |
| Q64.7 | – Harnröhre |
| Q83.1 | – Mamma |
| Q63.0 | – Niere |
| Q17.0 | – Ohrmuschel |
| Q64.7 | – Urethra |
| Q69.2 | – Zehe |
| * | **Akzessorischer** |
| Q69.1 | – Daumen |
| Q69.0 | – Finger |
| Q62.5 | – Harnleiter |
| Q33.1 | – Lungenlappen |
| Q62.5 | – Ureter |
| Q27.2 | **Akzessorisches Nierenpolgefäß** |
| G52.8 | **Akzessoriusaffektion** |
| G52.8 | **Akzessoriusparese** |
| O08.1 | **Akzidentelle Blutung,** bei Abort |

| | |
|---|---|
| * | **Akzidentelles** |
| R01.0 | – Herzgeräusch |
| R01.0 | — benigne |
| R01.0 | – Systolikum |
| E53.0 | **Alactoflavinose** [Vitamin-B$_2$-Mangel-Syndrom] |
| Q44.7 | **Alagille-Syndrom** |
| G37.4 | **Alajouanine-Syndrom, Foix-** |
| E73.0 | **Alaktasie** |
| R47.0 | **Alalie** |
| B03 | **Alastrim** |
| Q78.2 | **Albers-Schönberg-Syndrom** |
| E70.3 | **Albinismus** |
| E70.3 | – okulär |
| E70.3 | – okulokutan |
| * | – Syndrom, mit |
| E70.3 | — Nystagmus |
| E70.3 | —— und Kopfzwangshaltung |
| E70.3 | — Strabismus |
| H35.5 | **Albipunctata-Netzhautdystrophie,** pigmentiert, vitelliform |
| * | **Albright-Syndrom** |
| E22.1 | – Forbes- |
| N25.8 | – Lightwood- |
| E46 | **Albuminmangel** |
| R80 | **Albuminurie** |
| N39.2 | – Adolenszenten- |
| * | – bei |
| O12.1 | — Gravidität |
| O14.9 | — Präeklampsie |
| N39.2 | – juvenil |
| N39.2 | – lordotisch |
| R80 | – Mikro- |
| N39.2 | – orthostatisch |
| N39.2 | – statisch |
| R77.0 | **Albuminveränderung** |
| R80 | **Albuminverlust** |
| E26.9 | **Aldosteronismus** |
| E26.0 | – primär |
| * | **Aldosteronproduktion** |
| E26.9 | – erhöht |
| E26.9 | – vermehrt |
| * | **Aldosteronsekretion** |
| E26.9 | – erhöht |
| E26.9 | – vermehrt |
| D82.0 | **Aldrich-Syndrom, Wiskott-** |
| B55.1 | **Aleppobeule** |
| C95.7 | **Aleukämie** |
| C96.0 | **Aleukämische Retikulose** |
| D61.9 | **Aleukia haemorrhagica** |
| R48.0 | **Alexie** |
| M89.0 | **Algodystrophie** |
| F07.9 | **Algogenes Psychosyndrom** |
| F65.5 | **Algolagnie** |
| F65.5 | – aktiv |
| F65.5 | – passiv |

N94.6 **Algomenorrhoe**
M89.0 **Algoneurodystrophie**
\*    **Algopareunie**
N48.8 – männlich
N94.1 – weiblich
R30.0 **Algurie**
F52.0 **Alibidinie**
Q89.0 **Alienie**
Q89.0 **Alienie-Syndrom**
\*    **Alimentäre**
E66.0 – Adipositas
D53.9 – Anämie
E66.0 – Fettsucht
D52.0 – Folsäuremangel-Anämie
K91.1 – Kollapsneigung, nach Magenresektion
D52.0 – megaloblastäre Anämie
\*    **Alimentärer**
E58 – Kalziummangel
E63.1 – Mangelzustand, durch unausgewogene Nahrungszusammensetzung
E41 – Marasmus
E59 – Selenmangel
E60 – Zinkmangel
K91.1 **Alimentäres Frühsyndrom,** nach Magenresektion
E83.5 **Alkali-Milch-Syndrom**
E87.3 **Alkaliämie**
E87.3 **Alkalose**
E70.2 **Alkaptonurie**
R78.0 **Alkohol im Blut,** Nachweis
\*    **Alkohol-**
F10.3 – Abstinenz-Syndrom
Q86.0 – Syndrom, embryofetal
F10.2 **Alkoholabhängigkeit**
F10.0 – mit akutem Rausch
F10.1 **Alkoholabusus**
F10.2 – chronisch
F10.7 **Alkoholbedingte Enzephalopathie**
F10.4 **Alkoholbedingtes Delirium tremens**
F10.4 **Alkoholdelir**
F10.7 **Alkoholdemenz**
Q86.0 **Alkoholembryopathie**
Q86.0 – mit Dysmorphien
F10.4 **Alkoholentzugsdelir**
F10.3 **Alkoholentzugserscheinung**
F10.3 **Alkoholentzugskrampf**
F10.3 **Alkoholentzugssyndrom**
K29.2 **Alkoholgastritis**
\*    **Alkoholgebrauch, mit**
F10.2 – Abhängigkeitssyndrom
F10.6 – amnestischem Syndrom
F10.5 – psychotischer Störung
F10.3 **Alkoholgebrauchbedingtes Entzugssyndrom**
F10.4 – mit Delir
F10.5 **Alkoholhalluzinose**

K86.0 **Alkoholinduzierte chronische Pankreatitis**
E24.4 **Alkoholinduziertes Pseudo-Cushing-Syndrom**
T51.9 **Alkoholintoxikation**
F10.0 – akut
F10.0 – bei Abhängigkeit
T51.9 – mit Tablettenintoxikation
\*    **Alkoholische**
G31.2 – Degeneration, Nervensystem
K70.0 – Fettleber
I42.6 – Kardiomyopathie
K70.9 – Leberkrankheit
F10.5 – Manie
I42.6 – Myokardiopathie
F10.5 – Paranoia
F10.8 – Pseudoparalyse
F10.5 – Psychose
F10.5 – mit Polyneuritis
\*    **Alkoholischer**
F10.5 – Eifersuchtswahn
F10.5 – Wahnsinn
\*    **Alkoholisches**
F10.6 – Korsakow-Syndrom
K70.4 – Leberversagen
F10.4 – Prädelir
F10.7 – Psychosyndrom, chronisch, organisch
F10.2 **Alkoholismus**
F10.2 – chronisch
F10.1 **Alkoholkater**
F10.2 **Alkoholkrankheit**
F10.1 **Alkoholmißbrauch**
G72.1 **Alkoholmyopathie**
H47.0 **Alkoholoptikopathie**
G62.1 **Alkoholpolyneuropathie**
F10.5 **Alkoholpsychose**
F10.6 – Korsakow-
F10.0 **Alkoholrausch**
\*    **Alkoholschaden**
P04.3 – fetal
P04.3 – Neugeborenes
F10.2 **Alkoholsucht,** chronisch
\*    **Alkoholtoxische**
K70.1 – Hepatitis
K70.3 – Leberzirrhose
T51.9 **Alkoholvergiftung**
T51.9 **Alkoholwirkung,** toxisch
C91.0 **ALL** [Akute lymphatische Leukämie]
N83.8 **Allen-Syndrom, Masters-**
T78.4 **Allergie**
J98.8 – Atemwege
H10.1 – Bindehaut
\*    – durch
T88.7 —— Arzneimittel
L23.8 —— Bestrahlung

| | |
|---|---|
| * | **Allergische** (Forts.) |
| J45.0 | – Sinubronchitis |
| D69.5 | – Thrombozytopenie |
| L50.0 | – Urtikaria |
| N76.0 | – Vaginitis |
| D69.0 | – Vaskulitis |
| J30.4 | – vasomotorische Rhinitis |
| N30.8 | – Zystitis |
| J30.4 | **Allergischer Schnupfen** |
| * | **Allergisches** |
| J45.0 | – Asthma |
| J45.0 | — bronchiale |
| L23.6 | – Bäckerekzem |
| J45.0 | – Bronchialasthma |
| L23.9 | – Ekzem |
| L23.9 | – Erythem |
| L23.9 | – Exanthem |
| J45.0 | – hyperreaktives Bronchialsystem |
| L20.8 | – infantiles Ekzem |
| L23.9 | – Kontaktekzem |
| H01.1 | – Lidödem |
| H01.1 | – Lidrandexanthem |
| L23.9 | **Allergodermie** |
| J45.0 | **Allergose,** Bronchien |
| B48.2 | **Allescheriose** |
| * | **Allgemeine** |
| M79.8 | – Bindegewebsschwäche |
| R62.9 | – Entwicklungsverzögerung |
| R53 | – Ermüdungserscheinungen |
| R61.9 | – Hyperhidrose |
| O75.3 | – Infektion, bei Wehen |
| R53 | – Mattig- und Müdigkeit |
| I70.9 | – Pathosklerose |
| Z00.- | – Untersuchung |
| R41.8 | – Vergeßlichkeit |
| * | **Allgemeiner** |
| R53 | – Abbauprozeß |
| L29.9 | – Juckreiz |
| * | – physischer |
| R53 | — Abbauprozeß |
| R53 | — und psychischer Abbauprozeß |
| L29.9 | — Pruritus |
| R53 | – psychischer Abbauprozeß |
| R53 | – Schwächezustand |
| * | **Allgemeinerkrankung** |
| H47.0 | – entzündlich, mit Optikusneuropathie |
| M79.0 | – rheumatisch, mit Dakryoadenitis |
| R53 | **Allgemeines Erschöpfungssyndrom** |
| B34.9 | **Allgemeininfekt,** viral |
| A41.9 | **Allgemeininfektion** – s.a. Sepsis |
| R68.1 | **Allgemeinsymptome,** im Kleinkindalter, unspezifisch |
| Z00.- | **Allgemeinuntersuchung,** ärztlich |
| * | **Allgemeinzustand** |
| R53 | – reduziert |
| R53 | – schlecht |

| | |
|---|---|
| R20.8 | **Allocheirie** |
| I49.9 | **Allorhythmie** |
| B41.9 | **Almeida-Krankheit, De-** |
| * | **Alopecia** |
| L64.9 | – androgenetica |
| L64.0 | — arzneimittelinduziert |
| L63.9 | – areata |
| L66.0 | – atrophicans |
| L65.8 | – cicatricans |
| L64.9 | – climacterica |
| L65.9 | – diffusa |
| L65.8 | – maligna |
| L65.8 | – marginalis |
| L65.2 | – mucinosa |
| L65.8 | – parvimaculata |
| L65.0 | – postpartualis |
| L65.9 | – praematura |
| L65.9 | – seborrhoica |
| L63.0 | – totalis |
| L63.1 | – universalis |
| L65.9 | **Alopezie** |
| Q84.0 | – angeboren |
| L66.9 | – narbig |
| L65.8 | – postinfektiös |
| L65.9 | – senil |
| L65.8 | – toxisch |
| F51.5 | **Alpdrücken** |
| T70.2 | **Alpenkrankheit** |
| G31.8 | **Alpers-Syndrom** |
| * | **Alpha-** |
| E88.0 | – 1-Antitrypsinmangel |
| R77.2 | – Fetoprotein, erniedrigt |
| R77.2 | – Fetoprotein-Erhöhung |
| R77.2 | – Fetoprotein-Veränderung |
| C88.1 | – Schwerketten-Krankheit |
| D56.0 | – Thalassämie |
| Q87.8 | **Alport-Syndrom** |
| F51.5 | **Alptraum** |
| G12.2 | **ALS** [Amyotrophische Lateralsklerose] |
| * | **Alte** |
| H33.4 | – Ablatio retinae, bei Traktionsablatio |
| M23.5 | – Kniegelenkbandruptur |
| M23.5 | – Kniegelenkkreuzbandruptur, vordere |
| * | – Lazeration |
| N81.8 | — Beckenboden |
| N88.1 | — Cervix uteri |
| N81.8 | — Damm |
| N89.8 | — rektovaginale Lazeration |
| N89.8 | – vaginale Lazeration |
| M23.2 | – Verletzung, mit Meniskusschädigung |
| N90.8 | – Vulvalazeration |
| N90.8 | – Vulvanarbe |
| * | **Alter** |
| H05.5 | – Fremdkörper, nach perforierender Orbitaverletzung |
| N88.1 | – Gebärmutterhalsriß |

| | |
|---|---|
| * | **Alter** (Forts.) |
| I25.2 | – Herzinfarkt |
| I25.2 | – Inferolateralinfarkt |
| * | – intraokularer |
| * | – amagnetischer Fremdkörper |
| H44.7 | —— Bulbushinterwand |
| H44.7 | —— Glaskörper |
| H44.7 | —— Iris |
| H44.7 | —— Linse |
| H44.7 | —— Vorderkammer |
| H44.7 | —— Ziliarkörper |
| * | — magnetischer Fremdkörper |
| H44.6 | —— Bulbushinterwand |
| H44.6 | —— Glaskörper |
| H44.6 | —— Iris |
| H44.6 | —— Linse |
| H44.6 | —— Vorderkammer |
| H44.6 | —— Ziliarkörper |
| M23.2 | – Korbhenkelriß, Meniskus |
| H02.8 | – Lidfremdkörper |
| N81.8 | – Muskelriß, Beckenboden |
| N88.1 | – Muttermundriß |
| I25.2 | – Myokardinfarkt |
| * | – Riß |
| N88.1 | — Cervix uteri |
| M23.2 | — mit Meniskusschädigung |
| N89.8 | – Scheidenriß |
| N89.8 | – Vaginalriß |
| N90.8 | – Vulvariß |
| O36.3 | **Alteration,** Herzton, fetal, Betreuung der Schwangeren |
| * | **Ältere** |
| Z35.- | – Erstgebärende |
| Z35.- | – Erstschwangere |
| Z35.- | – Primipara |
| R54 | **Altern** |
| Z30.- | **Alternative Kontrazeption** |
| * | **Alternierende** |
| H50.0 | – Esotropie, ausgenommen intermittierend |
| H50.1 | – Exotropie, ausgenommen intermittierend |
| H50.5 | – Hyperphorie |
| * | **Alternierender Strabismus** |
| H50.3 | – convergens intermittens |
| H50.3 | – divergens intermittens |
| E85.8 | **Altersamyloidose** |
| R54 | **Altersatrophie** |
| N95.2 | **Altersatrophisches Genitale** |
| H52.4 | **Altersauge** |
| * | **Altersbedingte** |
| I99 | – Kreislaufstörung |
| H52.4 | – Sehschwäche |
| G25.5 | **Alterschorea** |
| F03 | **Altersdemenz** |
| F03 | **Altersdepression** |

| | |
|---|---|
| E11.9 | **Altersdiabetes** |
| J44.8 | **Altersemphysem,** mit Bronchitis |
| G40.9 | **Altersepilepsie** |
| R54 | **Altersfibrose** |
| I11.9 | **Altersherz,** mit Hypertonie |
| I50.9 | **Altersherzinsuffizienz** |
| R54 | **Altersinvolution** |
| F03 | **Altersirresein** |
| L29.8 | **Altersjuckreiz** |
| H25.9 | **Alterskatarakt** |
| J31.0 | **Alterslaufnase** |
| M81.8 | **Altersosteoporose** |
| L29.8 | **Alterspruritus** |
| F03 | **Alterspsychose** |
| F03 | **Altersschwachsinn** |
| R54 | **Altersschwäche** |
| H91.1 | **Altersschwerhörigkeit** |
| H52.4 | **Alterssichtigkeit** |
| H25.9 | **Altersstar** |
| H25.9 | – grau |
| F03 | **Altersverwirrtheit** |
| L82 | **Alterswarze** |
| J63.0 | **Aluminiumlunge** |
| M83.4 | **Aluminiumosteopathie** |
| J63.0 | **Aluminiumstaublunge** |
| J63.0 | **Aluminose** |
| J63.0 | – Lunge |
| J63.0 | **Aluminosis pulmonum** |
| * | **Alveoläre** |
| B67.5 | – Echinokokkose, Leber |
| E66.2 | – Hypoventilation, bei Adipositas |
| K10.3 | – Ostitis |
| K08.2 | **Alveolarfortsatz,** zahnlos, Atrophie |
| * | **Alveolarfortsatzatrophie** |
| K08.2 | – Oberkiefer |
| K08.2 | – Unterkiefer |
| C03.9 | **Alveolarfortsatzkarzinom** |
| C03.0 | – Oberkiefer |
| C03.1 | – Unterkiefer |
| K06.9 | **Alveolarkamm,** zahnlos, Krankheit |
| K08.2 | **Alveolarkammatrophie** |
| J84.0 | **Alveolarproteinose** |
| K05.3 | **Alveolarpyorrhoe** |
| J84.9 | **Alveolarschaden** |
| J84.9 | **Alveolarwandschaden** |
| C34.9 | **Alveolarzellkarzinom** |
| C34.9 | **Alveolarzelltumor,** multipel, primär |
| * | **Alveolitis** |
| J67.9 | – allergisch |
| J67.7 | — durch Pilze |
| J67.9 | – extrinsisch |
| K10.3 | – Kiefer |
| J84.1 | – mit Fibrose |
| D82.1 | **Alymphocytosis thymica** |
| D82.1 | **Alymphoplasia thymica** |
| D72.8 | **Alymphozytose** |

| | |
|---|---|
| * **Alzheimer,** Morbus | N91.2 **Amenorrhoe** (Forts.) |
| G30.9 – mit Demenz | * – durch |
| G30.0 — präsenil | N91.1 — Notstand |
| G30.1 — senil | N91.1 — Streß |
| * **Alzheimer-** | N91.1 – funktionell |
| G30.9 – Demenz | N91.1 – hormonell |
| G30.9 – Krankheit | N91.1 – hypogonadotrop |
| G30.0 — früher Beginn | N91.1 – hypothalamisch |
| G30.1 — später Beginn | N91.1 – Post-Pill- |
| G30.9 – Syndrom | N91.1 – postpartal |
| * **Amagnetischer intraokularer** | N91.0 – primär |
| * – alter Fremdkörper | N91.2 – psychogen |
| H44.7 — Bulbushinterwand | N91.1 – sekundär |
| H44.7 — Iris | E22.1 – Syndrom, Galaktorrhoe- |
| H44.7 — Linse | N91.1 – traumatisch |
| H44.7 — Vorderkammer | N91.1 – zentral |
| H44.7 — Ziliarkörper | F03 **Amentia** |
| S05.5 – Fremdkörper | F10.6 — Meynert- |
| H44.7 — Glaskörper | F79.9 **Amentielles Syndrom** |
| T88.7 **Amalgam-Intoxikation** | * **Amerikanische** |
| Q83.8 **Amastie** | B39.4 – Histoplasmose |
| Q83.0 – mit angeborener fehlender Brustwarze | B57.2 – Trypanosomiasis |
| H54.0 **Amaurose** | * **Amerikanisches** |
| H54.0 – beidseitig | A75.1 – Fleckfieber |
| H54.4 – einseitig | A93.2 – Gebirgszeckenfieber |
| H54.4 — normaler Visus 2. Auge | H52.7 **Ametropie** |
| H54.1 — Sehschwäche 2. Auge <0,3 | H53.0 – bei Amblyopie |
| F44.6 – hysterisch | I21.9 **AMI** [Akuter Myokardinfarkt] |
| H35.5 – Leber- | R48.8 **Amimie** |
| G45.3 **Amaurosis fugax** | N76.0 **Aminkolpitis** |
| E75.4 **Amaurotische Idiotie** | E72.9 **Aminoazidopathie** |
| E75.4 – familiär | E72.9 **Aminoazidurie** |
| H53.0 **Amblyopia ex anopsia** | T39.1 **4-Aminophenol-Derivat-Vergiftung** |
| H53.0 **Amblyopie** | * **Aminosäure** |
| * – bei | E72.1 – schwefelhaltig, Stoffwechselstörung |
| H53.0 — Ametropie | E72.9 – Stoffwechselstörung |
| H53.0 — Anisometropie | E72.9 — angeboren |
| H53.0 — Deprivation | E72.0 – Transportstörung |
| H53.0 — Ptosis | E71.1 – verzweigtkettig, Abbaustörung |
| H53.0 — Strabismus | E72.9 **Aminosäuremangel** |
| H52.7 – Refraktions- | D53.0 **Aminosäuremangelanämie** |
| R20.2 **Ameisenlaufen** | C92.0 **AML** [Akute myeloische Leukämie] |
| R20.2 – Arme | R41.3 **Amnesie** |
| C43.9 **Amelanotisches Melanom,** maligne | R41.1 – anterograd |
| Q73.0 **Amelie** | F44.0 – dissoziativ |
| D16.5 **Ameloblastenfibrom** | R41.2 – retrograd |
| D16.5 **Ameloblastisches Fibroodontom** | G45.4 – transient, global |
| D16.5 **Ameloblastom** | G45.4 **Amnestische Episode** |
| D16.5 **Ameloblastoodontom** | F10.6 **Amnestisches Syndrom** |
| C41.1 **Ameloblastosarkom** | * – nach Gebrauch |
| K00.5 **Amelogenesis** | F10.6 — Alkohol |
| C41.1 **Amelosarkom** | F12.6 — Cannabinoide |
| N91.2 **Amenorrhoe** | F18.6 — flüchtige Lösungsmittel |
| N91.1 – After-pill- | F16.6 — Halluzinogene |
| N91.0 – atretisch | F14.6 — Kokain |
| N91.1 – bei Ovulationshemmereinnahme | |

| | |
|---|---|
| F10.6 **Amnestisches Syndrom** (Forts.) | * **Amputation** (Forts.) |
| * – nach Gebrauch (Forts.) | * – traumatisch (Forts.) |
| F11.6 — Opioide | S98.4 — Fuß |
| F13.6 — Sedativa und Hypnotika | S98.0 —— in Höhe oberes Sprunggelenk |
| O41.1 **Amnionhöhleninfektion** | S68.9 — Hand |
| O41.9 **Amnionhöhlenstörung** | S68.4 —— in Höhe Handgelenk |
| O41.1 **Amnioninfektionssyndrom** | S78.0 — Hüftgelenk |
| P02.7 – beim Neugeborenen | * — in |
| O88.1 **Amnioninfusionssyndrom** | S18 —— Halshöhe |
| O41.1 **Amnionitis** | * —— Höhe |
| * **Amöben-** | S58.0 —— Ellenbogen |
| A06.4 – Abszeß | S88.0 —— Knie |
| A06.6 — Gehirn | S48.9 — Oberarm |
| A06.7 — Haut | T92.6 — obere Extremität, Folgen |
| A06.4 — Leber | S78.9 — Oberschenkel |
| A06.5 — Lunge | S08.1 — Ohr |
| A06.0 – Dysenterie | S48.0 — Schultergelenk |
| A06.0 – Enteritis | S28.1 — Thoraxteil |
| A06.9 – Infektion | S58.9 — Unterarm |
| A06.0 – Kolitis | T93.6 — untere Extremität, Folgen |
| A06.2 — nichtdysenterisch | S88.9 — Unterschenkel |
| A06.4 – Leber | S98.1 — Zehe, einzeln |
| A06.5 – Pneumonie | S98.2 — Zehen, mehrere |
| A06.0 – Ruhr | * — zwischen |
| A06.0 — akut | S58.1 —— Ellenbogen und Handgelenk |
| A06.9 **Amöbiasis** | S78.1 —— Hüfte und Knie |
| A06.0 – akut | S88.1 —— Knie und oberem Sprunggelenk |
| A06.1 – chronisch, intestinal | S48.1 —— Schulter und Ellenbogen |
| A06.7 – Haut | E14.5 – Unterschenkel, Zustand nach, wegen |
| A06.0 – intestinalis |        diabetischer Gangrän |
| A06.4 – Leber | T87.4 **Amputationsstumpfinfektion** |
| A06.5 – Lunge | T87.5 **Amputationsstumpfnekrose** |
| C71.9 **Amöboidzellengliom** | T87.3 **Amputationsstumpfneurom** |
| A06.3 **Amöbom,** Darm | Q87.1 **Amsterdamer Degenerationstyp** |
| * **Amotio** | R48.8 **Amusie** |
| H31.4 – Aderhaut | F80.8 – entwicklungsbedingt |
| H33.2 – retinae | Q00.0 **Amyelenzephalie** |
| H33.0 — rhegmatogen | Q06.0 **Amyelie** |
| F15.1 **Amphetaminabusus** | J35.8 **Amygdalolith** |
| F15.1 **Amphetamintyp,** Mißbrauch | E85.9 **Amyloidablagerung** |
| C20 **Ampulla-recti-Neubildung,** bösartig | E85.4 **Amyloidherz** |
| * **Amputation** | E85.4 **Amyloidherz** |
| S68.1 – Finger | E85.4 – vererbt |
| * – traumatisch | E85.4 **Amyloidleber** |
| T92.6 — Arm, Stumpfschmerzen | E85.4 **Amyloidnephropathie** |
| T05.6 — Arme und Beine, jede Kombination | E85.4 **Amyloidnephrose** |
| * — beide | E85.4 **Amyloidniere** |
| T05.2 —— Arme | E85.9 **Amyloidose** |
| T05.5 —— Beine | E85.8 – Alters- |
| T05.3 —— Füße | E85.9 – Begleit- |
| T05.0 —— Hände | E85.4 – Bindehaut |
| T93.6 —— Bein, Stumpfschmerzen | E85.4 – Darm |
| S68.0 —— Daumen | E85.4 – Dünndarm |
| * —— Finger | E85.4 – Gefäß |
| S68.1 —— einzeln | E85.4 – Gefäßwand |
| S68.2 —— mehrere | E85.4 – Haut |
| | E85.4 – Hypophyse |

E85.9 **Amyloidose** (Forts.)
E85.4 – Larynx
E85.4 – Leber
E85.4 – Lid
E85.4 – Lunge
E85.4 – Magen
* – mit
E85.4 — Bindehautablagerung
E85.9 — Glaukom
E85.4 – Nebenniere
E85.4 – Nebenschilddrüse
E85.1 – neuropathisch, heredofamiliär
E85.0 – nichtneuropathisch, heredofamiliär
E85.4 – Niere
E85.4 – organbegrenzt
E85.4 – Parathyreoidea
E85.4 – Pleura
E85.4 – primär, hereditär, Hornhaut
E85.4 – Pulmonalarterie
E85.4 – Pulpa
E85.4 – Schilddrüse
E85.3 – sekundär, systemisch
E85.4 – Thymus
E85.4 **Amyloidschrumpfniere**
E74.0 **Amylopektinose**
Q79.8 **Amyoplasie**
G70.2 **Amyotonia congenita**
M62.8 **Amyotonie**
G71.8 **Amyotrophie**
G54.5 – neuralgisch
G12.2 **Amyotrophische Lateralsklerose**
* **Anaemia**
D51.0 – maligna
D50.9 – oligosideraemica
D51.0 – perniciosa
D51.0 — progressiva idiopathica
D64.8 – pleiochromica
D64.9 **Anämie**
D50.8 – achlorhydrisch
D53.1 – achrestisch
D51.0 – Addison-
D57.1 – afrikanisch
D53.9 – alimentär
D53.0 – Aminosäuremangel-
D50.8 – anazid
P61.3 – angeboren, durch fetalen Blutverlust
D61.9 – aplastisch
D61.0 — angeboren
* — durch
D61.2 —— Bestrahlung
D61.2 —— Infekt
D61.1 —— Medikamente
D60.9 — erworben
D61.0 — konstitutionell
D61.2 — toxisch

D64.9 **Anämie** (Forts.)
* – arzneimittelinduziert
D61.1 — aplastisch
D59.0 — autoimmunhämolytisch
D59.2 — nicht-autoimmunhämolytisch
* – bei
O99.0 — Gravidität
B23.2 — HIV-Krankheit
D64.9 — Infekt
P61.2 — Prämaturität
D64.8 — Pseudoleukämie
D48.9 — Tumor (Primärtumor unbekannt)
D64.3 — Vitamin-B$_6$-Mangel
D51.0 – Biermer-
D51.0 – Biermer-Ehrlich-Addison-
D61.0 – Blackfan-Diamond-
D60.0 – chronisch, erworben, isoliert, aplastisch
D56.1 – Cooley-
D57.1 – Drepanozyten-
* – durch
D50.0 — Blutung
D62 —— akut
D50.0 —— chronisch
D50.9 — Eisenmangel
O99.0 —— bei Gravidität
D50.0 —— durch Blutverlust
D53.0 — Eiweißmangel
D55.9 — Enzymdefekt
D52.9 — Folsäuremangel
D52.0 —— alimentär
D55.0 —— Glukose-6-Phosphat-Dehydrogenase-
         Mangel
D55.1 — Glutathionstoffwechselstörung
D55.2 — Hexokinasemangel
D53.9 — Hunger
D53.9 — Nahrungsmangel
D55.3 — Nukleotidstoffwechselstörung
D55.2 — Pyruvatkinasemangel
D57.1 — Sichelzellenkrankheit
D51.2 — Transcobalamin-II-Mangel
D53.8 — Zinkmangel
D64.4 – dyserythropoetisch, kongenital
D64.9 – einfach
D60.9 – erworben, isoliert, aplastisch
D64.9 – essentiell
D61.0 – Fanconi-
D58.9 – hämolytisch
D59.9 — akut
D59.1 — autoimmun
D59.9 — erworben
B23.2 —— bei HIV-Krankheit
D58.9 — familiär
D58.9 — hereditär
D58.0 — konstitutionell
D59.4 — mechanisch
D59.4 — toxisch

D64.9 **Anämie** (Forts.)
D64.0 – hereditär, sideroachrestisch
D51.0 – Hunter-Addison-
D64.8 – hyperchrom
D50.9 – hypochrom
D64.3 — mit Eisenspeicherung
D50.9 – Hypoferro-
D61.9 – hypoplastisch
D64.9 – idiopathisch
D61.3 — aplastisch
O99.0 – im Wochenbett
D59.1 – Kälte-, hämolytisch
D58.0 – Kugelzellen-
D64.9 – latent
D51.0 – Lebert-
D64.8 – leukoerythroblastisch
E83.1 – lungenhämosiderotisch
D52.9 – makrozytär
O99.0 — bei Gravidität
D53.9 – Mangel-
B23.2 — bei HIV-Krankheit
D56.9 – mediterran
* – megaloblastär
D52.0 – alimentär
D53.1 — refraktär
D53.1 – megaloblastisch
D57.1 – Meniskozyten-
D50.8 – mikrozytär
D50.9 — hypochrom
D56.9 – Mittelmeer-
D64.8 – myelopathisch
D50.0 – nach Blutverlust, chronisch
D64.9 – normozytär
D50.0 — nach Blutung
D53.9 – nutritiv
D51.0 – perniziös
D50.0 – posthämorrhagisch
D62 — akut
E83.1 – progredient, posthämorrhagisch
D64.9 – progressiv
D53.0 – Proteinmangel-
E83.1 – pseudohämorrhagisch
O99.0 – puerperal, durch Blutung
D46.4 – refraktär
* — mit
D46.2 —— Blastenüberschuß
D46.1 —— Ringsideroblasten
D64.8 – renal
O99.0 – Schwangerschafts-
D64.9 – schwer
D64.9 – sekundär
D64.1 — sideroachrestisch
D64.8 – septisch
D57.1 – Sichelzellen-
D64.3 – sideroachrestisch
D64.3 – sideroblastisch

D64.9 **Anämie** (Forts.)
D50.9 – sideropriv
D53.2 – Skorbut-
D61.2 – Syndrom, aplastisch, toxisch bedingt
D56.9 – Thalassämie-
D69.6 – thrombopenisch
D60.1 – transitorisch, erworben, isoliert, aplastisch
D51.9 – Vitamin-B$_{12}$-Mangel-
* — durch
D51.0 —— Mangel an Intrinsic-Faktor
D51.1 —— selektive Vitamin-B$_{12}$-Malabsorption, mit Proteinurie
D52.0 – von-Jaksch-Hayem- [Ziegenmilchanämie]
D59.1 – Wärme-, hämolytisch
D61.9 **Anämische Blutbildung**
* **Anaerobier-**
A49.9 – Infektion
A41.4 – Sepsis
P36.5 — beim Neugeborenen
* **Anästhesie**
R20.0 – Haut
H18.8 – Hornhaut
* — mit
O74.0 —— Aspiration, bei Geburt
O74.3 —— Geburtskomplikation, ZNS
O74.2 —— kardialer Geburtskomplikation
O74.1 —— pulmonalem Kollaps, bei Geburt
O74.1 —— pulmonaler Geburtskomplikation
O89.9 **Anästhesiekomplikation,** im Wochenbett
T88.2 **Anästhesieschock**
T41.1 **Anästhetika,** intravenös, Vergiftung
L65.1 **Anageneffluvium**
K61.0 **Analabszeß**
Q42.3 **Analatresie**
K62.8 **Analatrophie**
C44.5 **Analbasaliom**
K62.5 **Analblutung**
E88.0 **Analbuminämie**
B37.8 **Anale Kandidiasis**
K62.2 **Analektropium**
L30.9 **Analekzem**
K62.8 **Analentzündung**
* **Analer**
L29.0 – Juckreiz
A51.1 – Primäraffekt, bei Syphilis
K59.4 – Sphinktertonus, erhöht
I84.6 **Analfalte,** hypertroph
D21.5 **Analfibrom**
K60.2 **Analfissur**
K60.0 – akut
K60.1 – chronisch
K60.3 **Analfistel**
L02.3 **Analfurunkel**

R20.0 **Analgesie**
J45.1 **Analgetika-Asthma**
F55 **Analgetikaabhängigkeit**
F55 **Analgetikaabusus**
T88.7 **Analgetikaintoleranz**
F55 **Analgetikamißbrauch**
N14.0 **Analgetikanephropathie**
K62.5 **Analhämorrhagie**
D48.5 **Analhautgeschwulst**
D48.5 **Analhautneoplasie**
D48.5 **Analhautneubildung**, unsicher
D48.5 **Analhauttumor**
K62.8 **Analinsuffizienz**
D01.3 **Analkanal**, Carcinoma in situ
D37.7 **Analkanalgeschwulst**
C21.1 **Analkanalkarzinom**
D37.7 **Analkanalneoplasie**
* **Analkanalneubildung**
C21.1 – bösartig
D12.9 – gutartig
D37.7 – unsicher
D37.7 **Analkanaltumor**
C21.1 – maligne
L02.3 **Analkarbunkel**
C21.0 **Analkarzinom**
A63.0 **Analkondylom**
K62.9 **Analleiden**
I84.6 **Analmariske**
B35.6 **Analmykose**
I84.6 **Analpapillen**, hypertroph
D12.9 **Analpapillom**
E78.6 **Analphalipoproteinämie**, familiär
K61.0 **Analphlegmone**
K62.0 **Analpolyp**
K62.2 **Analprolaps**
L29.0 **Analpruritus**
C44.5 **Analrandkarzinom**
D48.5 **Analrandtumor**
C44.5 – maligne
K60.2 **Analrhagade**
K62.4 **Analringstenose**
S31.8 **Analriß**
K60.2 – nichttraumatisch
K62.2 **Analschleimhautprolaps**
K62.8 **Analschmerz**
K62.6 **Analsolitärgeschwür**
B37.8 **Analsoor**
K59.4 **Analspasmus**
K61.4 **Analsphinkterabszeß**
K62.8 **Analsphinkterinsuffizienz**
K59.4 **Analsphinkterkrampf**
K62.8 **Analsphinkterrelaxation**
K62.4 **Analsphinkterstriktur**
D37.7 **Analsphinktertumor**
K62.4 **Analstenose**
A18.3 **Analtuberkulose**

D37.7 **Analtumor**
D12.9 – gutartig
C21.0 – maligne
K62.6 **Analulkus**
I84.9 **Analvarizen**
I84.3 **Analvenenthrombose**
F42.9 **Anankasmus**
* **Anankastische**
F42.9 – Depression
F42.9 – Neurose
F60.5 – Persönlichkeit
F60.5 – Persönlichkeitsstörung
F60.5 – Psychopathie
F52.1 **Anaphrodisie**
D69.0 **Anaphylaktische Purpura**
T78.2 **Anaphylaktischer Schock**
T80.5 – durch Serum
T78.2 **Anaphylaxie**
C73 **Anaplastisches Schilddrüsenkarzinom**
F98.5 **Anarthria syllabaris**
R60.1 **Anasarka**
I50.0 – kardial
K28.9 **Anastomosengeschwür**
K28.9 **Anastomosenulkus**
T81.4 **Anastomositis**
D50.8 **Anazide Anämie**
K31.8 **Anazidität**
F45.3 – psychogen
B76.0 **Ancylostomiasis**
* **Andauernde Persönlichkeitsänderung**
* – nach
F62.0 — Extrembelastung
F62.1 — psychischer Krankheit
* **Andersen-Syndrom**
E84.9 – Fanconi- [Mukoviszidose]
E74.0 – [Glykogenose]
E84.9 – Landsteiner-Fanconi- [Mukoviszidose]
* **Änderung**
R76.0 – Antikörpertiter
* – Persönlichkeit
F62.0 — andauernd, nach Extrembelastung
F62.1 — nach psychischer Krankheit
F60.9 — Wesen
L40.3 **Andrews-Bakterid**
* **Androblastom**
D39.1 – bei der Frau
D40.1 – beim Mann
T88.7 **Androgen-Nebenwirkung**
E29.1 **Androgendeprivation**
* **Androgenetische**
L70.8 – Akne
L64.9 – Alopezie
L64.9 **Androgenetischer Haarausfall**
E27.0 **Androgenhyperkrinie**, Nebenniere

**A**

| | |
|---|---|
| * | **Androgenhypersekretion** |
| E27.0 | – adrenal |
| E27.0 | – Nebenniere |
| E28.1 | – ovariell |
| E29.0 | – testikulär |
| E28.1 | **Androgenisierung** |
| E29.1 | **Androgenmangel** |
| * | **Androgenproduktion,** erhöht |
| E28.1 | – ovariell |
| E29.0 | – testikulär |
| E34.5 | **Androgenresistenz** |
| E34.5 | **Androgenresistenz-Syndrom** |
| * | **Androgenüberproduktion** |
| E27.0 | – adrenal |
| E28.1 | – ovariell |
| E29.0 | – testikulär |
| * | **Androgenüberschuß** |
| E27.0 | – adrenal |
| E28.1 | – bei ovarieller Dysfunktion |
| E28.1 | – ovariell |
| E29.0 | – testikulär |
| * | **Androgenvermehrung** |
| E27.0 | – adrenal |
| E28.1 | – ovariell |
| E29.0 | – testikulär |
| Q56.1 | **Androgynie** |
| Q00.0 | **Anenzephalie** |
| Q00.0 | – Hemi- |
| O35.0 | **Anenzephalus,** fetal, Betreuung der Schwangeren |
| H53.5 | **Anerythropsie** |
| L90.8 | **Anetodermie** |
| * | – Typ |
| L90.2 | — Jadassohn-Pellizzari |
| L90.1 | — Schweninger-Buzzi |
| E51.9 | **Aneurinmangel** |
| I72.9 | **Aneurysma** |
| I71.9 | – Aorta |
| I71.4 | — abdominalis |
| I71.3 | —— rupturiert |
| I71.4 | — infrarenal |
| A52.0 | — luetisch |
| I71.8 | — rupturiert |
| A52.0 | — syphilitisch |
| I71.2 | — thoracica |
| I71.6 | — thorakoabdominal |
| I71.5 | —— rupturiert |
| I70.0 | — verkalkt |
| I71.2 | – Aortenbogen |
| I71.1 | – aortothorakal, rupturiert |
| * | – Arteria |
| I72.0 | — carotis |
| I67.1 | — cerebri media |
| I72.3 | — iliaca |
| I28.1 | — pulmonalis |
| I72.2 | — renalis |

| | |
|---|---|
| I72.9 | **Aneurysma** (Forts.) |
| I72.9 | – Arterie |
| I72.1 | — obere Extremität |
| I72.4 | — untere Extremität |
| I67.1 | – arteriosklerotisch, zerebral |
| I77.0 | – arteriovenös, erworben |
| I67.1 | – Basilaris- |
| I71.4 | – Bauchaorta |
| I71.3 | — gedeckt perforiert |
| I71.4 | — infrarenal |
| I71.3 | — perforiert |
| H11.4 | – Bindehaut |
| I71.2 | – Brustaorta |
| I71.1 | — rupturiert |
| I71.0 | – dissecans aortae |
| I71.0 | — Typ A |
| I71.0 | — Typ B |
| I72.9 | – Gefäßwand |
| I25.3 | – Herz |
| I09.1 | – Herzklappe, rheumatisch |
| I25.3 | – Herzventrikel |
| I25.3 | – Herzwand |
| I67.1 | – Hirn |
| I67.1 | – Hirnarterie |
| I67.1 | – Hirnbasis |
| I67.1 | – Hirnbasisarterie |
| I72.3 | – Hüftarterie |
| H21.1 | – Iris |
| I25.3 | – kardial |
| I72.0 | – Karotis- |
| H11.4 | – Konjunktiva |
| I25.4 | – Koronararterie |
| I72.8 | – Leberarterie |
| I72.3 | – Leiste |
| I28.1 | – Lunge |
| I67.1 | – mit Chiasmakompression |
| * | – Netzhaut |
| H35.0 | — erworben |
| Q14.1 | — kongenital |
| I72.2 | – Nierenarterie |
| H35.0 | – Retina |
| D18.0 | – spongiosum |
| I72.4 | – spurium, Arteria femoralis profunda |
| I71.1 | – thorakal, rupturiert |
| Q27.3 | – varicosum |
| I25.3 | – Ventrikel, bei koronarer Herzkrankheit |
| * | – zerebral |
| I67.1 | — nichtrupturiert |
| I60.9 | —— rupturiert, mit Subarachnoidalblutung |
| I67.1 | – Zerebralarterie |
| I72.9 | **Aneurysmablutung** |
| I72.9 | **Aneurysmaperforation** |
| I72.9 | **Aneurysmaruptur** |
| I71.1 | – Aorta thoracica |
| I60.9 | – Hirnarterie |
| I60.9 | – zerebral |

| | |
|---|---|
| * | **Anfälle** |
| G40.1 | – Bravais-Jackson- |
| G41.2 | – komplexfokal, beim Status epilepticus |
| R56.8 | **Anfall** |
| I45.9 | – Adams-Stokes- |
| F91.1 | – aggressiv |
| F51.4 | – Angst-, nächtlich |
| I64 | – apoplektisch |
| J45.9 | – Asthma- |
| R56.0 | – bei Fieber |
| G40.9 | – epileptisch |
| G40.3 | — klonisch |
| G40.3 | — myoklonisch |
| G40.3 | — tonisch |
| G40.3 | — tonisch-klonisch |
| G40.6 | – Grand-mal- |
| I51.6 | – Herz |
| R56.8 | – hirnorganisch |
| F44.5 | – hysterisch |
| R56.8 | – Krampf-, zerebral |
| G43.9 | – Migräne- |
| I45.9 | – Morgagni-Adams-Stokes- |
| F41.0 | – Panik- |
| G40.7 | – Petit-mal- |
| F44.8 | – psychogen |
| G40.2 | – psychomotorisch |
| R55 | – sympathikovasal |
| G45.9 | – zerebral, vorübergehend |
| P28.2 | – Zyanose, beim Neugeborenen |
| H40.2 | **Anfallsglaukom** |
| G40.9 | **Anfallsleiden** |
| G40.9 | – epileptisch |
| G40.2 | – psychomotorisch |
| G40.9 | – zerebral |
| I47.9 | **Anfallsweises Herzjagen** |
| A71.0 | **Anfangsstadium,** Trachom |
| * | **Angeboren** – s. jeweilige Krankheit, angeboren |
| K31.8 | **Angelhakenmagen** |
| Q87.0 | **Angelman-Syndrom** |
| I99 | **Angiektasie** |
| I77.6 | **Angiitis** |
| M31.0 | – allergisch |
| M30.1 | — granulomatös |
| * | – durch |
| M31.0 | — Hypersensitivität |
| B58.8 | — Toxoplasmen |
| B25.8 | — Zytomegalieviren |
| J03.9 | **Angina** |
| K55.1 | – abdominalis |
| D70 | – agranulocytotica |
| J03.8 | – akut |
| * | – bei |
| J11.1 | — Grippe [Influenza] |
| A38 | — Scharlach |
| J03.9 | – catarrhalis |

| | |
|---|---|
| J03.9 | **Angina** (Forts.) |
| A36.0 | – diphtherica |
| * | – durch |
| B27.9 | — Monozyten |
| J03.0 | — Streptokokken |
| J03.0 | —— septisch |
| J03.9 | – eitrig |
| J03.8 | – fieberhaft, akut |
| J03.9 | – follicularis |
| B08.5 | – herpetica |
| J35.1 | – hypertrophica |
| I20.9 | – kardial |
| J03.9 | – katarrhalisch |
| J03.9 | – lacunaris |
| J03.9 | — follicularis |
| J03.9 | – lingualis |
| K12.2 | – Ludovici |
| A69.1 | – necrotica |
| I20.9 | – pectoris |
| I20.1 | — angiospastisch |
| I20.8 | — Arbeits- |
| * | — bei |
| I20.0 | —— Belastung erstmalig auftretend |
| I97.1 | —— Stentstenose |
| I20.0 | — de novo |
| I20.8 | — durch Belastung |
| I20.0 | — instabil |
| * | — mit |
| I20.0 | —— abnehmender Belastungstoleranz |
| I20.1 | —— nachgewiesenem Koronarspasmus |
| I20.8 | — nach Infarkt |
| I20.8 | — Ruhe- |
| I20.1 | — spasmusinduziert |
| I20.9 | — Syndrom |
| I20.8 | —— funktionell |
| I20.1 | — Variant- |
| I20.1 | — vasomotorica |
| J03.9 | – phlegmonosa |
| A69.1 | – Plaut-Vincent |
| I20.1 | – Prinzmetal- |
| J03.9 | – purulenta |
| J03.9 | – retronasal |
| J02.9 | – Seitenstrang- |
| J03.9 | – tonsillaris |
| J35.0 | — chronisch |
| J03.9 | — eitrig |
| J03.9 | — fieberhaft |
| J03.0 | — mit Streptokokkennachweis |
| A69.1 | – ulcerosa |
| J03.9 | – Zungengrund |
| I20.9 | **Anginöse Herzbeschwerden** |
| D48.1 | **Angioblastom** |
| C49.9 | **Angioblastosarkom** |
| K81.0 | **Angiocholezystitis** |
| K55.2 | **Angiodysplasie,** Kolon |
| D18.0 | **Angioendotheliom** |

| | |
|---|---|
| C46.9 | **Angioendothelioma cutaneum** |
| C85.7 | **Angioendotheliomatosis** |
| D68.0 | **Angiohämophilie** |
| H35.3 | **Angioid streaks** |
| H35.3 | – Makula |
| D23.9 | **Angiokeratom** |
| D21.9 | **Angioleiomyom** |
| C49.9 | **Angioleiomyosarkom** |
| D17.9 | **Angiolipom** |
| D17.5 | – Niere |
| D17.9 | **Angiolipomyom** |
| D18.0 | **Angiom** |
| D18.0 | – Bindehaut |
| O02.8 | – Chorion |
| D18.0 | – Glom- |
| D18.1 | – Hämolymph- |
| D18.0 | – Hirnbasisarterie |
| D17.9 | – Lipo- |
| D18.1 | – Lymph- |
| D18.0 | – mit intrazerebraler Blutung |
| D18.0 | – Niere |
| D18.0 | – Ranken- |
| I78.1 | – senil |
| D18.0 | – Uvea |
| C49.9 | **Angioma sarcomatodes** |
| Q82.8 | **Angiomatose** |
| C46.9 | – Retikulo- |
| * | **Angiomatosis** |
| C46.9 | – Kaposi |
| C46.9 | – multiplex haemorrhagica |
| D17.9 | **Angiomyolipom** |
| D17.5 | – Niere |
| D21.9 | **Angiomyom** |
| D18.0 | **Angiomyoneurom** |
| C49.9 | **Angiomyosarkom** |
| I12.9 | **Angionephrosklerose** |
| F45.3 | **Angioneuropathie** |
| F45.3 | **Angioneurose** |
| H81.0 | **Angioneurotische Oktavuskrise** |
| T78.3 | **Angioneurotisches Ödem** |
| D84.1 | – hereditär |
| T78.3 | **Angioödem** |
| D84.1 | – hereditär |
| I99 | **Angioorganopathie** |
| * | **Angiopathia** |
| E14.5 | – diabetica |
| H81.0 | – labyrinthica |
| I99 | **Angiopathie** |
| * | – bei |
| E10.5 | — Typ-I-Diabetes |
| E11.5 | — Typ-II-Diabetes |
| I67.9 | – zerebral |
| C46.9 | **Angioretikulomatose, Kazal-Ronchese-Kern-** |
| C46.9 | **Angioretikulosarkom** |

| | |
|---|---|
| C49.9 | **Angiosarkom** |
| C22.3 | – Leber |
| C26.1 | – Milz |
| I70.9 | **Angiosklerose** |
| I73.9 | **Angiospasmus** |
| I73.9 | – peripher |
| I73.9 | — autonomes Nervensystem |
| I20.1 | **Angiospastische Angina pectoris** |
| I64 | **Angiospastischer Insult** |
| I64 | – zerebral |
| * | **Angiostrongyliasis** |
| B83.2 | – cantonensis |
| B83.2 | – durch Parastrongylus cantonensis |
| B81.3 | – intestinal |
| F41.9 | **Angst** |
| F45.2 | – Abort- |
| F93.8 | – bei spezifischer emotionaler Störung, im Kindesalter |
| F93.8 | – beim Kind |
| F41.2 | – depressive Störung, gemischt |
| F41.0 | – episodisch, paroxysmal |
| F40.2 | – Examens- |
| F41.1 | – frei flottierend |
| F45.2 | – Herz- |
| F40.9 | – krankhaft |
| F45.2 | – Krebs- |
| F51.4 | – Nacht- |
| F40.2 | – Platz- |
| F41.3 | – Spannungsschmerz-Syndrom |
| F41.1 | – Syndrom |
| F43.2 | – Trennungs- |
| F93.0 | — bei emotionaler Störung, im Kindesalter |
| F41.3 | – und Spannungszustand, akut |
| F45.2 | – vor Schwangerschaft |
| F51.4 | **Angstanfall,** nächtlich |
| F41.2 | **Angstdepression** |
| F41.9 | **Angstgefühl** |
| F41.8 | **Angsthysterie** |
| F41.2 | **Ängstlich-depressive Verstimmung** |
| * | **Ängstliche** |
| F41.2 | – Entwicklung, depressiv |
| F60.6 | – Persönlichkeitsstörung |
| F41.9 | **Ängstlichkeit** |
| * | – sozial, bei |
| F93.2 | — emotionaler Störung, im Kindesalter |
| F93.2 | — Störung, im Kindesalter |
| F41.1 | **Angstneurose** |
| F41.1 | – chronisch |
| F41.1 | **Angstpsychose** |
| F41.1 | **Angstreaktion** |
| F41.9 | **Angststörung** |
| F41.1 | – generalisiert |
| F06.4 | – organisch |
| F51.5 | **Angsttraum** |
| F41.1 | **Angstzustand** |

| | |
|---|---|
| F41.1 | **Angstzustand** (Forts.) |
| F41.2 | – depressiv |
| F41.1 | – neurotisch |
| F41.1 | – reaktiv |
| B78.9 | **Anguilluliasis** |
| * | **Angulus infectiosus** |
| K13.0 | – Cheilitis |
| K13.0 | – oris |
| L91.8 | **Anhängsel,** Haut |
| * | **Anhaltende** |
| F34.9 | – affektive Störung |
| F22.9 | – wahnhafte Störung |
| O62.4 | – Wehen |
| R50.1 | **Anhaltendes Fieber** |
| F52.1 | **Anhedonie** |
| L74.4 | **Anhidrosis** |
| Q82.4 | **Anhidrotische ektodermale Dysplasie** |
| E86 | **Anhydrämie** |
| E86 | **Anhydratation** |
| Q13.1 | **Aniridie** |
| Q13.1 | – kongenital |
| B81.0 | **Anisakiasis** |
| B81.0 | **Anisakis-Larven-Befall** |
| H52.3 | **Aniseikonie** |
| H57.0 | **Anisokorie** |
| G90.2 | – bei Horner-Syndrom |
| Q13.2 | – kongenital |
| H57.0 | – physiologisch |
| H57.0 | – Pupillenstörung |
| H52.3 | **Anisometropie** |
| H53.0 | – bei Amblyopie |
| R71 | **Anisozytose** |
| K62.8 | **Anitis** |
| * | **Ankyloblepharon** |
| H02.5 | – erworben |
| Q10.3 | – kongenital |
| Q38.1 | **Ankyloglosson** |
| M24.6 | **Ankylose** |
| H74.3 | – Gehörknöchelchen |
| M24.6 | – Gelenk |
| M24.6 | – Schulter |
| K03.5 | – Zähne |
| B76.0 | **Ankylostomiasis** |
| K00.0 | **Anodontie** |
| * | **Anogenitale** |
| B37.4 | – Kandidose |
| A63.0 | – Kondylome |
| A63.0 | – Warze |
| L30.9 | **Anogenitalekzem** |
| * | **Anogenitaler** |
| A60.9 | – Herpes |
| L29.3 | – Juckreiz |
| B37.4 | – Soor |

| | |
|---|---|
| * | **Anomal** – s.a. jeweilige Krankheit, anomal, abnorm |
| Q89.9 | **Anomalie** |
| Q89.9 | – angeboren |
| Q23.9 | – Aortenklappe, kongenital |
| Q03.0 | – Aquaeductus cerebri |
| Q13.2 | – Axenfeld |
| * | – Becken |
| Q74.2 | — angeboren |
| O33.0 | — mit Gravidität |
| O34.9 | – Beckenorgane, Betreuung der Schwangeren |
| R46.8 | – Benehmen |
| K07.4 | – Biß |
| Q64.7 | – Blase |
| H52.7 | – Brechung |
| O34.4 | – Cervix uteri, Betreuung der Schwangeren |
| F60.9 | – Charakter |
| Q99.9 | – Chromosomen |
| O35.1 | — fetal, Betreuung der Schwangeren |
| E27.8 | – cortisolbindendes Globulin |
| Q43.9 | – Darm |
| K07.9 | – dentofazial |
| Q82.8 | – Dermatoglyphen |
| O65.9 | – des mütterlichen Beckens, Geburtshindernis |
| Q22.5 | – Ebstein- |
| Q22.5 | — Herz |
| Q89.9 | – fetal |
| O35.9 | – Fetus, Betreuung der Schwangeren |
| K07.5 | – funktionell, dentofazial |
| R26.8 | – Gang |
| K07.3 | – Gebiß |
| Q04.9 | – Gehirn, kongenital |
| Q99.8 | – Geschlechtschromosomen |
| Q96.2 | – Gonosomen, ausgenommen iso (Xq), Karyotyp 46,X |
| R29.3 | – Haltung |
| Q64.7 | – Harnblase |
| Q62.8 | – Harnleiter |
| Q64.9 | – Harnwege |
| Q82.8 | – Hautleisten |
| Q24.9 | – Herz |
| Q22.5 | — Ebstein-Anomalie |
| D84.9 | – Immun- |
| K07.1 | – Kiefer-Schädel-Stellung |
| K07.0 | – Kiefergröße |
| Q89.9 | – kongenital |
| Q10.3 | – Lid |
| Q67.4 | — Schädelknochen |
| Q67.4 | —— und Gesichtsknochen |
| Q24.5 | – Koronararterien, bei Bland-White-Garland-Syndrom |

| | |
|---|---|
| Q89.9 **Anomalie** (Forts.) | R48.8 **Anomie** |
| * – Lage- | Q84.3 **Anonychie** |
| O32.5 — bei Mehrlingsschwangerschaft | Q11.1 **Anophthalmus** |
| O32.9 — fetal | Q11.1 – kongenital |
| O64.9 — mit mechanisch behinderter Geburt | H53.4 **Anopsie** |
| Q17.4 — Ohr | Q55.0 **Anorchidie** |
| Q62.6 — Ureter | * **Anorektale** |
| D72.0 – Leukozyten, genetisch | K60.5 – Fistel |
| H02.8 – Lidgefäß | C21.8 – Neubildung, bösartig |
| Q12.9 – Linse | * **Anorektaler** |
| Q83.9 – Mamma | K61.2 – Abszeß |
| N94.9 – menstruell | N81.6 – Prolaps, weiblich |
| Q23.9 – Mitralklappe, kongenital | C21.8 **Anorektalkarzinom** |
| O65.5 – mütterliche Beckenorgane, Geburts- | R63.0 **Anorektisches Syndrom** |
| hindernis | F50.0 **Anorexia nervosa** |
| Q84.6 – Nagel | F50.1 – atypisch |
| Q07.9 – Nervensystem | R63.0 **Anorexie** |
| Q63.9 – Niere | F44.8 – hysterisch |
| Q27.2 – Nierengefäß | F50.0 – psychogen |
| Q26.8 – Nierenvenen | F52.3 **Anorgasmie** |
| H47.3 – Papille | F52.3 – psychogen |
| O34.7 – Perineum, Betreuung der Schwangeren | R43.0 **Anosmie** |
| Q13.4 – Peters- | R41.8 **Anosognosie** |
| O43.1 – Plazenta | Q17.8 **Anotie** |
| Q34.0 – Pleura | N97.0 **Anovulation** |
| Q63.2 – Position, Niere | N97.0 **Anovulatorische Sterilität** |
| E88.0 – Proteintransport | N97.0 **Anovulatorischer Zyklus** |
| Q25.7 – Pulmonalarterie | R09.0 **Anoxämie** |
| Q22.3 – Pulmonalklappe, kongenital | R09.0 **Anoxie** |
| H57.0 – Pupillenfunktion | P20.9 – fetal |
| H52.7 – Refraktion | P20.9 – intrauterin |
| Q06.9 – Rückenmark | P21.9 – unter der Geburt |
| Q98.6 – Struktur-, Gonosomen, männlicher | G93.1 – zerebral |
| Phänotyp | * **Anoxische** |
| Q82.8 – Tastleisten | N17.0 – Nephrose |
| E07.8 – Thyreoglobulin | N17.0 – tubuläre Nephrose |
| Q22.9 – Trikuspidalklappe, kongenital | A49.9 **Anoxybionten-Infektion** |
| Q62.8 – Ureter | F43.2 **Anpassungsstörung** |
| Q51.9 – Uterus | * – im |
| O34.5 — Betreuung der Schwangeren | F43.2 — Alter |
| O34.0 — kongenital, bei Gravidität | F43.2 — Jugendalter |
| O34.6 – Vagina, Betreuung der Schwangeren | F43.2 – mit emotionaler Symptomatik |
| Q27.2 – Versorgung, Niere | P22.8 – respiratorisch, beim Neugeborenen |
| Q52.7 – Vulva | F43.2 – sozial, mit emotionaler Beeinträchti- |
| O34.7 — Betreuung der Schwangeren | gung |
| Q76.4 – Wirbelbogenschluß | F43.2 – Sozialverhalten |
| K00.9 – Zähne | F43.2 **Anpassungssyndrom** |
| K07.2 – Zahnbogen | L81.4 **Anreicherung,** Melanin |
| K07.2 – Zahnbogenverhältnis | M89.8 **Ansatzperiostose,** Kreuz-Darmbein- |
| K07.3 – Zahnlage | Gelenk |
| K07.3 – Zahnstellung | M77.9 **Ansatztendinose** |
| N92.6 – Zyklus- | J81 **Anschoppung,** Lunge |
| E83.5 **Anomalien,** multipel, mit Aortenstenose, | T73.3 **Anstrengung,** übermäßig, mit Erschöp- |
| supravalvulär [Williams-Beuren-Syn- | fung |
| drom] [Idiopathische infantile Hyperkalz- | J45.9 **Anstrengungsasthma,** bronchial |
| ämie] | |

O46.9 **Ante-partum-Blutung**
O46.8  – traumatisch
N85.4 **Anteflexio uteri,** Spitzwinkel
\*     **Antepartale**
O46.0  – Blutung, bei Koagulationsdefekt
O46.8  – Plazentablutung
O22.3  – Venenthrombose, tief
Z34.-  – Vorstellung
N85.4 **Antepositio uteri**
H47.0 **Anteriore ischämische idiopathische Optikusneuropathie**
\*     **Anteriorer Myokardinfarkt**
I21.0  – akut, transmural
I22.0  – rezidivierend
\*     **Anteroapikaler Myokardinfarkt**
I21.0  – akut, transmural
I22.0  – rezidivierend
R41.1 **Anterograde Amnesie**
\*     **Anterolateraler Myokardinfarkt**
I21.0  – akut, transmural
I22.0  – rezidivierend
\*     **Anteroseptaler Myokardinfarkt**
I21.0  – akut, transmural
I22.0  – rezidivierend
I45.6 **Antesystolie**
N94.8 **Anteuterine Hämatozele**
N85.4 **Anteversio uteri**
J60   **Anthracosis pulmonum**
J60   **Anthrakose**
J60   – Lunge
J60   **Anthrakosilikose**
A22.9 **Anthrax**
A22.0  – contagiosus
A22.2  – intestinal
A22.1 **Anthrax-Pneumonie**
Q74.2 **Anthropoides Becken**
F40.1 **Anthropophobie**
O36.0 **Anti-E-Titer,** positiv, bei Schwangerschaft
T45.0 **Antiallergikavergiftung**
T88.7 **Antiandrogen-Nebenwirkung**
Z29.- **Antibiotikagabe,** prophylaktisch
\*     **Antidepressiva**
T43.1  – Monoaminooxidase-hemmend, Vergiftung
T43.0  – tetrazyklisch, Vergiftung
T43.0  – trizyklisch, Vergiftung
F55   **Antidepressivaabusus**
F55   **Antidepressivamißbrauch**
T88.7 **Antidiabetika-Nebenwirkung**
T47.6 **Antidiarrhoikavergiftung**
T45.0 **Antiemetikavergiftung**
Q86.1 **Antiepileptikaembryopathie**

\*     **Antikoagulanzientherapie**
D68.3  – mit Hämaturie
K08.9  – sanierungsbedürftiges Gebiß bei gleichzeitiger
T45.5 **Antikoagulanzienvergiftung**
D80.1 **Antikörpermangel**
D80.8  – humoral
D80.9 **Antikörpermangel-Syndrom,** kombiniert
R76.0 **Antikörpertiter,** erhöht
R76.0 **Antikörpertiteränderung**
Z30.- **Antikonzeption**
Z30.- **Antikonzeptionsmaßnahmen**
T88.7 **Antiöstrogen-Nebenwirkung**
R19.2 **Antiperistaltik**
D68.8 **Antiphospholipid-Syndrom**
T49.1 **Antipruriginosavergiftung**
\*     **Antisoziale**
F60.2  – Persönlichkeit
F60.2  – Psychopathie
D68.3 **Antithrombinämie**
D68.3 **Antithromboplastinämie**
D68.3 **Antithromboplastinogenämie**
E88.0 **Antitrypsinmangel, Alpha-1-**
T48.3 **Antitussivavergiftung**
\*     **Antrag auf**
Z30.-  – Abruptio graviditatis
Z30.-  – Graviditätsunterbrechung
Z30.-  – Interruptio graviditatis
Z30.-  – Schwangerschaftsabbruch
Z30.-  – Schwangerschaftsunterbrechung
\*     – Sterilisation
Z30.-   — männlich
Z30.-   — weiblich
F32.9 **Antriebshemmung**
F32.9 **Antriebsschwäche**
H70.9 **Antritis**
\*     **Antrum-**
H70.9  – mastoideum-Entzündung
C16.3  – pyloricum-Karzinom
K25.9 **Antrumerosion**
K29.5 **Antrumgastritis**
K29.5  – chronisch
K31.7 **Antrumpolyp**
K14.1 **Anulus migrans linguae**
R34   **Anurie**
R34   – komplex
T79.5  – traumatisch
R34   **Anurie-Oligurie**
D01.3 **Anus,** Carcinoma in situ
\*     **Anus-praeter-**
K91.4  – Prolaps
K91.4  – Stenose
K91.4  – transversus-Prolaps
D21.5 **Anusfibrom**
T18.5 **Anusfremdkörper**

L02.3 **Anusfurunkel**
D37.7 **Anusgeschwulst**
A54.6 **Anusgonorrhoe**
D04.5 **Anushaut,** Carcinoma in situ
C44.5 **Anushautkarzinom**
L02.3 **Anuskarbunkel**
C21.0 **Anuskrebs**
A52.7 **Anuslues**
D22.5 **Anusnävus**
D37.7 **Anusneoplasie**
\* **Anusneubildung**
C21.0 – bösartig
D12.9 – gutartig
D37.7 – unsicher
D12.9 **Anuspapillom**
D04.5 **Anusrand,** Carcinoma in situ
K62.4 **Anusstenose**
K62.4 **Anusstriktur**
A52.7 **Anussyphilis**
A51.1 – Primärstadium
A51.3 – sekundär
D37.7 **Anustumor**
\* **Anusverätzung**
T21.5 – 1. Grades
T21.6 – 2. Grades
T21.7 – 3. Grades
T21.0 **Anusverbrennung**
T21.1 – 1. Grades
T21.2 – 2. Grades
T21.3 – 3. Grades
S30.8 **Anusverletzung,** oberflächlich
\* **Aorta-**
I71.4 – abdominalis-Aneurysma
I71.3 — rupturiert
\* – abdominalis-
I74.0 — Embolie
I74.0 — Thrombose
S35.0 — Verletzung
\* – thoracica-
I71.2 — Aneurysma
I71.1 —— rupturiert
I74.1 — Embolie
I74.1 — Thrombose
S25.0 — Verletzung
\* **Aorten-**
I08.3 – Mitral- und Trikuspidalklappenkrank-
heit, kombiniert
\* – und
I08.0 — Mitralklappenentzündung
I08.0 —— chronisch, rheumatisch
I08.0 — Mitralklappenfehler
I08.0 —— chronisch, rheumatisch
I08.0 — Mitralklappeninsuffizienz
I08.0 —— chronisch, rheumatisch
I08.0 — Mitralklappenkrankheit, chronisch,
rheumatisch

\* **Aorten-** (Forts.)
\* – und (Forts.)
I08.0 — Mitralklappensklerose
I08.0 —— chronisch, rheumatisch
I08.0 — Mitralklappenstenose
I08.0 —— chronisch, rheumatisch
I08.0 — Mitralklappenvitium
I08.0 —— chronisch, rheumatisch
I08.0 —— kombiniert
I08.2 — Trikuspidalklappenkrankheit, kombi-
niert
I71.9 **Aortenaneurysma**
I71.4 – Bauchaorta
I71.3 — gedeckt perforiert
I71.4 — infrarenal
I71.3 — perforiert
I71.4 – infrarenal
A52.0 – luetisch
A52.0 – syphilitisch
I71.6 – thorakoabdominal
I71.5 — rupturiert
I71.8 **Aortenaneurysmaruptur**
I70.0 **Aortenaneurysmaverkalkung**
Q25.4 **Aortenaplasie**
I70.0 **Aortenatherom**
I70.0 **Aortenatheromatose**
I70.0 **Aortenatherosklerose**
Q25.2 **Aortenatresie**
I74.0 **Aortenbifurkations-Syndrom**
I71.2 **Aortenbogenaneurysma**
Q25.2 **Aortenbogenatresie**
M31.4 **Aortenbogensyndrom**
Q20.3 **Aortendextrotransposition**
I71.9 **Aortendilatation**
A52.0 – luetisch
A52.0 – syphilitisch
I71.0 **Aortendissektion** – s.a. Aneurysma dis-
secans aortae
I71.9 **Aortenektasie**
I71.9 **Aortenerweiterung**
I74.0 **Aortengabelembolie**
\* **Aorteninsuffizienz**
I06.1 – rheumatisch
I35.1 – Zustand nach Aortenklappenersatz
Q25.1 **Aortenisthmusstenose**
Q25.1 – kongenital
Q23.8 **Aortenklappe,** quadrikuspidal
Q23.9 **Aortenklappenanomalie,** kongenital
I06.9 **Aortenklappenendokarditis,** rheuma-
tisch
I35.8 **Aortenklappenentzündung**
I06.9 – chronisch, rheumatisch
\* **Aortenklappenersatz,** Zustand nach,
wegen
I35.1 – Aorteninsuffizienz
I35.0 – Aortenklappenstenose

| | |
|---|---|
| * | **Aortenklappenersatz** (Forts.) |
| I35.8 | – Aortenvitium |
| I35.8 | **Aortenklappenfehler** |
| I06.8 | – chronisch, rheumatisch |
| Q23.1 | **Aortenklappenhypoplasie** |
| I35.1 | **Aortenklappeninsuffizienz** |
| Q23.1 | – kongenital |
| I06.1 | – rheumatisch |
| I35.9 | **Aortenklappenkrankheit** |
| I35.9 | – chronisch, arteriosklerotisch |
| I35.9 | – nichtrheumatisch |
| I06.9 | – rheumatisch |
| I06.0 | **Aortenklappenobstruktion,** rheumatisch |
| I35.1 | **Aortenklappenregurgitation** |
| I35.8 | **Aortenklappensklerose** |
| I35.0 | **Aortenklappenstenose** |
| Q23.0 | – angeboren |
| I35.2 | – mit Insuffizienz |
| I06.0 | – rheumatisch |
| I06.2 | — mit Insuffizienz |
| A52.0 | – syphilitisch |
| I35.0 | – Zustand nach Aortenklappenersatz |
| I35.8 | **Aortenklappenverkalkung** |
| I35.8 | **Aortenklappenvitium** |
| I06.8 | – chronisch, rheumatisch |
| I35.2 | – kombiniert |
| Q25.1 | **Aortenkoarktation** |
| E75.6 | **Aortenlipoidose** |
| E88.2 | **Aortenlipomatose** |
| A52.0 | **Aortenlues** |
| I08.0 | **Aortenmitralvitium** |
| I71.9 | **Aortennekrose,** hyalin |
| I71.8 | **Aortenriß** |
| I71.8 | **Aortenruptur** |
| I70.0 | **Aortensklerose** |
| Q25.3 | **Aortenstenose** |
| Q23.0 | – angeboren |
| Q24.4 | — subvalvulär |
| I06.0 | – rheumatisch |
| * | — mit |
| I06.2 | —— Insuffizienz |
| I06.2 | —— Regurgitation |
| Q25.3 | – supravalvulär |
| E83.5 | — multiple Anomalien [Williams-Beu-ren-Syndrom] [Idiopathische infantile Hyperkalzämie] |
| Q23.0 | – valvulär, kongenital |
| A52.0 | **Aortensyphilis** |
| Q20.3 | **Aortentransposition** |
| Q25.3 | **Aortenverschluß** |
| N28.0 | – intrarenal |
| I35.8 | **Aortenvitium** |
| I35.2 | – kombiniert |
| I35.8 | – Zustand nach Aortenklappenersatz |
| I71.8 | **Aortenwandruptur** |

| | |
|---|---|
| I77.6 | **Aortitis** |
| B44.8 | – durch Aspergillus |
| A52.0 | – luetisch |
| I01.1 | – rheumatisch |
| A52.0 | – syphilitisch |
| I25.9 | **Aortokoronarer Venenbypass,** wegen koronarer Herzkrankheit |
| Q21.4 | **Aortopulmonaler Septumdefekt** |
| I71.1 | **Aortothorakales Aneurysma,** rupturiert |
| I20.9 | **AP** – s.a. Angina pectoris |
| G93.8 | **Apallisches Syndrom** |
| R45.3 | **Apathie** |
| M11.0 | **Apatit-Rheumatismus** |
| K31.8 | **Apepsia gastrica** |
| F45.3 | **Apepsie,** psychogen |
| * | **Apert-** |
| E24.9 | – Cushing-Syndrom |
| E24.9 | – Gallais-Syndrom, Crooke- |
| Q87.0 | – Syndrom [Form des Akrozephalo-syndaktylie-Syndroms] |
| Q03.1 | **Apertura-mediana-Atresie** |
| Q03.1 | **Aperturae-laterales-Atresie** |
| C67.1 | **Apex-vesicae-Neubildung,** bösartig |
| R63.0 | **Aphagie** |
| F50.0 | – psychogen |
| H27.0 | **Aphakie** |
| Q12.3 | – angeboren |
| H27.0 | – beidseitig, erworben |
| H27.0 | – einseitig, erworben |
| H27.0 | – erworben |
| Q12.3 | – kongenital |
| H50.8 | – mit Strabismus |
| H27.0 | – ohne IOL [Intraokulare Linse] |
| H40.3 | **Aphakie-Glaukom** |
| R47.0 | **Aphasie** |
| F80.2 | – entwicklungsbedingt |
| F80.3 | – erworben, mit Epilepsie |
| R47.0 | **Aphemie** |
| R49.1 | **Aphonie** |
| K12.0 | **Aphthen** |
| K12.0 | – Mundschleimhaut |
| K12.0 | – oral |
| K12.0 | — rezidivierend |
| B08.8 | **Aphthenseuche** |
| K12.0 | **Aphthosis** |
| * | **Apikale** |
| K04.4 | – akute Periodontitis |
| K04.5 | – chronische Periodontitis |
| K10.3 | – Ostitis |
| K04.8 | – Zyste |
| K04.7 | **Apikaler Abszeß** |
| K04.5 | **Apikales Granulom** |
| * | **Apikolateraler Myokardinfarkt** |
| I21.2 | – akut, transmural |
| I22.8 | – rezidivierend |
| E23.0 | **Apituitarismus** |

Q84.8 **Aplasia cutis congenita**
\*     **Aplasie**
Q25.4 – Aorta
Q64.8 – Balken
Q51.5 – Cervix uteri
Q71.3 – Daumen
Q55.4 – Funiculus spermaticus
Q44.0 – Gallengang
Q00.0 – Gehirn
Q64.7 – Harnblase
Q62.4 – Harnleiter
Q64.5 – Harnröhre
Q84.8 – Haut, kongenital
Q55.0 – Hoden
Q33.8 – Lunge
J34.8 – Nasennebenhöhle
Q60.2 – Niere
Q50.0 – Ovar
Q55.5 – Penis
Q55.4 – Prostata
Q71.4 – Radius
Q55.4 – Samenblase
Q55.4 – Samenstrang
Q52.0 – Scheide
E03.1 – Schilddrüse
Q55.2 – Skrotum
D82.1 – Thymus
Q62.4 – Ureter
Q64.5 – Urethra
Q51.0 – Uterus
Q52.0 – Vagina
Q52.7 – Vulva
\*     **Aplastische**
D70 – Agranulozytose
D61.9 – Anämie
\*     — durch
D61.2 —— Bestrahlung
D61.2 —— Infekt
D61.1 —— Medikamente
D60.9 — erworben
D61.0 – angeborene Anämie
D61.1 – arzneimittelinduzierte Anämie
D60.0 – chronische erworbene isolierte Anämie
D60.9 – erworbene isolierte Anämie
D61.3 – idiopathische Anämie
D61.0 – konstitutionelle Anämie
D61.2 – toxische Anämie
D60.1 – transitorische erworbene isolierte An-
      ämie
\*     **Aplastisches**
D61.2 – Anämie-Syndrom, toxisch bedingt
D61.2 – Syndrom, toxisch bedingt
J98.1 **Apneumatose, Kompressions-**

R06.8 **Apnoe**
P28.4 – beim Neugeborenen
\*     – Schlaf-
G47.3 — obstruktiv
P28.3 — primär, beim Neugeborenen
G47.3 – Syndrom, Schlaf-
L75.2 **Apokrine Miliaria**
L74.8 **Apokriner Abszeß**
M93.9 **Apophysitis**
M92.8 – calcanei
\*     **Apoplektischer**
I64 – Anfall
I64 – Insult
I64 **Apoplex** – s.a. Apoplexie
I64 **Apoplexie**
I61.9 – hämorrhagisch
K72.9 – Leber
E27.4 – Nebenniere
A39.1 — durch Meningokokken-Sepsis
E27.4 – Nebennierenrinde
I63.3 – thrombotisch
O45.8 – uteroplazentar
I64 – zerebral
I69.4 – Zustand nach
K35.9 **Appendicitis phlegmonosa**
B80 **Appendicopathia oxyurica**
K38.9 **Appendikopathie**
Q43.8 **Appendix, Megalo-**
D12.1 **Appendix-vermiformis-Neubildung,**
      gutartig
K35.1 **Appendixabszeß**
K38.2 **Appendixdivertikel**
K35.0 **Appendixdurchbruch**
K38.3 **Appendixfistel**
K38.0 **Appendixhyperplasie**
C18.1 **Appendixkarzinom**
K38.8 **Appendixkolik**
K38.1 **Appendixkonkrement**
C18.1 **Appendixkrebs**
K38.8 **Appendixmukozele**
C18.1 **Appendixneubildung**, bösartig
K35.0 **Appendixperforation**
K35.0 **Appendixruptur**
K38.1 **Appendixstein**
K38.8 **Appendixverwachsung**
K37 **Appendizitis**
K35.9 – akut
\*     — mit
K35.1 —— Peritonealabszeß
K35.0 —— Peritonitis
O99.6 – bei Gravidität
K36 – chronisch
K35.9 – eitrig
K35.9 – katarrhalisch
K35.0 – perforierend
K35.0 — akut

K37 **Appendizitis** (Forts.)
I88.0 – Pseudo-
K36 – rezidivierend
K36 – subakut
K35.9 – ulzerös
K35.9 **Appendizitische Reizung**
R63.0 **Appetitlosigkeit**
R63.0 **Appetitmangel**
R63.0 **Appetitstörung**
R63.0 **Appetitverlust**
F50.8 – psychogen
T50.5 **Appetitzüglervergiftung**
Q13.4 **Applanatio corneae**
R48.2 **Apraxie**
Q18.8 **Aprosopie**
K11.7 **Aptyalismus**
* **Aquaeductus-cerebri-**
Q03.0 – Anomalie
Q03.0 – Fehlbildung
Q03.0 – Obstruktion, kongenital
Q03.0 – Stenose
* **Äquatoriale**
* – Degeneration
H35.4 — Gitterlinien
H35.4 — Glitzerpunkte
H35.4 — mikrozystoid
H35.4 — Palisaden
H35.4 — Pflastersteine
H35.4 — Schneckenspuren
H35.4 — white without pressure
H35.4 – Netzhautdegeneration
H15.8 **Äquatoriales Sklerastaphylom**
T63.3 **Arachnidismus**
I60.9 **Arachnoidalblutung**
G93.0 **Arachnoidalzyste**
G03.9 **Arachnoiditis**
G03.9 – basal
* **Aran-**
C92.3 – Krebs [Chlorom]
G12.2 – Syndrom, Duchenne-
I20.8 **Arbeitsangina pectoris**
I45.5 **Arborisationsblock**
* **Arboviren-**
A85.2 – Enzephalitis
A93.8 – Fieber, hämorrhagisch
A94 – Infektion
B24 **ARC** [AIDS related complex]
* **Arcus**
H18.4 – lipoides
H18.4 — corneae
H18.4 – senilis
* **Arcus-palmaris-**
S65.3 – profundus-Gefäßverletzung
S65.2 – superficialis-Gefäßverletzung
J80 **ARDS** [Atemnotsyndrom beim Erwachsenen]

A96.9 **Arenaviren-Fieber,** hämorrhagisch
N61 **Areolaabszeß**
* **Areoläre zentrale**
H31.2 – Aderhautdystrophie
H31.2 – generalisierte Chorioideadystrophie
H31.2 – Pigmentepitheldystrophie, Aderhaut
N61 **Areolitis**
* **Arginin-**
E72.2 – Bernsteinsäure-Krankheit
E72.2 – Stoffwechselstörung
E72.2 **Argininämie**
A52.1 **Argyll-Robertson-Phänomen** [Reflektorische Pupillenstarre]
T56.8 **Argyrie**
T56.8 **Argyrose**
H11.1 – Konjunktiva
Q04.1 **Arhinenzephalie** – s. Arrhinenzephalie
E53.0 **Ariboflavinose**
* **Arm**
T11.8 – große Weichteilverletzung, mit Sehnenbeteiligung
T11.1 – Weichteilverletzung, groß
* **Arm-Syndrom**
M54.1 – Nacken-Schulter-
M54.1 – Schulter-
L02.4 **Armabszeß**
T92.6 **Armamputation,** traumatisch, Stumpfschmerzen
G83.0 **Armdiplegie,** beidseitig
* **Arme**
R20.2 – Ameisenlaufen
T05.2 – beide, Amputation, traumatisch
* **Armerfrierung**
T34.4 – mit Gewebsnekrose
T33.4 – oberflächlich
T92.1 **Armfraktur,** Folgen
L02.4 **Armfurunkel**
L02.4 **Armkarbunkel**
C76.4 **Armkarzinom**
G83.2 **Armlähmung**
G83.0 – beidseitig
C43.6 **Armmelanom,** maligne
G83.2 **Armmonoplegie**
D22.6 **Armnävus**
L03.1 **Armphlegmone**
G54.0 **Armplexuslähmung**
P14.0 – Erb-
P14.1 – untere, beim Neugeborenen
G54.0 **Armplexusparese**
I82.8 **Armvenenthrombose**
T22.0 **Armverbrennung**
T22.1 – 1. Grades
T22.2 – 2. Grades
T22.3 – 3. Grades

| | |
|---|---|
| * **Armvorfall** | * **Arteria** (Forts.) |
| O32.2 – Fetus | * – cerebri |
| O64.4 – Geburtshindernis | * — anterior |
| * **Arnold-Chiari-** | I66.1 —— Embolie |
| Q07.0 – Mißbildung | I66.1 —— Thrombose |
| Q07.0 – Syndrom | * —— media |
| Q04.1 **Arrhinenzephalie** | I67.1 —— Aneurysma |
| Q04.2 – Syndrom | I66.0 —— Embolie |
| I48 **Arrhythmia absoluta** | I60.1 —— Subarachnoidalblutung |
| I49.9 **Arrhythmie** | I66.0 —— Thrombose |
| I48 – absolut, bei Vorhofflimmern | * — posterior |
| I49.8 – Brady- | I66.2 —— Embolie |
| I49.4 – extrasystolisch | I66.2 —— Thrombose |
| O68.0 – fetal, bei Entbindung | H34.2 – cilioretinalis, Verschluß |
| I48 – Flimmer-, Vorhof | * – coeliaca |
| I49.8 – Sinus- | I77.4 — Kompressionssyndrom |
| I48 – Tachy- | I77.4 — Syndrom |
| I49.8 – ventrikulär | * – communicans |
| I47.0 — durch Re-entry | I60.2 — anterior, Subarachnoidalblutung |
| * **Arrosion** | I60.3 — posterior, Subarachnoidalblutung |
| I77.2 – Arterie | S95.0 – dorsalis pedis, Verletzung |
| I28.8 – Lungenarterie | * – femoralis |
| I28.8 – Pulmonalarterie | I70.2 — Atherosklerose |
| L81.8 **Arsenmelanose** | I72.4 — profunda, Aneurysma spurium |
| L81.8 **Arsenpigmentierung** | I74.3 — Thrombose |
| T57.0 **Arsenvergiftung** | S75.0 — Verletzung |
| L98.1 **Artefakt,** Haut | I74.3 — Verschluß |
| * **Arteria** | Q26.6 – hepatica-Vena-portae-Fistel |
| S45.0 – axillaris, Verletzung | Q14.8 – hyaloidea, persistierend |
| * – basilaris | * – iliaca |
| I65.1 — Embolie | I72.3 — Aneurysma |
| I65.1 — Stenose | I74.5 — Embolie |
| I60.4 — Subarachnoidalblutung | I74.5 — Thrombose |
| G45.0 — Syndrom | S85.2 – peronaea, Verletzung |
| I65.1 — Thrombose | S95.1 – plantaris pedis, Verletzung |
| I65.1 — Verschluß | * – poplitea |
| * – brachialis | I74.3 — Embolie |
| S45.1 — Verletzung | S85.0 — Verletzung |
| I74.2 — Verschluß | Q25.5 – pulmonalis, Atresie |
| * – carotis | * – radialis, Verletzung |
| I72.0 — Aneurysma | * – in Höhe |
| I67.2 — Arteriosklerose | S65.1 —— Hand |
| I65.2 — Embolie | S65.1 —— Handgelenk |
| * — interna | S55.1 —— Unterarm |
| I65.2 —— Stenose | * – renalis |
| G45.1 —— Syndrom | I70.1 — Abgangsstenose |
| I65.2 — Stenose | I72.2 — Aneurysma |
| I65.3 —— beidseitig | Q27.2 — Dysplasie |
| I65.2 — Thrombose | I70.1 — Einengung |
| S15.0 — Verletzung | I70.1 — Engstellung |
| I65.2 — Verschluß | I77.8 — Hyperplasie |
| H34.1 – centralis retinae, Verschluß | I70.1 — Sklerose |
| I66.9 – cerebralis Verschluß | I70.1 — Stenose |
| | I70.1 — Ursprungsstenose |
| | N28.0 — Verschluß |
| | M47.0 – spinalis-anterior-Kompressionssyndrom |

| | |
|---|---|
| * | **Arteria** (Forts.) |
| S85.1 | – tibialis, Verletzung |
| * | – ulnaris, Verletzung |
| * | — in Höhe |
| S65.0 | —— Hand |
| S65.0 | —— Handgelenk |
| S55.0 | —— Unterarm |
| * | – vertebralis |
| I65.0 | — Embolie |
| G45.0 | — Insuffizienz |
| M47.0 | — Kompressionssyndrom |
| I65.0 | — Stenose |
| I60.5 | — Subarachnoidalblutung |
| G45.0 | — Syndrom |
| I65.0 | — Thrombose |
| S15.1 | — Verletzung |
| I65.0 | — Verschluß |
| * | **Arteriae cerebelli** |
| I66.3 | – Embolie |
| I66.3 | – Thrombose |
| * | **Arterie** |
| I74.4 | – Extremität, Embolie |
| Q27.2 | – fehlend, Niere, angeboren |
| I72.9 | **Arteriektasie** |
| * | **Arterielle** |
| I73.9 | – Durchblutungsstörung |
| I73.9 | — Bein |
| I73.9 | — peripher |
| I74.9 | – Embolie |
| I74.2 | — Arm |
| I10 | – Hypertonie |
| I10 | — essentiell |
| I70.1 | — Goldblatt-Typ |
| I95.9 | – Hypotonie |
| I77.1 | – Insuffizienz |
| I74.4 | – periphere Embolie |
| G95.1 | – Thrombose, Rückenmark |
| I73.9 | – Verschlußkrankheit |
| I73.9 | — Beckentyp |
| I73.9 | —— und Oberschenkeltyp |
| I73.9 | — Bein |
| I73.9 | — Oberschenkeltyp |
| I73.9 | — peripher |
| * | **Arterieller** |
| I74.3 | – akuter Verschluß, Bein |
| H34.2 | – Gefäßverschluß, Netzhaut |
| I77.9 | – Infarkt |
| I73.9 | – Spasmus |
| H34.0 | – transitorischer Gefäßverschluß, Netzhaut |
| I77.9 | – Verschluß |
| I73.9 | — mit Ischämieschmerzen |
| I73.9 | **Arterielles Durchblutungsleiden** |

| | |
|---|---|
| * | **Arterien** |
| * | – groß |
| Q25.9 | — angeborene Fehlbildung |
| Q20.3 | — Transposition |
| * | – präzerebral |
| I65.3 | — bilateral, Verschluß |
| I65.3 | — Verschluß, multipel |
| I72.9 | **Arterienaneurysma** |
| I72.1 | – obere Extremität |
| I72.4 | – untere Extremität |
| I77.2 | **Arterienarrosion** |
| H34.2 | **Arterienastgefäßverschluß**, Netzhaut |
| I67.0 | **Arteriendissektion**, intrakraniell, nicht-rupturiert |
| I77.3 | **Arteriendysplasie**, fibromuskulär |
| I77.1 | **Arterieneinengung** |
| * | **Arterienembolie** |
| I74.2 | – obere Extremität |
| I74.3 | – untere Extremität |
| I77.6 | **Arterienentzündung** |
| I77.2 | **Arterienerosion** |
| I77.2 | **Arterienfistel** |
| I70.9 | **Arterienhyalinose** |
| I77.3 | **Arterienhyperplasie**, fibromuskulär |
| B99 | **Arterieninfektion** |
| I77.9 | **Arterienkrankheit** |
| I77.5 | **Arteriennekrose** |
| I77.2 | **Arterienriß** |
| I77.2 | **Arterienruptur** |
| I70.9 | **Arteriensklerose** |
| I73.9 | **Arterienspasmus** |
| I77.1 | **Arterienstenose** |
| I70.1 | – Niere |
| I77.1 | **Arterienstriktur** |
| I74.9 | **Arterienthrombembolie** |
| I74.9 | **Arterienthrombose** |
| I77.1 | **Arterienverengung** |
| I70.9 | **Arterienverkalkung** |
| I77.9 | **Arterienverschluß** |
| I74.4 | – Extremität |
| I77.9 | – peripher |
| I65.9 | – präzerebral |
| I66.9 | – zerebral |
| I77.2 | **Arterienwandruptur** |
| I77.6 | **Arteriitis** |
| I70.9 | – deformans |
| M30.1 | – hyperergica |
| I25.8 | – Koronar- |
| M31.6 | – kranial |
| M30.0 | – nodosa |
| M31.6 | – Riesenzell- |
| M31.5 | — bei Polymyalgie, rheumatisch |
| I70.9 | – senil |
| M31.6 | – temporalis |
| M31.6 | — Morbus Horton |
| M31.6 | —— mit Augenbeteiligung |

| | |
|---|---|
| I77.6 | **Arteriitis** (Forts.) |
| I77.6 | – zentral |
| I67.7 | – zerebral |
| A18.8 | — tuberkulös |
| I70.9 | **Arterioarteriolohyalinose** |
| I70.9 | **Arterioarteriolosklerose** |
| I77.9 | **Arteriolenkrankheit** |
| I74.9 | **Arteriolenthrombus** |
| I77.6 | **Arteriolitis** |
| I77.5 | **Arteriolonekrose** |
| I70.9 | **Arteriolosklerose** |
| I70.1 | – Niere |
| I70.9 | **Arteriopathia deformans** |
| I77.9 | **Arteriopathie** |
| I70.9 | **Arteriosklerose** – s.a. Atherosklerose |
| I67.2 | – Arteria carotis |
| I70.8 | – Fundus |
| I70.9 | – generell |
| I25.1 | – Herz |
| I25.0 | – kardiovaskulär |
| F32.9 | – mit Depression |
| I12.9 | – Niere |
| I27.0 | – pulmonal |
| I70.9 | – zentral |
| I67.2 | – zerebral |
| * | **Arteriosklerotische** |
| I35.9 | – Aortenklappenkrankheit, chronisch |
| F01.9 | – Demenz |
| F01.9 | — zerebral |
| I63.8 | – Enzephalomalazie |
| I70.2 | – Gangrän |
| I70.9 | – Gefäßveränderung |
| I38 | – Herzklappenkrankheit, chronisch |
| I12.9 | – Nephritis |
| F01.9 | – Psychose, zerebral |
| I37.9 | – Pulmonalklappenkrankheit, chronisch |
| I12.9 | – Schrumpfniere |
| R42 | – Vertigo |
| * | **Arteriosklerotischer** |
| I70.9 | – Gefäßprozeß, generalisiert |
| G20 | – Parkinsonismus |
| H93.1 | – Tinnitus |
| I67.1 | **Arteriosklerotisches Aneurysma,** zerebral |
| * | **Arteriovenöse** |
| * | – erworbene |
| I25.4 | — koronare Fistel |
| I67.1 | — zerebrale Fistel |
| * | – Fehlbildung |
| Q28.0 | — extrakranielle hirnversorgende Gefäße |
| Q28.2 | — Hirngefäße |
| Q27.3 | — periphere Gefäße |
| I77.0 | – Fistel |
| I77.0 | – erworben |
| I28.0 | — Lungengefäße |
| Q28.8 | – Malformation |

| | |
|---|---|
| I77.0 | **Arteriovenöses Aneurysma,** erworben |
| M25.5 | **Arthralgie** |
| J11.8 | – bei Grippe [Influenza] |
| M25.5 | – Handgelenk |
| M25.5 | – Sprunggelenk |
| M13.9 | **Arthritis** |
| M13.9 | – akut |
| I00 | — bei rheumatischem Fieber |
| M10.0 | – bei Gicht |
| M12.0 | – chronisch, postrheumatisch |
| M00.8 | – durch Escherichia coli |
| M02.3 | – dysenterica [Reiter-Syndrom] |
| M00.9 | – eitrig |
| B20.8 | — bei HIV-Krankheit |
| M00.9 | — chronisch |
| M13.1 | – Fingergelenk |
| M13.9 | – Fuß |
| M10.0 | – gichtisch |
| A54.4 | – gonorrhoisch |
| M13.9 | – Hand |
| M13.1 | – Handgelenk |
| M13.1 | — belastungsabhängig |
| M13.1 | – Hüftgelenk |
| M13.1 | — Iliosakralgelenk |
| M02.9 | – Infekt- [Reaktive Arthritis] |
| M00.9 | – infektiös |
| B20.8 | — bei HIV-Krankheit |
| M12.0 | – Jaccoud- |
| M08.9 | – juvenil |
| * | — chronisch |
| M08.4 | —— oligoartikulär beginnende Form |
| M08.2 | —— systemisch beginnende Form |
| M13.1 | – Kniegelenk |
| E78.8 | – Lipoiddermato- |
| * | – nach |
| M02.2 | – Impfung |
| M02.0 | – intestinalem Bypass |
| A52.1 | – neuropathisch |
| M13.1 | – oberes Sprunggelenk |
| E70.2 | – ochronotisch |
| M13.0 | – polyartikulär |
| M02.1 | – postenteritisch |
| L40.5 | – Psoriasis- |
| L40.5 | – psoriatica |
| M00.9 | – pyogen |
| M02.9 | – reaktiv |
| M06.9 | – rheumatica |
| M06.9 | – rheumatisch |
| I00 | — akut |
| I00 | — subakut |
| M06.9 | – rheumatoid |
| M13.1 | – Schultergelenk |
| M00.9 | – septisch |
| M13.1 | – Sprunggelenk |
| M13.1 | — belastungsabhängig |
| M13.1 | — oberes |

M13.9 **Arthritis** (Forts.)
I00    – subakut, bei rheumatischem Fieber
A18.0 – tuberkulös
M10.0 – urica
M96.0 **Arthrodesenpseudarthrose**
M24.6 **Arthrofibrose**
Q68.8 **Arthrogryposis**
Q74.3 – multiplex congenita
M24.0 **Arthrolith**
Q74.3 **Arthromyodysplasia congenita**
M25.9 **Arthropathie**
*     – bei
M15.2 — Bouchard-Knoten
M15.1 — Heberden-Knoten
L40.5 — Psoriasis
B06.8 — Röteln
M11.2 – Chondrokalzinose
M10.0 – gichtisch
M11.1 – Kalziumpyrophosphat
M11.9 – Kristall-
M12.5 – traumatisch
M25.7 **Arthrophyt**
*     **Arthropoden-**
A94    – Fieber, hämorrhagisch
A94    – Krankheit
T63.4 – Verletzung
A85.2 – Virusenzephalitis
A94    – Viruskrankheit
B88.2 **Arthropodenbefall**
M19.9 **Arthrose**
M19.9 – Akromioklavikulargelenk
M47.8 – Axis
M15.2 – Bouchard-
M15.2 — Fingermittelgelenke
M15.8 — und Heberden-Arthrose
M19.9 – Chopart-Gelenk
M18.9 – Daumensattelgelenk
M19.9 – Ellenbogengelenk
M15.4 – erosiv
*     – Facetten-
M47.8 — HWS
M47.8 — lumbosakral
M17.9 – Femoropatellar-
M17.9 — und Varusgonarthrose
M19.9 – Fingergelenk
M19.9 – Fuß
M19.9 – Fußwurzel
M19.9 – Großzehengrundgelenk
M47.8 – Halswirbelsäule
M19.9 – Handgelenk
M19.9 – Handwurzel
M15.1 – Heberden-
M15.1 — Finger
M15.8 — und Bouchard-Arthrose
M16.9 – Hüfte
M16.9 – Hüftgelenk

M19.9 **Arthrose** (Forts.)
M19.9 – Iliosakralgelenk
M47.8 – intervertebral
K07.6 – Kiefergelenk
M17.9 – Knie
M17.9 – Kniegelenk
M17.9 — medial
M47.8 – Lendenwirbelsäule
M19.9 – Mittelfuß
M15.0 – primär, generalisiert
M19.9 – radioulnar
M17.9 – retropatellar
M17.9 – Retropatellar-
M17.9 — und Gonarthrose
M19.9 – Schultereckgelenk
M19.9 – Schultergelenk
M15.3 – sekundär, multipel
M47.9 – Spondyl-
M19.9 – Sprunggelenk
M19.9 — oberes
M47.8 – Unkovertebral-
M47.8 – Wirbelgelenke
M47.8 — klein
*     **Arthrosis**
M19.9 – deformans
M47.8 – uncovertebralis
M65.9 **Arthrosynovitis**
M99.8 **Articulatio-costovertebralis-Blockie-**
       **rung**
*     **Artifizielle**
Z31.- – Insemination
Z31.- — homolog
N95.3 – Menopause
F68.1 – Störung
O04.9 **Artifizieller Abort**
N95.3 **Artifizielles Klimakterium**
F80.0 **Artikulationsauffälligkeit**
F80.0 **Artikulationsstörung**
F19.2 **Arzneimittelabhängigkeit**
F19.1 **Arzneimittelabusus**
T88.7 **Arzneimittelallergie**
*     **Arzneimittelbedingte**
L27.0 – Hautallergie
I95.2 – Hypotonie
L56.1 – photoallergische Reaktion
L56.0 – phototoxische Reaktion
L27.0 **Arzneimittelbedingter Ausschlag**
L24.4 **Arzneimittelbedingtes Berufsekzem**
L27.0 **Arzneimitteldermatitis**
L27.0 – durch eingenommene Arzneimittel
L27.0 – generalisiert, durch eingenommene
       Arzneimittel
L27.1 – lokalisiert, durch eingenommene Arz-
       neimittel
L27.0 **Arzneimittelekzem**

| | | | | |
|---|---|---|---|---|

L27.0 **Arzneimittelexanthem**
L27.0 – generalisiert
F19.1 **Arzneimittelexzeß**
\* **Arzneimittelinduzierte**
E66.1 – Adipositas
L64.0 – Alopecia androgenetica
D61.1 – aplastische Anämie
D59.0 – autoimmunhämolytische Anämie
G25.4 – Chorea
G24.0 – Dystonie
D52.1 – Folsäuremangel-Anämie
M10.2 – Gicht
\* – interstitielle Lungenkrankheit
J70.2 — akut
J70.3 — chronisch
H26.3 – Katarakt
G72.0 – Myopathie
D59.2 – nicht-autoimmunhämolytische Anämie
M81.4 – Osteoporose
M80.4 — mit pathologischer Fraktur
G62.0 – Polyneuropathie
E06.4 – Thyreoiditis
\* **Arzneimittelinduzierter**
E23.1 – Hypopituitarismus
L10.5 – Pemphigus
M32.0 – systemischer Lupus erythematodes
G25.1 – Tremor
\* **Arzneimittelinduziertes**
E24.2 – Cushing-Syndrom
G21.1 – Parkinson-Syndrom
T50.9 **Arzneimittelintoxikation**
M87.1 **Arzneimittelknochennekrose**
L25.1 **Arzneimittelkontaktdermatitis**
L23.3 – allergisch
L25.1 **Arzneimittelkontaktekzem**
F19.1 **Arzneimittelmißbrauch**
\* **Arzneimittelreaktion**
P93 – beim Neugeborenen
L43.2 – lichenoid
T88.7 **Arzneimittelunverträglichkeit**
O04.9 **Ärztlich eingeleiteter Abort**
\* **Ärztliche**
Z00.- – Allgemeinuntersuchung
O04.9 – Graviditätsunterbrechung
O04.9 – Indikation, Abort
O04.9 **Ärztlicher Schwangerschaftsabbruch**
F40.2 **Arztphobie**
J61 **Asbestlunge**
J61 **Asbestose**
J61 – Lunge
J61 **Asbestosis pulmonum**
J61 **Asbeststaublunge**
R18 **Ascites** – s.a. Aszites
I89.8 – chylosus
Q21.1 **ASD** – s.a. Vorhofseptumdefekt

\* **Aseptische**
M87.9 – Knochennekrose
M87.0 — idiopathisch
G03.0 – Meningitis
B20.8 — bei HIV-Krankheit
R02 – Nekrose
K11.7 **Asialie**
J11.1 **Asiatische Grippe**
J10.1 – Influenzavirus nachgewiesen
B77.9 **Askaridose**
B77.0 – mit intestinaler Komplikation
C49.3 **Askin-Tumor** [Bösartige Bindegewebs-
neubildung in der Lungen-Thorax-Region
im Kindesalter]
E54 **Askorbinsäuremangel**
G47.0 **Asomnie**
F60.2 **Asozialer Defekt**
E77.1 **Aspartylglukosaminurie**
F84.5 **Asperger-Syndrom**
B44.9 **Aspergillose**
B44.1 – Broncho-
B44.7 – disseminiert
B44.1 – Lunge
B44.0 — invasiv
B44.2 – Tonsillen
\* **Aspergillus-**
B44.8 – Aortitis
B44.1 – Bronchiolitis
B44.1 – Bronchitis
B44.1 – Bronchopneumonie
B44.8 – Duodenitis
B44.8 – Endokarditis
B44.8 – Enteritis
B44.8 – Gastritis
B44.8 – Glossitis
B44.8 – Granulom
B44.8 – Ileitis
B44.9 – Infektion
B44.8 – Jejunitis
B44.8 – Meningitis
B44.8 – Myokarditis
B44.8 – Nephritis
B44.8 – Ösophagitis
B44.8 – Perikarditis
B44.8 – Pleuritis
B44.1 – Pneumonie
B44.8 – Prostatitis
B44.7 – Sepsis
B44.8 – Splenitis
B44.8 – Thyreoiditis
B44.2 – Tonsillitis
B44.8 – Tracheitis
B44.1 – Tracheobronchitis
B44.8 – Vaskulitis
N46 **Aspermie**

| | |
|---|---|
| P21.0 | **Asphyxia pallida** |
| R09.0 | **Asphyxie** |
| R09.0 | – außerhalb Geburt |
| P20.9 | – fetal |
| P20.9 | – intrauterin |
| P21.1 | – leicht, unter der Geburt |
| P21.1 | – mäßig, unter der Geburt |
| P21.9 | – neonatal |
| P21.9 | – perinatal |
| P21.0 | – schwer, unter der Geburt |
| P21.9 | – unter der Geburt |
| * | **Aspiration** |
| P24.2 | – Blut, beim Neugeborenen |
| O74.0 | – durch Anästhesie, bei Geburt |
| T17.9 | – Fremdkörper |
| P24.1 | – Fruchtwasser |
| P24.0 | – Mekonium |
| P24.3 | – Milch |
| T17.9 | – Nahrungsmittel |
| T17.9 | – Speise |
| J69.0 | **Aspirationsbronchopneumonie** |
| J69.0 | **Aspirationspneumonie** |
| P24.1 | – Fruchtwasser |
| P24.9 | – neonatal |
| P24.9 | **Aspirationssyndrom,** beim Neugeborenen |
| Q89.0 | **Asplenie** |
| Q89.0 | **Asplenie-Syndrom** |
| * | **Assoziation** |
| Q87.2 | – VACTERL- [Vertebraldefekte, Analatresie, kardiale Anomalien, Tracheo-Ösophageal-Fistel mit Ösophagusatresie, renale und Extremitätenanomalien] |
| Q87.2 | – VATER- [Vertebraldefekte, Analatresie, kardiale Anomalien, Tracheo-Ösophageal-Fistel mit Ösophagusatresie, renale und Radiusdysplasie] |
| H34.2 | **Astarterienverschluß,** Auge |
| F44.4 | **Astasie** |
| F44.4 | – funktionell |
| I44.3 | **Astblock** |
| L85.3 | **Asteatosis** |
| L85.3 | – cutis |
| R41.3 | **Astereognosie** |
| H43.2 | **Asteroidhyalose** |
| R53 | **Asthenie** |
| F45.3 | – neurozirkulatorisch |
| * | **Asthenische** |
| F60.7 | – Persönlichkeit |
| F48.0 | – Reaktion |
| F06.6 | – Störung |
| N46 | **Astheno-Zoospermie, Oligo-** |
| H53.1 | **Asthenopie** |
| H52.5 | – akkommodativ |
| H53.1 | **Asthenopische Beschwerden** |
| R86.9 | **Asthenospermie** |

| | |
|---|---|
| C30.0 | **Ästhesioneuroblastom** |
| C30.0 | **Ästhesioneuroepitheliom** |
| C30.0 | **Ästhesioneurozytom** |
| J45.9 | **Asthma** |
| J45.0 | – allergisch |
| J45.9 | – Anstrengungs-, bronchial |
| J45.0 | – Bäcker- |
| J45.9 | – Belastungs- |
| J60 | – Bergleute |
| J45.9 | – bronchiale |
| J45.0 | — allergisch |
| J45.0 | — atopicum |
| J45.0 | — bei Hausstaubmilbenallergie |
| J45.9 | — chronisch |
| J45.1 | — durch Analgetika |
| J45.0 | — extrinsisch |
| J45.1 | — infektbedingt |
| J45.1 | — intrinsisch |
| J45.8 | — Mischform |
| J45.9 | — mit Bronchitis |
| J45.1 | — nichtallergisch |
| J46 | — Status asthmaticus |
| J45.0 | — vorwiegend allergisch |
| I50.1 | – cardiale |
| J45.9 | – chronisch |
| * | – durch |
| J69.8 | — Detergenzien |
| J45.0 | — Heu |
| J45.0 | — Mehlallergie |
| J45.0 | — Pollen |
| J45.0 | – exazerbiert |
| J45.0 | – exogen, allergisch |
| J45.0 | – extrinsicum |
| J45.9 | – Greisen- |
| J45.0 | – infantum |
| J45.1 | – intrinsicum |
| J45.1 | – intrinsisch |
| J45.9 | – Lunge |
| * | – mit |
| L20.8 | — Ekzem, infantil |
| J45.1 | — Infektion, akut |
| J62.8 | — montanum |
| J45.1 | — nervosum |
| F45.3 | – psychogen |
| J45.9 | – pulmonal |
| E32.8 | – thymicum |
| J45.9 | **Asthmaanfall** |
| J45.9 | **Asthmabronchitis** |
| J43.9 | **Asthmaemphysem** |
| J44.8 | **Asthmaemphysembronchitis** |
| * | **Asthmatische** |
| J45.9 | – Beschwerden |
| J45.9 | – Bronchitis |
| J44.8 | — chronisch |
| J45.9 | – endogene Bronchitis |
| J45.9 | – obstruktive Bronchitis |

| | |
|---|---|
| * | **Asthmoide** |
| J45.9 | – Bronchitis |
| J45.9 | – Spasmen |
| H52.2 | **Astigmatismus** |
| C71.9 | **Astroblastom** |
| C71.9 | **Astrogliom** |
| C71.9 | **Astrozytom** |
| C71.2 | – Grad II, temporal |
| C71.9 | – maligne |
| C69.2 | – Netzhaut |
| C71.9 | – Oligo- |
| C71.2 | – Temporallappen |
| C71.9 | – Xantho- |
| I82.9 | **Astvenenthrombose** |
| H34.8 | – Auge |
| I82.9 | **Astvenenverschluß** |
| R48.8 | **Asymbolie** |
| * | **Asymmetrie** |
| Q67.0 | – Gesicht |
| Q83.8 | – Mamma |
| Q67.4 | – Schädel, beim Säugling |
| Q76.4 | **Asymmetrischer lumbosakraler Über-** |
| | **gangswirbel** |
| * | **Asymptomatische** |
| N39.0 | – Bakteriurie |
| O23.4 | — bei Gravidität |
| Z21 | – HIV-Infektion |
| E79.0 | – Hyperurikämie |
| A52.2 | – Neurosyphilis |
| I46.9 | **Asystolie** |
| N12 | **Aszendierende Nephritis** |
| R18 | **Aszites** – s.a. Ascites |
| I50.0 | – kardial |
| A18.3 | – tuberkulös |
| * | **Ataktische** |
| G80.4 | – Zerebralparese |
| G80.4 | — infantil |
| R26.0 | **Ataktischer Gang** |
| * | **Ataxia** |
| G11.9 | – cerebralis |
| G11.9 | – hereditaria |
| G71.1 | – muscularis |
| H55 | – ocularis |
| G11.3 | – teleangiectatica |
| R27.0 | **Ataxie** |
| G11.0 | – angeboren, nicht progressiv |
| R27.8 | – Detrusor-Beckenboden- |
| R27.8 | – Detrusor-Harnblasenhals- |
| G11.1 | – Friedreich- |
| * | — hereditär |
| G11.1 | —— familiär |
| G11.1 | —— spinal |
| G11.9 | – hereditär |
| G11.2 | – Sanger-Brown- |
| G11.1 | – spinal, hereditär |

| | |
|---|---|
| R27.0 | **Ataxie** (Forts.) |
| * | – zerebellar |
| G11.1 | — früh beginnend |
| G11.9 | — hereditär |
| G11.3 | — mit defektem DNA [Desoxyribo- |
| | nucleid acid]-Reparatursystem |
| G11.2 | — spät beginnend |
| J98.1 | **Atelektase** |
| J98.1 | – gerichtet |
| J98.1 | – Kompressions- |
| J98.1 | – Lunge |
| J98.1 | – Lungenflügel |
| J98.1 | – Mittellappen |
| J98.1 | – partiell |
| J98.1 | – Platten- |
| P28.0 | – primär, beim Neugeborenen |
| J98.1 | – Resorptions- |
| J98.1 | – Streifen- |
| J98.1 | – total |
| J98.1 | – Unterlappen |
| J98.1 | – Verdrängungs- |
| Q24.9 | **Atelokardie** |
| Q06.1 | **Atelomyelie** |
| R06.8 | **Atemanhalten** |
| R06.1 | **Atemgeräusch,** pfeifend |
| J96.9 | **Ateminsuffizienz** |
| J96.9 | – postnarkotisch |
| F45.3 | **Atemneurose** |
| R06.0 | **Atemnot** |
| F45.3 | **Atemnotgefühl,** subjektiv |
| J80 | **Atemnotsyndrom** |
| J80 | – beim Erwachsenen [ARDS] |
| P22.0 | – Frühgeborenes |
| P22.0 | – Säugling |
| J80 | **Atemnotzustand** |
| R09.2 | **Atemstillstand** |
| F45.3 | **Atemstörung,** psychogen |
| R09.2 | **Atemversagen** |
| * | **Atemwege** |
| J98.8 | – Infekt, rezidivierend |
| * | – obere |
| J06.9 | — Infekt, rezidivierend |
| J06.9 | — Infektion |
| J06.9 | —— akut |
| J39.9 | — Krankheit |
| D14.4 | — Neubildung, gutartig |
| * | – untere |
| J22 | — Infekt, rezidivierend |
| J22 | — Infektion |
| J22 | —— akut |
| J22 | —— fieberhaft |
| J98.8 | **Atemwegsallergie** |
| R04.9 | **Atemwegsblutung** |
| J98.8 | **Atemwegsentzündung** |
| T17.9 | **Atemwegsfremdkörper** |

| | | | |
|---|---|---|---|
| J98.8 | **Atemwegsinfekt** | * | **Atmung** |
| J98.8 | **Atemwegsinfektion** | R06.2 | – einziehend |
| J22 | – akut | E14.1 | – Kussmaul- |
| J98.8 | – chronisch | R07.1 | – mit Brustschmerzen |
| J22 | – fieberhaft | R06.5 | – Mund- |
| J22 | **Atemwegskatarrh,** akut | R06.3 | – periodisch |
| J98.9 | **Atemwegskrankheit** | R06.0 | – schnappend |
| J98.8 | **Atemwegsobstruktion** | R06.8 | – Seufzer- |
| * | **Atemwegsverschluß** | R06.2 | – ziehend |
| J44.9 | – chronisch | D02.4 | **Atmungsorgan,** Carcinoma in situ |
| J95.0 | – nach Tracheotomie | * | **Atmungsorgane** |
| E72.8 | **Äthanolaminurie** | F45.3 | – funktionelle Störung |
| T51.0 | **Äthanolintoxikation** | F45.3 | — psychischer Ursprung |
| T51.0 | **Äthanolwirkung,** toxisch | F45.3 | – Organneurose |
| Q83.2 | **Athelie** | F45.3 | – psychogene Störung |
| L72.1 | **Atherom** | D38.6 | **Atmungsorgangeschwulst** |
| I70.0 | – Aorta | J06.9 | **Atmungsorganinfektion,** grippal |
| L72.1 | – entzündet | C39.9 | **Atmungsorgankarzinom** |
| L72.1 | – infiziert | D38.6 | **Atmungsorganneoplasie** |
| I25.1 | – Koronararterie | * | **Atmungsorganneubildung** |
| L72.1 | – Skrotum | C39.9 | – bösartig |
| L05.9 | – Steißbein | D14.4 | – gutartig |
| I70.9 | **Atheromatose** | D38.6 | – unsicher |
| I70.0 | – Aorta | D38.6 | **Atmungsorgantumor** |
| I70.9 | – Gefäß | R06.8 | **Atmungsstörung** |
| I25.1 | – Herz | * | **Atonie** |
| I67.2 | – Hirnarterien | N31.2 | – Blase, neurogen |
| I25.1 | – koronar | K59.8 | – Darm |
| I67.2 | – zerebral | N31.2 | – Detrusor, Harnblase |
| T79.1 | **Atheromembolie** | K59.8 | – Dickdarm |
| I70.9 | **Atherosklerose** – s.a. Arteriosklerose | K59.8 | – Dünndarm |
| I70.0 | – Aorta | N31.2 | – Harnblase |
| I70.2 | – Arteria femoralis | N28.8 | – Harnleiter |
| I70.2 | – Extremitätenarterie | K31.8 | – Magen |
| I70.9 | – generalisiert | P94.2 | – Muskel, angeboren |
| I25.1 | – Herzkranzarterien | N28.8 | – Ureter |
| I67.2 | – Hirn | O62.2 | – Uterus |
| I70.1 | – Nierenarterie | * | **Atonische** |
| I67.2 | – zerebral | G40.3 | – Absencen |
| * | **Atherosklerotische** | G40.3 | – epileptische Absencen |
| I70.2 | – Gangrän | O72.1 | – postpartale Blutung |
| I25.1 | – Herzkrankheit | K56.0 | **Atonischer Ileus** |
| R25.8 | **Athetose** | T78.4 | **Atopie** |
| G80.3 | – double | L20.9 | **Atopiker** |
| F10.2 | **Äthylismus** | * | **Atopische** |
| F10.2 | – chronisch | K13.0 | – Cheilitis |
| * | **Athyreose** | L20.9 | – Dermatitis |
| E03.1 | – angeboren | L20.9 | – Dermatose |
| E03.9 | – erworben | J30.4 | – Rhinitis |
| E03.1 | **Athyreosis congenita** | * | **Atopisches** |
| M43.3 | **Atlanto-axiale Subluxation,** habituell, | L20.9 | – Ekzem |
| | mit Myelopathie | L20.9 | — generalisiert |
| M99.8 | **Atlantookzipitale Blockierung** | L20.8 | – Fußekzem |
| M99.8 | **Atlasblockierung** | L20.8 | – Gesichtsekzem |
| S13.1 | **Atlasluxation** | L20.8 | – Handekzem |

| | |
|---|---|
| * | **Atopisches** (Forts.) |
| L20.9 | – impetiginisiertes Ekzem |
| L20.8 | – Kopfhautekzem |
| E88.0 | **Atransferrinämie** |
| * | **Atresia** |
| Q41.0 | – duodeni |
| Q52.3 | – hymenalis |
| Q62.1 | – ureteris |
| Q51.8 | – uteri |
| * | **Atresie** |
| Q42.3 | – anal |
| Q25.2 | – Aorta |
| Q25.2 | – Aortenbogen |
| Q03.1 | – Apertura mediana |
| Q03.1 | – Aperturae laterales |
| Q25.5 | – Arteria pulmonalis |
| Q64.3 | – Blasenhalses |
| * | – Cervix uteri |
| Q51.8 | — angeboren |
| N88.2 | — erworben |
| Q30.0 | – Choanal- |
| Q41.9 | – Darm |
| Q42.9 | – Dickdarm |
| * | – Ductus |
| Q55.3 | — deferens |
| Q55.4 | — ejaculatorius |
| Q41.9 | – Dünndarm |
| Q03.1 | – Foramen Magendii |
| Q03.1 | – Foramina Luschkae |
| Q44.2 | – Gallengang |
| Q16.1 | – Gehörgang |
| Q64.5 | – Harnblase |
| Q64.3 | – Harnblasenhals |
| Q62.1 | – Harnleiter |
| Q64.3 | – Harnröhre |
| Q41.2 | – Ileum |
| Q41.9 | – intestinal |
| Q31.8 | – Larynx |
| Q23.2 | – Mitralklappe |
| Q51.5 | – Muttermund |
| Q30.8 | – Nasenhöhle |
| J34.8 | – Nasennebenhöhle |
| Q39.0 | – Ösophagus |
| Q39.1 | — mit Ösophagotrachealfistel |
| Q39.0 | — ohne Fistel |
| Q50.0 | – Ovar |
| Q51.5 | – Portio- |
| Q25.5 | – pulmonal |
| Q22.0 | – Pulmonalklappe |
| Q13.2 | – Pupille |
| Q40.8 | – Pylorus |
| Q42.1 | – Rektum |
| N89.5 | – Scheide |
| Q39.0 | – Speiseröhre |
| Q32.1 | – Trachea |
| Q22.4 | – Trikuspidalklappe |

| | |
|---|---|
| * | **Atresie** (Forts.) |
| Q64.3 | – Urethra |
| Q52.4 | – Vagina |
| Q55.3 | – Vas deferens |
| N91.0 | **Atretische Amenorrhoe** |
| L65.9 | **Atrichia** |
| I51.7 | **Atriomegalie** |
| Q21.1 | **Atrioseptaldefekt** – s.a. Vorhofseptumdefekt |
| * | **Atrioventrikuläre** |
| I45.6 | – akzessorische Erregungsleitung |
| I45.6 | – anormale Erregungsausbreitung |
| I45.6 | – beschleunigte Erregungsleitung |
| Q20.5 | – diskordante Verbindung |
| I45.8 | – Dissoziation |
| I47.1 | – paroxysmale Tachykardie |
| I45.6 | – vorzeitige Erregungsleitung |
| * | **Atrioventrikulärer** |
| I44.3 | – Block |
| I44.0 | — 1. Grad |
| I44.1 | — 2. Grad |
| I44.2 | — 3. Grad |
| I44.2 | — komplett |
| Q21.2 | — Septaldefekt |
| Q21.2 | **Atrioventrikularkanal** |
| * | **Atrophia** |
| L90.8 | – cutis senilis |
| H31.2 | – gyrata |
| H31.2 | — chorioidea |
| M62.5 | – musculorum |
| * | **Atrophie** |
| H31.1 | – Aderhaut |
| R54 | – Alters- |
| K08.2 | – Alveolarkamm |
| K62.8 | – Anus |
| H44.5 | – Augapfel |
| N95.2 | – bei Kolpitis |
| N64.2 | – Brustdrüse |
| N64.2 | – Brustwarzen |
| H31.1 | – Chorioidea |
| K63.8 | – Darm |
| * | – Ductus |
| N50.8 | — deferens |
| N50.8 | — spermaticus |
| M62.5 | – durch Inaktivität |
| N83.3 | – Eierstock |
| N83.3 | – Eileiter |
| N85.8 | – Endometrium, senil |
| H21.2 | – essentiell, progressiv, Iris |
| G31.0 | – Frontalhirn |
| K82.8 | – Gallenblase |
| K82.8 | – Gallenblasengang |
| K83.8 | – Gallengang |
| G31.9 | – Gehirn |
| N95.2 | – Genitale |
| N50.8 | – Geschlechtsorgane, männlich |

| | |
|---|---|
| * **Atrophie** (Forts.) | * **Atrophie** (Forts.) |
| G31.9 – Großhirnrinde | H21.2 – Pupillarsaum |
| N32.8 – Harnblase | H35.8 – Retina |
| L90.9 – Haut | N50.8 – Samenblase |
| G31.9 – Hemisphäre | N50.8 – Samenleiter |
| I51.5 – Herzmuskel | N95.2 – Scheide |
| * – Hirn | E03.4 – Schilddrüse |
| G31.1 — senil | L90.9 – Schleimhaut |
| G31.0 — umschrieben | H47.2 – Sehnerv |
| * – Hirnnerv | N50.8 – Skrotum |
| H49.0 — III | K11.0 – Speicheldrüse |
| H49.1 — IV | G31.0 – Stirnhirn |
| H49.2 — VI | N50.0 – Testikel |
| G52.9 – Hirnnerven | E32.8 – Thymus |
| G31.9 – Hirnrinde | H04.1 – Tränendrüsen |
| N50.0 – Hoden | H73.8 – Trommelfell |
| N50.8 – Hodensack | N83.3 – Tuba uterina |
| E46 – Hunger- | K08.2 – Unterkieferalveolarfortsatz |
| G31.9 – Hyphophyse | N85.8 – Uterus |
| E46 – Inanitions- | N95.2 – vaginal |
| H21.2 – Iris | N50.8 – Vas deferens |
| G31.9 – Kleinhirn | N90.5 – Vulva |
| G31.9 – kortikal | K08.2 – zahnloser Alveolarfortsatz |
| K72.9 – Leber | G31.9 – zerebellar |
| * — gelb | G31.9 – zerebral |
| K72.0 —— akut | F03 — mit Demenz |
| K72.1 —— chronisch | N88.8 – Zervix |
| K72.0 —— subakut | K14.8 – Zunge |
| O26.6 — mit akuter Gelbsucht, bei Gravidität | K14.4 – Zungenpapillen |
| K29.4 – Magenschleimhaut | * **Atrophische** |
| N64.2 – Mamma | N30.2 – Blasenentzündung |
| K13.7 – Mundschleimhaut | M35.0 – Dakryosialoadenopathie |
| G12.9 – Muskel, spinal | J84.1 – Fibrose, Lunge |
| N85.8 – Myometrium | K29.4 – Gastritis |
| N85.8 — senil | K29.4 — chronisch |
| N50.0 – Nebenhoden | K29.9 – Gastroduodenitis |
| E27.4 – Nebenniere | N95.2 – Haemophilus-influenzae-Kolpitis |
| E27.4 – Nebennierenrinde | N76.1 – hämorrhagische Kolpitis |
| * – Nervus | L90.8 – Hautflecken |
| H93.3 — acusticus | L90.9 – Hautkrankheit |
| G51.8 — facialis | N13.3 – Hydronephrose |
| M89.0 – neurogen, posttraumatisch, Knochen | N95.2 – Kolpitis |
| N26 – Niere | N76.1 — chronisch |
| N26 – Nierenrinde | J37.0 – Laryngitis |
| K08.2 – Oberkieferalveolarfortsatz | N76.0 – Leptothrix-Kolpitis |
| G23.8 – olivopontozerebellar | H35.3 – Makuladegeneration |
| H47.2 – Optikus- | L90.5 – Narbe |
| E75.2 — bei Leukodystrophie | J31.2 – Pharyngitis |
| H05.3 – Orbita | * — postklimakterische |
| N83.3 – Ovar | N95.2 – Kolpitis |
| K86.8 – Pankreas | N95.2 —— Vaginitis |
| H47.2 – Papille | J31.2 – Rachenentzündung |
| N48.8 – Penis | J31.0 – Rhinitis |
| G58.9 – periphere Nerven | J31.1 – Rhinopharyngitis |
| N88.8 – Portio | |
| N42.2 – Prostata | |

| | |
|---|---|
| * | **Atrophische** (Forts.) |
| * | – senile |
| N95.2 | — Vaginitis |
| N72 | — Zervizitis |
| A80.3 | – Spinalkrankheit, paralytisch, akut |
| N34.2 | – Urethritis |
| N95.2 | – Vaginitis |
| N95.2 | – Vulvovaginitis |
| N30.2 | – Zystitis |
| L90.3 | **Atrophodermia idiopathica,** Typ Pasini-Pierini |
| T44.3 | **Atropinvergiftung** |
| * | **Attacke** |
| F41.0 | – Panik- |
| F20.8 | – schizophren |
| F20.8 | — akut |
| R42 | – Schwindel- |
| G45.9 | – transitorisch, ischämisch |
| G45.9 | – zerebral, ischämisch |
| K03.0 | **Attrition,** ausgeprägt, Zähne |
| * | **Atypische** |
| F50.1 | – Anorexia nervosa |
| F50.3 | – Bulimia nervosa |
| A81.8 | – Form der Creutzfeldt-Jakob-Krankheit infolge BSE [Bovine spongiforme Enzephalopathie] |
| G50.1 | – Gesichtsschmerzen |
| D22.9 | – Melanozytenhyperplasie |
| J15.7 | – Pneumonie |
| N86 | – Portioektopieblutung |
| N86 | – Portiogefäße |
| N86 | – Portioumwandlung |
| G50.1 | – Prosopalgie |
| F84.1 | – Psychose, im Kindesalter |
| F20.3 | – Schizophrenie |
| N86 | – Umwandlungszone, Portio |
| F84.1 | **Atypischer Autismus** |
| T54.9 | **Ätzenden Substanzen,** Wirkung, toxisch |
| F80.2 | **Audiogene Sprachentwicklungsstörung** |
| F80.2 | **Auditive Wahrnehmungs- und Verarbeitungsstörung** |
| * | **Auffälliger** |
| O26.9 | – CTG [Kardiotokogramm]-Befund |
| R93.5 | – Kolposkopiebefund |
| R46.2 | **Auffälligkeit,** Verhalten |
| K13.0 | **Aufgesprungene Lippen** |
| K03.6 | **Auflagerungen,** auf Zähnen |
| L89 | **Aufliegestellen** |
| F98.8 | **Aufmerksamkeitsdefizit** |
| F98.8 | **Aufmerksamkeitsstörung** |
| F90.0 | – Aktivitätsstörung |
| F90.0 | – beim Kind |
| O11 | **Aufpfropfgestose** |
| O90.0 | **Aufreißen,** Sektiowunde |
| F91.3 | **Aufsässiges oppositionelles Verhalten,** bei Störung, Sozialverhalten |

| | |
|---|---|
| N95.1 | **Aufsteigende Hitze** |
| R14 | **Aufstoßen** |
| R14 | – sauer |
| H44.5 | **Augapfel,** degenerativer Zustand |
| S05.7 | **Augapfelabriß** |
| H44.9 | **Augapfelaffektion** |
| H44.5 | **Augapfelatrophie** |
| C69.4 | **Augapfelkarzinom** |
| S05.1 | **Augapfelkontusion** |
| C69.4 | **Augapfelkrebs** |
| H44.8 | **Augapfelluxation** |
| * | **Augapfelneubildung** |
| C69.4 | – bösartig |
| D31.4 | – gutartig |
| S05.1 | **Augapfelprellung** |
| S05.3 | **Augapfelruptur** |
| S05.6 | **Augapfelverletzung,** perforierend |
| S05.5 | – mit Fremdkörper |
| S05.6 | – ohne Fremdkörper |
| * | **Auge** |
| S00.1 | – blau |
| D09.2 | – Carcinoma in situ |
| H04.2 | – feucht, subjektiv |
| A54.3 | – Gonokokken-Infektion |
| B00.5 | – Herpes simplex |
| S05.6 | – perforierende Hornhautverletzung |
| H57.9 | – rot |
| * | – Sicca-Syndrom, im Sinne des |
| M35.0 | — Sjögren-Syndroms |
| H04.1 | — Syndroms des trockenen Auges |
| A18.5 | – TBC |
| H04.1 | – trocken |
| E50.7 | – Vitamin-A-Mangel |
| H53.9 | **Augen,** müde |
| * | **Augenabschnitt** |
| Q14.8 | – hinterer, Fehlbildung, kongenital |
| Q13.9 | – vorderer, Fehlbildung, kongenital |
| H44.0 | **Augenabszeß** |
| H57.9 | **Augenaffektion** |
| H26.2 | – mit sekundärer Katarakt |
| H57.9 | **Augenanhangsgebildeaffektion** |
| T26.9 | **Augenanhangsgebildeverätzung** |
| T26.4 | **Augenanhangsgebildeverbrennung** |
| H34.2 | **Augenastarterienverschluß** |
| H34.8 | **Augenastvenenthrombose** |
| H04.1 | **Augenbenetzungsstörung** |
| M31.6 | **Augenbeteiligung,** bei Arteriitis temporalis, Morbus Horton |
| H57.1 | **Augenbewegungsschmerzen** |
| H51.9 | **Augenbewegungsstörung,** binokular |
| H57.8 | **Augenblutung** |
| C44.3 | **Augenbrauenbasaliom** |
| C44.3 | **Augenbrauenhautkarzinom** |
| C43.3 | **Augenbrauenmelanom,** maligne |
| D22.3 | **Augenbrauennävus** |
| H57.1 | **Augenbrennen** |

H40.0 **Augendruck**, erhöht
H57.1 **Augendrücken**
H10.9 **Augenentzündung**
H10.1 – allergisch
H40.4 – mit Sekundärglaukom
H57.9 **Augenerkrankung**
B58.0 – durch Toxoplasmen
H59.9 – nach medizinischen Maßnahmen
H53.9 **Augenermüdung**
Q15.9 **Augenfehlbildung**, kongenital
H11.0 **Augenflügelfell**
T15.9 **Augenfremdkörper**
T15.9 – äußere
H57.1 **Augenfremdkörpergefühl** [Augenkrat-
       zen]
P15.3 **Augengeburtstrauma**
I70.8 **Augengefäßsklerose**
I70.8 **Augengefäßveränderung**, sklerosierend
C69.9 **Augengliom**, maligne
A54.3 **Augengonorrhoe**
H35.0 **Augenhintergrundveränderung**
H05.0 **Augenhöhlenabszeß**
H05.0 **Augenhöhlenfurunkel**
H05.0 **Augenhöhlenkarbunkel**
C69.6 **Augenhöhlenkarzinom**
H05.0 **Augenhöhlenphlegmone**
H16.0 **Augenhornhautulkus**
H40.0 **Augenhypertension**
H44.0 **Augeninfektion**
H40.0 **Augeninnendruck**, grenzwertig
H57.8 **Augenjucken**
C69.9 **Augenkarzinom**
\*     **Augenkomplikation**
\*     – bei
\*     — nicht
E11.3 —— insulinabhängigem Typ-II-Diabetes
E11.3 —— primär insulinabhängigem Diabetes
          mellitus
E10.3 — primär insulinabhängigem Diabetes
          mellitus
E10.3 — Typ-I-Diabetes
E14.3 – diabetisch, Punktblutung
H51.1 **Augenkonvergenzschwäche**, bei Exo-
       phorie
H57.9 **Augenkrankheit**
E14.3 – bei Diabetes
B00.5 – durch Herpesviren
A50.3 – spätsyphilitisch, konnatal
H26.2 **Augenkrankheiten**, bei Katarakt
H57.1 **Augenkratzen** [Augenfremdkörper-
       gefühl]
C69.9 **Augenkrebs**
H02.9 **Augenlidaffektion**
H02.7 – degenerativ
C44.1 **Augenlidbasaliom**
H02.1 **Augenlidektropium**

H01.1 **Augenlidekzem**
H02.0 **Augenlidentropium**
H01.9 **Augenlidentzündung**
H00.0 – tief
D21.0 **Augenlidfibrom**
H02.8 **Augenlidfremdkörper**
H00.0 **Augenlidfurunkel**
D48.5 **Augenlidgeschwulst**
D18.0 **Augenlidhämangiom**
H02.8 **Augenlidhypertrichose**
H00.0 **Augenlidkarbunkel**
C44.1 **Augenlidkarzinom**
H01.1 **Augenlidkontaktdermatitis**
C44.1 **Augenlidkrebs**
D17.0 **Augenlidlipom**
D18.1 **Augenlidlymphangiom**
C43.1 **Augenlidmelanom**, maligne
C79.2 **Augenlidmetastase**
D22.1 **Augenlidnävus**
D48.5 **Augenlidneoplasie**
C44.1 **Augenlidneubildung**, bösartig
H02.8 **Augenlidödem**
H02.4 **Augenlidptose**
\*     – bei
G90.2 — Horner-Syndrom
G71.0 — Muskeldystrophie
G70.0 — Myasthenie
H02.4 — Okulomotoriusparese
Q10.0 – kongenital
H02.4 – mechanisch
H02.4 – neurologisch
H02.4 – paralytisch
H02.4 – senil
H02.4 – traumatisch
H02.5 **Augenlidretraktion**
D23.1 **Augenlidsyringom**
A71.9 **Augenlidtrachom**
D48.5 **Augenlidtumor**
H02.6 **Augenlidxanthelasma**
F95.9 **Augenlidzucken**
A52.7 **Augenlues**
C69.9 **Augenmelanom**, maligne
C79.8 **Augenmetastase**
H51.9 **Augenmotilitätsstörung**
H50.6 – mechanisch
H50.6 — durch Blow-out-Fraktur
H50.9 **Augenmuskelerkrankung**
H50.6 **Augenmuskelfibrose**
H50.6 **Augenmuskelfibrose-Syndrom**
H49.9 **Augenmuskellähmung**
H49.8 **Augenmuskelnervenparese**, kongenital,
       mehrere
H49.9 **Augenmuskelparese**
\*     **Augenneubildung**
C69.9 – bösartig
D31.9 – gutartig

| | |
|---|---|
| H57.1 **Augenneuralgie** | * **Ausfall** |
| F45.8 **Augenneurose** | L65.9 – Haar |
| S05.6 **Augenperforation** | L65.9 — diffus |
| H44.0 **Augenphlegmone** | L63.9 — lokalisiert |
| T85.3 **Augenprothese,** mechanische Probleme | L63.9 — örtlich begrenzt |
| S05.2 **Augenruptur,** mit Prolaps, mit Verlust | L65.9 — ohne Narbenbildung |
| intraokulären Gewebes | L63.9 — partiell |
| H57.1 **Augenschmerzen,** mit | L63.0 — total |
| H57.1 – Kopfschmerzen | E34.9 – hormonell |
| H57.1 – Übelkeit | H53.4 – korrespondierender Gesichtsfeldareale, |
| H50.4 **Augensenkerparese** | bei Fusionsstörung |
| H44.3 **Augensiderose** | H83.2 – Labyrinth |
| H57.1 **Augenstechen** | H81.9 – Vestibularis- |
| A52.7 **Augensyphilis** | N95.1 **Ausfallerscheinung,** klimakterisch |
| H34.8 **Augenthrombose** | * **Ausfluß** |
| H34.8 – venös | R36 – Harnröhre |
| H57.8 **Augentränen** | R36 – urethral |
| H57.9 **Augentrübung** | N89.8 – vaginal |
| A18.5 **Augentuberkulose** | N89.8 — nicht entzündlich |
| D48.7 **Augentumor** | N89.8 — uncharakteristisch |
| D31.9 – benigne | Z32.- **Ausgebliebene Schwangerschaft** |
| C69.9 – maligne | L30.9 **Ausgedehntes Ekzem** |
| H40.5 – Sekundärglaukom durch | I25.2 **Ausgeheilter Herzinfarkt** |
| D48.7 – unbekannte Dignität | * **Ausgeprägte** |
| H40.0 **Augenüberdruck** | K03.0 – Attrition, Zähne |
| H44.0 **Augenulkus** | F72.9 – Intelligenzschwäche |
| T26.9 **Augenverätzung** | F72.9 – Oligophrenie |
| * – durch | * – Osteochondrose |
| T26.9 — Kalk | M42.9 – Brustwirbelsäule |
| T26.9 — Mörtel | M42.9 — Halswirbelsäule |
| T26.4 **Augenverblitzung** | M42.9 — Lenden- und Sakralwirbel |
| T26.4 **Augenverbrennung** | M42.9 — Lendenwirbelsäule |
| S05.9 **Augenverletzung** | M42.9 — Wirbelsäule, mit Foraminaeinengun- |
| H40.3 – mit Sekundärglaukom | gen |
| C44.1 **Augenwinkelbasaliom** | F72.9 **Ausgeprägter Schwachsinn** |
| C43.1 **Augenwinkelmelanom,** maligne | T73.2 **Ausgesetztsein,** mit Erschöpfung |
| H34.1 **Augenzentralarterienverschluß** | H93.2 **Ausgleich, Lautheit-** |
| H34.8 **Augenzentralvenenthrombose** | K92.2 **Ausgußblutung,** Magen |
| H55 **Augenzittern** | N20.0 **Ausgußstein,** Niere |
| H55 – angeboren | R82.9 **Auskristallisation,** Harnsäure |
| B69.1 **Augenzystizerkose** | Z30.- **Auslösung,** Menstruation |
| * **Aura** | * **Ausnahmezustand** |
| G43.1 – bei Migräne | F43.9 – psychisch |
| G40.9 – epileptisch | F43.9 – psychogen, unklar |
| E67.1 **Aurantiasis cutis** | F43.0 – reaktiv, mit vorwiegend psychomotori- |
| Q17.0 **Aurikularanhänge** | scher Störung |
| G50.8 **Aurikulotemporales Syndrom** | F43.9 – unklar |
| N91.2 **Ausbleiben,** Menstruation | * **Ausriß,** knöchern |
| O92.3 **Ausbleibende Laktation** | T14.3 – Band |
| * **Ausfälle** | S63.4 – ulnares Seitenband, Daumen |
| G93.8 – hirnorganisch | A30.9 **Aussatz** – s.a. Lepra |
| G97.9 – motorisch, Extremität, bei Gips- | A30.9 – bakterienarm |
| behandlung | A30.5 – bösartiger polarer Typ |
| G97.9 – neurologisch, Extremität, bei Gips- | A30.3 – Borderline- |
| behandlung | A30.4 – borderline-lepromatös |
| | A30.2 – borderline-tuberkuloid |

| | |
|---|---|
| A30.9 | **Aussatz** (Forts.) |
| A30.1 | – gutartiger polarer Typ |
| A30.9 | – Haut |
| E52 | – italienisch |
| A30.5 | – Knoten- |
| A30.9 | – Larynx |
| A30.9 | – Leber |
| A30.5 | – lepromatös |
| A30.9 | – Lunge |
| E52 | – Mailänder |
| * | – mit |
| A30.9 | — Meningitis |
| A30.9 | — Polyneuritis |
| A30.9 | – Nerven |
| A30.9 | – Pharynx |
| A30.9 | – Rachen |
| A30.1 | – tuberkuloid |
| A30.0 | – uncharakteristisch |
| R81 | **Ausscheidung,** Zucker, im Harn |
| E80.6 | **Ausscheidungsstörung,** Bilirubin |
| * | **Ausschlag** |
| L27.0 | – arzneimittelbedingt |
| R23.8 | – Blasen-, Haut |
| L01.0 | – Eiter- |
| L01.0 | – Grind- |
| R21 | – Haut |
| R21 | — unspezifische Hauteruption |
| L74.0 | – Hitze- |
| L50.9 | – Nessel- |
| L50.9 | – Quaddel- |
| R21 | – uncharakteristisch |
| L22 | – Windel- |
| L22 | — psoriasiform |
| Z32.- | **Ausschluß,** Schwangerschaft |
| T14.1 | **Ausschußwunde** |
| S93.4 | **Außenbandläsion,** Sprunggelenk, oberes |
| S93.2 | **Außenbandruptur,** Sprunggelenk |
| S93.2 | – oberes |
| L02.4 | **Außenknöchelabszeß** |
| S82.6 | **Außenknöchelfraktur** |
| M23.3 | **Außenmeniskusauffaserung** |
| S83.2 | **Außenmeniskuskorbhenkelriß** |
| M23.3 | **Außenmeniskusläsion** |
| M23.3 | – degenerativ |
| M23.3 | – Kniegelenk |
| M23.3 | – und Innenmeniskusläsion |
| R26.8 | **Außenrotationsgang** |
| * | **Äußere** |
| P15.5 | – Genitalorgane, Geburtsverletzung |
| I84.5 | – Hämorrhoiden |
| I84.4 | — blutend |
| I84.4 | — stranguliert |
| I84.3 | — thrombosiert |
| I84.4 | — ulzeriert |
| I84.4 | — vorgefallen |
| T14.0 | – Verletzung |

| | |
|---|---|
| * | **Äußerer** |
| * | – Gehörgang |
| H61.8 | — Exostose |
| C43.2 | — Melanom, maligne |
| H61.3 | – Ohrkanal, Stenose, erworben |
| * | **Äußeres** |
| R46.1 | – Erscheinungsbild, besonders auffällig |
| * | – malignes |
| C43.3 | — Nasenmelanom |
| C43.3 | — Wangenmelanom |
| * | – Ohr |
| H61.9 | — Affektion |
| H60.9 | — Entzündung |
| H61.9 | — Krankheit |
| H60.4 | — Pseudocholesteatom |
| F80.9 | **Aussprachestörung** |
| I35.1 | **Austin-Flint-Geräusch** |
| * | **Australische** |
| A83.4 | – Enzephalitis |
| A83.4 | – X-Enzephalitis |
| * | **Austreibungsperiode,** protrahiert verlaufend |
| O63.2 | – 2. Zwilling |
| O63.1 | – Geburt |
| G96.0 | **Austritt,** Liquor cerebrospinalis |
| G97.0 | – nach Lumbalpunktion |
| E86 | **Austrocknung** |
| L30.8 | **Austrocknungsekzem** |
| H50.1 | **Auswärtsschielen** |
| * | **Auswurf** |
| R04.2 | – mit Blut |
| R09.3 | – vermehrt |
| R64 | **Auszehrung** – s.a. Kachexie |
| F84.0 | **Autismus** |
| F84.1 | – atypisch |
| F84.0 | – frühkindlich |
| F84.0 | – infantil |
| F84.5 | **Autistische Psychopathie** |
| D89.9 | **Autoaggressionskrankheit** |
| E05.8 | **Autoimmunbedingte Hyperthyreose** |
| * | **Autoimmune** |
| D59.1 | – hämolytische Anämie |
| E21.4 | – Parathyreoiditis |
| E31.0 | – polyglanduläre Insuffizienz |
| E20.0 | **Autoimmuner Hypoparathyreoidismus** |
| D59.1 | **Autoimmunhämolyse** |
| D59.0 | **Autoimmunhämolytische arzneimittelinduzierte Anämie** |
| M35.9 | **Autoimmunkrankheit** |
| M35.9 | **Autoimmunopathien** |
| E06.3 | **Autoimmunthyreoiditis** |
| E06.3 | **Autoimmunthyreopathie** |
| R68.8 | **Autointoxikation** |
| R68.8 | **Autolyse** |
| G40.2 | **Automatismen,** epileptisch |
| G90.9 | **Autonome kardiale Neuropathie** |

| | |
|---|---|
| * | **Autonomes** |
| G90.9 | – Nervensystem, Affektion |
| * | – peripheres Nervensystem |
| G90.9 | — Degeneration |
| G90.8 | — Kompression |
| G90.8 | — Lähmung |
| G90.9 | — Reizung |
| D34 | – Schilddrüsenadenom |
| D34 | — dekompensiert |
| D34 | — kompensiert |
| * | **Autonomie** |
| * | – Schilddrüse |
| E04.9 | — bei Struma |
| E05.2 | —— mit Hyperthyreose |
| * | — multifokal, bei |
| * | —— Struma, mit |
| E04.2 | —— Euthyreose |
| E05.2 | —— Hyperthyreose |
| * | — unifokal, bei |
| * | —— Struma, mit |
| E04.1 | —— Euthyreose |
| E05.1 | —— Hyperthyreose |
| E05.1 | – unifokal, bei Struma, mit Hyperthyreose |
| L30.2 | **Autosensibilisierung,** Haut |
| * | **Autosomal-** |
| * | – dominante |
| H35.5 | — vitelliforme Best-Makuladegeneration |
| H43.8 | — Vitreoretinopathie |
| Q87.8 | – rezessive fetale Akinesie |
| * | **Autosomale** |
| Q95.5 | – Bruchstelle, bei Individuen |
| H35.5 | – vitelliforme dominante Makuladegeneration |
| * | **Autosomen** |
| Q95.2 | – balanciertes Rearrangement, beim abnormen Individuum |
| Q95.3 | – und Gonosomen, balanciertes Rearrangement, beim abnormen Individuum |
| R48.1 | **Autotopagnosie** |
| T86.9 | **Autotransplantatabstoßung** |
| J30.1 | **Autumnalfieber** |
| J30.1 | **Autumnalkatarrh** |
| * | **AV** [Atrioventrikular]- |
| I44.3 | – Block |
| I44.3 | — inkomplett |
| I44.2 | — komplett |
| I44.3 | — partiell |
| I44.2 | — total |
| I45.8 | – Dissoziation |
| * | – junktionale |
| I49.2 | — Extrasystolie |
| I47.1 | — paroxysmale Tachykardie |
| Q21.2 | – Kanal |
| F52.1 | **Aversion,** sexuell |

| | |
|---|---|
| E56.9 | **Avitaminose** |
| E50.9 | – A |
| E53.9 | – B |
| E53.0 | – $B_2$ |
| E54 | – C |
| E55.9 | – D |
| E56.1 | – K |
| I73.9 | **AVK** [Arterielle Verschlußkrankheit] |
| I73.9 | – Beckentyp |
| I73.9 | — und Oberschenkeltyp |
| E14.5 | – bei Diabetes |
| I73.9 | – Bein |
| I73.9 | – Oberschenkeltyp |
| Q21.2 | **AVSD** [Atrioventrikulärer Septumdefekt] |
| S01.1 | **Avulsion,** Lid |
| * | **Axenfeld-** |
| Q13.2 | – Anomalie |
| H18.0 | – Spindel, Krukenberg- |
| K44.9 | **Axiale Hiatushernie** |
| L02.4 | **Axillaabszeß** |
| C44.5 | **Axillabasaliom** |
| L30.9 | **Axillaekzem** |
| L02.4 | **Axillafurunkel** |
| C44.5 | **Axillahautkarzinom** |
| L02.4 | **Axillakarbunkel** |
| C76.1 | **Axillakarzinom** |
| R59.0 | **Axillalymphknotenschwellung** |
| C85.9 | **Axillalymphom** |
| C43.5 | **Axillamelanom,** maligne |
| L03.1 | **Axillaphlegmone** |
| G56.8 | **Axillarisläsion** |
| M47.8 | **Axisarthrose** |
| I27.0 | **Ayerza-Krankheit** |
| Q00.0 | **Azephalie** |
| Q89.8 | **Azephalobrachius** |
| Q89.8 | **Azephalochirus** |
| Q89.8 | **Azephalogaster** |
| Q89.8 | **Azephalostomus** |
| Q89.8 | **Azephalothorax** |
| S32.4 | **Azetabulumbruch** |
| S32.4 | **Azetabulumfraktur** |
| R79.8 | **Azetonämie** |
| E14.1 | – bei Diabetes |
| R11 | **Azetonämisches Erbrechen** |
| R11 | – unklar |
| R82.4 | **Azetonurie** |
| E87.2 | **Azidämie** |
| E87.2 | **Azidose** |
| E14.1 | – bei Diabetes |
| P20.9 | – fetal |
| P20.9 | – intrauterin |
| E87.2 | — metabolisch |
| N25.8 | – tubulär |
| N25.8 | — distal |
| N46 | **Azoospermie** |
| N46 | – Oligo- |

R79.8 **Azotämie**
N25.0 **Azotämische Osteodystrophie**
Q17.3 **Aztekenohr**
H53.5 **Azyanopsie**
\*       **Azyklische**
N92.6 – Blutung
N92.6 – Menstruation

# – B –

**B**

*   **B-Zell-**
C83.0 – Immunozytom
C85.1 – Lymphom
C91.7 **B-Zellen-Leukämie**
E16.1 **B-Zellhyperplasie**
D13.7 **B-Zelltumor**
M48.2 **Baastrup,** Morbus
M48.2 **Baastrup-Syndrom**
B60.0 **Babesiose**
G93.5 **Babinski-Nageotte-Syndrom**
Q80.2 **Baby, Kollodium-**
L70.4 **Baby-Akne**
A05.4 **Bacillus-cereus-Lebensmittelvergiftung**
B30.1 **Badekonjunktivitis**
H60.3 **Badeotitis**
J45.0 **Bäckerasthma**
L25.4 **Bäckerekzem**
L23.6 – allergisch
L24.6 – toxisch
L25.4 **Bäckerkrätze**
K13.0 **Baelz-Krankheit**
T14.3 **Bänderdehnung**
S93.4 – Sprunggelenk, oberes
D21.9 **Bänderneubildung,** gutartig
T14.3 **Bänderriß**
M24.2 **Bänderschwäche**
E75.5 **Bänderxanthom**
T14.3 **Bänderzerrung**
F41.9 **Bänglichkeit**
*   **Bärensprung-**
L08.1 – Krankheit [Erythrasma]
L08.1 – Zwergflechte [Erythrasma]
J67.1 **Bagasse-Staublunge**
J67.1 **Bagassose**
B55.2 **Bahia-Ulkus**
*   **Baker-**
A26.9 – Rosenbach-Krankheit
M71.2 – Zyste
M71.2 – Knie
A49.9 **Bakteriämie**
A54.8 – gonorrhoisch
*   **Bakterid**
L40.3 – Andrews-
L40.3 – pustulös
*   **Bakterielle**
H10.8 – Bindehautentzündung
H01.0 – Blepharitis
A03.9 – Dysenterie
I33.0 – Endokarditis

*   **Bakterielle** (Forts.)
H44.0 – Endophthalmitis
K29.6 – Gastritis
N39.0 – Harnwegsentzündung
N39.0 – Harnwegsinfektion
A49.9 – Infektion
N76.0 – Kolpitis
N76.1 — chronisch
H10.8 – Konjunktivitis
G00.9 – Meningitis
G04.2 – Meningoenzephalitis
H44.0 – Panophthalmitis
*   – Pleuritis
J90   — exsudativa
J90   — mit Erguß
J90   — serös
J15.9 – Pneumonie
N41.9 – Prostatitis
N41.0 — akut
N41.3 – Prostatovesikulitis
N12   – Pyelonephritis
*   – Ruhr, durch
*   — Shigella
A03.2 —— boydii
A03.1 —— flexneri
A03.3 —— sonnei
P36.9 – Sepsis, beim Neugeborenen
*   – Superinfektion, bei
J06.9   — grippalem Infekt
J11.8   — Grippe [Influenza]
A41.9 – Toxämie
N76.0 – Vaginalinfektion
N76.0 – Vaginitis
N76.0 – Vaginose
N76.1 — chronisch
N76.0 – Vulvovaginitis
N76.1 — chronisch
A28.9 – Zoonose
N30.8 – Zystitis
*   **Bakterieller**
N76.8 – Fluor
A49.9 – Kontaktinfekt
L30.9 **Bakterielles Ekzem**
N39.0 **Bakterien,** im Urin
A04.9 **Bakterien-Enteritis**
A30.9 **Bakterienarme Lepra**
A30.9 **Bakterienarmer Aussatz**
A03.9 **Bakterienruhr**
A16.0 **Bakteriologisch oder histologisch nicht gesicherte Lungentuberkulose**
N39.0 **Bakteriurie**
N39.0 – asymptomatisch
O23.4 — bei Gravidität

| | |
|---|---|
| * **Balanciertes Rearrangement** | T14.3 **Bandruptur** (Forts.) |
| Q95.2 – Autosomen, beim abnormen Individuum | S83.5 – Kreuzband, Kniegelenk |
| | S83.5 — vorderes |
| Q95.3 – Gonosomen und Autosomen, beim abnormen Individuum | M23.5 — alt |
| N48.1 **Balanitis** | * **Bandscheibe** – s.a. Diskus oder s.a. Nucleus pulposus oder s.a. Zwischenwirbelscheibe |
| B37.4 – bei Soor | |
| B37.4 – candidomycetica | M99.5 **Bandscheibenbedingte Stenose,** Spinalkanal |
| N48.1 – circinata | |
| * – durch | M51.3 **Bandscheibendegeneration** |
| B37.4 — Candida | M51.8 **Bandscheibeneinriß** |
| A59.0 — Trichomonaden | M51.2 **Bandscheibenhernie** |
| N48.1 – erosiv | M46.3 **Bandscheibeninfektion** |
| N48.1 – gangränös | M51.9 **Bandscheibenkrankheit** |
| N48.1 – infektiös | M96.8 **Bandscheibenoperation,** mit nachfolgender Ischialgie, chronisch |
| B37.4 – mycotica | |
| N48.1 – psoriatisch | M51.2 **Bandscheibenprolaps** |
| N48.1 – simplex | M51.2 – lumbal |
| N48.1 – sklerosierend | M51.2 – lumbosakral |
| N48.1 – ulzerös | M51.2 – mit Lumbago |
| N48.1 – vulgaris | M51.2 **Bandscheibenprotrusion** |
| N48.6 – xerotica | M51.2 – lumbal |
| N48.6 — obliterans | M51.2 – lumbosakral |
| A56.0 **Balanochlamyditis** | M50.2 – zervikal |
| B37.4 **Balanokandidose** | * **Bandscheibenruptur,** traumatisch |
| N48.1 **Balanoposthitis** | S33.0 – lumbal |
| N48.1 – chronisch | S23.0 – thorakal |
| N48.1 – psoriatisch | S13.0 – zervikal |
| A07.0 **Balantidiasis** | M51.9 **Bandscheibenschaden** |
| A07.0 **Balantidienruhr** | M51.9 – HWS |
| A07.0 **Balantidiose** | M51.9 – lumbal |
| F98.5 **Balbuties** | M51.1 — mit Radikulopathie |
| L72.1 **Balggeschwulst** | M51.9 – lumbosakral |
| E04.9 **Balgkropf** | M51.9 – LWS |
| N15.0 **Balkan-Nephropathie** | M50.9 – zervikal |
| A78 **Balkangrippe** | * — mit |
| G06.0 **Balkenabszeß** | M50.0 — Myelopathie |
| Q64.8 **Balkenaplasie** | M50.1 — Radikulopathie |
| N32.8 **Balkenblase** | M99.7 **Bandscheibenstenose,** Foramina intervertebralia |
| N32.8 **Balkenharnblase** | |
| M20.1 **Ballenbursitis,** bei Halluces valgi | M51.9 **Bandscheibenveränderung** |
| Q66.8 **Ballenhohlfuß** | M51.2 **Bandscheibenvorfall** |
| T70.2 **Ballonkrankheit** | M51.2 – lumbal |
| N28.8 **Ballotierende Niere** | M51.2 – lumbosakral |
| G37.5 **Baló-Krankheit** | M51.2 – thorakal |
| T14.3 **Bandausriß,** knöchern | M50.2 – zervikal |
| H18.4 **Banddegeneration,** Hornhaut, primär, hereditär | * **Bandwurm-** |
| | B71.9 – Befall |
| * **Bandförmige** | B71.9 – Infektion |
| H18.4 – Hornhautdegeneration | * **Bang** |
| H18.4 – Keratopathie | A23.1 – Krankheit |
| T14.3 **Bandruptur** | A23.1 – Morbus |
| S93.2 – Außenband, Sprunggelenk | F41.9 **Bangigkeit** |
| S93.2 — oberes | S43.0 **Bankart-Läsion** |
| S83.4 – Innenband, Kniegelenk | A69.2 **Bannwarth,** lymphozytäre Meningoradikulitis |
| M23.5 – Kniegelenk, alt | |

| | |
|---|---|
| * | **Banti-** |
| K76.6 | – Krankheit |
| K76.6 | – Syndrom |
| F13.2 | **Barbituratabhängigkeit** |
| F13.1 | **Barbituratabusus** |
| T42.3 | **Barbituratintoxikation** |
| F13.1 | **Barbituratmißbrauch** |
| T42.3 | **Barbituratvergiftung** |
| Q87.8 | **Bardet-Biedl-Syndrom, Laurence-Moon-** |
| Q87.8 | – mit Retinitis pigmentosa |
| T81.6 | **Bariumperitonitis** |
| E54 | **Barlow-Krankheit, Möller-** |
| T70.2 | **Barodontalgie** |
| T70.0 | **Barootitis** |
| T70.1 | **Barosinusitis** |
| T70.2 | **Barotrauma** |
| T70.1 | – Nasennebenhöhlen |
| T70.0 | – Ohr |
| * | **Barrett-** |
| K22.1 | – Syndrom |
| K22.1 | – Ulkus, Ösophagus |
| B35.0 | **Bartdermatophytie** |
| L73.8 | **Bartflechte** |
| * | **Bartholin-** |
| N75.1 | – Abszeß |
| N75.8 | – Drüsen-Entzündung |
| N75.8 | – Drüsen-Infektion |
| C51.0 | – Drüsen- Karzinom |
| N75.1 | – Pseudoabszeß |
| D39.7 | – Tumor |
| N75.0 | – Zyste |
| A54.0 | **Bartholindrüse,** chronische Gonorrhoe |
| N75.8 | **Bartholinitis** |
| A54.1 | – akut, gonorrhoisch |
| A54.1 | – gonorrhoisch |
| B35.0 | **Bartmykose** |
| A44.9 | **Bartonellose** |
| A44.0 | – systemisch |
| E26.8 | **Bartter-Syndrom** |
| G03.9 | **Basalarachnoiditis** |
| * | **Basale** |
| Q75.8 | – Impression |
| J18.1 | – Pneumonie |
| D21.0 | **Basalfibrom** |
| G23.9 | **Basalganglienkrankheit,** degenerativ |
| C44.9 | **Basaliom** |
| C44.5 | – Anus |
| C44.3 | – Augenbraue |
| C44.1 | – Augenlid |
| C44.1 | – Augenwinkel |
| C44.5 | – Axilla |
| C44.5 | – Bauchwand |
| C44.5 | – Brust |
| C44.5 | – Gesäß |

| | |
|---|---|
| C44.9 | **Basaliom** (Forts.) |
| C44.3 | – Gesicht |
| C44.3 | – Gesichtshaut |
| C44.4 | – Hals |
| C44.7 | – Hüfte |
| C44.4 | – Kopfhaut |
| C44.1 | – Lid |
| C44.0 | – Lippe |
| C44.9 | – maligne |
| C44.3 | – Nase |
| C44.6 | – obere Gliedmaßen |
| C44.2 | – Ohr |
| C44.2 | – Ohrmuschel |
| C15.9 | – Ösophagus |
| C44.5 | – Perineum |
| C44.5 | – Rücken |
| C44.5 | – Rumpf |
| C44.5 | – Rumpfhaut |
| C44.3 | – Schläfe |
| C44.6 | – Schulter |
| C44.3 | – Stirn |
| C44.7 | – untere Gliedmaßen |
| C44.3 | – Wange |
| G03.9 | **Basalmeningitis** |
| R09.1 | **Basalpleuritis** |
| D11.0 | **Basalzelladenom** |
| D23.9 | **Basalzellakanthom** |
| D23.3 | – Gesicht |
| C44.9 | **Basalzellepitheliom** |
| C44.9 | **Basalzellgeschwulst** |
| C44.9 | **Basalzellkarzinom** |
| C44.9 | – Haut |
| D23.9 | **Basalzellpapillom** |
| D23.9 | – pigmentiert |
| S63.1 | **Baseballfinger** |
| * | **Basedow** |
| E05.0 | – Morbus |
| * | — mit |
| E05.0 | —— endokriner Orbitopathie |
| E05.0 | —— und Lidretraktion |
| E05.0 | —— Esotropie, bei endokriner Orbitopathie |
| E05.0 | —— Hypotropie, bei endokriner Orbitopathie |
| E05.0 | – Struma |
| E05.0 | – Syndrom |
| E05.0 | — mit Exophthalmus |
| * | **Basiläre** |
| G45.0 | – DBS [Durchblutungsstörung] |
| Q75.8 | – Impression |
| J18.1 | – Pneumonie |
| I67.1 | **Basilarisaneurysma** |
| G45.0 | **Basilarisinsuffizienz** |
| I65.1 | **Basilaristhrombose** |
| S62.2 | **Basisfraktur,** Os metacarpale I |

| | |
|---|---|
| * | **Basolateraler Myokardinfarkt** |
| I21.2 | – akut, transmural |
| I22.8 | – rezidivierend |
| C94.3 | **Basophile Leukämie** |
| D75.8 | **Basophileninvasion** |
| E24.9 | **Basophiler Hyperpituitarismus** |
| D35.2 | **Basophiles Adenom** |
| D75.8 | **Basophilie** |
| E24.0 | **Basophilismus** |
| E24.0 | – hypophysär |
| D75.8 | **Basozytose** |
| E78.6 | **Bassen-Kornzweig-Syndrom** |
| E78.6 | – mit Retinitis pigmentosa |
| F40.2 | **Bathophobie** |
| E75.4 | **Batten-Mayou-Syndrom** |
| * | **Batterieerschöpfung** |
| T82.1 | – Herzschrittmacher, implantiert |
| T82.1 | – implantierter Cardioverter-Defibrillator |
| A31.0 | **Battey-Krankheit** |
| * | **Bauch** |
| R10.0 | – akut |
| R10.4 | – unklar |
| I71.4 | **Bauchaortenaneurysma** |
| I71.3 | – gedeckt perforiert |
| I71.4 | – infrarenal |
| I71.3 | – perforiert |
| I74.0 | **Bauchaortenembolie** |
| I74.0 | **Bauchaortenthrombose** |
| R10.4 | **Bauchbeschwerden,** unklar |
| L02.2 | **Bauchdeckenabszeß** |
| Q79.4 | **Bauchdeckenaplasie-Syndrom** |
| K43.9 | **Bauchdeckenbruch** |
| E65 | **Bauchdeckenfettschürze** |
| L02.2 | **Bauchdeckenfurunkel** |
| K43.9 | **Bauchdeckenhernie** |
| T81.4 | **Bauchdeckeninfektion,** durch Blasen-fistelkatheter |
| R22.2 | **Bauchdeckeninfiltrat** |
| L02.2 | **Bauchdeckenkarbunkel** |
| D17.1 | **Bauchdeckenlipom** |
| C79.8 | **Bauchdeckenmetastase** |
| D48.1 | **Bauchdeckenneubildung,** unsicher |
| L03.3 | **Bauchdeckenphlegmone** |
| S30.1 | **Bauchdeckenprellung** |
| R10.4 | **Bauchdeckenschmerzhaftigkeit** |
| R19.3 | **Bauchdeckenspannung** |
| S30.1 | **Bauchdeckenverletzung,** oberflächlich |
| S31.1 | **Bauchdeckenwunde,** offen |
| C76.2 | **Baucheingeweidekarzinom** |
| C76.2 | **Baucheingeweidemalignom** |
| C76.2 | **Baucheingeweideneubildung,** bösartig |
| K56.5 | **Bauchfelladhäsion,** mit Ileus |
| K65.9 | **Bauchfellentzündung** |
| K65.9 | – lokalisiert |
| C48.2 | **Bauchfellkarzinom** |
| C45.1 | **Bauchfellmesotheliom** |

| | |
|---|---|
| C78.6 | **Bauchfellmetastasen** |
| C48.2 | **Bauchfellneubildung,** bösartig |
| A18.3 | **Bauchfelltuberkulose** |
| K66.0 | **Bauchfellverwachsung** |
| K56.5 | – mit Ileus |
| K66.0 | – postoperativ |
| Q53.9 | **Bauchhoden** |
| K65.0 | **Bauchhöhlenabszeß** |
| O00.0 | **Bauchhöhlengravidität** |
| O00.0 | **Bauchhöhlenschwangerschaft** |
| R18 | **Bauchhöhlenwasseransammlung** |
| C76.2 | **Bauchkarzinom** |
| R10.4 | **Bauchkrämpfe** |
| C76.2 | **Bauchmalignom** |
| M62.9 | **Bauchmuskelinsuffizienz** |
| K43.9 | **Bauchnarbenbruch** |
| K43.9 | **Bauchnarbenhernie** |
| C78.6 | **Bauchnetzmetastase** |
| C76.2 | **Bauchneubildung,** bösartig |
| K66.0 | **Bauchraumverwachsung** |
| R10.4 | **Bauchschmerzen** |
| R10.4 | – chronisch |
| R10.4 | – ohne Krankheit |
| F45.3 | – psychogen |
| R10.4 | – unklar |
| R19.0 | **Bauchschwellung** |
| D13.6 | **Bauchspeicheldrüsenadenom** |
| K85 | **Bauchspeicheldrüsenentzündung** |
| C25.9 | **Bauchspeicheldrüsenkarzinom** |
| K86.9 | **Bauchspeicheldrüsenkrankheit** |
| C25.9 | **Bauchspeicheldrüsenkrebs** |
| * | **Bauchspeicheldrüsenneubildung** |
| C25.9 | – bösartig |
| D13.6 | – gutartig |
| D37.7 | – unsicher |
| R10.1 | **Bauchsymptomatik,** Oberbauch, akut |
| S39.9 | **Bauchtrauma** |
| S39.9 | – stumpf |
| R19.0 | **Bauchtumor** |
| R19.0 | – Unterbauch |
| A01.0 | **Bauchtyphus** |
| S39.9 | **Bauchverletzung** |
| C44.5 | **Bauchwandbasaliom** |
| K43.9 | **Bauchwandbruch** |
| K43.0 | – irreponibel |
| * | – mit |
| K43.0 | — Einklemmung |
| K43.1 | — Gangrän |
| L02.2 | **Bauchwandfurunkel** |
| C44.5 | **Bauchwandhautkarzinom** |
| K43.9 | **Bauchwandhernie** |
| L02.2 | **Bauchwandkarbunkel** |
| C49.4 | **Bauchwandkarzinom** |
| C79.8 | **Bauchwandmetastase** |
| D22.5 | **Bauchwandnävus** |
| C49.4 | **Bauchwandsarkom** |

M79.8 **Bauchwandschwäche**
T21.0 **Bauchwandverbrennung**
R18   **Bauchwassersucht** – s.a. Aszites
R10.4 **Bauchweh**
B26.9 **Bauerntölpel** [Mumps]
B26.9 **Bauernwetzel** [Mumps]
K74.6 **Baumgarten-Cruveilhier-Zirrhose**
J66.0 **Baumwollstaublunge**
J63.1 **Bauxitfibrose**
J63.1 **– Lunge**
N39.0 **Bazillen,** im Urin
A23.9 **Bazillokokkie,** endemisch [Brucellose]
A28.8 **Bazillose, Aktino-**
N39.0 **Bazillurie**
A18.4 **Bazin-Krankheit**
*     **BCG** [Bacille-Calmette-Guérin]-
T88.1 **– Impfkomplikation**
Z23.2 **– Impfnotwendigkeit,** gegen Tuberkulose
*     **Beard-**
F48.0 **– Krankheit**
F48.0 **– Syndrom**
L60.4 **Beau-Reil-Querfurchen**
K29.5 **Becherzellmetaplasie**
*     **Bechterew**
M45   **– Morbus,** von
M45   **– Syndrom,** von-
M45   **– von-Strümpell-Marie-Krankheit,** von-
*     **Beck-**
M12.1 **– Krankheit,** Kaschin-
M12.1 **– Syndrom,** Kaschin-
*     **Becken**
O65.1 **– allgemein verengt,** Geburtshindernis
Q74.2 **– anthropoid**
O33.1 **– eng,** mit Gravidität
C77.5 **– Metastasen,** Lymphknoten
O33.9 **– Mißverhältnis** zum Fetus
*     **– weiblich**
N73.6 **— Adhäsion**
N73.5 **— Peritonitis**
N73.3 **— akut**
N73.6 **— Verwachsung**
*     **Becken-**
I73.9 **– und Oberschenkeltyp,** arterielle Verschlußkrankheit
O33.9 **– Schädel-Mißverhältnis**
L02.2 **Beckenabszeß**
K66.0 **Beckenadhäsion**
*     **Beckenanomalie**
Q74.2 **– angeboren**
O33.0 **– mit Gravidität**
I77.1 **Beckenarterienstenose**
M21.7 **Beckenasymmetrie,** infolge Beinverkürzung
O81.0 **Beckenausgang,** Zangenentbindung

*     **Beckenausgangsverengung**
O33.3 **– mit Gravidität**
O65.3 **– und Beckenmittenverengung,** Geburtshindernis
O71.6 **Beckenbänderschädigung,** bei Geburt
O71.6 **Beckenbänderverletzung,** durch Geburt
N73.2 **Beckenbindegewebsentzündung**
N73.0 **– akut**
N73.1 **– chronisch**
C49.5 **Beckenbindegewebsneubildung,** bösartig
C49.5 **Beckenbindegewebssarkom**
R27.8 **Beckenbodenataxie, Detrusor-**
R27.8 **Beckenbodendyssynergie, Detrusor-**
N81.8 **Beckenbodenerschlaffung,** weiblich
D48.7 **Beckenbodengeschwulst**
O34.8 **Beckenbodeninsuffizienz,** bei Schwangerschaft
N81.8 **Beckenbodenlazeration,** alt
N81.8 **Beckenbodenmuskelriß,** alt
D48.7 **Beckenbodenneoplasie**
N81.8 **Beckenbodenprolaps,** weiblich
N81.8 **Beckenbodenschwäche**
D48.7 **Beckenbodentumor**
S32.8 **Beckenbruch**
*     **Beckendeformität**
M95.5 **– erworben**
O65.0 **– Geburtshindernis**
O33.0 **– mit Gravidität**
Q74.2 **Beckendysplasie**
*     **Beckeneingangsverengung**
O65.2 **– Geburtshindernis**
O33.2 **– mit Gravidität**
*     **Beckenendlage**
O32.1 **– Betreuung der Schwangeren**
O32.1 **– Fetus**
O64.1 **– Geburtshindernis**
O80.1 **– Spontangeburt**
N80.3 **Beckenendometriose**
N73.9 **Beckenentzündung,** bei der Frau
S32.8 **Beckenfraktur**
O71.6 **Beckengelenkschädigung,** bei Geburt
O71.6 **Beckengelenkverletzung,** durch Geburt
N73.9 **Beckengewebe,** weiblich, Entzündung
M95.5 **Beckengradstand**
*     **Beckenhämatom,** bei
O71.7 **– Entbindung**
O71.7 **– Geburt**
C76.3 **Beckenkarzinom**
O65.9 **Beckenknochen,** abnorm, Geburtsbehinderung
O33.0 **Beckenknochenabnormität,** mit Gravidität
C79.5 **Beckenknochenkarzinom**

| | |
|---|---|
| * | **Beckenknochenneubildung** |
| C41.4 | – bösartig |
| D16.8 | – gutartig |
| C41.4 | **Beckenknochensarkom** |
| O81.1 | **Beckenmitte,** Zangenentbindung |
| O81.2 | – mit Rotation |
| * | **Beckenneubildung** |
| C76.3 | – bösartig |
| * | – gutartig |
| D21.5 | — Bindegewebe |
| D21.5 | — Weichteile |
| Q63.2 | **Beckenniere** |
| S37.7 | **Beckenorgane,** mehrere, Verletzung |
| N73.9 | **Beckenorganentzündung,** bei der Frau |
| O08.0 | **Beckenorganinfektion,** nach Abort |
| S37.9 | **Beckenorganverletzung** |
| O08.6 | – bei Fehlgeburt |
| T91.5 | – Folgen |
| M91.0 | **Beckenosteochondrose,** juvenil |
| N80.3 | **Beckenperitoneumendometriose** |
| C48.1 | **Beckenperitoneumkarzinom** |
| C48.1 | **Beckenperitoneumneubildung,** bösartig |
| O08.0 | **Beckenperitonitis,** nach Abort |
| L03.3 | **Beckenphlegmone** |
| S30.0 | **Beckenprellung** |
| S32.8 | **Beckenrandfraktur** |
| S32.8 | **Beckenringbruch** |
| S32.8 | **Beckenringfraktur** |
| S32.7 | – Malgaigne- |
| O26.7 | **Beckenringlockerung,** bei Schwangerschaft |
| M95.5 | **Beckenschiefstand** |
| M21.7 | – bei Beinverkürzung |
| M95.5 | – erworben |
| R10.2 | **Beckenschmerzen** |
| R10.2 | – chronisch |
| M95.5 | **Beckentiefstand** |
| I86.2 | **Beckenvarikose** |
| I86.2 | **Beckenvarizen** |
| I80.2 | **Beckenvenenthrombose** |
| O87.1 | – postpartal |
| S39.9 | **Beckenverletzung** |
| O34.9 | **Beckenweichteileabnormität,** bei Gravidität |
| C49.5 | **Beckenweichteilekarzinom** |
| C49.5 | **Beckenweichteileneubildung,** bösartig |
| C49.5 | **Beckenweichteilesarkom** |
| O65.5 | **Beckenweichteilgewebe,** Geburtsbehinderung |
| S31.0 | **Beckenwunde,** offen |
| F43.2 | **Beeinträchtigung,** emotional, bei sozialer Anpassungsstörung |
| J98.4 | **Beerenlunge** |

| | |
|---|---|
| * | **Befall,** durch |
| B81.0 | – Anisakis-Larven |
| B88.2 | – Arthropoden |
| B71.9 | – Bandwurm |
| B88.3 | – Blutegel |
| B37.9 | – Candida |
| B66.3 | – Fasciola hepatica |
| B74.9 | – Filarien |
| B85.3 | – Filzläuse |
| B87.9 | – Fliegenlarven |
| B88.9 | – Hautparasiten |
| B85.1 | – Körperläuse |
| B85.0 | – Kopfläuse |
| B85.2 | – Läuse |
| B88.3 | – Landblutegel |
| B87.9 | – Maden |
| B80 | – Madenwürmer |
| B88.9 | – Milben |
| B80 | – Oxyuren |
| B89 | – Parasiten |
| B85.3 | – Phthirus pubis |
| B88.1 | – Sandfloh |
| B66.9 | – Saugwürmer |
| * | – Taenia |
| B68.1 | — saginata |
| B68.0 | — solium |
| B66.9 | – Trematoden |
| B88.0 | – Trombikula-Larven |
| B83.9 | – Würmer |
| B71.9 | – Zestoden |
| J67.7 | **Befeuchterlunge** |
| J67.7 | **Befeuchterpneumonitis** |
| F52.1 | **Befriedigung,** sexuell, gestört |
| Z31.- | **Befruchtung,** extrakorporal |
| F41.9 | **Befürchtung** |
| * | **Befund** |
| R89.9 | – abnorm |
| * | — bei |
| O28.9 | —— Graviditäts-Screening |
| O28.3 | —— Ultraschalluntersuchung, bei Graviditäts-Screening |
| O28.1 | — biochemisch, bei Graviditäts-Screening |
| O28.5 | — Chromosomen, bei Graviditäts-Screening |
| O28.5 | — genetisch, bei Graviditäts-Screening |
| O28.0 | — hämatologisch, bei Graviditäts-Screening |
| R89.9 | — in Brustwarzenabsonderung |
| R83.9 | — Liquor |
| O28.4 | — radiologisch, bei Graviditäts-Screening |
| R82.9 | — Urin |
| O28.2 | — zytologisch, bei Graviditäts-Screening |
| R89.8 | – Chromosomen-, abnorm |

| | |
|---|---|
| * | **Befund** |
| * | – CT [Computertomographie]- |
| R93.5 | — Abdomen, abnorm |
| R92 | — Mamma, abnorm |
| R89.7 | – histologisch, abnorm |
| R83.7 | — Liquor |
| R89.4 | – immunologisch, abnorm |
| R83.4 | — Liquor |
| R93.5 | – Kolposkopie-, auffällig |
| R92 | – Mammographie-, abnorm |
| R89.5 | – mikrobiologisch, abnorm |
| R83.5 | — Liquor |
| R87.6 | – Papanicolaou-, zervixzytologisch, suspekt |
| * | – pathologisch, Sonographie |
| R93.2 | — Gallenwege |
| R93.4 | — Harnorgane |
| R93.2 | — Leber |
| R93.3 | — Verdauungstrakt |
| R93.3 | – Röntgen-, Darm, abnorm |
| * | – Sonographie- |
| R93.5 | — Abdomen, abnorm |
| R93.5 | — Becken, abnorm |
| R92 | — Mamma, abnorm |
| R92 | – suspekt, Mammographie |
| R92 | – Thermographie-, Mamma, abnorm |
| R87.6 | – unspezifisch, Papanicolaou |
| R87.6 | – Vagina, abnorm |
| R87.6 | – Vulva, abnorm |
| * | – zytologisch |
| R89.6 | — abnorm |
| R83.6 | — Liquor |
| R87.6 | – suspekt, aus weiblichen Genitalorganen |
| F68.0 | **Begehrensneurose** |
| H26.9 | **Beginnende Kerntrübung** |
| E85.9 | **Begleitamyloidose** |
| * | **Begleitendes Papillenödem** |
| * | – bei |
| H47.1 | — Uveitis |
| H47.1 | — Vaskulitis |
| H20.8 | **Begleitiritis** |
| H20.8 | – bei Keratitis |
| I51.4 | **Begleitmyokarditis** |
| H66.9 | **Begleitotitis** |
| Z76.3 | **Begleitperson,** gesund, eines Kranken |
| L40.8 | **Behaarter Kopf,** Psoriasis |
| Q84.2 | **Behaarung, Lanugo-** |
| F73.1 | **Behandlungsbedürftige,** deutlich, Verhaltensstörung, bei schwerster Intelligenzminderung |
| * | **Behçet** |
| M35.2 | – Aphthen |
| M35.2 | – Krankheit |
| M35.2 | – Morbus |

| | |
|---|---|
| * | **Behinderung** |
| O66.9 | – Geburt |
| * | — durch |
| O65.9 | — abnorme Beckenknochen |
| O65.5 | — Rektozele |
| R33 | – Harnabfluß |
| F81.9 | – Lernen |
| R39.1 | – Miktion |
| R06.8 | – Nasenatmung |
| R06.8 | – Nasenventilation |
| H18.5 | **Behnke-Hornhautdystrophie, Thiel-** |
| * | **Beidseitige** |
| H54.0 | – Amaurose |
| M17.9 | – Gonarthrose |
| M17.0 | — primär |
| Q65.1 | – Hüftgelenkluxation, angeboren |
| Q65.4 | – Hüftgelenksubluxation, angeboren |
| K40.2 | – Inguinalhernie |
| H90.3 | – Innenohrhochtonschwerhörigkeit |
| H90.3 | – Innenohrschwerhörigkeit |
| N27.1 | – kleine Nieren |
| M16.9 | – Koxarthrose |
| M16.2 | — Folge, Dysplasie |
| M16.0 | — primär |
| M16.6 | — sekundär |
| K40.2 | – Leistenhernie |
| Q60.1 | – Nierenagenesie |
| Q60.4 | – Nierenhypoplasie |
| * | – posttraumatische |
| M17.2 | — Gonarthrose |
| M16.4 | — Koxarthrose |
| M18.2 | — Rhizarthrose |
| M18.0 | — Rhizarthrose, primär |
| H90.0 | – Schalleitungsschwerhörigkeit |
| H54.2 | – Sehschwäche |
| I65.3 | – Stenose, Arteria carotis |
| N83.5 | – Torsion, Ovar |
| N27.1 | – Zwergniere |
| * | **Beidseitiger** |
| * | – Hörverlust, durch |
| H90.0 | — Schalleitungsstörung |
| H90.3 | — Schallempfindungsstörung |
| H90.6 | — kombinierter Hörverlust, durch Schalleitungs- und Schallempfindungsstörung |
| Q53.2 | – Nondescensus testis |
| H54.3 | – Sehverlust |
| * | – Visus |
| H54.0 | — <005 |
| H54.2 | — <03 |
| H54.3 | – Visusverlust |
| * | **Bein** |
| I74.3 | – akuter arterieller Verschluß |
| I73.9 | – arterielle Verschlußkrankheit |
| I87.2 | – chronisch-venöse Insuffizienz |
| R22.4 | – geschwollen |

|        |                                         |
|--------|------------------------------------------|
| *      | **Bein** (Forts.)                        |
| I89.0  | – Lymphödem                              |
| I83.9  | – Stammvarikose                          |
| T13.1  | – Weichteilverletzung, groß             |
| T13.8  | — mit Sehnenbeteiligung                 |
| I73.9  | **Bein-AVK** [Arterielle Verschlußkrankheit] |
| L02.4  | **Beinabszeß**                          |
| T93.6  | **Beinamputation,** traumatisch, Stumpfschmerzen |
| I74.3  | **Beinarterienembolie**                 |
| I74.3  | **Beinarterienthrombose**               |
| I74.3  | **Beinarterienverschluß**               |
| *      | **Beinbeschwerden**                     |
| I73.9  | – vaskulär                              |
| M79.6  | – vertebragen                           |
| T05.5  | **Beine,** beide, Amputation, traumatisch |
| L02.4  | **Beinfurunkel**                        |
| R02    | **Beingangrän**                         |
| L02.4  | **Beinkarbunkel**                       |
| C76.5  | **Beinkarzinom**                        |
| R25.2  | **Beinkrampf**                          |
| I83.9  | **Beinkrampfadern**                     |
| R20.2  | **Beinkribbeln**                        |
| G83.1  | **Beinlähmung**                         |
| G82.2  | – beide                                 |
| M21.7  | **Beinlänge,** Ungleichmäßigkeit        |
| *      | **Beinlängendifferenz**                 |
| Q72.9  | – angeboren                             |
| M21.7  | – erworben                              |
| C43.7  | **Beinmelanom,** maligne                |
| G83.1  | **Beinmonoplegie**                      |
| D22.7  | **Beinnävus**                           |
| R60.0  | **Beinödem**                            |
| I80.3  | **Beinphlebitis**                       |
| I80.0  | – oberflächlich                         |
| I80.2  | – tiefliegend                           |
| I80.3  | **Beinphlebothrombose**                 |
| I80.0  | – oberflächlich                         |
| I80.2  | – tiefliegend                           |
| L03.1  | **Beinphlegmone**                       |
| M79.6  | **Beinschmerzen**                       |
| M79.6  | – unklar                                |
| R22.4  | **Beinschwellung**                      |
| I80.3  | **Beinthrombophlebitis**                |
| I80.0  | – oberflächlich                         |
| I80.2  | – tiefliegend                           |
| *      | **Beinthrombose**                       |
| I80.0  | – oberflächlich                         |
| I80.2  | – tiefliegend                           |
| I83.9  | **Beinvarikose**                        |
| I83.9  | – mit Stauungsdermatose, ohne Ulkus oder Entzündung |
| *      | **Beinvarizen**                         |
| O87.8  | – im Wochenbett                         |
| I83.0  | – mit Ulkus                             |

|        |                                         |
|--------|------------------------------------------|
| I83.9  | **Beinvarizenblutung**                  |
| I80.3  | **Beinvenenthrombose**                  |
| I80.2  | – tief                                  |
| T24.0  | **Beinverbrennung**                     |
| T24.1  | – 1. Grades                             |
| T24.2  | – 2. Grades                             |
| T24.3  | – 3. Grades                             |
| *      | **Beinverkürzung**                      |
| Q72.8  | – angeboren                             |
| M21.7  | – egalisiert durch Beckenasymmetrie     |
| M21.7  | – erworben                              |
| M21.7  | – mit Beckenschiefstand                 |
| F98.8  | **Beißen, Nägel-**                      |
| A65    | **Bejel**                               |
| I51.8  | **Beklemmung,** Herz                    |
| *      | **Belag**                               |
| K03.6  | – auf Zähnen                            |
| R09.1  | – Pleura                                |
| *      | **Belastung**                           |
| F62.0  | – extrem, mit andauernder Persönlichkeitsänderung |
| I50.1  | – Linksherz-                            |
| F43.9  | – schwer, Reaktion                      |
| *      | **Belastungsabhängige**                 |
| M13.1  | – Handgelenkarthritis                   |
| M13.1  | – Sprunggelenkarthritis                 |
| I20.8  | **Belastungsangina pectoris**           |
| J45.9  | **Belastungsasthma**                    |
| R06.0  | **Belastungsdyspnoe**                   |
| R06.0  | – uncharakteristisch                    |
| N02.9  | **Belastungserythrozyturie**            |
| N02.9  | **Belastungshämaturie**                 |
| I10    | **Belastungshypertonie**                |
| I49.4  | **Belastungsinduzierte Extrasystolie**  |
| N39.3  | **Belastungsinkontinenz,** Harnblase    |
| *      | **Belastungsreaktion**                  |
| F43.0  | – akut                                  |
| F43.0  | — Mischform                             |
| *      | — mit                                   |
| F43.0  | —— Bewußtseinsstörung                   |
| F43.0  | —— emotionaler Störung                  |
| F43.0  | —— psychomotorischer Störung            |
| F43.0  | —— vorherrschender psychomotorischer Störung |
| F43.9  | – psychogen                             |
| F43.1  | **Belastungsstörung,** posttraumatisch  |
| K14.3  | **Belegte Zunge**                       |
| *      | **Bell-**                               |
| G51.0  | – Fazialisparese                        |
| G51.0  | – Lähmung                               |
| G51.0  | – Syndrom                               |
| R05    | **Bellender Husten**                    |
| H69.8  | **Belüftungsstörung,** Tuben            |
| R80    | **Bence-Jones-Proteinurie**             |
| R46.8  | **Benehmen,** Anomalie                  |

**B**

*     **Benetzungsstörung**
H04.1  – Auge
H18.8  – keratokonjunktival
*     **Benigne**
D36.9  – Geschwulst
G93.2  – Hirndrucksteigerung
I11.9  – hypertensive Herzkrankheit
I10    – Hypertonie
I11.9   — bei Herzkrankheit
I15.9   — sekundär
I13.9  – kardiorenale Hypertonie
H31.2  – konzentrische Makuladystrophie
A28.1  – Lymphoretikulose
I12.9  – Nephrosklerose
D89.2  – Paraproteinämie
N40   – Prostatahyperplasie
N40   – Prostatahypertrophie
I12.9  – renale Hypertonie
G03.2  – rezidivierende Meningitis
D86.9  – Schaumann-Lymphogranulomatose
N85.8  – Uteruszyste
*     **Benigner**
D35.2  – Hypophysentumor
D35.0  – Nebennierentumor
D31.2  – Netzhauttumor
*     – paroxysmaler
H81.1  — Lagerungsschwindel
H81.1  — Schwindel
D31.2  – Retinatumor
D36.0  **Benignes Lymphom**
S62.2  **Bennett-Fraktur**
R42    **Benommenheit**
F13.1  **Benzodiazepin-Abusus**
F13.2  **Benzodiazepinabhängigkeit**
T42.4  **Benzodiazepinintoxikation**
T42.4  **Benzodiazepinvergiftung**
T52.2  **Benzol-Homologe-Wirkung,** toxisch
T52.1  **Benzolvergiftung**
T52.1  **Benzolwirkung,** toxisch
*     **Beratung**
Z31.-  – bei Sterilität
Z30.-  – Empfängnisregelung
Z30.-  – Familienplanung
Z31.-  – Fertilisation
Z31.-  – genetisch
Z26.9  – Impfung
Z31.-  – Insemination
Z30.-  – Kontrazeption
Z30.-  – nach Paragraph 218
Z30.-  – Schwangerschaftsabbruch
*     – zur
Z30.-  — Interruptio
Z30.-  — Sterilisation
R29.0  **Bereitschaft, Krampf-**
J61    **Bergflachslunge**
T70.2  **Bergkrankheit**

J60    **Bergleute-Pneumokoniose**
J60    **Bergmannslunge**
Q14.0  **Bergmeister-Papille**
E51.1  **Beriberi**
S05.8  **Berlin-Ödem**
S05.1  – nach Contusio retinae
L56.2  **Berloque-Dermatitis**
I50.0  **Bernheim-Syndrom**
E72.2  **Bernsteinsäure-Arginin-Krankheit**
Q75.4  **Berry-Syndrom**
S37.0  **Berstung,** Niere
B71.8  **Bertielliasis**
L25.9  **Berufsekzem**
*     – durch
L24.4  — Arzneimittel
L59.8  — Bestrahlung
L24.5  — Chemikalien
L24.0  — Detergenzien
L24.1  — Fett
L24.6  — Nahrungsmittel
L24.2  — organisches Lösungsmittel
L24.7  — Pflanzen
F48.8  **Berufsneurose**
J63.2  **Berylliose**
J63.2  – Lunge
J63.2  **Berylliosis pulmonum**
J63.2  **Berylliumgranulomatose**
J63.2  **Berylliumlunge**
J63.2  **Berylliumpneumonie**
J63.2  **Berylliumstaublunge**
R46.6  **Beschäftigung mit Streßereignissen
       und Betroffenheit,** unangemessen
F48.8  **Beschäftigungsneurose**
*     **Beschleunigte**
I45.6  – atrioventrikuläre Erregungsleitung
R70.0  – Blutkörperchensenkungsreaktion
*     **Beschleunigung**
R70.0  – BKS [Blutkörperchensenkungs-
        geschwindigkeit]
R70.0  – BSG [Blutkörperchensenkungs-
        geschwindigkeit]
F79.9  **Beschränktheit**
*     **Beschwerden**
R10.4  – abdominal
R10.4  — unklar
H52.5  – Akkommodations-
H53.1  – asthenopisch
J45.9  – asthmatisch
R10.4  – Bauch, unklar
*     – bei
R39.1  — Miktion
O26.9  — Schwangerschaft
T84.9  — TEP [Totalendoprothese]

| | |
|---|---|
| * | **Beschwerden** (Forts.) |
| * | – beim |
| R26.2 | — Gehen |
| R19.8 | — Kauen |
| R13 | — Schlucken |
| * | – Bein |
| I73.9 | — vaskulär |
| M79.6 | — vertebragen |
| N32.9 | – Blase |
| N50.8 | – Climacterium virile |
| M47.9 | – degenerativ, Wirbelsäule |
| K00.7 | – Dentitions- |
| * | – durch |
| E68 | — Adipositas |
| I83.9 | — Krampfader |
| T70.2 | — Unterdruck |
| K30 | – dyspeptisch |
| F45.9 | – funktionell |
| K59.9 | — Darm |
| I51.8 | — Herz |
| I51.6 | — Herz-Kreislauf- |
| K59.9 | — Kolon |
| K31.9 | — Magen |
| F45.9 | — neurotisch |
| F45.3 | — nichtorganisch, Oberbauch |
| F45.3 | — psychovegetativ |
| K92.9 | – gastrointestinal |
| K92.9 | — akut |
| I84.9 | – hämorrhoidal |
| N32.9 | – Harnblase |
| I51.9 | – Herz |
| I20.9 | — anginös |
| F45.3 | — nervös |
| I20.9 | — pektanginös |
| F45.3 | — psychogen |
| F45.3 | — psychosomatisch |
| F45.3 | — vegetativ |
| I51.6 | – Herz-Kreislauf- |
| F45.3 | — nervös |
| F45.2 | – hypochondrisch |
| R07.4 | – im Thorax |
| N95.9 | – klimakterisch |
| N95.9 | – Klimax- |
| M25.8 | – Knie |
| N48.8 | – Kohabitations-, männlich |
| I99 | – Kreislauf |
| I95.9 | — bei Hypotonie |
| I95.1 | — orthostatisch |
| R10.3 | – Leiste |
| K31.9 | – Magen |
| K31.9 | — funktionell |
| F45.3 | — nervös |
| F45.3 | —— psychogen |
| N94.9 | – Menstruations- |

| | |
|---|---|
| * | **Beschwerden** (Forts.) |
| * | – nach |
| K91.5 | — Gallenblasenexstirpation |
| K91.5 | — Gallenblasenoperation |
| L90.5 | – Narbe |
| G62.9 | – neuropathisch |
| R10.1 | – Oberbauch |
| H92.0 | – Ohr |
| F45.9 | – polymorph, wahrscheinlich nichtorganisch |
| K91.5 | – Postcholezystektomie- |
| N95.9 | – postklimakterisch |
| F07.2 | – postkommotionell |
| N94.3 | – prämenstruell |
| N42.9 | – Prostata |
| F45.8 | — neurovegetativ |
| F45.8 | — psychovegetativ |
| F45.9 | – psychosomatisch |
| M79.0 | – rheumatisch |
| R29.8 | – statisch |
| R69 | – unklar |
| R10.3 | – Unterbauch |
| R10.3 | – Unterleib |
| N94.9 | — weiblich |
| N95.9 | – Wechseljahre |
| K00.7 | – Zahnungs- |
| I20.9 | **Beschwerdenkomplex,** pektanginös |
| I83.9 | **Besenreiser** |
| F44.3 | **Besessenheitszustand,** Trancezustand |
| * | **Besnier** |
| * | – Boeck-Schaumann |
| D86.9 | — Krankheit |
| D86.9 | — Morbus |
| D86.9 | — Syndrom |
| L20.0 | – Prurigo |
| D86.9 | – Tennesson-Syndrom |
| H35.5 | **Best-Makuladegeneration,** vitelliform, autosomal-dominant |
| Z32.- | **Bestätigte Schwangerschaft** |
| Z32.- | **Bestätigung,** Gravidität |
| F65.8 | **Bestiophilie** |
| * | **Bestrahlung** |
| L59.8 | – Berufsekzem |
| L59.8 | – Kontaktdermatitis |
| L57.8 | – Sonnen-, Dermatitis |
| L23.8 | **Bestrahlungsallergie** |
| D61.2 | **Bestrahlungsanämie,** aplastisch |
| L59.8 | **Bestrahlungsdermatitis** |
| L59.8 | **Bestrahlungsekzem** |
| K52.0 | **Bestrahlungsenteritis** |
| M96.2 | **Bestrahlungskyphose** |
| J70.0 | **Bestrahlungslunge** |
| T66 | **Bestrahlungsschaden** |
| P04.8 | – fetal |
| M96.5 | **Bestrahlungsskoliose** |

R32    **Bettnässen**
M66.3  **Beugesehnenspontanruptur**
L20.8  **Beugeseitenneurodermitis**
T14.6  **Beugsehnenverletzung**
A20.0  **Beulenpest**
E83.5  **Beuren-Syndrom, Williams-**
*      **Bewegung,** abnorm
R25.0  – Kopf
R25.8  – unwillkürlich
M75.0  **Bewegungseinschränkung,** bei Periarthropathia humeroscapularis
R29.8  **Bewegungslosigkeit**
F45.8  **Bewegungsorgane,** psychogene Störung
H57.1  **Bewegungsschmerzen,** Augen
R29.8  **Bewegungsstarre**
F84.4  **Bewegungsstereotypie,** bei überaktiver Störung, mit Intelligenzminderung
*      **Bewegungsstörung**
*      – abnorm
G25.9  — mit Spasmus und unklare extrapyramidale Affektion
G25.9  — und unklare extrapyramidale Affektion
F44.4  – dissoziativ
G25.9  – extrapyramidal
F98.4  – stereotyp
G25.9  – zentral
G25.9  – zerebral
R40.2  **Bewußtlosigkeit**
*      **Bewußtseinsstörung**
F43.0  – bei akuter Belastungsreaktion
G40.2  – durch partielle Epilepsie
R40.0  **Bewußtseinstrübung**
R55    **Bewußtseinsverlust,** kurzfristig
F93.2  **Beziehungsschwierigkeit,** beim Kind
F68.8  **Beziehungsstörung**
F93.2  – beim Kind
F93.2  – jugendlich
F66.2  – sexuell
F66.2  — durch Bisexualität
F22.0  **Beziehungswahn**
F22.0  – sensitiv
T18.9  **Bezoar**
T18.3  – Darm
T18.2  – Magen
Q87.8  **Biedl-Syndrom, Laurence-Moon-Bardet-**
Q87.8  – mit Retinitis pigmentosa
T63.4  **Bienengiftallergie**
T63.4  – und Wespengiftallergie
T63.4  **Bienenstich**
*      **Biermer**
D51.0  – Anämie
D51.0  – Ehrlich-Addison-Anämie
D51.0  – Morbus
I45.2  **Bifaszikulärer Block**

R00.8  **Bigeminie**
*      **Bilaterale**
N28.0  – massive Nierenembolie
N17.1  – Nierenrindennekrose
N13.5  – supravesikale Stenose
I65.3  **Bilateraler Verschluß,** präzerebrale Arterien
D86.8  **Bilaterales Hiluslymphom-Syndrom** [Löfgren-Syndrom]
L40.9  **Bild,** psoriatiform
B65.9  **Bilharziose**
B65.0  – Blase
B65.1  – Darm
B65.1  – intestinal
B65.0  – urogenital
*      **Biliäre**
K65.8  – Peritonitis
K74.5  – Zirrhose
K74.3  — primär
K74.4  — sekundär
K83.5  – Zyste
E80.4  **Bilirubinämie,** familiär, nichthämolytisch
E80.6  **Bilirubinausscheidungsstörung**
P57.9  **Bilirubinenzephalopathie**
P57.9  **Bilirubinhirnschaden**
E80.7  **Bilirubinstoffwechselstörung**
R82.2  **Bilirubinurie**
S82.8  **Bimalleolare Sprunggelenkfraktur**
H53.4  **Binasale Hemianopsie**
*      **Bindegewebe**
*      – Abdomen
C49.4  — Neubildung, bösartig
C49.4  — Sarkom
*      – Becken
C49.5  — Neubildung, bösartig
C49.5  — Sarkom
C49.0  – Gesicht, Neubildung, bösartig
C49.0  – Hals, Neubildung, bösartig
*      – Hüfte
C49.2  — Neubildung, bösartig
C49.2  — Sarkom
C49.0  – Kopf, Neubildung, bösartig
*      — mit Weichteilen
*      — Gesicht
C49.0  —— Karzinom
C49.0  —— Sarkom
*      — Hals
C49.0  —— Karzinom
C49.0  —— Sarkom
*      — Kopf
C49.0  —— Karzinom
C49.0  —— Sarkom
*      – obere Gliedmaßen
C49.1  — Neubildung, bösartig
C49.1  — Sarkom

| | |
|---|---|
| * | **Bindegewebe** (Forts.) |
| * | – Rücken |
| C49.6 | — Neubildung, bösartig |
| C49.6 | — Sarkom |
| * | – Rumpf |
| C49.6 | — Neubildung, bösartig |
| C49.6 | — Sarkom |
| * | – Schulter |
| C49.1 | — Neubildung, bösartig |
| C49.1 | — Sarkom |
| * | – Thorax |
| C49.3 | — Neubildung, bösartig |
| C49.3 | — Sarkom |
| * | – untere Gliedmaßen |
| C49.2 | — Neubildung, bösartig |
| C49.2 | — Sarkom |
| * | **Bindegewebige Stenose** |
| M99.7 | – Foramina intervertebralia |
| M99.4 | – Spinalkanal |
| D48.1 | **Bindegewebsgeschwulst** |
| C79.8 | **Bindegewebsmetastase** |
| L90.5 | **Bindegewebsnarbe** |
| D48.1 | **Bindegewebsneoplasie** |
| D48.1 | **Bindegewebsneubildung** |
| C49.9 | – bösartig |
| C49.3 | — Lungen-Thorax-Region, im Kindes-<br>alter [Askin-Tumor] |
| D21.9 | – gutartig |
| D21.4 | — Abdomen |
| D21.5 | — Becken |
| D24 | — Brust |
| D21.0 | — Gesicht |
| D21.0 | — Hals |
| D21.0 | — Kopf |
| D21.6 | — Rumpf |
| D21.3 | — Thorax |
| D48.1 | – unsicher |
| M79.8 | **Bindegewebsschwäche** |
| M79.8 | – allgemein |
| D48.1 | **Bindegewebstumor** |
| D48.1 | – unbekannte Dignität, Lid |
| E85.4 | **Bindehautablagerung,** bei Amyloidose |
| H10.0 | **Bindehautabszeß** |
| H11.2 | **Bindehautadhäsion** |
| Q15.8 | – kongenital |
| H10.1 | **Bindehautallergie** |
| E85.4 | **Bindehautamyloidose** |
| H11.4 | **Bindehautaneurysma** |
| D18.0 | **Bindehautangiom** |
| H11.3 | **Bindehautblutung** |
| H11.4 | **Bindehautchemosis** |
| H11.1 | **Bindehautdegeneration** |
| D31.0 | **Bindehautdermoid** |
| H11.1 | **Bindehauteinlagerung** |

| | |
|---|---|
| H10.9 | **Bindehautentzündung** |
| H10.3 | – akut |
| H10.1 | – allergisch |
| H10.8 | – bakteriell |
| H10.4 | – chronisch |
| B30.9 | – durch Viren |
| H10.0 | – eitrig |
| H11.9 | **Bindehauterkrankung** |
| D09.2 | **Bindehauterythroplasie** |
| Q15.8 | **Bindehautfehlbildung,** kongenital |
| D31.0 | **Bindehautfibrom** |
| T15.1 | **Bindehautfremdkörper** |
| T15.1 | – oberflächlich |
| T15.1 | – subtarsal |
| T15.1 | – tief |
| H10.4 | **Bindehautfremdkörpergranulom** |
| H10.8 | **Bindehautgeschwür** |
| H10.4 | **Bindehautgranulom** |
| D18.0 | **Bindehauthämangiom** |
| H11.8 | **Bindehauthypertrophie** |
| H11.8 | **Bindehautinfiltration,** reaktiv, lymphoid |
| C69.0 | **Bindehautkarzinom** |
| H10.9 | **Bindehautkatarrh** |
| C69.0 | **Bindehautkrebs** |
| C69.0 | **Bindehautmelanom,** maligne |
| H11.1 | **Bindehautmelanose** |
| D31.0 | **Bindehautnävus** |
| H59.8 | **Bindehautnahtdehiszenz** |
| H11.2 | **Bindehautnarbe** |
| * | **Bindehautneubildung** |
| C69.0 | – bösartig |
| D48.7 | – unsicher |
| D31.6 | **Bindehautneurofibrom** |
| H11.4 | **Bindehautödem** |
| D31.0 | **Bindehautpapillom** |
| C69.0 | **Bindehautplattenepithelkarzinom** |
| H11.9 | **Bindehautreizung** |
| H11.4 | **Bindehautretentionszyste** |
| T15.1 | **Bindehautsackfremdkörper** |
| H11.8 | **Bindehautschrumpfung** |
| H11.8 | **Bindehautschwellung** |
| S05.0 | **Bindehauttrauma** |
| S05.0 | – und Hornhauttrauma |
| * | **Bindehauttumor** |
| C69.0 | – bösartig |
| D31.0 | – gutartig |
| D48.7 | – unbekannte Dignität |
| T15.1 | **Bindehautübersplitterung,** mit Fremd-<br>körpern |
| H11.4 | **Bindehautveränderung,** vaskulär |
| T26.6 | **Bindehautverätzung** |
| T26.1 | **Bindehautverbrennung** |
| P15.3 | **Bindehautverletzung,** bei Geburt |
| S05.0 | **Bindehautwunde** |
| E75.5 | **Bindehautxanthom** |
| H11.1 | **Bindehautxerose** |

| | |
|---|---|
| H11.4 | **Bindehautzyste** |
| * | **Bindung,** sozial |
| F91.2 | – bei Störung, Sozialverhalten |
| F91.1 | – fehlend, mit Störung, Sozialverhalten |
| * | **Bindungsstörung** |
| F94.2 | – im Kindesalter, mit Enthemmung |
| F94.1 | – reaktiv, im Kindesalter |
| * | **Bing** |
| G44.0 | – Horton-Syndrom |
| Q20.1 | – Syndrom, Taussig- |
| M23.9 | **Binnenschädigung,** Kniegelenk |
| * | **Binokulare** |
| H51.9 | – Augenbewegungsstörung |
| H53.2 | – Diplopie |
| H53.3 | **Binokularsehstörung** |
| H53.3 | **Binokularsehsuppression** |
| * | **Binokularstörung,** bei |
| H53.3 | – anomaler NH [Netzhaut]-Korrespondenz |
| H53.3 | – Fusion, mit herabgesetztem Stereosehen |
| H53.3 | – Simultansehen, ohne Fusion |
| * | **Binswanger-** |
| I67.3 | – Demenz |
| I67.3 | – Enzephalopathie |
| I67.3 | – Krankheit |
| O28.1 | **Biochemischer Befund,** abnorm, bei Graviditäts-Screening |
| E34.0 | **Biörck-Thorson-Syndrom** [Karzinoidsyndrom] |
| M99.9 | **Biomechanische Funktionsstörung** |
| E53.8 | **Biotinmangel** |
| * | **Bipolare affektive** |
| * | – Psychose |
| F31.7 | — gegenwärtig remittiert |
| F31.6 | — gemischte Episode |
| F31.5 | — schwere, depressive Episode, mit psychotischen Symptomen |
| F31.9 | – Störung |
| * | — bei |
| F31.3 | —— leichter depressiver Episode |
| F31.3 | —— mittelgradiger depressiver Episode |
| F31.0 | — hypomanische Episode |
| * | — manische Episode |
| F31.2 | —— mit psychotischen Symptomen |
| F31.1 | —— ohne psychotische Symptome |
| F31.4 | — schwere depressive Episode, ohne psychotische Symptome |
| C64 | **Birch-Hirschfeld-Tumor** |
| H35.7 | **Birdshot-Chorioretinopathie** |
| J30.1 | **Birkenpollenallergie** |
| E88.0 | **Bisalbuminämie** |
| * | **Biß** |
| * | – durch |
| T14.0 | — Floh |
| T14.1 | — Hund |
| T14.0 | — Insekt |

| | |
|---|---|
| * | **Biß** (Forts.) |
| * | – durch (Forts.) |
| T14.0 | — Spinnen |
| T14.0 | — Zecke |
| K07.4 | – fehlerhaft |
| K07.2 | – offen |
| Q82.5 | – Storchen- |
| K07.4 | **Bißanomalie** |
| T14.1 | **Bißverletzung** |
| T14.1 | – durch Hund |
| T14.1 | **Bißwunde** |
| H53.4 | **Bitemporale Hemianopsie** |
| E50.1 | **Bitot-Flecken,** bei Vitamin-A-Mangel, mit Xerosis conjunctivae |
| * | **Bizeps-** |
| M75.2 | – brevis-Syndrom |
| M75.2 | – longus-Syndrom |
| M75.0 | **Bizepsrinnensyndrom** |
| S46.2 | **Bizepssehnenruptur** |
| H53.4 | **Bjerrumskotom** |
| * | **BKS** [Blutkörperchensenkungsgeschwindigkeit] |
| R70.0 | – Beschleunigung |
| R70.0 | – Erhöhung |
| R70.0 | — rezidivierend |
| R70.0 | — unklar |
| D61.0 | **Blackfan-Diamond-Anämie** |
| R55 | **Blackout** |
| B50.8 | **Blackwater fever** |
| R14 | **Blähbauch** |
| R14 | **Blähsucht** |
| R14 | **Blähung,** Darm |
| R14 | **Blähungen** |
| R14 | – schmerzhaft |
| J43.9 | **Blähungslunge** |
| * | **Bläschen** |
| R23.8 | – Finger |
| R23.8 | – Fuß |
| K12.1 | – Gaumen |
| B00.1 | – Lippe |
| K12.1 | – Mund |
| K12.1 | – Zunge |
| J21.9 | **Bläschenbronchitis** |
| B00.1 | **Bläschenflechte** |
| R23.1 | **Blässe** |
| R23.1 | – Haut |
| Q24.5 | **Bland-White-Garland-Syndrom** [Koronararterienanomalie] |
| E04.9 | **Blande Struma** |
| * | **Blase** |
| N31.2 | – akontraktil |
| D09.0 | – Carcinoma in situ |
| N32.8 | – hyperreflexiv |
| N31.9 | – hypersensitiv |
| N31.9 | – instabil |
| N31.9 | – neurogen |

* **Blase** (Forts.)
N31.2 – schlaff
N32.8 – Schrumpf-
* **Blasen-**
N32.1 – Darm-Fistel
G83.4 – Darm-Lähmung
N32.9 – Darm- Störung
N32.2 – Douglas-Fistel
N32.1 – Dünndarm-Fistel
N32.2 – Haut-Fistel
G83.4 – Mastdarm-Lähmung
N32.9 – Mastdarm-Störung
N82.0 – Scheiden-Fistel
N32.1 – Sigma-Fistel
D30.3 **Blasenadenom**
Q64.7 **Blasenanomalie**
N31.2 **Blasenatonie**
N31.2 – neurogen
N32.8 **Blasenausgangsmetaplasie**
D41.4 **Blasenausgangspolyp**
N32.0 **Blasenauslaßobstruktion**
R23.8 **Blasenausschlag**, Haut
D41.4 **Blasenbereich**, Raumforderung
N32.9 **Blasenbeschwerden**
B65.0 **Blasenbilharziose**
N32.8 **Blasenblutung**
C67.0 **Blasenbodenkarzinom**
N30.9 **Blasenbodenzystitis**
N32.9 **Blasendekompensation**
N32.8 **Blasendilatation**
N32.8 **Blasendistension**
N32.3 **Blasendivertikel**
N21.0 **Blasendivertikelstein**
N31.9 **Blasendysfunktion**, neuromuskulär
Q64.1 **Blasenekstrophie**
N80.8 **Blasenendometriose**
R39.1 **Blasenentleerungsstörung**
N31.9 – funktionell
N31.9 – neurogen
N31.9 – neuromuskulär
N30.9 **Blasenentzündung**
N30.0 – akut
N30.2 – atrophisch
N30.2 – chronisch
N30.1 — interstitiell
N30.8 – granulomatös
N30.9 – hämorrhagisch
N30.1 – interstitiell
N30.8 – intramural
N30.8 – zystisch
N30.8 – zystisch-granulomatös
N32.9 **Blasenerkrankung**
N32.8 **Blasenfibrose**
N32.2 **Blasenfistel**
N31.9 **Blasenfunktionsstörung**
N32.8 **Blasengeschwür**

L01.0 **Blasengrind**
N30.9 **Blasengrundzystitis**
D18.0 **Blasenhämangiom**
R27.8 **Blasenhals-Dyssynergie, Detrusor-**
N40 **Blasenhalsadenom**
Q64.3 **Blasenhalsatresie**
N32.8 **Blasenhalsdeformierung**
N32.3 **Blasenhalsdivertikel**
N32.0 **Blasenhalsenge**
N32.8 **Blasenhalsfibrose**
N32.8 **Blasenhalshypertrophie**
R32 **Blasenhalsinsuffizienz**
C67.5 **Blasenhalskarzinom**
N32.8 **Blasenhalskongestion**
C67.5 **Blasenhalskrebs**
N40 **Blasenhalskropf**
N32.8 **Blasenhalsmetaplasie**
C67.5 **Blasenhalsneubildung**, bösartig
N32.0 **Blasenhalsobstruktion**
N32.0 **Blasenhalsödem**
D41.4 **Blasenhalspolyp**
N32.8 **Blasenhalssklerose**
N32.0 **Blasenhalsstenose**
N32.0 **Blasenhalsstriktur**
D41.4 **Blasenhalstumor**
* **Blasenhernie**
N81.1 – bei der Frau
N32.8 – beim Mann
N32.8 **Blasenhypertrophie**
N30.9 **Blaseninfektion**
C79.1 **Blaseninfiltration**
R32 **Blaseninkontinenz**
C67.9 **Blasenkarzinom** [Harnblase]
C67.9 – metastasierend
N21.0 **Blasenkonkrement**
R32 **Blasenkontinenzschwäche**
R30.1 **Blasenkrampf**
C67.9 **Blasenkrebs**
N31.2 **Blasenlähmung**
S37.2 **Blasenläsion**
N32.8 **Blasenmetaplasie**
C79.1 **Blasenmetastase**
Q64.7 **Blasenmißbildung**
O01.9 **Blasenmole**
D39.2 – destruierend
O01.1 – inkomplett
D39.2 – invasiv
O01.0 – klassisch
D39.2 – maligne
O01.1 – partiell
D41.4 **Blasenneoplasma**
C67.9 **Blasenneubildung**, bösartig
N31.9 **Blasenneurose**

| | |
|---|---|
| D41.4 **Blasenpapillom** | * **Blasenvorfall** |
| D30.3 – gutartig | N81.1 – bei der Frau |
| D30.3 — rezidivierend | N32.8 – beim Mann |
| D41.4 – rezidivierend | N32.8 **Blasenwanddeformierung** |
| D41.4 **Blasenpapillomatose** | N32.8 **Blasenwandfibrose** |
| D30.3 – gutartig | C79.1 **Blasenwandinfiltration,** karzinomatös |
| S37.2 **Blasenperforation** | D41.4 **Blasenwandpapillom** |
| D41.4 **Blasenpolyp** | N31.2 **Blasenwandschwäche** |
| * **Blasenprolaps** | D41.4 **Blasenwandtumor** |
| N81.1 – bei der Frau | B67.9 **Blasenwurmkrankheit** |
| N32.8 – beim Mann | C95.0 **Blastenleukämie** |
| N32.3 **Blasenpseudodivertikel** | D46.9 **Blastenschub,** bei Myelodysplasie |
| N32.8 **Blasenreizung** | D46.2 **Blastenüberschuß,** bei refraktärer |
| N32.4 **Blasenriß** | Anämie |
| N32.4 **Blasenruptur** | C71.9 **Blastom** |
| S37.2 – traumatisch | D16.5 – Adamantino- |
| C67.1 **Blasenscheitelkarzinom** | D16.5 – Adenoamelo- |
| D41.4 **Blasenschleimhautpolyp** | D16.4 — Oberkiefer |
| R39.8 **Blasenschmerzen** | D16.5 – Amelo- |
| N32.8 **Blasenschrumpfung** | D48.1 – Angio- |
| G70.9 **Blasenschwäche** | C30.0 – Ästhesioneuro- |
| N81.1 **Blasensenkung,** bei der Frau | C41.9 – Chondro- |
| D41.4 **Blasensphinkterpolyp** | C58 – Chorio- |
| N32.8 **Blasensphinktersklerose** | D16.4 – Dentino- |
| * **Blasensprengung,** mit | C71.9 – Ependymo- |
| O75.5 – protrahierte Geburt | C83.2 – Germino- |
| O75.5 – verzögerte Entbindung | D21.9 – Granularzellmyo- |
| * **Blasensprung** | D48.1 – Hämangio- |
| * – mit | D21.9 – Leiomyo- |
| O75.6 — protrahierter Geburt | D36.1 – Lemmo- |
| O75.6 — verzögerter Entbindung | D17.9 – Lipo- |
| * – vorzeitig | C71.6 – Medullo- |
| O42.9 — bei Gravidität | D16.9 – Melanoamelo- |
| * — Wehenbeginn | D21.9 – Myo- |
| O42.0 —— innerhalb 24 Stunden | D21.9 – Myxo- |
| O42.1 —— nach Ablauf von 24 Stunden | C64 – Nephro- |
| O42.2 — Wehenhemmung, durch Therapie | C71.9 – Oligodendro- |
| N21.0 **Blasenstein** | C62.9 – Orchio- |
| N21.0 **Blasensteinabgang** | D16.9 – Osteo- |
| N32.9 **Blasenstörung** | C75.3 – Pinealo- |
| N31.9 – neurogen | C34.9 – Pneumo- |
| N31.9 – neuromuskulär | C69.2 – Retino- |
| R30.1 **Blasentenesmen** | D21.9 – Rhabdomyo- |
| C67.9 **Blasentransitionalzellkarzinom** | D15.0 – Thymo- |
| N32.8 **Blasentrigonummetaplasie** | D16.5 – Zemento- |
| A18.1 **Blasentuberkulose** | B48.0 **Blastomycosis queloidana** |
| D41.4 **Blasentumor** | B40.9 **Blastomykose** |
| D41.4 – papillomatös | B41.9 – brasilianisch |
| C67.9 **Blasenübergangszellkarzinom** | B41.9 – Costa-Rica- |
| N32.8 **Blasenulkus** | B40.7 – disseminiert |
| S37.2 **Blasenverletzung** | B45.9 – europäisch |
| S37.2 – geschlossen | B40.3 – Haut |
| S37.2 – offen | B48.0 – Keloid- |
| N32.8 **Blasenverziehung** | * – Lunge |
| D41.4 **Blasenvorderwandpapillom** | B40.0 — akut |
| | B40.1 — chronisch |

B40.9 **Blastomykose** (Forts.)
\*    – Lunge (Forts.)
B40.0 — primär
B40.9 – nordamerikanisch
B41.9 – südamerikanisch
B03    **Blattern** – s.a. Pocken
B01.9 – Feucht-
L28.2 – Juck-
B08.0 – Schaf-
B01.9 – Spitz-
B01.9 – Wind-
H53.5 **Blau-Gelb-Schwäche**
Q13.5 **Blaue Sklera**
S00.1 **Blaues Auge**
T57.3 **Blausäureintoxikation**
T57.3 **Blausäurevergiftung**
T57.3 **Blausäurewirkung,** toxisch
R23.0 **Blausucht**
D50.9 **Bleichsucht**
M10.1 **Bleigicht**
T56.0 **Bleiintoxikation**
T56.0 **Bleikolik**
T56.0 **Bleilähmung**
J63.8 **Bleiminenarbeiterlunge**
G62.2 **Bleineuritis**
G62.2 **Bleipolyneuritis**
N26    **Bleischrumpfniere**
T56.0 **Bleivergiftung**
H53.1 **Blendung**
H53.1 **Blendungsempfindlichkeit,** pathologisch
A54.9 **Blennorrhoe**
A54.9 – akut
A54.9 – beim Neugeborenen
A54.9 – chronisch
A74.0 – Einschluß-
A54.3 – Ophthalmo-
J31.0 – Rhino-
T45.1 **Bleomycinlunge**
H01.0 **Blepharadenitis**
H01.0 **Blepharitis**
H01.0 – allergisch
H01.0 – bakteriell
\*    – bei
B00.5 — Herpes
L71.8 — Rosazea
H01.0 – chronisch
H01.0 – granulomatosa
H01.0 – marginalis
H01.0 – mit Trichiasis
H01.0 – seborrhoica
H01.0 – squamosa
H01.0 – ulcerosa
H02.3 **Blepharochalasis**
H02.3 **Blepharodermatochalasis**

H10.5 **Blepharokonjunktivitis**
H10.5 – allergisch
L71.8 – bei Rosazea
H10.5 – chronisch
H16.2 – durch Staphylokokken, mit immuno-
       genem Hornhautinfiltrat
H10.5 – einfach
H10.5 – eitrig
H10.5 – purulent, chronisch
Q10.3 **Blepharon, Ankylo-,** kongenital
H02.5 **Blepharophimose**
Q10.3 – kongenital
G24.5 **Blepharospasmus**
G24.5 – primär
G24.5 – sekundär
H02.5 **Blepharostenose**
H11.2 **Blepharosynechie**
Q10.3 – kongenital
H33.1 **Blessig-Ivanoff-Zyste**
F20.9 **Bleuler,** Morbus
F20.5 – chronisch
H51.9 **Blickbewegungsstörung**
H51.8 **Blickkrampf**
H51.0 **Blicklähmung,** konjugiert
H55    **Blickrichtungsnystagmus**
K90.2 **Blind-loop-Syndrom**
K35.1 **Blinddarmabszeß**
K37    **Blinddarmentzündung** – s.a. Appendi-
       zitis oder s.a. Wurmfortsatzentzündung
K35.9 – akut
K35.0 — mit Peritonitis
K36    – chronisch
K35.9 – eitrig
K36    – rezidivierend
K35.9 **Blinddarmreizung**
K35.0 **Blinddarmruptur**
K90.2 **Blinde-Schlinge-Syndrom**
H53.4 **Blinder Fleck,** vergrößert, Gesichtsfeld
H54.0 **Blindheit**
H54.0 – Augen, beide
B23.8 – bei HIV-Krankheit
H54.4 – ein Auge
H53.5 – Farben-
H53.8 – kortikal
E50.5 – Nacht-, bei Vitamin-A-Mangel
R48.1 – Seelen-
F95.9 **Blinzel-Tic**
G40.4 **Blitz-Nick-Salaam-Krämpfe**
T75.0 **Blitzschlag**
T75.0 **Blitzschlagschäden**
\*    **Block**
I45.5 – Arborisations-
I44.3 – Ast-

| | |
|---|---|
| * | **Block** (Forts.) |
| I44.3 | – atrioventrikulär |
| I44.0 | — 1. Grad |
| I44.1 | — 2. Grad |
| I44.2 | — 3. Grad |
| I44.2 | — komplett |
| I44.3 | – AV [Atrioventrikular]- |
| I44.2 | —, komplett |
| I45.2 | – bifaszikulär |
| I44.6 | – Faszikel- |
| I44.4 | — linksanterior |
| I44.5 | — linksposterior |
| I44.6 | – Hemi- |
| I44.4 | — linksanterior |
| I44.5 | — linksposterior |
| I45.9 | – Herz- |
| I44.0 | — 1. Grad |
| I44.1 | — 2. Grad |
| I44.2 | — 3. Grad |
| I44.2 | — komplett |
| I45.4 | – intraventrikulär, unspezifisch |
| I44.7 | – Linksschenkel- |
| I44.6 | — halbseitig |
| I44.6 | — inkomplett |
| I44.7 | — intermittierend |
| I44.7 | — komplett |
| I44.6 | — partiell |
| I44.1 | – Mobitz- |
| I45.0 | – rechtsfaszikulär |
| I45.1 | – Rechtsschenkel- |
| I45.1 | — inkomplett |
| I45.1 | — komplett |
| I45.4 | – Schenkel- |
| I45.5 | – sinuatrial |
| I45.5 | – sinuaurikulär |
| I45.3 | – trifaszikulär |
| I45.5 | – Verzweigungs- |
| I45.1 | – Wilson- |
| * | **Blockade** – s. Blockierung |
| E84.1 | **Blockade, Mekonium-** |
| * | **Blockierung** |
| M99.8 | – 1. Rippe |
| M99.8 | – Akromioklavikulargelenk |
| M99.8 | – atlantookzipital |
| M99.8 | – Atlas |
| * | – bei |
| M47.2 | — Facettensyndrom, lumbosakral |
| M54.1 | — HWS-BWS-Syndrom |
| M54.2 | — HWS-Syndrom |
| M54.4 | — Lumboischialgie |
| M62.8 | — Myogelosen, Schulter-Nacken-Muskulatur |
| S13.4 | — Nackenzerrung |
| M53.8 | — Steilstellung, Halswirbelsäule |

| | |
|---|---|
| * | **Blockierung** (Forts.) |
| M99.8 | – Brustwirbelsäule |
| M99.8 | — akut |
| M99.8 | – BWK [Brustwirbelkörper] |
| M99.8 | – BWS |
| M54.2 | — bei HWS-Syndrom, akut |
| M99.8 | – BWS-Bereich |
| M99.9 | – chirotherapeutisch angehbar |
| M99.8 | – Extremitätengelenk |
| M99.8 | – Fibulaköpfchen |
| * | – Flexions- |
| M99.8 | — BWS-Bereich |
| M99.8 | — L5/S1 |
| M99.8 | — LWS-Bereich |
| M99.8 | – Fußwurzelknochen |
| M99.8 | – Gelenk, chirotherapeutisch behandelbar |
| * | – Halswirbelsäule |
| M99.8 | — akut |
| M99.8 | — und Brustwirbelsäule |
| M99.8 | – Handgelenk |
| M99.8 | – Handwurzel |
| N13.5 | – Harnleiter |
| M99.8 | – HWK [Halswirbelkörper] |
| M99.8 | – HWS |
| M53.1 | — mit Zervikobrachialgie |
| M99.8 | — und BWS |
| M99.8 | – HWS-Bereich |
| M99.8 | – Iliosakralfuge |
| M99.8 | – Iliosakralgelenk |
| M54.1 | — bei LWS-Syndrom, akut |
| H55 | – in der Nähe, bei Nystagmus |
| H55 | — kongenital |
| M99.8 | – interkostal |
| M99.8 | – Kopfgelenke |
| M99.8 | – Kreuz-Darmbein-Gelenk |
| M99.8 | – L5/S1 |
| M99.8 | – Lendenwirbelsäule |
| M99.8 | – lumbal |
| M99.8 | – lumbosakral |
| M99.8 | – LWS |
| M99.8 | – LWS-Bereich |
| * | – mit |
| M54.9 | — Dorsalgie |
| M54.5 | — Lumbalgie, akut |
| M53.1 | — Zervikobrachialgie |
| M53.0 | — Zervikozephalgie |
| M99.8 | – Radiusköpfchen |
| M77.1 | — bei Epikondylitis |
| M99.8 | – Rippen |
| M99.8 | – Rippenwirbelgelenk [Articulatio costovertebralis] |
| M99.8 | – Rotations-, HWS-Bereich |
| M99.8 | – Sakroiliakalgelenk |
| M99.8 | – Sprunggelenk, oberes |
| M99.8 | – thorakal |
| M99.8 | – Tibiofibulargelenk |

\*    **Blockierung** (Forts.)
M99.8 – Übergangswirbel, zervikodorsal
N13.5 – Ureter
M99.8 – Wirbelsäule
M99.8 — multipel
M99.8 – Wirbelsäulensegment, L5/S1
M99.8 – zervikal
M99.8 – zervikothorakal
S02.3 **Blow-out-Fraktur**
H50.6 – bei mechanischer Augenmotilitätsstörung
M95.1 **Blumenkohlohr**
\*    **Blut**
\*    – im
R04.2 — Auswurf
R31   — Urin
K92.2 – okkult, im Stuhl
R78.0 **Blutalkohol,** Nachweis
D64.9 **Blutarmut**
P24.2 **Blutaspiration,** beim Neugeborenen
R79.9 **Blutbefund,** abnorm
T14.0 **Blutbeule**
D61.9 **Blutbildung,** anämisch
R79.9 **Blutchemie,** abnorm
\*    **Blutdruck**
\*    – hoch
R03.0 — einmaliger Meßwert, ohne Hochdruckkrankheit
I10   — essentiell, primär
I10   – hoher
I15.9 — sekundär
R09.8 – labil
\*    – niedrig, ohne
R03.1 — hyopotone Regulationsstörung
R03.1 — hypotone Regulationsstörung, einmaliger Meßwert
I10   **Blutdrucksteigerung**
R03.1 **Blutdruckwert,** unspezifisch, niedrig
B88.3 **Blutegelbefall**
\*    **Blutende**
I84.8 – Hämorrhoiden
I84.4 — äußere
I84.1 — innere
N64.5 – Mamma
N88.8 – Portio
\*    **Blutendes Ulcus**
K26.4 – duodeni
K25.4 – ventriculi
D66  **Bluter**
K92.0 **Bluterbrechen**
K25.4 – bei Ulcus ventriculi
T14.0 **Bluterguß**
D66  **Bluterkrankheit**
E78.5 **Blutfetterhöhung**
E78.5 **Blutfettvermehrung**
D69.2 **Blutfleckenkrankheit**

R68.8 **Blutfülle**
D18.0 **Blutgefäßendotheliom**
D18.0 **Blutgefäßgeschwulst**
D21.9 **Blutgefäßneubildung,** gutartig
T14.5 **Blutgefäßverletzung**
S35.5 – Iliakalregion
\*    – in
S15.9 — Halshöhe
S55.9 — Höhe Unterarm
S35.4 – Niere
S25.9 – Thorax
O88.2 **Blutgerinnselembolie,** bei Entbindung
D68.9 **Blutgerinnungsdefekt**
D68.9 **Blutgerinnungsstörung**
R73.9 **Blutglukosewert,** erhöht
O36.1 **Blutgruppenunverträglichkeit,** Betreuung der Schwangeren
R31   **Blutharn**
I10   **Bluthochdruck**
I11.9 – mit Herzbeteiligung
I27.0 – pulmonal
R04.2 **Bluthusten**
M25.0 **Blutiger Gelenkerguß**
R04.2 **Blutiges Sputum**
R70.0 **Blutkörperchensenkungsgeschwindigkeit,** unklare Erhöhung
R70.0 **Blutkörperchensenkungsreaktion,** beschleunigt
D75.9 **Blutkrankheit**
B23.2 – bei HIV-Krankheit
I99   **Blutleere**
O02.0 **Blutmole**
I82.9 **Blutpfropfbildung**
Q82.5 **Blutschwamm**
Z52.0 **Blutspender**
R04.2 **Blutspucken**
K92.1 **Blutstuhl**
K25.4 – bei Ulcus ventriculi
F45.8 **Blutsystemstörung,** psychogen
Z51.- **Bluttransfusion,** ohne angegebene Diagnose
R58   **Blutung**
K66.1 – abdominal
N93.9 – abnorm, aus weiblichem Genitaltrakt
H31.3 – Aderhaut
O08.1 – akzidentell, bei Abort
K62.5 – anal
I72.9 – Aneurysma
O46.9 – ante partum
O46.0 – antepartal, bei Koagulationsdefekt
I60.9 – arachnoidal
R04.9 – Atemwege
N86   – atypisch, aus Portioektopie
H57.8 – Auge
N92.6 – azyklisch

| | | | |
|---|---|---|---|
| R58 | **Blutung** (Forts.) | R58 | **Blutung** (Forts.) |
| I61.4 | – Kleinhirn | K22.8 | – Ösophagus |
| * | — nichttraumatisch | I85.0 | – Ösophagusvarizen |
| P52.6 | —— beim Neugeborenen | K62.5 | – perianal |
| P52.6 | —— Fetus | I31.2 | – Perikard |
| N92.4 | – klimakterisch | K66.1 | – peritoneal |
| N93.0 | – Kohabitations- | O46.8 | – Plazenta |
| H11.3 | – Konjunktiva | O46.8 | — antepartal |
| N93.0 | – Kontakt-, postkoital | R04.8 | – Pleura |
| S00.0 | – Kopfschwarte | O72.1 | – post partum |
| J38.7 | – Larynxschleimhaut | N93.0 | – postkoital |
| K76.8 | – Leber | N93.8 | – postmenstruell |
| K76.8 | – Leberkapsel | T81.0 | – postoperativ |
| I60.9 | – Leptomeninx | H40.8 | — mit Sekundärglaukom |
| I61.1 | – Lobus, zerebral | O72.1 | – postpartal |
| O72.0 | – Lösungs- | O72.1 | — atonisch |
| R04.8 | – Lunge | N92.4 | – Prämenopausen- |
| R04.8 | – Lungenhilus | N93.8 | – prämenstruell |
| R04.8 | – Lungenparenchym | O46.9 | – präpartal |
| K92.2 | – Magen | O46.0 | — bei Gerinnungsstörung |
| K92.2 | – Magen-Darm- | N42.1 | – Prostata |
| K29.0 | – Magenschleimhaut | N42.1 | – Prostatarand |
| H35.6 | – Makula | N42.1 | – Prostatawand |
| N64.5 | – Mamille | M62.8 | – Psoas- |
| I60.8 | – meningeal | O99.0 | – puerperal, mit Anämie |
| P58.1 | – mit Neugeborenenikterus | K04.9 | – Pulpa |
| H74.8 | – Mittelohr | R04.1 | – Rachen |
| I51.8 | – Myokard | O45.8 | – Randsinus, Plazenta |
| * | – Nabel | K62.5 | – Rektum |
| P51.9 | — beim Neugeborenen | P54.2 | — beim Neugeborenen |
| P51.0 | — massiv, beim Neugeborenen | H35.6 | – Retina |
| O69.8 | – Nabelschnur, Entbindungskomplikation | R58 | – retroperitoneal |
| * | – nach | O43.8 | – retroplazentar, Gravida-Betreuung |
| O08.1 | — Interruptio | N50.1 | – Samenblase |
| H59.8 | — Lid-OP | N50.1 | – Samenleiter |
| O72.0 | – Nachgeburts- | N93.9 | – Scheide |
| O72.0 | – Nachgeburtsperiode | K82.8 | – Schleimhaut, Gallenblase |
| R04.0 | – Nase | O20.9 | – Schmier-, Frühschwangerschaft |
| N50.1 | – Nebenhoden | O20.9 | – Schwangerschaft, 1. Trimenon |
| E27.4 | – Nebenniere | H47.0 | – Sehnervenscheide |
| P54.4 | — beim Neugeborenen | O90.2 | – Sektiowunde |
| A39.1 | — durch Meningokokken-Sepsis | N50.1 | – Skrotum |
| E27.4 | – Nebennierenrinde | O08.1 | – spät, nach Fehlgeburt |
| H35.6 | – Netzhaut | K22.8 | – Speiseröhre |
| H35.6 | — intraretinal | I61.3 | – Stammganglien |
| H35.6 | — subhyaloidal | I60.9 | – subarachnoidal |
| S05.8 | — traumatisch | * | — Arteria |
| * | – nichttraumatisch | I60.4 | —— basilaris |
| I62.1 | — epidural | I60.1 | —— cerebri media |
| H40.5 | — mit Sekundärglaukom | * | —— communicans |
| N28.8 | – Niere | I60.2 | ——— anterior |
| N28.8 | – Nierenbecken | I60.3 | ——— posterior |
| N28.8 | – Nierenhohlsystem | I60.5 | —— vertebralis |
| N28.8 | – Nierenrinde | * | — durch |
| I61.1 | – oberflächlich, intrazerebral | P10.3 | —— Geburtsverletzung |
| H05.2 | – Orbita | I60.9 | —— rupturiertes zerebrales Aneurysma |

| | |
|---|---|
| R58 | **Blutung** (Forts.) |
| I60.9 | – subarachnoidal (Forts.) |
| I69.0 | — Folge |
| * | — nichttraumatisch |
| P52.5 | —— beim Neugeborenen |
| P52.5 | —— Fetus |
| I62.0 | – subdural |
| I62.0 | — akut, nichttraumatisch |
| P10.0 | — durch Geburtsverletzung |
| S06.5 | — traumatisch |
| H11.3 | – subkonjunktival |
| S06.8 | – Tentorium |
| I61.3 | – Thalamus |
| E32.8 | – Thymus |
| E32.8 | – Thymusparenchym |
| I61.0 | – tief, intrazerebral |
| R04.1 | – Tracheaausguß- |
| H47.5 | – Tractus opticus |
| * | – traumatisch |
| O46.8 | — ante partum |
| H40.3 | — mit Sekundärglaukom |
| S06.6 | — subarachnoidal |
| * | – und Perforation |
| * | — bei Ulcus |
| * | —— duodeni |
| K26.2 | —— akut |
| K26.6 | —— chronisch |
| * | —— pepticum |
| K27.2 | —— akut |
| K28.2 | —— jejuni, akut |
| K25.2 | —— ventriculi, akut |
| K28.2 | — bei Ulkus, gastrojejunal, akut |
| N36.8 | – Urethra |
| N93.8 | – uterin, dysfunktionell |
| N93.9 | – Uterus |
| N93.9 | – vaginal |
| N93.9 | — abnorm |
| N93.9 | — akut |
| P54.6 | — beim Neugeborenen |
| N93.8 | — dysfunktionell |
| N93.0 | — postkoital |
| * | – Varizen |
| I83.9 | – Bein |
| I83.9 | — Extremität |
| I83.9 | — Unterschenkel |
| N50.1 | – Vas deferens |
| I61.5 | – Ventrikel |
| H47.6 | – visueller Kortex |
| * | – vor |
| O46.9 | — der Geburt |
| O46.9 | — Entbindung |
| R58 | – Weichteile |
| K06.8 | – Zahnfleisch |
| P10.1 | – zerebral, durch Geburtsverletzung |
| N92.4 | – zu stark, Prämenopause |

| | |
|---|---|
| D50.0 | **Blutungsanämie** |
| D62 | – akut |
| D50.0 | – chronisch |
| D50.0 | – normozytär |
| D69.9 | **Blutungsbereitschaft** |
| D69.9 | **Blutungsneigung** |
| D68.9 | – erhöht |
| D68.9 | – erworben |
| O72.3 | – postpartal |
| N92.6 | **Blutungsstörung** |
| N93.9 | – gynäkologisch |
| N92.4 | – klimakterisch |
| N95.0 | – postklimakterisch |
| N95.0 | – postmenopausal |
| N92.4 | – präklimakterisch |
| D68.9 | **Blutungszeit,** verlängert |
| A41.9 | **Blutvergiftung** |
| P50.9 | **Blutverlust,** fetal |
| P61.3 | – angeborene Anämie durch |
| * | – aus |
| P50.2 | — Plazenta |
| P50.1 | — rupturierter Nabelschnur |
| * | – bei |
| P50.0 | — Insertio velamentosa |
| P50.0 | — Vasa praevia |
| D50.0 | **Blutverlustanämie,** chronisch |
| E86 | **Blutvolumenverringerung** |
| R73.9 | **Blutzucker,** erhöht |
| * | **BNS** [Blitz-Nick-Salaam]- |
| G40.4 | – Epilepsie |
| G40.4 | – Krämpfe |
| L01.0 | **Bockhart-Impetigo** |
| * | **Boeck** |
| D86.9 | – Granulomatose, Hutchinson- |
| D86.9 | – Knochenerkrankung |
| D86.9 | – Krankheit, Möller- |
| D86.3 | – Lupoid |
| D86.3 | – Miliarlupoid |
| D86.9 | – Morbus |
| D86.9 | — mit Uveitis posterior |
| D86.9 | – Schaumann, Besnier-, Morbus |
| D86.9 | – Schaumann-Krankheit, Besnier- |
| D86.9 | – Schaumann-Syndrom, Besnier- |
| * | **Bösartig** – s. jeweilige Krankheit, bösartig |
| A81.1 | **Bogaert,** Leukenzephalopathie, sklerosierend |
| H83.1 | **Bogengangfistel** |
| H53.4 | **Bogenskotom** |
| H53.4 | – Gesichtsfeld |
| D55.0 | **Bohnenkrankheit** |
| Q87.1 | **Bonnevie-Ullrich-Syndrom** |
| * | **Borderline-** |
| A30.3 | – Aussatz |
| I10 | – Hypertonie |

| | |
|---|---|
| * | **Borderline-** (Forts.) |
| A30.3 | – Lepra |
| A30.4 | – lepromatöse Lepra |
| A30.4 | – lepromatöser Aussatz |
| F60.3 | – Persönlichkeitsstörung |
| F21 | – Schizophrenie |
| F60.3 | – Syndrom, psychisch |
| F60.3 | — bei Persönlichkeitsstörung |
| A30.2 | – tuberkuloide Lepra |
| A30.2 | – tuberkuloider Aussatz |
| * | **Bordetella-** |
| A37.1 | – parapertussis-Pertussis |
| A37.0 | – pertussis-Keuchhusten |
| A37.0 | – pertussis-Pertussis |
| H01.8 | **Borken,** Lidrand |
| B86 | **Borkenkrätze** |
| J31.0 | **Borkennase** |
| J31.0 | **Borkige Rhinitis** |
| B33.0 | **Bornholmer Krankheit** |
| A69.2 | **Borrelien,** Erythema chronicum migrans durch |
| A68.9 | **Borreliose** |
| A68.9 | – durch Zeckenbiß |
| A69.2 | – Lyme- [Lyme-Krankheit] |
| A69.2 | – Neuro- |
| A88.0 | **Boston-Exanthem** |
| Q25.0 | **Botalli,** Ductus arteriosus persistens |
| A05.1 | **Botulismus** |
| * | **Bouchard-** |
| M15.2 | – Arthrose |
| M15.2 | — Fingermittelgelenke |
| M15.8 | — und Heberden-Arthrose |
| M15.2 | – Knoten |
| M15.2 | — mit Arthropathie |
| M15.2 | – Polyarthrose, Fingermittelgelenke |
| F23.0 | **Bouffée delirante** |
| Q85.1 | **Bourneville-Syndrom** |
| A77.1 | **Boutonneuse-Fieber** |
| * | **Bowen** |
| D04.9 | – Darier-Krankheit |
| D04.9 | – Darier-Syndrom |
| D04.9 | – Dermatose |
| D04.9 | – Epitheliom |
| D04.9 | – Karzinom |
| D04.9 | – Morbus |
| N40 | **BPH** [Benigne Prostatahyperplasie] |
| G56.0 | **Brachialgia paraesthetica nocturna** |
| M79.6 | **Brachialgie** |
| M54.2 | – bei HWS-Syndrom, chronisch |
| * | – Zerviko- |
| M53.1 | — akut |
| M53.1 | — bei Blockierung |
| M53.1 | —— HWS |
| M53.1 | — chronisch |
| M53.1 | – Zervikozephalo- |
| M54.1 | **Brachialneuritis** |

| | |
|---|---|
| G54.0 | **Brachialplexusläsion** |
| M54.1 | **Brachialradikulitis** |
| M54.1 | **Brachiolumbalgie, Zerviko-** |
| Q73.8 | **Brachydaktylie** |
| Q71.8 | – Finger |
| Q72.8 | – Zehe |
| K07.0 | **Brachygenie** |
| K07.0 | **Brachygnathie** |
| N91.5 | **Brachymenorrhoe** |
| K22.8 | **Brachyösophagus** |
| Q76.4 | **Brachyolmie** |
| Q75.0 | **Brachyzephalie** |
| I48 | **Bradyarrhythmia absoluta** |
| I49.8 | **Bradyarrhythmie** |
| R00.1 | **Bradykardie** |
| P20.9 | – fetal |
| P20.9 | – intrauterin |
| R00.1 | – Sinus- |
| I49.5 | – Syndrom, Tachykardie- |
| R06.8 | **Bradypnoe** |
| * | **Bräune** |
| A36.9 | – Hals- |
| A36.0 | – Rachen- |
| Q18.2 | **Branchialknorpel** |
| * | **Brand** – s.a. Gangrän |
| R02 | – Haut |
| J85.0 | – Lunge |
| F63.1 | **Brandstiftung,** pathologisch |
| E83.2 | **Brandt-Syndrom** |
| T30.0 | **Brandverletzung** |
| T30.0 | **Brandwunde** – s.a. Verbrennung |
| K76.5 | **Bras-Syndrom, Stuart-** |
| * | **Brasilianische** |
| A66.9 | – Frambösie |
| B55.2 | – Leishmaniase |
| L10.3 | **Brasilianischer Pemphigus** |
| B41.9 | **Brasilianisches Granulom** |
| E83.1 | **Braune essentielle Lungeninduration** |
| G40.1 | **Bravais-Jackson-Anfälle** |
| A48.4 | **Brazilian purpuric fever** |
| A90 | **Breakbone fever** |
| K52.9 | **Brechdurchfall** |
| A09 | – akut |
| A09 | – mit Exsikkose |
| K52.9 | – mit Exsikkose |
| R11 | **Brechreiz** |
| H52.7 | **Brechungsanomalie** |
| H52.7 | **Brechungsfehler** |
| H52.0 | **Brechungshypermetropie** |
| H52.0 | **Brechungshyperopie** |
| H52.1 | **Brechungsmyopie** |
| A66.9 | **Breda-Krankheit** |
| A51.3 | **Breite Kondylome** |
| R30.9 | **Brennen,** beim Wasserlassen |
| D27 | **Brenner-Tumor** |

**B**

| | |
|---|---|
| E70.0 | **Brenztraubensäureschwachsinn** [Fölling-Krankheit] |
| O02.0 | **Breus-Mole** |
| K66.0 | **Bride** |
| K66.0 | – Dünndarm |
| K66.0 | – fibrös |
| K56.5 | **Bridenileus** |
| K56.5 | – Dünndarm |
| * | **Brill-** |
| C82.9 | – Symmers-Krankheit |
| D59.1 | – Syndrom, Lederer- |
| A75.1 | – Zinsser, Morbus |
| A75.1 | – Zinsser-Krankheit |
| T88.9 | **Brillenfehlrefraktion** |
| S00.1 | **Brillenhämatom** |
| E78.2 | **Broad-beta-disease** |
| J98.1 | **Brock-Syndrom** |
| * | **Brocq** |
| L13.0 | – Dermatitis polymorpha dolorosa |
| L41.9 | – Morbus |
| L41.9 | – Parapsoriasis |
| L66.0 | – Pseudopelade |
| L75.0 | **Bromhidrosis** |
| * | **Bronchial-** |
| J44.8 | – Syndrom, obstruktiv, chronisch |
| A16.4 | – TBC |
| J45.0 | **Bronchialallergose** |
| J45.9 | **Bronchialasthma** |
| J45.0 | – allergisch |
| J45.0 | – bei Hausstaubmilbenallergie |
| J45.1 | – durch Analgetika |
| J45.0 | – extrinsisch |
| J45.1 | – infektbedingt |
| J45.1 | – intrinsisch |
| J45.8 | – Mischform |
| J45.1 | – nichtallergisch |
| J46 | – Status asthmaticus |
| J44.8 | **Bronchiale Übererregbarkeit** |
| J40 | **Bronchialentzündung** |
| J45.9 | **Bronchiales Anstrengungsasthma** |
| J86.0 | **Bronchialfistel** |
| T17.5 | **Bronchialfremdkörper** |
| C34.9 | **Bronchialkarzinom** |
| C34.9 | – kleinzellig |
| C34.1 | – Oberlappen |
| C34.3 | – Unterlappen |
| J40 | **Bronchialkatarrh** |
| J42 | – chronisch |
| A52.7 | **Bronchiallues** |
| D38.1 | **Bronchialneoplasma** |
| J98.0 | **Bronchialobstruktion** |
| J98.0 | **Bronchialschleimhautpolyp** |
| J98.0 | **Bronchialstein** |
| A52.7 | **Bronchialsyphilis** |
| J44.8 | **Bronchialsystem,** hyperreaktiv |
| J45.0 | – allergisch |

| | |
|---|---|
| J98.4 | **Bronchialzyste** |
| J47 | **Bronchiektasie** |
| Q33.4 | – angeboren |
| J47 | – postinfektiös |
| D02.2 | **Bronchien,** Carcinoma in situ |
| * | **Bronchien-** |
| C34.9 | – Lungen-Malignom |
| A16.4 | – TBC |
| J98.0 | **Bronchiengeschwür** |
| C34.9 | **Bronchienkrebs** |
| * | **Bronchienneubildung** |
| C34.8 | – bösartig, mit Lunge |
| D14.3 | – gutartig |
| D38.1 | – unsicher |
| J98.0 | **Bronchienverkalkung** |
| J47 | **Bronchiolenerweiterung** |
| J21.9 | **Bronchiolitis** |
| J21.9 | – akut |
| B37.1 | – bei Soor |
| J44.8 | – chronisch |
| * | – durch |
| B44.1 | — Aspergillus |
| B37.1 | — Candida |
| J21.0 | — Respiratory-Syncytial-Viren [RS-Viren], akut |
| B25.0 | — Zytomegalieviren |
| C34.9 | **Bronchiolo-alveoläres Adenokarzinom** |
| J41.0 | **Bronchiorrhoe,** chronisch |
| J40 | **Bronchitis** |
| J40 | – Ableitungs- |
| J20.9 | – akut |
| J45.0 | – allergisch |
| J45.9 | – asthmatisch |
| J44.8 | — chronisch |
| J45.9 | — endogen |
| J45.9 | — obstruktiv |
| J45.9 | – asthmoid |
| * | – bei |
| J11.1 | — Grippe [Influenza] |
| B37.8 | — Soor |
| * | – beim |
| J40 | — Erwachsenen |
| J40 | — Jugendlichen |
| J20.9 | — Kind |
| J21.9 | – Bläschen- |
| J21.9 | – capillaris |
| A69.8 | – Castellani- |
| J40 | – catarrhalis |
| J42 | – chronisch |
| * | – durch |
| B44.1 | — Aspergillus |
| B37.1 | — Candida |
| J68.0 | — Chemikalien |
| J20.3 | — Coxsackieviren, akut |
| J20.7 | — ECHO-Viren, akut |
| J20.1 | — Haemophilus influenzae, akut |

B

| | |
|---|---|
| J40 | **Bronchitis** (Forts.) |
| * | – durch (Forts.) |
| J20.0 | — Mycoplasma pneumoniae, akut |
| J20.4 | — Parainfluenzaviren, akut |
| J40 | — protrahierte Verletzung |
| J68.0 | — Rauch |
| J20.5 | — Respiratory-Syncytial-Viren [RS-Viren], akut |
| J20.6 | — Rhinoviren, akut |
| J20.2 | — Streptokokken, akut |
| J40 | — Viren |
| B25.0 | — Zytomegalieviren |
| J41.0 | – einfach, chronisch |
| J41.1 | – eitrig |
| J41.1 | — chronisch |
| J44.8 | — obstruktiv |
| J44.8 | – Emphysem- |
| J44.8 | — chronisch, obstruktiv |
| J40 | – Endo- |
| J40 | – exazerbiert |
| J20.9 | – fieberhaft |
| J20.9 | — akut |
| J40 | – infektiös |
| J41.8 | – Inosinu- |
| * | – katarrhalisch |
| J20.9 | — akut |
| J41.0 | — chronisch |
| J20.9 | – kruppös |
| J40 | – Laryngo- |
| J40 | – Laryngotracheo- |
| J20.9 | — akut |
| * | — beim |
| J40 | —— Erwachsenen |
| J40 | —— Jugendlichen |
| J20.9 | —— Kind |
| J42 | — chronisch |
| J44.8 | – Lungenblähung |
| * | – mit |
| J44.8 | — Altersemphysem |
| J45.9 | — Asthma bronchiale |
| J44.8 | — Asthmaemphysem |
| J44.8 | — Lungenemphysem |
| J20.9 | — Obstruktion, akut |
| J41.1 | – mukopurulent, chronisch |
| J44.8 | – obstruktiv |
| J20.9 | — akut |
| J20.9 | — beim Kind |
| J44.8 | — chronisch |
| J44.8 | — rezidivierend |
| J42 | – Peri- |
| J20.9 | – pertussiform |
| J40 | – Pharyngo- |
| J40 | – Pharyngolaryngotracheo- |
| J40 | – Pharyngotracheo- |
| J40 | – protrahierter Verlauf, nicht chronisch |

| | |
|---|---|
| J40 | **Bronchitis** (Forts.) |
| J41.1 | – purulenta |
| J41.1 | – putrida, chronisch |
| J42 | – Raucher-, chronisch |
| J42 | – rezidivierend |
| J40 | – Rhino- |
| J40 | – Rhinolaryngo- |
| J40 | – Rhinopharyngo- |
| J40 | – Rhinosinu- |
| J41.1 | – schleimig-eitrig, chronisch |
| J40 | – Sinu- |
| J20.9 | — akut |
| * | — beim |
| J40 | —— Erwachsenen |
| J40 | —— Jugendlichen |
| J20.9 | —— Kind |
| J42 | — chronisch |
| J40 | – Sinutracheo- |
| J40 | – spastisch |
| J20.9 | — akut |
| * | — beim |
| J40 | —— Erwachsenen |
| J40 | —— Jugendlichen |
| J20.9 | —— Kind |
| J44.8 | — chronisch |
| J40 | — superinfiziert |
| J81 | – Stauungs- |
| J40 | – Tracheo- |
| A16.4 | – tuberculosa |
| C34.9 | **Bronchoalveoläres Adenokarzinom** |
| B44.1 | **Bronchoaspergillose** |
| J98.4 | **Bronchogene Zyste** |
| J98.0 | **Broncholithiasis** |
| Q32.2 | **Bronchomalazie,** angeboren |
| B37.1 | **Bronchomoniliasis** |
| B49 | **Bronchomykose** |
| J40 | **Bronchopharyngitis** |
| J18.0 | **Bronchopleuropneumonie** |
| J18.0 | **Bronchopneumonie** |
| J69.0 | – Aspirations- |
| * | – bei |
| * | — Grippe |
| J11.0 | —— [Influenza] |
| J10.0 | —— Influenzavirus nachgewiesen |
| B37.1 | — Soor |
| B44.1 | – durch Aspergillus |
| J18.0 | – hämorrhagisch |
| J18.2 | – hypostatisch |
| J84.9 | – interstitiell |
| J18.0 | – spastisch |
| * | **Bronchopulmonale** |
| J18.0 | – Infektion |
| P27.1 | – perinatale Dysplasie |
| R04.8 | **Bronchorrhagie** |
| J98.0 | **Bronchorrhoe** |
| J98.0 | **Bronchospasmus** |

A69.8 **Bronchospirochaetosis**
A69.8 – Castellani
C34.9 **Bronchus,** Plattenepithelkarzinom, kleinzellig
J86.0 **Bronchus-Pleura-Fistel**
D38.1 **Bronchusadenom**
R04.8 **Bronchusblutung**
J47 **Bronchusdilatation**
J98.0 **Bronchuseinriß**
J47 **Bronchuserweiterung**
J20.9 **Bronchusinfektion,** akut
C34.0 **Bronchuskarzinoid**
D38.1 **Bronchusmischtumor**
J98.0 **Bronchusperforation**
J98.0 **Bronchuspolyp**
J98.0 **Bronchusruptur**
J98.0 **Bronchusstenose**
Q32.3 – angeboren
A16.4 **Bronchustuberkulose**
D38.1 **Bronchustumor**
S27.4 **Bronchusverletzung**
E83.1 **Bronzediabetes**
E27.1 **Bronzehautkrankheit**
E27.1 **Bronzekrankheit**
* **Brown-**
G11.2 – Ataxie, Sanger-
H50.6 – Syndrom
* **Brucella-**
A23.1 – abortus-Brucellose
A23.1 – abortus-Infektion
A23.3 – canis-Brucellose
A23.3 – canis-Infektion
A23.0 – melitensis-Brucellose
A23.2 – suis-Brucellose
A23.2 – suis-Infektion
A23.9 **Brucellose**
* – durch Brucella
A23.1 — abortus
A23.3 — canis
A23.0 — melitensis
A23.2 — suis
A23.2 – Schweine-
* **Bruch** – s.a. Fraktur oder s.a. Hernie
T84.0 – Endoprothesenschaft
Q01.9 – Hirn
S02.0 – Schädelkalotte
S22.2 – Sternum
Q95.5 **Bruchstelle,** autosomal, bei Individuen
L60.3 **Brüchiger Nagel**
L60.3 **Brüchigkeit,** Fingernagel
* **Brugia-**
B74.1 – malayi-Filariose
B74.2 – timori-Filariose
I71.2 **Brustaortenaneurysma**
I71.1 – rupturiert
C44.5 **Brustbasaliom**

C79.5 **Brustbeinkarzinom**
* **Brustbeinneubildung**
C41.3 – bösartig
D16.7 – gutartig
S20.2 **Brustbeinprellung**
C41.3 **Brustbeinsarkom**
M79.1 **Brustbereich,** Myalgie
* **Brustdrüse** – s.a. Mamma
Q83.1 – akzessorisch
D05.9 – Carcinoma in situ
D05.0 — lobulär
N61 **Brustdrüsenabszeß**
O91.1 – puerperal
N64.2 **Brustdrüsenatrophie**
N60.9 **Brustdrüsendysplasie**
N61 **Brustdrüsenentzündung**
N61 – außerhalb Neugeborenenperiode
P39.0 – beim Neugeborenen
N64.9 **Brustdrüsenerkrankung**
N60.2 **Brustdrüsenfibroadenose**
N60.3 **Brustdrüsenfibrose**
N60.3 **Brustdrüsenfibrosklerose**
N61 **Brustdrüsenfistel**
L02.2 **Brustdrüsenfurunkel**
D48.6 **Brustdrüsengeschwulst**
N62 **Brustdrüsenhypertrophie**
N64.5 **Brustdrüseninduration**
N61 **Brustdrüseninfektion**
N64.2 **Brustdrüseninvolution**
N61 **Brustdrüsenkarbunkel**
C50.9 **Brustdrüsenkarzinom**
N63 **Brustdrüsenknoten**
N64.9 **Brustdrüsenkrankheit**
N61 – entzündlich
C50.9 **Brustdrüsenkrebs**
C50.9 – beim Mann
C50.9 **Brustdrüsenmalignom**
N64.1 **Brustdrüsennekrose**
D48.6 **Brustdrüsenneoplasie**
* **Brustdrüsenneubildung**
D24 – gutartig
D48.6 – unsicher
N64.5 **Brustdrüsenschwellung**
P83.4 – beim Neugeborenen
N60.0 **Brustdrüsensolitärzyste**
D48.6 **Brustdrüsentumor**
N61 **Brustdrüsenvereiterung**
N63 **Brustdrüsenverhärtung**
N60.0 **Brustdrüsenzyste**
N60.1 – chronisch
P92.5 **Brusternährung,** mit Schwierigkeit, beim Neugeborenen
R09.1 **Brustfellentzündung**
C38.4 **Brustfellkarzinom**

| | |
|---|---|
| * | **Brustfellneubildung** |
| C38.4 | – bösartig |
| D38.2 | – unsicher |
| C44.5 | **Brusthautkarzinom** |
| N61 | **Brustinfektion** |
| O91.2 | – postpartal |
| * | **Brustkarzinom** |
| C50.9 | – männlich |
| C50.9 | – weiblich |
| N63 | **Brustknoten** |
| D24 | – gutartig |
| * | **Brustkorbdeformität** |
| Q67.8 | – angeboren |
| M95.4 | – erworben |
| S28.0 | **Brustkorbzerquetschung** |
| C50.9 | **Brustkrebs** |
| C50.9 | – beim Mann |
| C43.5 | **Brustmelanom,** maligne |
| D24 | **Brustneubildung,** gutartig |
| D24 | – Bindegewebe |
| D24 | – Weichteile |
| D48.7 | **Brustorganeneubildung,** unsicher |
| O92.1 | **Brustrhagaden,** postpartal |
| R07.4 | **Brustschmerzen** |
| R07.1 | – bei Atmung |
| R07.4 | – uncharakteristisch |
| R22.2 | **Brustschmerzen,** |
| O92.2 | **Brustschwellung,** postpartal |
| D24 | **Brusttumor,** benigne |
| N63 | **Brustverhärtung** |
| L02.2 | **Brustwandabszeß** |
| J86.0 | **Brustwandfistel** |
| L02.2 | **Brustwandfurunkel** |
| L02.2 | **Brustwandkarbunkel** |
| D22.5 | **Brustwandnävus** |
| L03.3 | **Brustwandphlegmone** |
| * | **Brustwarze** |
| Q83.3 | – akzessorisch |
| Q83.2 | – fehlend, angeboren |
| Q83.0 | — mit Amastie |
| Q83.3 | — überzählig |
| * | – weiblich |
| C50.0 | — Karzinom |
| C50.0 | — Neubildung, bösartig |
| N64.5 | **Brustwarzenabsonderung** |
| N61 | **Brustwarzenabszeß** |
| O91.0 | – im Wochenbett |
| O91.0 | – postpartal |
| N64.2 | **Brustwarzenatrophie** |
| N64.5 | **Brustwarzenblutung** |
| N61 | **Brustwarzenentzündung** |
| N64.0 | **Brustwarzenfissur** |
| O92.1 | – postpartal |
| N64.0 | **Brustwarzenfistel** |
| N61 | **Brustwarzenhofentzündung** |
| N62 | **Brustwarzenhypertrophie** |

| | |
|---|---|
| O91.0 | **Brustwarzeninfektion,** postpartal |
| N64.9 | **Brustwarzenkrankheit** |
| C50.0 | **Brustwarzenkrebs,** weiblich |
| D48.6 | **Brustwarzenneubildung,** unsicher |
| N64.5 | **Brustwarzenretraktion** |
| N64.0 | **Brustwarzenrhagade** |
| O92.1 | – in der Schwangerschaft |
| S22.0 | **Brustwirbelfraktur** |
| S22.0 | – mit Rückenmarkschädigung |
| S23.1 | **Brustwirbelluxation** |
| * | **Brustwirbelsäule** |
| M47.8 | – Spondylosis deformans |
| * | – und |
| M99.8 | — Halswirbelsäule, Blockierung |
| M41.5 | — Lendenwirbelsäule, Torsionsskoliose |
| S24.2 | – Verletzung, Nervenwurzel |
| M99.8 | **Brustwirbelsäulenblockierung** |
| M99.8 | – akut |
| S23.3 | **Brustwirbelsäulendistorsion** |
| S22.1 | **Brustwirbelsäulenfrakturen,** multipel |
| M40.2 | **Brustwirbelsäulenhyperkyphose** |
| M40.2 | **Brustwirbelsäulenkyphose** |
| M42.9 | **Brustwirbelsäulenosteochondrose** |
| M42.9 | – ausgeprägt |
| S20.2 | **Brustwirbelsäulenprellung** |
| M54.6 | **Brustwirbelsäulenschmerzen** |
| M47.8 | **Brustwirbelsäulenspondylarthrose** |
| M47.8 | **Brustwirbelsäulenspondylose** |
| M53.8 | **Brustwirbelsäulensteilstellung** |
| M41.5 | **Brustwirbelsäulentorsionsskoliose** |
| F45.8 | **Bruxismus** |
| F45.8 | **Brygmus** |
| * | **BSG** [Blutkörperchensenkungsgeschwindigkeit] |
| R70.0 | – Beschleunigung |
| R70.0 | – unklare Erhöhung |
| M51.2 | **BSP** – s. Bandscheibenprolaps |
| M51.2 | **BSV** [Bandscheibenvorfall] |
| M51.2 | – lumbal |
| A20.0 | **Bubonenpest** |
| * | **Buckel** |
| Q76.4 | – angeboren |
| M40.2 | – erworben |
| Q63.8 | **Buckelung,** Niere |
| I82.0 | **Budd-Chiari-Syndrom** [Lebervenenverschlußsyndrom] |
| * | **Buerger** |
| I73.1 | – Endangiitis, von-Winiwarter- |
| I73.1 | – Krankheit, von-Winiwarter- |
| I73.1 | – Syndrom |
| I73.1 | — von-Winiwarter- |
| E78.3 | **Bürger-Grütz-Syndrom** |
| Q75.8 | **Bürstenschädel** |

| | |
|---|---|
| * **Bulbäre** | * **Bullöse** |
| N35.8 – Harnröhrenenge | L13.9 – Dermatose |
| N35.8 – Harnröhrenstenose | H18.1 – Keratopathie |
| N35.8 – Harnröhrenstriktur | * — bei |
| G35 – Multiple Sklerose | H18.1 —— Hornhautdekompensation |
| A80.9 – myeloische Polioenzephalitis | H18.1 —— Hornhautdystrophie |
| A80.9 – Polioenzephalitis | * — durch |
| N35.8 – Urethralenge | H18.1 —— Glaukom |
| N35.8 – Urethrastenose | H18.1 —— IOL [Intraokulare Linse] |
| N35.8 – Urethrastriktur | Q80.3 – kongenitale ichthyosiforme Erythro- |
| G12.2 **Bulbärparalyse** | dermie |
| G12.2 – chronisch | H66.9 – Otitis |
| G70.0 – myasthenisch | H66.9 — media |
| G12.2 – progressiv | * **Bullöses** |
| G12.2 – spastisch | J43.9 – Emphysem |
| G12.2 – spinal | L51.1 – Erythema exsudativum multiforme |
| I67.9 **Bulbärsyndrom** | L12.0 – Pemphigoid |
| * **Bulbitis** | Q15.0 **Buphthalmus** |
| K29.8 – Duodenum | * **Burkitt-** |
| N48.2 – Penis | C83.7 – Lymphom |
| N34.2 – Urethra | B21.1 — bei HIV-Krankheit |
| S05.7 **Bulbusabriß** | C83.7 – Tumor |
| H44.5 **Bulbusdegeneration** | A78 **Burnet-Krankheit, Derrick-** |
| H44.9 **Bulbuserkrankung** | E83.5 **Burnett-Syndrom** |
| * **Bulbushinterwandfremdkörper,** intra-okular, alt | E53.9 **Burning-feet-Syndrom** |
| H44.7 – amagnetisch | D21.9 **Bursaneubildung,** gutartig |
| H44.6 – magnetisch | M71.9 **Bursitis** |
| H40.3 **Bulbuskontusion,** mit Sekundärglaukom | M76.6 – achillea |
| S05.8 **Bulbusluxation,** traumatisch | M71.9 – acuta |
| S05.3 **Bulbusperforation** | M06.2 – bei chronischer Polyarthritis |
| * – mit | M76.4 – Bereich Ligamentum collaterale tibiale |
| S05.5 — Fremdkörper | M71.4 – calcarea |
| S05.2 — Prolaps | M75.3 — Schulterbereich |
| * – ohne | M75.3 —— supraspinata |
| S05.6 — Fremdkörper | M70.2 – Ellenbogengelenk |
| S05.3 — Prolaps | M70.1 – Handbereich |
| * **Bulbusprellung,** mit | M70.5 – infrapatellaris |
| S05.1 – Orbitagewebeprellung | M70.2 – olecrani |
| H40.3 – Sekundärglaukom | M70.4 – praepatellaris |
| * **Bulbusruptur** | M75.5 – Schulterbereich |
| T26.7 – bei Verätzung | M75.5 — subacromialis |
| * – mit | M70.6 – trochanterica |
| S05.2 — Glaskörperprolaps | M71.9 **Bursopathie** |
| S05.2 — Prolaps | A31.1 **Buruli-Ulkus** |
| T26.2 — Verbrennung | A75.3 **Buschfleckfieber** |
| S05.3 – ohne Prolaps | A95.0 **Buschgelbfieber** |
| T26.7 **Bulbusverätzung,** mit Ruptur | B45.3 **Busse-Buschke-Krankheit** |
| T26.2 **Bulbusverbrennung,** mit Ruptur | C90.0 **Buzzolo-Krankheit, Kahler-** |
| S05.9 **Bulbusverletzung** | * **BWK** – s. Brustwirbelkörper |
| F50.2 **Bulimia nervosa** | M99.8 **BWK** [Brustwirbelkörper]**-Blockierung** |
| F50.3 – atypisch | * **BWS-** – s.a. Brustwirbelsäule |
| F50.2 **Bulimie** | * – Bereich |
| R23.8 **Bulla** | M99.8 — Blockierung |
| Q81.8 – acantholytica | M99.8 — Flexionsblockierung |
| L01.0 – rodens | M62.8 — Myogelosen |
| | M54.2 – Blockierung, bei HWS-Syndrom, akut |

**B**

*     **BWS-** (Forts.)
M47.2 – Degeneration, und HWS-Degeneration,
    mit Zervikodorsalgie
M47.2 – Facettenreizung
M99.8 – HWS-Blockierung
M47.8 – HWS-LWS-Spondylose
M47.8 – HWS- Spondylose
M40.2 – Kyphose
M40.2 — fixiert
M41.9 – LWS-Skoliose
M41.9 — linkskonvex
M41.9 —— flach
M41.9 — rechtskonvex
M41.9 —— flach
M47.8 – LWS-Spondylose
M54.1 – LWS-Syndrom
*     – LWS-
*     — Syndrom
M47.2 —— degenerativ
M54.1 —— HWS-
M54.1 ——— chronisch
M41.5 — Torsionsskoliose
M62.8 – Myogelosen
M42.9 – Osteochondrose
M54.6 – Schmerzen
M41.9 – Skoliose
M41.9 — flach
M41.9 — linkskonvex
M41.9 —— flach
M41.9 —— minimal
M41.9 — mit degenerativen Veränderungen
M41.9 — rechtskonvex
M41.9 —— flach
M41.9 —— minimal
M47.8 – Spondylarthrose
M47.8 – Spondylose
M47.8 – Spondylosis deformans
M54.1 – Syndrom
M54.1 — akut
M47.8 — bei verklammernder Spondylosis de-
    formans
M54.1 — chronisch
M47.2 — degenerativ
*     — HWS-
M47.2 —— chronisch, bei degenerativen WS-
    Veränderungen
M54.1 —— mit Blockierungen
M41.5 – Torsionsskoliose
M47.8 – Veränderungen, degenerativ
S23.3 – Verstauchung
S23.3 – Zerrung
M02.0 **Bypass,** intestinal, mit Arthritis
J66.0 **Byssinose**
T79.5 **Bywaters-Syndrom**

# – C –

M54.2 **C6-C8-Syndrom**, sensibel
M54.2 **C6-Syndrom**, sensibel
M54.2 **C7-Syndrom**
M54.2 **C8-Syndrom**
M54.2 – C6-, sensibel
R64 **Cachexia** – s.a. Kachexie
\* **Caecum** – s.a. Zäkum
Q43.3 – mobile
L81.3 **Café-au-lait-Fleck**
T70.3 **Caissonkrankheit**
\* **Calcaneus** – s. Kalkaneus
E55.9 **Calciferolmangel**
E83.5 **Calcinosis** – s.a. Kalzinose
L94.2 – circumscripta
L94.2 – cutis
M34.1 — Raynaud-Phänomen, Ösophagus-
dysfunktion, Sklerodaktylie, Tele-
angiektasie, bei progressiver systemi-
scher Sklerose [CREST-Syndrom]
L84 **Callositas**
M91.1 **Calvé-Legg-Perthes,** Morbus
[Osteochondrosis deformans coxae juve-
nilis]
L64.9 **Calvities**
\* **Campylobacter-**
A04.5 – Enteritis
A04.5 – Infektion
\* **Canaliculus lacrimalis**
H04.3 – Entzündung
H04.5 – Stenose
D12.9 **Canalis-analis-Neubildung,** gutartig
\* **Cancer**
A69.0 – aquaticus
C50.8 – en cuirasse
C92.3 – xanthosus [Chlorom]
A69.0 **Cancrum oris**
\* **Candida-**
B37.8 – Abszeß
B37.4 – Balanitis
B37.9 – Befall
B37.1 – Bronchiolitis
B37.1 – Bronchitis
B37.8 – Cholezystitis
B37.2 – Dermatitis, submammär
B37.8 – Duodenitis
B37.2 – Ekzem
B37.6 – Endokarditis
B37.8 – Enteritis
B37.8 – Enterokolitis

\* **Candida-** (Forts.)
B37.8 – Gastroenteritis
B37.0 – Glossitis
B37.8 – Hepatitis
B37.9 – Infektion
B37.8 – Kolitis
B37.3 – Kolpitis
B37.8 – Lymphadenitis
B37.5 – Meningitis
L30.2 – Mykid
B37.9 – Mykose
B37.8 — gastrointestinal
B37.6 – Myokarditis
B37.8 – Myositis
B37.4 – Nephritis
B37.8 – Ösophagitis
B37.8 – Osteomyelitis
B37.8 – Peritonitis
B37.8 – Pharyngitis
B37.1 – Pleuritis
B37.1 – Pneumonie
B37.8 – Prostatitis
B37.4 – Pyelonephritis
B37.7 – Sepsis
B37.8 – Splenitis
B37.0 – Stomatitis
B37.8 – Tonsillitis
B37.1 – Tracheitis
B37.4 – Urethritis
B37.3 – Vaginitis
B37.8 – Vaskulitis
B37.3 – Vulvitis
B37.3 – Vulvovaginitis
B37.4 – Zystitis
B37.9 **Candidiasis** – s.a. Candidosis oder s.a.
Kandidose
B37.8 – anal
B20.4 – bei HIV-Krankheit
B37.8 – intestinal
B37.9 **Candidosis** – s.a. Candidiasis oder s.a.
Kandidose
B37.8 – disseminata
L67.1 **Canities**
F12.1 **Cannabinoide,** schädlicher Gebrauch
\* **Cannabinoidgebrauch**
F12.2 – Abhängigkeitssyndrom
F12.6 – amnestisches Syndrom
F12.3 – Entzugssyndrom
F12.4 — mit Delir
F12.5 – psychotische Störung
\* **Cannabinoidintoxikation**
F12.0 – akut
F12.0 – bei Abhängigkeit
J66.2 **Cannabiose**
T40.7 **Cannabis-Derivat-Vergiftung**

F12.2   **Cannabisabhängigkeit**
F12.1   **Cannabisabusus**
F12.1   **Cannabismißbrauch**
F12.1   **Cannabismus**
T40.7   **Cannabisvergiftung**
F22.0   **Capgras-Syndrom** [Wahnsyndrom mit Personenverkennung im Sinne der Doppelgänger-Illusion]
*       **Capillaria-**
B83.8   – hepatica-Infektion
B81.1   – philippinensis-Infektion
*       **Capsulitis** – s. Kapsulitis
*       **Caput**
I86.8   – medusae
M43.6   – obstipum sive distortum
C25.0   – pancreatis, Karzinom
A67.9   **Carate** – s.a. Pinta
A67.1   – erythematöse Plaques
A67.2   – Hautschaden
A67.1   – hyperchrome Schädigung
A67.1   – Hyperkeratose
A67.2   – kardiovaskulärer Schaden
A67.3   – Mischform
A67.0   – Primärläsion
A67.1   – Sekundärläsion
A67.2   – Spätläsion
A67.2   – Spätstadium
A67.1   – Zwischenstadium
L02.9   **Carbunculus** – s.a. Karbunkel
C80     **Carcinoma** – s.a. Karzinom oder s.a. Krebs
C44.9   – basocellulare
D09.9   – in situ
D01.3   — Analkanal
D04.5   — Analrand
D01.3   — Anus
D04.5   — Anushaut
D02.4   — Atmungsorgan
D09.2   — Auge
D09.0   — Blase
D02.2   — Bronchien
D05.9   — Brustdrüse
D06.9   — Cervix uteri
D01.0   — Dickdarm
D06.1   — Ektozervix
D09.3   — endokrine Drüse
D07.0   — Endometrium
D06.0   — Endozervix
D04.9   — Epidermis
D01.5   — Gallensystem
D09.0   — Harnblase
D09.1   — Harnleiter
D09.1   — Harnorgane
D09.1   — Harnröhre

C80     **Carcinoma** (Forts.)
D09.9   – in situ (Forts.)
D04.9   — Haut
D04.5   —— Achselfalte
D04.5   —— Bauchwand
D04.5   —— Brust
D04.5   —— Damm
D04.2   —— Gehörgang, äußerer
D04.5   —— Gesäßbacke
D04.4   —— Hals
D04.7   —— Hüfte
D04.5   —— Leistenbeuge
D04.0   —— Lippe
D04.5   —— Nabel
D04.2   —— Ohr, äußeres
D04.5   —— perianal
D04.5   —— Rücken
D04.5   —— Rumpf
D04.6   —— Schulter
D00.0   — Hypopharynx
D01.4   — intestinal
D04.1   — Kanthus
D02.0   — Kehlkopf
D01.0   — Kolon
D04.4   — Kopfschwarte
D02.0   — Larynx
D01.5   — Leber
D04.1   — Lidhaut
D00.0   — Lippe
D05.0   — lobulär, Brustdrüse
D02.2   — Lunge
D00.2   — Magen
D05.9   — Mamma
D05.1   — Milchgang
D02.3   — Mittelohr
D00.0   — Mundhöhle
D02.3   — Nasenhöhle
D02.3   — Nebenhöhle
D09.1   — Niere
D00.0   — Oropharynx
D00.1   — Ösophagus
D01.7   — Pankreas
D07.4   — Penis
D00.0   — Pharynx
D06.9   — Portio
D07.5   — Prostata
D00.0   — Rachen
D01.1   — rektosigmoidaler Übergang
D01.2   — Rektum
D02.1   — Trachea
D09.1   — Ureter
D09.1   — Urethra
D07.3   — Uterus
D07.2   — Vagina
D07.1   — Vulva
C56     – ovarii

C80    **Carcinoma** (Forts.)
C80    – planocellulare
C80    – platycellulare
C80    – spinocellulare
C38.4  **Carcinosis pleurae**
*      **Card...** – s.a. Kard...
*      **Cardiomyopathia** – s. Kardiomyopathie [CMP]
I27.0  **Cardiopathia nigra**
*      **Cardioverter-Defibrillator,** implantiert
T82.1  – Batterieerschöpfung
T82.1  – Dysfunktion
T82.7  – Infektion durch
A77.1  **Carducci-Fieber**
K02.9  **Caries** – s.a. Karies
K02.9  – dentum
E56.8  **Carnitinmangel**
L92.9  **Caro luxurians**
Q87.0  **Carpenter-Syndrom** [Form des Akrozephalopolysyndaktylie-Syndroms]
A44.0  **Carrión-Krankheit**
*      **Caruncula** – s. Karunkel
E34.0  **Cassidy-Scholte-Syndrom**
A69.8  **Castellani-Bronchitis**
H26.9  **Cataracta** – s.a. Katarakt oder s.a. Grauer Star
H25.1  – brunescens
Q12.0  – coerulea, kongenital
H26.2  – complicata
Q12.0  – congenita
*      — mit
Q12.0  —— Nystagmus
Q12.0  —— Strabismus
Q12.0  — Schichtstar
Q12.0  — totalis
Q12.0  – coronaria
H26.9  – corticalis
H26.8  – corticonuclearis
*      — et
H26.8  —— capsularis posterior
H26.8  —— subcapsularis posterior
H26.8  — provecta
E14.3  – diabetica
*      — bei
E10.3  —— Typ-I-Diabetes
E11.3  —— Typ-II-Diabetes
H26.8  – electrica
H26.9  – incipiens
H26.9  – intumescens
H26.8  – matura
G71.1  – myotonica
H26.8  – nuclearis
H25.1  — senilis
*      – polaris
Q12.0  — anterior, kongenital
Q12.0  — posterior, kongenital

H26.9  **Cataracta** (Forts.)
H26.8  – praematura
H26.8  – provecta
Q12.0  – pulverulenta, kongenital
Q12.0  – punctata
H26.4  – secundaria
H25.9  – senilis
H25.1  — brunescens
H25.0  —— coronaria
H25.0  —— corticalis
H25.2  —— hypermatura
H25.0  —— incipiens
H25.8  —— intumescens
H25.9  —— matura
H25.2  —— Morgagni-Typ
H25.1  —— nuclearis
H25.8  —— provecta
H25.0  —— punctata
*      —— subcapsularis
H25.0  ——— anterior
H25.0  ——— posterior
H25.8  —— provecta
H26.1  – traumatica
J30.1  **Catarrhus aestivus**
*      **Cauda**
*      – equina
C72.1  — Neubildung, bösartig
G83.4  — Syndrom
S34.3  — Verletzung
C25.2  – pancreatis, Karzinom
G83.4  – Syndrom
*      **Cavernitis** – s. Kavernitis
D18.0  **Cavernoma capillare**
N85.6  **Cavum-uteri-Synechie**
H59.0  **CE** [Kataraktextraktion], Glaskörperverlust bei
G80.3  **Cecile-Vogt-Syndrom**
E83.1  **Ceelen-Gellerstedt-Syndrom**
L03.9  **Cellulitis** – s.a. Zellulitis
R51    **Cephalaea**
G44.1  – vasomotorica
*      **Cephalgia** – s. Kephalgie oder s. Zephalgie
A07.8  **Cercomoniasis**
*      **Cerebral** – s. Zerebral
F10.6  **Cerebropathia psychica toxaemica**
H61.2  **Cerumen obturans**
M54.2  **Cervicalgia** – s.a. Zervikalgie
M54.2  **Cervicalsyndrom** – s. Zervikalsyndrom
A54.0  **Cervicitis gonorrhoica**
M53.1  **Cervicobrachialgia** – s.a. Zervikobrachialgie
M53.0  **Cervicocephalgia** – s.a. Zervikozephalgie

| | |
|---|---|
| \* | **Cervix** – s.a. Zervix |
| C68.0 | – urethrae, Neubildung, bösartig |
| \* | – uteri |
| N72 | — Abszeß |
| N88.1 | — Adhäsion |
| Q51.5 | — Agenesie |
| A54.2 | — akute Gonorrhoe |
| O34.4 | — Anomalie, Betreuung der Schwangeren |
| Q51.5 | — Aplasie |
| \* | — Atresie |
| Q51.8 | —— angeboren |
| N88.2 | —— erworben |
| N88.8 | — Blutung |
| D06.9 | — Carcinoma in situ |
| A54.2 | — chronische Gonorrhoe |
| N88.8 | — Degeneration |
| N87.9 | — Dysplasie |
| N87.2 | —— hochgradig |
| N87.1 | —— mittelgradig |
| N87.0 | —— niedriggradig |
| N86 | — Ektropium |
| N72 | — Endometritis |
| N86 | — Erosion |
| N86 | —— Ektropium |
| A54.0 | — Gonorrhoe |
| O00.8 | — Gravidität |
| N87.9 | — Hyperplasie |
| N87.9 | —— Endometrium |
| Q51.8 | — Hypoplasie, angeboren |
| C53.9 | — Karzinom |
| N88.2 | — Kontraktur |
| N72 | — Krankheit, entzündlich |
| N85.4 | — Lageveränderung |
| \* | — Lazeration |
| N88.1 | —— alt |
| N88.1 | —— post partum |
| N88.0 | — Leukoplakie |
| C53.9 | — Malignom |
| D26.0 | — Neubildung, gutartig |
| N87.9 | — Plattenepitheldysplasie |
| N84.1 | — Polyp |
| N81.2 | — Prolaps |
| N88.1 | — Riß, alt |
| N88.2 | — Stenose |
| N88.2 | — Striktur |
| A18.1 | — Tuberkulose |
| D26.0 | — Tumor, gutartig |
| N88.2 | — Verschluß, erworben |
| N88.8 | — Zyste |
| Q51.6 | —— embryonal |
| C67.5 | — vesicae Karzinom |
| E84.9 | **CF** – s.a. Cystische Fibrose oder s.a. Zystische Fibrose oder s.a. Mukoviszidose |
| G93.3 | **CFS** [Chronic fatigue syndrome] |

| | |
|---|---|
| \* | **Chagas** |
| B57.2 | – Krankheit |
| B57.0 | —— akut, mit Herzbeteiligung |
| \* | —— chronisch, mit |
| \* | ——— Beteiligung |
| B57.4 | ——— Nervensystem |
| B57.3 | ——— Verdauungssystem |
| B57.2 | ——— Herzbeteiligung |
| B57.1 | —— ohne Organbeteiligung |
| B57.2 | – Morbus |
| B57.2 | – Myokardiopathie |
| H00.1 | **Chalazion** |
| H00.1 | – Unterlid |
| \* | **Chalcosis** |
| H44.3 | – bulbi |
| H26.8 | – lentis |
| J62.8 | **Chalikose** |
| H44.3 | **Chalkosis** |
| H18.0 | – corneae |
| H02.3 | **Chalodermie,** Augenlid |
| H21.8 | **Chandler-Syndrom** |
| A93.8 | **Changuinola-Fieber** |
| B43.9 | **Chappa** |
| F60.9 | **Charakteranomalie** |
| F22.0 | **Charakterneurose,** paranoid |
| \* | **Charcot-** |
| A52.1 | – Krankheit |
| G60.0 | – Marie-Tooth-Hoffmann-Syndrom |
| G12.2 | – Syndrom-II |
| \* | **Chauffard-Syndrom** |
| D58.0 | – Minkowski- |
| E83.1 | – Troisier-Hanot- |
| Z00.- | **Check up** |
| K13.0 | **Cheilitis** |
| L56.8 | – actinica solare |
| L56.8 | – aktinisch |
| K13.0 | – angularis |
| K13.0 | – Angulus infectiosus |
| K13.0 | – atopisch |
| B37.8 | – durch Candida |
| K13.0 | – Mundwinkel |
| K13.0 | **Cheilodynie** |
| Q37.5 | **Cheilognathopalatoschisis** |
| Q37.9 | **Cheilognathoschisis** |
| Q36.9 | **Cheiloschisis** |
| K13.0 | **Cheilosis** |
| M79.8 | **Cheiromegalie** |
| L30.1 | **Cheiropompholyx** |
| F48.8 | **Cheirospasmus** |
| T78.4 | **Chemical-Sensitivity-Syndrom, Multiple-** [MCS] |
| L23.5 | **Chemikalienallergie** |
| \* | **Chemikalienbedingte** |
| L25.3 | – Dermatitis |
| L25.3 | – Kontaktdermatitis |

| | |
|---|---|
| * | **Chemikalienbedingtes** |
| L24.5 | – Berufsekzem |
| L25.3 | – Ekzem |
| L25.3 | – Kontaktekzem |
| H10.8 | **Chemische Konjunktivitis,** nicht medikamentös |
| D44.7 | **Chemodektom** |
| * | **Chemosis** |
| H11.4 | – Bindehaut |
| H11.4 | – Konjunktiva |
| Z29.- | **Chemotherapie,** prophylaktisch |
| T88.7 | **Chemotherapie-Nebenwirkung** |
| K10.8 | **Cherubismus** |
| * | **Cheyne-** |
| F45.2 | – Krankheit |
| F45.2 | – Syndrom |
| * | **Chiari-** |
| O92.6 | – Frommel-Syndrom |
| I82.0 | – Syndrom, Budd- [Lebervenenverschlußsyndrom] |
| H47.4 | **Chiasma-opticum-Affektion** |
| H47.4 | **Chiasmaaffektion** |
| H47.4 | – entzündlich |
| H47.4 | – ischämisch |
| H47.4 | **Chiasmakompression** |
| * | – durch |
| I67.1 | — Aneurysma |
| D35.2 | — Hypophysenadenom |
| B55.1 | **Chiclero-Geschwür** |
| * | **Chikungunya-** |
| A92.0 | – Fieber, hämorrhagisch |
| A92.0 | – Viruskrankheit |
| Q43.3 | **Chilaiditi-Syndrom** |
| A07.8 | **Chilomastigiasis** |
| Q99.0 | **Chimäre 46,XX/46,XY** |
| B66.1 | **Chinesische Leberegel-Krankheit** |
| T37.2 | **Chininvergiftung** |
| M10.9 | **Chiragra** |
| R29.8 | **Chirobrachialgie** |
| * | **Chirotherapeutisch** |
| M99.9 | – angehbare Blockierung |
| M99.8 | – behandelbare Gelenkblockierung |
| K08.9 | **Chirurgisch sanierungsbedürftiges Gebiß** |
| A43.9 | **Chladotrichose** |
| A70 | **Chlamydia-psittaci-Infektion** |
| * | **Chlamydien-** |
| A74.9 | – Infektion |
| A56.2 | — an Genitalien |
| A56.2 | — Harn- und Geschlechtsorgane |
| A56.1 | — im kleinen Becken |
| A56.4 | — Pharynx |
| A56.0 | — unterer Genitaltrakt |
| A56.0 | – Kolpitis |
| A74.0 | – Konjunktivitis |
| A74.9 | – Krankheit |

| | |
|---|---|
| * | **Chlamydien-** (Forts.) |
| A74.8 | – Peritonitis |
| J16.0 | – Pneumonie |
| P23.1 | — angeboren |
| A56.0 | – Urethritis |
| A56.0 | – Vaginitis |
| A56.0 | – Vulvovaginitis |
| A56.0 | – Zervizitis |
| A56.0 | – Zystitis |
| L81.1 | **Chloasma** |
| L81.1 | – cachecticorum |
| O26.8 | – gravidarum |
| L81.1 | – hormonale |
| L81.1 | – idiopathisch |
| H02.7 | – Lid |
| L81.1 | – medicamentosum |
| L81.1 | – symptomaticum |
| L81.1 | – virginum periorale |
| T59.4 | **Chlorgaswirkung,** toxisch |
| T88.7 | **Chlormadinonacetat-Nebenwirkung** |
| T53.1 | **Chloroformintoxikation** |
| T53.1 | **Chloroformvergiftung** |
| T53.1 | **Chloroformwirkung,** toxisch |
| C92.3 | **Chlorom** |
| E87.8 | **Chloropenie** |
| D50.9 | **Chlorose** |
| Q30.0 | **Choanalatresie** |
| J33.0 | **Choanalpolyp** |
| Q30.0 | **Choanalstenose** |
| R17 | **Cholämie** |
| K83.8 | **Cholangiektase** |
| K75.8 | **Cholangiohepatitis** |
| C22.0 | **Cholangiohepatom** |
| K76.8 | **Cholangiohepatose** |
| D13.5 | **Cholangiom** |
| D13.5 | – Hepato- |
| K83.9 | **Cholangiopathie** |
| C22.1 | **Cholangiozelluläres Karzinom** |
| K83.0 | **Cholangitis** |
| A38 | – bei Scharlach |
| B25.8 | – durch Zytomegalieviren |
| K83.0 | – eitrig |
| * | – mit |
| K80.3 | — Gallengangsstein |
| K80.3 | — Steinen |
| K83.0 | – primär |
| K83.0 | – purulenta |
| K83.0 | – rezidivierend |
| K83.0 | – sekundär |
| K83.0 | – sklerosierend |
| K83.0 | **Choledochitis** |
| K83.3 | **Choledochoduodenale Fistel** |
| K80.5 | **Choledocholithiasis** |
| K80.4 | – mit Cholezystitis, akut |
| K83.9 | **Choledochopathie** |
| K83.1 | **Choledochuseinengung** |

K83.0 **Choledochusentzündung**
C24.0 **Choledochuskarzinom**
K83.2 **Choledochusperforation**
K83.8 **Choledochusspasmen**
K80.5 **Choledochusstein**
K83.1 **Choledochusstenose**
K83.1 – erworben
K83.1 **Choledochusverschluß**
Q44.4 **Choledochuszyste**
K80.2 **Cholelithiasis**
K80.1 – mit Cholezystitis
K80.0 — akut
K82.9 **Cholepathie**
K65.8 **Choleperitonitis**
A00.9 **Cholera**
Z23.0 – Impfung
Z23.0 — Notwendigkeit
Z27.0 – mit Typhus-Paratyphus [Cholera+
  TAB], Vakzination
Z23.0 – Vakzination
K71.0 **Cholestase** [Cholostase], intrahepatisch
K76.8 **Cholestatische Hepatose**
H71 **Cholesteatom**
H71 – bei chronischer epitympanaler Otitis
  media
H71 – entzündet, Ohr
H60.4 – Gehörgang
H71 – Mittelohr
J34.8 – Nasennebenhöhle
H71 – primär
H71 — juvenil
H95.0 – rezidivierend, Mastoidhöhle, nach Ma-
  stoidektomie
K82.4 **Cholesteatose**
K82.4 – Gallenblase
K80.2 **Cholesterinablagerung,** Galle
E78.0 **Cholesterinämie**
T79.1 **Cholesterinembolie**
K80.8 **Cholesterinkalkstein**
K80.8 **Cholesterinkonkrement**
E75.5 **Cholesterinlipidose**
K80.2 **Cholesterinpartikel,** Gallenblase
K80.8 **Cholesterinpigmentstein**
J84.8 **Cholesterinpneumonie**
E75.5 **Cholesterinspeicherkrankheit**
K80.8 **Cholesterinstein**
K82.8 **Cholezystektasie**
K81.9 **Cholezystitis**
K81.0 – akut
K80.0 — bei Cholezystolithiasis
* — mit
K80.4 —— Choledocholithiasis
K80.0 —— Cholelithiasis
K80.0 —— Gallenblasenstein
K81.1 – chronisch
B37.8 – durch Candida

K81.9 **Cholezystitis** (Forts.)
K81.0 – eitrig
K81.0 – gangränös
* – mit
K80.1 — Cholelithiasis
K80.4 — Gallengangsstein
K80.1 — Steinen
K80.8 **Cholezystocholedocholithiasis**
K82.3 **Cholezystoduodenalfistel**
K80.2 **Cholezystolithiasis**
K80.0 – mit akuter Cholezystitis
K82.9 **Cholezystopathie**
K82.8 – funktionell
L50.5 **Cholinergische Urtikaria**
T44.0 **Cholinesterase-Hemmer-Vergiftung**
E53.8 **Cholinmangel**
K83.1 **Cholostase**
R82.2 **Cholurie**
M94.8 **Chondritis**
C41.9 **Chondroblastisches Sarkom**
C41.9 **Chondroblastom**
M11.2 **Chondrocalcinosis** – s.a. Chondrokalzi-
  nose
M11.2 – articularis
* **Chondrodermatitis**
H61.0 – nodularis helicis
H61.0 – Ohrmuschel
Q77.3 **Chondrodysplasia-punctata-Syndrom**
Q78.9 **Chondrodysplasie**
Q78.9 – Osteo-
Q78.9 **Chondrodystrophie**
Q77.6 **Chondroektodermale Dysplasie**
Q77.4 **Chondrogenesis imperfecta**
M11.2 **Chondrokalzinose**
M11.1 – familiär
M11.2 **Chondrokalzinose-Arthropathie**
M94.3 **Chondrolyse**
D16.9 **Chondrom**
D16.9 – Fibroangio-
D16.4 – Gehirn
D14.1 – Larynx
D14.3 – Lunge
D14.2 – Trachea
M22.4 **Chondromalacia patellae**
M94.2 **Chondromalazie**
Q31.8 – Epiglottis
M94.2 – Knie, Grad II
Q31.8 – Larynx
M22.4 – retropatellar
D48.0 **Chondromatose**
M24.0 – Gelenk
D16.9 **Chondrome,** multipel, Skelett
D16.9 **Chondromyxofibrom**
D16.9 **Chondromyxom**
C41.9 **Chondromyxosarkom**
Q78.9 **Chondroosteodystrophie**

**C**

| | |
|---|---|
| D16.9 | **Chondroosteom** |
| M22.4 | **Chondropathia patellae** |
| M94.9 | **Chondropathie** |
| M23.8 | – Knie |
| M22.4 | – Patella |
| C41.9 | **Chondrosarkom** |
| M94.8 | **Chondrose** |
| M94.8 | – lumbosakral |
| M51.3 | **Chondrosis intervertebralis** |
| M50.3 | – cervicalis [Zervikalchondrose] |
| M19.9 | **Chopart-Gelenk-Arthrose** |
| I51.1 | **Chordae-tendineae-Ruptur** |
| I23.4 | – Komplikation, akut, nach Myokard-infarkt, akut |
| J38.2 | **Chorditis nodosa** |
| C80 | **Chordom** |
| C71.6 | – bösartig, Kleinhirnbrückenwinkel |
| D43.1 | – Kleinhirnbrückenwinkel |
| D33.1 | —— gutartig |
| G25.5 | **Chorea** |
| G25.4 | – arzneimittelinduziert |
| G10 | – chronica progressiva hereditaria |
| G25.5 | – chronisch |
| G10 | – erblich |
| G10 | – Huntington |
| G25.5 | – im Alter |
| I02.9 | – infectiosa |
| I02.9 | – juvenilis |
| I02.9 | – minor |
| I02.0 | —— mit Herzbeteiligung |
| I02.0 | – mit Herzbeteiligung |
| G25.5 | – posthemiplegisch |
| I02.9 | – rheumatica |
| * | – rheumatisch |
| I02.0 | —— mit Herzbeteiligung |
| I02.9 | —— ohne Herzbeteiligung |
| G25.5 | – senil |
| I02.9 | – simplex |
| I02.9 | – Sydenham |
| D39.2 | **Chorioadenoma destruens** |
| O41.1 | **Chorioamnionitis** |
| O02.8 | **Chorioangiom** |
| C58 | **Chorioblastom** |
| A87.2 | **Chorioenzephalitis** |
| H31.4 | **Chorioideaablösung** |
| H31.9 | **Chorioideaaffektion** |
| H31.1 | **Chorioideaatrophie** |
| H31.3 | **Chorioideablutung** |
| H31.3 | – expulsiv |
| H31.1 | **Chorioideadegeneration** |
| * | **Chorioideadystrophie** |
| H31.2 | – hereditär |
| H31.2 | – zentral, areolär, generalisiert |
| H31.9 | **Chorioideaerkrankung** |
| Q14.3 | **Chorioideafehlbildung,** kongenital |
| H31.3 | **Chorioideahämorrhagie** |

| | |
|---|---|
| C69.3 | **Chorioideakarzinom** |
| C85.9 | **Chorioidealymphom** |
| C69.3 | **Chorioideamelanom** |
| C69.3 | – maligne |
| C79.8 | **Chorioideametastase** |
| H31.0 | **Chorioideanarbe** |
| * | **Chorioideaneubildung** |
| C69.3 | – bösartig |
| D31.3 | – gutartig |
| H31.3 | **Chorioidearuptur** |
| H31.1 | **Chorioideasklerose** |
| * | **Chorioideatumor** |
| D31.3 | – benigne |
| C69.3 | – maligne |
| H31.1 | **Chorioideaveränderung,** degenerativ |
| H31.8 | **Chorioideopathie,** serpiginös |
| H31.2 | **Chorioideremie** |
| H30.9 | **Chorioiditis** |
| H30.9 | – angeboren |
| H30.1 | – disseminata |
| H30.0 | – fokal |
| H30.9 | – konnatal |
| D33.0 | **Chorioidpapillom** |
| A87.2 | **Choriomeningitis** |
| A87.2 | – lymphozytär |
| D39.2 | **Chorionadenom** |
| C58 | – destruierend |
| C58 | **Chorionepitheliom** |
| C62.9 | – Hoden |
| C80 | **Chorionepitheliommetastase** |
| D39.2 | **Chorionepitheliose** |
| D39.2 | **Chorionepitheliosis interna** |
| C58 | **Chorionkarzinom** |
| O01.9 | **Choriontumor** |
| H31.0 | **Chorioretinale Narbe** |
| H59.8 | – nach Ablatio-OP |
| H31.0 | – nicht makulär |
| H30.9 | **Chorioretinitis** |
| A52.7 | – bei Spätsyphilis |
| H30.0 | – centralis serosa |
| H30.1 | – disseminata |
| H30.0 | – fokal |
| A18.5 | – tuberkulös |
| H35.7 | **Chorioretinopathia centralis serosa** |
| H35.7 | **Chorioretinopathie,** Birdshot |
| H25.0 | **Christbaumschmuck-Katarakt** |
| * | **Christian-** |
| * | – Krankheit |
| E76.0 | —— Hand-Schüller- |
| M35.6 | —— Pfeifer-Weber- |
| E76.0 | – Syndrom, Hand-Schüller- |
| D67 | **Christmas Disease** |
| M24.7 | **Chrobak-Becken, Otto-** [Protrusio acetabuli] |
| H53.1 | **Chromatopsie** |
| L81.9 | **Chromatose** |

| | |
|---|---|
| T56.2 | **Chromatvergiftung** |
| L75.1 | **Chromhidrosis** |
| E61.4 | **Chrommangel** |
| B43.9 | **Chromoblastomykose** |
| B43.9 | **Chromomykose** |
| B43.0 | – Haut |
| B43.1 | **Chromomykotischer Abszeß,** Gehirn |
| D35.2 | **Chromophobes Hypophysenadenom** |
| B36.0 | **Chromophytose** |
| N04.9 | **Chromoproteinniere** [Hämoglobinurische Nephrose] |
| * | **Chromosom** |
| Q93.3 | – 4, kurzer Arm, Deletion |
| Q93.4 | – 5, kurzer Arm, Deletion |
| * | **Chromosomale** |
| Q99.8 | – Fehlbildung |
| Q99.8 | – Translokation |
| Q98.1 | **Chromosomen, X-,** mehr als zwei, Klinefelter-Syndrom, männlicher Phänotyp |
| Q99.9 | **Chromosomenaberration** |
| Q99.9 | **Chromosomenanomalie** |
| O35.1 | – fetal, Betreuung der Schwangeren |
| R89.8 | **Chromosomenbefund,** abnorm |
| O28.5 | – bei Graviditäts-Screening |
| Q92.4 | **Chromosomenduplikation,** Prometaphase |
| Q95.1 | **Chromosomeninversion,** beim normalen Individuum |
| D35.0 | **Chromozytom, Phäo-** |
| G93.3 | **Chronic fatigue syndrome** |
| F32.9 | **Chronifizierte Depression** |
| * | **Chronisch-** – s.a. jeweilige Krankheit, chronisch |
| K71.5 | – aktive Hepatitis, bei toxischer Leberkrankheit |
| * | – degeneratives |
| M47.2 | — Lumbalsyndrom |
| M47.2 | — LWS-Syndrom |
| M47.2 | — Zervikalsyndrom |
| J37.0 | – hyperplastische Laryngitis |
| D73.2 | – kongestive Splenomegalie |
| K71.3 | – persistierende Hepatitis, bei toxischer Leberkrankheit |
| M54.5 | – rezidivierende Lumbalgie |
| M54.1 | – rezidivierendes Lumbalsyndrom |
| * | **Chronische** |
| C92.1 | – granulozytäre Leukämie |
| I25.9 | – ischämische Herzkrankheit |
| C91.1 | – lymphatische Leukämie |
| C91.1 | – lymphozytäre Leukämie |
| C93.1 | – Monozytenleukämie |
| C92.1 | – myeloische Leukämie |
| C92.1 | – Myelose |
| M30.1 | **Churg-Strauss-Syndrom** [Allergische granulomatöse Angiitis] |
| I89.8 | **Chylektasie** |

| | |
|---|---|
| * | **Chylöser** |
| J94.0 | – Erguß |
| J94.0 | – Pleuraerguß |
| I31.3 | **Chyloperikard** |
| I89.8 | **Chylothorax** |
| I89.8 | **Chylozele** |
| N50.8 | – Tunica vaginalis testis |
| R82.0 | **Chylurie** |
| I89.8 | **Chyluszyste** |
| L90.5 | **Cicatrix** |
| T61.0 | **Ciguatera-Fischvergiftung** |
| I25.9 | **CIHK** [Chronische ischämische Herzkrankheit] |
| I25.9 | – dekompensiert |
| * | **Ciliar** – s. Ziliar |
| D55.0 | **Cippiani-Krankheit** |
| K76.1 | **Cirrhose cardiaque** |
| * | **Cirrhosis** – s.a. Zirrhose |
| K74.6 | – hepatis |
| N26 | – renis |
| L57.3 | **Civatte-Poikilodermie** |
| E84.9 | **Clarke-Hadfield-Syndrom** [Mukoviszidose] |
| L67.8 | **Clastothrix** |
| * | **Claudicatio** |
| I73.9 | – intermittens |
| G95.1 | – spinalis |
| * | **Clavicula** – s. Klavikula |
| * | **Clavus** – s. Klavus |
| P08.2 | **Clifford-Syndrom** |
| N95.1 | **Climacterium** – s.a. Klimakterium |
| E28.3 | – praecox |
| N95.1 | – tardum |
| N50.8 | – virile-Syndrom |
| N50.8 | **Climax virile** |
| C91.1 | **CLL** [Chronische lymphatische Leukämie] |
| Z31.- | **Clomifentest** |
| B66.1 | **Clonorchiasis** |
| O62.4 | **Clonus uteri** |
| A48.0 | **Clostridien-Myositis** |
| * | **Clostridium-** |
| A05.1 | – botulinum-Lebensmittelvergiftung |
| A04.7 | – difficile-Enterokolitis |
| A05.2 | – perfringens-Lebensmittelvergiftung |
| * | **Cluster** |
| G44.0 | – headache [Bing-Horton-Syndrom] |
| G44.0 | – Kopfschmerz |
| C92.1 | **CML** [Chronische myeloische Leukämie] |
| * | **CNV** [Contingent negative variation] |
| H44.2 | – bei Myopie |
| H43.1 | – Glaskörperblutung |
| * | **Coats** |
| H35.0 | – Morbus |
| H35.0 | – Retinopathie |
| J44.8 | **COB** [Chronisch obstruktive Bronchitis] |

| | |
|---|---|
| E53.8 | **Cobalaminmangel** |
| * | **Cocain** – s. Kokain |
| B38.2 | **Coccidioidmycosis pulmonalis** |
| * | **Coccidiosis** – s. Kokzidiose |
| * | **Coccygodynia** – s. Kokzygodynie |
| Q87.1 | **Cockayne-Syndrom** |
| Q87.1 | – mit Retinitis pigmentosa |
| F11.2 | **Codeinabhängigkeit** |
| D16.9 | **Codman-Tumor** |
| * | **Coecum** – s. Zäkum |
| * | **Coeliacia** – s. Zöliakie |
| B71.8 | **Coenurosis** |
| Q87.8 | **COFS-Syndrom** [Cerebro-oculo-facio-sceletal syndrome] |
| * | **Cogan-** |
| H18.5 | – Hornhautdystrophie, mikrozystisch |
| H21.8 | – Reese-Syndrom |
| * | **Coilonychia** – s. Koilonychie |
| * | **Coitus** – s. Koitus |
| J44.9 | **COLD** [Chronic obstructive lung disease] |
| * | **Colica** – s.a. Kolik |
| K80.5 | – hepatica |
| K58.9 | – mucosa |
| N23 | – renalis |
| K52.9 | **Colitis** – s.a. Kolitis |
| K51.9 | – chronica purulenta |
| K50.1 | – granulomatosa |
| K50.1 | — regionalis |
| K50.1 | – gravis regionalis |
| * | – mucosa |
| K58.9 | — membranosa |
| F54 | — psychogen |
| K50.1 | – regionalis |
| K51.9 | – ulcerosa |
| K51.9 | — chronisch |
| F54 | — psychogen |
| S52.5 | **Colles-Fraktur** |
| N50.8 | **Colliculus-seminalis-Polyp** |
| Q75.4 | **Collins-Syndrom, Treacher-** |
| * | **Collum** |
| C53.9 | – -uteri, Karzinom |
| M43.6 | – obstipum |
| * | **Coloboma** – s. Kolobom |
| * | **Colon** – s.a. Kolon |
| * | – ascendens |
| * | — Adenom |
| D12.2 | — tubulovillös |
| D37.4 | — villös |
| C18.2 | — Karzinom |
| * | — Neubildung |
| C18.2 | — bösartig |
| D12.2 | — gutartig |

| | |
|---|---|
| * | **Colon** (Forts.) |
| * | – descendens |
| C18.6 | — Karzinom |
| * | — Neubildung |
| C18.6 | — bösartig |
| D12.4 | — gutartig |
| K58.9 | – irritabile |
| K58.0 | — mit Diarrhoe |
| K58.9 | — ohne Diarrhoe |
| * | – sigmoideum |
| * | — Adenom |
| D12.5 | — tubulovillös |
| D37.4 | — villös |
| C18.7 | — Neubildung, bösartig |
| * | – transversum |
| C18.4 | — Adenokarzinom |
| C18.4 | — Karzinom |
| * | — Neubildung |
| C18.4 | — bösartig |
| D12.3 | — gutartig |
| A93.2 | **Colorado-Zeckenfieber** |
| * | **Colpitis** – s. Kolpitis |
| * | **Columna-vertebralis-** |
| C41.2 | – Neubildung, bösartig |
| C41.2 | – Sarkom |
| * | **Coma** |
| E14.0 | – acidoticum |
| R40.2 | – cardiale |
| E14.0 | – diabeticum |
| K72.9 | – hepaticum |
| B19.0 | — bei Virushepatitis |
| E14.0 | – hyperglycaemicum diabeticum |
| E15 | – hypoglycaemicum |
| F43.0 | **Combat fatigue** |
| G43.0 | **Common-Migräne** |
| * | **Commotio** |
| S06.0 | – cerebri |
| S37.0 | – renis |
| * | **Compressio** – s.a. Kompression |
| G93.5 | – cerebri |
| S06.2 | — Blutung und Hirndruck, bei gedeckter schwerer Schädelhirnverletzung |
| I31.1 | **Concretio pericardii** |
| A63.0 | **Condyloma** – s.a. Kondylom |
| A63.0 | – acuminatum |
| * | **Condylomata** |
| A63.0 | – ani |
| A51.3 | – lata |
| A63.0 | – vulvae |
| T35.7 | **Congelatio** |
| N47 | **Conglutinatio praeputii** |
| * | **Conjunctiva** – s. Konjunktiva |

H10.9 **Conjunctivitis** – s.a. Konjunktivitis
H10.3  – aestivalis
\*     – allergica
H10.1  — acuta
H10.1  — chronica
B30.9  – epidemica
B30.1  – follicularis
B30.1  — acuta
A71.1  — trachomatosa
A71.1  – granulosa trachomatosa
P39.1  – neonatorum
H11.8  – nodosa
H10.8  – phlyktaenulosa
\*     – sicca, im
\*     — Sinne des
M35.0  —— Sjögren-Syndroms
H04.1  —— Syndroms des trockenen Auges
H10.9  – simplex
A71.9  – trachomatosa
H10.4  – vernalis
\*     **Conn**
E26.0  – Morbus
E26.0  – Syndrom
A77.1 **Conor-Fieber**
T14.0 **Contusio** – s.a. Kontusion oder s.a. Prellung
S39.9  – abdominis
S05.1  – bulbi
S05.2  — mit Glaskörperprolaps
S06.2  – cerebri
S05.1  – orbitae
S05.1  – retinae, mit Berlin-Ödem
T09.3  – spinalis
D56.1 **Cooley-Anämie**
J44.9 **COPD** [Chronic obstructive pulmonal disease]
J44.9 **COPE** [Chronische obstruktive Pulmonalerkrankung]
\*     **Cor**
I51.7  – bovinum
F45.3  – nervosum
I27.9  – pulmonale
I26.0  — akut
I26.0  —— bei Embolie, Lunge
I27.9  — chronisch
Q24.2  – triatriatum
\*     **Cornea** – s.a. Kornea
H18.5  – guttata
H18.5  – verticillata
L85.8 **Cornu cutaneum**
L85.8  – Lid
\*     **Coronar** – s. Koronar
\*     **Coronariitis** – s. Koronariitis

\*     **Corpus**
\*     – adiposum
M79.4 — Hypertrophie
M79.4 — infrapatellare, Hoffahypertrophie
N83.2 – albicans, Zyste
\*     – callosum
Q04.0 — Agenesie
Q04.0 — Fehlbildung, angeboren
G37.1 — zentrale Demyelinisation
\*     – cavernosum
N48.2 — Abszeß
N48.5 — Geschwür, chronisch
C60.2 — Penis, Karzinom
C69.4 – ciliare, Karzinom
\*     – geniculatum
H47.5 — Krankheit
H47.5 — laterale, Affektion
\*     – luteum
E28.8 — Insuffizienz
N83.1 — Zyste
N83.1 —— hämorrhagisch
C25.1 – pancreatis, Karzinom
N48.5 – penis, Geschwür, chronisch
C75.3 – pineale, Karzinom
\*     – uteri
C54.9 — Adenokarzinom
D26.1 — Adenom
C54.9 — Karzinom
C54.9 — Leiomyosarkom
C54.9 — Malignom
D39.0 — Neoplasie
\*     — Neubildung
C54.9 —— bösartig
D26.1 —— gutartig
N84.0 — Polyp
O34.1 — Tumor, Betreuung der Schwangeren
C16.2 – ventriculi, Karzinom
\*     **Corticosteroid** – s. Kortikosteroid
E27.8 **Cortisolbindendes Globulin,** Anomalie
Q76.5 **Costa cervicalis**
B41.9 **Costa-Rica-Blastomykose**
K07.6 **Costen-Syndrom**
H35.0 **Cotton-Wool-Spot**
\*     **Cowper-Drüsen-**
N34.2 – Entzündung
N34.2 – Krankheit
N34.2 **Cowperitis**
\*     **Coxa**
M21.8 – antetorta
M91.1 – juvenilis, Osteochondrosis deformans
R29.4 – saltans
M21.0 – valga
Q65.8 — angeboren
M21.0 — antetorta
Q65.8 — congenita

\*  **Coxa** (Forts.)
M21.1 – vara
Q65.8 — angeboren
M25.5 **Coxalgia** – s.a. Koxalgie
M13.1 **Coxarthritis** – s.a. Koxarthritis
M16.9 **Coxarthrosis** – s.a. Koxarthrose
M13.1 **Coxitis** – s.a. Koxitis
M12.8 – fugax
A18.0 – tuberculosa [Ischiophthisis]
\*  **Coxsackie-**
B33.2 – Karditis
B08.5 – Pharyngitis
B33.0 – Pleurodynie
\*  **Coxsackievirus-**
B34.1 – Infektion
A87.0 – Meningitis
G80.9 **CP** [Zerebralparese]
R25.2 **Crampi**
\*  **Cranio...** – s.a. Kranio...
Q74.0 **Craniocleidodysostosis**
Q75.8 **Cranium bifidum**
\*  **Craurosis** – s.a. Kraurose
K62.8 – ani
N89.8 – vaginae
N90.4 – vulvae
\*   — et
N90.8 —— ani
N90.4 —— vaginae
B76.9 **Creeping Eruption**
I20.0 **Crescendoangina**
M34.1 **CREST-Syndrom** [Spezialform der progressiven systemischen Sklerose mit Calcinosis cutis, Raynaud-Phänomen, Ösophagusdysfunktion, Sklerodaktylie und Teleangiektasie]
A81.0 **Creutzfeldt-Jakob-Krankheit**
A81.8 – atypische Form, infolge BSE [Bovine spongiforme Enzephalopathie]
Q93.4 **Cri-du-chat-Syndrom**
E80.5 **Crigler-Najjar-Syndrom**
\*  **Crohn**
K50.0 – Ileitis
K50.9 – Krankheit
K50.1 — Dickdarm
K50.0 — Dünndarm
K50.9 – Morbus
K50.0 — Dünndarm
E24.9 **Crooke-Apert-Gallais-Syndrom**
L44.4 **Crosti-Syndrom, Gianotti-**
J05.0 **Croup**
J38.5 – Pseudo-
\*  **Crouzon**
Q75.1 – Morbus
Q75.1 – Syndrom
T79.5 **Crush-Syndrom**
T79.5 **Crushniere**

B57.2 **Cruz-Chagas-Krankheit**
K62.8 **Cryptitis** – s.a. Kryptitis
B45.9 **Cryptococcosis** – s.a. Kryptokokkose
\*  **CT** [Computertomographie]-
\*  – Befund
R93.5 — Abdomen, abnorm
R92 — Mamma, abnorm
\*  **CTG**
O26.9 – [Kardiotokogramm], pathologisch, bei Gravidität
O26.9 – [Kardiotokogramm]-Auffälligkeiten
L13.8 **Culicosis bullosa**
F43.2 **Culture shock**
\*  **Cushing**
E24.9 – Icenko, Morbus
E24.9 – Krankheit
E24.0 – Morbus
E24.9 – Syndrom
E24.9 — Apert-
E24.2 — arzneimittelinduziert
E24.0 — hypophysär
E24.2 — iatrogen
E24.8 — idiopathisch
\*  **Cutis**
L57.4 – laxa senilis
L57.2 – rhomboidalis nuchae
\*  **CVI**
I82.2 – [Chronisch-venöse Insuffizienz] – s.a. Chronisch-venöse Insuffizienz
I67.8 – [Zerebrovaskuläre Insuffizienz]
I67.8 — mit Kopfschmerz
\*  **Cyano...** – s. Zyano...
H20.9 **Cyclitis** – s.a. Zyklitis
H30.2 – posterior
H50.5 **Cyclophoria alternans**
T88.7 **Cyproteronazetat-Nebenwirkung**
D36.9 **Cystadenoma** – s.a. Zystadenom
E72.1 **Cystathioninämie**
E72.1 **Cystathioninurie**
E72.1 – Syndrom
\*  **Cyste** – s. Zyste
Q11.0 **Cystic eyeball**
E72.8 **Cystindiathese**
E84.9 **Cystische Fibrose** – s.a. Zystische Fibrose oder s.a. Mukoviszidose
N30.9 **Cystitis** – s.a. Zystitis
N30.8 – cystica
N30.8 — granulomatosa
A54.0 – gonorrhoica
O23.1 – gravidarum
N30.8 – intramuralis
N30.8 – parenchymatosa
B25.9 **Cytomegalia infantum**
K90.0 **Czerny-Spätatrophie**

# – D –

Q91.7 **D1-Trisomie-Syndrom**
F45.3 **Da-Costa-Syndrom**
L94.6 **Dabue** [Ainhum]
P39.1 **Dacryocystitis neonatorum**
\*    **Dactylolysis**
L94.6  – essentialis [Ainhum]
L94.6  – spontanea
H53.6 **Dämmerungsamblyopie**
H53.6 **Dämmerungsblindheit**
H53.1 **Dämmerungssehen,** subjektiv vermindert
H53.6 **Dämmerungssehstörung**
\*    **Dämmerzustand**
F05.8  – epileptisch
F44.8  – hysterisch
F44.8  – psychogen
H04.0 **Dakryoadenitis**
H04.0  – akut
M79.0  – bei rheumatischer Allgemeinerkrankung
H04.0  – chronisch
H04.5 **Dakryolith**
H04.6 **Dakryoma**
H04.3 **Dakryoperizystitis**
H04.4  – chronisch
H04.3 **Dakryophlegmone**
H04.3  – akut
H04.3  – subakut
H04.1 **Dakryops**
M35.0 **Dakryosialoadenopathie,** atrophisch
H04.5 **Dakryostenose**
Q10.5  – kongenital
H04.3 **Dakryozystitis**
H04.3  – akut
P39.1  — beim Neugeborenen
H04.4  – chronisch
H04.3  – phlegmonös, akut
H04.3  – subakut
H04.4 **Dakryozystoblennorrhoe**
H04.6 **Dakryozystozele**
A93.1 **Dalmatien-Fieber**
H53.5 **Daltonismus**
N36.0 **Damm-Harnröhren-Fistel**
L02.2 **Dammabszeß**
R23.4 **Dammbereich,** Fissur
L02.2 **Dammfurunkel**
O71.7 **Dammhämatom,** bei Entbindung
L02.2 **Dammkarbunkel**
C76.3 **Dammkarzinom**

N81.8 **Dammlazeration,** alt
D22.5 **Dammnävus**
C76.3 **Dammneubildung,** bösartig
L03.3 **Dammphlegmone**
O70.9 **Dammriß**
\*    – bei
O70.9  — Entbindung
\*     — Geburt
O70.0  —— 1. Grad
O70.1  —— 2. Grad
O70.2  —— 3. Grad
O70.3  —— 4. Grad
O90.1  – post partum
O70.9  – zentral, bei Entbindung
O90.1 **Dammrißdehiszenz**
O90.2 **Dammrißhämatom,** im Wochenbett
O90.1 **Dammrißwunde,** im Wochenbett
O70.9 **Dammscheidenriß**
R10.2 **Dammschmerzen**
O71.8 **Dammverletzung,** bei Entbindung
O90.1 **Dammwunde,** geburtshilflich, Dehiszenz
\*    **Dandy-**
A90   – Fieber
Q03.1  – Walker-Syndrom
Q79.6 **Danlos-Syndrom, Ehlers-**
\*    **Darier**
Q82.8  – Dyskeratosis follicularis
Q82.8  — vegetans
Q82.8  – Krankheit
Q82.8  – Morbus
D86.3  – Roussy-Sarkoid
Q82.8  – Syndrom
B39.4 **Darling-Krankheit**
N32.1 **Darm-Harnblasen-Fistel**
K63.0 **Darmabszeß**
K63.0  – tiefsitzend
K56.2 **Darmachsendrehung**
D13.9 **Darmadenom**
K66.0 **Darmadhäsion**
A42.1 **Darmaktinomykose**
A06.3 **Darmamöbom**
E85.4 **Darmamyloidose**
Q43.9 **Darmanomalie**
K55.0 **Darmarterienthrombose**
K59.8 **Darmatonie**
Q41.9 **Darmatresie**
K63.8 **Darmatrophie**
Z20.0 **Darmbakterien,** infektiös, Kontakt mit
M76.2 **Darmbeinkammknochensporn**
K59.9 **Darmbeschwerden,** funktionell
T18.3 **Darmbezoar**
B65.1 **Darmbilharziose**
R14   **Darmblähung**
K92.2 **Darmblutung**
K92.2  – okkult
K55.0 **Darmbrand**

K46.9 **Darmbruch**
K57.9 **Darmdivertikel**
K57.9 **Darmdivertikulitis**
K57.9 **Darmdivertikulose**
Q43.4 **Darmduplikatur**
B66.5 **Darmegel-Krankheit**
K56.4 **Darmeinklemmung**
K56.3 – durch Gallenstein
K56.1 **Darmeinscheidung**
K56.1 **Darmeinstülpung**
N80.5 **Darmendometriose**
K59.9 **Darmentleerungsstörung**
K52.9 **Darmentzündung**
K63.2 **Darmfistel**
K63.8 **Darmflora,** Gleichgewichtsstörung
   [Dysbiose]
T18.3 **Darmfremdkörper**
K55.0 **Darmgangrän**
R14  **Darmgaseabgang,** vermehrt
R19.1 **Darmgeräusche,** abnorm
K63.3 **Darmgeschwür**
D37.7 **Darmgeschwulst**
J11.8 **Darmgrippe** [Influenza]
K59.8 **Darmhypomotilität**
K56.7 **Darmileus**
K55.0 **Darminfarkt**
A09  **Darminfektion**
K55.9 **Darminsuffizienz,** vaskulär
K56.1 **Darminvagination**
C26.0 **Darmkarzinom**
K52.9 **Darmkatarrh**
A09  – akut
R10.4 **Darmkrämpfe**
R10.4 **Darmkrampfschmerz**
K63.9 **Darmkrankheit**
C26.0 **Darmkrebs**
K56.0 **Darmlähmung**
E84.1 **Darmmanifestation,** bei zystischer Fi-
   brose
A22.2 **Darmmilzbrand**
Q43.9 **Darmmißbildung**
K59.9 **Darmmotilitätsstörung**
K59.9 **Darmmotorikstörung**
B49  **Darmmykose**
D37.7 **Darmneoplasie**
*   **Darmneubildung**
C26.0 – bösartig
D37.7 – unsicher
F45.3 **Darmneurose,** psychogen
K56.4 **Darmobturation**
K56.0 **Darmparalyse**
K63.1 **Darmperforation**
P78.0 – Perinatalperiode
K63.0 **Darmphlegmone**
D13.9 **Darmpolyp**
K63.4 **Darmprolaps**

K63.1 **Darmriß**
K63.1 **Darmruptur**
K63.4 **Darmsenkung**
K58.9 **Darmspasmen**
K56.4 **Darmstein**
K56.6 **Darmstenose**
K63.9 **Darmstörung**
K59.9 – funktionell
K56.2 **Darmstrangulation**
K56.6 **Darmstriktur**
B78.0 **Darmstrongyloidiasis**
K56.2 **Darmtorsion**
K59.0 **Darmträgheit**
A18.3 **Darmtuberkulose**
D37.7 **Darmtumor**
D13.9 – gutartig
A01.0 **Darmtyphus**
K63.3 **Darmulkus**
K56.2 **Darmverknotung**
K56.2 **Darmverschlingung**
K56.7 **Darmverschluß**
P76.2 – durch eingedickte Milch, beim Neuge-
   borenen
K91.3 – postoperativer
K66.0 **Darmverwachsung**
K56.5 – mit Verschluß
K56.2 **Darmvolvulus**
K63.4 **Darmvorfall**
Q17.8 **Darwin-Höcker**
Z22.1 **Dauerausscheider,** Salmonellen
*   **Dauerbeschwerden** – s. jeweilige
   Krankheit
N93.9 **Dauerblutung**
N48.3 **Dauererektion**
R05  **Dauerhusten**
N93.9 **Dauerschmierblutung**
H81.9 **Dauerschwindel,** mit Gleichgewichtsstö-
   rung
*   **Daumen**
Q69.1 – akzessorisch
M65.3 – schnellend
L02.4 **Daumenabszeß**
S68.0 **Daumenamputation,** traumatisch
Q71.3 **Daumenaplasie**
S62.5 **Daumenbruch**
S63.6 **Daumendistorsion**
S62.5 **Daumenfraktur**
L02.4 **Daumenfurunkel**
S63.6 **Daumengrundgelenkdistorsion**
L02.4 **Daumenkarbunkel**
F98.8 **Daumenlutschen**
L03.0 **Daumenpanaritium**
L03.0 **Daumenphlegmone**
S60.0 **Daumenprellung**
M18.9 **Daumensattelgelenkarthrose**
S61.0 **Daumenschnittverletzung**

S60.8 **Daumenschrunde**
Q74.0 **Daumentriphalangie**
A81.1 **Dawson-Enzephalitis**
G90.1 **Day-Syndrom, Riley-**
I99    **DBS** [Durchblutungsstörung] – s.a.
      Durchblutungsstörung
H34.2 – Aderhaut
I73.9 – arteriell
I73.9 — Bein
I73.9 — peripher
G45.0 – basilär
E14.5 – bei Diabetes
I73.9 – Bein
I73.9 — mit Ödem
I73.9 – Extremität
I73.9 – Fontaine
I73.9 – Gefäßkrankheit, peripher
I67.8 – Hirn
H93.0 – Innenohr
I25.9 – koronar
H93.0 – Labyrinth
H34.2 – Netzhaut
I73.9 – peripher
I73.9 — arteriell
H34.2 – Retina
G95.1 – spinal
I87.2 – venös
G45.0 – vertebrobasilär
I67.8 – zerebral
I67.8 – zerebrovaskulär, chronisch
I42.0 **DCM** [Dilatative Kardiomyopathie]
I42.0 – Zustand nach Herztransplantation
\*    **De**
B41.9 – Almeida-Krankheit
\*    – Quervain
M65.4 — Krankheit [Tendovaginitis stenosans]
M65.4 — Morbus [Tendovaginitis stenosans]
E06.1 — Thyreoiditis
E72.0 **De-Toni-Debré-Fanconi-Syndrom**
P95   **Dead-fetus-Syndrom**
F70.9 **Debilität**
F70.9 **Debilitas mentalis**
E74.0 **Debrancher-Enzymmangel**
\*    **Debré-**
E72.0 – Fanconi-Syndrom, De-Toni-
A28.1 – Syndrom
C58   **Deciduoma malignum**
\*    **Décollement**
S31.2 – Penis
S51.9 – Unterarm
\*    **Defekt**
F60.2 – asozial
Q21.1 – atrioseptal
H33.0 – bei Netzhautablösung
E77.1 – beim Glykoproteinabbau

\*    **Defekt** (Forts.)
D68.9 – Blutgerinnung
Q21.2 – Endokardkissen
E07.1 – Enzym-, mit Struma
H21.5 – erworben, Iris
D68.9 – Gerinnung
D81.6 – Haupthistokompatibilitäts-Komplex-
      Klasse-I
D81.7 – Haupthistokompatibilitäts-Komplex-
      Klasse-II
L98.9 – Haut
Q21.0 – Herzkammerscheidewand
Q21.9 – Herzseptum
I51.0 — erworben
I51.0 —— Herzohr
I51.0 —— Kammer
I51.0 —— Vorhof
Q21.0 – Herzventrikelseptum
Q21.1 – Herzvorhofseptum
Q04.8 – Hirnrinde
Q04.3 – Hirnsubstanz
Q21.0 – Kammer-Septum
Q21.0 – Kammerscheidewand
S02.6 – Knochen, bei offener Unterkieferfraktur
D68.9 – Koagulation
O46.0 — mit Blutung, antepartal
D84.1 – Komplementsystem
K25.9 – Magenschleimhaut
K25.9 – Magenwand
F60.2 – moralisch
I51.9 – Myokard
H59.8 – nach Lidexzision
H33.3 – Netzhaut
N28.8 – Nierenrinde
\*    – Reduktions-
\*    — longitudinal
Q72.4 —— Femur
Q72.6 —— Fibula
Q71.4 —— Radius
Q72.5 —— Tibia
Q71.5 —— Ulna
Q71.9 — obere Extremität
Q72.9 — untere Extremität
H40.0 – retinale Nervenfaserschicht, Glaukom-
      verdacht wegen
T88.8 – Schädel, postoperativ
F20.5 – schizophren
Q21.2 – Septal-, atrioventrikulär
Q21.9 – Septum
Q21.4 — aortopulmonal
I67.8 – Sinus cavernosus
D69.1 – Thrombozyten
D69.1 — qualitativ
H73.8 – Trommelfell

| | |
|---|---|
| * | **Defekt** (Forts.) |
| Q21.0 | – Ventrikelseptum |
| I51.0 | — erworben |
| I23.2 | — Komplikation, akut, nach Myokard-<br>infarkt, akut |
| Q21.0 | — kongenital |
| Q21.1 | – Vorhofscheidewand |
| Q21.1 | – Vorhofseptum |
| I23.1 | — Komplikation, akut, nach Myokard-<br>infarkt, akut |
| Q21.1 | — kongenital |
| Q21.2 | — und Kammerseptum |
| D84.8 | – zelluläre Immunität |
| Q79.0 | – Zwerchfell, angeboren, mit Eventration |
| G11.3 | **Defektes DNA** [Desoxyribonucleid acid]-<br>**Reparatursystem,** bei zerebellarer<br>Ataxie |
| N49.1 | **Deferentitis** |
| * | **Defibrillator, Cardioverter-** |
| * | – implantiert |
| T82.1 | — Batterieerschöpfung |
| T82.1 | — Dysfunktion |
| T82.7 | — Infektion durch |
| D65 | **Defibrinierungssyndrom** |
| * | **Defizit** |
| H52.5 | – Akkommodation |
| F98.8 | – Aufmerksamkeit |
| G45.9 | – neurologisch, prolongiert, reversibel,<br>ischämisch |
| F82 | – psychomotorisch |
| L65.9 | **Defluvium capillorum** |
| H05.3 | **Deformation,** Orbita |
| * | **Deformierung** |
| N32.8 | – Blasenhals |
| N32.8 | – Blasenwand |
| Q63.9 | – Niere |
| N28.8 | – Nierenkelch |
| * | **Deformität** |
| * | – angeboren |
| Q67.8 | — Brustkorb |
| Q68.1 | — Hand |
| Q68.2 | — Knie |
| Q68.0 | — Musculus sternocleidomastoideus |
| * | – Becken |
| M95.5 | — erworben |
| O65.0 | — Geburtshindernis |
| O33.0 | — mit Gravidität |
| M95.4 | — Brustkorb, erworben |
| M21.9 | – Extremität, erworben |
| Q89.9 | – fetal |
| M21.2 | – Flexions- |
| M21.6 | – Fuß |
| Q66.9 | — angeboren |
| Q04.9 | – Gehirn |
| M95.3 | – Hals, erworben |
| H18.7 | – Hornhaut |

| | |
|---|---|
| * | **Deformität** (Forts.) |
| Q65.9 | – Hüftgelenk, angeboren |
| H21.5 | – Kammerwinkel |
| Q89.9 | – kongenital |
| J34.8 | – Nasenschleimhaut |
| Q07.9 | – Nervensystem |
| M95.4 | – Rippen |
| M43.9 | – Rücken |
| Q06.9 | – Rückenmark |
| M20.0 | – Schwanenhals- |
| M95.4 | – Thorax |
| M21.0 | – Valgus- |
| M21.1 | – Varus- |
| M21.6 | – Vorfuß |
| M43.9 | – Wirbelsäule |
| M20.6 | – Zehen |
| G95.8 | **Degeneratio grisea** |
| * | **Degeneration** |
| H31.1 | – Aderhaut |
| * | – äquatorial |
| H35.4 | — Gitterlinien |
| H35.4 | — Glitzerpunkte |
| H35.4 | — mikrozystoid |
| H35.4 | — Palisaden |
| H35.4 | — Pflastersteine |
| H35.4 | — Schneckenspuren |
| H35.4 | — white without pressure |
| H35.3 | – atrophisch, Makula |
| M51.3 | – Bandscheibe |
| H11.1 | – Bindehaut |
| H44.5 | – Bulbus |
| N88.8 | – Cervix uteri |
| H31.1 | – Chorioidea |
| H35.3 | – feucht, Makula |
| Q61.8 | – fibrozystisch, Niere |
| H35.0 | – Fundus |
| I70.9 | – Gefäß |
| G31.9 | – Gehirn |
| H43.8 | – Glaskörper |
| L98.8 | – Haut |
| E83.0 | – hepatolentikulär |
| * | – Hirnnerv |
| H49.0 | — III |
| H49.1 | — IV |
| H49.2 | — VI |
| G52.9 | – Hirnnerven |
| H18.4 | – Hornhaut, Auge |
| M47.2 | – HWS, und BWS-Degeneration, mit<br>Zervikodorsalgie |
| H21.2 | – Iris |
| H11.1 | – Konjunktiva |
| A81.0 | – kortikostriatospinal |
| H35.3 | – Kuhnt-Junius- |
| H83.8 | – Labyrinth |
| H83.8 | — knöchern |

* **Degeneration** (Forts.)
K76.8 – Leber
K72.9 – Leberzellen
H02.7 – Lid
E83.0 – Linsenkern, progressiv
H35.3 – Makula
H35.3 — exsudativ
H35.3 — nicht exsudativ
H35.3 — senil
H35.3 —— feucht
H35.3 —— trocken
H35.3 — trocken
H35.5 — vitelliform, autosomal dominant
M23.3 – Meniskus
I51.5 – Myokard, fettig
I51.5 – myokardial
E27.8 – Nebenniere
G31.2 – Nervensystems, durch Alkohol
* – Nervus
H93.3 — acusticus
G51.8 — facialis
H47.0 — opticus
H35.4 – Netzhaut
H35.4 — äquatorial
H35.4 — gittrig
H35.4 — mikrozystoid
H35.4 — ohne Riß
H35.4 — palisadenartig
H35.4 — peripher
H35.4 — pflastersteinförmig
H35.4 — retikulär
N28.8 – Niere
Q61.3 — polyzystisch
Q61.9 — zystisch
H47.2 – Optikus-
G90.9 – peripheres autonomes Nervensystem
K04.2 – Pulpa
H21.2 – Pupillensaum
H35.4 – Retina
I09.1 – rheumatisch, Herzklappe
H47.2 – Sehnerv
J32.9 – Sinus-
H15.8 – Sklera, hyalin
G23.2 – striatonigral
H18.4 – Terrien-, Hornhaut
N85.8 – Uterus
G31.9 – zerebral
G31.1 – senil
H21.2 – Ziliarkörper
F09 – ZNS, mit Psychose
Q87.1 **Degenerationstyp,** Amsterdam
L24.9 **Degenerativ-toxisches Ekzem**
* **Degenerative**
H02.7 – Affektion, Augenlid
M23.3 – Außenmeniskusläsion
K76.0 – Fettleber

* **Degenerative** (Forts.)
M19.9 – Gelenkerkrankung
L98.8 – Hautkrankheit
M23.3 – Innenmeniskusläsion
M89.8 – Knochenerkrankung
G23.9 – Krankheit, Basalganglien
H35.3 – Makuladrusen
M23.3 – Meniskopathie
H44.2 – Myopie
H93.0 – Ohraffektion, vaskulär
H02.7 – periokulare Affektion
* – Veränderung
H31.1 — Chorioidea
M19.9 – Hand
* – Veränderungen
M47.8 — BWS
M41.9 —— mit Skoliose
M47.8 — HWS
M47.8 — LWS
M47.2 — LWS-, mit LWS-Syndrom, chronisch
* — mit
M47.2 —— HWS-Syndrom
M47.2 —— LWS-Syndrom
M47.9 — Wirbelsäule
M47.2 —— mit HWS-BWS-Syndrom, chronisch
M47.9 – Wirbelsäulenbeschwerden
M47.9 – Wirbelsäulenerkrankung
* **Degenerativer**
H55 – Nystagmus
D48.9 – peripherer Tumor
H44.5 – Zustand, Augapfel
* **Degeneratives**
M47.2 – BWS-LWS-Syndrom
M47.2 – BWS-Syndrom
L30.8 – Ekzem
M47.9 – Facettensyndrom
M47.2 — lumbal
M47.2 – HWS-LWS-Syndrom
M47.8 – HWS-Syndrom
M47.2 – Lumbalsyndrom
M47.2 – LWS-Syndrom
M47.2 — pseudoradikulär
M47.9 – Wirbelsäulenleiden
M47.2 – Zervikalsyndrom
M47.2 — pseudoradikulär
* **Dehiszenz**
O90.1 – Dammriß
O90.1 – Episiotomienaht
O90.1 – geburtshilfliche Dammwunde
T81.3 – Naht
T81.3 — Hornhaut
O90.1 — nach Entbindung
O90.0 – Schnittentbindungswunde
O26.7 – Symphyse, bei Schwangerschaft
T81.3 – Wunde
T81.3 — mit Platzbauch

| | |
|---|---|
| * | **Dehnung** |
| T14.3 | – Band |
| O26.7 | – Symphyse, bei Schwangerschaft |
| E86 | **Dehydratation** |
| P74.1 | – beim Neugeborenen |
| E86 | – hypoton |
| T88.7 | **Dehydroepiandrosteronsulfat-Neben-** |
| | **wirkung** |
| G71.0 | **Dejerin-Dystrophie, Landouzy-** |
| M81.9 | **Dekalzifikation,** Knochen |
| * | **Dekompensation** |
| N32.9 | – Blase |
| N31.2 | – Detrusor, Harnblase |
| I51.9 | – Herz |
| I11.0 | — bei Hypertonie |
| T86.8 | – Hornhauttransplantat |
| I51.9 | – kardial |
| I51.9 | — akut |
| I51.9 | — chronisch |
| I50.1 | – Linksherz- |
| N19 | – nephrogen |
| N19 | – Niere |
| F43.9 | – psychisch |
| F43.0 | — akut |
| F45.9 | – psychovegetativ |
| * | **Dekompensierte** |
| I25.9 | – CIHK [Chronische ischämische Herz-krankheit] |
| H50.5 | – Esophorie |
| H50.5 | – Exophorie |
| I50.9 | – globale Herzinsuffizienz |
| I50.9 | – Herzinsuffizienz |
| H50.5 | – Hyperphorie |
| I11.0 | – Hypertonie |
| H50.5 | – Hypophorie |
| K74.6 | – Leberzirrhose |
| I50.1 | – Linksherzinsuffizienz |
| I50.9 | – Myokardinsuffizienz |
| N18.8 | – Niereninsuffizienz |
| I50.0 | – Rechtsherzinsuffizienz |
| I50.0 | – Stauungsinsuffizienz |
| H50.5 | – Zyklophorie |
| I50.9 | **Dekompensierter Herzmuskelschaden** |
| D34 | **Dekompensiertes Schilddrüsenadenom** |
| T70.3 | **Dekompressionskrankheit** |
| L89 | **Dekubitalgeschwür** |
| N86 | – Cervix uteri |
| L89 | **Dekubitalnekrose** |
| L89 | **Dekubitalulkus** |
| L89 | **Dekubitus** |
| * | **Deletion** |
| | – Chromosom |
| Q93.3 | — 4, kurzer Arm |
| Q93.4 | — 5, kurzer Arm |
| Q93.6 | – Prometaphase |
| Q93.9 | **Deletions-Syndrom** |

| | |
|---|---|
| * | **Delhi-** |
| B55.1 | – Beule |
| B55.1 | – Geschwür |
| B55.1 | – Pustel |
| F91.8 | **Delinquenz** |
| F92.8 | – neurotisch |
| F05.9 | **Delir** |
| F05.9 | – akut |
| F10.4 | – Alkohol |
| * | – bei |
| F10.4 | — Alkoholentzug |
| * | — Entzugssyndrom, nach |
| * | —— Gebrauch |
| F10.4 | —— Alkohol |
| F12.4 | —— Cannabinoide |
| F18.4 | —— flüchtige Lösungsmittel |
| F16.4 | —— Halluzinogene |
| F14.4 | —— Kokain |
| F11.4 | —— Opioide |
| F13.4 | —— Sedativa und Hypnotika |
| F19.4 | – Entzugs- |
| F43.0 | – Erschöpfungs- |
| F05.9 | – nichtalkoholisch |
| F05.9 | – Prä- |
| F05.9 | – subakut |
| F05.9 | **Deliranter Symptomenkomplex** |
| F05.9 | **Delirantes Syndrom** |
| F10.4 | **Delirium tremens** |
| F10.4 | – alkoholbedingt |
| H18.7 | **Dellen, Hornhaut, Auge** |
| B08.1 | **Dellwarze** |
| D56.2 | **Delta-Beta-Thalassämie** |
| * | **Dementia** |
| F10.7 | – alcoholica |
| A52.1 | – paralytica |
| A50.4 | — juvenilis, durch Syphilis |
| F22.9 | – phantastica |
| F20.9 | – praecox |
| F20.9 | – schizophren |
| F03 | – senilis |
| F03 | **Demenz** |
| F10.7 | – alkoholisch |
| F03 | – Alters- |
| F79.9 | – angeboren |
| F01.9 | – arteriosklerotisch |
| F01.9 | — zerebral |
| * | – bei |
| F03 | — Atrophie, zerebral |
| G04.9 | — Enzephalitis |
| G40.9 | — Epilepsie |
| F03 | — Hirnatrophie |
| B22.0 | — HIV-Krankheit |
| D43.2 | — intrakranieller Neubildung, unsicher |
| R69 | — Krankheit |
| G30.9 | — Morbus Alzheimer |
| G20 | — Parkinson |

| | |
|---|---|
| F03 | **Demenz** (Forts.) |
| * | – bei (Forts.) |
| T90.9 | — Schädel-Hirn-Verletzung |
| F01.9 | — zerebraler Gefäßstörung |
| I67.3 | – Binswanger- |
| F84.3 | – Heller- |
| F20.2 | – katatonisch |
| F01.1 | – Multiinfarkt- |
| B22.0 | – organisch bedingt, bei HIV-Krankheit |
| F03 | – paranoid |
| F03 | – präsenil |
| * | — bei |
| B22.0 | —— HIV-Krankheit |
| G30.0 | —— Morbus Alzheimer |
| F53.1 | – puerperal |
| F03 | – senil |
| G30.1 | — bei Morbus Alzheimer |
| F03 | — depressiv |
| F03 | — einfach |
| F05.1 | — mit Verwirrtheit, akut |
| F03 | — paranoid |
| G30.9 | — vom Alzheimertyp |
| F01.9 | – vaskulär |
| F01.3 | — gemischt kortikal und subkortikal |
| F01.0 | — mit akutem Beginn |
| F01.2 | — subkortikal |
| B88.0 | **Demodex follicularis** |
| D27 | **Demons-Meigs-Syndrom** |
| R45.3 | **Demoralisierung** |
| G37.1 | **Demyelinisation,** zentral, Corpus callosum |
| * | **Demyelinisierende** |
| G37.3 | – Krankheit, Zentralnervensystem, mit Myelitis transversa acuta |
| G37.9 | – ZNS-Krankheit |
| B22.0 | **Demyelinisierung,** bei HIV-Krankheit |
| A90 | **Dengue** |
| A90 | – klassisch |
| A90 | **Dengue-Fieber** |
| A91 | – hämorrhagisch |
| S12.1 | **Densfraktur,** zweiter Halswirbel |
| K04.9 | **Dentale Infektion** |
| K04.7 | **Dentaler Abszeß** |
| K00.3 | **Dentalfluorose,** chronisch |
| K00.2 | **Dentes emboliformes** |
| K04.2 | **Denticulus** |
| * | **Dentin** |
| K04.3 | – irregulär |
| K04.3 | – sekundär |
| K02.1 | **Dentinkaries** |
| D16.4 | **Dentinoblastom** |
| K00.5 | **Dentinogenesis imperfecta** |
| D16.4 | **Dentinom** |
| K00.7 | **Dentitio difficile** |
| K00.7 | **Dentitionsbeschwerden** |
| K00.7 | **Dentitionskrankheit** |

| | |
|---|---|
| K00.7 | **Dentitionsschmerzen** |
| K09.0 | **Dentitionszyste** |
| K04.7 | **Dentoalveolärer Abszeß** |
| K07.9 | **Dentofaziale Anomalie** |
| K07.5 | – funktionell |
| K04.8 | **Dentogene Zyste** |
| K04.7 | **Dentogener Abszeß** |
| R64 | **Denutrition** |
| F48.1 | **Depersonalisation** |
| F48.1 | **Depersonalisations-Syndrom,** neurotisch |
| F48.1 | **Depersonalisationssyndrom** |
| F32.9 | **Depression** |
| F32.2 | – agitiert |
| F32.9 | – akut |
| F03 | – Alters- |
| F42.9 | – anankastisch |
| F41.2 | – Angst- |
| * | – bei |
| F32.9 | — Arteriosklerose |
| O99.3 | — Gravidität |
| * | — manisch-depressiver |
| F33.2 | —— Psychose |
| F33.2 | —— Reaktion |
| F92.0 | — Störung, Sozialverhalten, mit Emotionen |
| F31.3 | — Zyklothymie |
| F32.9 | – chronifiziert |
| F33.9 | – chronisch |
| F33.2 | – endogen |
| F33.2 | – ohne psychotische Symptome |
| F33.2 | — reaktiv |
| F33.9 | – endomonopolar |
| F33.2 | – endoreaktiv |
| F32.9 | – Erschöpfungs- |
| F45.2 | – hypochondrisch |
| F44.8 | – hysterisch |
| F53.0 | – im Wochenbett |
| O99.3 | – in der Schwangerschaft |
| F32.8 | – Involutions- |
| F32.8 | – Jammer- |
| F32.8 | – klimakterisch |
| D75.8 | – Knochenmark, toxisch |
| F32.8 | – larviert |
| F33.9 | – manisch |
| F32.8 | – Menopause |
| F34.1 | – neurotisch |
| F34.1 | – ohne psychotische Symptome |
| F32.9 | – organisch |
| F32.3 | – paranoid |
| F33.9 | – periodisch |
| F32.9 | – postoperativ |
| F53.0 | – postpartal |
| F20.4 | – postschizophren |
| F32.9 | – psychogen |
| F32.9 | – psychosomatisch |

| | |
|---|---|
| F32.9 **Depression** (Forts.) | * **Depressive** (Forts.) |
| F32.3 – psychotisch, Einzelepisode | F32.9 – Störung (Forts.) |
| F53.0 – puerperal | * — rezidivierend |
| F32.9 – reaktiv | F33.0 —— leichte Episode |
| F32.9 — akut | F33.1 —— mittelgradige Episode |
| F33.9 — chronisch | F33.3 —— schwere Episode, mit psychotischen |
| F32.2 — schwer | Symptomen |
| F33.9 – rezidivierend | F32.9 – Verstimmung |
| F32.9 – sekundär | F34.1 — neurotisch |
| F03 – senil | F34.1 — reaktiv |
| F32.8 – somatisiert | * **Depressiver** |
| F32.9 – zerebral | F41.2 – Angstzustand |
| F32.9 – zerebrovaskulär | F32.8 – Stupor |
| F34.0 – zyklothym | F32.9 – Zustand |
| P91.4 **Depressionszustand,** zerebral, beim | * **Depressives** |
| Neugeborenen | F48.0 – Erschöpfungssyndrom |
| * **Depressiv-** | F32.9 – Syndrom |
| F31.9 – manische Psychose | F32.9 — reaktiv |
| F31.6 – manischer Mischzustand | * **Deprivation** |
| F34.1 – neurotischer Zustand | E29.1 – Androgen- |
| F25.1 – schizoaffektive Störung | H53.0 – bei Amblyopie |
| * **Depressive** | F48.1 **Derealisation** |
| F41.2 – ängstliche Entwicklung | F48.1 **Derealisationssyndrom** |
| F03 – Demenz, senil | L30.9 **Dermatitis** |
| F32.9 – Entwicklung | L30.8 – akneiform |
| F32.9 – Episode | L30.9 – akut |
| F32.0 — leicht | L55.9 — durch Sonne |
| F31.3 —— bei bipolarer affektiver Störung | L23.9 – allergisch |
| F32.1 — mittelgradig | * — durch |
| F31.3 —— bei bipolarer affektiver Störung | L23.3 —— Arzneimittelkontakt |
| * — schwer | L23.5 —— chemische Produkte |
| * — bei bipolarer | L23.4 —— Farbstoffkontakt |
| * —— affektiver | L23.9 — entzündlich |
| F31.5 ——— Psychose, mit psychotischen Sym- | H01.1 — Lid |
| ptomen | L22 – ammoniacalis |
| F31.4 ——— Störung, ohne psychotische Sym- | L22 – anogenitalis |
| ptome | L98.1 – artefacta |
| F32.3 —— mit psychotischen Symptomen | L20.9 – atopica |
| F32.2 —— ohne psychotische Symptome | L90.8 – atrophicans |
| F48.0 – Erschöpfung | * – bei |
| F34.1 – Neurose | L30.9 —— Exsikkation |
| * – Phase, bei | B37.2 —— Soor |
| F34.1 — neurotischem Zustand | L56.2 – Berloque- |
| F34.0 — Zyklothymia | L30.9 – chronisch |
| F32.3 – Psychose | * – durch |
| F32.3 — reaktiv | L27.0 —— Arzneimittel |
| F32.9 – Reaktion | L25.1 —— Kontaktdermatitis |
| F43.2 — kurzdauernd | L23.3 ——— allergisch |
| F43.2 — langdauernd | L27.2 —— aufgenommene Nahrungsmittel |
| F33.9 – rezidivierende Störung | L59.8 —— Bestrahlung |
| F33.4 — gegenwärtig remittiert | L25.3 —— Chemikalien |
| F32.9 – Stimmungsschwankung | L24.0 —— Detergenzien |
| F32.9 – Störung | L27.0 —— eingenommene Arzneimittel |
| F41.2 — Angst, gemischt | L24.1 — Fett |

L30.9 **Dermatitis** (Forts.)
\*         – durch (Forts.)
L25.9 — Kontakt mit
L25.3 —— Chemikalien
L24.1 —— Fett
L24.2 —— organischer Lösung
L25.5 —— Pflanzen
L27.0 — Medikamente
B88.0 — Milben
L27.2 — Nahrungsmittel
L24.2 — organisches Lösungsmittel
L25.5 — Pflanzen
B65.3 — Schistosomen
L24.0 — Seife
L57.8 — Sonnenbestrahlung
I83.1 — Stauung
I83.2 —— bei Ulcus cruris varicosum
L59.8 — Strahlen
B09   — Viren
L24.0 — Waschmittel
B65.3 — Zerkarien
B25.8 — Zytomegalieviren
L08.0 – eitrig
L30.8 – Ekzem, mit Rhagaden
H01.1 – ekzematös, Lid
L30.3 – ekzematoid
L30.8 – erysipelatosa
L26   – exfoliativ
L26   – exfoliativa, generalisiert
L30.8 – Exsikkations-
L30.3 — superinfiziert
L98.1 – factitia
L30.8 – follikulär
L27.0 – generalisiert, durch eingenommene
           Arzneimittel
\*         – herpetiformis
L13.0 — Duhring
L12.2 — juvenil
L12.0 — senilis
I83.1 – hypostatica
L00   – infantis exfoliativa
L20.8 – infantum
L30.3 – infektiös
L21.9 — ekzematös
L20.8 – intertriginosa atopica
Q82.8 – Kerato-, angeboren
\*         – Kontakt-
L23.9 — allergisch
\*         —— durch
L23.5 —— chemische Produkte
L23.6 —— Hautkontakt, mit Nahrungsmittel
L23.1 —— Klebstoff
L23.2 —— Kosmetika
L23.6 —— Mehl
H01.1 — Augenlid
L24.0 — durch Detergenzien

L30.9 **Dermatitis** (Forts.)
\*         – Kontakt- (Forts.)
L56.2 — phototoxisch
L24.9 — toxisch
L24.4 —— durch Arzneimittel, bei Hautkontakt
L28.1 – lichenoides chronica
L27.1 – lokalisiert, durch eingenommene Arz-
           neimittel
L13.0 – multiformis
B73   – nodosa tropica
H60.5 – Ohrmuschel
L71.0 – perioral
H01.1 – periorbital
L56.8 – Photo-
L57.8 — chronisch
L56.2 – photosensitiv
L56.2 – phototoxisch
L13.0 – polymorpha dolorosa Brocq
D04.9 – praecancerosa Bowen
L13.0 – pruriginosa
L08.0 – purulent
\*         – pustulosa
B08.0 — contagiosa
L13.1 — subcornealis
L58.9 – Radio-
L58.0 — akut
L58.1 — chronisch
L58.9 – Röntgen-
\*         – seborrhoides
L21.1 — infantum
L21.1 — juvenilis
L21.9 – seborrhoisch
\*         — beim
L21.1 —— Jugendlichen
L21.1 —— Kind
L08.0 — septisch
L55.9 – solaris
L55.9 — acuta
L55.0 —— 1. Grad
L55.1 —— 2. Grad
L55.2 —— 3. Grad
L57.8 – Sonnen-, chronisch
L30.9 – submammär
B37.2 — durch Candida
L30.3 — infektiös
L30.4 — intertriginös
L08.0 — suppurativ
L24.9 – toxica
L30.4 – traumatisch
L88   – ulcerosa
I83.1 – varicosa
L10.1 – vegetans
L23.7 – venenata
B43.0 – verrucosa
B00.1 – vesicularis, durch Herpesviren
L22   – Windel-

**D**

| | |
|---|---|
| E78.8 **Dermatoarthritis, Lipoid-** | L98.9 **Dermatose** (Forts.) |
| B87.9 **Dermatobia hominis,** Befall | L56.4 – Licht- |
| D17.9 **Dermatocele lipomatosa** | L56.4 — polymorph |
| Q82.8 **Dermatochalasis** | H01.1 – Lid, nichtinfektiös |
| H02.3 – Blepharo- | L56.4 – Photo- |
| D23.9 **Dermatofibrom** | L56.2 – Phytophoto- |
| C44.9 – progressiv, rezidivierend | L28.2 – pruriginös |
| C44.9 **Dermatofibrosarkom** | F54 – psychosomatogen |
| L90.5 **Dermatofibrose** | O99.7 – Schwangerschafts- |
| Q82.8 **Dermatoglyphenanomalie** | O99.7 — papulös |
| L98.9 **Dermatologische Erkrankung** | L98.8 – senil |
| Q82.8 **Dermatolyse** | I83.9 – Stauungs-, bei Beinvarikose, ohne Ul- |
| M33.1 **Dermatomukosomyositis** | kus oder Entzündung |
| B35.9 **Dermatomycosis favosa** | L11.1 – transitorisch, akantholytisch |
| B87.0 **Dermatomyiasis** | L85.3 – trocken |
| B36.9 **Dermatomykose** | L22 – Windel- |
| B20.5 – bei HIV-Krankheit | M34.9 **Dermatosklerose** |
| B36.8 – im Windelbereich | M34.9 – chronisch |
| M33.1 **Dermatomyositis** | L94.0 – lokalisiert |
| M33.1 – chronisch | H18.7 **Dermatozele, Kerato-** |
| M33.0 – juvenil | F06.0 **Dermatozoen-Wahn** |
| M33.9 **Dermatomyositis-Polymyositis** | L30.8 **Dermoepidermitis** |
| L98.9 **Dermatopathie** | L50.3 **Dermographismus** |
| * **Dermatophagoides-** | D36.9 **Dermoid** |
| J45.0 – farinae-Allergie [Hausstaubmilbe], mit | D31.0 – Bindehaut |
| Bronchialasthma | D21.0 – Lid |
| J45.0 – pteronyssinus-Allergie [Hausstaub- | D16.8 – Steißbein |
| milbe], mit Bronchialasthma | D36.9 **Dermoidzyste** |
| A48.8 **Dermatophilosis** | K09.8 – Mund |
| B35.6 **Dermatophytia inguinalis** | D31.6 – Orbita |
| L30.2 **Dermatophytid** | D27 – Ovar |
| B35.9 **Dermatophytie** | A78 **Derrick-Burnet-Krankheit** |
| B35.0 – Bart | H18.3 **Descemetfalte** |
| B20.5 – bei HIV-Krankheit | H18.7 **Descemetozele** |
| B35.3 – Fuß | H18.3 **Descemetruptur** |
| B35.2 – Hand | * **Descensus** |
| B35.0 – Kopfhaut | O34.5 – bei Schwangerschaft |
| B35.6 – Leiste | N81.4 – uteri |
| B35.6 – Leistengegend und perianaler Bezirk | N81.2 — 1. Grades |
| B35.1 – Nagel | N81.2 — 2. Grades |
| B35.6 – perianal | N81.3 — 3. Grades |
| B35.8 – tiefsitzend | N81.4 – et vaginae |
| M33.9 **Dermatopolymyositis** | N81.2 —— partiell |
| T56.1 **Dermatopolyneuritis** | N81.3 —— total |
| Q82.8 **Dermatorrhexis** | N81.1 – vaginae |
| L98.9 **Dermatose** | N81.1 — anterior |
| L98.2 – akut, febril, neutrophil | N81.1 — et vesicae |
| L20.9 – atopisch | K31.8 – ventriculi |
| L56.8 – bei Photoallergie | N81.1 – vesicae, weiblich |
| D04.9 – Bowen- | F84.3 **Desintegrative Psychose** |
| L13.9 – bullös | D23.9 **Desmoid** |
| * – durch | D23.9 **Desmoidfibrom** |
| L23.9 — Allergie | D23.9 **Desmoidtumor** |
| L98.8 — Irritation | T88.7 **Desogestrel-Nebenwirkung** |
| I83.1 — Stauung | R41.0 **Desorientiertheit** |
| L01.1 – Impetiginisation, sekundär | K14.1 **Desquamatio areata linguae** |

D39.2 **Destruierende Blasenmole**
C58 **Destruierendes Chorionadenom**
* **Destruktion**
O83.4 – Fetus, zur Entbindung
H43.8 – Glaskörper
L23.8 **Detergenzienallergie**
* **Detergenzienbedingte**
L24.0 – Dermatitis
L24.0 – Kontaktdermatitis
* **Detergenzienbedingtes**
L24.0 – Berufsekzem
L24.0 – Ekzem
T55 **Detergenzienwirkung,** toxisch
* **Detrusor-**
R27.8 – Beckenboden-Ataxie
R27.8 – Beckenboden-Dyssynergie
R27.8 – Blasenhals-Dyssynergie
R27.8 – Harnblasenhals-Ataxie
N31.8 – Sphinkter-Dyssynergie
N31.2 **Detrusoratonie,** Harnblase
N31.2 **Detrusordekompensation,** Harnblase
N31.8 **Detrusorhyperaktivität**
N31.1 **Detrusorhyperreflexie,** Harnblase
N31.2 **Detrusorhypoaktivität,** Harnblase
R32 **Detrusorinsuffizienz**
R32 **Detrusormyasthenie**
R32 **Detrusorschwäche**
H53.5 **Deuteranomalie**
H53.5 **Deuteranopie**
B47.9 **Deuteromycetes-Infektion**
* **Deutlich behandlungsbedürftige**
* – Verhaltensstörung, bei
F72.1 — schwerer Intelligenzminderung
F73.1 — schwerster Intelligenzminderung
F79.1 **Deutliche Verhaltensstörung,** bei
Schwachsinn
L44.0 **Devergie-Syndrom**
J34.2 **Deviatio septi nasalis**
* **Deviation**
J34.2 – Nasenscheidewand
J34.2 – Nasenseptum
J34.2 — erworben
Q67.4 — kongenital
Q55.6 – Penis
J34.2 – Rhinoseptum
J34.2 – Septum
G36.0 **Devic-Syndrom**
E74.0 **Dextrinose, Limit-**
N85.4 **Dextroflexio uteri**
Q24.0 **Dextrokardie**
N85.4 **Dextropositio uteri**
Q20.3 **Dextrotransposition,** Aorta
N85.4 **Dextroversio uteri**
O68.0 **Dezeleration,** fetal, bei Entbindung
T85.2 **Dezentrierung,** IOL [Intraokulare Linse]
G93.8 **Dezerebrationssyndrom**

O34.1 **Deziduapolyp**
C58 **Deziduom**
T88.7 **DHEA** [Dehydroepiandrosteron]**-Sulfat-**
**Nebenwirkung**
B35.6 **Dhobie itch**
* **Di-**
D82.1 – George-Syndrom
C94.0 – Guglielmo-Krankheit
* **Diabetes**
E11.9 – Alters-
E83.1 – Bronze-
E74.2 – Galaktose-
E72.0 – Gluko-Amino-Phosphat-
E23.2 – insipidus
N25.1 — nephrogen
N25.1 — renalis
E10.9 – juvenil
R73.0 – latent
O24.9 — bei Gravidität
E14.9 – mellitus
* — bei
O24.4 —— Gestation
O24.9 —— Gravidität
O24.9 —— Schwangerschaft
O24.3 —— bereits vorher bestehend
O24.4 —— während derselben auftretend
P70.2 — beim Neugeborenen
E14.8 — dysregulativ
E14.9 — Erwachsene
E14.9 — insulinpflichtig
O24.0 — mit Schwangerschaft
E10.9 — Typ I
E11.9 — Typ II
E10.9 — juvenil
E10.9 — labil
* — mit
E14.6 —— Abszeß
E14.5 —— Angiopathie
E14.3 —— Cataracta diabetica
E14.6 —— Hautjucken
E14.0 —— Koma
E14.5 —— Kreislaufstörung, peripher
E14.2 —— Nephropathie
E14.4 —— neurologischer Manifestation
E14.4 —— Polyneuropathie
E14.3 —— Retinopathia diabetica
E14.3 ——— proliferans
E14.3 ——— simplex
* — nicht primär
* — insulinabhängig, mit
E11.3 —— Augenkomplikation
E11.1 —— Ketoazidose
E11.0 —— Koma
E11.7 —— multiplen Komplikationen
E11.4 —— neurologischer Komplikation

**D**

| | |
|---|---|
| * | **Diabetes** (Forts.) |
| E14.9 | – mellitus (Forts.) |
| * | — nicht primär (Forts.) |
| * | — insulinabhängig, mit (Forts.) |
| E11.2 | —— Nierenkomplikation |
| E11.5 | —— peripherer vaskulärer Komplikation |
| E11.9 | —— insulinpflichtig |
| E14.9 | — ohne Komplikation |
| * | — primär |
| E10.9 | —— insulinabhängig |
| * | ——— mit |
| E10.3 | ——— Augenkomplikation |
| E10.1 | ——— Ketoazidose |
| E10.0 | ——— Koma |
| E10.4 | ——— neurologischer Komplikation |
| E10.2 | ——— Nierenkomplikation |
| E10.5 | ——— peripherer vaskulärer Komplikation |
| E10.9 | —— ohne Komplikation |
| E10.9 | —— insulinpflichtig |
| E10.7 | —— mit mehreren Komplikationen |
| E74.8 | — renalis |
| O24.4 | — schwangerschaftsbedingt |
| E11.9 | — sekundär insulinpflichtig |
| R73.0 | — subklinisch |
| E10.9 | — Typ I |
| O24.0 | —— bei Schwangerschaft, bereits vorher bestehend |
| E10.9 | —— insulinabhängig |
| * | ——— mit |
| E10.5 | ——— Angiopathie |
| E10.3 | ——— Cataracta diabetica |
| E10.7 | ——— multiplen Folgeschäden |
| E10.2 | ——— Nephropathie |
| E10.4 | ——— Polyneuropathie |
| E10.3 | ——— Retinopathia diabetica |
| E10.3 | ———— proliferans |
| E10.3 | ———— simplex |
| E10.9 | —— ohne Komplikation |
| E11.9 | — Typ II |
| O24.1 | —— bei Schwangerschaft, bereits vorher bestehend |
| E11.9 | —— diätetisch behandelt |
| E11.9 | ——— ohne Komplikation |
| E11.9 | —— insulinabhängig |
| E11.9 | —— insulinbehandelt |
| E11.9 | ——— ohne Komplikation |
| * | ——— mit |
| E11.5 | ——— Angiopathie |
| E11.3 | ——— Cataracta diabetica |
| E11.2 | ——— Nephropathie |
| E11.4 | ——— Polyneuropathie |
| E11.3 | ——— Retinopathia diabetica |
| E11.3 | ———— proliferans |
| E11.3 | ———— simplex |

| | |
|---|---|
| * | **Diabetes** (Forts.) |
| E14.9 | – mellitus (Forts.) |
| E11.9 | — Typ II (Forts.) |
| E11.9 | —— nicht insulinabhängig |
| E11.9 | —— ohne Komplikation |
| E11.9 | —— tablettenbehandelt |
| E11.9 | ——— ohne Komplikation |
| E11.9 | — Typ IIa |
| E11.9 | — Typ IIb |
| * | – mit |
| E14.3 | — Augenkrankheit |
| E14.5 | — AVK [arterielle Verschlußkrankheit] |
| E14.1 | — Azetonämie |
| E14.1 | — Azidose |
| E14.5 | — DBS [Durchblutungsstörung] |
| E14.5 | — Gefäßveränderung |
| E14.5 | — Geschwür |
| E14.8 | — Hypoglykämie |
| E14.6 | — Infektion |
| E14.3 | — Katarakt |
| E14.1 | — Ketoazidose |
| E14.1 | — Ketose |
| E14.0 | — Koma |
| E14.3 | — Makulopathie |
| E14.4 | — Myatrophie |
| E14.2 | — Nephrose |
| E14.3 | — Netzhautveränderung |
| E14.4 | — Neuralgie |
| E14.4 | — Neuritis |
| E14.3 | — ophthalmologischer Manifestation |
| E14.0 | — Präkoma |
| E14.6 | — Pruritus |
| E14.2 | — renaler Manifestation |
| E14.3 | — Retinitis |
| E14.3 | — Retinopathie |
| E14.5 | — Ulcus cruris |
| E83.3 | – Phosphat- |
| R73.0 | – Prä- |
| E10.9 | – primär insulinpflichtig |
| E74.8 | – renalis |
| E23.2 | – spurius |
| E10.9 | – Typ-I- |
| * | — mit |
| E10.3 | —— Augenkomplikation |
| E10.1 | —— Ketoazidose |
| E10.0 | —— Koma |
| E10.4 | —— neurologischer Komplikation |
| E10.2 | —— Nierenkomplikation |
| E10.5 | —— peripherer vaskulärer Komplikation |
| E11.9 | – Typ-II- |
| * | — insulinabhängig, mit |
| E11.3 | —— Augenkomplikation |
| E11.1 | —— Ketoazidose |
| E11.0 | —— Koma |
| E11.7 | —— multiplen Komplikationen |
| E11.4 | —— neurologischer Komplikation |

| | | | |
|---|---|---|---|
| * | **Diabetes** (Forts.) | * | **Dialysepflichtige** |
| E11.9 | – Typ-II- (Forts.) | N18.8 | – Niereninsuffizienz |
| * | — insulinabhängig, mit (Forts.) | N18.0 | – terminale Niereninsuffizienz |
| E11.2 | —— Nierenkomplikation | O30.0 | **Diamniale Zwillingsgravidität,** dicho- |
| E11.5 | —— peripherer vaskulärer Komplikation | | real |
| * | — mit | * | **Diamond-** |
| E11.3 | —— Augenkomplikation | D61.0 | – Anämie, Blackfan- |
| E11.1 | —— Ketoazidose | D61.0 | – Blackfan-Syndrom |
| E11.0 | —— Koma | S27.8 | **Diaphragmaeinriß** |
| E11.7 | —— multiplen Komplikationen | K44.9 | **Diaphragmahernie** |
| E11.4 | —— neurologischer Komplikation | * | **Diaphragmaler Myokardinfarkt** |
| E11.2 | —— Nierenkomplikation | I21.1 | – akut, transmural |
| E11.5 | —— peripherer vaskulärer Komplikation | I22.1 | – rezidivierend |
| * | — nicht insulinabhängig | J98.6 | **Diaphragmatitis** |
| * | — mit | Q78.3 | **Diaphysäre progrediente Dysplasie** |
| E11.3 | —— Augenkomplikation | M86.8 | **Diaphysitis** |
| E11.1 | —— Ketoazidose | K52.9 | **Diarrhoe** |
| E11.0 | —— Koma | A09 | – akut |
| E11.7 | —— multiplen Komplikationen | A09 | — mit Exsikkose |
| E11.4 | —— neurologischer Komplikation | * | – bei |
| E11.2 | —— Nierenkomplikation | K58.0 | — Colon irritabile |
| E11.5 | —— peripherer vaskulärer Komplikation | A09 | — Gastroenteritis, vermutlich infektiösen |
| E14.2 | **Diabetesfettniere** | | Ursprungs |
| E14.6 | **Diabetesleber** | B23.8 | — HIV-Krankheit |
| * | **Diabetische** | K58.0 | — Reizdarm |
| E14.3 | – Augenkomplikation, Punktblutung | K52.9 | – chronisch |
| * | – extrakapilläre | * | – durch |
| E14.2 | — Glomerulohyalinose | A07.9 | — Flagellaten |
| E14.2 | — Glomerulosklerose | A08.4 | — Viren |
| P70.1 | – Fetopathie | K59.1 | – funktionell |
| E14.5 | – Gangrän | A09 | – infektiös |
| E14.5 | — Fuß | B20.9 | — bei HIV-Krankheit |
| E14.5 | — Zustand nach Unterschenkelampu- | A09 | — mit Exsikkose |
| | tation | K52.9 | — mit Exsikkose |
| E14.4 | – Gastroparese | K91.8 | — nach Magen-Darm-Operation |
| E14.2 | – Glomerulonephritis | F45.3 | – nervös |
| E14.2 | – Glomerulosklerose | P78.3 | – nichtinfektiös, beim Neugeborenen |
| E14.8 | – Komplikation | K52.1 | – postantibiotisch |
| E14.5 | – Mikroangiopathie | A09 | – Säugling |
| E14.6 | – Nekrobiose, lipoid | A09 | — mit Exsikkose |
| E14.4 | – Neuropathie | K52.9 | – über 1 Woche |
| E14.4 | – Polyneuropathie | K52.9 | – unspezifisch |
| E14.3 | – Retinopathie | A09 | – vermutlich infektiösen Ursprungs |
| * | — mit | A09 | — mit Exsikkose |
| E14.3 | —— Neovaskularisationsglaukom | Q38.3 | **Diastematoglossie** |
| E14.3 | —— Traktionsablatio | Q37.1 | **Diastematognathie** |
| E14.6 | – Sexualstörung | Q06.2 | **Diastematomyelie** |
| R73.9 | – Stoffwechsellage | Q77.5 | **Diastrophische Dysplasie** |
| R73.9 | – Stoffwechselstörung | * | **Diathese** |
| E14.7 | **Diabetischer Fuß** | T78.4 | – allergisch |
| E14.0 | **Diabetisches Koma** | D69.9 | – hämorrhagisch |
| * | **Diätetische** | D68.3 | – durch Antikoagulanzien |
| E83.5 | – Hyperkalzämie | M10.9 | – Harnsäure |
| K52.2 | – Kolitis | M10.0 | – Harnsäurestein |
| E63.9 | **Diätfehler** | N20.9 | – Harnstein |
| T50.8 | **Diagnostikavergiftung** | M10.9 | – uratisch |

**D**

| | |
|---|---|
| * | **Diathesis** |
| D69.1 | – thrombasthenica |
| M10.9 | – urica |
| * | **Diazepam-** |
| F13.2 | – Abhängigkeit |
| F13.1 | – Abusus |
| F13.1 | – Mißbrauch |
| D65 | **DIC** [Disseminated intravascular coagulation] |
| T53.4 | **Dichlormethanwirkung,** toxisch |
| O30.0 | **Dichoreale und diamniale Zwillingsgravidität** |
| H53.5 | **Dichromatopsie** |
| * | **Dickdarm** |
| D01.0 | – Carcinoma in situ |
| K50.1 | – Crohn-Krankheit |
| K50.1 | – Morbus Crohn |
| K58.9 | – spastisch |
| K59.8 | **Dickdarmatonie** |
| Q42.9 | **Dickdarmatresie** |
| K57.3 | **Dickdarmdivertikulose** |
| * | – mit |
| K57.2 | — Abszeß |
| K57.2 | — Perforation |
| K56.4 | **Dickdarmeinklemmung** |
| K63.1 | **Dickdarmeinriß** |
| K52.9 | **Dickdarmentzündung** |
| T18.4 | **Dickdarmfremdkörper** |
| K56.7 | **Dickdarmileus** |
| A09 | **Dickdarminfektion** |
| C18.9 | **Dickdarmkarzinom** |
| C18.9 | **Dickdarmkrebs** |
| C18.9 | **Dickdarmmalignom** |
| C78.5 | **Dickdarmmetastase** |
| K55.0 | **Dickdarmnekrose** |
| D37.4 | **Dickdarmneoplasie** |
| * | **Dickdarmneubildung** |
| C18.9 | – bösartig |
| D12.6 | – gutartig |
| D37.4 | – unsicher |
| K63.1 | **Dickdarmperforation** |
| K63.5 | **Dickdarmpolyp** |
| K63.1 | **Dickdarmruptur** |
| K56.6 | **Dickdarmstenose** |
| A18.3 | **Dickdarmtuberkulose** |
| D37.4 | **Dickdarmtumor** |
| S36.5 | **Dickdarmverletzung** |
| B66.2 | **Dicrocoeliasis** |
| E23.6 | **Dienzephalus-Syndrom** |
| * | **Differenz,** Beinlänge |
| Q72.9 | – angeboren |
| M21.7 | – erworben |
| * | **Diffus** – s. jeweilige Krankheit, diffus |
| C80 | **Diffuse Metastasierung** |
| D65 | **DIG** [Disseminierte intravasale Gerinnung] |

| | |
|---|---|
| T47.5 | **Digestivavergiftung** |
| T46.0 | **Digitalisintoxikation** |
| R68.3 | **Digiti hippocratici** |
| * | **Digitus** |
| M20.4 | – malleus |
| I73.0 | – mortuus |
| * | – superductus |
| M20.5 | — Fuß |
| M20.0 | — Hand |
| L02.4 | **Digitusabszeß** |
| L03.0 | **Digituspanaritium** |
| * | **Dignität,** unbekannt |
| D48.7 | – Augentumor |
| D48.7 | – Bindehauttumor |
| D48.7 | – Hornhauttumor |
| D48.7 | – Iristumor |
| D48.7 | – Netzhauttumor |
| D48.7 | – Optikustumor |
| D48.7 | – Orbitatumor |
| D48.7 | – Skleratumor |
| D48.7 | – Tränendrüsentumor |
| D48.7 | – Tränenwegtumor |
| K31.8 | **Dilatatio ventriculi** |
| * | **Dilatation** – s.a. Erweiterung |
| I71.9 | – Aorta |
| A52.0 | — luetisch |
| A52.0 | — syphilitisch |
| J47 | – Bronchus |
| N32.8 | – Harnblase |
| N28.8 | – Harnleiter |
| I51.7 | – Herzvorhof |
| K59.8 | – Ileum |
| I51.7 | – kardial |
| K59.3 | – Kolon |
| I89.0 | – Lymphgefäß |
| K31.8 | – Magen |
| K31.0 | — akut |
| N28.8 | – Niere |
| N28.8 | – Nierenbecken |
| N28.8 | – Nierenbeckenkelchsystem |
| N13.3 | – Nierenkelch |
| K22.8 | – Ösophagus |
| Q39.5 | — angeboren |
| I78.8 | – Plexus pampiniformis |
| I51.7 | – Rechtsherz |
| K59.3 | – Rektum |
| N28.8 | – Ureter |
| I86.8 | – Venen |
| * | **Dilatative** |
| I42.0 | – Kardiomyopathie |
| I42.0 | — Zustand nach Herztransplantation |
| I42.0 | – Myokardiopathie |
| K00.4 | **Dilazeration,** Zahn |
| Q20.4 | **DILV** [Double inlet left ventricle] |

| | | |
|---|---|---|
| * | **Dip** [Deceleration intra partem] | |
| O68.0 | – 0 | |
| O68.0 | – 1 | |
| O68.0 | – 2 | |
| B74.4 | **Dipetalonemiasis** | |
| Q55.6 | **Diphallus** | |
| A36.9 | **Diphtherie** | |
| Z27.8 | – Haemophilus influenzae Typ b, Tetanus [TD-Hib], Impfnotwendigkeit | |
| A36.3 | – Haut | |
| Z23.6 | – Impfung, Notwendigkeit | |
| A36.2 | – Kehlkopf | |
| Z22.2 | – Keimträger | |
| A36.2 | – Laryngitis | |
| A36.2 | – Larynx | |
| A36.8 | – Mittelohr | |
| A36.3 | – Nabel | |
| A36.8 | – Nase | |
| A36.1 | – Nasenrachenraum | |
| * | – Pertussis-Tetanus | |
| Z27.1 | — [DPT] [DTPa], Impfnotwendigkeit | |
| * | — mit | |
| Z27.3 | —— Poliomyelitis [DPT+Polio], Vakzination | |
| Z27.2 | —— Typhus-Paratyphus [DPT+TAB], Vakzination | |
| Z27.8 | – Pertussis-Tetanus-Haemophilus influenzae Typ b [DPT-Hib] [DTPa-Hib], Impfnotwendigkeit | |
| Z27.1 | – Pertussis-Tetanus-Vakzination | |
| A36.0 | – Pharynx | |
| A36.0 | – Rachen | |
| A36.8 | – Rhino- | |
| A36.8 | – Scheide | |
| Z27.8 | – Tetanus-Vakzination | |
| A36.0 | – Tonsillen | |
| A36.8 | – Trachea | |
| A36.8 | – Vagina | |
| Z23.6 | – Vakzination | |
| A36.3 | – Wundinfektion | |
| * | **Diphtherische** | |
| A36.8 | – Konjunktivitis | |
| A36.2 | – Laryngotracheitis | |
| A36.8 | – Myokarditis | |
| A36.8 | – Polyneuritis | |
| * | **Diphtherischer** | |
| A36.2 | – Krupp | |
| A36.2 | – Laryngismus | |
| B70.0 | **Diphyllobothriose** | |
| B70.0 | **Diphyllobothrium-Infektion** | |
| H93.2 | **Diplakusis** | |
| * | **Diplegia** | |
| G82.2 | – inferior | |
| G83.0 | – superior | |

**D**

| | | |
|---|---|---|
| G83.0 | **Diplegie** | |
| G83.0 | – beide Arme | |
| G80.1 | – kongenital | |
| G80.1 | – Lähmung, spastisch, infantil | |
| G83.0 | – obere Extremitäten | |
| G80.1 | – spastisch | |
| G80.1 | — infantil | |
| G80.1 | — Zerebralparese, infantil | |
| Q06.8 | **Diplomyelie** | |
| H53.2 | **Diplopie** | |
| H53.2 | – binokular | |
| H53.2 | – monokular | |
| H53.2 | – paroxysmal | |
| Q18.8 | **Diprosopus** | |
| F10.2 | **Dipsomanie** | |
| B71.1 | **Dipylidiose** | |
| K40.9 | **Direkte Leistenhernie** | |
| B74.8 | **Dirofilariasis** | |
| * | **Disaccharid-** | |
| E73.0 | – Intoleranz-Syndrom | |
| E74.9 | – Malabsorption | |
| E73.9 | – Malabsorptionssyndrom | |
| M35.1 | **Disease,** mixed connective tissue | |
| M96.1 | **Diskektomie,** mit nachfolgender Narbenfibrose, epidural | |
| M96.1 | **Diskektomiesyndrom, Post-** | |
| M96.1 | – lumbal | |
| M96.1 | – lumbosakral | |
| L93.0 | **Diskoider Lupus erythematodes** | |
| A42.9 | **Diskomykose** | |
| O62.4 | **Diskoordinierte Wehentätigkeit** | |
| M51.9 | **Diskopathie** | |
| M51.9 | – lumbal | |
| M51.9 | – lumbosakral | |
| * | **Diskordante** | |
| Q20.5 | – atrioventrikuläre Verbindung | |
| Q20.3 | – ventrikuloarterielle Verbindung | |
| * | **Diskotomie** – s. Diskektomie oder s.a. Postdiskektomie | |
| F98.5 | **Diskretes Stammeln** | |
| * | **Diskus** – s.a. Bandscheibe oder s.a. Nucleus pulposus oder s.a. Zwischenwirbelscheibe | |
| M51.2 | **Diskushernie** | |
| M51.2 | **Diskusprolaps** | |
| M51.2 | – lumbal | |
| M51.2 | – mit Lumboischalgie, chronisch | |
| M51.2 | – thorakal | |
| M51.2 | – thorakolumbal | |
| M50.2 | – zervikal | |
| T14.3 | **Dislokation** | |
| Q62.6 | – Harnleiter | |
| T85.0 | – IOL [Intraokulare Linse] | |
| T83.3 | – IUP [Intrauterinpessar] | |
| T85.3 | – Keratoprothese | |
| H27.1 | – Linse | |

T14.3 **Dislokation** (Forts.)
N28.8 – Niere
Q62.6 – Ureter
S72.2 **Dislozierte subtrochantäre Femurfraktur**
* **Disloziertes**
T83.3 – Intrauterinpessar
T19.2 – Tampon
D82.2 **Disproportionierter Minderwuchs,** bei Immundefekt
H21.5 **Disruption,** Iris
* **Dissektion**
I71.0 – Aorta – s.a. Aneurysma dissecans aortae
I67.0 – intrakranielle Arterie, nichtrupturiert
* **Disseminierte**
G04.0 – akute Enzephalitis
B44.7 – Aspergillose
B40.7 – Blastomykose
H30.1 – Chorioretinitis
G35 – Entmarkungsenzephalomyelitis
G04.0 – Enzephalitis
G04.0 — akut
B00.7 – Herpesvirus-Krankheit
B39.3 – Histoplasmose, durch Histoplasma capsulatum
* – intravasale
D65 — Gerinnung
P60 —— beim Neugeborenen
P60 —— Fetus
D65 — Koagulation
B38.7 – Kokzidioidomykose
B45.7 – Kryptokokkose
B46.4 – Mukormykose
G35 – Multiple Sklerose
G04.9 – Myelitis
L20.8 – Neurodermitis
B41.7 – Parakokzidioidomykose
B42.7 – Sporotrichose
B78.7 – Strongyloidiasis
A19.9 – TBC
H30.1 – Uveitis posterior
* **Disseminierter**
L28.0 – Lichen corneus
M32.9 – Lupus erythematodes
F60.2 **Dissoziale Persönlichkeitsstörung**
* **Dissoziation**
I45.8 – atrioventrikulär
I45.8 – AV [Atrioventrikular]-
I45.8 – Interferenz-
* **Dissoziative**
F44.0 – Amnesie
F44.4 – Bewegungsstörungen
F44.1 – Fugue
F06.5 – organische Störung
F44.9 – Reaktion

* **Dissoziative** (Forts.)
F44.9 – Störung
F44.7 — gemischt
* **Dissoziativer**
F44.5 – Krampfanfall
F44.2 – Stupor
H50.2 **Dissoziierte Vertikaldivergenz**
* **Dissoziierter**
G93.8 – Hirntod
H55 – Nystagmus
H50.2 **Dissoziiertes Vertikalschielen**
K07.2 **Distalbiß**
* **Distale**
S72.4 – Fraktur, Femur
S42.4 – Humerusfraktur
N35.9 – Meatusenge
N35.9 – Meatusstenose
G71.0 – Muskeldystrophie
S42.4 – Oberarmfraktur
S52.5 – Radiusfraktur
S52.6 — mit Ulnafraktur
S52.5 — offen
S52.5 – Radiustrümmerfraktur
S82.3 – Tibiafraktur
N25.8 – tubuläre Azidose
S82.3 – Unterschenkelfraktur
N35.9 – Urethrastenose
* **Distension**
N32.8 – Blase
N32.8 – Harnblase
Q10.3 **Distichiasis**
B66.9 **Distomiasis**
K00.1 **Distomolar** [4. Molar]
* **Distorsio**
S83.6 – genus
S93.6 – pedis
T14.3 **Distorsion** – s.a. Verstauchung
S23.3 – Brustwirbelsäule
S63.6 – Daumen
S63.6 – Daumengrundgelenk
S63.6 – Finger
S93.6 – Fuß
S93.6 – Fußgelenke
S63.5 – Handgelenk
S13.4 – HWS
S83.6 – Knie
S83.6 – Kniegelenk
S33.5 – Lendenwirbelsäule
S33.5 – LWS
S63.6 – mit Kapselriß, Fingergelenk
S93.4 – Sprunggelenk
S93.4 — oberes
* **Distreß**
P20.9 – fetal
P20.9 – intrauterin
O75.0 – maternal, bei Entbindung

L68.8 **Districhiasis**
M46.4 **Diszitis**
\*     **Diurese**
R35   – osmotisch
R35   – Wasser-
H51.8 **Divergenzlähmung,** mit Fernesotropie, Stangler-Zuschrott
N32.3 **Diverticulitis vesicae**
Q43.0 **Diverticulum ilei verum**
K57.9 **Divertikel**
K38.2 – Appendix
N32.3 – Blasenhals
K57.9 – Darm
K57.1 – Dünndarm
Q43.0 — Meckel-Divertikel
K57.1 – duodenal
Q38.7 – Grenz-, ösophagopharyngeal
N32.3 – Harnblase
Q64.6 — angeboren
N32.3 – Harnblasenhals
N28.8 – Harnleiter
N36.1 – Harnröhre
Q38.7 – Hypopharynx
K57.1 – jejunal
K57.3 – Kolon
K31.4 – Magen
Q43.0 – Meckel-
Q43.0 — Dünndarm
C17.3 — Karzinom
C17.3 — Neubildung, bösartig
N28.8 – Nierenkelch
Q39.6 – Ösophagus
K22.5 — epiphrenal
K22.5 — erworben
Q39.6 — kongenital
K22.5 — Zenker-Divertikel
Q38.7 – Pharynx
K57.3 – Sigma
K57.2 — mit Perforation
Q39.6 – Speiseröhre
Q32.1 – Trachea
Q64.4 – Urachus
N28.8 – Ureter
N36.1 – Urethra
K57.2 – Zäkum, mit Perforation
K22.5 – Zenker-
K57.9 **Divertikelentzündung**
K57.9 **Divertikulitis**
K57.9 – Darm
N36.1 – Harnröhre
K57.3 – Kolon
K57.3 – Sigma
K57.9 **Divertikulose**
K57.9 – Darm

K57.9 **Divertikulose** (Forts.)
K57.3 – Dickdarm
\*     — mit
K57.2 —— Abszeß
K57.2 —— Perforation
K57.1 – Dünndarm
\*     — mit
K57.0 —— Abszeß
K57.0 —— Perforation
N36.1 – Harnröhre
K57.3 – Kolon
K57.3 – Sigma
Q89.4 **Dizephalus**
G11.3 **DNA** [Desoxyribonucleid acid]**-Reparatursystem,** defekt, bei zerebellarer Ataxie
K31.8 **Dolichogastrie**
Q43.8 **Dolichokolon**
Q74.0 **Dolichostenomelie**
Q67.2 **Dolichozephalie**
\*     **Dominante**
H35.5 – hereditäre Drusen [Doyne-Drusen]
H35.5 – vitelliforme autosomale Makuladegeneration
H35.8 **Dominantes hereditäres zystoides Makulaödem**
E88.0 **Doppelalbuminämie**
\*     **Doppelausstromventrikel**
Q20.2 – links
Q20.1 – rechts
H53.2 **Doppelbilder**
Q51.2 **Doppelbildung,** Uterus
Q20.4 **Doppeleinstromventrikel**
F22.0 **Doppelgängerillusion,** bei Wahnsyndrom, mit Personenverkennung [Capgras-Syndrom]
Q44.1 **Doppelgallenblase**
Q18.8 **Doppelgesicht**
Q18.8 **Doppelnase**
Q63.1 **Doppelniere**
K40.2 **Doppelseitig Leistenhernie,** ohne Einklemmung
\*     **Doppelseitige Hernia**
K41.2 – femoralis
\*     — mit
K41.0 —— Einklemmung, ohne Gangrän
K41.1 —— Gangrän
K40.2 – inguinalis
\*     — mit
K40.0 —— Einklemmung, ohne Gangrän
K40.1 —— Gangrän
K40.2 — ohne Einklemmung
H53.2 **Doppelsichtigkeit**
D57.2 **Doppelt heterozygote Sichelzellenkrankheit**

**D**

| | |
|---|---|
| * | **Doppelte** |
| Q27.2 | – Nierenarterie |
| S02.6 | – Unterkieferfraktur, offen |
| Q62.5 | **Doppelter Harnleiter** |
| Q63.8 | **Doppeltes Nierenbecken** |
| H53.2 | **Doppeltsehen** |
| * | **Doppelung** |
| Q64.7 | – Harnröhre |
| Q64.8 | – Harntrakt |
| Q64.8 | – Harnwege |
| Q62.3 | – Nierenhohlsystem |
| B07 | **Dornwarze** |
| M54.9 | **Dorsago** |
| * | **Dorsale** |
| Q05.6 | – Spina bifida |
| C02.0 | – Zunge, oberflächliche bösartige Neubildung |
| C02.0 | **Dorsales Karzinom, Zunge** |
| M54.9 | **Dorsalgie** |
| M54.9 | – akut |
| M54.9 | — rezidivierend |
| M54.9 | – bei Blockierung |
| M54.9 | – chronisch |
| M54.9 | – rezidivierend |
| M47.2 | – Zerviko-, bei HWS- und BWS-Degeneration |
| Q55.6 | **Dorsalverbiegung, Penis** |
| M70.8 | **Dorsalzyste** |
| M54.5 | **Dorsolumbalgie** |
| M54.5 | – akut |
| M54.5 | – chronisch |
| M54.5 | – reaktiv |
| M54.5 | – rezidivierend |
| M53.9 | **Dorsopathie** |
| Q20.1 | **DORV** [Double outlet right ventricle] |
| * | **Dottersacktumor** |
| C56 | – bei der Frau |
| C62.9 | – beim Mann |
| Q20.4 | **Double inlet left ventricle** |
| * | **Double-outlet-** |
| Q20.2 | – left-ventricle |
| Q20.1 | – right-ventricle |
| Q20.9 | – Syndrom |
| Q20.9 | – Ventricle |
| * | **Douglas-** |
| N32.2 | – Blasen-Fistel |
| N82.8 | – Scheiden-Fistel |
| N82.8 | – Vagina-Fistel |
| N73.5 | **Douglasabszeß** |
| N73.5 | – chronisch |
| N80.3 | **Douglasendometriose** |
| N81.5 | **Douglashernie** |
| * | **Douglasinfiltrat** |
| N73.8 | – entzündlich |
| D48.4 | – unklar |
| N81.5 | **Douglasozele** |

| | |
|---|---|
| D48.4 | **Douglasraumneubildung**, unsicher |
| D48.4 | **Douglastumor** |
| * | **Down** |
| Q90.9 | – Morbus |
| Q90.9 | – Syndrom |
| O35.1 | — fetal, Betreuung der Schwangeren |
| I85.9 | **Downhillvarizen** |
| H35.5 | **Doyne-Drusen** [Hereditäre dominante Drusen] |
| * | **DPT** |
| Z27.1 | – [DTPa], Diphtherie-Pertussis-Tetanus, Impfnotwendigkeit |
| Z27.8 | – Hib [DTPa-Hib], Impfung, gegen Diphtherie-Pertussis-Tetanus-Haemophilus influenzae Typ b |
| B72 | **Dracunculus-Infektion** |
| T81.8 | **Drainageperforation** |
| B72 | **Drakunkulose** |
| N39.4 | **Dranginkontinenz** (Harninkontinenz) |
| A84.8 | **Drehkrankheit** |
| R42 | **Drehschwindel** |
| H81.8 | – mit Gleichgewichtsstörung |
| R42 | – unklar |
| R39.1 | **Drehung, Harnstrahl** |
| Q62.8 | **Dreifacher Harnleiter** |
| I25.9 | **Dreigefäßerkrankung**, koronar |
| R10.4 | **Dreimonatskolik** |
| A93.1 | **Dreitagefieber** |
| B08.2 | **Dreitagefieber-Exanthem** |
| D57.1 | **Drepanozytenanämie** |
| D57.1 | **Drepanozytose** |
| * | **Dresbach-** |
| D57.1 | – Herrick-Syndrom |
| D58.1 | – Syndrom |
| J67.0 | **Drescher-Syndrom** |
| J67.0 | **Drescherlunge** |
| I24.1 | **Dressler-Syndrom II** |
| P07.3 | **Drillingsfrühgeborenes** |
| O30.1 | **Drillingsgravidität** |
| O30.1 | **Drillingsschwangerschaft** |
| A93.1 | **Drittetags-Fieber** [Pappataci-Fieber] |
| Z34.- | **Drittgebärende, Überwachung** |
| R78.5 | **Drogen**, psychotrop, im Blut, Nachweis |
| F19.2 | **Drogenabhängigkeit** |
| O99.3 | – bei Gravidität |
| F19.1 | **Drogenabusus** |
| F19.3 | **Drogenentzugssyndrom** |
| P96.1 | – beim Neugeborenen |
| F19.5 | **Drogenhalluzinose** |
| * | **Drogeninduzierte** |
| F19.5 | – Halluzinose |
| F19.5 | – Paranoia |
| F19.5 | — und Halluzinose |
| F19.1 | **Drogenmißbrauch** |

F19.5 **Drogenpsychose**
F19.5 – halluzinatorisch
F19.5 – paranoid
F19.5 – paranoid-halluzinatorisch
F19.0 **Drogenrausch,** pathologisch
F19.2 **Drogensucht**
T50.9 **Drogenvergiftung**
\* **Drohende**
O20.0 – Fehlgeburt
O60 – Frühgeburt
O60 – Wehen
\* **Drohender**
O20.0 – Abort
I20.0 – Herzinfarkt
H40.0 – Winkelblock, bei engem Kammerwin-
kel (Glaukomverdacht)
G45.0 **Drop attack**
G54.9 **Druckempfindlichkeit,** Nervenaustritts-
punkt
H40.9 **Druckerhöhung,** bei medikamentös ein-
gestelltem Glaukom
L89 **Druckgeschwür**
T70.3 **Druckluftkrankheit**
G97.2 **Druckminderung,** intrakraniell, nach
ventrikulärem Shunt
L89 **Drucknekrose**
R10.4 **Druckschmerzhaftigkeit,** Bauch
\* **Drucksteigerung**
G93.2 – intrakraniell
G93.2 — gutartig
H40.0 – intraokulär
L89 **Druckulkus**
N76.5 – Vagina
T83.3 – vaginal, durch Ringpessar
N76.6 – Vulva
\* **Drüse**
C75.9 – endokrin, Karzinom
D09.3 – endokrine, Carcinoma in situ
E34.2 – non-in-loco, Hormonsekretion
\* – paraurethral
N34.2 — Entzündung
C68.1 — Karzinom
C08.1 – Unterzunge, Karzinom
\* **Drüsen**
A18.3 – mesenterial, TBC
C44.9 – Talg-, Karzinom
N34.0 **Drüsenabszeß, Urethral-**
I88.9 **Drüsenentzündung**
B27.0 **Drüsenfieber, Pfeiffer-**
C44.1 **Drüsenkarzinom,** Lid
\* **Drüsenkrankheit**
N34.2 – Cowper-
N34.2 – Littré-
R59.9 **Drüsenschwellung**
H35.3 **Druse,** Retina

\* **Drusen**
H35.3 – degenerativ, Makula
H35.5 – hereditär, dominant [Doyne-Drusen]
H47.3 – Papille
H35.3 **Drusenmakula**
Q14.2 **Drusenpapille,** kongenital
A95.0 **Dschungelgelbfieber**
\* **DSG** – s. Daumensattelgelenk
H50.8 **Duane-Syndrom**
H50.8 – Stilling-Türk-
\* **Dubin-**
E80.6 – Johnson-Ikterus
E80.6 – Johnson-Syndrom
\* – Sprinz-
E80.6 — Ikterus
E80.6 — Syndrom
\* **Duchenne-**
G12.2 – Aran-Syndrom
G71.0 – Muskeldystrophie
G71.0 — hereditär, progressiv
G12.2 – Syndrom-II
A57 **Ducrey-Schanker**
\* **Ductus**
\* – arteriosus
Q25.0 — Botalli, offen
Q25.0 — offen
Q25.0 — persistens (Botalli)
Q25.0 — persistierend
\* – deferens
N49.1 — Abszeß
Q55.4 — Agenesie
Q55.3 — Atresie
N50.8 — Atrophie
Q55.4 — fehlend, angeboren
N50.8 — Fibrose
N50.8 — Geschwür
N50.1 — Hämatom
N50.1 — Hämorrhagie
N50.8 — Hypertrophie
N49.1 — Karbunkel
N50.8 — Ödem
N49.1 — Phlegmone
N50.8 — Striktur
N50.1 — Thrombose
N50.8 — Ulkus
N50.8 — Zyste
Q55.4 – ejaculatorius, Atresie
C22.1 – hepaticus, Gabelung, Adenokarzinom
[Klatskin-Tumor]
N60.4 – lactiferi Ektasie
H04.5 – nasolacrimalis, Stenose
C25.3 – pancreaticus, Karzinom
K11.6 – parotideus, Zyste

**D**

| | |
|---|---|
| * **Ductus** (Forts.) | K55.0 **Dünndarmnekrose** |
| * – spermaticus | * **Dünndarmneubildung** |
| N49.1 — Abszeß | C17.9 – bösartig |
| Q55.4 — Agenesie | D37.2 – unsicher |
| N50.8 — Atrophie | K56.0 **Dünndarmparalyse** |
| Q55.4 — fehlend, angeboren | K63.1 **Dünndarmperforation** |
| N50.8 — Fibrose | K63.0 **Dünndarmphlegmone** |
| N50.1 — Hämatom | D13.3 **Dünndarmpolyp** |
| N50.1 — Hämorrhagie | K56.6 **Dünndarmstenose** |
| N50.8 — Hypertrophie | K57.1 **Dünndarmtasche** |
| N49.1 — Karbunkel | A18.3 **Dünndarmtuberkulose** |
| N50.8 — Ödem | D37.2 **Dünndarmtumor** |
| N49.1 — Phlegmone | S36.4 **Dünndarmverletzung** |
| N50.8 — Striktur | K56.7 **Dünndarmverschluß** |
| N50.1 — Thrombose | K66.0 **Dünndarmverwachsung** |
| N50.8 — Ulkus | K56.2 **Dünndarmvolvulus** |
| N50.8 — Zyste | L13.0 **Duhring,** Dermatitis herpetiformis |
| * – stenonianus – s.a. Ductus parotideus | A55 **Dukes-Filatow-Krankheit** |
| K11.6 — Zyste | C50.9 **Duktales invasives Mammakarzinom** |
| K11.6 – submandibularis, Zyste | N60.4 **Duktektasie,** Brustdrüse |
| K11.6 – submaxillaris, Zyste | B55.0 **Dumdum-Fieber** |
| K11.6 – whartoniacus, Zyste | K91.1 **Dumping-Syndrom** |
| * **Dünndarm** | H53.6 **Dunkeladaptation,** pathologisch |
| N32.1 – Blasen-Fistel | Q41.0 **Duodenalatresie** |
| K50.0 – Crohn-Krankheit | K92.2 **Duodenalblutung** |
| K50.8 – Kolon, Enteritis | K57.1 **Duodenaldivertikel** |
| K50.0 – Morbus Crohn | K26.9 **Duodenalerosion** |
| N82.2 – Scheiden-Fistel | K26.9 **Duodenalgeschwür** |
| N82.2 – Vagina-Fistel | K29.8 **Duodenalkatarrh** |
| K66.0 **Dünndarmadhäsion** | K31.7 **Duodenalpolyp** |
| E85.4 **Dünndarmamyloidose** | K26.9 **Duodenalschleimhauterosion** |
| K59.8 **Dünndarmatonie** | Q43.8 **Duodenalseptum** |
| Q41.9 **Dünndarmatresie** | K31.5 **Duodenalstenose** |
| K92.2 **Dünndarmblutung** | K56.2 **Duodenaltorsion** |
| K66.0 **Dünndarmbride** | D37.2 **Duodenaltumor** |
| K56.5 **Dünndarmbridenileus** | K26.9 **Duodenalulkus** |
| K57.1 **Dünndarmdivertikel** | K31.5 **Duodenalverschluß** |
| Q43.0 – Meckel- | * **Duodenitis** |
| K57.1 **Dünndarmdivertikulose** | B37.8 – bei Soor |
| * – mit | * – durch |
| K57.0 — Abszeß | B44.8 — Aspergillus |
| K57.0 — Perforation | B37.8 — Candida |
| K52.9 **Dünndarmentzündung** | B25.8 — Zytomegalieviren |
| K63.2 **Dünndarmfistel** | K29.9 – Gastro- |
| T18.3 **Dünndarmfremdkörper** | K29.8 – Oberflächen- |
| K56.7 **Dünndarmileus** | Q43.8 **Duodenum, Megalo-** |
| K55.0 **Dünndarminfarkt** | K31.9 **Duodenumaffektion** |
| K56.1 **Dünndarminvagination** | K29.8 **Duodenumbulbitis** |
| C17.9 **Dünndarmkarzinoid** | K31.6 **Duodenumfistel** |
| C17.9 – metastasierend | C17.0 **Duodenumkarzinom** |
| C17.9 **Dünndarmkarzinom** | C17.0 **Duodenumkrebs** |
| D37.2 **Dünndarmkonglomerattumor** | C78.4 **Duodenummetastase** |
| C88.3 **Dünndarmkrankheit,** immunproliferativ | * **Duodenumneubildung** |
| C17.9 **Dünndarmkrebs** | C17.0 – bösartig |
| C85.9 **Dünndarmlymphom** | D13.2 – gutartig |
| C78.4 **Dünndarmmetastase** | D37.2 – unsicher |

K26.5 **Duodenumperforation**
Q89.4 **Duplicitas asymmetra** [Doppelmißbildung]
Q92.4 **Duplikation,** Chromosomen, Prometaphase
\* **Duplikatur**
Q43.4 – Darm
Q62.5 – Ureter
M72.0 **Dupuytren,** Morbus
M72.0 **Dupuytren-Kontraktur**
I62.0 **Durablutung**
I62.0 **Durahämatom**
C79.3 **Durametastase**
I67.6 **Durasinusthrombose**
A15.0 **Durch mikroskopische Sputumuntersuchung gesicherte Lungentuberkulose**
I73.9 **Durchblutungsleiden,** arteriell
I67.8 **Durchblutungsmangel,** zerebral
I99 **Durchblutungsstörung** – s.a. DBS
H34.2 – Aderhaut
I73.9 – arteriell
I73.9 — Bein
I73.9 — peripher
G45.0 – basilär
E14.5 – bei Diabetes
I73.9 – Bein
I73.9 — mit Ödem
I73.9 – Extremität
I73.9 – Fontaine
I73.9 – Gefäßkrankheit, peripher
I67.8 – Hirn
H93.0 – Innenohr
I25.9 – koronar
H93.0 – Labyrinth
H34.2 – Netzhaut
I73.9 – peripher
I73.9 – arteriell
H34.2 – Retina
G95.1 – spinal
I87.2 – venös
G45.0 – vertebrobasilär
I67.8 – zerebral
I67.8 – zerebrovaskulär, chronisch
\* **Durchbruch**
K35.0 – Appendix
K25.5 – Magen
K52.9 **Durchfall** – s.a. Diarrhoe
A09 – akut
A09 — mit Exsikkose
K59.1 – funktionell
K52.9 – isoliert
K52.9 – Krankheit
K52.9 — mit Exsikkose
K52.9 – mit Erbrechen
K52.9 — mit Exsikkose
K52.9 – über 1 Woche

F09 **Durchgangssyndrom**
I78.8 **Durchlässigkeit,** Kapillargefäß, erhöht
H21.2 **Durchleuchtbarkeit,** Iris
G47.0 **Durchschlafstörung**
H21.2 **Durchsichtigkeit,** Iris
\* **Durchtrennung**
S06.8 – Hypophysenstiel
T14.4 – Nerv
T14.6 – traumatisch, Sehne
K65.9 **Durchwanderungsperitonitis**
\* **Durst**
R63.1 – krankhaft
R63.1 – vermehrt
T73.1 **Durstschaden**
E27.9 **Dysadrenokortizismus**
R20.8 **Dysästhesie**
H93.2 **Dysakusis**
F98.5 **Dysarthria syllabaris**
R47.1 **Dysarthrie**
G90.1 **Dysautonomie,** familiär
M62.9 **Dysbalance,** muskulär
M62.9 – Wirbelsäulenbereich
R26.2 **Dysbasia**
I73.9 – intermittens
G24.1 – lordotica progressiva
K63.8 **Dysbiose** [Gleichgewichtsstörung, Darmflora]
K59.0 **Dyschezie**
K83.8 **Dyscholie**
H53.5 **Dyschromatopsie**
L81.9 **Dyschromie**
\* **Dysembryom**
C64 – Manon-Nieren-
C64 – nephrogen
Q61.9 **Dysencephalia splanchnocystica**
A09 **Dysenterie**
A03.9 – bakteriell
A06.0 – durch Amöben
D64.4 **Dyserythropoetische kongenitale Anämie**
D68.2 **Dysfibrinogenämie**
\* **Dysfunktion**
N31.9 – Blase, neuromuskulär
F52.4 – ejakulatorisch
F52.2 – erektil
F52.2 — nichtorganisch [Erektile Potenzstörung]
N48.8 — organisch [Erektile Potenzstörung]
N31.9 – Harnblase
T82.1 – Herzschrittmacher, implantiert
E34.9 – hormonell
E23.7 — Hypophyse
E28.9 — Ovarien
T82.1 – implantierter Cardioverter-Defibrillator
I51.8 – kardial
N95.9 – klimakterisch

**D**

| | |
|---|---|
| * | **Dysfunktion** (Forts.) |
| O99.4 | – Kreislauf, bei Gravidität |
| K76.8 | – Leber |
| K76.8 | — funktionell |
| K76.8 | — konstitutionell |
| T85.0 | – Liquorventil |
| J95.0 | – nach Tracheotomie |
| F45.9 | – neurovegetativ |
| G24.4 | – orofazial |
| E28.9 | – ovariell |
| * | — mit |
| E28.1 | —— Androgenüberschuß |
| E28.0 | —— Östrogenüberschuß |
| O43.8 | – Plazenta |
| E31.9 | – polyglandulär |
| T82.1 | – Schrittmacher |
| F52.9 | – sexuell |
| E29.9 | – testikulär |
| H69.9 | – Tuba auditiva |
| * | – uterin |
| O62.4 | — hyperton |
| O62.2 | — hypoton |
| O62.0 | —— primär |
| O62.1 | —— sekundär |
| I73.9 | – vasomotorisch |
| G93.8 | – zerebral |
| G93.8 | — minimal |
| * | **Dysfunktionelle** |
| N93.8 | – gynäkologische Blutung |
| N93.8 | – uterine Blutung |
| N93.8 | – vaginale Blutung |
| * | **Dysgenesie** |
| Q96.9 | – Gonaden |
| D82.1 | – lymphoblastisch, zytologisch, hereditär |
| Q60.5 | – Niere |
| Q50.3 | – Ovar |
| C56 | **Dysgerminom,** weiblich |
| C56 | **Dysgerminoma ovarii** |
| R43.2 | **Dysgeusie** |
| K07.2 | **Dysgnathie** |
| F80.9 | **Dysgrammatismus** |
| * | **Dyshidrosiformes** |
| L30.1 | – Ekzem |
| L30.1 | – Fußekzem |
| L30.1 | – Handekzem |
| L30.1 | — und Fußekzem |
| L30.1 | **Dyshidrosis** |
| L30.1 | – lamellosa sicca |
| L30.1 | – manuum |
| * | **Dyshidrotisches** |
| L30.1 | – Ekzem |
| L30.1 | – Fingerekzem |
| E07.1 | **Dyshormogene Struma** |
| R48.8 | **Dyskalkulie** |
| I51.8 | **Dyskardie** |
| F45.3 | – funktionell |

| | |
|---|---|
| L85.8 | **Dyskeratose** |
| * | **Dyskeratosis follicularis** |
| Q82.8 | – Darier |
| Q82.8 | – vegetans Darier |
| D22.9 | **Dyskeratotischer Nävus** |
| G24.9 | **Dyskinesie** |
| K82.8 | – Gallenblase |
| K82.8 | – Gallenblasengang |
| K82.8 | – Gallenwege |
| N28.9 | – Harnleiter |
| G24.4 | – orofazial |
| K22.4 | – Ösophagus |
| K22.4 | – Speiseröhre |
| N28.9 | – Ureter |
| * | **Dyskinetische** |
| G80.3 | – infantile Zerebralparese |
| G80.3 | – Zerebralparese |
| G24.9 | **Dyskinetisches Syndrom** |
| E24.9 | **Dyskortizismus** |
| E34.9 | **Dyskrinie** |
| F80.0 | **Dyslalie** |
| F80.0 | – partiell |
| R48.0 | **Dyslexie** |
| P07.3 | **Dysmaturität** |
| P27.0 | – pulmonal |
| Q73.8 | **Dysmelie** |
| N94.6 | **Dysmenalgie** |
| N94.6 | **Dysmenorrhoe** |
| N94.6 | – erworben |
| N94.6 | – intermenstruell |
| N94.6 | – membranacea |
| N94.4 | – primär |
| F45.8 | – psychogen |
| N94.5 | – sekundär |
| N94.6 | – statisch |
| * | **Dysmorphie** |
| Q18.9 | – Gesicht |
| Q63.8 | – Niere |
| Q86.0 | **Dysmorphien,** bei Embryopathie, durch Alkohol |
| F22.8 | **Dysmorphophobie** |
| R09.3 | **Dysmukorrhoe** |
| R48.8 | **Dysnomie** |
| Q50.1 | **Dysontogenetische Ovarialzyste** |
| R63.0 | **Dysorexie** |
| F52.3 | **Dysorgasmie** |
| * | **Dysostose** |
| E76.0 | – enchondral |
| Q74.0 | – hereditär, kleidokranial |
| * | **Dysostosis** |
| Q74.0 | – cleidocranialis |
| Q74.0 | – Craniocleido- |
| Q75.1 | – craniofacialis |
| Q75.1 | — hereditaria |
| Q75.4 | – mandibulofacialis |
| E76.0 | – multiplex |

E76.0 **Dysostotische Idiotie** [Pfaundler-Hurler-Syndrom]
N94.1 **Dyspareunie**
N94.1 – chronisch
N48.8 – männlich
F52.6 – nichtorganisch
F52.6 – psychogen
K30 **Dyspepsie**
K30 – chronisch
K30 – Fäulungs-
K30 – Gärungs-
F45.3 – nervös
K30 **Dyspepsiedarm**
K30 **Dyspeptische Beschwerden**
R13 **Dysphagie**
D50.1 – sideropenisch
D71 **Dysphagozytose**
R47.0 **Dysphasie**
R49.0 **Dysphonie**
R49.0 – hyperfunktionell
R49.0 – hypofunktionell
R49.0 – senil
F32.9 **Dysphorie**
F32.9 **Dysphorisches Syndrom**
E23.3 **Dyspituitarismus**
\* **Dysplasia**
Q87.0 – oculo-auriculo-vertebralis
Q77.7 – spondyloepiphysaria
Q67.5 – spondylothoracica
\* **Dysplasie**
Q27.2 – Arteria renalis
Q74.2 – Becken
P27.1 – bronchopulmonal, perinataler Ursprung
N60.9 – Brustdrüse
N87.9 – Cervix uteri
N87.2 — hochgradig
N87.1 — mittelgradig
N87.0 — niedriggradig
Q78.9 – Chondro-
Q77.6 – chondroektodermal
Q77.5 – diastrophisch
Q82.4 – ektodermal, anhidrotisch
M85.0 – fibrös
I77.3 – fibromuskulär, Arterie
Q44.5 – Gallengang
N13.8 – Harnleiter
Q82.4 – Haut, angeboren
Q55.2 – Hoden
Q65.8 – Hüfte
Q65.8 – Hüftgelenk
K10.8 – Kiefer, fibrös
Q33.6 – Lunge
Q89.8 – Lymphgefäße
N60.9 – Mamma
Q78.5 – metaphysär
Q06.1 – Myeloradikulo-

\* **Dysplasie** (Forts.)
D22.9 – Nävuszellnävus-
Q55.4 – Nebenhoden
Q14.1 – Netzhaut, kongenital
Q61.4 – Niere
Q27.2 – Nierenarterie
Q27.2 – Nierenhauptarterie
Q17.8 – Ohrmuschel
Q78.9 – Osteochondro-
Q74.1 – Patella
Q78.1 – polyostotisch, fibrös
N87.9 – Portio
Q78.3 – progredient, diaphysär
Q60.6 – renofazial, angeboren
Q06.1 – Rückenmark
Q78.8 – Sakrum
N89.3 – Scheide
Q04.4 – septooptisch
Q55.2 – Testis
Q77.1 – thanatophor
D82.1 – Thymus
N13.8 – Ureter
N39.8 – Urothel
N89.3 – Vagina
N89.2 — hochgradig
N89.1 — mittelgradig
N89.0 — niedriggradig
N90.3 – Vulva
N90.2 — hochgradig
N90.1 — mittelgradig
N90.0 — niedriggradig
\* **Dysplasie-**
M16.2 – Folge, Koxarthrose, beidseitig
M16.3 – Koxarthrose
Q65.8 **Dysplasiehüfte**
Q65.8 – leicht
Q65.8 – schwer
D22.9 **Dysplastischer Nävus**
D22.9 **Dysplastisches Nävuszellnävus-Syndrom**
R06.0 **Dyspnoe**
\* – bei
R06.0 — Belastung
R06.0 —— uncharakteristisch
B23.8 — HIV-Krankheit
F45.3 – psychogen
J96.9 – respiratorisch
J96.0 — akut
F50.9 **Dysponderosis**
E88.0 **Dysproteinämie**
\* **Dysregulation**
E27.9 – adrenal, hormonal
E27.9 – hormonal, Nebenniere
I95.9 – hypoton
I95.1 – Hypotonie

**D**

| | |
|---|---|
| * **Dysregulation** (Forts.) | * **Dystrophia** |
| I99 – Kreislauf | E23.6 – adiposogenitalis |
| I95.1 — hypoton | G71.1 – myotonica |
| I95.1 — Hypotonie | * **Dystrophie** |
| F45.9 – neurovegetativ | E71.3 – Adrenoleuko- |
| I95.1 – orthostatisch | H31.2 – benigne, konzentrisch, Makula |
| O99.4 — bei Gravidität | Q78.9 – Chondro- |
| F45.9 – psycho-neurovegetativ | Q78.9 – Chondroosteo- |
| F45.9 – psychosomatisch | * – durch |
| F45.9 – psychovegetativ | R63.4 — abnorme Gewichtsabnahme |
| F45.9 – vegetativ | E45 — Unterernährung |
| I67.9 – zerebrovaskulär | P05.2 – fetal |
| I95.1 **Dysregulationsstörung**, orthostatisch | * – hereditär |
| E14.8 **Dysregulativer Diabetes mellitus** | H31.2 — Aderhaut |
| Q07.9 **Dysrhaphie** | H31.2 — Chorioidea |
| Q07.9 **Dysrhaphiesyndrom** | H18.5 — Hornhaut |
| * **Dysrhythmie** | H35.5 — Netzhaut |
| P20.9 – fetal, kardial | N50.8 – Hoden |
| I49.9 – kardial | H18.5 – Hornhautstroma |
| G47.9 **Dyssomnie** | E46 – Hunger- |
| * **Dyssynergie** | E23.6 – Hypophyse |
| R27.8 – Detrusor-Beckenboden- | E46 – Inanitions- |
| R27.8 – Detrusor-Blasenhals- | P05.9 – intrauterin |
| N31.8 – Detrusor-Sphinkter- | * – iridokorneal, endothelial |
| F34.1 **Dysthymie** | H21.8 — [ICE-Syndrom] |
| E07.9 **Dysthyreose** | H40.5 — mit Sekundärglaukom |
| O66.9 **Dystokie** | Q13.4 – kongenital, hereditär, endothelial |
| * – durch | G71.0 – Landouzy-Dejerin- |
| * — fetale | K72.9 – Leber |
| O66.3 — Anomalie | K72.0 — akut |
| O66.3 — Meningomyelozele | K72.1 — chronisch |
| * — fetalen | E76.0 – Lipochondro- |
| O66.3 — Aszites | E75.2 – Myeloleuko- |
| O66.3 — Hydrops | L60.3 – Nagel |
| O66.3 — Tumor | E27.8 – Nebennierenrinde |
| O66.3 — fetales Steißteratom | H35.5 – Netzhaut |
| O66.0 – Schulter, Geburtshindernis | H35.5 — tapetoretinal |
| O62.4 – uterin | L60.3 – Onycho- |
| O62.2 – Zervix | Q78.9 – Osteo- |
| G24.1 **Dystonia musculorum deformans** | E78.9 – Osteochondro- |
| G24.9 **Dystonie** | E76.2 – familiär |
| G24.0 – arzneimittelinduziert | M89.0 – Reflex- |
| G24.4 – fazio-bukko-lingual | H35.5 – Retina |
| * – idiopathisch | M94.0 – Rippenknorpel |
| G24.1 — familiär | R64 – Säugling |
| G24.2 — nichtfamiliär | H35.5 – Sorsby-Fovea-, pseudoinflammatorisch |
| G24.4 — orofazial | H35.5 – Stäbchen-Zapfen- |
| F45.9 – neurovegetativ | H35.5 – tapetoretinal |
| F45.9 – psychovegetativ | H35.5 — hereditär |
| F45.9 – vegetativ | N90.4 – Vulva |
| * **Dystopie** | K00.3 – Zahnschmelz |
| Q44.7 – Leber | E75.4 – zerebromakulär |
| Q33.1 – Lunge | R30.0 **Dysurie** |
| Q63.2 – Niere | |

# – E –

Q91.3 **E1-Trisomie**
H35.0 **Eales,** Morbus
A83.2 **Eastern-Equine-Encephalitis**
* **Eaton-**
A49.3 – agent-Infektion
C80 – Lambert-Syndrom
A98.4 **Ebola-Virus-Krankheit**
* **Ebstein-**
Q22.5 – Anomalie
Q22.5 – Herzanomalie
B00.9 **EBV** [Epstein-Barr-Virus]-**Infektion**
* **Echinococcus-**
B67.4 – granulosus-Infektion
B67.2 — Knochen
B67.0 — Leber
B67.1 — Lunge
B67.3 — Schilddrüse
B67.9 – Infektion
B67.8 — Leber
B67.4 — zystisch
B67.7 – multilocularis-Infektion
B67.5 — Leber
B67.9 – Zyste
B67.9 **Echinokokken-Krankheit**
B67.9 **Echinokokkose**
B67.5 – alveolär, Leber
B67.4 – zystisch
B67.2 — Knochen
B67.0 — Leber
B67.1 — Lunge
B81.8 **Echinorhynchiasis**
B66.8 **Echinostomiasis**
* **ECHO-Virus-**
B34.1 – Infektion
A87.0 – Meningitis
R48.8 **Echolalie**
* **Echte**
* – Grippe
J10.1 — Influenzavirus nachgewiesen
J11.1 — ohne Virusnachweis
G43.1 – Migräne
B03 – Pocken
C96.3 **Echtes histiozytäres Lymphom**
K07.3 **Eckzahn,** retiniert und verlagert
A33 **Eclampsia neonatorum**
* **Ectopia** – s.a. Ektopie
Q12.1 – lentis, familiär
Q13.2 – pupillae
L30.9 **Eczema** – s.a. Ekzema oder s.a. Ekzem

G35 **ED** [Encephalomyelitis disseminata]
Q91.3 **Edwards-Syndrom**
I70.1 **Effekt, Goldblatt-**
F45.3 **Efflation,** nervös
* **Effloreszenz**
B00.0 – bei Herpes
R21 – Haut
R21 – uncharakteristisch
* **Effluvium**
L65.9 – capitis
L65.9 – diffus
L65.0 – postpartal
F45.3 **Effort-Syndrom**
H33.2 **Effusionssyndrom,** uveal
Z31.- **Ehe,** steril
T74.1 **Ehegattenmißhandlung**
Q79.6 **Ehlers-Danlos-Syndrom**
D51.0 **Ehrlich-Addison-Anämie, Biermer-**
N48.1 **Eichelentzündung** – s.a. Balanitis
N48.1 **Eichelkatarrh**
N70.9 **Eierstockabszeß**
N70.0 – akut
N70.1 – chronisch
N83.3 **Eierstockatrophie**
N80.1 **Eierstockendometriose**
N70.9 **Eierstockentzündung**
N70.0 – akut
N70.1 – chronisch
N83.8 **Eierstockhämatozele**
N83.4 **Eierstockhernie**
C56 **Eierstockkarzinom**
N83.9 **Eierstockkrankheit**
C56 **Eierstockkrebs**
C79.6 **Eierstockmetastase**
C56 **Eierstockneubildung,** bösartig
O00.2 **Eierstockschwangerschaft**
N83.5 **Eierstockstieldrehung**
N83.4 **Eierstockverlagerung**
N83.4 **Eierstockvorfall**
N83.0 **Eierstockzyste,** follikulär
F93.3 **Eifersucht,** im Kindesalter
F22.0 **Eifersuchtswahn**
F10.5 – alkoholisch
O41.1 **Eihäute,** Fruchtblase, Infektion
O41.9 **Eihäutestörung**
N97.1 **Eileiter,** nichtdurchlässig
* **Eileiter-Eierstock-Entzündung**
N70.0 – akut
N70.1 – chronisch
N70.9 **Eileiterabszeß**
N70.1 – chronisch
N83.3 **Eileiteratrophie**
N83.6 **Eileiterblutung**
N80.2 **Eileiterendometriose**
N70.9 **Eileiterentzündung**
N70.0 – akut, mit Abszeß

E

| | |
|---|---|
| A54.2 | **Eileitergonorrhoe** |
| N83.4 | **Eileiterhernie** |
| C57.0 | **Eileiterkarzinom** |
| N83.9 | **Eileiterkrankheit** |
| * | **Eileiterneubildung** |
| C57.0 | – bösartig |
| D28.2 | – gutartig |
| D39.7 | – unsicher |
| N83.8 | **Eileiterruptur** |
| O00.1 | **Eileiterschwangerschaft** |
| N83.5 | **Eileitertorsion** |
| N83.4 | **Eileitervorfall** |
| O02.0 | **Eimole** |
| R58 | **Einblutung** |
| T08 | **Einbruch,** Wirbel |
| * | **Einengung** |
| I70.1 | – Arteria renalis |
| I77.1 | – Arterie |
| K83.1 | – Choledochus |
| M47.8 | – Foramina, HWS-Bereich |
| H53.4 | – konzentrisch, Gesichtsfeld |
| I70.1 | – Nierenarterie |
| K56.6 | – Sigma |
| K22.2 | – Speiseröhre |
| E04.9 | – Trachea, durch retrosternale Struma |
| * | **Einfach** – s. jeweilige Krankheit, einfach |
| H53.5 | **Einfarbensehen** |
| H10.2 | **Einflüsse,** chemisch-physikalisch, Konjunktivitis durch |
| I25.9 | **Eingefäßerkrankung,** koronar |
| * | **Eingeklemmter** |
| K46.0 | – Bruch |
| N20.1 | – Harnleiterstein |
| N21.1 | – Harnröhrenstein |
| N20.1 | – Ureterstein |
| N21.1 | – Urethrastein |
| O34.5 | – Uterus, durch Gravidität |
| R20.2 | **Eingeschlafene Hände** |
| * | **Eingeschränkte** |
| I25.9 | – linksventrikuläre Funktion, bei koronarer Herzkrankheit |
| N28.9 | – Nierenfunktion |
| R86.9 | – Spermienmobilität |
| R39.1 | **Eingeschränkter Harnfluß** |
| * | **Eingewachsener** |
| L60.0 | – Nagel |
| L60.0 | – Zehennagel |
| K46.9 | **Eingeweidebruch** |
| K46.0 | – irreponibel |
| K46.0 | – mit Einklemmung |
| K63.4 | **Eingeweideptose** |
| K63.4 | **Eingeweidesenkung** |
| A51.4 | **Eingeweidesyphilis,** sekundär |
| K66.0 | **Eingeweideverwachsung** |
| K90.0 | **Einheimische Sprue** |
| A28.1 | **Einimpfretikulose,** gutartig |

| | |
|---|---|
| * | **Einklemmung** |
| K43.0 | – Bauchwandbruch |
| K46.0 | – Bruch, Eingeweide |
| K56.4 | – Darm |
| K56.3 | — durch Gallenstein |
| K56.4 | – Dickdarm |
| K41.3 | – Femoralhernie |
| * | – Hernia |
| K46.0 | — abdominalis |
| K44.0 | — diaphragmatica |
| K41.3 | — femoralis |
| K41.0 | —— doppelseitig, ohne Gangrän |
| K40.3 | — inguinalis |
| K40.0 | —— doppelseitig, ohne Gangrän |
| K42.0 | — umbilicalis |
| K43.0 | — ventralis |
| K46.0 | – Hernie |
| K46.0 | — abdominal, ohne Gangrän |
| G93.5 | – Hirnstamm |
| K40.3 | – Inguinalhernie |
| K40.3 | – Leistenbruch |
| K42.0 | – Nabelbruch |
| H59.8 | – postoperativ, Iris |
| K41.3 | – Schenkelbruch |
| K44.0 | – Zwerchfellbruch |
| R15 | **Einkoten** |
| * | **Einlagerung** |
| H11.1 | – Bindehaut |
| E88.2 | – Fettgewebe |
| H11.1 | – Konjunktiva |
| L81.4 | – Melanin |
| * | **Einleitung,** Abort |
| O07.9 | – mißlungen |
| O07.8 | — mit Komplikation |
| * | —— durch |
| O07.7 | —— Embolie |
| O07.5 | —— Infektion |
| O07.6 | —— verstärkte Blutung |
| O80.9 | **Einling,** Spontangeburt |
| O80.9 | **Einlingsgeburt** |
| R32 | **Einnässen** |
| R32 | – am Tag |
| R32 | – nächtlich |
| * | **Einriß** |
| M51.8 | – Bandscheibe |
| J98.0 | – Bronchus |
| S27.8 | – Diaphragma |
| K63.1 | – Dickdarm |
| S01.5 | – Frenulum |
| S36.1 | – Leber |
| S83.2 | – Meniskus |
| S33.4 | – Symphyse, traumatisch |
| O71.6 | — unter der Geburt |
| * | **Einscheidung** |
| K56.1 | – Darm |
| K56.1 | – Kolon |

G47.0 **Einschlafstörung**
A74.0 **Einschlußblennorrhoe**
A81.1 **Einschlußkörperchenenzephalitis**
A74.0 **Einschlußkörperchenkonjunktivitis**
B25.9 **Einschlußkörperchenkrankheit,** groß-
zellig
A74.0 **Einschlußkonjunktivitis**
A71.9 – trachomatös
\* **Einschlußkrankheit**
B25.9 – generalisiert, zytomegal
B25.9 – Riesenzell-
K66.8 **Einschlußzyste, Mesothel-**
\* **Einseitige**
H54.4 – Amaurose
H54.4 — normaler Visus 2. Auge
H54.1 — Sehschwäche 2. Auge
K41.9 – Femoralhernie
K40.9 – Hernia inguinalis, ohne Einklemmung
Q65.0 – Hüftgelenkluxation, angeboren
Q65.3 – Hüftgelenksubluxation, angeboren
K40.9 – Inguinalhernie
N27.0 – kleine Niere
M16.9 – Koxarthrose
M16.7 — sekundär
K40.9 – Leistenhernie, ohne Einklemmung
Q60.0 – Nierenagenesie
Q60.3 – Nierenhypoplasie
H54.5 – Sehschwäche
N83.5 – Torsion, Ovar
N27.0 – Zwergniere
\* **Einseitiger**
\* – Hörverlust, durch
H90.1 — Schalleitungsstörung, bei nichteinge-
schränktem Hörvermögen der anderen
Seite
H90.4 — Schallempfindungsstörung, bei nicht-
eingeschränktem Hörvermögen der
anderen Seite
Q53.1 – Nondescensus testis
H54.6 – Visusverlust
H54.4 — <0,05, normaler Visus anderes Auge
H54.5 — <0,3, normaler Visus anderes Auge
Z30.- **Einsetzen,** Pessar, intrauterin, zur Kon-
trazeption
\* **Einstellungsanomalie**
O32.9 – Fetus, Betreuung der Schwangeren
O64.9 – Geburtshindernis
O64.5 **Einstellungsanomalien,** kombiniert, Ge-
burtshindernis
K56.1 **Einstülpung,** Darm
H04.5 **Einwärtsgewendete Tränenpünktchen**
H02.0 **Einwärtskehrung,** Lid
H50.0 **Einwärtsschielen**
O06.9 **Einzeitiger Abort**
O06.8 – mit Komplikation
F32.3 **Einzelepisode,** Depression, psychotisch

Q60.0 **Einzelniere**
N27.0 – funktionell
R06.2 **Einziehende Atmung**
N64.5 **Einziehung,** Mamille
J63.4 **Eisenablagerung**
J63.4 – Lunge
J63.4 **Eisenlunge**
E61.1 **Eisenmangel**
E83.1 **Eisenmangel-Syndrom**
D50.0 **Eisenmangelänämie,** nach Blutverlust
D50.9 **Eisenmangelanämie**
O99.0 – bei Gravidität
D50.0 – chronisch
J63.4 **Eisenstaublunge**
E83.1 **Eisenstoffwechselstörung**
T45.4 **Eisenverbindung-Vergiftung**
T45.4 **Eisenvergiftung**
N39.0 **Eiter,** im Harn
A41.9 **Eiter-Vergiftung**
L01.0 **Eiterausschlag**
L02.9 **Eiterbeule**
L01.0 **Eiterflechte**
L02.9 **Eiterherd**
L08.9 **Eiterpickel**
\* **Eiterung**
H70.2 – Felsenbein
H70.2 — akut
L02.4 – Finger
L98.8 – Fistel
H60.3 – Gehörgang
L08.0 – Haut
J32.3 – Keilbeinhöhle
J32.0 – Kieferhöhle
K13.0 – Lippe
H66.4 – Mittelohr
L03.0 – Nagelbett
H70.2 – Pyramide
H70.2 – Pyramidenspalt, akut
J32.2 – Siebbeinhöhle
L02.4 – Zehe
\* **Eitrig** – s. jeweilige Krankheit, eitrig
R80 **Eiweiß,** im Urin
D53.0 **Eiweißmangelanämie**
E46 **Eiweißmangelernährung**
E45 – mit Entwicklungsverzögerung
E46 **Eiweißunterernährung**
O02.0 **Eizelle,** pathologisch
Z31.- **Eizellentnahme**
\* **Ejaculatio**
N50.8 – deficiens
F52.4 – praecox
F52.3 – retarda
\* **Ejakulation**
F52.4 – retrograd
F52.3 – verzögert

**E**

| | |
|---|---|
| F52.4 | Ejakulationsstörung |
| F52.4 | Ejakulatorische Dysfunktion |
| G25.8 | Ekbom-Syndrom, Wittmaack- |
| D16.9 | Ekchondrom |
| D48.0 | Ekchondrose |
| R58 | Ekchymose |
| R23.3 | – spontan |
| * | EKG |
| I45.6 | – [Elektrokardiogramm], PQ-Dauer, verkürzt |
| I45.6 | – [Elektrokardiogramm]-Überleitungszeit, verkürzt |
| L74.9 | Ekkrine Schweißdrüsenkrankheit |
| O15.9 | Eklampsie |
| * | – bei |
| O15.1 | — Geburt |
| O15.0 | — Gravidität |
| O15.0 | — Schwangerschaft |
| O15.2 | – im Wochenbett |
| N19 | – urämisch |
| O15.9 | Eklampsieanfall |
| * | Eklamptische |
| O11 | – Hypertonie, vor Gravidität bestehend |
| O15.9 | – Toxikose |
| O15.0 | – Urämie, bei Gravidität |
| O15.0 | Eklamptischer Krampf, bei Gravidität |
| Q43.8 | Ekstrophia splanchnica |
| * | Ekstrophie |
| Q64.1 | – Blase |
| Q64.1 | – Harnblase |
| Q43.8 | – Kloake |
| * | Ektasie |
| I71.9 | – Aorta |
| I72.9 | – Arterie |
| J47 | – Bronchien |
| Q33.4 | — angeboren |
| I89.8 | – Chyl- |
| N60.4 | – Ductus lactiferi |
| I99 | – Gefäß |
| N28.8 | – Harnleiter |
| H18.7 | – Hornhaut |
| I89.0 | – Lymphangi- |
| K31.8 | – Magen |
| N60.4 | – Milchgang |
| N28.8 | – Niere |
| N28.8 | – Nierenbecken |
| N28.8 | – Nierenbeckenkelchsystem |
| K22.8 | – Ösophagus |
| I78.8 | – Plexus pampiniformis |
| I28.8 | – Pulmonalarterie |
| H15.8 | – Sklera |
| N28.8 | – Ureter |
| I84.9 | – Vene, After |
| I83.9 | – Venen |

| | |
|---|---|
| L08.0 | Ekthyma |
| B08.0 | – contagiosum |
| L08.0 | – simplex |
| L08.0 | – vulgaris |
| Q82.4 | Ektodermale Dysplasie, anhidrotisch |
| L51.1 | Ektodermosis erosiva pluriorificialis |
| Q24.8 | Ektokardie |
| * | Ektope |
| Q63.2 | – Niere |
| O00.9 | – Schwangerschaft |
| * | Ektopia |
| Q43.5 | – ani |
| Q53.0 | – testis |
| * | Ektopie |
| Q51.8 | – angeboren, Portio |
| Q62.6 | – Harnleiter |
| Q53.0 | – Hoden |
| N86 | – Portio |
| N86 | — chronisch |
| N86 | — mit Blutung, atypisch |
| Q13.2 | – Pupille |
| Q13.2 | — kongenital |
| Q62.6 | – Ureter |
| N86 | – Zervix |
| I49.4 | Ektopische Systolen |
| I49.8 | Ektopischer Rhythmus |
| * | Ektopisches |
| E24.3 | – ACTH [Adrenocorticotropes Hormon]-Syndrom |
| Q33.5 | – Gewebe, Lunge, angeboren |
| E05.3 | – Schilddrüsengewebe, mit Hyperthyreose |
| D06.1 | Ektozervix, Carcinoma in situ |
| C53.1 | Ektozervixkarzinom |
| Q73.8 | Ektrodaktylie |
| Q73.8 | Ektromelie |
| * | Ektropium |
| K62.2 | – anal |
| Q10.1 | – angeboren |
| H02.1 | – Augenlid |
| N86 | – Cervix uteri |
| N36.8 | – Harnröhre |
| H02.1 | – mechanisch |
| H02.1 | – nach Trauma |
| H02.1 | – Narbe |
| H02.1 | – paralytisch |
| H02.1 | – senil |
| H02.1 | – spasticum |
| N36.3 | – urethrae |
| L30.9 | Ekzem – s.a. Ekzema |
| L30.9 | – akut |
| L23.9 | – allergisch |
| L20.8 | — infantil |
| L30.9 | – anal |
| L30.9 | – anogenital |

| | |
|---|---|
| L30.9 **Ekzem** (Forts.) | L30.9 **Ekzem** (Forts.) |
| L20.9 – atopisch | L30.1 – dyshidrosiform |
| L20.8 — Fuß | L30.1 – dyshidrotisch |
| L20.9 — generalisiert | L20.9 – endogen |
| L20.8 — Gesicht | L20.9 — impetiginisiert |
| L20.8 — Hand | L20.8 – infantil |
| L20.9 — impetiginisiert | L30.8 – Exsikkations- |
| L20.8 — Kopfhaut | L30.1 – Finger, dyshidrotisch |
| H01.1 – Augenlid | L73.8 – follikulär |
| L30.9 – ausgedehnt | L30.1 – Fuß, dyshidrosiform |
| L30.8 – Austrocknungs- | L30.9 – Fußsohle |
| L30.9 – Axilla | H60.5 – Gehörgang |
| L25.4 – Bäcker- | L30.9 – generalisiert |
| L23.6 — allergisch | L30.9 – genital |
| L24.6 — toxisch | L30.9 – Gesicht |
| L30.9 – bakteriell | L30.9 – Hand |
| *      – bei | L30.1 — dyshidrosiform |
| L73.8 — Follikulitis | L30.1 — und Fuß, dyshidrosiform |
| B37.2 — Soor | L30.9 – Haut |
| L25.9 – Berufs- | L30.8 – hyperkeratotisch |
| *      — durch | L30.8 – ichthyosiform |
| L24.4 —— Arzneimittel | L01.0 – impetiginös |
| L59.8 —— Bestrahlung | L20.8 – infantum |
| L24.5 —— Chemikalien | L30.4 – intertriginös |
| L24.0 —— Detergenzien | L30.4 — infektiös |
| L24.1 —— Fett | L30.8 – Irritations- |
| L24.6 —— Nahrungsmittel | *      – Kontakt- |
| L24.2 —— organisches Lösungsmittel | L23.9 — allergisch |
| L24.7 —— Pflanzen | L24.9 — toxisch |
| L30.9 – chronisch | L30.9 – Kopf |
| L30.9 — rezidivierend | L21.0 — seborrhoid |
| L30.8 – degenerativ | H01.1 – Lid |
| *      – durch | H01.1 – Lidrand |
| L27.0 — Arzneimittel | L30.3 – mikrobiell |
| L59.8 — Bestrahlung | *      – mit |
| B37.2 — Candida | L23.9 — Allergie |
| L25.3 — Chemikalien | L20.8 — Asthma, infantil |
| L24.0 — Detergenzien | L30.8 — Rhagaden, bei Dermatitis |
| L24.1 — Fett | B36.9 – mykotisch |
| L25.9 — Kontakt | L20.8 – Nabel |
| *      — mit | L20.8 — Kind |
| L25.1 —— Arzneimittel | L20.8 — Säugling |
| L25.3 —— Chemikalien | L30.8 – nässend |
| L24.1 —— Fett | L30.9 – Naseneingang |
| L25.4 —— Nahrungsmittel | L30.0 – nummulär |
| L24.1 —— Öl | H60.5 – Ohr |
| L24.2 —— organischem Lösungsmittel | H60.5 – Ohrmuschel |
| L25.5 —— Pflanzen | L30.8 – papulös |
| L30.9 — Nässe | L30.9 – perianal |
| L27.2 — Nahrungsmittel | L71.0 – perioral |
| L24.2 — organisches Lösungsmittel | L30.3 — superinfiziert |
| L25.5 — Pflanzen | L56.8 – photoallergisch |
| L24.0 — Seife | B36.9 – Pilz- |
| I83.1 — Stauung | B86   – postskabiös, bei Skabies |
| L24.0 — Waschmittel | L30.8 – pruriginös |
| | L30.9 – rezidivierend |

| | |
|---|---|
| L30.9 **Ekzem** (Forts.) | I89.0 **Elefantiasis** (Forts.) |
| L20.8 – Säugling | Q17.8 – Ohrmuschel |
| L30.8 – Scheuer- | I89.0 – Penis |
| L21.9 – seborrhoisch | F94.0 **Elektiver Mutismus** |
| L21.1 — beim Kind | T75.4 **Elektrischer Strom,** Schäden |
| L30.8 – sebostatisch | E87.8 **Elektrolytentgleisung** |
| L30.9 – Skrotum | E87.8 **Elektrolytmangel** |
| L30.3 – superinfiziert | E87.8 **Elektrolytstörung** |
| L24.9 – toxisch | E87.8 – mit Flüssigkeitsstörung |
| L24.9 – toxisch-degenerativ | E87.8 **Elektrolytstoffwechselstörung** |
| L30.4 – traumatisch | E87.8 **Elektrolytverschiebung** |
| L30.8 – trocken | T75.4 **Elektroschock** |
| L30.3 – tylotisch | I89.0 **Elephantiasis** |
| L30.3 — rhagadiform | Q82.0 – congenita hereditaria |
| L30.9 – Unterschenkel | I97.2 – durch Mastektomie |
| L30.9 – vaginal | I89.0 – Hoden |
| I83.1 – varikös | E52 – italica |
| L30.8 – vesikulös | Q17.8 – Ohrmuschel |
| N76.8 – Vulva | I89.0 – Penis |
| N76.8 — pustulös | N85.4 **Elevatio uteri** |
| L30.9 – Wange | S58.0 **Ellenbogenamputation,** traumatisch |
| L30.9 **Ekzema** – s.a. Ekzem | M77.8 **Ellenbogenepikondylitis** |
| L30.9 – crurum | M19.9 **Ellenbogengelenkarthrose** |
| L20.8 – flexurarum infantum | M70.2 **Ellenbogengelenkbursitis** |
| B00.0 – herpeticatum | S53.1 **Ellenbogengelenkverrenkung** |
| B00.0 — Kaposi | S53.1 **Ellenbogenluxation** |
| B00.0 – herpeticum | S50.0 **Ellenbogenprellung** |
| B35.6 – marginatum | M77.8 **Ellenbogenregion,** Enthesopathie |
| B88.0 – scabiosum | M79.6 **Ellenbogenschmerzen,** nicht OP-bedingt |
| L21.1 – seborrhoicum infantum | S53.3 **Ellenbogenseitenband,** ulnar, Riß |
| I83.1 – varicosum | S53.4 **Ellenbogenverstauchung** |
| L30.2 **Ekzematid** | S51.0 **Ellenbogenwunde,** offen |
| * **Ekzematisierte** | S57.0 **Ellenbogenzerquetschung** |
| B36.9 – Mykose | S53.4 **Ellenbogenzerrung** |
| L40.8 – Psoriasis | S52.2 **Ellenfraktur** |
| B86 – Skabies | C79.5 **Ellenkarzinom** |
| * **Ekzematöse** | C40.0 **Ellensarkom** |
| L21.9 – Dermatitis, infektiös | D58.1 **Elliptozytose** |
| H01.1 – Liddermatitis | D58.1 – hereditär |
| H60.8 – Otitis externa | E16.4 **Ellison-Syndrom, Zollinger-** |
| L30.2 **Ekzematoid** – s.a. Ekzematid | * **Elongatio** |
| L30.3 – Exsikkations- | N88.4 – cervici uteri |
| L21.9 – seborrhoisch | N88.4 – colli uteri |
| L30.3 **Ekzematoide Dermatitis** | * **Elongation** |
| D21.9 **Elastofibrom** | M23.8 – Kreuzband |
| * **Elastoidosis** | Q63.8 – Nierenkelch |
| L57.4 – cutanea | Q43.8 – Sigma |
| L57.4 – senilis | A07.8 **Embadomoniasis** |
| Q82.8 **Elastoma** | I74.9 **Embolie** |
| L57.4 **Elastose,** aktinisch | * – Aorta |
| * **Elastosis** | I74.0 — abdominalis |
| L87.2 – perforans serpiginosa | I74.1 — thoracica |
| L57.8 – solaris | I74.0 – Aortengabel |
| I89.0 **Elefantiasis** | |
| I97.2 – durch Mastektomie | |
| I89.0 – Hoden | |

| | |
|---|---|
| I74.9 **Embolie** (Forts.) | I74.9 **Embolie** (Forts.) |
| *     – Arteria | *     – nach |
| I65.1  — basilaris | O08.2 — Abort |
| I65.2  — carotis | O08.2 — Extrauteringravidität |
| *     — cerebri | O08.2 — Fehlgeburt |
| I66.1  —— anterior | N28.0 – Niere |
| I66.0  —— media | N28.0 – bilateral, massiv |
| I66.2  —— posterior | N28.0 – Nierenarterie |
| I74.5  — iliaca | I82.3 – Nierenvene |
| I74.3  — poplitea | I74.4 – peripher, arteriell |
| I65.0  — vertebralis | O88.2 – puerperal |
| I66.3  – Arteriae cerebelli | I26.9 – pulmonal |
| *     – Arterie | I26.9 – Pulmonalarterie |
| I74.2  — obere Extremität | O88.3 – pyämisch, bei Entbindung |
| I74.3  — untere Extremität | O88.3 – septisch, bei Entbindung |
| I74.9  – arteriell | O88.2 – Thrombo-, Gestationsperiode |
| I74.2  — Arm | I74.4 – und Thrombose, Extremitätenarterie |
| I74.0  – Bauchaorta | I74.9 – unter Ovulationshemmer |
| *     – bei | I82.2 – Vena cava |
| O88.8 — Entbindung | I82.9 – Venen |
| O88.2 — Gravidität | G08  – Venensinus, intrakraniell |
| I74.3  – Beinarterie | I82.9 – venös |
| *     – durch | I66.9 – Zerebralarterie |
| O88.2 — Blutgerinnsel, bei Entbindung | G04.2 **Embolische Herdenzephalitis** |
| T79.1  — Cholesterin | *     **Embolischer** |
| *     — Fett | I74.9 – Verschluß |
| O88.8 —— bei Entbindung | G06.0 – zerebraler Abszeß |
| T79.1  —— traumatisch | Q86.0 **Embryofetales Alkohol-Syndrom** |
| O88.1 — Fruchtwasser | Q86.0 **Embryofetopathia alcoholica** |
| T79.0  — Gas | *     **Embryonale Zyste** |
| T79.0  — Luft | Q51.6 – Cervix uteri |
| O88.0 —— bei Entbindung | Q50.5 – Ligamentum latum uteri |
| O88.0 —— Gestationsperiode | Q50.4 – Tuba uterina |
| O88.0 —— im Wochenbett | *     **Embryonales** |
| I63.1  – extrakranielle hirnversorgende Arterie, | C64  – Adenorhabdomyosarkom, Niere |
|        mit Hirninfarkt | C64  – Adenosarkom, Niere [Wilms-Tumor] |
| I74.4  – Extremitätenarterie | C64  – Nephroblastom |
| I66.9  – Gehirn | C80  **Embryonalkarzinom** |
| I21.9  – Herz | Q12.0 **Embryonalkatarakt** |
| I66.9  – Hirn | D48.9 **Embryonaltumor** |
| I66.9  – Hirnarterie | P35.0 **Embryopathia rubeolaris** |
| O88.2 – im Wochenbett | Q86.8 **Embryopathie** |
| O88.2 – in der Schwangerschaft | *     – durch |
| I63.4  – intrakranielle Arterie, mit Hirninfarkt | Q86.0 — Alkohol |
| T79.8  – Knochenmark | Q86.0 —— mit Dysmorphien |
| I21.9  – Koronar- | Q86.1 — Antiepileptika |
| I26.9  – Lunge | P35.0 — Röteln |
| O88.2 – im Wochenbett | P35.0 —— mit Glaukom |
| O88.2 – in der Schwangerschaft | P35.0 — Rubeolen |
| I26.0  — mit Cor pulmonale, akut | P35.9 — Virus |
| I26.9  — ohne akutes Cor pulmonale | Q86.0 — Warfarin |
| O88.2 — puerperal | Q13.4 **Embryotoxon** |
| I26.9  – Lungenarterie | Q13.4 – posterius |
| K55.0 – Mesenterialarterie | Z31.- **Embryotransfer** |
| K55.0 – Mesenterialgefäße | Z31.- – intratubar |
| I82.9  – Mikro- | Z31.- – intrauterin |

| | |
|---|---|
| Z31.- **Embryotransfer** (Forts.) | J43.9 **Emphysem** (Forts.) |
| Z31.- – transvaginal | J44.8 – obstruktiv |
| Z31.- – tubar | H05.8 – orbital |
| R11 **Emesis** | J43.1 – panlobulär |
| O21.9 – bei Gravidität | T79.7 – traumatisch, subkutan |
| O21.9 – gravidarum | J43.2 – zentrilobulär |
| T47.7 **Emetikavergiftung** | J43.9 **Emphysema pulmonum** |
| O71.3 **Emmet-Riß** | J43.9 **Emphysemasthma** |
| F06.6 **Emotional labile organische Störung** | J43.9 **Emphysembläschen** |
| * **Emotionale** | J44.8 **Emphysembronchitis** |
| F43.2 – Beeinträchtigung, bei sozialer Anpas- | J44.8 – asthmatisch |
| sungsstörung | J44.8 – chronisch |
| R45.8 – Labilität | J44.8 — obstruktiv |
| F60.3 – Persönlichkeitsstörung, instabil | J44.8 – obstruktiv |
| F39 – Störung | J44.8 – spastisch |
| * — bei | J43.9 **Emphysemthorax** |
| F43.0 —— akuter Belastungsreaktion | J86.9 **Empyem** |
| F92.9 —— Störung, Sozialverhalten, im Kindes- | K81.0 – Gallenblase |
| alter | M00.9 – Gelenk |
| F98.9 — im Jugendalter | J32.0 – Kieferhöhle, chronisch |
| * — mit | M00.9 – Kniegelenk |
| F93.3 —— Geschwisterrivalität, im Kindesalter | J32.9 – Nasennebenhöhle |
| F93.2 —— sozialer Ängstlichkeit, im Kindes- | J86.9 – Pleura |
| alter | J86.9 – Rippenfell |
| F93.0 —— Trennungsangst, im Kindesalter | N49.0 – Samenblase |
| * — spezifisch, im | J32.2 – Siebbeinhöhle |
| F93.9 —— Kindesalter | J32.1 – Stirnhöhle |
| * —— mit | G06.2 – subdural |
| F93.8 ——— Angst | H70.0 – Warzenfortsatz, akut |
| F93.3 ——— Geschwisterrivalität | * **En plaques** |
| F93.8 — Überängstlichkeit, Identität, im Kin- | L41.4 – großfleckige Parapsoriasis |
| desalter | L41.3 – kleinfleckige Parapsoriasis |
| * – Symptomatik, bei | L41.8 – Parapsoriasis |
| F43.2 — Anpassungsstörung | * **Encephalitis** |
| F92.8 — Störung, Sozialverhalten | A83.0 – japonica B |
| F60.3 – Unausgeglichenheit | G37.0 – periaxialis |
| F98.9 – Verhaltensstörung, im Kindes- und Ju- | * **Encephalomyelitis** |
| gendalter | G35 – disseminata |
| F60.3 **Emotionalität,** pathologisch | * – periaxialis sclerotica |
| F92.0 **Emotionen,** mit Depression, bei Störung, | G35 — diffusa |
| Sozialverhalten | G35 — disseminata |
| Z30.- **Empfängnisregelung,** Beratung | E76.0 **Enchondrale Dysostose** |
| Z30.- **Empfängnisverhütung** | C41.9 **Enchondroma malignum** |
| R20.8 **Empfindlichkeit, Schmerz-,** gesteigert | Q78.4 **Enchondromatose** |
| R20.8 **Empfindlichkeitsstörung,** Haut | I73.1 **Endangiitis** |
| F44.6 **Empfindungsstörung** | I73.1 – obliterans |
| J43.9 **Emphysem** | I73.1 – von-Winiwarter-Buerger- |
| J43.9 – bullös | I77.6 **Endarteriitis** |
| J43.9 – Glasbläser- | I70.9 – obliterans |
| J43.9 – im Alter | I70.9 – senil |
| J98.2 – interstitiell | * **Endemische** |
| J98.3 – kompensatorisch | A23.9 – Bazillokokkie [Brucellose] |
| H02.8 – Lid | E01.0 – kolloide Struma |
| J43.9 – Lunge | E51.1 – Neuritis |
| J98.2 – mediastinal | E01.1 – nichttoxische Knotenstruma |
| L90.5 – Narbe | A80.9 – Poliomyelitis |

| | | | |
|---|---|---|---|
| * | **Endemische** (Forts.) | I38 | **Endokarditis** (Forts.) |
| E51.1 | – Polyneuritis | I09.1 | – rheumatisch |
| E01.2 | – Schilddrüsenvergrößerung | I01.1 | — akut |
| * | – Struma | I06.9 | — Aortenklappe |
| E01.0 | — diffusa | I33.9 | – subakut |
| E01.1 | — nodosa simplex | A52.0 | – syphilitisch |
| E01.2 | — simplex | I33.9 | – toxisch |
| A65 | – Syphilis | Z29.- | **Endokarditisprophylaxe** |
| E01.1 | – zystische adenomatöse Schilddrüse | Q21.2 | **Endokardkissendefekt** |
| * | **Endemischer** | * | **Endokardkrankheit** |
| E01.1 | – adenomatöser Kropf | I38 | – chronisch |
| E01.2 | – einfacher Kropf | I09.1 | – rheumatisch |
| E01.0 | – kolloider Kropf | E75.6 | **Endokardlipoidose** |
| E00.9 | – Kretinismus | A18.8 | **Endokardtuberkulose** |
| E01.2 | – Kropf | I51.5 | **Endokardverfettung** |
| E01.1 | – nichttoxischer Knotenkropf | I31.0 | **Endokardverwachsung** |
| E01.1 | – zystischer Kropf | * | **Endokrine** |
| A75.0 | **Endemisches Fleckfieber** | * | – Drüse |
| J40 | **Endobronchitis** | D09.3 | — Carcinoma in situ |
| * | **Endocarditis** | C75.9 | — Karzinom |
| I33.0 | – lenta | C75.9 | — Neubildung, bösartig |
| I42.3 | – parietalis fibroplastica (Löffler) | D44.9 | – Drüsen, Neubildung, unsicher |
| I42.3 | — mit Hypereosinophilie | E66.8 | – Fettsucht |
| I33.0 | – septica | R94.7 | — Funktionsprüfung, abnorm |
| I33.0 | – ulceropolyposa | I15.2 | — Krankheit, mit Hypertonie |
| I33.0 | – ulcerosa | E34.9 | – Myopathie |
| * | **Endogene** | E05.0 | – Ophthalmopathie |
| F33.2 | – Depression | E05.0 | – Orbitopathie |
| F33.2 | — ohne psychotische Symptome | * | — bei Morbus |
| F33.2 | — reaktiv | E05.0 | — Basedow |
| E66.8 | – Fettsucht | * | — mit |
| F50.0 | – Magersucht | E05.0 | — Esotropie |
| F30.9 | – Manie, monopolar | E05.0 | — Hypotropie |
| F29 | – Psychose | E05.0 | — Lidretraktion |
| L20.9 | **Endogenes Ekzem** | E05.0 | — mit Pseudoglaukom |
| L20.9 | – impetiginisiert | K86.8 | – Pankreasinsuffizienz |
| L20.8 | – infantil | E34.9 | – Störung |
| I51.8 | **Endokardblutung** | * | — mit |
| I42.4 | **Endokardfibroelastose** | F06.8 | — akuter Psychose |
| I38 | **Endokardfibrose** | F06.8 | — Psychose |
| I38 | **Endokarditis** | F06.8 | — subakuter Psychose |
| I33.9 | – akut | F45.8 | — psychogen |
| I33.0 | – bakteriell | * | **Endokrines** |
| I01.1 | – bei rheumatischem Fieber | D44.8 | – multiples Adenom-Syndrom |
| I38 | – chronisch | * | – System |
| I09.1 | — rheumatisch | F45.8 | — Organneurose |
| * | – durch | F45.8 | — psychogene Störung |
| B44.8 | — Aspergillus | E31.9 | **Endokrinopathie** |
| B37.6 | — Candida | D39.0 | **Endolymphatische Stromamyose** |
| A39.5 | — Meningokokken | H81.0 | **Endolymphatischer Hydrops** |
| I33.0 | – eitrig | D39.0 | **Endometriale Stromatose** |
| I42.4 | – fetal | N80.9 | **Endometriose** |
| I33.0 | – infektiös | N80.3 | – Beckenperitoneum |
| I42.4 | – kongenital | N80.8 | – Blase |
| I42.3 | – Löffler- | N80.5 | – Darm |
| I33.0 | – maligne | N80.3 | – Douglas |

N80.9 **Endometriose** (Forts.)
N80.1 – Eierstock
N80.2 – Eileiter
N80.8 – Harnblase
N80.6 – Haut
N80.6 – in Hautnarbe
N80.5 – intestinal
N80.8 – Nabel
N80.6 – Narbe
N80.1 – Ovar
N80.3 – Pelviperitoneum
N80.0 – Portio
O08.8 – post abruptionem
N80.8 – Rektum
N80.4 – Septum rectovaginale
N80.2 – Tuba uterina
N80.0 – Uterus
N80.4 – vaginal
N80.9 **Endometriosezyste**
\* **Endometriosis**
N80.8 – externa
N80.8 – genitalis
N80.8 — externa
N80.8 — interna
N80.1 – ovarii
N80.2 – tubae
N80.0 – uteri
N80.0 — externa
N80.0 — interna
N80.4 – vaginae
N71.9 **Endometritis**
N71.0 – akut
N72 – Cervix uteri
N71.1 – chronisch
N71.9 – eitrig
A54.2 – gonorrhoisch
A54.2 — akut
A54.2 — chronisch
O08.0 – nach Abort
N71.9 – nonpuerperalis
O85 – postpartal
O85 – puerperalis
N71.9 – septisch
A18.1 – tuberkulös
D07.0 **Endometrium,** Carcinoma in situ
N71.9 **Endometriumabszeß**
N85.8 **Endometriumatrophie,** senil
N85.9 **Endometriumbefund,** suspekt
N71.9 **Endometriumentzündung**
N85.0 **Endometriumhyperplasie**
N85.1 – adenomatös
N85.1 – atypisch
N87.9 – Cervix uteri
N85.0 – glandulär
N85.0 – polypoid
N85.0 – zystisch

N85.8 **Endometriumkalkherd**
C54.1 **Endometriumkarzinom**
C54.1 **Endometriumneubildung,** bösartig
N84.0 **Endometriumpolyp**
N85.6 **Endometriumsynechien**
F33.9 **Endomonopolare Depression**
I42.3 **Endomyokardfibrose**
I42.3 **Endomyokardiale eosinophile Krankheit**
I38 **Endomyokarditis**
N71.9 **Endomyometritis**
N71.0 – akut
N71.1 – chronisch
M25.7 **Endoosteophyt**
I38 **Endoperikarditis**
G58.9 **Endoperineuritis**
I80.9 **Endophlebitis**
K75.1 – portalis
G08 – Venensinus, intrakraniell
H44.1 **Endophthalmitis**
H44.0 – bakteriell
H44.1 – lentogen
H44.1 – mykotisch
H44.1 – parasitär
H44.0 – purulent
H44.0 – septisch
H44.1 – steril
H44.1 – viral
T84.9 **Endoprothese,** orthopädisch, mit Komplikation
T84.0 **Endoprothesenschaftbruch**
F33.2 **Endoreaktive Depression**
D28.2 **Endosalpingiom**
N70.9 **Endosalpingitis**
N70.0 – akut
N70.1 – chronisch
H18.5 **Endotheldystrophie,** Hornhaut
\* **Endotheliale**
\* – Dystrophie, iridokorneal
H21.8 — [ICE-Syndrom]
H40.5 — mit Sekundärglaukom
Q13.4 – hereditäre Dystrophie, kongenital
C41.9 **Endotheliales Myelom**
C49.9 **Endotheliom**
D18.0 – Angio-
D18.0 – Blutgefäß
C41.9 – diffus [Ewing-Sarkom]
D48.1 – Häm-
D48.1 – Hämangio-
D18.1 – Lymph-
D18.1 – Lymphangio-
C85.7 **Endotheliomatosis, Angio-**
D69.8 **Endotheliose**
C91.4 – Retikulo-, leukämisch

| | | | |
|---|---|---|---|
| * | **Endourethrale Polyposis** | O80.9 | **Entbindung** (Forts.) |
| * | – im Sinne | * | – durch |
| N36.2 | — der Harnröhrenkarunkel | O81.5 | — Kombination, Vakuum- und Zangen- |
| D41.3 | — einer Neubildung | | extraktion |
| D06.0 | **Endozervix,** Carcinoma in situ | O81.4 | — Vakuum |
| C53.0 | **Endozervixkarzinom** | O81.4 | — Vakuumextraktor |
| C53.0 | **Endozervixneubildung,** bösartig | O66.4 | — Fehlversuch |
| N72 | **Endozervizitis** | O66.1 | – festsitzende Zwillinge |
| N72 | – akut | * | – Fetus, durch |
| N72 | – chronisch | O83.4 | — Destruktion |
| N72 | – hyperplastisch | O83.4 | — zerstückelnde Operation |
| * | **Enge** | O71.2 | – Inversio uteri |
| N32.0 | – Blasenhals | O83.3 | – lebensfähiger Fetus, bei Abdominal- |
| N32.0 | – Harnblasenhals | | gravidität |
| N13.5 | – Harnleiter | * | – mit |
| N13.5 | – Harnleiterabgang | O88.2 | — Blutgerinnselembolie |
| N35.9 | – Harnröhre | O70.9 | — Dammriß |
| N13.5 | – Nierenbeckenabgang | O70.9 | —— zentral |
| J38.4 | – subglottisch, ödematös, chronisch | O88.8 | — Embolie |
| N13.5 | – Ureter | O68.0 | — fetaler Dezeleration |
| N35.9 | – Urethra | O88.8 | — Fettembolie |
| N47 | – Vorhaut | * | — Hämatom |
| F45.8 | **Engegefühl,** Hals | O71.7 | —— Becken |
| * | **Enger** | O71.7 | —— Damm |
| N89.6 | – Introitus vaginae | O71.7 | —— Vagina |
| H40.0 | – Kammerwinkel, mit drohendem Win- | O71.7 | —— Vulva |
| | kelblock (Glaukomverdacht) | O71.4 | — hohem Scheidenriß |
| O33.1 | **Enges Becken,** mit Gravidität | O71.3 | — Lazeration, Zervix |
| E55.0 | **Englische Krankheit** | O88.0 | — Luftembolie |
| * | **Engstellung** | O75.0 | — maternalem Distress |
| I70.1 | – Arteria renalis | O74.0 | — Mendelson-Syndrom |
| I70.1 | – Nierenarterie | O88.3 | — pyämischer Embolie |
| H40.2 | **Engwinkelglaukom** | O72.2 | — sekundärer Nachblutung |
| H40.2 | – akut | O88.3 | — septischer Embolie |
| H40.2 | – bei Plateau-Iris-Konfiguration | O72.2 | — später Nachblutung |
| H40.2 | – chronisch | O71.6 | — Symphysensprengung |
| H40.2 | – intermittierend | * | — Verletzung |
| H40.2 | – primär | O71.8 | —— Damm |
| H40.2 | — chronisch | O71.8 | —— Vulva |
| H40.2 | — intermittierend | O81.3 | — Zange |
| H40.2 | – protrahiert | * | —— aus |
| H40.2 | – rezidivierend | O81.0 | ——— Beckenausgang |
| R15 | **Enkopresis** | O81.1 | ——— Beckenmitte |
| F98.1 | – nervös | O81.2 | ——— mit Rotation |
| F98.1 | – nichtorganisch | O66.5 | ——— Fehlversuch |
| H05.4 | **Enophthalmus** | O71.3 | — Zervixabtrennung, ringförmig |
| H05.4 | – Pseudo- | O80.9 | – normal |
| M84.8 | **Enostose** | * | – Schnitt- |
| O80.9 | **Entbindung** | O82.0 | — elektiv, Geburt |
| O83.1 | – aus Beckenendlage, mit Manualhilfe | O34.2 | — früher |
| * | – bei | O82.1 | — Geburt, bei Gefahrenzustand, Mutter |
| O64.0 | — hinterer Hinterhauptslage | | und Kind |
| O64.9 | — regelwidriger Kindslage | O82.2 | — mit Hysterektomie, bei Geburt |
| O64.4 | — Schulterlage | O90.8 | – Subinvolutio uteri |
| O64.0 | — tiefer Querlage | | |

| | |
|---|---|
| O80.9 | **Entbindung** (Forts.) |
| * | – und Wehen |
| O75.9 | — Komplikation |
| * | — mit |
| O75.8 | —— Hypotonie |
| O75.1 | —— Schock |
| O75.8 | —— Stoffwechselstörung |
| O75.7 | – vaginal, nach vorangegangener Schnittentbindung |
| * | – verzögert, nach |
| O75.5 | — Blasensprengung |
| O75.6 | — Blasensprung |
| O46.9 | – vorausgehende Blutung |
| O60 | **Entbindungsbeginn,** vorzeitig |
| O75.9 | **Entbindungskomplikation** |
| O69.5 | – Gefäßschädigung, Nabelschnur |
| O69.3 | – kurze Nabelschnur |
| O69.8 | – Nabelschnurblutung |
| O69.5 | – Nabelschnurhämatom |
| O69.2 | – Nabelschnurknoten |
| O69.9 | – Nabelschnurkomplikation |
| O69.2 | – Nabelschnurkompression |
| O69.0 | – Nabelschnurprolaps |
| O69.5 | – Nabelschnurquetschung |
| O69.5 | – Nabelschnurthrombose |
| O69.8 | – Nabelschnurtorsion |
| O69.2 | – Nabelschnurumschlingung |
| O69.9 | – Nabelschnurveränderung |
| O69.2 | – Nabelschnurverwicklung |
| O69.0 | – Nabelschnurvorfall |
| O69.5 | – Nabelvenenthrombose |
| K52.9 | **Enteritis** |
| A09 | – akut |
| A09 | — mit Exsikkose |
| K52.2 | – allergisch |
| * | – bei |
| A48.0 | — Gasbrand |
| J11.8 | — Grippe [Influenza] |
| B37.8 | — Soor |
| A01.0 | — Typhus |
| K52.9 | – chronisch |
| K50.8 | – Dünndarm, mit Colon |
| * | – durch |
| A08.2 | — Adenoviren |
| A06.0 | — Amöben |
| B44.8 | — Aspergillus |
| A04.9 | — Bakterien |
| K52.0 | — Bestrahlung |
| A04.5 | — Campylobacter |
| B37.8 | — Candida |
| A04.0 | — enteropathogene Escherichia coli |
| A04.4 | — Escherichia coli |
| A07.2 | — Kryptosporidien |
| A08.0 | — Rotaviren |
| A02.0 | — Salmonellen |
| A08.4 | — Viren |

| | |
|---|---|
| K52.9 | **Enteritis** (Forts.) |
| * | – durch (Forts.) |
| A04.6 | — Yersinia enterocolitica |
| A04.6 | — Yersinien |
| B25.8 | — Zytomegalieviren |
| K52.9 | – Gastro- |
| A09 | — akut |
| A08.1 | — durch Norwalk-Agens |
| A09 | —— mit Exsikkose |
| * | — durch |
| A08.0 | —— Rotaviren |
| A02.0 | —— Salmonellen |
| A09 | — infektiös |
| A09 | —— mit Exsikkose |
| * | — mit |
| A09 | —— Diarrhoe, vermutlich infektiös |
| K52.9 | —— Exsikkose |
| A01.4 | — Paratyphus |
| A09 | — vermutlich infektiösen Ursprungs |
| K52.9 | – hämorrhagisch |
| A02.0 | – infectiosa, durch Salmonellen |
| A09 | – infektiös |
| K55.9 | – ischämisch |
| K55.0 | — akut |
| K55.1 | — chronisch |
| K50.1 | – Kolon |
| K58.9 | – membranosa |
| K52.9 | – ohne Erbrechen |
| K50.9 | – regionalis |
| A09 | – Säugling |
| A09 | — mit Exsikkose |
| K50.9 | – segmentalis |
| A09 | – septisch |
| K52.1 | – toxisch |
| A18.3 | – tuberkulös |
| K51.9 | – ulcerosa |
| K51.9 | — chronisch |
| A09 | – vermutlich infektiösen Ursprungs |
| A09 | — mit Exsikkose |
| B80 | **Enterobiose** |
| C80 | **Enterochromaffiner Tumor** |
| * | **Enterocolitis** |
| K55.0 | – fulminans |
| * | – necroticans, beim |
| P77 | — Fetus |
| P77 | — Neugeborenen |
| K51.0 | – ulcerosa |
| K51.0 | — chronisch |
| K52.9 | **Enterogastritis** |
| A09 | – akut |
| A09 | — mit Exsikkose |
| K52.9 | – mit Exsikkose |
| D74.8 | **Enterogene Zyanose** [Erworbene Methämoglobinämie] |

* **Enterokokken-**
N39.0  – Infektion, Harnwege
N41.9  – Prostatitis
K52.9  **Enterokolitis**
A09    – akut
K52.9  – chronisch
*      – durch
B37.8  — Candida
A04.7  — Clostridium difficile
B25.8  — Zytomegalieviren
K55.9  – ischämisch
K55.0  — akut
K55.1  — chronisch
K52.9  – spastisch
K63.2  **Enterokutane Fistel**
K56.4  **Enterolithiasis**
K42.9  **Enteromphalus**
B87.8  **Enteromyiasis**
F45.3  **Enteroneurose**
K63.9  **Enteropathie**
K90.0  – Gluten-
K63.4  **Enteroptose**
K92.2  **Enterorrhagie**
K52.9  **Enterorrhoe**
K58.9  **Enterospasmus**
F45.3  – psychogen
K56.6  **Enterostenose**
Q79.0  **Enterothorax,** beim Neugeborenen [Angeborener Zwerchfelldefekt mit Eventration]
A01.0  **Enterotyphus**
N82.4  **Enterovaginalfistel**
A88.0  **Enteroviren,** mit Fieber, Exanthem
*      **Enteroviren-**
A85.0  – Enzephalitis
B34.1  – Krankheit
A87.0  – Meningitis
K46.9  **Enterozele**
N81.5  – Scheide
N81.5  – vaginal
Z30.-  **Entfernung,** Intrauterinpessar
*      **Entgleisung**
E87.8  – Elektrolyte
E87.2  – ketoazidotisch
E88.9  – Stoffwechsel
R50.9  – Temperatur
F94.2  **Enthemmung,** bei Bindungsstörung, im Kindesalter
M77.9  **Enthesiopathie**
M77.8  – diffus, Tendopathie
M77.8  – Ellenbogenregion
M76.8  – Hüftregion
M76.8  – Knie
M77.8  – Ligamentum iliolumbale
M77.5  – Plantaraponeurose

M77.9  **Enthesiopathie** (Forts.)
M75.9  – Schulterregion
M46.0  – spinal
M77.9  **Enthesopathie** – s.a. Enthesiopathie
R53    **Entkräftung**
R35    **Entlastungspolyurie**
*      **Entleerungsstörung**
R39.1  – Blase
R39.1  – Harnblase
N31.9  — neurogen
G37.9  **Entmarkungsenzephalitis**
G35    **Entmarkungsenzephalomyelitis,** disseminiert
B46.8  **Entomophthora-Mykose**
H02.0  **Entropium**
Q10.2  – angeboren
H02.0  – Augenlid
H02.0  – Narbe
H02.0  – Oberlid
H02.0  – senile
H02.0  – spasticum
H57.0  **Entrundung,** Pupille
F68.0  **Entschädigungsneurose**
L90.5  **Entstellung,** durch Narbe
*      **Entwicklung**
F32.9  – depressiv
F41.2  — ängstlich
P05.9  – intrauterin, fetal, gestört
F48.9  – neurotisch
*      – sexuell
E30.0  — Verzögerung
E30.1  — vorzeitig
*      **Entwicklungsbedingte**
F81.8  – Agraphie
F80.8  – Amusie
F80.2  – Aphasie
K10.0  – Krankheit, Kiefer
K09.0  – odontogene Zysten
F82    **Entwicklungsdyspraxie**
E45    **Entwicklungshemmung,** durch Malnutrition
R62.9  **Entwicklungsretardierung**
B22.2  – beim Säugling, bei HIV-Krankheit
R62.8  **Entwicklungsrückstand**
F90.0  – bei hyperkinetischem Syndrom
F83    – Mischform
F82    – motorisch
F80.9  – Sprache
F89    **Entwicklungsstörung**
F79.9  – geistig
F83    – kombiniert
F82    – motorische Funktion
F81.9  – Schule
F81.9  – schulische Fertigkeiten

**E**

| | |
|---|---|
| F89 | Entwicklungsstörung (Forts.) |
| F80.9 | – Sprache |
| F80.9 | – Sprechen |
| F84.9 | – tiefgreifend |
| F98.5 | **Entwicklungsstottern** |
| R62.0 | **Entwicklungsstufen,** verzögertes Erreichen |
| R62.9 | **Entwicklungsverzögerung** |
| R62.9 | – allgemein |
| E45 | – durch Eiweiß-Mangelernährung |
| F82 | – motorisch |
| F80.9 | – Sprache |
| F68.8 | **Entwurzelungssyndrom** |
| * | **Entzündetes** |
| L72.1 | – Atherom |
| H71 | – Cholesteatom, Ohr |
| L98.0 | – Granulom |
| * | **Entzündliche** |
| H33.2 | – Ablatio retinae exsudativa |
| K10.2 | – Affektion, Kiefer |
| L23.9 | – allergische Dermatitis |
| H47.0 | – Allgemeinerkrankung, mit Optikusneuropathie |
| N61 | – Brustdrüsenkrankheit |
| H47.4 | – Chiasmaaffektion |
| * | – Krankheit |
| N72 | — Cervix uteri |
| N73.9 | — im weiblichen Becken |
| N76.8 | — Vagina |
| N76.8 | — Vulva |
| N12 | – Nierenbeckenkelchveränderung |
| N10 | – Nierenkelchveränderung |
| M06.4 | – Polyarthropathie |
| N73.9 | – Unterbaucherkrankung |
| N71.9 | – Uteruserkrankung |
| N73.8 | **Entzündliches Douglasinfiltrat** |
| * | **Entzündung** |
| M76.6 | – Achillessehne |
| H30.9 | – Aderhaut |
| N70.9 | – Adnexe |
| H60.9 | – äußerer Gehörgang |
| H60.9 | – äußeres Ohr |
| K62.8 | – anal |
| H70.9 | – Antrum mastoideum |
| I35.8 | – Aortenklappe |
| I06.9 | — chronisch, rheumatisch |
| I77.6 | – Arterien |
| J98.8 | – Atemwege |
| H10.9 | – Auge |
| H10.1 | — allergisch |
| H01.9 | – Augenlid |
| H00.0 | — tief |
| N75.8 | – Bartholin-Drüse |
| K65.9 | – Bauchfell |
| K65.9 | — lokalisiert |
| K85 | – Bauchspeicheldrüse |

| | |
|---|---|
| * | **Entzündung** (Forts.) |
| N73.9 | – Becken, bei der Frau |
| N73.2 | – Beckenbindegewebe |
| N73.0 | — akut |
| N73.1 | — chronisch |
| N73.9 | – Beckengewebe, weiblich |
| N73.9 | – Beckenorgane, bei der Frau |
| I83.2 | – bei Ulcus cruris varicosum |
| H10.9 | – Bindehaut |
| H10.3 | — akut |
| H10.1 | — allergisch |
| H10.8 | — bakteriell |
| H10.4 | — chronisch |
| B30.9 | — durch Viren |
| H10.0 | — eitrig |
| N30.9 | – Blase |
| N30.0 | — akut |
| N30.1 | — chronisch, interstitiell |
| N30.8 | — granulomatös |
| N30.9 | — hämorrhagisch |
| K37 | – Blinddarm |
| K35.9 | — akut |
| K35.0 | —— mit Peritonitis |
| K36 | — chronisch |
| K35.9 | — eitrig |
| K36 | — rezidivierend |
| J40 | – Bronchien |
| N61 | – Brustdrüse |
| P39.0 | — beim Neugeborenen |
| R09.1 | – Brustfell |
| N61 | – Brustwarze |
| N61 | – Brustwarzenhof |
| H04.3 | – Canaliculus lacrimalis |
| K83.0 | – Choledochus |
| N34.2 | – Cowper-Drüsen |
| K52.9 | – Darm |
| K52.9 | – Dickdarm |
| K57.9 | – Divertikel |
| I88.9 | – Drüse |
| K52.9 | – Dünndarm |
| * | – durch |
| B00.9 | — Herpes simplex |
| T83.6 | — Intrauterinpessar |
| N48.1 | – Eichel |
| N70.9 | – Eierstock |
| N70.0 | — akut |
| N70.1 | — chronisch |
| N70.9 | – Eileiter |
| N70.0 | — akut, mit Abszeß |
| * | – Eileiter-Eierstock- |
| N70.0 | — akut |
| N70.1 | — chronisch |
| N71.9 | – Endometrium |
| H15.1 | – Episklera |
| M72.5 | – Faszie |
| N49.1 | – Funiculus spermaticus |

| | |
|---|---|
| **\* Entzündung** (Forts.) | **\* Entzündung** (Forts.) |
| K81.9 – Gallenblase | J04.0 – Kehlkopf |
| K81.1 — chronisch | J04.0 — akut |
| K81.0 — eitrig | J37.0 — chronisch |
| K83.0 – Gallengang | J32.3 – Keilbeinhöhle |
| K83.0 – Gallenwege | J01.3 — akut |
| G51.1 – Ganglion geniculi | J32.3 — chronisch |
| K12.2 – Gaumenzäpfchen | J32.0 – Kieferhöhle |
| N71.9 – Gebärmutter | J01.0 — akut |
| N71.9 — eitrig | J32.0 — chronisch |
| N71.9 — septisch | L84 – Klavus |
| N72 – Gebärmutterhals | M13.1 – Kniegelenk |
| N72 — chronisch | M86.9 – Knochen |
| N71.9 – Gebärmutterschleimhaut | M86.9 – Knochenhaut |
| G04.9 – Gehirn | M86.9 – Knochenmark |
| M13.9 – Gelenk | M94.8 – Knorpel |
| M13.9 — akut | N76.2 – Labium |
| N49.9 – Genitale, männlich | K75.9 – Leber |
| L03.9 – Gewebe | K73.9 — chronisch |
| K11.2 – Glandula submandibularis | K75.0 — eitrig |
| N34.2 – Glandulae bulbourethrales | H15.0 – Lederhaut |
| N48.1 – Glans penis | I88.1 – Leistendrüse, chronisch |
| H43.8 – Glaskörper | H01.9 – Lid |
| L73.8 – Haarbalgdrüse | H01.0 – Lidhaut |
| L73.9 – Haarfollikel | H01.8 – Lidknorpel |
| I84.8 – Hämorrhoiden | H01.0 – Lidrand |
| J02.9 – Hals | K13.0 – Lippe |
| J02.9 — akut | N34.2 – Littré-Drüsen |
| J31.2 — chronisch | J04.1 – Luftröhre |
| J02.0 — durch Streptokokken | J04.1 — akut |
| J02.9 — fieberhaft | \* – Luftwege, obere |
| L04.0 – Halsdrüse | \* — durch |
| N30.9 – Harnblase | J68.2 —— Dämpfe |
| A54.0 — gonorrhoisch | J68.2 —— Rauch |
| A18.1 — tuberkulös | J18.9 – Lunge |
| N28.8 – Harnleiter | J18.9 — akut |
| N34.2 – Harnröhre | J18.9 — eitrig |
| N39.0 – Harnwege | J18.9 — hämorrhagisch |
| N39.0 — bakteriell | \* – Lymphdrüse |
| L08.9 – Haut | L04.9 — akut |
| I51.8 – Herz | I88.1 — chronisch |
| I38 – Herzinnenhaut | I89.1 – Lymphgefäß |
| I38 – Herzklappe | I88.9 – Lymphknoten |
| I33.9 — akut | K29.7 – Magen |
| I01.1 —— rheumatisch | K52.9 – Magen-Darm- |
| I09.1 — chronisch, rheumatisch | A09 — akut |
| I51.4 — Herzmuskel | K29.7 – Magenschleimhaut |
| I40.9 — akut | N61 – Mamma |
| G03.9 – Hirnhaut | J03.9 – Mandeln |
| A39.0 — epidemisch | J03.9 — akut |
| N45.9 – Hoden | J35.0 — chronisch |
| N45.0 — eitrig | N34.2 – Meatus urethrae |
| H16.9 – Hornhaut | H00.0 – Meibom-Drüse |
| H16.8 — chronisch | \* – Milzkapsel |
| H83.0 – Innenohr | D73.8 — akut |
| H43.3 – intraokular, mit Glaskörpertrübung | D73.8 — chronisch |

| | |
|---|---|
| * | **Entzündung** (Forts.) |
| I05.9 | – Mitralklappe |
| I05.9 | — chronisch, rheumatisch |
| I08.0 | — und Aortenklappe |
| I08.0 | —— chronisch, rheumatisch |
| J98.5 | – Mittelfell |
| H66.9 | – Mittelohr |
| H66.9 | — akut |
| H66.9 | — chronisch |
| H66.4 | — eitrig |
| H00.0 | – Moll-Drüse |
| K12.1 | – Mund |
| K12.1 | – Mundhöhle |
| K12.1 | – Mundrachenraum |
| K12.1 | – Mundschleimhaut |
| B00.2 | — herpetisch |
| M60.9 | – Muskel |
| M60.9 | — akut |
| L08.9 | – Nabel |
| P38 | — beim Neugeborenen |
| H95.1 | – nach Mastoidektomie |
| D22.9 | – Nävus, nävozellulär |
| L03.0 | – Nagel |
| L03.0 | – Nagelbett |
| L03.0 | — eitrig |
| L03.0 | – Nagelfalz |
| L03.0 | – Nagelwall |
| L03.0 | — eitrig |
| L90.5 | – Narbe |
| J34.8 | – Naseneingang |
| J32.9 | – Nasennebenhöhle |
| J01.9 | — akut |
| J32.9 | — chronisch |
| J00 | – Nasenrachenraum |
| J00 | — akut |
| J31.1 | — chronisch |
| J31.0 | – Nasenschleimhaut |
| N45.9 | – Nebenhoden |
| N45.0 | — eitrig |
| N45.9 | – Nebenhoden-Hoden- |
| J32.9 | – Nebenhöhle |
| J01.9 | — akut |
| J32.9 | — chronisch |
| J01.0 | — Kiefer, akut |
| J01.8 | — mit Stirnhöhle, akut |
| E21.4 | – Nebenschilddrüse |
| G51.8 | – Nervus facialis |
| H30.9 | – Netzhaut |
| H30.9 | – Netzhaut-Aderhaut- |
| N05.9 | – Niere |
| N00.9 | — akut |
| N03.9 | — chronisch |
| M10.9 | — gichtisch |

| | |
|---|---|
| * | **Entzündung** (Forts.) |
| N12 | – Nierenbecken |
| N12 | — eitrig |
| N12 | — gangränös |
| N12 | — zystisch |
| N12 | – Nierenbeckenkelch |
| * | – obere Luftwege, durch |
| J68.2 | — Dämpfe |
| J68.2 | — Rauch |
| K08.8 | – odontogen |
| H66.9 | – Ohr |
| H61.0 | – Ohrmuschel |
| K11.2 | – Ohrspeicheldrüse |
| H68.0 | – Ohrtrompete |
| T81.4 | – OP-Bereich |
| * | – Orbita |
| H05.0 | — akut |
| H05.1 | — chronisch |
| H05.0 | – Orbitazellgewebe |
| N70.9 | – Ovar |
| K85 | – Pankreas |
| K85 | — akut |
| H46 | – Papillen |
| N73.2 | – Parametrium |
| N34.2 | – paraurethrale Drüse |
| H66.9 | – Paukenhöhle |
| H66.9 | — akut |
| N48.2 | – Penis |
| I31.9 | – Perikard |
| K62.8 | – perirektal |
| R09.1 | – Pleura |
| N72 | – Portio |
| N41.9 | – Prostata |
| N41.9 | – Prostatabett |
| K29.9 | – Pylorus |
| J02.9 | – Rachen |
| J02.9 | — akut |
| J31.2 | — atrophisch |
| J31.2 | — chronisch |
| J02.0 | — durch Streptokokken |
| J03.9 | – Rachenmandel |
| B00.2 | – Rachenschleimhaut, herpetisch |
| H20.9 | – Regenbogenhaut |
| K62.8 | – rektal |
| R09.1 | – Rippenfell |
| R09.1 | — akut |
| J86.9 | — eitrig |
| G04.9 | – Rückenmark |
| N49.0 | – Samenblase |
| N49.1 | – Samenleiter |
| N49.1 | – Samenstrang |
| N49.1 | – Samenwege |
| N76.2 | – Schamlippen |
| N76.0 | – Scheide |
| M71.9 | – Schleimbeutel |
| K29.7 | – Schleimhaut, Magen |

**E**

R32　Enuresis (Forts.)
F98.0　– psychogen
R32　Enuretisches Syndrom
*　Enzephalie
Q04.3　– Hydran-
Q04.3　– Liss-
Q04.5　– Megal-
Q04.6　– Por-
Q04.9　– Zykl-
*　Enzephalie-Syndrom
Q04.2　– Arrhin-
Q04.2　– Holopros-
G04.9　Enzephalitis
*　– akut
G04.0　— disseminiert
A86　— durch Viren
A83.4　– australisch
*　– bei
B22.0　— HIV-Krankheit
B05.0　— Masern
B26.2　— Mumps
B01.1　— Varizellen
B02.0　— Zoster
A87.2　– Chorio-
G04.9　– chronisch
A81.1　– Dawson-
G04.0　– disseminiert
*　– durch
A85.1　— Adenoviren
A85.2　— Arboviren
A85.0　— Enteroviren
B00.4　— Herpesviren
A83.8　— Ilhéusviren
B45.1　— Kryptokokken
A39.8　— Meningokokken
A86　— Viren
A84.9　— Zecken
B25.8　— Zytomegalieviren
A81.1　– Einschlußkörperchen-
G37.9　– Entmarkungs-
G09　– Folgen
A84.1　– Frühjahr-Sommer-
A84.1　– Frühsommer-
A84.0　— russisch
G04.8　– idiopathisch
A83.0　– japanisch
A83.5　– kalifornisch
A83.5　– La-Crosse-
A84.8　– Langat-Virus-
G04.8　– Leuko-
*　– Meningo-
G04.2　— bakteriell
A84.1　— Frühsommer-
A86　— viral
A83.4　– Murray-Valley-
G04.0　– nach Impfung

G04.9　Enzephalitis (Forts.)
A85.2　– Negishi-Virus-
A81.1　– Pan-
A81.1　— sklerosierend, subakut
A83.1　– Pferde-
A83.2　— östlich
A92.2　— venezolanisch
A83.1　— westlich
A80.9　– Polio-
G04.8　– postinfektiös
G04.9　– posttraumatisch
G04.0　– postvakzinal
A84.8　– Powassan-
A81.9　– Slow-Virus-
A84.1　– Sommer-
G09　– Spätfolgen
A83.3　– St.-Louis-
*　– Virus-
*　— durch
A83.9　—— Moskitos
A83.9　—— Stechmücken
A83.6　— Rocio-
A83.4　– X-, australisch
A84.1　– zentraleuropäisch
G04.9　Enzephalitische Demenz
G93.8　Enzephalomalazie
I63.8　– arteriosklerotisch
G04.9　Enzephalomeningitis
G04.9　Enzephalomeningomyelitis
G96.9　Enzephalomeningopathie
Q01.9　Enzephalomeningozele
Q01.9　– Hydro-
G04.9　Enzephalomyelitis
G04.0　– akut
*　– bei
B22.0　— HIV-Krankheit
B06.0　— Röteln
A83.1　– equina
G09　– Folgen
A86　– infektiös
*　– nach
G04.0　— Immunisierung
G04.0　— Impfung
A80.9　– Polio-
G04.0　– postvakzinal
G09　– Spätfolgen
G04.9　Enzephalomyelomeningitis
G96.9　Enzephalomyeloneuropathie
G96.9　Enzephalomyelopathie
G31.8　– nekrotisierend
G31.8　– subakut, nekrotisierend [Morbus Leigh]
G61.0　Enzephalomyeloradikulitis
G96.9　Enzephalomyeloradikulopathie
Q01.9　Enzephalomyelozele

G93.4 **Enzephalopathie**
\*    – bei
J11.8   — Grippe [Influenza]
B22.0   — HIV-Krankheit
I67.3   – Binswanger-
\*    – durch
F10.7   — Alkohol
P57.9   — Bilirubin
B58.2   — Toxoplasmen
K72.9   – Hepato-
I67.4   – hypertensiv
G93.1   – hypoxisch
K72.9   – portokaval
F07.2   – Postkommotio-
G92    – toxisch
G93.4   – urämisch
I67.9   – vaskulär
I67.3   — subkortikal, progressiv
E51.2   — Wernicke-
E51.2   — beim Kind
I61.9 **Enzephalorrhagie**
Q01.9 **Enzephalozele**
Q01.0   – frontal
Q01.9   – Hydro-
Q01.1   – nasofrontal
Q01.2   – okzipital
\*    **Enzymdefekt, mit**
D55.9   – Anämie
E07.1   – Struma
R74.9 **Enzyme,** Serum, abnorm
E88.9 **Enzymmangel**
E74.0   – Debrancher-
R83.0 **Enzymwert,** Liquor, abnorm
R94.1 **EOG** [Elektrookulogramm], pathologisch
D72.8 **Eosinopenie**
\*    **Eosinophile**
I42.3   – endomyokardiale Krankheit
M35.4 – Fasziitis
B83.2   – Meningitis
J82    – Pneumonie
L98.3   – Zellulitis
\*    **Eosinophiles**
D35.2   – Hypophysenadenom
J82    – Infiltrat, Lunge
D72.1 **Eosinophilie**
D72.1   – allergisch
C71.9 **Ependymepitheliom**
C71.9 **Ependymgliom**
G04.9 **Ependymitis**
B25.8   – durch Zytomegalieviren
C71.9 **Ependymoblastom**
C71.9 **Ependymom**
C71.9   – Gehirn
C71.9   – Glio-
G93.8 **Ependymopathie**
C71.9 **Ependymozytom**

O14.9 **EPH** [Ödem-Proteinurie-Hypertonie]-
     **Gestose**
L81.2 **Epheliden**
Q10.3 **Epiblepharon**
Q10.3   – kongenital
\*    **Epicondylitis**
M77.8 – humeri
M77.1 – radialis
M77.1 —— chronisch
M77.0 — ulnaris
M77.8 – lateralis
M77.8 — chronisch
M77.8 – medialis
M77.1 – radialis
M77.1 — chronisch
M77.0 – ulnaris
\*    **Epicondylopathia**
M77.8 – humeri
M77.1 — radialis
M77.1 – radialis
O90.1 **Epidehiszenz**
\*    **Epidemische**
A39.0 – Genickstarre
\*    – Grippe
J10.1   — Influenzavirus nachgewiesen
J11.1   — ohne Virusnachweis
B30.3   – hämorrhagische Konjunktivitis
A39.0   – Hirnhautentzündung
B30.0   – Keratokonjunktivitis
A80.9   – Kinderlähmung
A87.2   – Meningitis, serös
B33.0   – Myalgie
H81.2   – Neurolabyrinthitis
B33.1   – Polyarthritis
A88.1 **Epidemischer Schwindel**
\*    **Epidemisches**
A08.1   – Erbrechen
B30.2   – Fieber, pharyngokonjunktival
A75.0   – Fleckfieber
A75.0   — durch Rickettsia prowazeki
C83.7   – Lymphosarkom
\*    **Epidermale**
B36.9   – Mykose
L51.2   – Nekrolyse, toxisch
D22.9 **Epidermaler Nävus**
L72.0 **Epidermalzyste**
D04.9 **Epidermis,** Carcinoma in situ
K22.8 **Epidermisierung,** Ösophagus
L85.9 **Epidermisverdickung**
L72.0 **Epidermiszyste**
B07    **Epidermodysplasia verruciformis**
L72.0 **Epidermoidzyste**
G93.0   – 3. Hirnventrikel
K09.8   – Mund
D31.6   – Orbita

**E**

| | |
|---|---|
| * | **Epidermokutaner** |
| D22.9 | – Grenzflächennävus |
| D22.9 | – Übergangsnävus |
| Q81.9 | **Epidermolysis bullosa** |
| Q81.1 | – atrophicans gravis |
| Q81.2 | – dystrophica |
| L12.3 | – erworben |
| Q81.0 | – simplex |
| B36.9 | **Epidermomykose** |
| B35.9 | **Epidermophytie** |
| B35.6 | – inguinal |
| Z31.- | **Epididymale Spermatozoenaspiration** |
| C63.0 | **Epididymiskarzinom** |
| * | **Epididymisneubildung** |
| C63.0 | – bösartig |
| D29.3 | – gutartig |
| A18.1 | **Epididymistuberkulose** |
| N45.9 | **Epididymitis** |
| N45.9 | – akut |
| N45.9 | – chronisch |
| N45.0 | – eitrig |
| N45.0 | – mit Abszeß |
| A18.1 | – tuberculosa |
| N45.9 | **Epididymoorchitis** |
| N45.9 | – ohne Abszeß |
| * | **Epidurale** |
| S06.4 | – Blutung |
| M96.1 | – Narbenfibrose, nach Diskektomie |
| * | – nichttraumatische |
| I62.1 | — Blutung |
| I62.1 | — Hämorrhagie |
| G06.2 | **Epiduraler Abszeß** |
| * | **Epidurales Hämatom** |
| I62.1 | – nichttraumatisch |
| S06.4 | – traumatisch |
| R10.1 | **Epigastralgie** |
| K43.9 | **Epigastrische Hernie** |
| K43.0 | – partiell inkarzeriert |
| R10.1 | **Epigastriumschmerzen** |
| J38.7 | **Epiglottisabszeß** |
| Q31.8 | **Epiglottischondromalazie** |
| C32.1 | **Epiglottiskarzinom** |
| Q31.8 | **Epiglottisknorpelerweichung** |
| J38.4 | **Epiglottisödem** |
| J05.1 | **Epiglottisphlegmone** |
| J05.1 | **Epiglottitis** |
| J05.1 | – akut |
| Q89.4 | **Epignathus** |
| Q10.3 | **Epikanthus** |
| Q10.3 | – kongenital |
| I31.8 | **Epikardiale Plaques** |
| I31.9 | **Epikarditis** |
| C38.0 | **Epikardkarzinose** |
| I31.0 | **Epikardverwachsung** |

| | |
|---|---|
| M77.8 | **Epikondylitis** |
| M77.8 | – Ellenbogen |
| M77.1 | – mit Blockierung, Radiusköpfchen |
| M77.8 | **Epikondylopathie** |
| M77.8 | – radial |
| M77.8 | – ulnar |
| P12.2 | **Epikranielle subaponeurotische Blutung,** durch Geburtsverletzung |
| * | **Epilepsia** |
| G40.8 | – abdominalis |
| G40.3 | – major, konvulsiv |
| G40.5 | – partialis continua |
| T90.5 | – traumatica |
| G40.9 | **Epilepsie** |
| G40.7 | – Absencen |
| G40.4 | – BNS [Blitz-Nick-Salaam] |
| G40.1 | – fokal |
| G40.3 | – generalisiert |
| G40.3 | — Symptom einer anderen Hirnerkrankung |
| G40.6 | – Grand-mal- |
| F44.5 | – Hystero- |
| G40.9 | – im Alter |
| G40.9 | – kryptogen |
| * | – mit |
| F80.3 | — erworbener Aphasie |
| G40.9 | — Wesensänderung |
| G40.1 | – partiell |
| G40.2 | — mit Bewußtseinsstörung |
| G40.1 | — ohne Bewußtseinsstörung |
| G40.3 | — Petit-mal- |
| G40.3 | — infantil |
| G40.2 | – psychomotorisch |
| G40.2 | – psychosensorisch |
| G40.1 | – somatomotorisch |
| G40.1 | – somatosensorisch |
| G40.9 | – Symptom |
| G40.1 | – teilmotorisch |
| G40.2 | – Temporallappen |
| G40.8 | – visuell |
| G40.8 | – viszeral |
| G41.9 | **Epilepticus, Status** |
| * | **Epileptische** |
| G40.3 | – atonische Absencen |
| G40.9 | – Aura |
| G40.2 | – Automatismen |
| G40.9 | – Demenz |
| G40.9 | – Konvulsion |
| G40.8 | – Migräne |
| F06.8 | – Psychose |
| F05.8 | – Verwirrtheit |
| * | **Epileptischer** |
| G41.1 | – Absencenstatus |
| G40.9 | – Anfall |
| G40.3 | — klonisch |

| | | | | |
|---|---|---|---|---|

* **Epileptischer** (Forts.)
F05.8 – Dämmerzustand
G40.9 – Krampf
G40.3 – myoklonischer Anfall
G40.3 – tonisch-klonischer Anfall
G40.3 – tonischer Anfall
G40.9 **Epileptisches Anfallsleiden**
Q85.1 **Epiloia**
N92.0 **Epimenorrhoe**
N15.9 **Epinephritis**
C64 **Epinephrom**
M79.2 **Epineuritis**
J00 **Epipharyngitis**
C11.9 **Epipharynxkarzinom**
* **Epipharynxneubildung**
D10.6 – gutartig
D37.0 – unsicher
H04.2 **Epiphora**
H04.2 – subjektiv
K22.5 **Epiphrenale Divertikel, Ösophagus**
M93.9 **Epiphysenlösung**
M93.9 **Epiphysennekrose**
C40.9 **Epiphysenteratom**
M89.1 **Epiphysenwachstumsstillstand**
M93.9 **Epiphyseolyse**
M93.0 **Epiphyseolysis capitis femoris**
M93.9 **Epiphysitis**
K65.9 **Epiploitis**
K65.0 **Epiploonabszeß**
K46.9 **Epiplozele**
H35.3 **Epiretinale Gliose**
O90.2 **Episiotomiehämatom**
O86.0 **Episiotomienaht-Wundinfektion**
O90.1 **Episiotomienahtdehiszenz**
L90.5 **Episiotomienarbe**
L91.0 **Episiotomienarbenkeloid**
* **Episiotomiewunde**
O90.2 – Blutung
O90.2 – Hämatom
O90.1 – Infektion
H15.1 **Episkleraentzündung**
H40.8 **Episkleraler Venendruck, erhöht, mit**
        Sekundärglaukom
H15.1 **Episkleritis**
A18.5 – tuberkulös
* **Episode**
G45.4 – amnestisch
F32.9 – depressiv
F31.3 — leicht, bei bipolarer affektiver Störung
F31.3 — mittelgradig, bei bipolarer affektiver
        Störung
F32.2 — schwer, ohne psychotische Syndrome
F31.6 – gemischt, bei bipolarer affektiver Psy-
        chose
F31.0 – hypomanisch, bei bipolarer affektiver
        Störung

* **Episode** (Forts.)
* – leicht
F33.0 — bei rezidivierender depressiver Stö-
        rung
F32.0 — depressiv
F30.9 – manisch
* — bei
* —— bipolarer affektiver
* —— Störung
F31.2 —— mit psychotischen Symptomen
F31.1 —— ohne psychotische Symptome
* – mittelgradig
F33.1 — bei rezidivierender depressiver Stö-
        rung
F32.1 — depressiv
F23.2 – schizophren
* – schwer
F33.3 — bei rezidivierender depressiver Stö-
        rung, mit psychotischen Symptomen
* — depressiv
* —— bei bipolarer
* —— affektiver
F31.5 —— Psychose, mit psychotischen Sym-
        ptomen
F31.4 —— Störung, ohne psychotische Sym-
        ptome
F32.3 — mit psychotischen Symptomen
F41.0 **Episodisch paroxysmale Angst**
Q64.0 **Epispadia clitorica**
Q64.0 **Epispadie**
Q64.0 – weiblich
D73.8 **Episplenitis**
R04.0 **Epistaxis**
H18.5 **Epitheldystrophie, Erosio corneae**
* **Epitheliale**
H18.5 – Hornhautdystrophie
N00.8 – Nephritis, akut
* **Epitheliom**
C30.0 – Ästhesioneuro-
C44.9 – Basalzell-
D04.9 – Bowen-
C58 – Chorion
C71.9 – Ependym-
D21.9 – Fibro-
D04.9 – intraepithelial
C71.9 – Neuro-
D23.9 – Talgdrüse
D15.0 – Thymus
D23.9 – Tricho-
C57.0 – Tubenchorion-
* **Epithelioma**
C44.9 – basocellulare
D36.9 – papillare
C62.9 – seminifere
C62.9 – spermatogonique Masson
D39.2 **Epitheliose, Chorion**

| | |
|---|---|
| K22.8 **Epithelisierung, Ösophagus** | R11 **Erbrechen** (Forts.) |
| D35.1 **Epithelkörperchenadenom** | R11 – Infekt- |
| E21.0 **Epithelkörperchenhyperplasie** | R11 – Kleinkind |
| E20.9 **Epithelkörpercheninsuffizienz** | R11 – Kot- |
| C75.0 **Epithelkörperchenkarzinom** | K52.9 – mit Durchfall |
| * **Epithelkörperchenneubildung** | K52.9 — mit Exsikkose |
| C75.0 – bösartig | K91.0 – nach Magen-Darm-Operation |
| D35.1 – gutartig | F50.5 – periodisch, psychogen |
| E21.3 **Epithelkörperchenüberfunktion** | F50.5 – psychogen |
| E20.9 **Epithelkörperchenunterfunktion** | O21.2 – Spätstadium, Gravidität |
| H18.2 **Epithelödem,** Hornhaut | R11 – sterkoral |
| * **Epitheloidzellige** | R11 – über 1 Woche |
| D86.9 – Granulomatose | O21.0 – übermäßig, bei Schwangerschaft |
| D86.9 – Retikuloendotheliose | R11 – unklar |
| L98.4 **Epithelulzeration** | D58.0 **Erbsyndrom, Gänsslen-** [Kugelzellen- |
| L72.0 **Epithelzyste** | anämie] |
| * **Epitympanale Otitis** | G10 **Erbveitstanz** |
| H66.2 – media, chronisch | K82.4 **Erdbeergallenblase** |
| H71 — mit Cholesteatom | D44.4 **Erdheim-Tumor** |
| L98.8 **Epizoonose** | T52.0 **Erdölproduktewirkung,** toxisch |
| F06.0 **Epizoonosenwahn** | * **Erektile** |
| B88.9 **Epizootie** | F52.2 – Dysfunktion |
| Q50.5 **Epoophoronzyste** | F52.2 — nichtorganisch [Erektile Potenzstö- |
| G25.9 **EPS** [Extrapyramidales Syndrom] | rung] |
| * **Epstein-Barr-Virus-** | N48.8 — organisch [Erektile Potenzstörung] |
| B27.0 – Infektion | F52.2 – Impotenz |
| J12.8 – Pneumonie | F52.2 – Potenzschwäche |
| K06.8 **Epulis gigantocellularis** | F52.2 – Potenzstörung |
| * **Erb-** | F52.2 — nichtorganisch [Erektile Dysfunktion] |
| P14.0 – Armplexuslähmung | N48.8 — organisch [Erektile Dysfunktion] |
| G70.0 – Hoppe-Oppenheim-Goldflam-Krank- | F52.2 – psychogene Impotenz |
| heit [Myasthenia gravis pseudoparaly- | N48.3 **Erektion,** schmerzhaft |
| tica] | F52.2 **Erektionsschwäche** |
| P14.0 – Lähmung, durch Geburtstrauma | F52.2 **Erektionsstörung** |
| G71.0 – Muskeldystrophie | F90.8 **Erethismus** |
| G71.0 – Syndrom | I46.0 **Erfolgreiche Wiederbelebung,** bei |
| D56.3 **Erbanlagen für Thalassämie** | Herzstillstand |
| B35.9 **Erbgrind** | T35.7 **Erfrierung** |
| R23.1 **Erbleichung** | T34.9 – mit Gewebsnekrose |
| * **Erbliche** | T34.4 — Arm |
| G10 – Chorea | T34.1 — Hals |
| G20 – Schüttellähmung | T34.0 — Kopf |
| H54.0 **Erblindung** | T34.2 — Thorax |
| R11 **Erbrechen** | T33.9 – oberflächlich |
| R11 – außerhalb Neugeborenenperiode | T33.4 — Arm |
| R11 – azetonämisch | T33.1 — Hals |
| R11 — unklar | T33.0 — Kopf |
| * – bei | T33.2 — Thorax |
| O21.9 — Gravidität | T95.9 **Erfrierungsfolgen** |
| K74.6 — Leberzirrhose | T34.9 **Erfrierungsgangrän** |
| O21.9 — Schwangerschaft | R94.1 **ERG** [Elektroretinogramm], pathologisch |
| P92.0 – beim Neugeborenen | E55.9 **Ergosterolmangel** |
| K92.0 – blutig | T62.2 **Ergotismus** |
| A08.1 – epidemisch | L67.1 **Ergrauen** |
| R11 – fäkulent | L67.1 – vorzeitig |
| R11 – habituell | |

| | |
|---|---|
| * | **Erguß** |
| M17.9 | – bei Gonarthrose |
| J94.0 | – chylös |
| M25.4 | – Gelenk |
| M25.4 | – Knie |
| M25.4 | – Kniegelenk |
| H65.9 | – Mittelohr |
| M25.4 | – Monarthropathie |
| H65.4 | – Paukenhöhle, nichteitrig |
| I31.3 | – Perikard |
| I30.9 | — akut |
| I31.3 | — nichtentzündlich |
| I09.2 | — rheumatisch |
| J90 | – Pleura |
| M25.4 | – Sprunggelenk, oberes |
| T71 | **Erhängen** |
| * | **Erhöhte** |
| E26.9 | – Aldosteronproduktion |
| E26.9 | – Aldosteronsekretion |
| * | – Androgenproduktion |
| E28.1 | — ovariell |
| E29.0 | — testikulär |
| D68.9 | – Blutungsneigung |
| I78.8 | – Durchlässigkeit, Kapillargefäße |
| E16.3 | – Glukagonsekretion |
| * | **Erhöhter** |
| K59.4 | – analer Sphinktertonus |
| R76.0 | – Antikörpertiter |
| R73.9 | – Blutglukosewert |
| R73.9 | – Blutzucker |
| H40.8 | – episkleraler Venendruck, mit Sekundärglaukom |
| E78.5 | – Fettspiegel |
| * | **Erhöhtes** |
| O35.9 | – genetisches Risiko, beim Feten |
| O35.9 | – Mißbildungsrisiko, beim Feten |
| * | **Erhöhung** |
| R77.2 | – Alpha-Fetoprotein |
| H40.0 | – Augendruck |
| E78.5 | – Blutfett |
| R63.5 | – Gewicht |
| E79.0 | – Harnsäure |
| R74.0 | – Leberenzyme |
| I10 | – RR [Riva-Rocci-Blutdruckwert] |
| * | – unklar |
| R70.0 | — BKS [Blutkörperchensenkungsgeschwindigkeit] |
| R70.0 | — Blutkörperchensenkungsgeschwindigkeit |
| R70.0 | — BSG [Blutkörperchensenkungsgeschwindigkeit] |
| R74.0 | — Transaminasen |
| E88.0 | **Eriksson-Syndrom, Laurell-** |

| | |
|---|---|
| J00 | **Erkältung** |
| J00 | – afebril |
| J00 | – mit Fieber |
| J00 | – ohne Fieber |
| J00 | **Erkältungsinfekt** |
| J00 | – mit Fieber |
| J00 | **Erkältungskrankheit** |
| J00 | **Erkältungsschnupfen** |
| * | **Erkrankung** |
| H31.9 | – Aderhaut |
| H57.9 | – Auge |
| H59.9 | — nach medizinischen Maßnahmen |
| H50.9 | – Augenmuskel |
| N32.9 | – Blase |
| D86.9 | – Boeck-Knochen- |
| N64.9 | – Brustdrüse |
| H44.9 | – Bulbus |
| H31.9 | – Chorioidea |
| * | – degenerativ |
| M19.9 | — Gelenk |
| M89.8 | — Knochen |
| M47.9 | — Wirbelsäule |
| L98.9 | – dermatologisch |
| I25.9 | – Dreigefäß-, koronar |
| I25.9 | – Eingefäß-, koronar |
| I25.9 | – Fünfgefäß-, koronar |
| I25.9 | – Gefäß-, koronar |
| F09 | – Gehirn, organisch, mit Psychose |
| M24.1 | – Gelenkknorpel |
| Q78.2 | – Glasknochen |
| H43.9 | – Glaskörper |
| N94.9 | – gynäkologisch |
| I84.9 | – hämorrhoidal |
| N39.9 | – Harnwege |
| L98.9 | – Haut |
| L98.9 | – und Unterhaut |
| I09.9 | – Herz, rheumatisch |
| I42.9 | – Herzmuskel |
| H18.9 | – Hornhaut, Auge |
| D89.9 | – immunallergisch |
| G93.9 | – intrazerebral |
| K07.6 | – Kauapparat, mit Gesichtsschmerzen |
| H02.9 | – Lid |
| K92.9 | – Magen-Darm-, akut |
| C61 | – maligne, Prostata |
| N64.9 | – Mamma |
| E88.9 | – metabolisch |
| L60.9 | – Nagel |
| J34.8 | – Nase |
| E27.9 | – Nebenniere |
| H47.0 | – Nervus opticus |
| H35.9 | – Netzhaut |
| G31.9 | – neurodegenerativ |
| N28.9 | – Niere |
| N28.9 | – Nierenpol |
| H47.0 | – Optikus- |

E

| | |
|---|---|
| * | **Erkrankung** (Forts.) |
| H05.9 | – Orbita |
| N90.9 | – Perineum, nichtentzündlich |
| F99 | – psychiatrisch |
| F99 | – psychisch |
| F99 | – psychogen |
| F45.9 | – psychosomatisch |
| F45.9 | — gynäkologisch |
| I73.9 | – renovaskulär |
| M79.0 | – rheumatisch, mit Skleritis |
| H47.0 | – Sehnerv |
| H15.9 | – Sklera |
| H35.3 | – toxisch, Makula |
| H04.1 | – Tränendrüsen |
| N73.9 | – Unterbauch, entzündlich |
| N36.9 | – urethral |
| N71.9 | – Uterus, entzündlich |
| I87.9 | – venös, mit Schmerzen |
| H81.9 | – Vestibular- |
| I25.9 | – Viergefäß-, koronar |
| N90.9 | – Vulva, nichtentzündlich |
| G93.9 | – zerebral |
| I25.9 | – Zwei- bis Dreigefäß-, koronar |
| I25.9 | – Zweigefäß-, koronar |
| Q61.9 | – zystisch, Niere |
| F48.9 | **Erlebnisreaktion** |
| R53 | **Ermattung** |
| R53 | **Ermüdung** |
| * | – durch |
| T67.6 | — Hitze |
| T67.6 | —— passager |
| O26.8 | — Schwangerschaft |
| R53 | – und Unwohlsein |
| M48.4 | **Ermüdungsbruch,** Wirbel |
| R53 | **Ermüdungserscheinungen,** allgemein |
| F48.0 | **Ermüdungsneurose** |
| F48.0 | **Ermüdungssyndrom** |
| G93.3 | – postviral |
| O25 | **Ernährungsmangel,** in Gravidität |
| E63.9 | **Ernährungsmangelkrankheit** |
| B22.2 | – bei HIV-Krankheit |
| E43 | **Ernährungsödem-Syndrom** |
| R63.3 | **Ernährungsproblem** |
| P92.9 | – beim Neugeborenen |
| E63.9 | **Ernährungsstörung** |
| * | – mit |
| E41 | — Kachexie |
| F06.8 | — organischer Psychose |
| E46 | **Ernährungszustand,** reduziert |
| R77.2 | **Erniedrigtes Alpha-Fetoprotein** |
| J67.0 | **Erntearbeiterlunge** |
| O63.0 | **Eröffnungsperiode,** protrahiert verlaufend, Geburt |
| O80.9 | **Eröffnungswehen** |

| | |
|---|---|
| * | **Erosio** |
| H16.0 | – corneae |
| H18.5 | — Epitheldystrophie |
| H18.8 | — rezidivierend |
| S05.0 | — traumatisch |
| N85.8 | – follicularis uteri |
| B37.2 | – interdigitalis blastomycetica |
| N85.8 | – papillaris uteri |
| N85.8 | – simplex uteri |
| * | – vera |
| N89.8 | — Scheide |
| N85.8 | — uteri |
| * | **Erosion** |
| K25.9 | – Antrum |
| I77.2 | – Arterie |
| * | – bei |
| H18.8 | — Keratopathie |
| N72 | — Zervizitis |
| N86 | – Cervix uteri |
| K26.9 | – duodenal |
| K26.9 | – Duodenalschleimhaut |
| N48.1 | – Glans penis |
| N39.8 | – Harnröhre |
| L98.8 | – Haut |
| H16.0 | – Hornhaut |
| K25.9 | – Magen |
| K25.9 | – Magenschleimhaut |
| K22.1 | – Ösophagus |
| K22.1 | – Ösophagusschleimhaut |
| * | – Portio |
| N86 | — chronisch |
| N86 | — uteri |
| H18.8 | – rezidivierend, Hornhaut |
| S05.0 | – traumatisch, Hornhaut |
| N39.8 | – Urethra |
| K03.2 | – Zahn |
| * | **Erosive** |
| M15.4 | – Arthrose |
| N48.1 | – Balanitis |
| K29.1 | – Gastritis |
| K29.6 | — chronisch |
| M15.4 | – Osteoarthrose |
| N76.2 | – Vulvitis |
| N72 | – Zervizitis |
| F52.7 | **Erotomanie** |
| F60.3 | **Erregbare Persönlichkeit** |
| R45.1 | **Erregung** |
| F20.2 | – katatonisch |
| F30.8 | – psychogen |
| I45.6 | **Erregungsausbreitung,** anormal, atrioventrikulär |
| I45.9 | **Erregungsausbreitungsstörung,** Herz |
| * | **Erregungsleitung** |
| I45.6 | – akzessorisch, atrioventrikulär |
| I45.6 | – beschleunigt, atrioventrikulär |
| I45.6 | – intraventrikulär, anomal |

| | | |
|---|---|---|
| * | **Erregungsleitung** (Forts.) | |
| I45.9 | – subnormal, Herz | |
| I45.6 | – vorzeitig, atrioventrikulär | |
| I45.9 | **Erregungsleitungsstörung,** Herz | |
| * | **Erregungsstörung** | |
| G70.9 | – neuromuskulär | |
| F52.2 | – sexuell, bei der Frau | |
| I45.9 | **Erregungsverspätung,** Herz | |
| R45.1 | **Erregungszustand** | |
| F30.8 | – psychogen | |
| R45.1 | – psychovegetativ | |
| F30.8 | – reaktiv | |
| R62.0 | **Erreichen,** verzögert, Entwicklungsstufen | |
| R23.2 | **Erröten,** übermäßig | |
| R23.2 | **Errötung** | |
| * | **Ersatz** | |
| * | – Aortenklappe, Zustand | |
| * | — nach, wegen | |
| I35.1 | —— Aorteninsuffizienz | |
| I35.0 | —— Aortenklappenstenose | |
| I35.8 | —— Aortenvitium | |
| * | – Mitralklappe, Zustand | |
| * | — nach, wegen | |
| I34.0 | —— Mitralinsuffizienz | |
| I05.8 | —— Mitralvitium | |
| R46.1 | **Erscheinungsbild,** besonders auffällig, äußerlich | |
| H35.0 | **Erscheinungsbildveränderung,** Netzhautgefäße | |
| * | **Erschlaffung** | |
| N81.8 | – Beckenboden, weiblich | |
| J98.6 | – Zwerchfell | |
| R53 | **Erschöpfung** | |
| F48.0 | – depressiv | |
| * | – durch | |
| T73.2 | — Ausgesetztsein | |
| T67.5 | — Hitze | |
| O26.8 | — Schwangerschaft | |
| T73.3 | — übermäßige Anstrengung | |
| F48.0 | – nervös | |
| F43.0 | — akut | |
| F48.0 | – psychonervös | |
| F48.0 | – psychovegetativ | |
| F43.0 | **Erschöpfungsdelir** | |
| F32.9 | **Erschöpfungsdepression** | |
| R53 | **Erschöpfungsgefühl,** unklar | |
| F48.0 | **Erschöpfungsneurose** | |
| * | **Erschöpfungssyndrom** | |
| R53 | – allgemein | |
| F48.0 | – depressiv | |
| R53 | **Erschöpfungszustand** | |
| R53 | – chronisch | |
| S06.0 | **Erschütterung,** Gehirn | |
| S06.0 | – isoliert | |
| S06.0 | – leichte Nebenverletzungen | |

| | | |
|---|---|---|
| K00.7 | **Erschwerter Zahndurchbruch** | |
| K00.7 | **Erschwertes Zahnen** | |
| * | **Erstgebärende** | |
| Z35.- | – ältere | |
| Z35.- | – jung | |
| T71 | **Erstickung** | |
| T71 | **Erstickungstod** | |
| * | **Erstinfektion** | |
| A16.9 | – TBC | |
| A16.9 | – tuberkulös | |
| * | **Erstschwangere** | |
| Z35.- | – ältere | |
| Z35.- | – jung | |
| Z34.- | **Erstschwangerschaft,** normal, Überwachung | |
| Z00.- | **Erstuntersuchung,** neuer Patient | |
| Z30.- | **Erstverordnung,** Kontrazeptiva | |
| T75.1 | **Ertrinken** | |
| T75.1 | **Ertrinkungsunfall** | |
| R14 | **Eruktation** | |
| L30.9 | **Eruption,** Haut | |
| R21 | – unspezifisch, Hautausschlag | |
| * | **Erwachsenen-** | |
| M42.1 | – Osteochondrose, Wirbelsäule | |
| M83.9 | – Rachitis | |
| M34.8 | – Sklerödem | |
| B58.9 | – Toxoplasmose | |
| M83.9 | **Erwachsenenalter-Osteomalazie** | |
| * | **Erwachsener** | |
| M42.1 | – Osteochondrose, Wirbelsäule | |
| M41.9 | – Skoliose | |
| * | **Erweichung** | |
| H18.4 | – Hornhaut, Auge | |
| Q31.8 | – Knorpel, Epiglottis | |
| J39.8 | – Luftröhre | |
| K31.8 | – Magen | |
| K22.8 | – Speiseröhre | |
| G93.8 | – zerebral | |
| H69.0 | **Erweiterte Tuba auditiva** | |
| * | **Erweiterung** – s.a. Dilatation | |
| I71.9 | – Aorta | |
| J47 | – Bronchiolen | |
| J47 | – Bronchus | |
| N13.4 | – Harnleiter | |
| H02.2 | – Lidspalte | |
| I89.0 | – Lymphgefäß | |
| K31.8 | – Magen | |
| K31.0 | – akut | |
| N28.8 | – Niere | |
| N28.8 | – Nierenbecken | |
| N28.8 | – Nierenbeckenkelchsystem | |
| I78.8 | – Plexus pampiniformis | |
| H57.0 | – Pupille | |
| N13.4 | – Ureter | |
| I86.8 | – Venen | |
| I51.7 | – Ventrikel | |

**E**

| | |
|---|---|
| * | **Erworben** – s. jeweilige Krankheit, erworben |
| A46 | **Erysipel** |
| A46 | – Gesicht |
| A46 | – Kopf |
| A46 | – Larynx |
| A46 | – Ohr |
| A46 | – Penis |
| O86.8 | – postpartal |
| A26.9 | – Pseudo- |
| O86.8 | – puerperal |
| A46 | – Unterschenkel |
| A26.9 | **Erysipeloid** |
| A26.0 | – Haut- |
| A26.7 | **Erysipelothrix-Sepsis** |
| * | **Erythem** |
| L23.9 | – allergisch |
| L59.8 | – durch Strahlen |
| T69.1 | – Pernio- |
| L22 | – Windel- |
| L53.9 | **Erythema** |
| T69.1 | – a frigore |
| L59.0 | – ab igne |
| L53.1 | – anulare centrifugum |
| A25.1 | – arthriticum epidemicum |
| A69.2 | – chronicum migrans |
| A69.2 | — durch Borrelien |
| L95.1 | – elevatum et diutinum |
| E52 | – endemicum |
| L51.9 | – exsudativum multiforme |
| L51.1 | — bullös |
| L51.0 | — nichtbullös |
| L53.8 | – Handfläche |
| L52 | – induratum |
| A18.4 | — tuberkulös |
| B08.3 | – infectiosum |
| L53.2 | – marginatum |
| B08.3 | – Megal- |
| A26.0 | – migrans |
| A69.2 | — chronisch |
| L52 | – nodosum |
| L52 | — nichttuberkulös |
| L53.8 | – palmare |
| B08.2 | – subitum |
| L53.0 | – toxicum |
| P83.1 | — neonatorum |
| * | **Erythematodes** |
| L93.0 | – chronicus discoides |
| L93.0 | – Lupus |
| L93.0 | — discoides |
| M32.9 | — disseminatus |
| L93.1 | — kutan, subakut |
| M32.9 | — systemisch |
| * | **Erythematöse** |
| L53.9 | – Affektion |
| L53.9 | – Krankheit |

| | |
|---|---|
| * | **Erythematöse** (Forts.) |
| A67.1 | – Plaques, bei Pinta |
| C94.0 | **Erythrämie** |
| C94.0 | – akut |
| C94.1 | – chronisch |
| C94.0 | **Erythrämische Myelosis,** akut |
| I73.8 | **Erythralgie** |
| L08.1 | **Erythrasma** |
| L08.1 | – intertriginosum |
| D60.9 | **Erythroblastopenie** |
| D60.9 | **Erythroblastophthise** |
| * | **Erythroblastose** |
| P55.9 | – fetal |
| C94.1 | – Heilmeyer-Schöner- |
| P55.0 | – Rh [Rhesus]-, fetal |
| I73.8 | **Erythrocyanosis crurum puellarum** |
| L21.1 | **Erythrodermia desquamativa Leiner** |
| L53.9 | **Erythrodermie** |
| Q80.3 | – bullös, kongenital, ichthyosiform |
| C84.1 | – maligne, retikulo-leukämisch |
| T56.1 | **Erythrödem** |
| D61.0 | **Erythrogenesis imperfecta** |
| C94.0 | **Erythroleukämie** |
| C94.0 | – akut |
| C94.0 | **Erythroleukämische Myelose** |
| C94.0 | **Erythroleukoblastose** |
| I73.8 | **Erythromelalgie** |
| L90.4 | **Erythromelie** |
| D75.9 | **Erythrophagie** |
| D75.9 | **Erythrophagozytose** |
| F40.2 | **Erythrophobie** |
| * | **Erythroplakie** |
| K13.2 | – Mund |
| R93.8 | – Portio |
| D07.4 | **Erythroplasie** |
| D09.2 | – Bindehaut |
| D07.4 | – Penis |
| D07.4 | – Queyrat- |
| * | **Erythropoetische** |
| E80.0 | – angeborene Porphyrie |
| E80.0 | – hereditäre Porphyrie |
| E80.0 | – Protoporphyrie |
| * | **Erythrose** |
| C94.0 | – akut |
| C94.1 | – chronisch |
| I73.8 | **Erythrothermalgie** |
| I73.8 | **Erythrozyanose** |
| R71 | **Erythrozytenveränderung** |
| C94.0 | **Erythrozythämie** |
| D64.9 | **Erythrozytopenie** |
| D75.9 | **Erythrozytophagie** |
| D75.0 | **Erythrozytose,** familiär |
| R31 | **Erythrozyturie** |
| N02.9 | – Belastungs- |
| R80 | – Protein- |

| | |
|---|---|
| * | **Escherichia-coli-** |
| M00.8 | – Arthritis |
| A04.4 | – Enteritis |
| N39.0 | – Harnwegsinfektion |
| A49.8 | – Infektion |
| G00.8 | – Meningitis |
| J15.5 | – Pneumonie |
| P23.4 | — angeboren |
| P36.4 | – Sepsis, beim Neugeborenen |
| H50.0 | **Esodeviation** |
| H50.5 | **Esophorie** |
| H50.5 | – dekompensiert |
| * | **Esotropie** |
| H50.0 | – A-, bei Obliquus-superior-Überfunktion und Obliquus-inferior-Parese |
| H50.0 | – alternierend, ausgenommen intermittierend |
| * | – bei |
| E05.0 | — endokriner Orbitopathie, bei Morbus Basedow |
| * | — Strabismus |
| H50.8 | —— deorsoadductorius |
| H50.8 | —— sursoadductorius |
| H50.0 | – frühkindlich |
| H50.3 | – intermittierend |
| H50.0 | – konsekutiv |
| H50.0 | – Konvergenzexzeß |
| H50.0 | – Rest- |
| H50.3 | — intermittierend |
| H50.0 | – schwankend |
| H50.0 | — bei kongenitalem Nystagmus |
| H50.0 | – sekundär |
| B55.2 | **Espundia** |
| R63.2 | **Eßattacke** |
| * | **Essentielle** |
| D70 | – Agranulozytose |
| D64.9 | – Anämie |
| E83.1 | – braune Lungeninduration |
| L81.7 | – familiäre Teleangiektasie |
| E74.1 | – Fruktosurie |
| E78.0 | – Hypercholesterinämie, familiär |
| E78.4 | – Hyperlipidämie |
| I10 | – Hypertonie |
| I10 | — arteriell |
| O10.0 | — gutartig, vor Gravidität bestehend |
| I10 | — primär |
| I10 | — wahrscheinlich |
| H21.2 | – progressive Irisatrophie |
| * | – Thrombopenie |
| D69.3 | – akut |
| D69.3 | — chronisch |
| D47.3 | – Thrombozythämie |
| D69.3 | – Thrombozytopenie |
| D75.2 | – Thrombozytose |
| E75.5 | – Xanthomatose |

| | |
|---|---|
| * | **Essentieller** |
| E63.0 | – Fettsäuremangel |
| I10 | – Hochdruck, primär |
| I10 | – hoher Blutdruck, primär |
| G25.0 | – Tremor |
| A49.8 | **Essigbakterien-Infektion** |
| F50.9 | **Eßstörung** |
| F50.9 | – nervös |
| F50.8 | **Eßsucht** |
| R63.0 | **Eßunlust** |
| R63.0 | **Eßverhalten,** reduziert |
| F50.9 | **Eßverhaltensstörung** |
| A55 | **Esthiomene** |
| T88.7 | **Estradiol-Nebenwirkung** |
| T88.7 | **Estriol-Nebenwirkung** |
| T88.7 | **Estron-Nebenwirkung** |
| T88.7 | **Ethinyl-Estradiol-Nebenwirkung** |
| J32.2 | **Ethmoidale Sinusitis** |
| J32.2 | **Ethmoiditis** |
| J01.2 | – akut |
| J32.2 | – chronisch |
| J32.2 | – polypös |
| A78 | **Euboea-Fieber** |
| G71.1 | **Eulenberg-Krankheit** |
| B47.0 | **Eumyzetom** |
| E29.1 | **Eunuchismus,** männlich |
| B45.9 | **Europäische Blastomykose** |
| * | **Euthyreose,** bei |
| E04.2 | – multifokaler Autonomie, bei Struma |
| E04.9 | – Struma nodosa |
| E04.1 | – unifokaler Autonomie, bei Struma |
| * | **Euthyreote** |
| E04.0 | – diffuse Struma |
| E04.9 | – Struma |
| Q79.0 | **Eventration,** bei angeborenem Zwerchfelldefekt |
| H04.5 | **Eversio puncti lacrimalis** |
| * | **Ewing-** |
| C41.9 | – Sarkom |
| C41.9 | – Tumor |
| F40.2 | **Examensangst** |
| R21 | **Exanthem** |
| L23.9 | – allergisch |
| * | – bei |
| B05.9 | — Masern |
| B01.8 | — Varizellen |
| A88.0 | — Boston- |
| B08.2 | – Dreitagefieber |
| * | – durch |
| L27.0 | — Arzneimittel |
| B09 | — Viren |
| L27.0 | – generalisiert, durch Arzneimittel |
| B08.4 | – Hand-Fuß-Mund- |
| H01.1 | – Lid |
| H01.1 | – Lidrand, allergisch |
| A88.0 | – mit Fieber, durch Enteroviren |

| | |
|---|---|
| R21 | **Exanthem** (Forts.) |
| L21.9 | – seborrhoid |
| L27.0 | – toxisch |
| R21 | – uncharakteristisch |
| L50.9 | – urtikariell |
| B08.4 | – vesikulär |
| R21 | **Exanthema** |
| A69.2 | – chronicum migrans |
| B08.2 | – subitum |
| * | **Exazerbation** |
| J32.8 | – Rhinosinusitis, chronisch |
| J35.0 | – Tonsillitis, chronisch |
| J40 | **Exazerbierte Bronchitis** |
| J45.0 | **Exazerbiertes Asthma** |
| K14.1 | **Excoriatio chronica linguae** |
| Q01.9 | **Exenzephalie** |
| * | **Exfoliatio** |
| K14.1 | – areata linguae |
| H27.8 | – lentis |
| L26 | **Exfoliative Dermatitis** |
| F65.2 | **Exhibitionismus** |
| * | **Exitus** |
| R96.1 | – innerhalb 24 Stunden, nach Beginn, Symptome |
| R96.0 | – plötzlich |
| H47.2 | **Exkavation,** Papille |
| T14.0 | **Exkoriation** |
| K86.8 | **Exkretorische Pankreasinsuffizienz** |
| H50.1 | **Exodeviation** |
| * | **Exogene** |
| E66.0 | – Fettsucht |
| T62.2 | – spastische Spinalparalyse |
| J45.0 | **Exogenes allergisches Asthma** |
| K86.8 | **Exokrine Pankreasinsuffizienz** |
| Q79.2 | **Exomphalus** |
| H50.5 | **Exophorie** |
| H51.1 | – bei Konvergenzschwäche, Auge |
| H50.5 | – dekompensiert |
| H05.2 | **Exophthalmus** |
| E05.0 | – Basedow- |
| H05.2 | – Orbitahämatom |
| H05.2 | – Pseudo- |
| E05.0 | – Störung, Schilddrüse |
| M89.9 | **Exostose** |
| Q78.6 | – angeboren, multipel |
| H61.8 | – Gehörgang |
| H61.8 | — äußerer |
| D16.9 | – kartilaginär |
| D16.3 | — Großzehe |
| K10.8 | – Kiefer |
| M77.8 | – Olekranon |
| H05.3 | – Orbita |
| D16.9 | – osteokartilaginär |
| M89.9 | – Trochantermassiv |

| | |
|---|---|
| H50.1 | **Exotropie** |
| H50.1 | – A-, bei Obliquus-superior-Überfunktion und Obliquus-inferior-Parese |
| H50.1 | – alternierend, ausgenommen intermittierend |
| H50.3 | – intermittierend |
| H50.1 | – konsekutiv |
| H50.1 | – Konvergenzexzeß |
| H50.3 | – Rest-, intermittierend |
| H50.1 | – sekundär |
| N72 | **Exozervizitis** |
| T48.4 | **Expektoranzienvergiftung** |
| T70.8 | **Explosionstrauma** |
| * | **Exposition gegenüber** |
| Z20.4 | – Röteln |
| Z20.3 | – Tollwut |
| H16.2 | **Expositionskeratokonjunktivitis** |
| F80.1 | **Expressive Sprachstörung** |
| * | **Expulsive** |
| T81.0 | – Blutung, nach Kataraktextraktion |
| H31.3 | – Chorioideablutung |
| L30.9 | **Exsikkation,** mit Dermatitis |
| L30.8 | **Exsikkationsdermatitis** |
| L30.3 | – superinfiziert |
| L30.8 | **Exsikkationsekzem** |
| L30.3 | **Exsikkationsekzematoid** |
| E86 | **Exsikkose** |
| * | – bei |
| K52.9 | — Brechdurchfall |
| A09 | —— akut |
| K52.9 | — Diarrhoe |
| A09 | —— akut |
| A09 | —— infektiös |
| A09 | —— Säugling |
| A09 | — Durchfall, akut |
| K52.9 | — Durchfall-Krankheit |
| * | — Enteritis |
| A09 | —— akut |
| A09 | —— Säugling |
| K52.9 | — Enterogastritis |
| A09 | —— akut |
| K52.9 | — Gastroenteritis |
| A09 | —— akut |
| A09 | —— infektiös |
| A09 | —— Säugling |
| * | **Exsudative** |
| H43.8 | – hereditäre Vitreoretinopathie |
| H21.3 | – Iriszyste |
| H35.3 | – Makuladegeneration |
| * | – Nephritis |
| N00.9 | — akut |
| N03.8 | — chronisch |
| H65.9 | – Otitis media |
| H65.1 | — akut |
| H65.4 | — chronisch |
| H35.0 | – Retinopathie |

| | |
|---|---|
| H68.0 | **Exsudativer Tubenkatarrh** |
| L02.9 | **Externer Abszeß** |
| * | **Extradurale** |
| I62.1 | – Blutung, nichttraumatisch |
| I62.1 | – Hämorrhagie, nichttraumatisch |
| G06.2 | **Extraduraler Abszeß** |
| I62.1 | **Extradurales Hämatom,** nichttraumatisch |
| C24.0 | **Extrahepatischer Gallengang,** Karzinom |
| E24.3 | **Extrahypophysäres ACTH** [Adrenocorticotropes Hormon]**-Syndrom** |
| A28.2 | **Extraintestinale Yersiniose** |
| * | **Extrakapilläre diabetische** |
| E14.2 | – Glomerulohyalinose |
| E14.2 | – Glomerulosklerose |
| * | **Extrakorporale** |
| Z31.- | – Befruchtung |
| Z31.- | – Fertilisation |
| Z31.- | – Insemination |
| * | **Extraktion** |
| O83.0 | – aus Beckenendlage |
| Z30.- | – IUP [Intrauterinpessar] |
| C90.2 | **Extramedulläres Plasmozytom** |
| C56 | **Extraovarielles Ovarialkarzinom** |
| * | **Extrapyramidale** |
| * | – Affektion, unklar |
| G25.9 | — mit Spasmus und abnormer Bewegungsstörung |
| G25.9 | — und abnorme Bewegungsstörung |
| G25.9 | – Bewegungsstörung |
| G25.9 | – Störung |
| G25.9 | — motorisch |
| G25.6 | **Extrapyramidaler Tic** |
| R39.2 | **Extrarenale Urämie** |
| I49.4 | **Extrasystolie** |
| I49.2 | – AV [Atrioventrikular]-junktional |
| I49.4 | – belastungsinduziert |
| I49.4 | – supraventrikulär |
| I49.3 | – ventrikulär |
| I49.1 | – Vorhof |
| I49.4 | **Extrasystolische Arrhythmie** |
| O00.9 | **Extrauteringravidität** |
| O00.8 | – im Uterushorn |
| O00.8 | – zervikal |
| O00.9 | **Extrauterinschwangerschaft** |
| R39.0 | **Extravasation,** Urin |
| K11.6 | **Extravasationszyste,** Speicheldrüse |
| * | **Extrem** |
| P07.0 | – niedriges Geburtsgewicht, beim Neugeborenen |
| P07.2 | – unreifes Frühgeborenes |
| F62.0 | **Extrembelastung,** mit andauernder Persönlichkeitsänderung |
| P07.2 | **Extreme Unreife,** beim Neugeborenen |

| | |
|---|---|
| * | **Extremität** |
| G97.9 | – neurologische Ausfälle, bei Gipsbehandlung |
| * | – obere |
| L04.2 | — akute Lymphadenitis |
| Q71.0 | — angeborenes vollständiges Fehlen |
| T10 | — Fraktur |
| T11.0 | — Kontusion |
| T11.0 | — Prellung |
| Q71.9 | — Reduktionsdefekt |
| T11.9 | — Verletzung |
| M70.9 | – Überlastungsschaden |
| * | – untere |
| L04.3 | — akute Lymphadenitis |
| T12 | — Fraktur |
| T13.0 | — Kontusion |
| T13.0 | — Prellung |
| Q72.9 | — Reduktionsdefekt |
| * | **Extremitätenarterie** |
| I70.2 | – Atherosklerose |
| I74.4 | – Embolie |
| I74.4 | — und Thrombose |
| I74.4 | – Thrombose |
| I74.4 | – Verschluß |
| M21.9 | **Extremitätendeformität,** erworben |
| I73.9 | **Extremitätendurchblutungsstörung** |
| R02 | **Extremitätengangrän** |
| M99.8 | **Extremitätengelenk,** Blockierung |
| G83.3 | **Extremitätenlähmung** |
| M21.7 | **Extremitätenlänge,** unterschiedlich |
| Q74.8 | **Extremitätenlängenunterschied,** angeboren |
| Q74.9 | **Extremitätenmißbildung** |
| M79.6 | **Extremitätenschmerzen** |
| M21.7 | **Extremitätenverkürzung** |
| J45.0 | **Extrinsisches Asthma bronchiale** |
| F60.8 | **Exzentrische Persönlichkeit** |
| E27.0 | **Exzeß, Mineralokortikoid-** |
| F98.8 | **Exzessive Masturbation** |
| * | **Exzessives** |
| F17.1 | – Rauchen |
| F10.1 | – Trinken |
| F17.1 | – Zigarettenrauchen |

**E**

# – F –

E75.2  **Fabry-Krankheit**
\*      **Facettenarthrose**
M47.8 – HWS
M47.8 – lumbosakral
\*      **Facettenreizung**
M54.5 – bei Lumbalgie
M54.5 — akut
M47.2 – BWS
M47.2 – HWS-Bereich
M47.2 – LWS
M47.2 – LWS-Bereich
M47.2 – Wirbelsäule, gesamt
M47.2 **Facettensyndrom**
M47.9 – degenerativ
M47.2 – HWS
M47.2 – L5/S1, chronisch
M47.2 – lumbal
M47.2 — chronisch
M47.2 — degenerativ
M47.2 – lumbosakral
M47.2 — akut
M47.2 — mit Blockierung
E24.9 **Facies lunata**
T81.8 **Fadenfistel**
L92.3 **Fadengranulom**
H59.8 – Lid
B80   **Fadenwürmer**
H16.1 **Fädchenkeratitis**
R82.9 **Fäkalurie**
R11   **Fäkulentes Erbrechen**
\*      **Fältelung**
H35.3 – Makula
T85.4 – Mammaprothese
R02   **Fäulnisbrand**
K30   **Fäulungsdyspepsie**
\*      **Faktor-**
D66   – VIII-Mangel
D66   — hereditär
D67   – IX-Mangel
D67   — hereditär
D68.1 – XI- Mangel
D68.1 — hereditär
M21.3 **Fallhand**
Q21.3 **Fallot-Tetralogie**
G40.9 **Fallsucht**
R76.2 **Falsch-positiver serologischer Syphilis-**
       **test**
M84.1 **Falschgelenk**
H02.8 **Falschwachsende Wimpern**

H18.3 **Falte, Descemet-**
L98.8 **Faltenbildung,** vermehrt, Haut
K29.6 **Faltenmagen**
K14.5 **Faltenzunge**
\*      **Familiäre**
E75.4 – amaurotische Idiotie
E78.6 – Analphalipoproteinämie
E80.4 – Bilirubinämie, nichthämolytisch
M11.1 – Chondrokalzinose
G90.1 – Dysautonomie
Q12.1 – Ectopia lentis
D75.0 – Erythrozytose
L81.7 – essentielle Teleangiektasie
E66.8 – Fettsucht
\*      – hämolytische
D58.9 — Anämie
D58.0 — Gelbsucht
G11.1 – hereditäre Friedreich-Ataxie
E78.0 – Hypercholesterinämie, essentiell
E78.4 – Hyperlipidämie
E79.0 – Hyperurikämie, primär
G24.1 – idiopathische Dystonie
E84.9 – kongenitale zystische Fibrose
G72.3 – Lähmung, periodisch
E76.2 – Osteochondrodystrophie
D75.0 – Polyglobulie
D12.6 – Polyposis
D75.0 – Polyzythämie
G11.4 – spastische Spinalparalyse
\*      **Familiärer**
D58.0 – hämolytischer Ikterus
G25.0 – Tremor
F91.0 **Familienbezogene Störung,** Sozialver-
       halten
\*      **Familienplanung**
Z30.- – abgeschlossen
Z30.- – Beratung
F60.0 **Fanatische Persönlichkeit**
\*      **Fanconi-**
D61.0 – Anämie
\*      – Andersen-Syndrom
E84.9 — Landsteiner- [Mukoviszidose]
E84.9 — [Mukoviszidose]
D61.0 – Syndrom
E72.0 — De-Toni-Debré-
K03.7 **Farbänderung,** Zähne, posteruptiv
H53.5 **Farbenblindheit**
H53.5 **Farbenfehlsichtigkeit**
H53.1 **Farbringsehen um Lichtquellen**
H53.5 **Farbsinnstörung**
L23.4 **Farbstoffbedingte allergische Kontakt-**
       **dermatitis**
E70.3 **Farbstoffmangel,** angeboren
L57.8 **Farmerhaut**
J67.0 **Farmerlunge**
Z31.- **Farnkrautphänomen**

H46    **Fasciculitis optica**
\*       **Fasciitis**
M72.3 – nodularis
M72.2 – plantaris
B66.3 **Fasciola-hepatica-Befall**
B66.3 **Fascioliasis**
B66.5 **Fasciolopsiasis**
M95.4 **Faßthorax**
M72.5 **Faszienentzündung**
D48.1 **Faszienneubildung**, unsicher
T14.3 **Faszienruptur**
M72.5 **Fasziitis**
M35.4 – eosinophil
I44.6 **Faszikelblock**
I44.4   – linksanterior
I44.5   – linksposterior
R25.3 **Faszikuläre Zuckung**
R25.3 **Faszikulation**
G93.3 **Fatigue Syndrome**, Chronic
K13.0 **Faulecke**
K13.0 **Faulecken-Syndrom**
D55.0 **Favismus**
D55.0 **Favismus-Syndrom**
\*       **Favre-**
A55    – Racouchot, Morbus [Elastoidosis cutis nodularis]
H43.8 – Syndrom, Goldmann-
B35.9 **Favus**
B35.0 – capitis
G51.4 **Faziale Myokymie**
Q87.0 **Faziales Fehlbildungssyndrom**
G51.9 **Fazialisaffektion**
G51.8 **Fazialisatrophie**
G51.8 **Fazialisdegeneration**
G51.8 **Fazialisentzündung**
G51.9 **Fazialiskrankheit**
G51.0 **Fazialislähmung**
G51.8 **Fazialisneuralgie**
G51.8 **Fazialisneuritis**
G51.0 **Fazialisparese**
H02.2 – bei Lagophthalmus
G51.0 – Bell-
H02.5 – Fehlstellung, Lid, ohne Lagophthalmus
G51.0 – peripher
G51.0 – zentral
G51.3 **Fazialisspasmus**
G51.9 **Fazialisstörung**
\*       **Fazio-**
G24.4 – bukko-linguale Dystonie
G71.0 – skapulo-humerale Muskeldystrophie
G51.0 **Fazioplegie**
G90.0 **Faziozephalgie**
T53.5 **FCKW** [Fluorchlorkohlenwasserstoffe]-**Wirkung**, toxisch
L98.2 **Febrile neutrophile Dermatose**, akut

R50.9 **Febris** – s.a. Fieber
B50.8 – biliosa
A22.9 – carbuncularis
A01.0 – enterica
B50.8 – haemoglobinurica
B54    – intermittens
A23.0 – mediterranea
A93.1 – pappataci
A75.9 – petechialis
O85    – puerperalis
A79.0 – quintana
A68.9 – recurrens
\*       – undulans
A23.1 —— Bang
A23.0 —— melitensis
D86.8 – uveoparotidea subchronica
T56.1 **Feer-Syndrom, Selter-Swift-**
\*       **Fehlbildung**
Q89.9 – angeboren
Q04.0 —— Corpus callosum
Q16.3 —— Gehörknöchelchen
\*       —— große
Q25.9 —— Arterien
Q26.9 —— Venen
Q24.9 —— Herz
Q21.9 —— Herzseptum
Q13.4 —— Hornhaut
Q16.5 —— Innenohr
Q13.2 —— Iris
Q31.9 —— Kehlkopf
Q52.6 —— Klitoris
Q74.1 —— Knie
Q10.3 —— Lid
Q33.9 —— Lunge
Q83.9 —— Mamma
Q89.0 —— Milz
Q30.9 —— Nase
Q89.1 —— Nebenniere
Q63.9 —— Niere
Q39.9 —— Ösophagus
Q76.7 —— Sternum
Q03.0 – Aquaeductus cerebri
\*       – arteriovenös
Q28.0 —— extrakranielle hirnversorgende Gefäße
Q28.2 —— Hirngefäße
Q27.3 —— periphere Gefäße
Q99.8 – chromosomal
Q89.9 – fetal, intrauterin
Q04.9 – Gehirn
Q18.9 – Gesicht
Q52.4 – Hymen
\*       – kongenital
Q15.9 —— Auge
\*       —— Augenabschnitt
Q14.8 —— hinterer
Q13.9 —— vorderer

**F**

| | |
|---|---|
| E46 | **Fehlernährung** |
| O25 | – in der Schwangerschaft |
| M83.3 | – mit Osteomalazie, im Erwachsenenalter |
| E07.9 | **Fehlfunktion,** Schilddrüse |
| O06.9 | **Fehlgeburt** – s.a. Abort |
| O20.0 | – drohend |
| O06.4 | – inkomplett |
| O06.3 | — mit Komplikation |
| O06.9 | – komplett |
| O06.8 | — mit Komplikation |
| O08.9 | – kompliziert |
| * | – mit |
| O08.2 | — Embolie |
| O08.4 | — Nierenschaden |
| O08.3 | — Schock |
| O08.1 | — später Blutung |
| O08.5 | — Stoffwechselstörung |
| O08.6 | — Verletzung, Beckenorgane |
| O03.9 | – spontan |
| O02.1 | – verhalten |
| * | **Fehlhaltung** |
| M40.2 | – kyphotisch, Halswirbelsäule |
| M41.9 | – skoliotisch |
| M43.9 | – thorakolumbal |
| T85.4 | **Fehllage,** Mammaprothese |
| * | **Fehlmündung** |
| Q26.2 | – Lungenvenen, total |
| Q28.8 | – Venen |
| T88.9 | **Fehlrefraktion,** Brille |
| H53.9 | **Fehlsichtigkeit** |
| * | **Fehlstatik** |
| R29.8 | – Fuß |
| M43.9 | – Wirbelsäule |
| H02.8 | **Fehlstehende Wimpern** |
| * | **Fehlstellung** |
| M84.0 | – bei Frakturheilung |
| Q74.0 | – Finger |
| M40.2 | – kyphotisch, Halswirbelsäule |
| H02.5 | – Lid, Fazialisparese, ohne Lagophthalmus |
| H02.5 | – narbig bedingt, Lid |
| K07.3 | – Zähne |
| M20.6 | – Zehen |
| * | **Fehlsteuerung** |
| F48.9 | – neurotisch |
| F45.9 | – psychovegetativ |
| F45.9 | – vegetativ |
| F48.9 | **Fehlverhalten,** neurotisch |
| * | **Fehlversuch** |
| O66.4 | – Entbindung |
| O66.5 | – Zangenentbindung |
| Q87.0 | **Feichtinger-Syndrom, Ullrich-** |
| A63.0 | **Feigwarze** |
| Q76.1 | **Feil-Syndrom, Klippel-** |
| R45.5 | **Feindseligkeit** |
| L43.9 | **Feinknötchenflechte** |

| | |
|---|---|
| R29.2 | **Feinmotorikstörung** |
| K31.9 | **Feldflaschenmagen** |
| S02.1 | **Felsenbeinabsprengung** |
| S02.1 | **Felsenbeinbruch** |
| H70.2 | **Felsenbeineiterung** |
| H70.2 | – akut |
| S02.1 | **Felsenbeinfraktur** |
| H70.2 | **Felsenbeinkaries** |
| S02.1 | **Felsenbeinlängsbruch** |
| S02.1 | **Felsenbeinlängsfraktur** |
| S02.1 | **Felsenbeinquerbruch** |
| S02.1 | **Felsenbeinquerfraktur** |
| A77.0 | **Felsengebirgsfleckfieber** |
| M05.0 | **Felty-Syndrom** [Polyarthritis, Splenomegalie und Leukopenie] |
| E29.1 | **Feminisierung** |
| E34.5 | – testikulär |
| I74.3 | **Femoralarterienthrombose** |
| K41.9 | **Femoralhernie** |
| K41.9 | – einseitig |
| K41.3 | – irreponibel |
| * | – mit |
| K41.3 | — Einklemmung |
| K41.4 | — Gangrän |
| G57.2 | **Femoralisläsion** |
| G58.8 | **Femoralisneuralgie** |
| G57.2 | **Femoralisneuritis** |
| I74.3 | **Femoralisverschluß** |
| I80.1 | **Femoralvenenthrombose** |
| K40.9 | **Femoroinguinalhernie** |
| M17.9 | **Femoropatellararthrose** |
| M17.9 | – und Varusgonarthrose |
| M17.9 | **Femoropatellare Gonarthrose** |
| M79.6 | **Femoropatellares Schmerzsyndrom** |
| S72.9 | **Femurfraktur** |
| S72.2 | – disloziert, subtrochantär |
| S72.4 | – distal |
| T93.1 | – Folgen |
| S72.2 | – subtrochantär |
| S72.7 | **Femurfrakturen,** multipel |
| S72.0 | **Femurhalsfraktur** |
| C79.5 | **Femurkarzinom** |
| S72.0 | **Femurkopffraktur** |
| Q72.4 | **Femurreduktionsdefekt,** longitudinal |
| C40.2 | **Femursarkom** |
| S72.3 | **Femurschaftfraktur** |
| Q68.3 | **Femurverbiegung,** angeboren |
| P13.2 | **Femurverletzung,** bei Geburt |
| * | **Fenestra-vestibuli-Beteiligung,** bei |
| * | – Otosklerose |
| H80.0 | — nichtobliterierend |
| H80.1 | — obliterierend |
| * | **Fenster,** oval |
| H80.0 | – nichtobliteriert, bei Otosklerose |
| H80.1 | – obliteriert, bei Otosklerose |
| H83.0 | **Fensterlabyrinthitis** |

**F**

| | |
|---|---|
| H51.8 | **Fernesotropie,** bei Divergenzlähmung, Stangler-Zuschrott |
| L02.4 | **Fersenabszeß** |
| S92.0 | **Fersenbeinbruch** |
| S92.0 | **Fersenbeinfraktur** |
| M79.6 | **Fersenbeinschmerzen** |
| L02.4 | **Fersenfurunkel** |
| R02 | **Fersengangrän** |
| L02.4 | **Fersenkarbunkel** |
| M86.9 | **Fersenperiostitis** |
| L03.1 | **Fersenphlegmone** |
| S90.3 | **Fersenprellung** |
| M79.6 | **Fersenschmerzen** |
| M77.3 | **Fersensporn** |
| M77.3 | – plantar |
| L97 | **Fersenulkus** |
| * | **Fertilisation** |
| Z31.- | – extrakorporal |
| Z31.- | – intratubar |
| Z31.- | **Fertilisationsberatung** |
| Z31.- | **Fertilisationsfördernde Maßnahme** |
| Z31.- | **Fertilisationsförderung** |
| Z31.- | **Fertilisationstest** |
| N97.9 | **Fertilität,** gestört, bei der Frau |
| * | **Fertilitätsstörung** |
| N97.9 | – bei der Frau |
| N46 | – beim Mann |
| N46 | – männlich |
| Z31.- | **Fertilitätsuntersuchung** |
| * | **Fertilitätsverlust** |
| N97.9 | – bei der Frau |
| N46 | – beim Mann |
| N89.6 | **Fester Hymenalring** |
| H61.2 | **Festsitzendes Zerumen** |
| Z32.- | **Feststellung,** Schwangerschaft |
| * | **Fetalanomalie** |
| O35.9 | – Betreuung der Schwangeren |
| O66.3 | – Geburtshindernis |
| * | **Fetale** |
| P55.1 | – AB0-Inkompatibilität |
| P55.1 | – AB0-Isoimmunisierung |
| Q87.8 | – Akinesie, autosomal-rezessiv |
| Q89.9 | – Anomalie |
| O35.1 | — Chromosomen, Betreuung der Schwangeren |
| P20.9 | – Anoxie |
| O68.0 | – Arrhythmie, bei Entbindung |
| P20.9 | – Asphyxie |
| P20.9 | – Azidose |
| P20.9 | – Bradykardie |
| Q89.9 | – Deformität |
| O68.0 | – Dezeleration, bei Entbindung |
| P05.2 | – Dystrophie |
| I42.4 | – Endokarditis |
| P55.9 | – Erythroblastose |

| | |
|---|---|
| * | **Fetale** (Forts.) |
| P20.9 | – Herzfrequenz, abnorm |
| O36.3 | – Herztonalteration, Betreuung der Schwangeren |
| O36.6 | – Hypertrophie, Betreuung der Schwangeren |
| P05.2 | – Hypotrophie |
| P20.9 | – Hypoxie |
| O36.3 | — Betreuung der Schwangeren |
| Q89.9 | – intrauterine Fehlbildung |
| P20.9 | – kardiale Dysrhythmie |
| O36.9 | – Komplikation, Betreuung der Schwangeren |
| O32.9 | – Lageanomalie |
| O33.5 | – Makrosomie |
| P05.2 | – Mangelernährung |
| Q89.9 | – Mißbildung |
| O35.0 | — ZNS, Betreuung der Schwangeren |
| O36.5 | – Retardierung, Betreuung der Schwangeren |
| * | – Rh [Rhesus]- |
| P55.0 | — Erythroblastose |
| P55.0 | — Isoimmunisierung |
| P04.9 | – Schädigung |
| O35.9 | — Gravida-Betreuung |
| O35.0 | – Spina bifida, Betreuung der Schwangeren |
| P20.9 | – Tachykardie, persistierend |
| P05.9 | – Wachstumsretardierung |
| O36.5 | — Betreuung der Schwangeren |
| P05.9 | – Wachstumsstörung |
| * | **Fetaler** |
| O35.0 | – Anenzephalus, Betreuung der Schwangeren |
| P50.9 | – Blutverlust |
| P61.3 | — angeborene Anämie durch |
| * | — aus |
| P50.2 | — Plazenta |
| P50.1 | — rupturierter Nabelschnur |
| * | — bei |
| P50.0 | — Insertio velamentosa |
| P50.0 | — Vasa praevia |
| P20.9 | – Distreß |
| P20.9 | – Gefahrenzustand |
| P20.9 | – Herzschlag, abnorm |
| * | – Hydrozephalus, Betreuung |
| O35.0 | — der Schwangeren |
| O33.6 | — Schwangere |
| O26.9 | – Oszillationsverlust |
| * | – Schaden, durch |
| P04.3 | — Alkohol |
| P04.8 | — Bestrahlung |
| O35.2 | — hereditäre Krankheit, Betreuung der Schwangeren |
| P00.2 | — Listeriose |
| P04.1 | — Medikamente |

| | | |
|---|---|---|
| * | Fetaler (Forts.) |
| * | – Schaden, durch (Forts.) |
| P35.0 | — Röteln |
| P00.2 | — Toxoplasmose |
| P00.2 | — Viruskrankheit |
| C58 | – Zottenkrebs |
| * | Fetales |
| O35.1 | – Down-Syndrom, Betreuung der Schwangeren |
| D56.4 | – Hämoglobin, hereditäre Persistenz |
| O33.5 | – Mißverhältnis, Betreuung der Schwangeren |
| P35.0 | – Rötelnsyndrom |
| * | – Wachstum |
| P05.9 | — mangelhaft |
| P08.1 | — übermäßig |
| P39.2 | **Fetalinfektion,** intraamnial |
| P29.3 | **Fetalkreislauf,** persistierend |
| O35.9 | **Fetalschädigung,** Betreuung der Schwangeren |
| P95 | **Fetaltod** |
| O36.4 | – Betreuung der Schwangeren |
| F65.0 | **Fetischismus** |
| F65.1 | **Fetischistischer Transvestitismus** |
| P50.3 | **Fetofetale Blutung** |
| O43.0 | **Fetofetales Transfusionssyndrom** |
| P50.4 | **Fetomaternale Blutung** |
| O43.0 | **Fetomaternales Transfusionssyndrom** |
| P70.1 | **Fetopathie,** diabetisch |
| O36.5 | **Fetoplazentare Insuffizienz,** Betreuung der Schwangeren |
| L23.8 | **Fettallergie** |
| * | **Fettbedingte** |
| L24.1 | – Dermatitis |
| L24.1 | – Kontaktdermatitis |
| * | **Fettbedingtes** |
| L24.1 | – Berufsekzem |
| L24.1 | – Ekzem |
| L24.1 | – Kontaktekzem |
| N62 | **Fettbrust** |
| E88.2 | **Fettdurchwachsung** |
| * | **Fettembolie** |
| O88.8 | – bei Entbindung |
| O88.8 | – in der Schwangerschaft |
| N28.0 | – Niere |
| T79.1 | – traumatisch |
| D17.9 | **Fettgeschwulst** |
| D17.6 | **Fettgewebe,** Samenstrang, Neubildung, gutartig |
| H05.8 | **Fettgewebsatrophie,** Orbita |
| E88.2 | **Fettgewebsdurchwachsung** |
| E88.2 | **Fettgewebseinlagerung** |
| D17.9 | **Fettgewebsgeschwulst** |
| M79.8 | **Fettgewebsnekrose** |
| N64.1 | – Mamma |
| D17.9 | **Fettgewebsneubildung,** gutartig |

| | |
|---|---|
| R60.9 | **Fettgewebsödem** |
| H02.7 | **Fettgewebsprolaps,** Lid |
| E88.8 | **Fetthals, Madelung-** |
| I51.5 | **Fettherz** |
| I51.5 | **Fettige Myokarddegeneration** |
| K76.0 | **Fettleber** |
| K70.0 | – alkoholisch |
| K76.0 | – degenerativ |
| K76.0 | **Fettleberhepatitis** |
| E66.9 | **Fettleibigkeit** |
| K65.8 | **Fettnekrose,** Peritoneum |
| E14.2 | **Fettniere,** durch Diabetes |
| E65 | **Fettpolster** |
| E63.0 | **Fettsäuren,** essentiell, Mangel |
| E71.3 | **Fettsäurestoffwechselstörung** |
| E65 | **Fettschürze** |
| E65 | – Bauchdecke |
| E75.6 | **Fettspeicherung** |
| E78.5 | **Fettspiegel,** erhöht |
| E78.9 | **Fettstoffwechselstörung** |
| E78.9 | – angeboren |
| R19.5 | **Fettstuhl** |
| E66.9 | **Fettsucht** |
| E66.8 | – adrenal |
| E66.0 | – alimentär |
| E66.8 | – endogen |
| E66.8 | – endokrin |
| E66.0 | – exogen |
| E66.8 | – familiär |
| E23.6 | – hypophysär |
| E66.8 | – konstitutionell |
| E66.8 | – nichtendokrin |
| E30.8 | – Pubertäts- |
| E66.9 | – Stamm |
| D17.9 | **Fettzellenlipom** |
| * | **Fetus** |
| O32.1 | – Beckenendlage |
| P52.6 | – Blutung, Fossa cranii posterior |
| P60 | – disseminierte intravasale Gerinnung |
| P05.9 | – dysmaturus |
| P77 | – Enterocolitis necroticans |
| O32.3 | – Gesicht-Stirnlage |
| Q80.4 | – Harlekin- |
| O32.8 | – hohe Kopfeinstellung |
| * | – intraventrikuläre nichttraumatische Blutung |
| P52.0 | — 1. Grad |
| P52.1 | — 2. Grad |
| P52.2 | — 3. Grad |
| P52.4 | – intrazerebrale nichttraumatische Blutung |
| P52.6 | – Kleinhirnblutung, nichttraumatisch |
| P08.1 | – Large-for-date |
| P05.0 | – Light-for-date |
| O33.9 | – Mißverhältnis zum Becken |
| O32.2 | – mit Vorfall, Arm |

F

| | |
|---|---|
| * **Fetus** (Forts.) | * **Fibroblastom** |
| P52.5 – nichttraumatische Subarachnoidalblutung | D36.1 – neural |
| O31.0 – papyraceus, Mehrlingsschwangerschaft | D36.1 – perineural |
| O32.2 – Querlage | C41.9 **Fibrochondrosarkom** |
| P05.1 – Small-for-date | I42.4 **Fibroelastose,** Endokard |
| O32.1 – Steißlage | I42.4 **Fibroelastosis** |
| O32.1 — mit Wendung | I42.4 – cordis |
| O66.2 – ungewöhnlich groß, Geburtshindernis | D21.9 **Fibroepithelialer Tumor** |
| O32.0 – wechselnde Lage | D21.9 **Fibroepitheliom** |
| O83.4 **Fetuskleidotomie,** zur Entbindung | D27 **Fibroepithelioma benignum ovarii** |
| O83.4 **Fetusschädelzertrümmerung,** zur Entbindung | * **Fibröse** |
| * **Fetusschädigung,** durch | K66.0 – Briden |
| O35.7 – Amniozentese, Betreuung der Schwangeren | M85.0 – Dysplasie |
|  | K10.8 — Kiefer |
| O35.7 – Biopsie, Betreuung der Schwangeren | E21.0 – Ostitis, zystisch, generalisiert |
| P02.6 – kurze Nabelschnur | G03.9 – Pachymeningitis |
| P02.5 – Nabelschnurknoten | Q78.1 – polyostotische Dysplasie |
| P02.5 – Nabelschnurkompression | E06.5 – Thyreoiditis, chronisch |
| P02.5 – Nabelschnurumschlingung | D21.9 **Fibroleiomyom** |
| P02.6 – Nabelschnurveränderung | D17.9 **Fibrolipom** |
| P02.5 – Nabelschnurverwicklung | D17.5 – Niere |
| P02.4 – Nabelschnurvorfall | D17.5 – Nierenbecken |
| P02.7 – Plazentitis | D17.5 **Fibrolipomatose,** Nierenbecken |
| B01.9 **Feuchtblattern** | C49.9 **Fibroliposarkom** |
| * **Feuchte** | D21.9 **Fibrom** |
| H35.3 – Makuladegeneration | D16.5 – Ameloblasten- |
| * – senile | D21.5 – Anus |
| H35.3 — Makuladegeneration | D21.0 – Augenlid |
| H35.3 — Makulopathie | D21.0 – Basal- |
| R05 **Feuchter Husten,** uncharakteristisch | D31.0 – Bindehaut |
| H04.2 **Feuchtes Auge,** subjektiv | D23.9 – Dermato- |
| Q82.5 **Feuermal** | D23.9 – Desmoid- |
| H26.8 **Feuerstar** | D21.9 – Elasto- |
| * **Fibrinöse** | D29.0 – Glans penis |
| H20.0 – Iritis | D21.0 – Hals |
| J18.1 – Pneumonie | D21.0 – Lid |
| N30.9 – Zystitis | D17.9 – Lipo- |
| D65 **Fibrinogenolyse** | D24 – Mamma |
| D65 **Fibrinogenolysehämorrhagie** | D21.0 – Nase |
| D68.8 **Fibrinogenopenie** | D21.0 – Nasenrachen |
| D65 **Fibrinolyse** | D29.3 – Nebenhodenkopf |
| O72.3 – postpartal | D36.1 – Neuro- |
| D68.2 **Fibrinopenie** | D21.4 – Niere |
| N94.6 **Fibrinorrhoea plastica** | D21.4 – Nierenkapsel |
| D24 **Fibroadenom** | D21.4 – Nierenrinde |
| D24 – Mamma | D31.6 – Orbita |
| N40 – Prostata | D16.9 – Osteo- |
| N80.0 **Fibroadenomatosis uteri** | D27 – Ovar |
| * **Fibroadenose** | D29.0 – Penisschaft |
| N60.2 – Brustdrüse | D21.3 – Pleura |
| N60.2 – Mamma | N40 – Prostata |
| D16.9 **Fibroangiochondrom** | D21.9 – Reiz- |
|  | D21.0 – Schädelbasis |
|  | D27 – Theka- |
|  | D14.2 – Trachea |

**F**

| | |
|---|---|
| * | **Fibrose** (Forts.) |
| H50.8 | – Syndrom |
| H50.6 | — Augenmuskel |
| N85.8 | – Uterus |
| N50.8 | – Vas deferens |
| N88.8 | – Zervix |
| K71.7 | – Zirrhose, Leber, bei toxischer Leberkrankheit |
| E84.9 | – zystisch |
| * | — mit |
| E84.1 | —— Darmmanifestation |
| E84.0 | —— Lungenmanifestation |
| * | **Fibrosis** |
| J84.1 | – pulmonum |
| N32.8 | – vesicae |
| M79.0 | **Fibrositis** |
| * | **Fibrosklerose** |
| N60.3 | – Brustdrüse |
| N60.3 | – Mamma |
| M35.5 | – multifokal |
| D13.9 | **Fibrosplenom** |
| J94.1 | **Fibrothorax** |
| D21.9 | **Fibroxanthom** |
| C49.9 | **Fibroxanthosarkom** |
| D16.9 | **Fibrozementom** |
| * | **Fibrozystische** |
| Q61.8 | – Degeneration, Niere |
| Q61.8 | – Krankheit, Niere |
| N60.1 | – Mastopathie |
| Q61.8 | – Niere |
| Q68.4 | **Fibula und Tibia,** angeborene Verbiegung |
| S82.4 | **Fibulafraktur** |
| S82.2 | – mit Tibiafraktur |
| C79.5 | **Fibulakarzinom** |
| M99.8 | **Fibulaköpfchen,** Blockierung |
| M99.8 | **Fibulaköpfchenblockierung** |
| M92.5 | **Fibulaosteochondrose,** juvenil |
| Q72.6 | **Fibulareduktionsdefekt,** longitudinal |
| C40.2 | **Fibulasarkom** |
| R50.9 | **Fieber** – s.a. Febris |
| A75.3 | – Akamushi- |
| R50.1 | – anhaltend |
| J30.1 | – Autumnal- |
| * | – bei |
| O75.2 | — Geburt |
| B23.8 | — HIV-Krankheit |
| O75.2 | — Wehen |
| A77.1 | – Boutonneuse- |
| A77.1 | – Carducci- |
| A93.8 | – Changuinola- |
| A92.0 | – Chikungunya-, hämorrhagisch |
| A77.1 | – Conor- |
| A93.1 | – Dalmatien- |
| A90 | – Dandy- |

| | |
|---|---|
| R50.9 | **Fieber** (Forts.) |
| A90 | – Dengue- |
| A91 | — hämorrhagisch |
| A93.1 | – Dreitage- |
| B08.2 | — Exanthem |
| A93.1 | – Drittetags- [Pappataci-Fieber] |
| B55.0 | – Dumdum- |
| * | – durch |
| A93.8 | — Arboviren, hämorrhagisch |
| T67.0 | — Hitze |
| A27.8 | — Leptospirosen |
| A25.0 | — Spirillen |
| A25.1 | — Streptobazillen |
| A77.9 | — Zecken |
| B30.2 | – epidemisch, pharyngokonjunktival |
| A78 | – Euboea- |
| A75.9 | – Fleck- |
| A75.1 | — amerikanisch |
| A75.3 | — Busch- |
| * | – durch |
| A75.2 | —— Flöhe |
| A75.0 | —— Läuse |
| A75.3 | —— Milben |
| A75.2 | —— Ratten |
| * | —— Rickettsia |
| A75.2 | ——— mooseri |
| A75.3 | ——— orientalis |
| A75.3 | ——— tsutsugamushi |
| A75.2 | ——— typhi |
| A77.9 | —— Zecken |
| A75.0 | — endemisch |
| A75.0 | — epidemisch |
| A75.0 | —— durch Rickettsia prowazeki |
| A77.0 | — Felsengebirgs- |
| A75.0 | — klassisch |
| A77.1 | — Marseille |
| A75.2 | — murin |
| A79.1 | — Pocken- |
| A77.0 | — Rocky-Mountain- |
| A75.1 | — Spätrezidiv |
| A75.3 | — Überschwemmungs- |
| A79.0 | – Fünftage- |
| A93.2 | – Gebirgszecken-, amerikanisch |
| A95.9 | – Gelb- |
| A95.0 | — Busch- |
| A95.0 | — Dschungel- |
| A95.0 | — sylvatisch |
| A95.1 | — urban |
| T56.9 | – Gießer- |
| A94 | – hämorrhagisch |
| * | — durch |
| A96.9 | —— Arenaviren |
| A94 | —— Arthropoden |
| A96.0 | —— Junin-Viren |
| A96.1 | —— Machupoviren |
| A91 | —— Moskitos |

| | |
|---|---|
| R50.9 | **Fieber** (Forts.) |
| A94 | – hämorrhagisch (Forts.) |
| A98.5 | — mit Nierenbeteiligung |
| A96.8 | — südamerikanisch |
| A25.1 | – Haverhill- |
| A21.9 | – Hirschfliegen- |
| * | – hochfieberhafter |
| B99 | — Infekt, unklar |
| B34.9 | — Virusinfekt |
| A93.1 | – Hunds- |
| A28.1 | – Katzenkratz- |
| A75.3 | – Kedani- |
| A93.8 | – Kemerovo- |
| O85 | – Kindbett- |
| A98.0 | – Kongo-Krim- |
| A98.0 | — hämorrhagisch |
| A98.2 | – Kumaon- |
| A98.2 | – Kyasanur-Wald- |
| A68.0 | – Läuserückfall- |
| A96.2 | – Lassa- |
| A21.9 | – Lemming- |
| A23.0 | – Malta- |
| B54 | – Marsch- |
| O86.8 | – Milch-, Wochenbett |
| * | – mit |
| R56.0 | — Anfall |
| A88.0 | — Exanthem, durch Enteroviren |
| R50.0 | — Schüttelfrost |
| A23.0 | – Mittelmeer- |
| A93.1 | – Moskito- |
| L50.9 | – Nessel- |
| A92.1 | – O'Nyong-nyong- |
| A98.1 | – Omsk-, hämorrhagisch |
| A44.0 | – Oroya- |
| A93.1 | – Pappataci- |
| R50.1 | – persistierend |
| A92.2 | – Pferde-, venezolanisch |
| B30.2 | – pharyngokonjunktival |
| B30.2 | — durch Viren |
| A93.1 | – Phlebotomus- |
| A93.1 | – Pick- |
| A90 | – Polka- |
| O86.4 | – postpartal |
| O85 | – puerperal |
| A78 | – Q- |
| L50.9 | – Quaddel- |
| A93.8 | – Quaranfil- |
| A77.3 | – Queensland- |
| A78 | – Query- |
| A25.9 | – Rattenbiß- |
| I00 | – rheumatisch |
| I00 | — akut |
| * | — mit |
| * | —— Arthritis |
| I00 | ——— akut |
| I00 | ——— subakut |

| | |
|---|---|
| R50.9 | **Fieber** (Forts.) |
| I00 | – rheumatisch (Forts.) |
| * | — mit (Forts.) |
| I01.1 | —— Endokarditis |
| I01.9 | —— Herzbeteiligung |
| I01.0 | —— Perikarditis |
| A92.4 | – Riftal- |
| B33.1 | – Ross-River- |
| A68.9 | – Rückfall- |
| A78 | – Schlachthaus- |
| A79.0 | – Schützengraben- |
| B50.8 | – Schwarzwasser- |
| A27.8 | – Siebentage- |
| B27.8 | — japanisch |
| A77.1 | – Sommer-, marokkanisch |
| B54 | – Sumpf- |
| A75.0 | – Tabardillo- |
| B33.8 | – Tahyna- |
| B38.9 | – Tal- |
| A01.0 | – typhoid |
| R50.9 | – uncharakteristisch |
| R50.1 | — wochenlang |
| R50.9 | – unklar |
| B54 | – Wechsel- |
| A92.3 | – West-Nil- |
| B38.9 | – Wiesen- |
| O85 | – Wochenbett- |
| A79.0 | – wolhynisch |
| B38.0 | – Wüsten- |
| K00.7 | – Zahn- |
| * | – Zecken- |
| A93.2 | — Colorado- |
| A77.3 | — Queensland- |
| A77.9 | – Zeckenbiß- |
| A77.1 | — afrikanisch |
| * | — durch Rickettsia |
| A77.1 | —— conori |
| A77.0 | —— rickettsii |
| A77.2 | —— sibirica |
| A77.1 | — indisch |
| A77.2 | — nordasiatisch |
| A68.1 | – Zeckenrückfall- |
| R56.0 | **Fieberanfall** |
| R50.9 | **Fieberanstieg** |
| B00.1 | **Fieberbläschen** |
| * | **Fieberhafte** |
| * | – Angina |
| J03.8 | — akut |
| J03.9 | — tonsillaris |
| J20.9 | – Bronchitis |
| J20.9 | — akut |
| J02.9 | – Halsentzündung |
| B99 | – Infektion |
| J22 | – Atemwege |
| J06.9 | — obere |
| J22 | — untere |

| | |
|---|---|
| * | **Fieberhafte** (Forts.) |
| B99 | – Infektion (Forts.) |
| J22 | —— Luftwege |
| J06.9 | ——— obere |
| J22 | ——— untere |
| J04.0 | – Laryngitis |
| H66.9 | – Otitis |
| J02.9 | – Racheninfektion |
| J02.9 | —— akut |
| J20.9 | – Sinubronchitis |
| J03.9 | – Tonsillitis |
| J20.9 | – Tracheobronchitis, akut |
| J04.2 | – Tracheolaryngitis |
| * | **Fieberhafter** |
| J06.9 | – grippaler Infekt |
| B99 | – Infekt |
| J22 | —— Luftwege |
| J06.9 | ——— obere |
| J22 | ——— untere |
| R56.0 | **Fieberkrampf** |
| R50.9 | **Fieberschub** |
| * | **Fiebrige** |
| J02.9 | – Pharyngitis |
| J00 | – Rhinopharyngitis |
| J01.9 | – Sinusitis, akut |
| J04.1 | – Tracheitis |
| M02.3 | **Fiessinger-Leroy-Reiter-Krankheit** |
| B43.9 | **Figueira** [Form der Chromomykose] |
| B74.9 | **Filarien-Befall** |
| B74.9 | **Filariose** |
| * | – durch |
| * | —— Brugia |
| B74.1 | ——— malayi |
| B74.2 | ——— timori |
| B74.0 | —— Wuchereria bancrofti |
| A55 | **Filatow-Krankheit, Dukes-** |
| C80 | **Filiae** |
| C79.3 | – Hirn |
| C79.5 | – Knochen |
| C78.7 | – Leber |
| C78.0 | – Lunge |
| C77.9 | – Lymphknoten |
| B74.4 | **Filiaria-ozzardi-Infektion** |
| B07 | **Filiforme Warze** |
| N05.9 | **Filtration,** abgesunken, glomerulär |
| N19 | **Filtrationsschwäche** |
| B85.3 | **Filzläusebefall** |
| Q50.4 | **Fimbrienzyste** |
| * | **Finger** |
| Q69.0 | – akzessorisch |
| Q71.3 | – fehlend, angeboren |
| M15.1 | – Heberden-Arthrose |
| Q70.0 | – miteinander verwachsen |
| M65.3 | – schnappend |
| M65.3 | – schnellend |
| Q70.1 | – Schwimmhautbildung |

| | |
|---|---|
| * | **Finger** (Forts.) |
| A51.2 | – Syphilis, Primärstadium |
| Q70.0 | – verwachsen |
| L02.4 | **Fingerabszeß** |
| Q71.3 | **Fingeradaktylie** |
| S68.1 | **Fingeramputation** |
| * | – traumatisch |
| S68.1 | —— einzeln |
| S68.2 | —— mehrere |
| Q71.8 | **Fingerbrachydaktylie** |
| S63.6 | **Fingerdistorsion** |
| L02.4 | **Fingereiterung** |
| L30.1 | **Fingerekzem,** dyshidrotisch |
| Q74.0 | **Fingerfehlstellung** |
| S62.6 | **Fingerfraktur** |
| T02.2 | – und Mittelhandfraktur |
| S62.7 | **Fingerfrakturen,** multipel |
| L02.4 | **Fingerfurunkel** |
| M13.1 | **Fingergelenkarthritis** |
| M19.9 | **Fingergelenkarthrose** |
| * | **Fingergelenke** |
| M15.1 | – Heberden-Polyarthrose |
| M15.9 | – Polyarthrose |
| S63.6 | **Fingergelenkkapselriß,** bei Distorsion |
| S62.6 | **Fingergliederfraktur** |
| L02.4 | **Fingerkarbunkel** |
| M72.1 | **Fingerknöchelpolster** |
| S61.0 | **Fingerkuppenwunde** |
| S63.1 | **Fingerluxation** |
| S63.2 | **Fingerluxationen,** multipel |
| * | **Fingermittelgelenke** |
| M15.2 | – Bouchard-Arthrose |
| M15.2 | – Bouchard-Polyarthrose |
| B35.2 | **Fingermykose** |
| L60.3 | **Fingernagel,** Abbrechen |
| L60.3 | **Fingernagelbrüchigkeit** |
| L03.0 | **Fingerpanaritium** |
| L03.0 | **Fingerparonychie** |
| L03.0 | **Fingerphlegmone** |
| M15.9 | **Fingerpolyarthrose** |
| S60.0 | **Fingerprellung** |
| R23.4 | **Fingerrhagade** |
| L03.0 | **Fingerumlauf** |
| S69.9 | **Fingerverletzung** |
| S69.7 | – mit Sehnenbeteiligung |
| S63.6 | **Fingerverstauchung** |
| * | **Fingerwunde,** offen |
| S61.1 | – mit Nagelschädigung |
| S61.0 | – ohne Nagelschädigung |
| S63.6 | **Fingerzerrung** |
| B70.0 | **Fischbandwurm-Infektion** |
| B70.1 | **Fischbandwurmfinnen-Infektion** |
| J67.8 | **Fischmehlarbeiterlunge** |
| Q80.9 | **Fischschuppenkrankheit** |

| | |
|---|---|
| T61.2 **Fischvergiftung** | L98.8 **Fistel** (Forts.) |
| T61.0 – Ciguatera- | * – erworben |
| T61.1 – Scombroid- | I25.4 — koronar |
| M81.8 **Fischwirbelbildung** | I25.4 —— arteriovenös |
| * **Fissur** | I67.1 — zerebral, arteriovenös |
| K60.2 – anal | T81.8 – Faden- |
| K60.0 — akut | K82.3 – Gallenblase |
| K60.1 — chronisch | K82.3 – Gallenblasen-Magen- |
| N64.0 – Brustwarze | K82.3 – gallenblasenduodenal |
| O92.1 — postpartal | K83.3 – Gallengang |
| R23.4 – Dammbereich | K31.6 – gastrojejunal |
| R23.4 – Haut | K31.6 – gastrokolisch |
| J38.7 – Larynx | M25.1 – Gelenk |
| N64.0 – Mamille | N82.9 – Geschlechtsorgane, weiblich |
| K60.2 – Rektum | * – Haarbalg- |
| S02.1 – Schädelbasis | L05.0 — Abszeß |
| * **Fissura** | L05.9 — Infektion |
| K60.2 – ani | * – Hals- |
| Q54.9 – urethrae inferioris | Q18.1 — lateral |
| L98.8 **Fistel** | Q18.8 — median |
| N82.5 – abdominouterin | N32.2 – Harnblase |
| K60.3 – anal | N32.1 – Harnblasen-Darm- |
| * – angeboren | N32.2 – Harnblasen-Haut- |
| Q39.2 — ösophagotracheal | N32.1 – Harnblasen-Ileum- |
| Q39.2 —— ohne Atresie | N32.1 – Harnblasen-Mastdarm- |
| Q52.2 — rektovaginal | N28.8 – Harnleiter |
| K60.5 — anorektal | N82.1 – Harnleiter-Scheiden- |
| K38.3 – Appendix | N36.0 – Harnröhre |
| I77.2 – Arterie | N36.0 – Harnröhren-Damm- |
| I77.0 – arteriovenös | N36.0 – Harnröhren-Haut- |
| I77.0 — erworben | L98.8 – Haut |
| I28.0 — Lungengefäße | N50.8 – Hodensack |
| * – bei | J39.2 – Hypopharynx |
| M86.4 — chronischer Osteomyelitis | N82.4 – intestinouterin |
| K04.6 — periapikalem Abszeß | N82.4 – intestinovaginal |
| J86.0 — Pleuraempyem | K61.3 – ischiorektal |
| J86.0 — Pyothorax | K63.2 – Jejunum |
| N32.2 – Blase | J32.0 – Kieferhöhle |
| N32.2 – Blasen-Douglas- | K63.2 – Kolon |
| H83.1 – Bogengang | K31.6 – Kolon-Magen- |
| J86.0 – Bronchus | N82.3 – kolovaginal |
| J86.0 – Bronchuspleura | L08.9 – kombiniert |
| N61 – Brustdrüse | I25.4 – koronar |
| J86.0 – Brustwand | H83.1 – Labyrinth |
| N64.0 – Brustwarze | J38.7 – Larynx |
| K83.3 – choledochoduodenal | K13.0 – Lippe |
| K82.3 – cholezystoduodenal | J86.0 – Lunge |
| K63.2 – Darm | I89.8 – Lymph- |
| N32.2 – Douglas-Harnblasen- | K31.6 – Magen |
| N82.8 – Douglas-Scheiden- | N64.0 – Mamille |
| K63.2 – Dünndarm | K60.4 – Mastdarm |
| N32.1 – Dünndarm-Blasen- | H70.1 – Mastoid- |
| N82.2 – Dünndarm-Scheiden- | O91.1 – Milch-, puerperal |
| K31.6 – Duodenum | K12.2 – Mund |
| K63.2 – enterokutan | K12.2 – Mundantrum |
| | K12.2 – Mundboden |

L98.8 **Fistel** (Forts.)
Q82.8 – Nabel
J95.0 – nach Tracheotomie
J34.8 – Nase
N28.8 – Niere
N28.8 – Nierenbecken
J86.0 – ösophagobronchial
Q39.1 – ösophagotracheal, bei Ösophagusatresie
H61.8 – Ohr
Q35.9 – oronasal
K22.8 – Ösophagus
K86.8 – Pankreas
N36.0 – perineal
J39.2 – Pharynx
L05.9 – Pilonidal-
J86.0 – Pleura
Q18.1 – präaurikulär
H70.1 – Processus mastoideus
N36.0 – rektourethral
N82.3 – rektovaginal
N32.1 – rektovesikal
N82.4 – rektovulvär
K60.4 – Rektum
K60.4 – Rektum-Haut-
N82.3 – Rektum-Scheiden-
N82.9 – Scheide
N82.0 – Scheiden-Blasen-
K63.2 – Sigma
N32.1 – Sigma-Blasen-
N32.1 – Sigma-Harnblasen-
N82.3 – Sigma-Scheiden-
H15.8 – Sklera
N50.8 – Skrotum
K11.4 – Speicheldrüse
K11.4 – Speicheldrüsenausführungsgang
K11.4 – Speichelgang
L05.9 – Steißbein
J86.0 – Thoraxwand
Q32.1 – Trachea
H04.6 – Tränendrüse
H04.6 – Tränenweg
Q64.4 – Urachus
N28.8 – Ureter
N28.8 – Ureter-Haut-
N82.8 – ureterointestinal
N82.1 – ureterovaginal
N28.8 – uretersakral
N36.0 – urethroinstestinal
N36.0 – urethroperineal
N36.0 – urethrorektal
N82.1 – urethrovaginal
N82.5 – uteroabdominal
N82.4 – uterointestinal
N82.4 – uterorektal
N82.8 – uterovaginal
N82.1 – uterovesikal

L98.8 **Fistel** (Forts.)
N82.9 – Uterus
N82.5 – Uterus-Bauchwand-
N82.5 – vaginoperineal
N82.0 – vaginovesikal
Q26.6 – Vena portae, Arteria hepatica
N32.1 – vesikoinstestinal
N32.1 – vesikorektal
N82.1 – vesikouterin
N82.0 – vesikovaginal
N82.1 – vesikozervikal
N82.8 – Vulva
H70.1 – Warzenfortsatz
K63.2 – zäkal
K04.6 – Zahn
N82.9 – Zervix
L98.8 **Fisteleiterung**
\*      **Fistula**
K82.3 – biliaris
J86.0 – bronchialis
K82.3 – cholecystoduodenalis
N82.4 – enterovaginalis
N32.1 – enterovesicalis
K31.6 – gastroduodenalis
N82.2 – ileovaginalis
N32.1 – ileovesicalis
H04.6 – lacrimalis
J86.0 – oesophagobronchialis
J86.0 – oesophagotrachealis
N50.8 – scrotalis
Q82.8 – umbilicalis
N36.0 – urethralis
N82.9 – vaginalis
N32.2 – vesicalis
N32.1 – vesicoenteralis
M40.2 **Fixierte BWS-Kyphose**
M40.2 **Fixierter Rundrücken**
M40.2 – gering
\*      **Flach**
Q67.1 – gedrücktes Gesicht
\*      – linkskonvexe
M41.9 — BWS-LWS-Skoliose
M41.9 — BWS-Skoliose
M41.9 — LWS-Skoliose
\*      – rechtskonvexe
M41.9 — BWS-LWS-Skoliose
M41.9 — BWS-Skoliose
M41.9 — LWS-Skoliose
M41.9 **Flachbogige Skoliose**
\*      **Flache**
N64.5 – Brustwarze
M41.9 – BWS-Skoliose
M41.9 – Skoliose
M40.3 **Flachrücken**
J66.1 **Flachsarbeiter-Krankheit**
Q76.8 **Flachthorax**

A07.9 **Flagellaten-Diarrhoe**
C76.7 **Flankenkarzinom**
R10.4 **Flankenschmerz**
D48.7 **Flankentumor**
* **Flattern**
I49.0 – Herz
I49.0 – Kammer
I48 – Vorhof
R14 **Flatulenz**
N89.8 **Flatus vaginalis**
* **Flechte**
L73.8 – Bart-
B00.1 – Bläschen-
L01.0 – Eiter-
L43.9 – Feinknötchen-
L01.0 – Grind-
L43.9 – Knötchen-
B35.0 – perioral
L40.9 – Schuppen-
* **Fleck**
H53.4 – blind, vergrößert, Gesichtsfeld
L81.3 – Café-au-lait-
Q14.0 – Mittendorf-
Q82.5 – Portwein- [Naevus flammeus]
* **Flecken, Haut**
L90.8 – atrophisch
L90.8 – uncharakteristisch
A75.9 **Fleckfieber**
A75.1 – amerikanisch
A75.3 – Busch-
* – durch
A75.2 — Flöhe
A75.0 — Läuse
A75.3 — Milben
A75.2 — Ratten
* — Rickettsia
A75.2 —— mooseri
A75.3 —— orientalis
A75.3 —— tsutsugamushi
A75.2 —— typhi
A77.9 — Zecken
A75.0 – endemisch
A75.0 – epidemisch
A75.0 — durch Rickettsia prowazeki
A77.0 – Felsengebirgs-
A75.0 – klassisch
A77.1 – Marseille
A75.2 – murin
A79.1 – Pocken-
A77.0 – Rocky-Mountain-
A75.1 – Spätrezidiv
A75.3 – Überschwemmungs-
H18.5 **Fleckförmige Hornhautdystrophie**
A75.9 **Flecktyphus**

* **Fleischer-**
H18.0 – Kornealring, Kayser-
H18.0 – Pigmentring, Kayser-
D21.9 **Fleischgeschwulst**
O02.0 **Fleischmole**
* **Flexionsblockierung**
M99.8 – BWS-Bereich
M99.8 – LWS-Bereich
M21.2 **Flexionsdeformität**
* **Flexura-coli-**
C18.3 – dextra-Karzinom
C18.3 – hepatica-Karzinom
C18.5 – lienalis-Karzinom
C18.5 – sinistra-Karzinom
C18.5 – sinistra-Krebs
N95.1 **Fliegende Hitze**
B87.9 **Fliegenlarvenbefall**
T70.2 **Fliegerkrankheit**
T70.0 **Fliegerohr**
T70.1 **Fliegersinusitis**
I48 **Flimmerarrhythmie, Vorhof**
* **Flimmern**
I49.0 – Herzkammer
I49.0 – Kammer
I49.0 – Ventrikel
I48 – Vorhof
I48 — intermittierend
H53.1 **Flimmerskotom**
I35.1 **Flint-Geräusch, Austin-**
E78.2 **Floating-Betalipoproteinämie**
T14.0 **Flohbiß**
A75.2 **Flohfleckfieber**
T14.0 **Flohstich**
* **Floppy-**
P94.2 – Infant-Syndrom
I34.1 – valve-Syndrom
* **Floride**
* – konnatale
A50.0 — Frühlues
A50.0 — Frühsyphilis
A52.1 – Neurosyphilis
E55.0 – Rachitis
D48.9 **Florides Tumorleiden**
Q68.1 **Flossenhand**
Q55.2 **Flottierender Hoden**
* **Flüchtige**
O13 – Hypertonie, bei Gravidität
* – Lösungsmittel
F18.2 — Abhängigkeitssyndrom, bei Gebrauch
F18.0 — akute Intoxikation
F18.6 — amnestisches Syndrom, nach Gebrauch
* — Entzugssyndrom
F18.4 —— mit Delir, nach Gebrauch
F18.3 —— nach Gebrauch
F18.0 — Intoxikation, bei Abhängigkeit

**F**

| | | | | |
|---|---|---|---|---|
| * | **Flüchtige** (Forts.) | | * | **Fokaltoxikose** |
| * | – Lösungsmittel (Forts.) | | J35.8 | – Tonsillen |
| F18.5 | — psychotische Störung, nach Gebrauch | | K04.9 | – Zähne |
| F18.1 | — schädlicher Gebrauch | | * | **Folgen** |
| O62.2 | – Wehen | | G09 | – Abszeß, intrakraniell |
| * | **Flügelfell** | | I69.1 | – Blutung, intrazerebral |
| H11.0 | – Auge | | G09 | – Enzephalitis |
| Q18.3 | – Hals | | G09 | – Enzephalomyelitis |
| E87.8 | **Flüssigkeits- und Elektrolytstörung** | | T95.9 | – Erfrierung |
| E87.7 | **Flüssigkeitsüberlastung** | | * | – Fraktur |
| E87.7 | **Flüssigkeitsüberschuß** | | T92.1 | — Arm |
| E86 | **Flüssigkeitsverlust** | | T93.1 | — Femur |
| Q87.1 | **Flughautkrankheit** | | * | — in Höhe |
| F51.2 | **Flugreisen**, Störung, Schlaf-Wach- | | T92.2 | —— Hand |
| | Rhythmus | | T92.2 | —— Handgelenk |
| N89.8 | **Fluor** | | T91.1 | — Wirbelsäule |
| N89.8 | – albus | | I69.3 | – Hirninfarkt |
| N76.8 | – bakteriell | | T90.5 | – intrakraniellen Verletzung |
| N89.8 | – cervicalis | | * | – Luxation |
| N89.8 | – chronisch | | T92.3 | — obere Extremität |
| N89.8 | – genitalis | | T93.3 | — untere Extremität |
| N89.8 | – milchig | | * | – offene Wunde |
| B37.3 | – mykotisch | | T90.1 | — Kopf |
| N89.8 | – vaginal, therapieresistent | | T92.0 | — obere Extremität |
| N89.8 | – vaginalis | | T93.0 | — untere Extremität |
| T53.5 | **Fluorchlorkohlenwasserstoffwirkung,** | | E64.3 | – Rachitis |
| | toxisch | | T98.3 | – Reanimation |
| T59.5 | **Fluorgaswirkung**, toxisch | | I69.0 | – Subarachnoidalblutung |
| E61.8 | **Fluormangel** | | * | – traumatische Amputation |
| * | **Fluorose** | | T92.6 | — obere Extremität |
| M85.1 | – Skelett | | T93.6 | — untere Extremität |
| K00.3 | – Zahn | | E68 | – Überernährung |
| T59.5 | **Fluorwasserstoffwirkung**, toxisch | | T94.1 | – Verletzung |
| R23.2 | **Flush** | | T91.5 | — Beckenorgane |
| E34.0 | **Flush-Syndrom** | | T91.9 | — Hals |
| B73 | **Flußblindheit** | | T90.3 | — Hirnnerven |
| E70.0 | **Fölling-Syndrom** | | T91.5 | — intraabdominale Organe |
| R19.6 | **Foetor ex ore** | | T91.4 | — intrathorakale Organe |
| L10.3 | **Fogo selvagem** [Pemphigus brasiliensis] | | T90.9 | — Kopf |
| * | **Foix-** | | * | — Muskeln, Sehnen |
| G37.4 | – Alajouanine-Syndrom | | T92.5 | —— obere Extremität |
| G37.0 | – Heubner-Syndrom, Schilder- | | T93.5 | —— untere Extremität |
| * | **Fokal** | | * | — nach |
| N05.1 | – proliferierende Glomerulonephritis | | T90.4 | —— Bulbusperforation |
| N05.1 | – sklerosierende Glomerulonephritis | | T90.4 | —— Contusio bulbi |
| * | **Fokale** | | T90.4 | —— Lidverletzung |
| H30.0 | – Chorioiditis | | * | — Nerven |
| H30.0 | – Chorioretinitis | | T92.4 | —— obere Extremität |
| N03.1 | – chronische Nephritis | | T93.4 | —— untere Extremität |
| G40.1 | – Epilepsie | | T92.9 | — obere Extremität |
| N05.1 | – Glomerulosklerose | | T91.3 | — Rückenmark |
| N00.1 | – Nephritis, akut | | T91.9 | — Rumpf |
| I31.8 | – perikardiale Adhäsion | | T93.9 | — untere Extremität |
| H30.0 | – Retinitis | | * | – Verstauchung |
| H30.0 | – Retinochorioiditis | | T92.3 | — obere Extremität |
| H30.0 | – Uveitis posterior | | T93.3 | — untere Extremität |

| | |
|---|---|
| * | **Folgen** (Forts.) |
| E64.1 | – Vitamin-A-Mangel |
| E64.2 | – Vitamin-C-Mangel |
| * | – Zerquetschung |
| T92.6 | — obere Extremität |
| T93.6 | — untere Extremität |
| * | – Zerrung |
| T92.3 | — obere Extremität |
| T93.3 | — untere Extremität |
| E10.7 | **Folgeschäden,** multipel, bei Diabetes mellitus, Typ I |
| * | **Folgezustand** |
| B92 | – Lepra |
| G09 | – Meningitis |
| B91 | – Poliomyelitis |
| B94.0 | – Trachom |
| * | – Tuberkulose |
| B90.2 | — Knochen und Gelenke |
| B90.1 | — Urogenitalsystem |
| B90.0 | — Zentralnervensystem |
| B94.1 | – Virusenzephalitis |
| B94.2 | – Virushepatitis |
| * | **Folliculitis** |
| L66.3 | – abscedens et suffodiens |
| L73.8 | – barbae |
| L73.8 | – capitis |
| L66.2 | – decalvans |
| L66.3 | – et Perifolliculitis capitis abscedens et suffodiens [Hoffmann] |
| L73.0 | – sclerotisans nuchae |
| L73.8 | – simplex |
| L73.8 | – staphylogenes superficialis |
| L66.4 | – ulerythematosa reticulata |
| N76.4 | – vulvae |
| N94.8 | **Follikelpersistenz** |
| Z31.- | **Follikelstimulierendes-Hormon-Test** |
| * | **Follikelzyste** |
| N83.0 | – hämorrhagisch |
| N83.0 | – Ovar |
| * | **Follikuläre** |
| L30.8 | – Dermatitis |
| N83.0 | – Eierstockzyste |
| L72.9 | – Zyste, Haut |
| H10.8 | **Follikulärer Katarrh** |
| * | **Follikuläres** |
| L73.8 | – Ekzem |
| * | – gekerbtes |
| C82.1 | — gemischt klein- und großzelliges Non-Hodgkin-Lymphom |
| C82.0 | — kleinzelliges Non-Hodgkin-Lymphom |
| C82.2 | — großzelliges Non-Hodgkin-Lymphom |
| C82.9 | — Lymphom |
| C82.9 | – Non-Hodgkin-Lymphom |
| C73 | – Schilddrüsenkarzinom |

| | |
|---|---|
| L73.9 | **Follikulitis** |
| L73.8 | – mit Ekzem |
| L73.8 | – Naseneingang |
| L73.8 | – parasitär |
| H00.0 | – Zilien- |
| D27 | **Follikuloides Ovarialadenom** |
| D23.9 | **Follikulom, Tricho-** |
| E53.8 | **Folsäuremangel** |
| D52.9 | **Folsäuremangel-Anämie** |
| D52.0 | – alimentär |
| D52.1 | – arzneimittelinduziert |
| * | **Fonsecaea-** |
| B43.0 | – Infektion [Chromomykose der Haut] |
| B43.0 | – Krankheit [Chromomykose der Haut] |
| * | **Foramen** |
| H33.3 | – Hufeisen-, Retina |
| H35.3 | – Makula |
| H33.0 | – multipel, mit Ablatio retinae |
| H33.3 | – Netzhaut |
| Q21.1 | – ovale, offen |
| H33.3 | – retinae |
| H33.0 | — bei Ablatio retinae |
| Q03.1 | **Foramen-Magendii-Atresie** |
| * | **Foramina-** |
| * | – intervertebralia-Stenose |
| M99.7 | — bindegewebig |
| M99.7 | — durch Bandscheiben |
| M99.6 | — knöchern |
| M99.6 | – intervertebralia-Subluxationsstenose |
| Q03.1 | – Luschkae-Atresie |
| M47.8 | **Foraminaeinengung,** HWS-Bereich |
| E22.1 | **Forbes-Albright-Syndrom** |
| * | **Forestier** |
| M48.1 | – Morbus |
| M48.1 | – Ott-Syndrom [Spondylitis hyperostotica] |
| M48.1 | – Syndrom [Hyperostosis ankylosans vertebralis senilis] |
| K00.2 | **Formabweichung,** Zahn |
| T59.2 | **Formaldehydwirkung,** toxisch |
| N89.5 | **Fornix-vaginae-Stenose** |
| M17.9 | **Fortbestehende Gonarthrose,** trotz OP |
| * | **Fossa-** |
| K04.7 | – canina-Abszeß |
| * | – cranii-posterior-Blutung |
| P52.6 | — beim Neugeborenen |
| P52.6 | — Fetus |
| K61.3 | – ischioanalis-Abszeß |
| * | – tonsillaris- |
| C09.0 | — Karzinom |
| * | — Neubildung |
| C09.0 | —— bösartig |
| D10.5 | —— gutartig |

**F**

* **Fothergill**
G50.0 – Krankheit [Trigeminusneuralgie]
G50.0 – Morbus [Trigeminusneuralgie]
G50.0 – Syndrom [Trigeminusneuralgie]
N49.8 **Fournier-Gangrän**
N49.8 – männliches Genitale
L75.2 **Fox-Fordyce-Syndrom**
* **Fractura**
S42.2 – capitis humeri
S42.3 – humeri
S82.8 – malleolaris
Q99.2 **Fragiles X-Chromosom**
Q78.0 **Fragilitas ossium hereditaria**
Z24.5 **Fragliche Röteln-Immunität**
T14.2 **Fraktur**
T92.1 – Arm, Folgen
S82.6 – Außenknöchel
S32.4 – Azetabulum
S32.8 – Becken
S32.8 – Beckenrand
S32.8 – Beckenring
S32.7 — Malgaigne-Fraktur
S62.2 – Bennett-
S02.3 – Blow-out-
H50.6 — mit mechanischer Motilitätsstörung, Auge
S22.0 – Brustwirbel
S22.0 — mit Rückenmarkschädigung
S62.5 – Daumen
S12.1 – Dens-, zweiter Halswirbel
S72.2 – disloziert, Femur, subtrochantär
* – durch
M80.2 — Inaktivitätsosteoporose
M80.9 — Osteoporose
S52.2 – Elle
S62.2 – erster Mittelhandknochen
* – Extremität
T10 — obere
T12 — untere
S02.1 – Felsenbein
S72.9 – Femur
S72.4 — distal
T93.1 — Folgen
S72.2 — subtrochantär
S72.0 – Femurhals
S72.0 – Femurkopf
S72.3 – Femurschaft
S92.0 – Fersenbein
S82.4 – Fibula
S62.6 – Finger
T02.2 — und Mittelhand
S62.6 – Fingerglied
S92.9 – Fuß
S92.9 – Fußwurzel
S92.2 – Fußwurzelknochen
T14.2 – Gelenk

T14.2 **Fraktur** (Forts.)
S02.9 – Gesichtsschädel
S92.4 – Großzehe
T14.2 – Grünholz-
S52.9 — Unterarm
S12.9 – Hals
S12.9 – Halswirbel
S12.0 — erster
S12.9 — mit Rückenmarkschädigung
S62.8 – Hand
S62.8 – Handgelenk
S62.8 – Handwurzel
S32.4 – Hüftgelenkpfannendach
S32.4 – Hüftpfannengrund
* – Humerus
S42.4 — distal
S42.2 — proximales Ende
S42.2 — subkapital
S42.4 — suprakondylär
S42.2 – Humeruskopf
S42.3 – Humerusschaft
S02.4 – Impressions-, Jochbein
S82.5 – Innenknöchel
S02.4 – Jochbein
S02.4 — offen
S02.4 — Jochbogen
S92.0 – Kalkaneus
S02.0 – Kalotte
S12.8 – Kehlkopf
S02.6 – Kiefer
S02.6 – Kiefergelenk
S02.6 – Kiefergelenkfortsatz
S02.6 – Kieferwinkel
S42.0 – Klavikula
P13.4 — durch Geburtsverletzung
P13.4 — perinatal
S82.0 – Kniescheibe
S82.8 – Knöchel
S02.6 – Kollum [Processus condylaris mandibulae]
T14.2 – Kompressions-
S32.0 — Lendenwirbel
T08 — Wirbelkörper
S32.1 – Kreuzbein
S32.1 — mit Rückenmarkschädigung
S02.1 – Längs-, Felsenbein
S02.4 – Le-Fort-I-
S02.4 – Le-Fort-II-
S02.4 – Le-Fort-III-
S32.0 – Lendenwirbel
S32.0 — mit Rückenmarkschädigung
S82.8 – Luxations-, Sprunggelenk
S32.0 – LWS
S82.7 – Maisonneuve-, Unterschenkel
S32.7 – Malgaigne-Beckenring-

| | |
|---|---|
| T14.2 **Fraktur** (Forts.) | T14.2 **Fraktur** (Forts.) |
| S02.6 – Mandibula | N48.8 – Penis |
| S02.6 — offen | S72.1 – pertrochantär |
| S02.4 – Maxilla | S72.0 – Pipkin- |
| S02.4 — offen | * – Processus |
| S62.3 – Metakarpale V | S02.6 — condylaris mandibulae |
| S92.3 – Metatarsale | S02.6 — coronoideus mandibulae |
| S62.6 – Mittelfingerendglied | S02.1 – Quer-, Felsenbein |
| S92.3 – Mittelfuß | S52.8 – Radius |
| S02.7 – Mittelgesicht | S52.5 — distal |
| S62.3 – Mittelhand | S52.5 —— offen |
| T02.2 — und Finger | S52.5 — loco typico |
| S52.0 – Monteggia- | S52.6 — mit Ulna, distal |
| S02.2 – Nasenbein | S52.1 — proximal |
| S02.2 — geschlossen | S52.1 —— offen |
| S02.2 — offen | S52.1 – Radiusköpfchen |
| S02.7 – nasoethmoidal | S52.3 – Radiusschaft |
| S42.3 – Oberarm | S52.3 — offen |
| S42.4 — distal | S52.4 — und Ulnaschaft |
| S42.2 — proximal | S02.1 – Ring-, Schädelbasis |
| S42.2 – Oberarmkopf | S22.3 – Rippe |
| S42.3 – Oberarmschaft | S22.4 – Rippenserien- |
| S82.8 – oberes Sprunggelenk | S02.9 – Schädel |
| S02.4 – Oberkiefer | P13.0 — durch Geburtsverletzung |
| S02.4 — Le-Fort-I-Fraktur | S02.1 – Schädelbasis |
| S02.4 — Le-Fort-II-Fraktur | S02.0 – Schädeldach |
| S02.4 — Le-Fort-III-Fraktur | S02.0 – Schädelkalotte |
| S02.4 — offen | S32.5 – Schambein |
| S72.9 – Oberschenkel | S02.1 – Scharnier-, Schädelbasis |
| S72.1 — pertrochantär | S72.0 – Schenkelhals |
| S72.2 — subtrochantär | S72.0 — lateral |
| S72.0 – Oberschenkelhals | S72.0 — medial |
| S72.3 – Oberschenkelschaft | S72.0 — transzervikal |
| S92.3 – offen, Metatarsale | S72.0 —— offen |
| S52.0 – Olekranon | S42.9 – Schultergürtel |
| S52.0 — offen | S02.1 – Siebbein |
| S02.8 – Orbita | S42.1 – Skapula |
| S02.3 – Orbitaboden | S92.1 – Sprungbein |
| S02.1 – Orbitadach | S82.8 – Sprunggelenk |
| * – Os | S82.8 — bimalleolar |
| S32.2 — coccygis | S82.8 — trimalleolar |
| S32.3 — ilium | S32.2 – Steißbein |
| S32.5 — pubis | O71.6 — bei Geburt |
| S32.1 — sacrum | S22.2 – Sternum |
| S62.0 — scaphoideum, Hand | S02.0 – Stirnhöhlenwand |
| S02.7 – panfazial | M84.3 – Streß- |
| S82.0 – Patella | S72.2 – subtrochantär |
| M84.4 – pathologisch | S92.1 – Talus |
| * — bei | S82.2 – Tibia |
| M80.4 —— arzneimittelinduzierter Osteoporose | S82.3 — distal |
| M80.5 —— idiopathischer Osteoporose | S82.2 — mit Fibulafraktur |
| M80.2 —— Inaktivitätsosteoporose | S82.5 — Pilonfraktur |
| M80.9 —— Osteoporose | S82.1 — proximal |
| M80.3 —— durch postoperative Malabsorption | S82.1 – Tibiakopf |
| M80.1 —— nach Ovarektomie | S82.1 — lateral |
| M80.0 —— postmenopausal | S82.2 – Tibiaschaft |

| | |
|---|---|
| T14.2 **Fraktur** (Forts.) | * **Frakturheilung** |
| S82.8 – trimalleolar | M84.0 – in Fehlstellung |
| * – Trümmer- | M84.2 – verzögert |
| S02.0 — Kalotte | A66.9 **Frambösie** |
| S02.7 — Mittelgesicht | A66.5 – bei Gangosa |
| S02.7 — Schädel | A66.9 – brasilianisch |
| S52.2 – Ulna | A66.7 – juxtaartikuläre Knoten |
| S52.0 — proximal | A66.8 – latent |
| S52.2 – Ulnaschaft | * – mit |
| S52.9 – Unterarm | A66.6 — Gelenkläsion |
| S52.9 — Grünholzfraktur | A66.4 — Gummata und Ulzera |
| S52.7 — komplett | A66.4 — Gummigeschwür |
| S02.6 – Unterkiefer | A66.3 — Hyperkeratose |
| S02.6 — geschlossen | A66.6 — Knochenläsion |
| S02.6 — Kollum [Processus condylaris mandibulae] | A66.0 – Primärläsion |
| | A66.7 – Schleimhaut |
| S02.6 — offen | A66.4 – Spät- |
| S02.6 —— doppelt | * **Frambösiepapillom** |
| S02.6 —— mehrfach | A66.1 – Fußsohle |
| S02.6 —— mit Knochendefekt | A66.1 – Handfläche |
| S02.6 – Unterkieferkörper, offen | A66.0 **Frambösieschanker** |
| S82.9 – Unterschenkel | A66.1 **Frambösiom** |
| S82.3 — distal | * **Franceschetti-** |
| S82.7 — komplett | Q75.4 – I-Syndrom [Mandibulofaziale Mißbildungskombination] |
| S82.9 — offen | |
| S82.2 – Unterschenkelschaft | Q75.4 – Zwahlen-Syndrom |
| S82.4 – Wadenbein | A21.9 **Francis-Krankheit** |
| S82.6 – Weber-A-, oberes Sprunggelenk | A53.9 **Franzosenkrankheit** |
| S82.6 – Weber-B-, oberes Sprunggelenk | N94.9 **Frauenleiden** |
| S82.6 – Weber-C- | * **Fredrickson-Hyperlipidämie** |
| S82.6 — oberes Sprunggelenk | E78.3 – I |
| M80.9 – Wirbel, bei Osteoporose | E78.0 – IIa |
| T08 – Wirbelkörper | E78.2 – IIb |
| T08 – Wirbelsäule | E78.2 – III |
| T91.1 — Folgen | E78.1 – IV |
| T08 — mit Rückenmarkschädigung | E78.3 – V |
| S02.5 — Zahn | F41.1 **Frei flottierende Angst** |
| S92.5 – Zehe | M24.0 **Freier Gelenkkörper** |
| S92.5 – Zehenglied | M23.4 – Kniegelenk |
| * **Frakturen,** multipel | * **Fremdkörper** |
| S22.1 – Brustwirbelsäule | * – alt |
| S72.7 – Femur | H02.8 — Lid |
| S62.7 – Finger | H05.5 — nach perforierender Orbitaverletzung |
| S92.7 – Fuß | T18.5 – Anus |
| S12.7 – Halswirbelsäule | T17.9 – Atemwege |
| S42.7 – Klavikula, Skapula und Humerus | T15.9 – Auge |
| S02.7 – Mittelgesicht | T15.9 — äußere |
| S62.4 – Mittelhandknochen | H02.8 — Augenlid |
| S82.7 – Unterschenkel | T15.1 – Bindehaut |
| M84.1 **Frakturenden,** Nichtvereinigung | T15.1 — subtarsal |
| * **Frakturfolgen,** in | T15.1 – Bindehautsack |
| * – Höhe | T15.1 – Bindehautübersplitterung |
| T92.2 — Hand | T17.5 – Bronchus |
| T92.2 — Handgelenk | T18.3 – Darm |
| | T18.4 – Dickdarm |
| | T18.3 – Dünndarm |

| | |
|---|---|
| * | **Fremdkörper** (Forts.) |
| T16 | – Gehörgang |
| S05.5 | – Glaskörper, ohne Netzhautaufschlag |
| T19.1 | – Harnblase |
| T19.0 | – Harnröhre |
| T14.0 | – Haut |
| T14.0 | — und Unterhaut |
| T15.0 | – Hornhaut |
| S05.5 | — perforierend |
| T18.9 | – Ingestion, beim Kind |
| S05.5 | – intraokulär |
| S05.5 | — amagnetisch |
| S05.5 | — magnetisch |
| * | – intraokular, alt |
| * | — amagnetisch |
| H44.7 | —— Bulbushinterwand |
| H44.7 | —— Glaskörper |
| H44.7 | —— Iris |
| H44.7 | —— Linse |
| H44.7 | —— Vorderkammer |
| H44.7 | —— Ziliarkörper |
| * | — magnetisch |
| H44.6 | —— Bulbushinterwand |
| H44.6 | —— Glaskörper |
| H44.6 | —— Iris |
| H44.6 | —— Linse |
| H44.6 | —— Vorderkammer |
| H44.6 | —— Ziliarkörper |
| T17.3 | – Kehlkopf |
| T15.1 | – Konjunktivalsack |
| T15.0 | – Kornea |
| T15.8 | – Lid |
| S05.5 | – Linse |
| T17.4 | – Luftröhre |
| T18.2 | – Magen |
| T18.5 | – Mastdarm |
| T18.0 | – Mund |
| S60.8 | – Nagel |
| T17.1 | – Nase |
| T17.1 | – Nasenloch |
| T17.0 | – Nasennebenhöhle |
| S05.5 | – Netzhaut |
| * | – oberflächlich |
| T15.1 | — Bindehaut |
| * | — Hornhaut |
| T15.0 | —— mit Rosthof |
| T15.0 | —— ohne Rosthof |
| T16 | – Ohr |
| T18.1 | – Ösophagus |
| T19.8 | – Penis |
| T17.2 | – Rachen |
| T18.5 | – Rektum |
| H05.5 | – retrobulbär, nach perforierender Verletzung |

| | |
|---|---|
| * | **Fremdkörper** (Forts.) |
| * | – tief |
| T15.1 | — Bindehaut |
| T15.0 | — Hornhaut, ohne Perforation |
| T17.4 | – Trachea |
| T15.8 | – Tränenweg |
| T19.0 | – Urethra |
| T19.9 | – Urogenitaltrakt |
| T19.3 | – Uterus |
| T19.2 | – vaginal |
| M79.5 | – verblieben, Weichteilgewebe |
| T18.9 | – Verdauungstrakt |
| S05.5 | – Vorderkammer, Linse |
| T19.2 | – Vulva |
| T17.9 | **Fremdkörperaspiration** |
| T15.1 | **Fremdkörpereinwirkung,** mit Konjunktivitis |
| * | **Fremdkörpergefühl** |
| H57.1 | – Auge [Augenkratzen] |
| F45.8 | – Hals |
| * | **Fremdkörpergranulom** |
| H10.4 | – Bindehaut |
| L92.3 | – Haut |
| H01.8 | – Lid |
| H05.1 | – Orbita |
| L92.3 | – Unterhaut |
| * | **Frenulum** |
| N48.8 | – breve |
| N47 | — praeputii |
| K14.9 | – linguae Affektion |
| S01.5 | **Frenulumabriß** |
| S01.5 | **Frenulumeinriß** |
| S01.5 | **Frenulumruptur** |
| Q38.1 | **Frenulumverkürzung** |
| R02 | **Fressendes Geschwür** |
| F50.4 | **Freßsucht,** psychogen |
| G50.8 | **Frey,** Morbus |
| A39.1 | **Friderichsen-Syndrom, Waterhouse-** |
| * | **Friedländer-** |
| A49.8 | – Bakterien-Infektion |
| G00.8 | – Meningitis |
| J15.0 | – Pneumonie |
| G40.3 | **Friedmann-Syndrom** |
| G11.1 | **Friedreich-Ataxie** |
| * | – hereditär |
| G11.1 | — familiär |
| G11.1 | — spinal |
| L74.3 | **Friesel** |
| L74.0 | – Hitze- |
| L74.3 | – Schweiß- |
| F52.0 | **Frigidität** |
| E23.6 | **Fröhlich-Syndrom** |
| E30.8 | – Pseudo- |
| R68.8 | **Frösteln** |
| O92.6 | **Frommel-Syndrom, Chiari-** |

**F**

\* **Frontale**
Q01.0 – Enzephalozele
J32.1 – Sinusitis
G31.0 **Frontalhirnatrophie**
F07.0 **Frontalhirnsyndrom**
D32.0 **Frontallappenmeningeom**
K07.2 **Frontzahnstufe,** sagittal
K11.6 **Froschgeschwulst**
T69.1 **Frostbeule**
T34.9 **Frostgangrän**
F65.8 **Frotteurismus**
M75.0 **Frozen shoulder**
O41.1 **Fruchtblase,** Eihäute, Infektion
O41.1 **Fruchtblaseninfektion**
P95 **Fruchttod**
O36.4 – Betreuung der Schwangeren
O36.4 – intrauterin, Betreuung der Schwangeren
\* **Fruchtwasser**
P20.9 – grün
P20.9 – Mekonium
P24.1 **Fruchtwasseraspiration**
P24.1 **Fruchtwasseraspirationspneumonie**
O40 **Fruchtwasserbildung,** gesteigert
O88.1 **Fruchtwasserembolie**
O41.9 **Fruchtwasserveränderung**
G11.1 **Früh beginnende zerebellare Ataxie**
O06.9 **Frühabort**
J30.1 **Frühblüherallergie**
G30.0 **Früher Beginn,** Alzheimer-Krankheit
O34.2 **Frühere Schnittentbindung**
Z12.- **Früherkennung, Krebs-**
Z12.- **Früherkennungsmammographie**
F98.2 **Frühes Kindesalter,** Fütterstörung
H35.1 **Frühgeborenenretinopathie**
P07.3 **Frühgeborenes** – s.a. Frühgeburt
P07.1 – 1000g-2499g
P22.0 – Atemnotsyndrom
P07.3 – Drillings-
P07.2 – extrem unreif
P07.3 – hypotroph
P07.3 – Mehrlings-
P07.0 – unter 1000 g
P07.3 – Zwillings-
P07.3 **Frühgeburt** – s.a. Frühgeborenes
O60 – drohend
O47.0 **Frühgeburtsbestrebung**
\* **Frühgravidität**
O26.9 – gestört
O21.0 – Hyperemesis
O21.0 – leichte Hyperemesis
A84.1 **Frühjahr-Sommer-Enzephalitis**
C16.9 **Frühkarzinom,** Magen
\* **Frühkindliche**
H50.0 – Esotropie
G93.8 – Hirnschädigung, mit Residualsyndrom, zerebral

\* **Frühkindlicher**
F84.0 – Autismus
P96.9 – Hirnschaden
\* **Frühlues**
A50.2 – konnatal
A50.0 — florid
A51.5 – latent
\* **Frühschwangerschaft**
O26.9 – gestört
\* – mit
O20.9 — Blutung
O20.9 — Schmierblutung
\* **Frühsommer-**
A84.1 – Enzephalitis
A84.0 — russisch
A84.1 – Meningoenzephalitis
Z24.1 — zentraleuropäisch, Impfnotwendigkeit
A84.1 – Meningoenzephalomyelitis
\* **Frühstadium**
\* – latent
A51.5 — Lues
A51.5 — Syphilis
A50.2 – Syphilis, konnatal
A50.1 — latent
K91.1 **Frühsyndrom,** alimentär, nach Magenresektion
A51.9 **Frühsyphilis**
A50.2 – konnatal
A50.0 — florid
A50.1 — latent
A50.0 — mit Okulopathie
A51.5 – latent
A52.7 **Frühsyphilis-Symptome,** bei Spätsyphilis
E74.1 **Fruktoseintoleranz**
E74.1 – hereditär
E74.1 **Fruktosestoffwechselstörung**
E74.1 **Fruktoseunverträglichkeit,** hereditär
E74.1 **Fruktosurie**
E74.1 – essentiell
\* **Frustrane**
O47.9 – Kontraktionen
O47.0 — vor 37. Schwangerschaftswoche
O47.9 — Wehen
A84.1 **FSME** [Zentraleuropäische Frühsommer-Meningoenzephalitis]
Z24.1 – Impfnotwendigkeit
\* **Fuchs-**
H44.8 – Blutung, Augapfel
H20.8 – Heterochromiezyklitis
H18.5 – Hornhautdystrophie
I25.9 **Fünfgefäßerkrankung,** koronar
O30.8 **Fünflingsschwangerschaft**
A79.0 **Fünftagefieber**

| | | | |
|---|---|---|---|
| B08.3 | **Fünfte Krankheit** | * | **Funktion** |
| * | **Für das Gestationsalter zu** | I25.9 | – eingeschränkt, linksventrikulär, bei |
| P05.1 | – kleines Neugeborenes | | koronarer Herzkrankheit |
| P05.0 | – leichtes Neugeborenes | E89.4 | – ovariell, Nachlassen, postablativ |
| P08.1 | – schweres Neugeborenes | * | **Funktionelle** |
| * | **Füße** | F44.4 | – Abasie |
| T05.3 | – beide, Amputation, traumatisch | N91.1 | – Amenorrhoe |
| R23.1 | – kalt | F44.4 | – Astasie |
| F98.2 | **Fütterstörung,** im frühen Kindesalter | F45.9 | – Beschwerden |
| F44.1 | **Fugue,** dissoziativ | F45.9 | — neurotisch |
| E77.1 | **Fukosidose** | N31.9 | – Blasenentleerungsstörung |
| A39.2 | **Fulminante Meningokokken-Sepsis** | K82.8 | – Cholezystopathie |
| * | **Fundus** | K59.9 | – Darmbeschwerden |
| H35.5 | – albipunctatus | K59.9 | – Darmstörung |
| E14.3 | – diabeticus | K07.5 | – dentofaziale Anomalien |
| H35.5 | – flavimaculatus, isoliert | K59.1 | – Diarrhoe |
| H35.0 | – hypertonicus | F45.3 | – Dyskardie |
| H52.1 | – myopicus | N27.0 | – Einzelniere |
| * | – uteri | K82.9 | – Gallenbeschwerden |
| C54.3 | — Karzinom | N93.8 | – Gebärmutterblutung |
| C54.3 | — Neubildung, bösartig | N31.9 | – Harnabflußstörung |
| * | – ventriculi | I51.6 | – Herz-Kreislauf-Beschwerden |
| C16.1 | — Karzinom | I51.8 | – Herzbeschwerden |
| C16.1 | — Neubildung, bösartig | I51.8 | – Herzkrankheit |
| I70.8 | **Fundusarteriosklerose** | F45.3 | — psychogen |
| H35.0 | **Fundusdegeneration** | I49.9 | – Herzrhythmusstörung |
| D25.9 | **Fundusmyom** | I51.6 | – kardiovaskuläre Störung |
| H44.2 | **Fundusmyopie** | K59.9 | – Kolonbeschwerden |
| I86.4 | **Fundusvarizen** | K76.8 | – Leberdysfunktion |
| I86.4 | **Fundusvarizenblutung** | K92.9 | – Magen-Darm-Trakt-Störung |
| H35.0 | **Fundusveränderung** | K31.9 | – Magenbeschwerden |
| B49 | **Fungämie** | K31.9 | – Magenentleerungsstörung |
| B43.8 | **Fungi-imperfecti-Infektion** | H52.1 | – Myopie |
| T60.3 | **Fungizidwirkung,** toxisch | F45.3 | – Oberbauchbeschwerden, nichtorganisch |
| L92.8 | **Fungus umbilicalis** | E28.8 | – Ovarialinsuffizienz |
| * | **Funiculus spermaticus** | F44.4 | – Paraplegie |
| N49.1 | – Abszeß | F45.3 | – psychovegetative Beschwerden |
| Q55.4 | – Aplasie | M41.5 | – sekundäre Skoliose |
| N49.1 | – Entzündung | I20.8 | – Stenokardie |
| Q55.4 | – fehlend, angeboren | F45.9 | – Störung |
| N43.3 | – Hydrozele | F45.3 | — Atmungsorgane |
| N43.2 | — mit Hydrocele testis | F45.8 | — Haut |
| N49.1 | – Karbunkel | F45.3 | — Magen-Darm-Trakt |
| C63.1 | – Karzinom | F45.8 | — Muskel-Skelett-System |
| * | – Neubildung | * | — psychischer Ursprung |
| C63.1 | — bösartig | F45.3 | —— Atmungsorgane |
| D29.7 | — gutartig | F45.8 | —— Haut |
| G58.8 | – Neuralgie | F45.3 | —— Magen-Darm-Trakt |
| N49.1 | – Phlegmone | F45.8 | —— Muskel-Skelett-System |
| N44 | – Torsion | F45.8 | —— Urogenitalsystem |
| D40.7 | – Tumor | F45.8 | — Urogenitalsystem |
| N50.8 | – Ulkus | K59.9 | – Verdauungsstörung |
| N50.8 | – Zyste | * | **Funktioneller** |
| N49.1 | **Funikulitis** | K59.1 | – Durchfall |
| H53.1 | **Funkensehen** | E16.1 | – Hyperinsulinismus |

| | | | | |
|---|---|---|---|---|
| I20.8 | **Funktionelles Angina-pectoris-Syndrom** | | L02.9 | **Furunkel** (Forts.) |
| N19 | **Funktionslose Niere** | | L02.4 | – Daumen |
| * | **Funktionsmangel,** nach | | L02.4 | – Ferse |
| K91.4 | – Enterostomie | | L02.4 | – Finger |
| K91.4 | – Kolostomie | | L02.4 | – Fuß |
| R94.7 | **Funktionsprüfung,** endokrin, abnorm | | H60.0 | – Gehörgang |
| * | **Funktionsprüfungsergebnis,** pathologisch | | L02.3 | – Gesäß |
| | | | N49.9 | – Geschlechtsorgane, männlich |
| R94.1 | – Nervensystem | | L02.0 | – Gesicht |
| R94.1 | – Sinnesorgane | | L02.3 | – Glutäus- |
| * | **Funktionsstörung** | | L02.1 | – Hals |
| M99.9 | – biomechanisch | | L02.4 | – Hand |
| K82.9 | – Galle | | L02.4 | – Handgelenk |
| E29.9 | – Hoden | | L02.9 | – Haut |
| E23.7 | – Hypophyse | | N45.0 | – Hoden |
| F59 | – körperlich, psychogen | | N49.2 | – Hodensack |
| H83.2 | – Labyrinth | | L02.4 | – Hüfte |
| H02.5 | – Lid | | L02.0 | – Karbunkel, Gesicht, Hautabszeß |
| I97.1 | – nach Herzoperation | | L02.4 | – Knie |
| N28.9 | – Niere | | L02.4 | – Knöchel |
| E28.9 | – Ovarien | | L02.8 | – Kopf |
| E31.9 | – polyglandulär | | L02.8 | – Kopfhaut |
| F45.9 | – psychischer Ursprung | | L02.2 | – Leistenbeuge |
| F45.9 | – psychosomatisch | | L02.2 | – Lende |
| N28.9 | – renal | | H00.0 | – Lid |
| E07.9 | – Schilddrüse | | L02.0 | – Lippe |
| M99.0 | – segmental | | L02.2 | – Mamma |
| F52.9 | – sexuell | | L02.2 | – Nabel |
| M99.0 | – somatisch | | L02.1 | – Nacken |
| F94.9 | – sozial | | J34.0 | – Nase |
| J95.0 | – Tracheostoma | | L02.4 | – Oberarm |
| H69.8 | – Tuben | | L02.4 | – Oberschenkel |
| * | **Furche** | | H60.0 | – Ohr |
| Q30.2 | – Nase | | K61.1 | – Rektum |
| Q82.8 | – Vierfinger- | | L02.2 | – Rücken |
| K14.5 | **Furchenzunge** | | L02.2 | – Rumpf |
| F40.9 | **Furcht** | | N49.0 | – Samenblase |
| F45.2 | – Krankheits- | | N76.4 | – Schamlippen |
| F40.9 | **Furchtkomplex** | | L02.0 | – Schläfe |
| F40.9 | **Furchtreaktion** | | L02.4 | – Schulter |
| F40.9 | **Furchtsamkeit** | | N49.2 | – Skrotum |
| F93.8 | – beim Kind | | L02.4 | – Unterarm |
| L02.9 | **Furunkel** | | L02.4 | – Unterschenkel |
| L02.4 | – Achselhöhle | | N76.4 | – Vulva |
| L02.3 | – After | | L02.4 | – Zehe |
| L02.3 | – Anus | | L02.9 | **Furunkulose** |
| L02.4 | – Arm | | L02.9 | – chronisch |
| H05.0 | – Augenhöhle | | T51.3 | **Fuselölwirkung,** toxisch |
| H00.0 | – Augenlid | | * | **Fusion** |
| L02.4 | – Axilla | | H53.3 | – bei Binokularstörung, mit herabgesetztem Stereosehen |
| L02.2 | – Bauchdecke | | | |
| L02.4 | – Bein | | Q55.1 | – Hoden |
| L02.2 | – Brustdrüse | | Q63.1 | **Fusionsniere** |
| L02.2 | – Brustwand | | M96.0 | **Fusionspseudarthrose** |
| L02.2 | – Damm | | H53.3 | **Fusionsschwäche** |

H53.4 **Fusionsstörung,** Ausfall korrespondie-
render Gesichtsfeldareale
A69.1 **Fusospirillose**
\*    **Fuß**
E14.7 – diabetisch
M20.5 – Digitus superductus
L97    – offen
Q72.2 – und Unterschenkel, angeborenes Fehlen
Q72.1 – vorhanden, bei angeborenem Fehlen,
Ober- und Unterschenkel
L02.4 **Fußabszeß**
S98.4 **Fußamputation,** traumatisch
S98.0 – in Höhe oberes Sprunggelenk
M13.9 **Fußarthritis**
M19.9 **Fußarthrose**
R29.8 **Fußbeschwerden,** statisch
M21.6 **Fußdeformität**
Q66.9 – angeboren
B35.3 **Fußdermatophytie**
S93.6 **Fußdistorsion**
\*    **Fußekzem**
L20.8 – atopisch
L30.1 – dyshidrosiform
L30.1 – und Handekzem, dyshidrosiform
R29.8 **Fußfehlstatik**
B35.3 **Fußflechte**
B35.3 – mykotisch
S92.9 **Fußfraktur**
S92.7 **Fußfrakturen,** multipel
L02.4 **Fußfurunkel**
M67.4 **Fußganglion**
R02    **Fußgangrän**
S93.6 **Fußgelenkdistorsion**
M25.4 **Fußgelenkschwellung**
S93.6 **Fußgelenkübertretung**
S93.6 **Fußgelenkverstauchung**
S93.6 **Fußgelenkzerrung**
G57.3 **Fußheberparese**
M89.4 **Fußhöcker**
R29.8 **Fußinsuffizienz,** statisch
L02.4 **Fußkarbunkel**
O64.8 **Fußlage,** Geburtshindernis
S93.3 **Fußluxation**
M62.9 **Fußmuskelinsuffizienz**
B35.3 **Fußmykose**
B35.3 – hyperkeratotisch
R60.0 **Fußödem**
L03.1 **Fußphlegmone**
B35.3 **Fußpilz**
B35.3 – mykotisch
S90.3 **Fußprellung**
M21.6 **Fußpronation**
Q74.2 – angeboren
R60.0 **Fußrückenödem**
S90.3 **Fußrückenprellung**
S91.3 **Fußrückenschnittverletzung**

S95.2 **Fußrückenvenenverletzung**
M79.6 **Fußschmerzen**
M79.6 – statisch
R61.0 **Fußschweiß**
A66.1 **Fußsohle,** Frambösiepapillom
L30.9 **Fußsohlenekzem**
B07    **Fußsohlenwarze**
L97    **Fußulkus**
\*    **Fußverätzung**
T25.5 – 1. Grades
T25.6 – 2. Grades
T25.7 – 3. Grades
T25.0 **Fußverbrennung**
T25.1 – 1. Grades
T25.2 – 2. Grades
T25.3 – 3. Grades
S99.9 **Fußverletzung**
S99.7 – mit Sehnenbeteiligung
S90.9 – oberflächlich
S93.6 **Fußverstauchung**
S91.3 **Fußwunde,** offen
M19.9 **Fußwurzelarthrose**
S92.9 **Fußwurzelfraktur**
M99.8 **Fußwurzelknochenblockierung**
S92.2 **Fußwurzelknochenfraktur**
M24.2 **Fußwurzelligamentose**
S93.6 **Fußzerrung**

**F**

# – G –

| | |
|---|---|
| Q44.2 | **Gallengangsatresie** |
| K83.8 | **Gallengangsatrophie** |
| Q44.5 | **Gallengangsdysplasie** |
| K83.0 | **Gallengangsentzündung** |
| K83.3 | **Gallengangsfistel** |
| K83.8 | **Gallengangsgeschwür** |
| K83.8 | **Gallengangshypertrophie** |
| Q44.5 | **Gallengangshypoplasie** |
| C24.0 | **Gallengangskarzinom** |
| C24.0 | – extrahepatisch |
| C22.1 | – intrahepatisch |
| K80.5 | **Gallengangskolik** |
| K80.5 | **Gallengangskonkrement** |
| * | **Gallengangskrebs** |
| C24.0 | – extrahepatisch |
| C22.1 | – intrahepatisch |
| K83.8 | **Gallengangsnekrose** |
| * | **Gallengangsneubildung,** bösartig |
| C24.0 | – extrahepatisch |
| C22.1 | – intrahepatisch |
| K83.2 | **Gallengangsperforation** |
| K83.8 | **Gallengangsproliferation** |
| K83.2 | **Gallengangsruptur** |
| K80.5 | **Gallengangsstein** |
| * | – mit |
| K80.3 | — Cholangitis |
| K80.4 | — Cholezystitis |
| K83.1 | **Gallengangsstenose** |
| K83.1 | **Gallengangsstriktur** |
| K83.1 | – erworben |
| K83.1 | **Gallengangsverschluß** |
| K83.8 | **Gallengangswucherung** |
| K83.5 | **Gallengangszyste** |
| K80.2 | **Gallenkolik** |
| K82.9 | **Gallenleiden** |
| K83.1 | **Gallenstauung** |
| K80.2 | **Gallenstein** |
| K80.2 | **Gallensteinbildung** |
| K56.3 | **Gallensteinileus** |
| K80.2 | **Gallensteinkolik** |
| K80.2 | **Gallensteinkrankheit** |
| K80.2 | **Gallensteinleiden** |
| D01.5 | **Gallensystem,** Carcinoma in situ |
| C24.9 | **Gallensystemkarzinom** |
| D37.6 | **Gallensystemneoplasie** |
| * | **Gallensystemneubildung** |
| C24.9 | – bösartig |
| D13.9 | – gutartig |
| R93.2 | **Gallenwege,** Sonographiebefund, pathologisch |
| K83.9 | **Gallenwegsaffektion** |
| K82.8 | **Gallenwegsdyskinesie** |
| K83.0 | **Gallenwegsentzündung** |
| K83.9 | **Gallenwegskrankheit** |
| D13.5 | **Gallenwegsneubildung,** gutartig |
| K80.5 | **Gallenwegsstein** |
| K83.9 | **Gallenwegsstörung** |
| K65.8 | **Galleperitonitis** |
| P59.1 | **Gallepfropf-Syndrom,** beim Neugeborenen |
| K83.8 | **Gallereflux** |
| C78.6 | **Gallertbauch** |
| C80 | **Gallertkarzinom** |
| R00.8 | **Galopprhythmus** |
| Z31.- | **Gametentransfer** |
| Z31.- | – intraperitoneal |
| Z31.- | – intratubar, transabdominal |
| Z31.- | – transzervikal, transuterin |
| Q89.8 | **Gametopathie** |
| C88.2 | **Gamma-Schwerketten-Krankheit** |
| D47.2 | **Gammopathie,** monoklonal |
| * | **Gang** |
| R26.0 | – ataktisch |
| R26.8 | – Außenrotations- |
| R26.8 | – Innenrotations- |
| * | – kraniopharyngeal |
| C75.2 | — Karzinom |
| D44.4 | — Neubildung, unsicheres Verhalten |
| R26.1 | – paretisch |
| R26.0 | – taumelnd |
| R26.8 | – Zehenspitzen- |
| R26.8 | **Ganganomalie** |
| D48.2 | **Gangliengeschwulst** |
| D48.2 | **Ganglienneoplasie** |
| D36.1 | **Ganglienneubildung,** gutartig |
| D48.2 | **Ganglientumor** |
| M67.4 | **Ganglion** |
| M67.4 | – Fuß |
| M67.4 | – Gelenk |
| M67.4 | – Hand |
| M67.4 | – Handgelenk |
| M67.4 | – Handrücken |
| M23.0 | – Meniskus |
| M67.4 | – Sehnenscheide |
| * | **Ganglion-geniculi-** |
| G51.1 | – Entzündung |
| G51.1 | – Neuralgie |
| C47.9 | **Ganglioneuroblastom** |
| D36.1 | **Ganglioneurom** |
| C47.9 | **Ganglioneuroma malignum** |
| D36.1 | **Ganglioneuromatose** |
| G51.1 | **Ganglionitis geniculata** |
| E75.1 | **Gangliosidose** |
| E75.0 | – Gm [Gamma-Kettenmarker]- |
| E75.1 | **Gangliosidthesaurismose** |
| D36.1 | **Gangliozytom** |
| A66.5 | **Gangosa** |
| A66.5 | – Frambösie |
| R02 | **Gangrän** |
| K46.1 | – Abdominalhernie |
| I70.2 | – arteriosklerotisch |
| I70.2 | – atherosklerotisch |

**G**

| | |
|---|---|
| R02 | **Gangrän** (Forts.) |
| K43.1 | – Bauchwandbruch |
| * | – bei |
| K40.4 | — Gleithernie |
| K40.4 | — Inguinalhernie |
| K40.4 | — Leistenbruch |
| R02 | – Bein |
| K55.0 | – Darm |
| E14.5 | – diabetisch |
| E14.5 | — Fuß |
| E14.5 | — Zustand nach Unterschenkelamputation |
| * | – doppelseitige Hernia |
| K41.1 | — femoralis |
| K40.1 | — inguinalis |
| * | – durch |
| T34.9 | — Erfrierung |
| T34.9 | — Frost |
| R02 | – Extremität |
| K41.4 | – Femoralhernie |
| R02 | – Ferse |
| N49.8 | – Fournier- |
| N49.8 | — männliches Genitale |
| R02 | – Fuß |
| K81.0 | – Gallenblase |
| N30.8 | – Harnblase |
| O23.1 | — bei Gravidität |
| R02 | – Haut |
| * | – Hernia |
| K44.1 | — diaphragmatica |
| K43.1 | — epigastrica |
| K41.4 | — femoralis |
| K46.1 | — intestinalis |
| K44.1 | — paraoesophagealis |
| K42.1 | — umbilicalis |
| K43.1 | — ventralis |
| K46.1 | – Hernie |
| K44.1 | – Hiatushernie |
| N45.9 | – Hoden |
| K55.0 | – intestinal |
| K45.1 | – Lumbalhernie |
| J85.0 | – Lunge |
| K42.1 | – Nabelbruch |
| R02 | – Ohrmuschel |
| N48.2 | – Penis |
| K04.1 | – Pulpa |
| I73.0 | – Raynaud |
| K45.1 | – Retroperitonealhernie |
| K41.4 | – Schenkelbruch |
| R02 | – Vorfuß |
| N76.8 | – Vulva |
| K44.1 | – Zwerchfellbruch |
| J85.0 | **Gangraena pulmonis** |
| * | **Gangränöse** |
| N48.1 | – Balanitis |
| K81.0 | – Cholezystitis |

| | |
|---|---|
| * | **Gangränöse** (Forts.) |
| N12 | – Entzündung, Nierenbecken |
| J85.0 | – Pneumonie |
| D69.0 | – Purpura |
| L88 | – Pyodermie |
| A69.0 | – Stomatitis |
| N30.8 | – Zystitis |
| R26.8 | **Gangstörung** |
| I45.6 | **Ganong-Levine-Syndrom, Lown-** |
| D69.2 | **Gardner-Syndrom** |
| * | **Gardnerella-** |
| A48.8 | – Infektion |
| N76.0 | – Kolpitis |
| N76.0 | – Vaginitis |
| E76.0 | **Gargoylismus** |
| Q24.5 | **Garland-Syndrom, Bland-White-** [Koronararterienanomalie] |
| N89.8 | **Garrulitas vulvae** |
| R14 | **Gasbauch** |
| A48.0 | **Gasbrand** |
| A48.0 | – Enteritis |
| A48.0 | – Myositis |
| A48.0 | – Sepsis |
| A48.0 | – Uterus |
| J93.9 | **Gasbrust** |
| T41.5 | **Gase,** therapeutisch, Vergiftung |
| T79.0 | **Gasembolie** |
| A48.0 | **Gasgangrän** |
| T59.9 | **Gasintoxikation** |
| A48.0 | **Gasödem** |
| R10.1 | **Gastralgie** |
| F45.4 | – psychogen |
| K31.8 | **Gastrektasie** |
| F45.3 | – psychogen |
| E16.4 | **Gastrin-Sekretionsstörung** |
| D37.7 | **Gastrinom** |
| D13.6 | **Gastrinproduzierendes Pankreasadenom** |
| * | **Gastrische** |
| F45.3 | – Hyperchylie, psychogen |
| A52.7 | – Krise, bei Syphilis |
| K31.8 | – Subazidität |
| K29.7 | **Gastritis** |
| K29.1 | – akut |
| K29.0 | — hämorrhagisch |
| K29.6 | — allergisch |
| K29.5 | – Antrum |
| K29.5 | — chronisch |
| K29.4 | – atrophisch |
| K29.6 | – bakteriell |
| B37.8 | – bei Soor |
| K29.5 | – chronisch |
| K29.4 | — atrophisch |
| K29.6 | — erosiv |
| K29.5 | — rezidivierend |

| | |
|---|---|
| K29.7 | **Gastritis** (Forts.) |
| * | – durch |
| K29.2 | — Alkohol |
| B44.8 | — Aspergillus |
| K29.7 | — Helicobacter pylori |
| B58.8 | — Toxoplasmen |
| B25.8 | — Zytomegalieviren |
| K29.1 | – erosiva |
| K29.6 | – granulomatös |
| K29.0 | – hämorrhagisch |
| K29.6 | – hypersekretiv |
| K29.6 | – hypertrophisch |
| K29.7 | – Korpus- |
| F54 | – nervös |
| K29.7 | – Oberflächen- |
| K29.6 | – phlegmonosa |
| F54 | – psychosomatisch |
| K29.5 | – rezidivierend |
| K29.6 | – spastisch |
| K29.7 | – Stumpf- |
| K29.3 | – superfizial |
| B66.8 | **Gastrodiscoidiasis** |
| K31.6 | **Gastroduodenalfistel** |
| K29.9 | **Gastroduodenitis** |
| K29.9 | – akut |
| K29.9 | – atrophisch |
| K29.9 | – chronisch |
| K31.9 | **Gastroduodenopathie** |
| R10.1 | **Gastrodynie** |
| K52.9 | **Gastroenteritis** |
| A09 | – akut |
| A08.1 | — durch Norwalk-Agens |
| A09 | — mit Exsikkose |
| K52.2 | – allergisch |
| * | – bei |
| B23.8 | — HIV-Krankheit |
| B37.8 | — Soor |
| K52.9 | – chronisch |
| * | – durch |
| B37.8 | — Candida |
| A02.0 | — Salmonellen |
| A09 | – infektiös |
| B20.9 | — bei HIV-Krankheit |
| A09 | — mit Exsikkose |
| * | – mit |
| A09 | — Diarrhoe, vermutlich infektiös |
| K52.9 | — Exsikkose |
| A01.4 | – paratyphosa |
| A08.0 | – Rotaviren |
| A09 | – Säugling |
| A09 | — mit Exsikkose |
| K52.1 | – toxisch |
| K51.9 | – ulcerosa |
| K51.9 | — chronisch |
| A09 | – vermutlich infektiösen Ursprungs |
| A09 | — mit Exsikkose |

| | |
|---|---|
| K52.9 | **Gastroenterokolitis** |
| F45.3 | **Gastroenteroneurose** |
| K63.4 | **Gastroenteroptose** |
| K75.9 | **Gastrohepatitis** |
| * | **Gastrointestinale** |
| K92.9 | – Beschwerden |
| K92.9 | – akut |
| J11.8 | – Beteiligung, bei Grippe [Influenza] |
| K92.2 | – Blutung |
| B37.8 | – Candida-Mykose |
| K31.8 | – Hypomotilität |
| A09 | – Infektion |
| K92.9 | – Störung |
| A21.3 | – Tularämie |
| A08.4 | – Virusinfektion |
| * | **Gastrointestinaltraktneubildung** |
| C26.9 | – bösartig |
| D13.9 | – gutartig |
| K31.6 | **Gastrojejunale Fistel** |
| * | **Gastrojejunales** |
| K28.3 | – akutes Ulkus |
| K28.1 | — mit Perforation |
| K28.7 | – chronisches Ulkus |
| * | — mit |
| K28.4 | —— Hämorrhagie |
| K28.5 | —— Perforation |
| K28.9 | – Ulkus |
| * | — akut, mit |
| K28.2 | —— Blutung und Perforation |
| K28.2 | —— Hämorrhagie und Perforation |
| * | — mit |
| K28.4 | —— Hämorrhagie |
| K28.5 | —— Perforation |
| K28.9 | **Gastrojejunalgeschwür** |
| K52.9 | **Gastrojejunitis** |
| F45.3 | **Gastrokardialer Symptomenkomplex** |
| C16.9 | **Gastrokarzinom** |
| K31.6 | **Gastrokolische Fistel** |
| K52.9 | **Gastrokolitis** |
| K31.8 | **Gastrolith** |
| K31.8 | **Gastromalazie** |
| K21.9 | **Gastroösophageale Refluxkrankheit** |
| K29.6 | **Gastroösophagitis** |
| K31.8 | **Gastroparese** |
| E14.4 | – diabetisch |
| K29.6 | **Gastropathia hypertrophica gigantea** |
| K31.9 | **Gastropathie** |
| K31.8 | **Gastroptose** |
| K92.2 | **Gastrorrhagie** |
| Q79.3 | **Gastroschisis** |
| Q79.8 | – Thorako- |
| K31.8 | **Gastrospasmus** |
| K31.2 | **Gastrostenose** |
| T59.9 | **Gasvergiftung** |
| E75.2 | **Gaucher,** Morbus |

| | | |
|---|---|---|
| * | **Gaumen** | |
| * | – hart | |

C05.0 — Karzinom
Q35.1 — Spalte
Q35.1 —— einseitig
Q37.1 —— mit Lippenspalte
Q37.0 ——— beidseitig
Q37.1 ——— einseitig
*     – und weich
Q37.5 —— Spalte
Q35.5 ——— einseitig
Q37.5 ——— mit Lippenspalte
Q37.4 ———— beidseitig
Q37.5 ———— einseitig
C46.2 – Kaposi-Sarkom
Q37.9 – Lippen-Spalte
K09.1 – mittlerer, Zyste
K09.1 – Nasengang-Zyste
*     – Spalte
Q37.5 — Kiefer-
Q37.5 — Lippen-Kiefer-
*     – weich
C05.1 — Karzinom
Q35.3 — Spalte
Q35.3 —— einseitig
Q37.3 —— mit Lippenspalte
Q37.2 ——— beidseitig
Q37.3 ——— einseitig
K12.2 **Gaumenabszeß**
K12.1 **Gaumenbläschen**
C09.1 **Gaumenbogenkarzinom**
D10.5 **Gaumenbogenneubildung**, gutartig
K13.7 **Gaumengeschwür**
C05.9 **Gaumenkarzinom**
D17.0 **Gaumenlipom**
J35.1 **Gaumenmandelhyperplasie**
J35.1 **Gaumenmandelhypertrophie**
J35.3 – und Rachenmandelhypertrophie
*     **Gaumenneubildung**
C05.9 – bösartig
D10.3 – gutartig
K13.7 **Gaumensegellähmung**
K13.7 **Gaumensegelparese**
Q35.3 **Gaumensegelspalte**
Q35.9 **Gaumenspalte**
Q35.6 – median
Q37.9 – mit Lippenspalte
D37.0 **Gaumenteratom**
K12.2 **Gaumenzäpfchenentzündung**
N92.1 **Gebärmutterblutung**
N93.8 – funktionell
N71.9 **Gebärmutterentzündung**
N71.9 – eitrig
N71.9 – septisch
N72 **Gebärmutterhalsabszeß**

N72 **Gebärmutterhalsentzündung**
N72 – chronisch
N85.8 **Gebärmutterhalsgeschwür**
N72 **Gebärmutterhalskatarrh**
C53.9 **Gebärmutterhalskrebs**
C53.9 **Gebärmutterhalsmalignom**
N88.1 **Gebärmutterhalsnarben**
N88.1 **Gebärmutterhalsriß, alt**
N88.2 **Gebärmutterhalsverengung**
C55 **Gebärmutterkarzinom**
N85.4 **Gebärmutterknickung**
C55 **Gebärmuttermalignom**
D25.9 **Gebärmuttermyom**
S37.6 **Gebärmutterperforation**
S37.6 **Gebärmutterriß**
N71.9 **Gebärmutterschleimhautentzündung**
N81.4 **Gebärmuttersenkung**
N81.4 **Gebärmuttervorfall**
A93.2 **Gebirgszeckenfieber,** amerikanisch
*     **Gebiß**
K08.9 – chirurgisch sanierungsbedürftig
*     – sanierungsbedürftig, bei
K08.9 — ambulant behandlungsunfähigem
      Patienten
K08.9 — gleichzeitiger Antikoagulanzientherapie
K07.3 **Gebißanomalie**
*     **Gebrauch**
*     – Cannabinoide
F12.2 — Abhängigkeitssyndrom
F12.6 — amnestisches Syndrom
F12.3 — Entzugssyndrom
F12.4 —— mit Delir
F12.5 — psychotische Störung
*     – flüchtige Lösungsmittel
F18.2 — Abhängigkeitssyndrom
F18.6 — amnestisches Syndrom
F18.3 — Entzugssyndrom
F18.4 —— mit Delir
F18.5 — psychotische Störung
*     – Halluzinogene
F16.2 — Abhängigkeitssyndrom
F16.6 — amnestisches Syndrom
F16.3 — Entzugssyndrom
F16.4 —— mit Delir
F16.5 — psychotische Störung
*     – Kokain
F14.2 — Abhängigkeitssyndrom
F14.6 — amnestisches Syndrom
F14.3 — Entzugssyndrom
F14.4 —— mit Delir
F14.5 — psychotische Störung
*     – Opioide
F11.3 — Entzugssyndrom
F11.4 —— mit Delir

| | |
|---|---|
| * | **Gebrauch** (Forts.) |
| * | – Opioide (Forts.) |
| * | — mit |
| F11.2 | —— Abhängigkeitssyndrom |
| F11.6 | —— amnestischem Syndrom |
| F11.5 | —— psychotischer Störung |
| F11.7 | — Restzustand, verzögert auftretende |
| | psychotische Störung |
| * | – schädlich |
| F12.1 | — Cannabinoide |
| F18.1 | — flüchtige Lösungsmittel |
| F16.1 | — Halluzinogene |
| F14.1 | — Kokain |
| F11.1 | — Opioide |
| F13.1 | — Sedativa und Hypnotika |
| F17.1 | — Tabak |
| * | – Sedativa und Hypnotika |
| F13.2 | — Abhängigkeitssyndrom |
| F13.6 | — amnestisches Syndrom |
| F13.3 | — Entzugssyndrom |
| F13.4 | —— mit Delir |
| F13.5 | —— psychotische Störung |
| * | – Tabak |
| F17.3 | — Entzugssyndrom |
| F17.5 | — psychotische Störung |
| R68.8 | **Gebrechlichkeit** |
| R54 | – senil |
| * | **Geburt** |
| * | – alle Kinder durch |
| O84.2 | — Schnittentbindung, bei Mehrlings- |
| | geburt |
| O84.1 | — Vakuum- und Zangenextraktion, bei |
| | Mehrlingsgeburt |
| * | – durch |
| O82.0 | — elektive Schnittentbindung |
| O82.9 | — Kaiserschnitt |
| O82.9 | — Schnittentbindung |
| O82.1 | —— bei Gefahrenzustand, Mutter und |
| | Kind |
| O82.2 | —— mit Hysterektomie |
| O82.9 | — Sektio |
| O81.4 | — Vakuumextraktion |
| O80.9 | – Einling |
| O60 | – Früh-, drohend |
| O98.4 | – kompliziert durch Virushepatitis |
| O64.9 | – mechanisch behindert, durch Lage- |
| | anomalie |
| O84.9 | – Mehrlinge |
| * | – mit |
| P21.9 | — Anoxie |
| P21.9 | — Asphyxie |
| P21.1 | —— leicht |
| P21.1 | —— mäßig |
| P21.0 | —— schwer |
| O74.0 | — Aspiration, durch Anästhesie |
| O71.7 | — Beckenhämatom |

| | |
|---|---|
| * | **Geburt** (Forts.) |
| * | – mit (Forts.) |
| * | — Dammriß |
| O70.0 | —— 1. Grades |
| O70.1 | —— 2. Grades |
| O70.2 | —— 3. Grades |
| O70.3 | —— 4. Grades |
| O15.1 | — Eklampsie |
| O75.2 | — Fieber |
| P21.9 | — Hypoxie |
| O75.3 | — Infektion |
| * | — protrahiert verlaufender |
| O63.1 | —— Austreibungsperiode |
| O63.0 | —— Eröffnungsperiode |
| * | — Scheidendammriß |
| O70.0 | —— 1. Grades |
| O70.1 | —— 2. Grades |
| O70.2 | —— 3. Grades |
| O75.3 | — Sepsis |
| O71.1 | — Uterusruptur |
| O81.3 | — Zange |
| O71.3 | — Zervixriß |
| O63.9 | – protrahiert |
| O63.2 | – 2. Zwilling |
| * | – nach |
| O75.5 | — Blasensprengung |
| O75.6 | —— Blasensprung |
| O74.1 | – pulmonaler Kollaps, durch Anästhesie |
| O80.9 | – spontan |
| O84.0 | – alle Kinder, bei Mehrlingsgeburt |
| * | – aus |
| O80.1 | — Beckenendlage |
| O80.0 | —— Schädellage |
| O80.9 | — Einling |
| O72.0 | — mit Plazentarest |
| O62.3 | – Sturz- |
| P95 | – Tot- |
| O62.3 | – überstürzt |
| * | – Verletzung |
| P15.3 | — Bindehaut |
| P15.3 | — Hornhaut |
| P15.3 | — Lid |
| P15.3 | — Netzhaut |
| P15.3 | — Orbita |
| P15.3 | — Sehnerv |
| P59.0 | – vorzeitig, mit Neugeborenenikterus |
| O66.9 | **Geburtsbehinderung** |
| O65.5 | – Beckenweichteilgewebe |
| * | – durch |
| O65.9 | — abnorme Beckenknochen |
| O65.5 | — Rektozele |
| * | **Geburtseinleitung** |
| O61.1 | – instrumentell, mißlungen |
| O61.0 | – medikamentös, mißlungen |
| O61.9 | – mißlungen |

**G**

| | |
|---|---|
| P12.1 | **Geburtsgeschwulst,** durch Geburts-verletzung |
| * | **Geburtsgewicht** |
| P07.0 | – extrem niedrig, beim Neugeborenen |
| P07.1 | – niedrig |
| P08.0 | – zu hoch |
| * | **Geburtshilfliche** |
| O90.1 | – Dammwunde, Dehiszenz |
| O90.2 | – Wunde, Hämatom |
| O66.9 | **Geburtshindernis** |
| * | – durch |
| O65.1 | — allgemein verengtes Becken |
| * | — Anomalie |
| O65.9 | —— des mütterlichen Beckens |
| O65.5 | —— mütterliche Beckenorgane |
| O64.4 | — Armvorfall |
| O65.3 | — Beckenausgangs- und Beckenmitten-verengung |
| O65.0 | — Beckendeformität |
| O65.2 | — Beckeneingangsverengung |
| O64.1 | — Beckenendlage |
| O64.9 | — Einstellungsanomalie |
| O66.3 | — Fetalanomalie |
| O64.8 | — Fußlage |
| O64.2 | — Gesichtslage |
| O64.9 | — Haltungsanomalie |
| O64.2 | — Kinnlage |
| O64.5 | — kombinierte Einstellungsanomalien |
| O64.9 | — Lageanomalie |
| O65.4 | — Mißverhältnis zwischen Fetus und Becken |
| O64.4 | — Querlage |
| O66.0 | — Schulterdystokie |
| O64.8 | — Steiß-Fuß-Lage |
| O64.1 | — Steißlage |
| O64.3 | — Stirnlage |
| O66.2 | — ungewöhnlich großen Fetus |
| O66.1 | — verhakte Zwillinge |
| * | **Geburtskomplikation** |
| O74.9 | – durch Narkose |
| O74.2 | – kardial, durch Anästhesie |
| O74.1 | – pulmonal, durch Anästhesie |
| O74.3 | – ZNS, durch Anästhesie |
| P15.9 | **Geburtsläsion** |
| O75.1 | **Geburtsschock** |
| O75.9 | **Geburtsstillstand** |
| P15.9 | **Geburtrauma** |
| P15.3 | – Auge |
| P14.0 | – Erb-Lähmung |
| O63.9 | **Geburtsverlängerung** |
| O63.0 | – erster Abschnitt |
| O63.1 | – zweiter Abschnitt |
| P15.9 | **Geburtsverletzung** |
| P15.6 | – Adiponecrosis subcutanea neonatorum |
| P15.5 | – äußere Genitalorgane |

| | |
|---|---|
| P15.9 | **Geburtsverletzung** (Forts.) |
| O71.6 | – Beckenbänder |
| O71.6 | – Beckengelenke |
| P12.9 | – behaarte Kopfhaut |
| P12.2 | – epikranielle subaponeurotische Blutung |
| P13.2 | – Femur |
| P13.0 | – Fraktur, Schädel |
| P12.1 | – Geburtsgeschwulst |
| P15.4 | – Gesicht |
| O71.5 | – Harnblase |
| O71.5 | – Harnröhre |
| P10.1 | – Hirnblutung |
| P11.0 | – Hirnödem |
| P10.2 | – intraventrikuläre Blutung |
| P12.0 | – Kephalhämatom |
| P13.4 | – Klavikulafraktur |
| P14.1 | – Klumpke-Lähmung |
| P15.0 | – Leber |
| P15.1 | – Milz |
| P15.2 | – Musculus sternocleidomastoideus |
| O71.9 | – Mutter |
| P11.3 | – Nervus facialis |
| P14.9 | – peripheres Nervensystem |
| P12.3 | – Quetschwunde, behaarte Kopfhaut |
| P11.5 | – Rückenmark |
| P13.9 | – Skelett |
| O71.6 | – Steißbein |
| P10.3 | – subarachnoidale Blutung |
| P10.0 | – subdurale Blutung |
| P10.4 | – Tentoriumriß |
| O71.5 | – Urethra |
| P11.5 | – Wirbelsäule |
| P10.1 | – zerebrale Blutung |
| O63.9 | **Geburtsverzögerung** |
| O63.2 | – beim 2. Zwilling |
| R41.3 | **Gedächtnislücke** |
| R41.3 | **Gedächtnisminderung** |
| I71.3 | **Gedeckt perforiertes Bauchaorten-aneurysma** |
| S06.2 | **Gedeckte schwere Schädelhirnverlet-zung** |
| R62.8 | **Gedeihstörung** |
| R39.1 | **Gedrehter Harnstrahl** |
| F32.9 | **Gedrückte pessimistische Stimmungs-lage** |
| K90.0 | **Gee-Thaysen-Krankheit** |
| * | **Gefäß** |
| Q27.2 | – aberrierend, Niere |
| Q27.2 | – akzessorisch, Nierenpol |
| H35.3 | **Gefäßähnliche Streifen,** Makula |
| H21.1 | **Gefäßaffektion,** Ziliarkörper |
| E85.4 | **Gefäßamyloidose** |
| H02.8 | **Gefäßanomalie,** Lid |
| I70.9 | **Gefäßarteriosklerose** |
| I70.9 | **Gefäßatheromatose** |
| I70.9 | **Gefäßdegeneration** |

| | |
|---|---|
| * | **Gefäße** |
| * | – groß |
| D48.1 | — Geschwulst |
| D48.1 | — Neoplasie |
| D48.1 | — Tumor |
| Q27.3 | – peripher, arteriovenöse Fehlbildung |
| H35.0 | **Gefäßeinscheidung,** Retina |
| H16.4 | **Gefäßeinsprossung,** Hornhaut |
| I99 | **Gefäßektasie** |
| * | **Gefäßerkrankung** |
| I25.9 | – koronar |
| H35.0 | – Retina |
| I73.9 | **Gefäßkrampf,** peripher, autonomes Nervensystem |
| I99 | **Gefäßkrankheit** |
| H21.1 | – Iris |
| H11.4 | – Konjunktiva |
| I73.9 | – peripher |
| T14.5 | **Gefäßläsion** |
| * | **Gefäßneubildung** |
| H21.1 | – Iris |
| H35.0 | – retinal |
| H21.1 | – Ziliarkörper |
| H16.4 | **Gefäßobliteration,** Hornhaut |
| * | **Gefäßprozeß** |
| I70.9 | – generalisiert |
| I70.9 | — arteriosklerotisch |
| I67.9 | – kraniell |
| I67.9 | – zerebral |
| O69.5 | **Gefäßschädigung,** Nabelschnur, Entbindungskomplikation |
| I99 | **Gefäßschwäche** |
| I70.9 | **Gefäßsklerose** |
| I70.8 | – Auge |
| G45.9 | **Gefäßspasmen,** zerebral |
| I73.9 | **Gefäßspasmus** |
| F45.3 | – neurogen |
| I73.9 | – peripher |
| I99 | **Gefäßstenose** |
| I28.8 | – pulmonal |
| I67.9 | – zerebral |
| I99 | **Gefäßstenose,** |
| F01.9 | **Gefäßstörung,** zerebral, mit Demenz |
| I28.8 | **Gefäßstriktur,** pulmonal |
| * | **Gefäßveränderung** |
| I70.9 | – arteriosklerotisch |
| E14.5 | – bei Diabetes |
| H21.1 | – Iris |
| B23.8 | – retinal, bei HIV-Krankheit |
| I70.8 | – sklerosierend, Auge |
| I70.9 | **Gefäßverkalkung** |
| T14.5 | **Gefäßverletzung** |
| * | – Arcus palmaris |
| S65.3 | — profundus |
| S65.2 | — superficialis |
| T14.5 | – Blutgefäß |

| | |
|---|---|
| * | **Gefäßverschluß** |
| * | – arteriell |
| H34.2 | — Netzhaut |
| H34.0 | — transitorisch, Netzhaut |
| H34.2 | – Arterienast, Netzhaut |
| I67.9 | – Gehirn |
| H34.9 | – Netzhaut |
| H34.9 | – Retina |
| H34.8 | – Venenast, Netzhaut |
| * | – venös |
| H34.8 | — Anfangsstadium, Netzhaut |
| H34.8 | — partiell, Netzhaut |
| H34.8 | — zentral, Netzhaut |
| E85.4 | **Gefäßwandamyloidose** |
| I72.9 | **Gefäßwandaneurysma** |
| I70.9 | **Gefäßwandverkalkung** |
| P20.9 | **Gefahrenzustand,** fetal |
| M43.1 | **Gefügelockerung,** L4/L5, mit Pseudospondylolisthesis |
| * | **Gefügestörung** |
| M43.1 | – HWS-Bereich |
| M43.1 | – LWS-Bereich |
| R06.0 | **Gefühl,** Lufthunger |
| F52.0 | **Gefühlskälte** |
| * | **Gegenwärtig remittierte** |
| F31.7 | – bipolare affektive Psychose |
| F33.4 | – rezidivierende depressive Störung |
| R35 | **Gehäufte Miktionsfrequenz** |
| R35 | **Gehäufter Harndrang** |
| R26.8 | **Gehbehinderung** |
| R26.2 | **Gehbeschwerden** |
| F52.3 | **Gehemmter Orgasmus** |
| * | **Gehirn** |
| I63.5 | – Mediainfarkt |
| A17.8 | – TBC |
| G06.0 | **Gehirnabszeß** |
| B43.1 | – chromomykotisch |
| A06.6 | – durch Amöben |
| G06.0 | – otogen |
| Q04.9 | **Gehirnanomalie,** kongenital |
| Q00.0 | **Gehirnaplasie** |
| I66.9 | **Gehirnarterienthrombose** |
| G31.9 | **Gehirnatrophie** |
| I61.9 | **Gehirnblutung** |
| O99.4 | – im Wochenbett |
| D16.4 | **Gehirnchondrom** |
| Q04.9 | **Gehirndeformität** |
| G31.9 | **Gehirndegeneration** |
| I66.9 | **Gehirnembolie** |
| G04.9 | **Gehirnentzündung** |
| C71.9 | **Gehirnependymom** |
| G93.9 | **Gehirnerkrankung** |
| F09 | – organisch, mit Psychose |
| S06.0 | **Gehirnerschütterung** |
| S06.0 | – isoliert |
| S06.0 | – leichte Nebenverletzungen |

**G**

G93.8 Gehirnerweichung
Q04.9 Gehirnfehlbildung
I67.9 Gehirngefäßverschluß
D43.2 Gehirngeschwulst
C71.9 Gehirnglioblastom
J11.8 Gehirngrippe [Influenza]
A52.3 Gehirngumma
D18.0 Gehirnhämangiom
I61.9 Gehirnhämorrhagie
Q01.9 Gehirnhernie
Q02 Gehirnhypoplasie
I67.8 Gehirnischämie
C71.9 Gehirnkarzinom
B45.1 Gehirnkryptokokkose
C71.9 Gehirnmalignom
C79.3 Gehirnmetastase
C79.3 – Primärtumor, unbekannt
Q04.9 Gehirnmißbildung
G93.8 Gehirnnarbe
D43.2 Gehirnneoplasie
* Gehirnneubildung
C71.9 – bösartig
D33.2 – gutartig
D43.2 – unsicher
G93.6 Gehirnödem
G93.6 – hypertonisch
Q01.9 Gehirnprolaps
D69.0 Gehirnpurpura
G93.5 Gehirnquetschung
G93.8 Gehirnschaden
I64 Gehirnschlag
G31.9 Gehirnschrumpfung
G93.6 Gehirnschwellung
G93.5 Gehirnstammherniation
A52.3 Gehirnsyphilis
I66.9 Gehirnthrombose
B58.2 Gehirntoxoplasmose
D43.2 Gehirntumor
C71.9 – bösartig
A01.4 Gehirntyphus
C71.5 Gehirnventrikelkarzinom
G93.0 Gehirnzyste
Q04.6 – angeboren
H93.2 Gehör, Lärmempfindlichkeit
* Gehörgang
* – äußerer
H60.9 — Entzündung
C43.2 — malignes Melanom
C30.1 – innerer, Neubildung, bösartig
L29.8 Gehörgangpruritus
H60.0 Gehörgangsabszeß
Q16.1 Gehörgangsatresie
H92.2 Gehörgangsblutung
H60.4 Gehörgangscholesteatom
H60.3 Gehörgangseiterung
H60.5 Gehörgangsekzem

H60.9 Gehörgangsentzündung
H61.8 Gehörgangsexostose
H61.8 – äußere
T16 Gehörgangsfremdkörper
H60.0 Gehörgangsfurunkel
H60.4 Gehörgangsgranulation
D48.5 Gehörgangshautneubildung
H60.0 Gehörgangskarbunkel
H61.8 Gehörgangskaries
C44.2 Gehörgangskarzinom
B36.9 Gehörgangsmykose
C44.2 Gehörgangsneubildung, bösartig
H60.1 Gehörgangsphlegmone
H74.4 Gehörgangspolyp
H61.9 Gehörgangsreizung
H61.3 Gehörgangsstenose
H61.3 – erworben
Q16.1 – kongenital
A52.7 Gehörgangssyphilis
H61.3 Gehörgangsverengung
S09.9 Gehörgangsverletzung
H74.3 Gehörknöchelchenankylose
Q16.3 Gehörknöchelchenfehlbildung, angeboren
H91.9 Gehörlosigkeit – s.a. Taubheit
H91.9 Gehörschwäche – s.a. Gehörverminderung oder s.a. Schwerhörigkeit
H83.3 Gehörverlust, durch Geräusch
H91.9 Gehörverminderung – s.a. Gehörschwäche oder s.a. Schwerhörigkeit
R26.8 Gehunfähigkeit
F99 Geisteskrankheit
F79.9 Geistesschwäche – s.a. Intelligenzminderung
F79.9 Geistig zurückgebliebene Entwicklung
* Geistige
F79.9 – Entwicklungsstörung
F79.9 – Retardierung
K14.8 Gekerbte Zunge
* Gekerbtes
* – follikuläres
C82.1 — gemischt klein- und großzelliges Non-Hodgkin-Lymphom
C82.0 — kleinzelliges Non-Hodgkin-Lymphom
C83.1 – kleinzelliges Non-Hodgkin-Lymphom
C48.1 Gekrösekarzinom
H18.5 Gelatinöse tropfenförmige Hornhautdystrophie
H53.5 Gelb-Blau-Schwäche
L60.5 Gelber-Nagel-Syndrom
A95.9 Gelbfieber
A95.0 – Busch-
A95.0 – Dschungel-
Z24.3 – Impfung, Notwendigkeit
A95.0 – sylvatisch
A95.1 – urban

A95.9 **Gelbfieber** (Forts.)
Z24.3 – Vakzination
E28.8 **Gelbkörperhormonschwäche**
N83.1 **Gelbkörperzyste**
R17 **Gelbsucht**
O26.6 – akut, bei Gravidität, bei Leberatrophie
P59.9 – beim Neugeborenen
A27.0 – durch Spirochäten, hämorrhagisch
B15.9 – fieberhaft
D58.0 – hämolytisch, familiär
B15.9 – infektiös
B48.7 **Gelegenheitsmykose**
B20.5 – bei HIV-Krankheit
\* **Gelenk**
M99.8 – Extremität, Blockierung
M99.8 – Iliosakral-, Blockierung
M24.8 – knarrend
M24.8 – Reizzustand
O99.8 – Rücken, Knorpel, Affektion, bei Gravidität
M99.8 – Sprung-, oberes, Blockierung
A18.0 – TBC
M25.4 – Wasseransammlung
M00.9 **Gelenkabszeß**
M25.9 **Gelenkaffektion**
M24.6 **Gelenkankylose**
M24.2 **Gelenkbänderkrankheit**
M99.8 **Gelenkblockierung,** chirotherapeutisch behandelbar
M25.0 **Gelenkblutung**
M24.0 **Gelenkchondromatose**
M99.8 **Gelenke,** Kopf, Blockierung
M00.9 **Gelenkempyem**
M13.9 **Gelenkentzündung**
M13.9 – akut
M10.0 – gichtisch
M25.4 **Gelenkerguß**
M25.0 – blutig
M19.9 **Gelenkerkrankung,** degenerativ
M25.1 **Gelenkfistel**
T14.2 **Gelenkfraktur**
M67.4 **Gelenkganglion**
A54.4 **Gelenkgonorrhoe**
M25.4 **Gelenkhydrops**
M00.9 **Gelenkinfektion**
C79.5 **Gelenkkarzinom**
M24.1 **Gelenkknorpelaffektion**
M24.1 **Gelenkknorpelerkrankung**
D16.9 **Gelenkknorpelneubildung,** gutartig
M24.1 **Gelenkknorpelschädigung**
M24.0 **Gelenkkörper,** frei
M23.4 – Kniegelenk
M24.5 **Gelenkkontraktur**
M25.9 **Gelenkkrankheit**
M25.9 **Gelenkläsion**
A66.6 – bei Frambösie

M24.4 **Gelenkluxation,** habituell
D48.0 **Gelenkneubildung,** unsicher
F45.8 **Gelenkneurose**
L40.5 **Gelenkpsoriasis**
\* **Gelenkrheumatismus**
M79.0 – akut
I01.9 — mit Herzbeteiligung
M79.0 – subakut
C41.9 **Gelenksarkom**
M24.9 **Gelenkschädigung**
M25.5 **Gelenkschmerzen**
M25.5 – akut
M25.4 **Gelenkschwellung**
M25.6 **Gelenksteife**
M25.9 **Gelenkveränderung**
M00.9 **Gelenkvereiterung**
G47.4 **Gélineau-Westphal-Syndrom**
E83.1 **Gellerstedt-Syndrom, Ceelen-**
O06.9 **Geminiabort**
O30.0 **Geminigravidität**
C82.1 **Gemischt klein- und großzelliges gekerbtes follikuläres Non-Hodgkin-Lymphom**
\* **Gemischte**
F44.7 – dissoziative Störung
F31.6 – Episode, bei bipolarer affektiver Psychose
E78.3 – Hyperglyzeridämie
E78.2 – Hyperlipidämie
F44.7 – Konversionsstörung
F01.3 – kortikale und subkortikale vaskuläre Demenz
F25.2 – schizoaffektive Störung
C81.2 **Gemischtzellige Form,** Hodgkin-Krankheit
C71.9 **Gemistozytom**
F99 **Gemütskrankheit**
F99 **Gemütsleiden**
\* **Generalisierte**
F41.1 – Angststörung
L27.0 – Arzneimitteldermatitis, durch eingenommene Arzneimittel
I70.9 – Atherosklerose
L26 – Dermatitis exfoliativa
G40.3 – Epilepsie
G40.3 — Symptom einer anderen Hirnerkrankung
H53.4 – Gesichtsfeldreduktion
R61.1 – Hyperhidrose
D75.8 – idiopathische Osteomyelofibrose
A41.5 – Kolibazillose
E78.8 – Lipogranulomatose
I88.9 – Lymphadenitis
B23.1 – Lymphadenopathie, bei HIV-Krankheit
R59.1 – Lymphknotenvergrößerung
E21.0 – Ostitis, zystisch, fibrös

**G**

| | |
|---|---|
| * | **Generalisierte** (Forts.) |
| * | – primäre |
| M15.0 | — Arthrose |
| M15.0 | — Osteoarthrose |
| L40.9 | – Psoriasis |
| L40.1 | — pustulosa |
| D18.0 | – Skeletthämangiose |
| M34.9 | – Sklerodermie |
| A21.7 | – Tularämie |
| H31.2 | – zentrale areoläre Chorioideadystrophie |
| B25.9 | – zytomegale Einschlußkrankheit |
| * | **Generalisierter** |
| I70.9 | – arteriosklerotischer Gefäßprozeß |
| I70.9 | – Gefäßprozeß |
| L29.8 | – Pruritus |
| * | **Generalisiertes** |
| L27.0 | – Arzneimittelexanthem |
| L20.9 | – atopisches Ekzem |
| L30.9 | – Ekzem |
| R60.1 | – Ödem |
| O99.3 | **Generationspsychose** |
| I70.9 | **Generelle Arteriosklerose** |
| * | **Genese,** unklar |
| R51 | – Kopfschmerzen |
| R42 | – Schwindel |
| * | **Genetische** |
| Z31.- | – Beratung |
| D72.0 | – Leukozytenanomalie |
| Z31.- | – Untersuchung |
| O28.5 | **Genetischer Befund,** abnorm, bei Graviditäts-Screening |
| A39.0 | **Genickstarre,** epidemisch |
| A51.0 | **Genitalaffekt,** primär, durch Syphilis |
| N95.2 | **Genitalatrophie** |
| N93.9 | **Genitalblutung,** weiblich |
| * | **Genitale** |
| N93.9 | – abnorme Blutung |
| N73.6 | – Adhäsion |
| S30.2 | – äußeres, Verletzung, oberflächlich |
| N95.2 | – altersatrophisch |
| A56.2 | – Chlamydien-Infektion |
| A54.0 | – Gonorrhoe |
| B37.4 | – Kandidose |
| B49 | – Pilzkrankheit |
| B37.4 | – Soormykose |
| A51.0 | – Syphilis |
| N73.6 | – Verwachsung |
| L30.9 | **Genitalekzem** |
| N49.9 | **Genitalentzündung,** männlich |
| * | **Genitaler** |
| A60.0 | – Herpes |
| L29.9 | – Juckreiz |
| L29.3 | – Pruritus |
| * | **Genitalien** |
| C63.9 | – männlich, Karzinom |

| | |
|---|---|
| * | **Genitalien** (Forts.) |
| * | – Mikro- |
| Q55.8 | — männlich |
| Q52.8 | — weiblich |
| C57.9 | – weiblich, Karzinom |
| B49 | **Genitalmykose** |
| B49 | – männlich |
| B36.9 | – rezidivierend |
| B49 | – weiblich |
| F45.3 | **Genitalneurose** |
| * | **Genitalorgane** |
| * | – äußere |
| P15.5 | — Geburtsverletzung |
| S30.2 | — Prellung |
| S38.0 | — Zerquetschung |
| * | – obere |
| A54.2 | — akute Gonorrhoe |
| A54.2 | — chronische Gonorrhoe |
| A54.0 | – untere, chronische Gonorrhoe |
| O22.1 | **Genitalorganvarizen,** bei Schwangerschaft |
| D28.9 | **Genitalpolyp,** adenomatös, bei der Frau |
| S30.2 | **Genitalprellung** |
| N81.9 | **Genitalprolaps,** bei der Frau |
| * | **Genitalschmerzen** |
| N50.8 | – männlich |
| N94.8 | – weiblich |
| B37.4 | **Genitalsoor** |
| N93.9 | **Genitaltraktblutung,** abnorm, weiblich |
| S39.9 | **Genitaltrauma** |
| A18.1 | **Genitaltuberkulose** |
| D28.9 | **Genitaltumor,** adenomatös, bei der Frau |
| L98.4 | **Genitalulkus** |
| O87.8 | **Genitalvarizen,** im Wochenbett |
| E25.9 | **Genitoadrenales Syndrom** |
| G57.8 | **Genitofemoralis-Syndrom** |
| E24.9 | **Genitosuprarenales Syndrom** |
| * | **Genua** |
| M21.8 | – recurvata |
| M21.0 | – valga |
| M21.1 | – vara |
| * | **Genuine** |
| M10.0 | – Gicht |
| G20 | – Paralyse |
| M15.9 | – Polyarthrose |
| M33.2 | – Polymyositis |
| B48.3 | **Geotrichose** |
| B48.3 | – Lunge |
| F40.2 | **Gephyrophobie** |
| D69.9 | **Geplatztes Äderchen** |
| * | **Geräusch** |
| I35.1 | – Austin-Flint- |
| I37.1 | – Graham-Steel- |
| R01.1 | – Herz |
| R01.0 | — akzidentell |
| R01.0 | —— benigne |

| | |
|---|---|
| * | **Geräusch** (Forts.) |
| H93.1 | – Ohr |
| R09.8 | – Reibung, Thorax |
| R19.1 | **Geräusche,** Darm, abnorm |
| H83.3 | **Geräuscheinwirkung,** Innenohr |
| J98.1 | **Gerichtete Atelektase** |
| O26.1 | **Geringe Gewichtszunahme,** bei Schwangerschaft |
| * | **Geringes Sehvermögen** |
| B23.8 | – bei HIV-Krankheit |
| H54.2 | – beide Augen |
| * | **Gerinnung,** disseminiert |
| D65 | – intravasal |
| P60 | — beim Neugeborenen |
| P60 | — Fetus |
| D68.9 | **Gerinnungsdefekt** |
| D68.4 | **Gerinnungsfaktormangel,** erworben |
| R02 | **Gerinnungsnekrose** |
| D68.9 | **Gerinnungsstörung** |
| * | – bei |
| O67.0 | — intrapartaler Blutung |
| O46.0 | — präpartaler Blutung |
| O45.0 | — vorzeitiger Plazentalösung |
| D68.9 | – beim Erwachsenen |
| D68.9 | – mit Glaskörperblutung |
| O72.3 | – postpartal |
| D68.9 | **Gerinnungszeit,** verlängert |
| C83.2 | **Germinoblastom** |
| C62.9 | **Germinom,** Hoden |
| H18.4 | **Gerontoxon** |
| H00.0 | **Gerstenkorn** |
| R43.8 | **Geruchssinnstörung** |
| R43.1 | **Geruchstäuschung** |
| L02.3 | **Gesäßabszeß** |
| C44.5 | **Gesäßbasaliom** |
| L02.3 | **Gesäßfurunkel** |
| C44.5 | **Gesäßhautkarzinom** |
| L02.3 | **Gesäßkarbunkel** |
| C43.5 | **Gesäßmelanom,** maligne |
| D22.5 | **Gesäßnävus** |
| L03.3 | **Gesäßphlegmone** |
| S30.0 | **Gesäßprellung** |
| S30.8 | **Gesäßverletzung,** oberflächlich |
| S31.0 | **Gesäßwunde,** offen |
| Q56.4 | **Geschlecht,** unbestimmbar |
| F64.9 | **Geschlechterrollenstörung** |
| Q99.8 | **Geschlechtschromosomenanomalie** |
| F64.9 | **Geschlechtsidentitätsstörung** |
| F52.0 | **Geschlechtskälte** |
| A64 | **Geschlechtskrankheit** |
| O98.3 | – bei Schwangerschaft |
| N49.9 | **Geschlechtsorganabszeß,** männlich |
| N50.9 | **Geschlechtsorganaffektion,** männlich |
| N50.8 | **Geschlechtsorganatrophie,** männlich |

| | |
|---|---|
| * | **Geschlechtsorgane** |
| A51.0 | – Lues |
| A51.0 | – Syphilis |
| * | – und Harnorgane |
| A56.2 | — Chlamydien-Infektion |
| A54.0 | — untere, Gonokokken-Infektion |
| * | – weiblich |
| N82.9 | — Fistel |
| N84.9 | — Polyp |
| N50.8 | **Geschlechtsorganfibrose,** männlich |
| N49.9 | **Geschlechtsorganfurunkel,** männlich |
| N50.8 | **Geschlechtsorgangeschwür,** männlich |
| N50.1 | **Geschlechtsorganhämatom,** männlich |
| N50.8 | **Geschlechtsorganhypertrophie,** männlich |
| * | **Geschlechtsorganinfektion** |
| O23.5 | – bei Gravidität |
| O08.0 | – nach Abort |
| N49.9 | **Geschlechtsorgankarbunkel,** männlich |
| * | **Geschlechtsorganneubildung,** unsicher |
| D40.9 | – männlich |
| D39.9 | – weiblich |
| N81.9 | **Geschlechtsorganprolaps,** weiblich |
| D39.9 | **Geschlechtsorganteratom,** weiblich |
| N50.1 | **Geschlechtsorganthrombose,** männlich |
| N81.9 | **Geschlechtsorganvorfall,** weiblich |
| * | **Geschlossene** |
| S37.2 | – Blasenverletzung |
| S37.1 | – Harnleiterverletzung |
| S02.2 | – Nasenbeinfraktur |
| S37.0 | – Nierenverletzung |
| S02.6 | – Unterkieferfraktur |
| S37.1 | – Ureterverletzung |
| T14.0 | – Verletzung |
| R43.8 | **Geschmackssinnstörung** |
| F93.3 | **Geschwisterrivalität** |
| * | – bei |
| F93.3 | — emotionaler Störung, im Kindesalter |
| F93.3 | — spezifischer emotionaler Störung, im Kindesalter |
| R22.4 | **Geschwollenes Bein** |
| L98.4 | **Geschwür** |
| K62.6 | – After |
| K28.9 | – Anastomosen- |
| * | – bei |
| E14.5 | — Diabetes |
| I83.0 | — Krampfader |
| I83.0 | — Varizen, untere Extremität |
| H10.8 | – Bindehaut |
| J98.0 | – Bronchien |
| B55.1 | – Chiclero- |
| L98.4 | – chronisch |
| * | – Corpus |
| N48.5 | — cavernosum, chronisch |
| N48.5 | — penis, chronisch |
| K63.3 | – Darm |

**G ·**

| | |
|---|---|
| L98.4 **Geschwür** (Forts.) | L98.4 **Geschwür** (Forts.) |
| L89 – dekubital | K14.0 – Zunge |
| N50.8 – Ductus deferens | K26.9 – Zwölffingerdarm |
| K26.9 – duodenal | D48.9 **Geschwulst** |
| L89 – durch Druck | D21.9 – Abrikosoff- |
| R02 – fressend | D18.0 – Ader |
| K82.8 – Gallenblase | D48.5 – Analhaut |
| K82.8 – Gallenblasengang | D37.7 – Analkanal |
| K83.8 – Gallengang | D37.7 – Anus |
| K28.9 – gastrojejunal | D38.6 – Atmungsorgane |
| K13.7 – Gaumen | D48.5 – Augenlid |
| N85.8 – Gebärmutterhals | L72.1 – Balg- |
| N50.8 – Geschlechtsorgane, männlich | C44.9 – Basalzell- |
| N32.8 – Harnblase | D48.7 – Beckenboden |
| N34.2 – Harnröhre | D36.9 – benigne |
| L98.4 – Haut | D48.1 – Bindegewebe |
| L98.4 — chronisch | D18.0 – Blutgefäß |
| L98.4 — trophisch | D38.1 – Bronchien |
| N50.8 – Hoden | D48.6 – Brustdrüse |
| N50.8 – Hodensack | D37.7 – Darm |
| H16.0 – Hornhaut | D17.9 – Fett- |
| K28.9 – jejunal | D21.9 – Fleisch- |
| J38.7 – Kehldeckel | D37.6 – Gallenblase |
| J38.7 – Larynx | D48.2 – Ganglien |
| K13.0 – Lippe | P12.1 – Geburts-, durch Geburtsverletzung |
| J39.8 – Luftröhre | D43.2 – Gehirn |
| K25.9 – Magen | D48.1 – große Gefäße |
| K25.3 — akut | D36.9 – gutartig |
| * — — mit | D23.9 — Haut |
| K25.2 — — Hämorrhagie und Perforation | D41.4 – Harnblase |
| K25.1 — — Perforation | D48.5 – Haut |
| K25.7 — chronisch | D40.1 – Hoden |
| K25.5 — mit Perforation | L57.0 – Horn- |
| J35.8 – Mandel | D44.3 – Hypophyse |
| H16.0 – mit Hornhautperforation | D48.0 – Knochen |
| K13.7 – Mund | D38.0 – Larynx |
| L03.0 – Nagel | D37.6 – Leber |
| L03.0 – Nagelbett | D48.5 – Lid |
| K22.1 – Ösophagus | D38.1 – Lunge |
| N48.5 – Penis | D18.1 – Lymphgefäß |
| N48.5 — chronisch | D37.1 – Magen |
| K27.9 – peptisch | D48.6 – Mamma |
| K62.6 – Rektum | D37.0 – Mund |
| N50.8 – Samenblase | D21.9 – Muskel |
| N50.8 – Samenleiter | D48.7 – Nase |
| N50.8 – Samenstrang | D40.7 – Nebenhoden |
| N50.8 – Skrotum | D37.7 – Ösophagus |
| K62.6 – sterkoral | D39.1 – Ovar |
| J39.8 – Trachea | D37.7 – Pankreas |
| L97 – Unterschenkel | D40.7 – Penis |
| I83.0 — mit Varizen | H71 – Perl- |
| N34.2 – Urethra | D37.0 – Pharynx |
| N85.8 – Uterus | D16.5 – Plattenepithel, odontogen |
| N50.8 – Vas deferens | D40.0 – Prostata |
| K06.8 – Zahnfleisch | D37.5 – Rektum |
| K06.8 — chronisch | D40.7 – Samenblase |

D48.9 **Geschwulst** (Forts.)
D38.1 – Trachea
D37.0 – Unterzunge
D39.0 – Uterus
D37.9 – Verdauungsorgane
D18.1 – Wasser-
D48.1 – Weichteile
O04.9 **Gesetzliche Indikation,** Abort
O04.9 **Gesetzlicher Schwangerschaftsabbruch**
\*     **Gesicht**
Q18.8 – Doppel-
Q67.1 – flach gedrückt
C77.0 – Metastasen, Lymphknoten
O32.3 **Gesicht-Stirnlage,** Fetus
L02.0 **Gesichtsabszeß**
Q67.4 **Gesichtsanomalie und Schädelkno-**
     **chenanomalie,** kongenital
Q67.0 **Gesichtsasymmetrie**
C44.3 **Gesichtsbasaliom**
Q87.0 **Gesichtsbeteiligung,** vorwiegend, bei
     Fehlbildungssyndrom, kongenital
\*     **Gesichtsbindegewebe,** mit
\*     – Weichteilen
C49.0 — Karzinom
C49.0 — Sarkom
C49.0 **Gesichtsbindegewebsneubildung,** bös-
     artig
A69.0 **Gesichtsbrand**
Q18.9 **Gesichtsdysmorphie**
L30.9 **Gesichtsekzem**
L20.8 – atopisch
A46    **Gesichtserysipel**
Q18.9 **Gesichtsfehlbildung**
\*     **Gesichtsfeld**
H53.4 – Bogenskotom
H53.4 – Goldmannspirale
H53.4 – Ringskotom
H53.4 – vergrößerter blinder Fleck
H53.4 – Zentralskotom
H53.4 **Gesichtsfeldausfall**
H40.0 – Glaukomverdacht wegen
H53.1 – subjektiv
H53.4 **Gesichtsfelddefekt**
H53.4 **Gesichtsfeldeinengung**
H53.4 – konzentrisch
H53.4 **Gesichtsfeldeinschränkung**
H53.4 **Gesichtsfeldquadrantenanopsie**
H53.4 **Gesichtsfeldreduktion,** generalisiert
H53.4 **Gesichtsfeldrest,** zentral
H53.4 **Gesichtsfeldrestinsel,** temporal
\*     **Gesichtsfraktur**
S02.7 – Mittel-
S02.7 – und Schädelfraktur
L02.0 **Gesichtsfurunkel**
L02.0 **Gesichtshautabszeß,** Furunkel, Karbun-
     kel

C44.3 **Gesichtshautbasaliom**
C44.3 **Gesichtshautkarzinom**
C44.3 **Gesichtshautneubildung,** bösartig
C44.3 **Gesichtshautspinaliom**
B00.1 **Gesichtsherpes**
Q75.8 **Gesichtshypoplasie, Mittel-**
L02.0 **Gesichtskarbunkel**
C76.0 **Gesichtskarzinom**
C79.5 **Gesichtsknochenkarzinom**
\*     **Gesichtsknochenneubildung**
C41.0 – bösartig
D16.4 – gutartig
C41.0 **Gesichtsknochensarkom**
R25.2 **Gesichtskrampf**
G51.0 **Gesichtslähmung**
\*     **Gesichtslage**
O32.3 – Betreuung der Schwangeren
O64.2 – Geburtshindernis
C43.3 **Gesichtsmelanom,** maligne
Q18.9 **Gesichtsmißbildung**
D22.3 **Gesichtsnävus**
G50.0 **Gesichtsnervenschmerz**
\*     **Gesichtsneubildung**
C76.0 – bösartig
\*     – gutartig
D21.0 — Bindegewebe
D21.0 — Weichteile
D48.7 – unsicher
G50.0 **Gesichtsneuralgie,** Trigeminus
G51.0 **Gesichtsparese**
L03.2 **Gesichtsphlegmone**
S00.8 **Gesichtsprellung**
R23.2 **Gesichtsrötung**
A46    **Gesichtsrose**
S02.9 **Gesichtsschädelbruch**
S02.9 **Gesichtsschädelfraktur**
C79.5 **Gesichtsschädelknochenkarzinom**
S09.9 **Gesichtsschädelverletzung**
R51    **Gesichtsschmerzen**
G50.1 – atypisch
K07.6 – bei Erkrankung, Kauapparat
R52.2 – chronisch
Q18.8 **Gesichtsspalte**
\*     **Gesichtsverletzung**
P15.4 – bei Geburt
S00.8 – oberflächlich
C49.0 **Gesichtsweichteileneubildung,** bösartig
S01.8 **Gesichtsweichteilverletzung**
S07.0 **Gesichtszerquetschung**
T88.7 **Gestagen-Nebenwirkung**
E28.8 **Gestagenmangel**
Z31.- **Gestagentest**
O92.0 **Gestation,** mit Hohlwarze
O24.4 **Gestationsdiabetes**
O13     **Gestationshypertonie**
O14.9 – mit Proteinurie

| | |
|---|---|
| O91.2 | Gestationsmastitis |
| O26.8 | Gestationsnephrose |
| O12.0 | Gestationsödem |
| * | Gestationsperiode |
| O88.0 | – Luftembolie |
| O88.2 | – Thromboembolie |
| O12.1 | Gestationsproteinurie |
| O99.3 | Gestationspsychose |
| O15.9 | Gestationstoxikose |
| N13.3 | Gestaute Niere |
| * | Gesteigerte |
| O40 | – Fruchtwasserbildung |
| * | – Hämolyse |
| P58.9 | — mit Icterus neonatorum |
| P58.9 | — Neugeborenenikterus |
| F52.7 | – Libido |
| K11.7 | – Salivation |
| R20.8 | – Schmerzempfindlichkeit |
| K11.7 | Gesteigerter Speichelfluß |
| F52.7 | Gesteigertes sexuelles Verlangen |
| * | Gestörte |
| N97.9 | – Fertilität, bei der Frau |
| O26.9 | – Frühgravidität |
| O26.9 | – Frühschwangerschaft |
| R73.0 | – Glukosetoleranz |
| P05.9 | – intrauterine fetale Entwicklung |
| N89.9 | – Scheidenflora |
| O26.9 | – Schwangerschaft |
| F52.1 | – sexuelle Befriedigung |
| E29.9 | – Spermatogenese |
| N89.9 | – Vaginalflora |
| O14.9 | Gestose |
| O14.9 | – EPH- [Ödem-Proteinurie-Hypertonie] |
| O14.9 | – Schwangerschaft |
| O15.0 | – Spät- |
| Z76.3 | Gesunde Begleitperson eines Kranken |
| Z00.- | Gesundheits-Vorsorgeuntersuchung, beim Kind |
| Z00.- | Gesundheitsuntersuchung |
| J67.0 | Getreidearbeiterlunge |
| D48.9 | Gewächs |
| D36.9 | – papillomatös |
| D30.4 | — prostatische Harnröhre |
| R45.6 | Gewalt, körperlich |
| Q33.5 | Gewebe, ektopisch, Lunge, angeboren |
| L03.9 | Gewebeentzündung |
| K04.9 | Gewebekrankheit, periapikal |
| R02 | Gewebsnekrose |
| T34.9 | – bei Erfrierung |
| T34.4 | — Arm |
| T34.1 | — Hals |
| T34.0 | — Kopf |
| T34.2 | — Thorax |
| R60.9 | Gewebswassersucht |

| | |
|---|---|
| * | Gewichtsabnahme |
| R63.4 | – abnorm |
| R63.4 | — mit Dystrophie |
| B22.2 | – bei HIV-Krankheit |
| R63.4 | – ungewöhnlich |
| R63.4 | – unklar |
| R63.5 | Gewichtserhöhung |
| R63.8 | Gewichtsprobleme |
| R63.4 | Gewichtsverlust |
| * | Gewichtszunahme |
| R63.5 | – abnorm |
| O26.1 | – gering, bei Schwangerschaft |
| R62.8 | – mangelhaft |
| O26.0 | – übermäßig, bei Schwangerschaft |
| G43.0 | Gewöhnliche Migräne |
| * | GGG – s. Großzehengrundgelenk |
| * | Ghost- |
| H40.5 | – cell-Glaukom |
| H16.4 | – vessel-Hornhaut |
| A66.3 | Ghoul hand |
| L44.4 | Gianotti-Crosti-Syndrom |
| A07.1 | Giardiasis |
| M40.1 | Gibbusbildung |
| M10.9 | Gicht |
| M10.2 | – arzneimittelinduziert |
| M10.3 | – durch Nierenfunktionsstörung |
| M10.0 | – genuin |
| M10.0 | – idiopathisch |
| M10.0 | – primär |
| M10.9 | Gichtanfall |
| M10.0 | Gichtarthritis |
| M10.0 | Gichtarthropathie |
| * | Gichtische |
| M10.0 | – Arthritis |
| M10.0 | – Arthropathie |
| M10.0 | – Gelenkentzündung |
| M10.9 | – Iritis |
| M10.9 | – Nephropathie |
| M10.9 | – Nierenentzündung |
| M10.9 | – Phlebitis |
| M10.0 | – Synovitis |
| M10.9 | Gichtknoten |
| M10.0 | – Herz |
| M10.9 | Gichtniere |
| M10.9 | Gichttophus |
| T56.9 | Gießerfieber |
| T62.2 | Giftpflanzenwirkung, toxisch |
| E22.0 | Gigantismus |
| E22.0 | – wegen Überfunktion, Hypophysenvorderlappen |
| N62 | Gigantomastie |
| H10.8 | Gigantopapilläre Konjunktivitis |
| E80.4 | Gilbert-Meulengracht-Syndrom |
| B40.9 | Gilchrist-Krankheit |
| E34.8 | Gilford-Syndrom, Hutchinson- |

K06.1  **Gingivahyperplasie**
K06.9  **Gingivakrankheit**
K06.2  **Gingivaläsion**
K13.2  **Gingivaleukoplakie**
K06.0  **Gingivaretraktion**
K05.1  **Gingivitis**
K05.0  – akut
B00.2  – aphthosa
K05.1  – chronisch
K05.1  – desquamativa
O99.6  – gravidarum
K05.1  – hyperplastisch
O99.6  – in der Schwangerschaft
K05.1  – marginalis
K05.1  – simplex
K05.1  – ulcerosa
K14.0  **Gingivoglossitis**
K05.1  **Gingivostomatitis**
B00.2  – aphthosa
B00.2  – herpetica
*      **Gipsbehandlung**
G97.9  – motorische Ausfälle, Extremität
G97.9  – neurologische Ausfälle, Extremität
H35.4  **Gitterlinien-Degeneration,** äquatorial
*      **Gittrige**
H18.5  – Hornhautdystrophie
H35.4  – Netzhautdegeneration
F45.3  **GKSK** [Gastrokardialer Symptomen-
       komplex]
*      **Glandula-**
C69.5  – lacrimalis-Karzinom
C75.0  – parathyreoidea-Karzinom
C75.1  – pituitaria-Karzinom
C08.1  – sublingualis-Karzinom
K11.2  – submandibularis-Entzündung
C08.0  – submandibularis-Karzinom
C74.9  – suprarenalis-Karzinom
N34.2  **Glandulae-bulbourethrales-Entzün-
       dung**
*      **Glanduläre**
N85.0  – Hyperplasie, Endometrium
Q54.0  – Hypospadie
E31.9  – Insuffizienz
N62    – Mammahyperplasie
*      **Glans-penis-**
N48.1  – Entzündung
N48.1  – Erosion
D29.0  – Fibrom
B37.4  – Kandidose
C60.1  – Karzinom
D40.7  – Neubildung, unsicher
B37.4  – Soormykose
L90.8  **Glanzhaut**
*      **Glanzmann-Naegeli-**
D69.1  – Syndrom
D69.1  – Thrombasthenie

J43.9  **Glasbläseremphysem**
H26.8  **Glasbläserstar**
Q78.2  **Glasknochenerkrankung**
*      **Glaskörper**
H43.2  – Kalksalze
H43.2  – Kalkseife
Q14.0  – persistierend, hyperplastisch, primär
H43.8  **Glaskörperabhebung**
H43.1  – hämorrhagisch
H43.2  **Glaskörperablagerung,** kristallin
H43.8  **Glaskörperablösung**
H44.0  **Glaskörperabszeß**
H43.9  **Glaskörperaffektion**
H43.8  **Glaskörperanheftungslinie**
H43.1  **Glaskörperblutung**
*      – bei
D68.9  — Gerinnungsstörung
H35.2  — proliferativer Retinopathie
H43.1  – CNV- [Contingent negative variation]
H59.8  – intraoperativ
*      – mit
H43.3  — Glaskörpertrübung
H33.3  — Netzhautforamen
H59.8  – postoperativ
H43.1  – traumatisch
H43.8  **Glaskörperdegeneration**
H43.8  **Glaskörperdestruktion**
H43.8  **Glaskörperentzündung**
H43.9  **Glaskörpererkrankung**
Q14.0  **Glaskörperfehlbildung,** kongenital
H43.3  **Glaskörperfloater**
*      **Glaskörperfremdkörper**
*      – intraokular, alt
H44.7  — amagnetisch
H44.6  — magnetisch
S05.5  – ohne Netzhautaufschlag
H43.1  **Glaskörperhämatom**
H43.3  **Glaskörperhernie**
H43.8  **Glaskörperinfiltration**
H59.0  **Glaskörperkomplikation,** nach Kata-
       raktextraktion
H43.3  **Glaskörpermembran**
H43.0  **Glaskörperprolaps**
S05.2  – Bulbusruptur
S05.2  – Contusio bulbi
H43.3  **Glaskörperstränge**
H43.3  **Glaskörpertrübung**
H43.3  – bei intraokularer Entzündung
H43.3  – nach Glaskörperblutung
H43.3  **Glaskörperverdichtung**
H43.8  **Glaskörperverflüssigung**
H59.0  **Glaskörperverlust,** bei CE [Katarakt-
       extraktion]

**G**

| | |
|---|---|
| * **Glaucoma** | H40.9 **Glaukom** (Forts.) |
| H44.5 – absolutum | H40.1 – Weitwinkel- |
| H40.1 – chronicum simplex | H40.1 — primär |
| H40.1 – simplex | H40.4 – zyklitisch [Posner-Schlossmann-Syn- |
| H40.9 **Glaukom** | drom] |
| H44.5 – absolut | H26.2 **Glaukomflecken** |
| H40.2 – akut | H26.2 – subkapsulär, bei Katarakt |
| Q15.0 – angeboren | H40.0 **Glaukomgrenzfall** |
| H40.3 – Aphakie- | H40.0 **Glaukomverdacht** |
| * – bei | * – bei |
| E85.9 — Amyloidose | * — entsprechendem |
| H40.4 — Iridozyklitis | H40.0 —— Gesichtsfeldausfall |
| H40.5 — Katarakt | H40.0 —— Papillenbefund |
| H18.1 — Keratopathia bullosa | H40.0 — retinalem Nervenfaserschichtdefekt |
| H40.5 — Linsenaffektion | * **Gleichgewicht** |
| H40.5 — Linsendislokation | P74.3 – Kalium-, Störung, beim Neugeborenen |
| H40.5 — Linsensubluxation | P74.2 – Natrium-, Störung, beim Neugeborenen |
| H40.5 — Netzhautvenenverschluß | R42 **Gleichgewichtsstörung** |
| H40.5 — Papillenprozeß | K63.8 – Darmflora [Dysbiose] |
| H40.5 — Phakomatose | * – mit |
| P35.0 — Rötelnembryopathie | H81.9 — Dauerschwindel |
| H40.5 — Rubeosis iridis | H81.8 — Drehschwindel |
| H40.1 – chronisch | R42 – und Schwindel |
| H40.1 — primär | N20.2 **Gleichzeitiger Nieren- und Ureterstein** |
| * – durch | K40.9 **Gleitbruch** |
| H40.6 — Kortikosteroide | K44.9 – Hiatus |
| H40.6 — Kortison | K40.9 **Gleithernie** |
| H40.2 – Engwinkel- | K44.9 – Hiatus |
| H40.5 – Ghost-cell- | K40.4 – mit Gangrän |
| H40.5 – hämorrhagisch | Q55.2 **Gleithoden** |
| H40.8 — postoperativ | M43.1 **Gleitwirbelbildung** |
| H40.3 — traumatisch | M79.6 **Gliederschmerzen** |
| Q15.0 – juvenil | M79.6 – afebril |
| H40.1 — Kapselhäutchen- | Q74.3 **Gliederstarre** |
| Q15.0 – kongenital | Q74.3 – kongenital |
| H40.2 – maligne | * **Gliedmaßen** |
| H40.9 – medikamentös eingestellt, Druckerhö- | * – obere |
| hung | C44.6 — Basaliom |
| H40.1 – mit Linsenpseudoexfoliation | C49.1 — Bindegewebssarkom |
| H40.5 – Neovaskularisations-, nach Zentral- | C44.6 — Hautkarzinom |
| venenthrombose | C76.4 — Krebs |
| H40.1 – Niederdruck- | C43.6 — Melanom, maligne |
| H40.1 – Normaldruck- | C76.4 — Neubildung, bösartig |
| H40.1 – ohne Hochdruck | C49.1 — Weichteilkarzinom |
| H40.5 – phakolytisch | C49.1 — Weichteilsarkom |
| H40.1 – Pigmentdispersions- | * – untere |
| H40.1 – pigmentiert | C44.7 — Basaliom |
| H40.4 – postinfektiös | C49.2 — Bindegewebssarkom |
| * – primär | C43.7 — Melanom, maligne |
| Q15.0 — infantil | C49.2 — Weichteilkarzinom |
| Q15.0 — kongenital | C49.2 — Weichteilsarkom |
| H40.1 – Pseudoexfoliations- | C71.9 **Glioblastisches Sarkom** |
| H40.5 – sekundär | C71.9 **Glioblastom** |
| * – Sekundär-, bei | C71.9 – Gehirn |
| H40.5 — Blutung, nichttraumatisch | C72.9 – Nervensystem |
| H40.8 — postoperativer Blutung | C71.9 **Glioependymom** |

C71.9 **Gliom**
C71.9  – Adeno- [Ependymom]
C71.9  – Amöboidzellen-
\*      – bösartig
C71.9  — Großhirn
C71.6  — Kleinhirn
C71.9  – Ependym-
C71.9  – Großhirn
C71.7  – Hirnstamm
C71.6  – Kleinhirn
C71.9  – maligne
C69.9  — Auge
C71.9  – Mittelhirn
D33.3  – Nervus opticus
C71.9  – Oligodendro-
D33.3  – Optikus-
C71.9  – Pfeilerzell-
C71.9  – Pinselzell-
C71.9  – Spinnenzell-
C71.9  – Sternzell-
D43.2  – Subependymal-
\*      **Glioma**
C71.9  – durum
C69.2  – retinae
C71.9  – sarcomatodes
C71.9 **Gliosarkom**
G93.8 **Gliose**
H35.3  – epiretinal
C71.9 **Gliozytom**
E55.0 **Glisson-Krankheit**
H35.4 **Glitzerpunkte,** äquatoriale Degeneration
I50.9 **Globaldekompensation,** Herzinsuffizienz
\*      **Globale**
I50.9  – dekompensierte Herzinsuffizienz
I50.9  – Herzinsuffizienz
N19    – Niereninsuffizienz
G45.4  – transiente Amnesie
\*      **Globalinsuffizienz**
N19    – glomerulo-tubulär
J96.9  – respiratorisch
E27.8 **Globulin,** cortisolbindend, Anomalie
C88.0 **Globulinämie, Makro-** [Morbus Waldenström]
R77.1 **Globulinveränderung**
F45.8 **Globus**
F45.8  – hystericus
F45.8  – nervosus
F45.8 **Globusgefühl**
R68.3 **Glockenklöppelfinger**
D18.0 **Glomangiom**
D18.0 **Glomangiomyom**
\*      **Glomeruläre**
N05.9  – Filtration, abgesunken
N05.1  – Herdnephritis

N05.9 **Glomerulitis**
N00.9  – akut
N05.8  – nekrotisierend
N05.9  – subakut
N19    **Glomerulo-tubuläre Globalinsuffizienz**
E14.2 **Glomerulohyalinose,** diabetisch, extrakapillär
N05.9 **Glomerulonephritis**
N00.9  – akut
N03.9  – chronisch
N03.8  – chronisch-proliferativ
E14.2  – diabetisch
B25.8  – durch Zytomegalieviren
\*      – fokal
N05.1  — proliferierend
N05.1  — sklerosierend
N00.9  – hämorrhagisch
N05.8  – Immunkomplex-
N05.8  – interkapillär
N05.2  – membranös
N03.2  — chronisch
N03.5  — proliferierend, chronisch
N05.5  – membranoproliferativ
N05.8  – nekrotisierend
N05.9  – progredient
N00.7  – akut
N03.7  – chronisch
N05.7  — mit Nephritis
N05.8  – proliferierend
N00.8  — akut
N03.5  — chronisch
N18.9  – sklerosierend
N04.9 **Glomerulonephrose**
N05.9 **Glomerulopathie**
N05.2  – idiopathisch, membranös
N05.2  – membranös
N26    **Glomerulosklerose**
E14.2  – diabetisch
E14.2  — extrakapillär
N05.1  – fokal
N00.0 **Glomerulusläsion**
\*      **Glomus-caroticum-**
C75.4  – Karzinom
D35.5  – Neubildung, gutartig
C49.9 **Glomusangiosarkom**
D18.0 **Glomustumor**
K14.6 **Glossalgie**
K14.0 **Glossitis**
K14.4  – atrophicans
B37.0  – bei Soor
\*      – durch
B44.8  — Aspergillus
B37.0  — Candida
B25.8  — Zytomegalieviren

**G**

| | |
|---|---|
| K14.0 **Glossitis** (Forts.) | L02.3 **Glutealabszeß** |
| * – exfoliativa | S30.0 **Glutealhämatom** |
| K14.1 — geographica | K90.0 **Glutenallergie** |
| K14.1 — marginalis | K90.0 **Glutenenteropathie** |
| K14.1 — marginata | K90.0 **Glutenunverträglichkeit** |
| K14.0 – Hunter- | F13.2 **Glutethimid-Abhängigkeit** |
| K14.0 – Möller- | E74.0 **Glykogeninfiltration,** Herz |
| B37.0 – mycotica | E74.0 **Glykogenose** |
| K14.2 – rhombica mediana | E74.0 **Glykogenspeicherkrankheit** |
| K14.6 **Glossodynie** | T52.3 **Glykolwirkung,** toxisch |
| K14.9 **Glossopathie** | E77.1 **Glykoproteinabbaudefekt** |
| G52.1 **Glossopharyngeuskrankheit** | E77.9 **Glykoproteinstoffwechselstörung** |
| G52.1 **Glossopharyngeusneuralgie** | E72.5 **Glyzinstoffwechsel-Störung** |
| K14.3 **Glossophytie** | E72.0 **Glyzinurie** |
| K14.8 **Glossoplegie** | E75.0 **Gm** [Gamma-Kettenmarker]-**Gangliosi-** |
| Q38.3 **Glossoschisis** | **dose** |
| A16.4 **Glottis-TBC** | N05.9 **GN** – s.a. Glomerulonephritis |
| C32.0 **Glottiskarzinom** | Q37.5 **Gnathopalatoschisis** |
| J38.5 **Glottiskrampf** | Q37.1 **Gnathoschisis** |
| C32.0 **Glottiskrebs** | B83.1 **Gnathostomiasis** |
| J38.0 **Glottislähmung** | L21.0 **Gneis** |
| J38.3 **Glottisleukoplakie** | L21.0 – Kopf |
| C32.0 **Glottisneubildung,** bösartig | G71.0 **Gnomenwaden** |
| J38.4 **Glottisödem** | E34.5 **Goldberg-Maxwell-Syndrom** |
| J38.0 **Glottisparese** | * **Goldblatt-** |
| E16.3 **Glukagon,** Sekretionsstörung | I70.1 – Effekt |
| D13.7 **Glukagonom** | I70.1 – Niere |
| E16.3 **Glukagonsekretion,** erhöht | I70.1 – Phänomen |
| E72.0 **Gluko-Amino-Phosphat-Diabetes** | I70.1 – Syndrom |
| E72.5 **Glukoglyzinurie** | * **Goldenhar-** |
| T88.7 **Glukokortikoid-Nebenwirkung** | Q87.0 – Symptomenkomplex [Dyplasia oculo- |
| T38.0 **Glukokortikosteroid-Vergiftung** | auriculo-vertebralis] |
| E16.1 **Glukopenie** | Q87.0 – Syndrom |
| * **Glukose-6-Phosphat-Dehydrogenase-** | G70.0 **Goldflam-Krankheit, Erb-Hoppe-Op-** |
| D55.0 – Inaktivität | **penheim-** [Myasthenia gravis pseudo- |
| D55.0 – Mangel | paralytica] |
| D55.0 – Mangelanämie | H43.8 **Goldmann-Favre-Syndrom** |
| E74.3 **Glukose-Galaktose-Intoleranz,** angebo- | H53.4 **Goldmannspirale,** Gesichtsfeld |
| ren | M77.0 **Golfarm** |
| * **Glukosetoleranz** | M77.0 **Golfellenbogen** |
| O24.4 – abnormal, bei Gravidität | N28.8 **Golflochostium,** Harnblase |
| R73.0 – gestört | Q96.9 **Gonadendysgenesie** |
| * **Glukosetoleranztest** | M10.9 **Gonagra** |
| R73.0 – abnorm | M25.5 **Gonalgie** |
| R73.0 – pathologisch | M25.5 – akut |
| R73.9 **Glukosewert,** erhöht, Blut | M13.1 **Gonarthritis** |
| R81 **Glukosurie** | M17.9 **Gonarthrose** |
| E74.8 – renal | M17.9 – beidseitig |
| L02.3 **Glutäusfurunkel** | M17.9 – femoropatellar |
| L02.3 **Glutäuskarbunkel** | M17.9 – fortbestehend, trotz OP |
| L03.3 **Glutäusphlegmone** | M17.9 – Grad I |
| M76.0 **Glutäussehnentendinitis** | M17.9 – Grad II |
| E72.8 **Glutamin-Stoffwechselstörung** | M17.9 – Grad II-III |
| E72.3 **Glutaminazidurie** | M17.9 – Grad III |
| E88.0 **Glutarazidurie** | M17.9 – Grad IV |
| D55.1 **Glutathionstoffwechselstörungsanämie** | M17.9 – medial |

M17.9 **Gonarthrose** (Forts.)
M17.9 – mit Erguß
M17.2 – posttraumatisch, beidseitig
M17.0 – primär, beidseitig
M17.9 – und retropatellare Arthrose
M17.9 – Valgus-
M17.9 – Varus-
B83.8 **Gongylonemiasis**
* **Goniom**
C74.9 – Neuro-
C74.9 – Sympathiko-
H21.5 **Goniosynechie**
A54.3 **Gonoblennorrhoe**
A54.8 **Gonokokkämie**
* **Gonokokken-**
A54.9 – Infektion
A54.9 — akut
A54.3 — Auge
O98.2 — bei Schwangerschaft
A54.9 — chronisch
A54.2 — im Becken
A54.0 — untere Harn- und Geschlechtsorgane
A54.3 – Konjunktivitis
Z20.2 – Kontakt
A54.2 – Pelviperitonitis
A54.8 – Peritonitis
A54.5 – Pharyngitis
A54.8 – Sepsis
A54.0 – Zystitis
A54.9 **Gonorrhoe**
A54.9 – akut
A54.2 — Cervix uteri
A54.2 — Endometritis
A54.0 — Harnblase
* — obere
A54.2 —— Genitalorgane
A54.2 —— Harnorgane
A54.2 — Orchitis
A54.2 — Prostatitis
A54.2 — Salpingitis
A54.2 — Samenblase
A54.0 — untere Harnorgane
A54.6 – Anus
A54.4 – Arthritis
A54.3 – Auge
A54.1 – Bartholinitis, akut
A54.0 – Cervix uteri
* – chronisch
A54.0 — Bartholindrüse
A54.2 — Cervix uteri
A54.2 — Endometritis
A54.0 — Harnblase
* — obere
A54.2 —— Genitalorgane
A54.2 —— Harnorgane
A54.2 — Orchitis

A54.9 **Gonorrhoe** (Forts.)
* – chronisch (Forts.)
A54.2 — Prostatitis
A54.2 — Salpingitis
A54.2 — Samenblase
* — untere
A54.0 —— Genitalorgane
A54.0 —— Harnorgane
A54.2 – Eileiter
A54.4 – Gelenk
A54.0 – genital
A54.0 – Harnblase
A54.0 – Harnröhre
Z22.4 – Keimträger
* – mit Urethritis
A54.0 — akut
A54.0 — chronisch
A54.2 – Nebenhoden
A54.5 – Rachenhöhle
A54.6 – Rektum
A54.2 – Samenblase
A54.0 – Scheide
A54.2 – Tube
A54.0 – Urethra
A54.0 – Urogenitaltrakt, unterer
A54.2 – Uterus
A54.0 – Vagina
* – Vulvovaginitis
A54.0 — akut
A54.0 — chronisch
* **Gonorrhoische**
A54.8 – Bakteriämie
A54.1 – Bartholinitis
A54.2 – Endometritis
A54.0 – Harnblasenentzündung
A54.9 – Infektion
A54.3 – Keratosis
A54.2 – Orchitis
A54.8 – Peritonitis
A54.2 – Prostatitis
A54.2 – Salpingitis
A54.0 – Urethritis
A54.0 – Vulvovaginitis
* **Gonosomen**
Q98.6 – mit Strukturanomalie, männlicher Phä-
notyp
Q98.7 – Mosaik, männlicher Phänotyp
Q95.3 – und Autosomen, balanciertes Rearran-
gement, beim abnormen Individuum
Q96.2 **Gonosomenanomalie,** ausgenommen iso
(Xq), Karyotyp 46,X
M31.0 **Goodpasture-Syndrom**
L94.4 **Gottron-Papeln**
H50.8 **Graefe,** von, myopathischer Strabismus
J30.1 **Gräser-Frühblüherallergie**
J30.1 **Gräserpollenallergie**

**G**

* **Graham-**
J98.1   – Burford-Mayer-Syndrom
I37.1   – Steel-Geräusch
A41.5  **Gramnegative Sepsis**
G40.6  **Grand mal**
G40.6  – Anfall
G40.6  – Epilepsie
G40.6  – idiopathisch
G41.0  – Status
H18.5  **Granuläre Hornhautdystrophie**
N26    **Granularatrophie,** Niere
D21.9  **Granularzellmyoblastom**
*     **Granulation**
L92.3  – Episiotomienaht
H60.4  – Gehörgang
H95.1  – nach Mastoidektomie
H71    – Paukenhöhle
N89.8  – Scheidenstumpf
H73.8  – Trommelfell
N89.8  – Vaginalstumpf
L92.9  **Granulom**
K04.5  – apikal
B41.9  – brasilianisch
*     – durch
B44.8  — Aspergillus
L92.3  — Faden
*     — Fremdkörper
L92.3  —— Haut
L92.3  —— Unterhaut
T81.4  — Intubation
T88.8  — Paraffin
L57.5  — Strahlen
L98.0  – eitrig
L98.0  – entzündet
L92.9  – Haut
C81.9  – Hodgkin-
B38.7  – kokzidioidal
J38.7  – Larynx
H01.8  – Lid
K13.4  – Mund, eitrig
L92.8  – Nabel
L90.5  – Narbe
J32.9  – Nase
H05.1  – Orbita
N41.8  – Prostata
K10.1  – Riesenzell-
A58    – Scheide
J38.3  – Stimmband
K04.5  – Zahn
K04.5  — chronisch
*     **Granuloma**
L92.0  – anulare
K10.3  – apicale
B41.9  – brasiliensis
L92.2  – eosinophilicum faciei
L92.2  – faciale

*     **Granuloma** (Forts.)
C84.0  – fungoides
M31.3  – gangraenescens
A58    – inguinale
A58    — tropicum
C46.9  – multiplex haemorrhagicum Koebner
L44.1  – nitidum
B41.8  – paracoccidioides
L98.0  – pediculatum
A58    – pudendi
L98.0  – pyogenicum
L98.0  – septicum
L98.0  – teleangiectaticum
B35.8  – trichophyticum
L92.8  – umbilicale
A58    – venereum
*     **Granulomatös-zystische**
N30.8  – Blasenentzündung
N30.8  – Zystitis
*     **Granulomatöse**
M30.1  – allergische Angiitis
N30.8  – Blasenentzündung
H01.0  – Blepharitis
K29.6  – Gastritis
L92.9  – Hautkrankheit
H20.1  – Iritis
J31.0  – Rhinitis
E06.1  – Thyreoiditis
N30.8  – Zystitis
L92.9  **Granulomatose**
J63.2  – durch Beryllium
D86.9  – epitheloidzellig
D86.9  – Hutchinson-Boeck-
E78.2  – Lipoid-
M31.3  – Lunge
D71    – progressiv, septisch
M31.3  – Wegener-
*     **Granulomatosis**
D86.9  – benigna
L92.8  – disciformis
D70    **Granulopenie**
L74.8  **Granulosis rubra nasi**
C92.9  **Granulozytäre Leukämie**
C92.1  – chronisch
C92.3  **Granulozytäres Sarkom**
D70    **Granulozytopenie**
D70    – toxisch
J63.3  **Graphitfibrose**
J63.3  – Lunge
J63.3  **Graphitlunge**
J63.3  **Graphitpneumokoniose**
J63.3  **Graphitstaublunge**
F48.8  **Graphospasmus**
*     **Grauer**
H25.9  – Altersstar
H26.9  – Star – s.a. Cataracta oder s.a. Katarakt

T74.3 **Grausamkeit,** seelisch
E05.0 **Graves-Krankheit**
\* **Gravida-Betreuung, bei**
O36.1 – AB0-Isoimminisierung
O34.9 – Anomalie, Beckenorgane
O32.1 – Beckenendlage
O34.3 – Cerclage
O35.1 – Chromosomenanomalie des Fetus
O32.9 – Einstellungsanomalie des Fetus
\* – Fehlbildung
O35.0 — des ZNS des Fetus
O34.0 — Uterus
O32.4 – fehlendem Kopfeintritt
O35.9 – Fetalanomalien
\* – fetalem
O35.0 — Anenzephalus
O35.8 — Hygroma colli
O33.5 — Mißverhältnis
\* – fetaler
O36.6 — Hypertrophie
O36.3 — Hypoxie
O36.9 — Komplikation
O36.5 — Retardierung
O35.9 — Schädigung
O35.0 — Spina bifida
O35.9 – Fetalschädigung
O32.3 – Gesichtslage
O26.4 – Herpes gestationis
O32.8 – hohem Geradstand
O36.2 – Hydrops fetalis
O33.6 – Hydrozephalus des Fetus
O36.4 – intrauterinem Fruchttod
O32.3 – Kinnlage
O33.9 – Kopf-Becken-Mißverhältnis
O32.9 – Lageanomalie des Fetus
O36.6 – Large-for-date-Baby
O36.5 – Light-for-date-Baby
O34.7 – Perineumanomalie
O43.1 – Plazentafehlbildung
O36.5 – Plazentainsuffizienz
O32.2 – Querlage
O34.5 – Retroflexio uteri
O43.8 – retroplazentarer Blutung
\* – Rh [Rhesus]-
O36.0 — Inkompatibilität
O36.0 — Isoimmunisierung
\* – Schädigung des Fetus durch
O35.7 — Biopsie
O35.7 — Intrauterinpessar
O32.2 – Schräglage
O34.3 – Shirodkar-Naht
O36.5 – Small-for-date-Baby
O32.3 – Stirnlage
O32.8 – tiefem Geradstand

\* **Gravida-Betreuung** (Forts.)
\* – Uterus
O34.0 — bicornis
O34.0 — duplex
O34.5 – Uterusanomalie
O34.6 – Vaginaanomalie
O26.5 – Vena-cava-Syndrom
O34.2 – vorausgegangener Sektio
O34.7 – Vulvaanomalie
O32.0 – wechselnder Kindslage
O34.4 – Zervixanomalie
O34.3 – Zervixinsuffizienz
O26.6 **Gravidarum,** Icterus
\* **Gravidität**
O00.0 – abdominal
O83.3 – Abdominal-, mit lebensfähigem Fetus, Entbindung
O04.9 – Abruptio
O04.9 — ärztlich
Z30.- — Antrag auf
Z34.- – am Termin
O00.0 – Bauchhöhle
\* – bei
\* – Abhängigkeit
O99.3 — Drogen
O99.3 — Medikamente
\* – Abnormität
O33.0 — Beckenknochen
O34.9 — Beckenweichteile
O34.6 — Vagina
O34.7 — Vulva
O33.0 — Anomalie, Becken
O33.0 — Deformität, Becken
O33.1 — engem Becken
O34.1 — Fibrom, Uterus
O99.8 — kongenitaler Herz-Kreislauf-Krankheit
O99.8 — Morbus von Bechterew
O34.1 — Myom, Uterus
O33.1 — Pelvis angusta
O34.4 — Polyp, Zervix
O34.1 — Tumor, Uterus
\* — Uterus
O34.0 — bicornis
O34.0 — duplex
\* — vorher bestehender
O10.1 — Herzkrankheit, mit Hypertonie
\* — Hypertonie
O11 — eklamptisch
O10.0 — essentiell, gutartig
O10.0 — maligne
O11 — präeklamptisch
O10.2 — sekundär, bei Nierenkrankheit
Z32.- – Bestätigung
O00.8 – Cervix uteri
O30.1 – Drillinge
O21.2 – Erbrechen, Spätstadium

**G**

| | | | |
|---|---|---|---|
| * | **Gravidität** (Forts.) | J06.9 | **Grippaler Infekt** (Forts.) |
| O00.2 | – ovarial | * | – mit (Forts.) |
| O00.0 | – peritoneal | * | — Infektion |
| Z35.- | – Risiko- | J06.9 | —— Atmungsorgane |
| * | – Screening, mit | J06.9 | —— Luftwege |
| * | — abnormem | * | **Grippe** |
| O28.9 | —— Befund | J11.1 | – asiatisch |
| O28.1 | —— biochemischem Befund | J10.1 | — Influenzavirus nachgewiesen |
| O28.5 | —— Chromosomenbefund | A78 | – Balkan- |
| O28.5 | —— genetischem Befund | * | – echt |
| O28.0 | —— hämatologischem Befund | J10.1 | — Influenzavirus nachgewiesen |
| O28.4 | —— radiologischem Befund | J11.1 | — ohne Virusnachweis |
| O28.3 | —— Ultraschallbefund | * | – epidemisch |
| O28.2 | —— zytologischem Befund | J10.1 | — Influenzavirus nachgewiesen |
| O00.1 | – Tubar- | J11.1 | — ohne Virusnachweis |
| O48 | – über Termin | J06.9 | – [Grippaler Infekt] |
| O48 | – übertragen | J10.1 | – hochfieberhaft, Influenzavirus nach- |
| Z32.- | – Vermutung | | gewiesen |
| O00.8 | – zervikal | J11.1 | – [Influenza] |
| O30.0 | – Zwillinge | J11.8 | — Darm |
| O30.0 | — dichoreal und diamnial | J11.8 | — Gehirn |
| O99.0 | **Graviditätsanämie** | J11.1 | — hochfieberhaft |
| O99.3 | **Graviditätspsychose** | Z25.1 | — Impfnotwendigkeit |
| O14.9 | **Graviditätstoxikose** | J11.8 | — intestinal |
| O04.9 | **Graviditätsunterbrechung** | J11.8 | — Kopf |
| O04.9 | – ärztlich | J11.8 | — Magen |
| Z30.- | – Antrag auf | J11.8 | — Magen-Darm- |
| O05.9 | – illegal | * | — mit |
| O04.9 | – legal | J11.1 | —— Angina |
| O05.9 | – strafbar | J11.8 | —— Arthralgie |
| F45.2 | **Gravidophobie** | J11.8 | —— bakterieller Superinfektion |
| C64 | **Grawitz-Tumor** | J11.1 | —— Bronchitis |
| I20.0 | **Graybiel-Syndrom** | J11.0 | —— Bronchopneumonie |
| J45.9 | **Greisenasthma** | J11.8 | —— Enteritis |
| E74.0 | **Grenzdextrinose** | J11.8 | —— Enzephalopathie |
| Q38.7 | **Grenzdivertikel,** ösophagopharyngeal | J11.8 | —— gastrointestinaler Beteiligung |
| D22.9 | **Grenzflächennävus,** epidermokutan | J11.1 | —— Husten |
| F21 | **Grenzpsychose** | J11.1 | —— Laryngitis |
| F21 | **Grenzschizophrenie** | J11.8 | —— Magen-Darm-Beteiligung |
| H40.0 | **Grenzwertiger Augeninnendruck** | J11.8 | —— Otitis |
| P93 | **Grey-Syndrom** | J11.1 | —— Pharyngitis |
| N20.9 | **Grießabgang** | J11.0 | —— Pneumonie |
| B35.9 | **Grind** | J10.0 | —— mit Virusnachweis |
| L01.0 | **Grindausschlag** | J11.1 | —— Seitenstrangangina |
| L01.0 | **Grindblasen** | J11.1 | —— Sinusitis |
| L01.0 | **Grindflechte** | J10.1 | —— Virusnachweis |
| L01.0 | **Grindknötchen** | J11.1 | — ohne Virusnachweis |
| J06.9 | **Grippale Virusinfektion** | J10.1 | – Influenzavirus nachgewiesen |
| J06.9 | **Grippaler Infekt** | J10.0 | – mit Pneumonie, Influenzavirus nach- |
| J06.9 | – fieberhaft | | gewiesen |
| J06.9 | – hochfieberhaft | B33.8 | – Sommer- |
| * | – mit | A78 | – Südost- |
| J06.9 | — bakterieller Superinfektion | Z25.1 | – Vakzination |
| J06.9 | — Husten | * | – Virus- |
| | | J10.1 | — Influenzavirus nachgewiesen |
| | | J11.1 | — ohne Virusnachweis |

**G**

J11.1 **Grippebronchitis** [Influenza]
J11.8 **Grippeotitis** [Influenza]
\* **Grippepneumonie**
J11.0 – [Influenza]
J10.0 – Influenzavirus nachgewiesen
J11.0 – Viren nicht nachgewiesen [Influenza]
J11.1 **Grippetracheitis** [Influenza]
\* **Grippevirusinfektion**
J11.1 – [Influenzavirus]
J10.1 – Influenzavirus nachgewiesen
F82 **Grobmotorische Teilleistungsschwäche**
K00.2 **Größenabweichung,** Zahn
F22.0 **Größenwahn**
\* **Große**
\* – Arterien
Q25.9 — angeborene Fehlbildung
Q20.3 — Transposition
C51.0 – Schamlippe, Karzinom
Q26.9 – Venen, angeborene Fehlbildung
\* – Weichteilverletzung
T11.1 — Arm
T11.8 —— mit Sehnenbeteiligung
T13.1 — Bein
S01.9 — Kopf
T13.8 — mit Sehnenbeteiligung, Bein
T09.1 — Rumpf
F45.8 **Grossesse imaginaire**
L41.4 **Großfleckige Parapsoriasis,** en plaques
C71.9 **Großhirngliom**
C71.9 – bösartig
\* **Großhirnhemisphäre,** intrazerebrale
\* – Blutung
I61.1 — kortikal
I61.0 — subkortikal
C71.0 **Großhirnkarzinom**
C79.3 **Großhirnmetastase**
C71.0 **Großhirnneubildung,** bösartig
G31.9 **Großhirnrindenatrophie**
E34.4 **Großwuchs**
D16.3 **Großzehenexostose,** kartilaginär
S92.4 **Großzehenfraktur**
M19.9 **Großzehengrundgelenkarthrose**
L03.0 **Großzehenparonychie**
C82.1 **Großzellig und kleinzellig gemischtes gekerbtes follikuläres Non-Hodgkin-Lymphom**
B25.9 **Großzellige Einschlußkörperchen-krankheit**
\* **Großzelliges**
C82.2 – follikuläres Non-Hodgkin-Lymphom
C83.3 – Non-Hodgkin-Lymphom
Q14.2 **Grubenpapille,** kongenital
Q61.9 **Gruber-Syndrom**
F42.0 **Grübelsucht**
F42.0 **Grübelzwang**
H53.5 **Grün-Rot-Schwäche**

H53.5 **Grünblindheit**
H40.9 **Grüner Star** – s.a. Glaucoma oder s.a. Glaukom
P20.9 **Grünes Fruchtwasser**
T14.2 **Grünholzfraktur**
S52.8 – Radius
S52.9 – Unterarm
E78.3 **Grütz-Syndrom, Bürger-**
L72.1 **Grützbeutel**
M79.0 **Grunderkrankung,** rheumatisch, mit Uveitis posterior
Z26.9 **Grundimmunisierung** – s.a. Impfung
F91.2 **Gruppenaggressivität**
F91.2 **Gruppendelinquenz**
F91.2 **Gruppendruck**
L60.2 **Gryposis unguium**
L94.6 **Guduram**
B02.9 **Gürtelrose**
\* **Guillain-Barré-**
G61.0 – Polyradikulitis
G61.0 – Syndrom
B72 **Guineawurm**
A52.7 **Gumma**
A50.5 – durch Syphilis connata
A52.3 – Gehirn
A52.7 – Haut
A52.7 – syphiliticum
A66.4 **Gummata und Ulzera,** bei Frambösie
L23.5 **Gummiallergie**
A66.4 **Gummigeschwür,** bei Frambösie
Q07.8 **Gunn-Syndrom**
R61.1 **Gustatorisches Reflexschwitzen**
\* **Gutartig** – s. jeweilige Krankheit, gutartig
\* **Gynäkologische**
N93.9 – Blutung
N93.8 — dysfunktionell
N93.9 – Blutungsstörung
N94.9 – Erkrankung
F45.9 — psychosomatisch
E34.9 – Störung, hormonell
N62 **Gynäkomastie**
F40.1 **Gynäkophobie**
Q56.0 **Gynandrie**
Q56.0 **Gynandrismus**
\* **Gynandroblastom**
D39.1 – bei der Frau
D40.1 – beim Mann
Q52.9 **Gynatresie**

# – H –

L67.9 **Haarabnormität**
L65.9 **Haarausfall**
L64.9 – androgenetisch
L65.9 – diffus
L63.9 – lokalisiert
L63.9 – örtlich begrenzt
L65.9 – ohne Narbenbildung
L63.9 – partiell
L63.0 – total
L73.8 **Haarbalgdrüsenentzündung**
L05.0 **Haarbalgfistelabszeß**
L05.9 **Haarbalgfistelinfektion**
L05.9 **Haarbalgzyste**
L05.0 **Haarbalgzystenabszeß**
L05.9 **Haarbalgzysteninfektion**
L67.1 **Haarfarbenvariation**
L67.1 **Haarfarbenveränderung**
L73.9 **Haarfollikelentzündung**
L73.9 **Haarfollikelkrankheit**
L67.1 **Haarheterochromie**
L73.9 **Haarkrankheit**
K13.3 **Haarleukoplakie**
D23.9 **Haarnävus**
L73.9 **Haarwachstumsstörung**
L68.9 **Haarwuchs,** verstärkt
C91.4 **Haarzellenleukämie**
K14.3 **Haarzunge**
K14.3 – schwarz
L41.0 **Habermann-Syndrom, Mucha-**
\* **Habituelle**
O26.2 – Abortneigung, bei Schwangerschaft
M43.3 – atlanto-axiale Subluxation, mit Myelo-
　　　　pathie
M24.4 – Gelenkluxation
M22.0 – Luxation, Patella
M24.4 – Schulterluxation
M22.1 – Subluxation, Patella
O03.9 **Habitueller Abort**
N96 – Neigung zu
O03.9 – spontan
R11 **Habituelles Erbrechen**
Q66.4 **Hacken-Knickfuß**
L02.4 **Hackenabszeß**
Q66.8 **Hackenfuß**
Q66.8 – angeboren
M95.8 – erworben
B35.3 **Hackenmykose**
L03.1 **Hackenphlegmone**
A22.1 **Hadern-Krankheit**

E84.9 **Hadfield-Syndrom, Clarke-** [Mukovis-
　　　　zidose]
D48.1 **Hämangioblastom**
D48.1 **Hämangioendotheliom**
C49.9 **Hämangioendotheliosarkom**
D17.9 **Hämangioleiomyolipom**
D17.9 **Hämangiolipom**
D18.0 **Hämangiom**
D18.0 – Aderhaut
Q82.5 – angeboren
D18.0 – Augenlid
D18.0 – Bindehaut
D18.0 – Blase
D18.0 – Gehirn
D18.0 – Harnblase
D18.0 – Haut
D18.0 – Kapillar-
D18.0 – Larynx
D18.0 – Leber
D18.0 – Lid
D18.0 – Nase
D18.0 – Nerven
D18.0 – Netzhaut
D18.0 — kapillär
D18.0 — kavernös
D18.0 – Niere
D18.0 – Ohr
\* – Orbita
D18.0 — kapillär
D18.0 — kavernös
O02.8 – Plazenta
D18.0 – Stirnlappen
\* **Haemangioma**
D18.0 – cavernosum
D18.0 – simplex cavernosum
Q82.8 **Hämangiomatose**
D48.1 **Hämangioperizytom**
C49.9 **Hämangiosarkom**
D18.0 **Hämangiose,** Skelett, generalisiert
M25.0 **Hämarthros**
M25.0 – Kniegelenk
K92.0 **Hämatemesis**
K25.4 – bei Ulcus ventriculi
P54.0 – beim Neugeborenen
P78.2 – und Meläna, beim Neugeborenen, durch
　　　　Verschlucken, mütterliches Blut
L74.8 **Hämathidrose**
I61.5 **Haematocephalus internus**
B65.0 **Hämatochylurie**
M86.0 **Hämatogene Osteomyelitis,** akut
N89.9 **Hämatokolpos**
N89.7 – mit Hämatometra
H18.0 **Hämatokornea**
O28.0 **Hämatologischer Befund,** abnorm, bei
　　　　Gravid> -Screening

| | |
|---|---|
| R31 | **Hämaturie** (Forts.) |
| N02.9 | – persistierend (Forts.) |
| * | — mit (Forts.) |
| N02.0 | —— minimaler glomerulärer Läsion |
| N02.1 | —— segmentaler glomerulärer Läsion |
| N02.9 | – rezidivierend |
| * | — mit |
| N02.6 | —— Dense-deposit-Krankheit |
| * | —— diffuser |
| N02.4 | —— endokapillär-proliferativer Glomerulonephritis |
| N02.2 | —— membranöser Glomerulonephritis |
| N02.5 | —— mesangiokapillärer Glomerulonephritis |
| N02.3 | —— mesangioproliferativer Glomerulonephritis |
| N02.1 | —— fokaler glomerulärer Läsion |
| N02.7 | —— Glomerulonephritis, mit diffuser Halbmondbildung |
| N02.0 | —— minimaler glomerulärer Läsion |
| N02.1 | —— segmentaler glomerulärer Läsion |
| D68.3 | – unter Antikoagulanzientherapie |
| R31 | – zystitisch |
| D48.1 | **Hämendotheliom** |
| R85.8 | **Haemoccult-Test,** positiv |
| E83.1 | **Hämochromatose** |
| D56.4 | **Hämoglobin,** fetal, hereditäre Persistenz |
| D59.9 | **Hämoglobinämie** |
| D58.2 | **Hämoglobinopathie** |
| D58.2 | **Hämoglobinschwund** |
| B50.8 | **Haemoglobinurica malarica** |
| R82.3 | **Hämoglobinurie** |
| N17.0 | – bei Nephrose |
| D59.6 | – durch Hämolyse |
| D59.6 | – Kälte- |
| D59.6 | – Marsch- |
| D59.5 | – nächtlich |
| D59.5 | – paroxysmal, nächtlich |
| N04.9 | **Hämoglobinurische Nephrose** [Chromoproteinniere] |
| D18.1 | **Hämolymphangiom** |
| * | **Hämolyse** |
| * | – gesteigert |
| P58.9 | — mit Icterus neonatorum |
| P58.9 | — Neugeborenenikterus |
| D59.6 | – mit Hämoglobinurie |
| D59.3 | **Hämolytisch-urämisches Syndrom** |
| * | **Hämolytische** |
| D58.9 | – Anämie |
| D59.9 | — akut |
| D59.1 | — autoimmun |
| D59.9 | — erworben |
| B23.2 | —— bei HIV-Krankheit |
| D58.9 | — familiär |
| D58.9 | — hereditär |
| D59.1 | — Kälte- |

| | |
|---|---|
| * | **Hämolytische** (Forts.) |
| D58.9 | – Anämie (Forts.) |
| D58.0 | — konstitutionell |
| D59.4 | — mechanisch |
| D59.4 | — toxisch |
| D59.1 | — Wärme- |
| D58.0 | – Gelbsucht, familiär |
| * | **Hämolytischer Ikterus** |
| D59.9 | – erworben |
| D58.0 | – familiär |
| D58.0 | – konstitutionell |
| I31.2 | **Hämoperikard** |
| S26.0 | – bei Verletzung, Herz |
| I23.0 | – Komplikation, akut, nach Myokardinfarkt, akut |
| K66.1 | **Hämoperitoneum** |
| D76.1 | **Hämophagozytäre Lymphohistiozytose** |
| D66 | **Hämophilie** |
| D66 | – A |
| D67 | – B |
| D68.1 | – C |
| D68.8 | – Hemmkörper- |
| D68.8 | – Immunhemmkörper- |
| D68.0 | – vaskulär |
| * | **Haemophilus influenzae** |
| A49.2 | – Infektion |
| N76.0 | – Kolpitis |
| N95.2 | — atrophisch |
| N76.1 | — chronisch |
| G00.0 | – Meningitis |
| J14 | – Pneumonie |
| A41.3 | – Sepsis |
| * | – Typ b [Hib] |
| Z27.8 | — Diphtherie-Pertussis-Tetanus- [DPT-Hib] [DTPa-Hib], Impfnotwendigkeit |
| Z23.8 | — Impfnotwendigkeit |
| Z27.8 | — Tetanus-Diphtherie- [TD-Hib], Impfnotwendigkeit |
| Z23.8 | — Vakzination |
| N76.0 | – Vaginitis |
| H44.8 | **Hämophthalmus** |
| H05.2 | **Haemophthalmus externus** |
| I31.2 | **Hämopneumoperikard** |
| R04.2 | **Hämoptoe** |
| R04.2 | **Hämoptysis** |
| * | **Haemorrhagia** |
| H05.2 | – intraocularis |
| O72.0 | – post partum |
| K62.5 | – rectalis |
| R58 | **Hämorrhagie** |
| K62.5 | – Anus |
| * | – bei |
| O06.6 | — Abort |
| * | — Ulcus |
| K26.4 | —— duodeni |
| K26.4 | —— chronisch |

**H**

| | |
|---|---|
| R58 | **Hämorrhagie** (Forts.) |
| * | – bei (Forts.) |
| * | — Ulcus (Forts.) |
| K27.4 | —— pepticum |
| K27.4 | —— chronisch |
| K28.4 | — Ulkus, gastrojejunal |
| K28.4 | —— chronisch |
| K26.4 | — Zwölffingerdarmgeschwür |
| H31.3 | – Chorioidea |
| * | – Ductus |
| N50.1 | — deferens |
| N50.1 | — spermaticus |
| I62.1 | – epidural, nichttraumatisch |
| I62.1 | – extradural, nichttraumatisch |
| D65 | – Fibrinogenolyse- |
| I61.9 | – Gehirn |
| I62.9 | – intrakraniell |
| I61.5 | – intraventrikulär |
| I61.9 | – intrazerebral |
| H21.0 | – Iris |
| E07.8 | – mit Infarkt, Schilddrüse |
| J95.0 | – nach Tracheotomie |
| E27.4 | – Nebenniere |
| E27.4 | – Nebennierenrinde |
| H05.2 | – Orbita |
| N83.8 | – Ovarien |
| O72.1 | – post partum |
| O72.1 | – postpartal |
| N42.1 | – Prostata |
| K62.5 | – Rektum |
| G95.1 | – Rückenmark |
| I62.0 | – subdural |
| * | – und Perforation bei |
| K25.2 | —— Magengeschwür, akut |
| * | —— Ulcus |
| * | ——— duodeni |
| K26.2 | ——— akut |
| K26.6 | ——— chronisch |
| K27.2 | —— pepticum, akut |
| K28.2 | —— Ulkus, gastrojejunal, akut |
| R58 | – venös |
| H21.0 | – Ziliarkörper |
| * | **Hämorrhagisch** – s. jeweilige Krankheit, hämorrhagisch |
| I84.9 | **Hämorrhoidalbeschwerden** |
| I84.8 | **Hämorrhoidalblutung** |
| * | **Hämorrhoidale** |
| I84.6 | – Hautzipfel, residual |
| I84.6 | – Mariskern |
| I84.9 | **Hämorrhoidalerkrankung** |
| I84.9 | **Hämorrhoidalknoten** |
| I84.7 | – thrombotisch |
| I84.9 | **Hämorrhoidalleiden** |
| I84.9 | **Hämorrhoidalring** |
| I84.9 | **Hämorrhoidalvarizen** |
| I84.7 | **Hämorrhoidalvenenthrombose** |

| | |
|---|---|
| I84.9 | **Hämorrhoiden** |
| I84.9 | – 1. Grades |
| I84.9 | – 2. Grades |
| I84.8 | – 3. Grades |
| I84.7 | — thrombosiert |
| I84.5 | – äußere |
| I84.4 | — blutend |
| I84.4 | — stranguliert |
| I84.3 | — thrombosiert |
| I84.4 | — ulzeriert |
| I84.4 | — vorgefallen |
| * | – bei |
| O22.4 | — Gravidität |
| O22.4 | — Schwangerschaft |
| I84.8 | – blutend |
| O87.2 | – im Wochenbett |
| I84.2 | – innere |
| I84.1 | — blutend |
| I84.1 | — stranguliert |
| I84.0 | — thrombosiert |
| I84.1 | — ulzerös |
| I84.1 | — vorgefallen |
| I84.7 | – mit Thrombose |
| I84.9 | – ohne Komplikation |
| I84.8 | – ulzeriert |
| I84.8 | – vorgefallen |
| I84.8 | **Hämorrhoidenentzündung** |
| I84.8 | **Hämorrhoidenstrangulation** |
| E83.1 | **Hämosiderinablagerung** |
| E83.1 | **Hämosiderinspeicherung** |
| E83.1 | **Hämosiderose** |
| E83.1 | – Lunge |
| E83.1 | — mit Anämie |
| E83.1 | – Plasma |
| * | **Hände** |
| T05.0 | – beide, Amputation, traumatisch |
| R20.2 | – eingeschlafen |
| R23.8 | – Waschfrauen |
| * | **Hängebauch**, bei |
| M62.0 | – Rektusdiastase |
| O34.8 | – Schwangerschaft |
| N64.8 | **Hängebrust** |
| M21.3 | **Hängefuß** |
| Q17.3 | **Hängeohr** |
| N92.0 | **Häufige Menstruation** |
| R35 | **Häufiges Wasserlassen** |
| H00.1 | **Hagelkorn** |
| E34.5 | **Hairless woman syndrome** |
| M95.0 | **Hakennase** |
| Q67.4 | – angeboren |
| B76.9 | **Hakenwurm-Krankheit** |
| * | – durch |
| * | — Ancylostoma |
| B76.0 | —— brasiliense |
| B76.0 | —— ceylonensis |

B76.9 **Hakenwurm-Krankheit** (Forts.)
*      – durch (Forts.)
B76.0 —— duodenale
B76.1 — Necator americanus
H53.4 **Halbseitenblindheit**
G81.9 **Halbseitenlähmung** – s.a. Hemiplegie
G81.0 – schlaff
G81.1 – spastisch
G43.9 **Halbseitige Kopfschmerzen**
I44.6 **Halbseitiger Linksschenkelblock**
H53.4 **Halbsichtigkeit**
Q76.4 **Halbwirbel**
R19.6 **Halitosis**
G23.0 **Hallervorden-Spatz-Syndrom**
L40.2 **Hallopeau,** Morbus
*      **Hallopeau-**
L40.2 – Akrodermatitis
L40.2 – Syndrom
M20.1 **Halluces valgi,** mit Ballenbursitis
*      **Hallux**
M20.4 – malleus
M20.2 – rigidus
M20.1 – valgus
M20.1 — erworben
M20.3 — et rigidus
R44.3 **Halluzination**
R44.0 – akustisch
F20.0 – bei Schizophrenie, paranoid
R44.1 – optisch
F28    – psychogen
R44.1 – visuell
*      **Halluzinatorisch-paranoide**
F19.5 – Drogenpsychose
F22.0 – Psychose
F20.0 – Schizophrenie
F19.5 **Halluzinatorische Drogenpsychose**
F16.2 **Halluzinogenabhängigkeit**
F16.1 **Halluzinogenabusus**
R78.3 **Halluzinogene im Blut,** Nachweis
*      **Halluzinogengebrauch**
F16.2 – Abhängigkeitssyndrom
F16.6 – amnestisches Syndrom
F16.3 – Entzugssyndrom
F16.4 — mit Delir
F16.5 – psychotische Störung
F16.1 – schädlich
*      **Halluzinogenintoxikation**
F16.0 – akut
F16.0 – bei Abhängigkeit
F16.1 **Halluzinogenmißbrauch**
F28    **Halluzinose**
F10.5 – Alkohol
F19.5 – drogeninduziert
F19.5 – durch Drogen
F06.0 – organisch
F19.5 – und Paranoia, drogeninduziert

T60.1 **Halogenierte Insektizide,** Wirkung, toxisch
T41.0 **Halothanschädigung**
*      **Hals**
F45.8 – Engegefühl
F45.8 – Fremdkörpergefühl
F45.8 – Kloßgefühl
Q76.4 – kurz
D03.4 – Melanoma in situ
M79.1 – Nacken-Bereich, Myalgie
L02.1 **Halsabszeß**
C44.4 **Halsbasaliom**
*      **Halsbindegewebe,** mit
*      – Weichteilen
C49.0 — Karzinom
C49.0 — Sarkom
C49.0 **Halsbindegewebsneubildung,** bösartig
A36.9 **Halsbräune**
M95.3 **Halsdeformität,** erworben
L04.0 **Halsdrüsenentzündung**
J02.9 **Halsentzündung**
J02.9 – akut
J31.2 – chronisch
J02.0 – durch Streptokokken
J02.9 – fieberhaft
*      **Halserfrierung**
T34.1 – mit Gewebsnekrose
T33.1 – oberflächlich
D21.0 **Halsfibrom**
*      **Halsfistel**
Q18.1 – lateral
Q18.8 – median
Q18.3 **Halsflügelfell**
S12.9 **Halsfraktur**
L02.1 **Halsfurunkel**
C44.4 **Halshautkarzinom**
S18    **Halshöhe,** traumatische Amputation
J02.9 **Halsinfekt**
L02.1 **Halskarbunkel**
C76.0 **Halskarzinom**
S13.3 **Halsluxationen,** multipel
C77.0 **Halslymphknotenmetastase**
C77.0 – Primärtumor, unbekannt
A18.2 **Halslymphknotentuberkulose**
C43.4 **Halsmelanom,** maligne
D22.4 **Halsnävus**
*      **Halsneubildung**
C76.0 – bösartig
*      – gutartig
D21.0 — Bindegewebe
D21.0 — Weichteile
L03.8 **Halsphlegmone**
Q76.5 **Halsrippe**
R07.0 **Halsschmerzen**
R07.0 – unklar

**H**

S63.0 **Handgelenkluxation**
L03.1 **Handgelenkphlegmone**
S60.2 **Handgelenkprellung**
M24.8 **Handgelenkreizzustand**
M25.5 **Handgelenkschmerzen**
M65.8 **Handgelenksynovitis**
M77.2 **Handgelenktendopathie**
M65.8 **Handgelenktenosynovitis**
M65.8 **Handgelenktenovaginitis**
M70.9 **Handgelenküberlastungsschaden**
\* **Handgelenkverätzung**
T23.5 – 1. Grades
T23.6 – 2. Grades
T23.7 – 3. Grades
T23.0 **Handgelenkverbrennung**
T23.1 – 1. Grades
T23.2 – 2. Grades
T23.3 – 3. Grades
S60.9 **Handgelenkverletzung,** oberflächlich
S63.5 **Handgelenkverstauchung**
S61.9 **Handgelenkwunde,** offen
S63.5 **Handgelenkzerrung**
L02.4 **Handkarbunkel**
B35.2 **Handmykose**
M92.2 **Handosteochondrose,** juvenil
L03.1 **Handphlegmone**
B35.2 **Handpilz**
S60.2 **Handprellung**
M67.4 **Handrückenganglion**
S60.8 **Handrückenschürfwunde,** klein
T23.0 **Handrückenverbrennung**
S62.8 **Handtrümmerfraktur**
M19.9 **Handveränderung,** degenerativ
\* **Handverätzung**
T23.5 – 1. Grades
T23.6 – 2. Grades
T23.7 – 3. Grades
T23.0 **Handverbrennung**
T23.1 – 1. Grades
T23.2 – 2. Grades
T23.3 – 3. Grades
S69.9 **Handverletzung**
S69.7 – mit Sehnenbeteiligung
S60.9 – oberflächlich
S61.9 **Handwunde,** offen
M19.9 **Handwurzelarthrose**
M99.8 **Handwurzelblockierung**
S62.8 **Handwurzelfraktur**
S69.9 **Handwurzelverletzung**
S69.7 – mit Sehnenbeteiligung
F12.2 **Hanfprodukte-Abhängigkeit**
\* **Hanot-**
E83.1 – Chauffard-Syndrom, Troisier-
K74.3 – Leberzirrhose
K74.3 – Zirrhose

\* **Hansen-**
A30.9 – Krankheit
A30.9 – Mykobakteriose
H30.8 **Harada-Syndrom, Vogt-Koyanagi-**
Q80.4 **Harlekinfetus**
N39.0 **Harn,** mit Eiter
R33 **Harnabflußbehinderung**
R33 **Harnabflußstörung**
N31.9 – funktionell
R33 – mechanisch
\* **Harnabgang**
R35 – nächtlich
R32 – unfreiwillig
R32 – unwillkürlich
R35 **Harnausscheidung,** vermehrt
\* **Harnblase**
Q64.7 – akzessorisch
D09.0 – Carcinoma in situ
N32.1 – Darm-Fistel
G83.4 – Darm-Lähmung
N32.2 – Douglas-Fistel
N32.1 – Dünndarm-Fistel
Q64.5 – fehlend, angeboren
N32.2 – Haut-Fistel
C67.4 – hintere Wand, Karzinom
N32.8 – hyperreflexiv
N32.1 – Ileum-Fistel
N32.1 – Mastdarm-Fistel
G83.4 – Mastdarm-Lähmung
N32.9 – Mastdarm-Störung
N31.9 – neurogen
G83.4 – Rektum-Lähmung
N32.9 – Rektum-Störung
N82.0 – Scheiden-Fistel
C67.2 – seitliche Wand, Karzinom
N32.1 – Sigma-Fistel
N82.0 – Vaginalfistel
C67.3 – vordere Wand, Karzinom
N30.8 **Harnblasenabszeß**
O23.1 – bei Gravidität
D30.3 **Harnblasenadenom**
N32.8 **Harnblasenadhäsionen**
N32.9 **Harnblasenaffektion**
Q64.5 **Harnblasenagenesie**
Q64.7 **Harnblasenanomalie**
Q64.7 **Harnblasenaplasie**
N31.2 **Harnblasenatonie**
Q64.5 **Harnblasenatresie**
N32.8 **Harnblasenatrophie**
N32.8 **Harnblasenausgangsmetaplasie**
N32.8 **Harnblasenausweitung**
N39.3 **Harnblasenbelastungsinkontinenz**
N32.9 **Harnblasenbeschwerden**
N32.8 **Harnblasenblutung**
C67.0 **Harnblasenbodenkarzinom**
C67.0 **Harnblasenbodenneubildung,** bösartig

**H**

N30.9 **Harnblasenbodenzystitis**
N32.9 **Harnblasendekompensation**
N32.8 **Harnblasendilatation**
N32.8 **Harnblasendistension**
N32.3 **Harnblasendivertikel**
Q64.6 – angeboren
N21.0 **Harnblasendivertikelstein**
N31.9 **Harnblasendysfunktion**
Q64.1 **Harnblasenekstrophie**
N80.8 **Harnblasenendometriose**
R39.1 **Harnblasenentleerungsstörung**
N31.9 – neurogen
N30.9 **Harnblasenentzündung**
A54.0 – gonorrhoisch
A18.1 – tuberkulös
N32.8 **Harnblasenfibrose**
N32.2 **Harnblasenfistel**
T19.1 **Harnblasenfremdkörper**
N31.9 **Harnblasenfunktionsstörung**
N30.8 **Harnblasengangrän**
O23.1 – bei Gravidität
N32.8 **Harnblasengeschwür**
D41.4 **Harnblasengeschwulst**
A54.0 **Harnblasengonorrhoe**
A54.0 – akut
A54.0 – chronisch
N21.0 **Harnblasengrieß**
D18.0 **Harnblasenhämangiom**
N40 **Harnblasenhalsadenom**
R27.8 **Harnblasenhalsataxie, Detrusor-**
Q64.3 **Harnblasenhalsatresie**
N32.8 **Harnblasenhalsblutung**
N32.8 **Harnblasenhalsdeformierung**
N32.3 **Harnblasenhalsdivertikel**
N32.0 **Harnblasenhalsenge**
N32.8 **Harnblasenhalsfibrose**
N32.8 **Harnblasenhalshypertrophie**
N32.8 **Harnblasenhalskongestion**
N32.8 **Harnblasenhalsmetaplasie**
C67.5 **Harnblasenhalsneubildung,** bösartig
N32.0 **Harnblasenhalsobstruktion**
N32.0 **Harnblasenhalsödem**
D41.4 **Harnblasenhalspolyp**
N40 **Harnblasenhalsquerbarre**
N32.8 **Harnblasenhalssklerose**
N32.0 **Harnblasenhalsstarre**
N32.0 **Harnblasenhalsstenose**
D41.4 **Harnblasenhalstumor**
N32.8 **Harnblasenhalsverkalkung**
N32.8 **Harnblasenhernie, männlich**
N32.8 **Harnblasenhyperämie**
N32.8 **Harnblasenhypertrophie**
Q64.8 **Harnblasenhypoplasie**
N31.2 **Harnblasenhypotonie**
N30.9 **Harnblaseninfektion**
O23.1 – bei Schwangerschaft

C79.1 **Harnblaseninfiltration,** tumorös
N31.0 **Harnblaseninkontinenz,** neurogen
N31.9 **Harnblaseninstabilität**
C67.9 **Harnblasenkarzinom**
N30.9 **Harnblasenkatarrh**
N32.8 **Harnblasenkolik**
N21.0 **Harnblasenkonkrement**
R30.1 **Harnblasenkrampf**
C67.9 **Harnblasenkrebs**
N31.2 **Harnblasenlähmung**
S37.2 **Harnblasenläsion**
C67.9 **Harnblasenmalignom**
N32.8 **Harnblasenmetaplasie**
C79.1 **Harnblasenmetastase**
Q64.7 **Harnblasenmißbildung**
D41.4 **Harnblasenneoplasie**
* **Harnblasenneubildung**
C67.9 – bösartig
D30.3 – gutartig
D41.4 – unsicher
D41.4 — Übergangszellpapillom
D41.4 **Harnblasenpapillom**
D30.3 – gutartig
D41.4 **Harnblasenpapillomatose**
D30.3 – gutartig
S37.2 **Harnblasenperforation**
I86.2 **Harnblasenphlebektasie**
D41.4 **Harnblasenpolyp**
* **Harnblasenprolaps**
N32.8 – männlich
N81.1 – weiblich
N32.3 **Harnblasenpseudodivertikel**
N32.4 **Harnblasenriß**
N32.4 **Harnblasenruptur**
N32.4 – nichttraumatisch
S37.2 – traumatisch
D41.4 **Harnblasenschleimhautpolyp**
R39.8 **Harnblasenschmerzen**
N32.8 **Harnblasenschrumpfung**
G70.9 **Harnblasenschwäche**
N81.1 **Harnblasensenkung,** weiblich
N32.8 **Harnblasenspasmus**
N31.8 **Harnblasensphinkterinkontinenz**
N31.2 **Harnblasensphinktermyasthenie**
D41.4 **Harnblasensphinkterpolyp**
N31.2 **Harnblasensphinkterrelaxation**
N31.2 **Harnblasensphinkterschwäche**
N32.8 **Harnblasensphinktersklerose**
N32.8 **Harnblasensphinkterspasmus**
N32.8 **Harnblasensphinkterverkalkung**
N21.0 **Harnblasenstein**
N32.8 **Harnblasenstenose**
N32.9 **Harnblasenstörung**
N39.3 **Harnblasenstreßinkontinenz**
N32.8 **Harnblasenstriktur**
R30.1 **Harnblasentenesmen**

N31.2 **Harnblasenträgheit**
C67.9 **Harnblasentransitionalzellkarzinom**
N32.8 **Harnblasentrigonummetaplasie**
D41.4 **Harnblasentumor**
C67.9 – maligne
D41.4 – papillomatös
C67.9 **Harnblasenübergangszellkarzinom**
N32.8 **Harnblasenulkus**
N30.9 **Harnblasenvereiterung**
N32.8 **Harnblasenverkalkung**
S37.2 **Harnblasenverletzung**
O71.5 – durch Geburt
N32.8 **Harnblasenverwachsungen**
N32.8 **Harnblasenverziehung**
D41.4 **Harnblasenvorderwandpapillom**
N81.1 **Harnblasenvorfall,** weiblich
N32.8 **Harnblasenwandblutung**
N32.8 **Harnblasenwanddeformierung**
N32.8 **Harnblasenwandfibrose**
C79.1 **Harnblasenwandmetastase**
N31.2 **Harnblasenwandmyasthenie**
D41.4 **Harnblasenwandpapillom**
N31.2 **Harnblasenwandschwäche**
D41.4 **Harnblasenwandtumor**
R31 **Harnblutung**
R35 **Harndrang**
R35 – gehäuft
R32 – imperativ
R30.0 – schmerzhaft
R32 – stürmisch
R30.9 **Harnentleerung,** schmerzhaft
* **Harnfluß**
R39.1 – eingeschränkt
R39.1 – reduziert
R39.1 – vermindert
R35 **Harnflut**
N20.9 **Harngrieß**
N20.9 **Harngrießabgang**
N39.0 **Harninfekt**
R39.0 **Harninfiltration**
R32 **Harninkontinenz**
N39.4 – Dranginkontinenz
N39.4 – durch organische Ursache
N31.0 – neurogen
N39.4 – Reflexinkontinenz
N39.3 – Streßinkontinenz
N39.4 – Überlaufinkontinenz
N20.9 **Harnkonkrement**
N20.9 **Harnkristalle**
R30.9 **Harnlassen,** schmerzhaft
* **Harnleiter**
Q62.5 – akzessorisch
D09.1 – Carcinoma in situ
Q62.8 – dreifach
Q62.4 – fehlend, angeboren

* **Harnleiter** (Forts.)
* – primär
N13.5 — obstruktiv
N13.7 — refluxiv
N13.7 — refluxiv
Q62.6 – retrokaval
N82.1 – Scheiden-Fistel
* – sekundär
N13.7 — obstruktiv
N13.7 — refluxiv
Q62.6 **Harnleiterabgang,** hoch
N13.5 **Harnleiterabgangsenge**
S37.1 **Harnleiterabriß**
N28.8 **Harnleiterabszeß**
N28.8 **Harnleiterachalasie**
N28.9 **Harnleiteraffektion**
Q62.4 **Harnleiteragenesie**
Q62.8 **Harnleiteranomalie**
Q62.4 **Harnleiteraplasie**
N28.8 **Harnleiteratonie**
Q62.1 **Harnleiteratresie**
N13.5 **Harnleiterblockierung**
N28.8 **Harnleiterdilatation**
Q62.6 **Harnleiterdislokation**
N28.8 **Harnleiterdivertikel**
Q62.5 **Harnleiterdopplung**
N28.9 **Harnleiterdyskinesie**
N13.3 **Harnleiterdysplasie**
N28.8 **Harnleiterektasie**
Q62.6 **Harnleiterektopie**
N13.5 **Harnleiterenge**
N28.8 **Harnleiterentzündung**
N13.4 **Harnleitererweiterung**
N28.8 **Harnleiterfistel**
N20.1 **Harnleitergrieß**
N28.8 **Harnleiterhypertrophie**
N28.8 **Harnleiterinfektion**
C66 **Harnleiterkarzinom**
N13.5 **Harnleiterknickung**
N23 **Harnleiterkolik**
N20.1 – durch Stein
N28.8 **Harnleiterkompression**
N20.1 **Harnleiterkonkrement**
C66 **Harnleiterkrebs**
Q62.6 **Harnleiterlageanomalie**
C67.6 **Harnleitermündungskarzinom**
* **Harnleiterneubildung**
C66 – bösartig
D30.2 – gutartig
D41.2 – unsicher
N13.5 **Harnleiterobstruktion**
D30.2 **Harnleiterpapillom**
N28.8 **Harnleiterperforation**
N28.8 **Harnleiterprolaps**
S37.1 **Harnleiterruptur**
N28.8 – nichttraumatisch

**H**

| | | | |
|---|---|---|---|
| * | Harnröhrenpolyp, im Sinne | * | Harnstrahl |
| N36.2 | – der Harnröhrenkarunkel | R39.1 | – gedreht |
| D41.3 | – einer Neubildung | R39.1 | – stakkatoartig |
| N36.1 | Harnröhrenpseudodivertikel | R39.1 | – unterbrochen |
| N34.0 | Harnröhrenpyozele | R39.1 | Harnstrahlabschwächung |
| N36.8 | Harnröhrenruptur | R39.1 | Harnstrahldrehung |
| S37.3 | – traumatisch | R39.1 | Harnstrahlspaltung |
| N36.3 | Harnröhrenschleimhautprolaps | R39.1 | Harnstrahlveränderung |
| N36.3 | Harnröhrenschleimhautvorfall | N39.9 | Harnsystemkrankheit |
| Q64.0 | Harnröhrenspalte | R33 | Harnträufeln, ständig |
| Q64.0 | – kongenital | B49 | Harntrakt-Pilzkrankheit |
| Q54.9 | – untere | Q64.8 | Harntraktdoppelung |
| N21.1 | Harnröhrenstein | O86.2 | Harntraktinfektion, postpartal |
| N21.1 | – eingeklemmt | B49 | Harntraktmykose |
| N35.9 | Harnröhrenstenose | A18.1 | Harntrakttuberkulose |
| N35.8 | – bulbär | R39.1 | Harntransportstörung |
| N35.1 | – infektiös | N19 | Harnvergiftung |
| N99.1 | – postoperativ | R33 | Harnverhaltung |
| N35.0 | – traumatisch | A59.0 | Harnwege, Trichomonaden-Infektion |
| N35.9 | Harnröhrenstriktur | Q64.8 | Harnwegedoppelung |
| N35.8 | – bulbär | Q64.9 | Harnwegsanomalie |
| N99.1 | – durch Katheter | N39.8 | Harnwegsblutung |
| N35.1 | – infektiös | N39.0 | Harnwegsentzündung |
| Q64.3 | – kongenital | N39.0 | – bakteriell |
| N99.1 | – postoperativ | N39.9 | Harnwegserkrankung |
| N35.0 | – posttraumatisch | N39.0 | Harnwegsinfektion |
| N35.8 | – spastisch | N39.0 | – akut |
| N35.0 | – traumatisch | N39.0 | – bakteriell |
| D41.3 | Harnröhrentumor | O23.4 | – bei Gravidität |
| S37.3 | Harnröhrenverletzung | P39.3 | – beim Neugeborenen |
| N36.3 | Harnröhrenvorfall | N39.0 | – chronisch |
| N36.8 | Harnröhrenzyste | * | – durch |
| R33 | Harnrückstau | N39.0 | — Enterokokken |
| R82.9 | Harnsäureauskristallisation | N39.0 | — Escherichia coli |
| M10.0 | Harnsäureblasenstein | N39.0 | — Koli |
| M10.9 | Harnsäurediathese | N39.0 | — Pseudomonas |
| E79.0 | Harnsäureerhöhung | N39.0 | – rezidivierend |
| M10.0 | Harnsäurekonkrement | T83.0 | Harnwegskatheter, mit mechanischer |
| M10.0 | Harnsäurekristalle, vermehrt | | Komplikation |
| M10.0 | Harnsäurestein | S37.9 | Harnwegsläsion |
| M10.0 | – Diathese | B49 | Harnwegsmykose |
| R82.9 | Harnsediment, pathologisch | N13.9 | Harnwegsobstruktion |
| R33 | Harnsperre | N13.9 | Harnwegsstenose |
| N19 | Harnstarre | A18.1 | Harnwegstuberkulose |
| R33 | Harnstauung | N13.9 | Harnwegsverschluß |
| N13.3 | Harnstauungsniere | R81 | Harnzuckerausscheidung |
| Q62.0 | – kongenital | E14.9 | Harnzuckerruhr |
| N20.9 | Harnstein | * | Harter |
| N21.9 | – untere Harnorgane | * | – Gaumen |
| N20.9 | Harnsteinabgang | C05.0 | — Karzinom |
| N20.9 | Harnsteindiathese | Q35.1 | — Spalte |
| N20.9 | Harnsteinkrankheit | Q35.1 | — einseitig |
| N20.9 | Harnsteinleiden | Q37.1 | — mit Lippenspalte |
| E72.2 | Harnstoffzyklusstörung | Q37.0 | — beidseitig |
| | | Q37.1 | — einseitig |
| | | A51.0 | – Schanker |

**H**

| | |
|---|---|
| * | **Harter** (Forts.) |
| Q37.5 | – und weicher Gaumen, Spalte |
| Q35.5 | — einseitig |
| Q37.5 | — mit Lippenspalte |
| Q37.4 | —— beidseitig |
| Q37.5 | —— einseitig |
| K59.0 | **Hartleibigkeit** |
| * | **Hartnup-** |
| E72.0 | – Krankheit |
| E72.0 | – Syndrom |
| M62.8 | **Hartspann** |
| K04.3 | **Hartsubstanzbildung,** irregulär, Pulpa |
| F12.2 | **Haschischabhängigkeit** |
| H02.2 | **Hasenauge** |
| A21.9 | **Hasenpest** |
| Q36.9 | **Hasenscharte** |
| * | **Hashimoto-** |
| E06.3 | – Struma |
| E06.3 | – Syndrom |
| E06.3 | – Thyreoiditis |
| E06.3 | **Hashitoxikose** |
| F43.0 | **Haßreaktion,** akut |
| G03.9 | **Haubenleptomeningitis** |
| G03.9 | **Haubenmeningitis** |
| C34.0 | **Hauptbronchienkarzinom** |
| * | **Haupthistokompatibilitäts-Komplex-Klasse-** |
| D81.6 | – I-Defekt |
| D81.7 | – II-Defekt |
| * | **Hauptspeicheldrüsenneubildung** |
| D11.9 | – gutartig |
| D37.0 | – unsicher |
| Q52.8 | **Hauser-Syndrom, Mayer-Rokitansky-Küster-** [Kongenitale Anomalie des weiblichen Genitales] |
| J30.3 | **Hausstauballergie** |
| J30.3 | **Hausstaubmilbenallergie** |
| J45.0 | – mit Bronchialasthma |
| A82.1 | **Haustier-Tollwut** |
| * | **Haut** |
| D04.5 | – Achselfalte, Carcinoma in situ |
| D04.5 | – Anus, Carcinoma in situ |
| C44.3 | – Augenbraue, Karzinom |
| * | – Augenlid |
| D04.1 | — Carcinoma in situ |
| D23.1 | — Neubildung, gutartig |
| C44.5 | – Axilla, Karzinom |
| * | – Bauchwand |
| D04.5 | — Carcinoma in situ |
| C44.5 | — Karzinom |
| * | – Brust |
| D04.5 | — Carcinoma in situ |
| C44.5 | — Karzinom |
| D04.9 | – Carcinoma in situ |
| D04.5 | – Damm, Carcinoma in situ |
| L92.3 | – Fremdkörpergranulom |

| | |
|---|---|
| * | **Haut** (Forts.) |
| F45.8 | – funktionelle Störung |
| F45.8 | — psychischer Ursprung |
| D04.2 | – Gehörgang, äußerer, Carcinoma in situ |
| C44.5 | – Gesäß, Karzinom |
| D04.5 | – Gesäßbacke, Carcinoma in situ |
| C44.3 | – Gesicht, Karzinom |
| * | – Hals |
| D04.4 | — Carcinoma in situ |
| C44.4 | — Karzinom |
| D23.4 | — Neubildung, gutartig |
| * | – Hüfte |
| D04.7 | — Carcinoma in situ |
| C44.7 | — Karzinom |
| C46.0 | – Kaposi-Sarkom |
| D04.5 | – Leistenbeuge, Carcinoma in situ |
| L56.8 | – Lichtreaktion, persistierend |
| D23.1 | – Lidwinkel, Neubildung, gutartig |
| D04.0 | – Lippe, Carcinoma in situ |
| D04.5 | – Nabel, Carcinoma in situ |
| D23.6 | – obere Gliedmaßen, Neubildung, gutartig |
| * | – Ohr |
| D04.2 | — äußeres, Carcinoma in situ |
| D23.2 | — Neubildung, gutartig |
| D23.2 | – Ohrmuschel, Neubildung, gutartig |
| F45.8 | – Organneurose |
| C60.9 | – Penis, Neubildung, bösartig |
| D04.5 | – perianal, Carcinoma in situ |
| C44.5 | – Perineum, Karzinom |
| L56.8 | – Photosensibilität |
| D04.9 | – Präkanzerose |
| K60.4 | – Rektum-Fistel |
| * | – Rücken |
| D04.5 | — Carcinoma in situ |
| C44.5 | — Karzinom |
| * | – Rumpf |
| D04.5 | — Carcinoma in situ |
| C44.5 | — Karzinom |
| C44.3 | – Schläfe, Karzinom |
| * | – Schulter |
| D04.6 | — Carcinoma in situ |
| C44.6 | — Karzinom |
| L85.3 | – trocken |
| L98.4 | – Ulcus chronicum |
| D23.7 | – untere Gliedmaßen, Neubildung, gutartig |
| R23.8 | – Waschfrauen |
| T14.0 | **Hautabschürfung** |
| L98.1 | – neurotisch |
| L02.9 | **Hautabszeß** |
| A06.7 | – durch Amöben |
| L02.0 | – Furunkel, Karbunkel, Gesicht |
| A42.8 | **Hautaktinomykose** |

| | |
|---|---|
| L23.9 **Hautallergie** | L98.4 **Hautgeschwür** |
| * – durch | L98.4 – chronisch |
| L27.0 — Arzneimittel | L98.4 – trophisch |
| L50.2 — Kälte | D48.5 **Hautgeschwulst** |
| L23.9 — Kontakt | D23.9 – gutartig |
| L27.2 — Nahrungsmittel | L92.9 **Hautgranulom** |
| L50.2 — Wärme | A52.7 **Hautgumma** |
| L50.9 – unklare Genese | D18.0 **Hauthämangiom** |
| A06.7 **Hautamöbiasis** | T14.0 **Hauthämatom** |
| E85.4 **Hautamyloidose** | R20.1 **Hauthypästhesie** |
| R20.0 **Hautanästhesie** | R20.3 **Hauthyperästhesie** |
| L91.8 **Hautanhängsel** | R17 **Hautikterus** |
| Q84.8 **Hautaplasie,** kongenital | L08.9 **Hautinfektion** |
| L98.1 **Hautartefakt** | P39.4 – beim Neugeborenen |
| L90.9 **Hautatrophie** | L08.0 – eitrig, uncharakteristisch |
| A30.9 **Hautaussatz** | L08.9 – lokal |
| R21 **Hautausschlag** | L08.0 – pyogen |
| B23.8 – bei HIV-Krankheit | L08.9 – und Unterhautinfektion, lokal |
| R21 – unspezifische Hauteruption | L30.4 **Hautintertrigo** |
| L30.2 **Hautautosensibilisierung** | L29.9 **Hautjucken** |
| C44.9 **Hautbasalzellkarzinom** | E14.6 – bei Diabetes mellitus |
| M33.9 **Hautbeteiligung,** bei Polymyositis | B37.2 **Hautkandidose** |
| R23.1 **Hautblässe** | L02.9 **Hautkarbunkel** |
| R23.8 **Hautblasenausschlag** | C44.9 **Hautkarzinom** |
| B40.3 **Hautblastomykose** | C44.5 – Anus |
| R23.3 **Hautblutung** | C44.6 – obere Gliedmaßen |
| P54.5 – beim Neugeborenen | C44.2 – Ohr |
| R02 **Hautbrand** | L91.0 **Hautkeloid** |
| B43.0 **Hautchromomykose** | B38.3 **Hautkokzidioidomykose** |
| L98.9 **Hautdefekt** | L24.4 **Hautkontakt,** Arzneimittel, toxische |
| L98.8 **Hautdegeneration** | Kontaktdermatitis durch |
| A36.3 **Hautdiphtherie** | L98.9 **Hautkrankheit** |
| Q82.4 **Hautdysplasie,** angeboren | L90.9 – atrophisch |
| R21 **Hauteffloreszenz** | B23.8 – bei HIV-Krankheit |
| L08.0 **Hauteiterung** | L98.8 – degenerativ |
| L30.9 **Hautekzem** | L92.9 – granulomatös |
| R20.8 **Hautempfindlichkeitsstörung** | L12.8 – gutartig, pemphigoid |
| N80.6 **Hautendometriose** | A31.1 – mykobakteriell |
| L08.9 **Hautentzündung** | C44.9 **Hautkrebs** |
| L98.9 **Hauterkrankung** | R23.4 **Hautkruste** |
| L91.9 – hypertroph | B45.2 **Hautkryptokokkose** |
| L98.9 – und Unterhauterkrankung | L98.9 **Hautläsion** |
| L98.8 **Hauterosion** | B55.1 **Hautleishmanoid** |
| L30.9 **Hauteruption** | Q82.8 **Hautleistenanomalie** |
| R21 – unspezifisch, Hautausschlag | A30.9 **Hautlepra** |
| A26.0 **Hauterysipeloid** | A51.3 **Hautlues** |
| L98.8 **Hautfaltenbildung,** vermehrt | D18.1 **Hautlymphangiom** |
| L90.5 **Hautfibrose** | B87.0 **Hautmadenfraß** |
| R23.4 **Hautfissur** | C44.9 **Hautmalignom** |
| L98.8 **Hautfistel** | C43.9 **Hautmelanokarzinom** |
| * **Hautflecken** | C43.9 **Hautmelanom,** maligne |
| L90.8 – atrophisch | C43.5 – perianal |
| L90.8 – uncharakteristisch | C79.2 **Hautmetastase** |
| T14.0 **Hautfremdkörper** | A22.0 **Hautmilzbrand** |
| L02.9 **Hautfurunkel** | B46.3 **Hautmukormykose** |
| R02 **Hautgangrän** | L98.5 **Hautmuzinose** |

**H**

B87.0 **Hautmyiasis**
B87.1 – traumatisch
B36.9 **Hautmykose**
L90.5 **Hautnarbe**
L90.5 – Fibrose
L90.5 – schmerzend
N80.6 **Hautnarbenendometriose**
R02 **Hautnekrose**
D48.5 **Hautneoplasie**
D48.5 **Hautneubildung**
C44.9 – bösartig
C44.3 — Augenbraue
C44.3 — Gesicht
C44.4 — Hals
C44.7 — Hüfte
C44.2 — Ohr
C44.5 — Rumpf
C44.3 — Schläfe
C44.6 — Schulter
D48.5 – Gehörgang
D23.9 – gutartig
D48.5 – unsicher
F45.8 **Hautneurose**
A43.1 **Hautnokardiose**
\* **Hautödem**
D84.1 – hereditär, akut
D84.1 – nicht Quincke-Ödem
R20.2 **Hautparästhesie**
B88.9 **Hautparasitenbefall**
A20.1 **Hautpest**
R23.3 **Hautpetechien**
L03.9 **Hautphlegmone**
L81.9 **Hautpigmentierungsstörung**
B36.9 **Hautpilz**
B36.9 **Hautpilzkrankheit**
C44.9 **Hautplattenepithelkarzinom**
L08.9 **Hautpustel**
\* **Hautreaktion**
L23.9 – allergisch
F45.8 – psychogen
R23.4 **Hautreliefveränderung**
L72.9 **Hautretentionszyste**
R23.4 **Hautrhagade**
L53.9 **Hautrötung**
D86.3 **Hautsarkoidose**
C46.9 **Hautsarkomatose,** idiopathisch
A67.2 **Hautschaden,** Pinta
R20.8 **Hautsensibilitätsstörung**
B37.2 **Hautsoor**
Z52.1 **Hautspender**
L98.8 **Hautstörung und Unterhautstörung**
B78.1 **Hautstrongyloidiasis**
A51.3 **Hautsyphilis**
A51.3 – sekundär
A18.4 **Hauttuberkulose**

D48.5 **Hauttumor**
D23.9 – benigne
D23.9 – gutartig
A01.0 **Hauttyphus**
L98.4 **Hautulkus**
L98.4 – Perforation
L98.8 **Hautunreinheit**
R23.8 **Hautveränderung**
L98.8 – trophisch
T30.0 **Hautverbrennung**
T14.9 **Hautverletzung**
B07 **Hautwarze**
T14.0 **Hautwunde**
T14.0 **Hautwundlaufen**
E78.2 **Hautxanthom**
L85.3 **Hautxerose**
\* **Hautzipfel**
I84.6 – hämorrhoidal, residual
I84.6 – perianal
A25.1 **Haverhill-Fieber**
\* **Haxthausen-**
L85.1 – Hyperkeratosis
L85.1 – Syndrom
D52.0 **Hayem-Anämie, von-Jaksch-** [Ziegenmilchanämie]
M15.8 **Haygarth-Knoten**
D64.9 **Hb** [Hämoglobin]**-Mangel**
D57.1 **HbS** [Sichelzellenhämoglobin]**-Krankheit**
G44.0 **Headache,** Cluster
P08.1 **Heavy-for-date-Baby**
F20.1 **Hebephrene Schizophrenie**
F20.1 **Hebephrenie**
\* **Heberden-**
M15.1 – Arthrose
M15.1 — Finger
M15.8 — und Bouchard-Arthrose
M15.1 – Knoten
M15.1 — mit Arthropathie
M15.1 – Polyarthrose, Fingergelenke
L28.2 **Hebra-Syndrom**
E34.0 **Hedinger-Syndrom**
\* **Heerfordt-Mylius-**
D86.8 – Krankheit
D86.8 – Syndrom
\* **Hefepilz-**
B37.9 – Erkrankung
B37.9 – Infektion
D72.0 **Hegglin-Syndrom**
\* **Heilmeyer-Schöner-**
C94.1 – Erythroblastose
C94.1 – Krankheit
F43.2 **Heimweh**
A80.9 **Heine-Medin-Krankheit**
R49.0 **Heiserkeit**
J04.0 – bei Laryngitis

| | |
|---|---|
| * | **Helicobacter-** |
| A49.8 | – Infektion |
| * | – pylori- |
| K29.7 | — Gastritis |
| A49.8 | — Infektion |
| * | —— bei Ulcus |
| K26.9 | —— duodeni |
| K25.9 | —— ventriculi |
| * | **Heller-** |
| F84.3 | – Demenz |
| F84.3 | – Syndrom |
| * | **HELLP** [Hemolysis, elevated liver function test, low platelet counts]- |
| O14.1 | – Syndrom |
| O14.1 | — bei Gravidität |
| B81.4 | **Helminthen,** Darm, Mischinfektion |
| B83.9 | **Helminthose** |
| B82.0 | – intestinal |
| L84 | **Heloma** |
| H53.6 | **Hemeralopie** |
| E50.5 | – bei Vitamin-A-Mangel |
| Q00.0 | **Hemianenzephalie** |
| H53.4 | **Hemianopsie** |
| H53.4 | – binasal |
| H53.4 | – bitemporal |
| H53.4 | – heteronym |
| H53.4 | – homonym |
| R25.8 | **Hemiathetose** |
| G25.5 | **Hemiballismus** |
| I44.6 | **Hemiblock** |
| I44.4 | – linksanterior |
| I44.5 | – linksposterior |
| Q73.8 | **Hemiektromelie** |
| R20.8 | **Hemihypalgesie** |
| Q24.8 | **Hemikardie** |
| G43.9 | **Hemikranie** (im Sinne von Migräne) |
| Q73.8 | **Hemimelie** |
| G81.9 | **Hemiparalyse** |
| G81.9 | **Hemiparese** |
| G81.0 | – schlaff |
| G81.1 | – spastisch |
| G20 | **Hemiparkinson** |
| G81.9 | **Hemiplegie** |
| G80.2 | – infantil |
| G80.2 | — postnatal |
| G80.2 | — kongenital |
| G80.2 | – Lähmung, spastisch, infantil |
| G81.0 | – schlaff |
| G81.1 | – spastisch |
| G80.2 | — infantil |
| G80.2 | – zerebral, spastisch, infantil |
| G80.2 | – Zerebralparese, infantil |
| * | **Hemiplegische** |
| G43.1 | – Migräne |
| G35 | – Multiple Sklerose |
| G51.3 | **Hemispasmus facialis** |

| | |
|---|---|
| G31.9 | **Hemisphärenatrophie** |
| B48.8 | **Hemisporose** |
| Q00.0 | **Hemizephalie** |
| D68.8 | **Hemmkörperhämophilie** |
| * | **Hemmung** |
| E45 | – Entwicklung, durch Malnutrition |
| O92.5 | – Laktation |
| R62.8 | – Wachstum |
| D69.0 | **Henoch-Schönlein,** Purpura |
| * | **Hepar** |
| K76.0 | – crocatum |
| K76.1 | – moschatum |
| K76.8 | **Hepatalgie** |
| * | **Hepatisation** |
| J18.1 | – Lunge |
| J18.1 | – pulmonal |
| K74.6 | **Hepatische portal dekompensierte Zirrhose** |
| K75.0 | **Hepatischer Abszeß** |
| K75.9 | **Hepatitis** |
| B15.9 | – A |
| B15.9 | — durch Virus |
| Z24.6 | — Impfnotwendigkeit |
| * | — ohne |
| B15.9 | —— Coma hepaticum |
| B15.9 | —— Folgen |
| Z24.6 | — und B, Impfnotwendigkeit |
| Z24.6 | — Vakzination |
| K72.0 | – akut |
| * | — bei |
| O26.6 | —— Gravidität |
| K71.2 | —— toxischer Leberkrankheit |
| K70.1 | – alkoholtoxisch |
| B16.9 | – B |
| B16.9 | — durch Virus |
| Z24.6 | — Impfnotwendigkeit |
| B18.0 | — mit Delta-Virus, chronisch |
| * | — ohne |
| B16.9 | —— Coma hepaticum |
| B18.1 | —— Delta-Virus, chronisch |
| Z24.6 | — Vakzination |
| B16.9 | – B-C |
| B16.9 | – B-E |
| B16.9 | – B-S |
| K72.9 | – bösartig |
| O26.6 | — bei Gravidität |
| B17.1 | – C |
| B17.1 | — durch Virus |
| B17.1 | —— akut |
| B18.2 | —— chronisch |
| K73.9 | – chronisch |
| K73.2 | — aggressiv |
| K73.2 | — aktiv |
| K71.5 | —— bei toxischer Leberkrankheit |
| K71.4 | — lobulär, bei toxischer Leberkrankheit |

| | |
|---|---|
| K75.9 **Hepatitis** (Forts.) | I80.8 **Hepatophlebitis** |
| K73.9 – chronisch (Forts.) | K76.8 **Hepatoptose** |
| K73.0 — persistierend | K76.7 **Hepatorenales Syndrom** |
| K71.3 —— bei toxischer Leberkrankheit | K76.8 **Hepatose** |
| K75.9 – contagiosa | K76.8 – Cholangio- |
| * – durch | K76.8 – cholestatisch |
| B37.8 — Candida | K71.9 – toxisch |
| B54 — Malaria | R16.2 **Hepatosplenomegalie** |
| B58.1 — Toxoplasmen | E78.3 – angeboren |
| B19.9 — Viren | D75.8 – myeloid, megakaryozytisch |
| B18.9 — Virus, chronisch | C22.0 **Hepatozelluläres Karzinom** |
| B25.1 — Zytomegalieviren | G93.7 **Hepatozerebrales Syndrom** |
| B17.2 – E | * **Herabgesetztes** |
| B17.2 — durch Virus, akut | H91.9 – Hörvermögen |
| K75.0 – eitrig | R46.4 – Reaktionsvermögen, Verlangsamung |
| K75.9 – epidemica | T60.3 **Herbizidwirkung,** toxisch |
| Z24.6 – Impfung | K76.1 **Herbstlaubleber** |
| Z20.5 – Inkubation | G04.2 **Herdenzephalitis** |
| B16.9 – Inokulations- | G04.2 – embolisch |
| K73.2 – lupoid | G04.2 – metastasierend |
| * – mit | G40.1 **Herdepilepsie** |
| K76.0 — Fettleber | N05.1 **Herdglomerulitis** |
| K74.6 — Leberzirrhose | I40.1 **Herdmyokarditis** |
| K73.9 – nichtalkoholisch, chronisch | N05.1 **Herdnephritis** |
| B17.8 – Non-A, Non-B | N00.1 – akut |
| K73.9 – rezidivierend | N05.1 – glomerulär |
| B16.9 – Serum- | J18.0 **Herdpneumonie** |
| O26.6 – subakut, bei Gravidität | * **Hereditär** – s.a. jeweilige Krankheit, |
| K71.6 – toxisch | angeboren (kongenital) |
| B16.9 – Transfusions- | * **Hereditäre** |
| K75.2 – unspezifisch, reaktiv | E85.4 – Amyloidose, primär, Hornhaut |
| * – Virus- | G11.9 – Ataxie |
| O98.4 — Geburt komplizierend | G11.1 — spinal |
| O98.4 — Schwangerschaft, komplizierend | H31.2 – Chorioideadystrophie |
| O98.4 — Wochenbett komplizierend | H35.5 – dominante Drusen [Doyne-Drusen] |
| B19.9 **Hepatitisantigen,** positiv | D82.1 – Dysgenesie, lymphoblastisch, zytolo- |
| B19.9 **Hepatitisinfektion** | gisch |
| Q87.8 **Hepato-renales Syndrom, Zerebro-** | H31.2 – Dystrophie, Aderhaut |
| C22.2 **Hepatoblastom** | D58.1 – Elliptozytose |
| D13.5 **Hepatocholangiom** | Q13.4 – endotheliale Dystrophie, kongenital |
| K75.8 **Hepatocholangitis** | E80.0 – erythropoetische Porphyrie |
| K72.9 **Hepatoenzephalopathie** | H43.8 – exsudative Vitreoretinopathie |
| C22.0 **Hepatokarzinom** | G11.1 – familiäre Friedreich-Ataxie |
| E83.0 **Hepatolentikuläre Degeneration** | E74.1 – Fruktoseintoleranz |
| K74.6 **Hepatolienale Zirrhose** | E74.1 – Fruktoseunverträglichkeit |
| D13.4 **Hepatom** | D58.9 – hämolytische Anämie |
| D13.4 – Adeno- | I78.0 – hämorrhagische Teleangiektasie |
| C22.0 – maligne | E78.0 – Hypercholesterinämie |
| R16.0 **Hepatomegalie** | E75.5 – Hyperlipidosis |
| B23.8 – bei HIV-Krankheit | D80.0 – Hypogammaglobulinämie |
| Q44.7 – konnatal | Q74.0 – kleidokraniale Dysostose |
| E74.0 **Hepatonephromegalia glycogenica** | E80.2 – Koproporphyrie |
| K76.9 **Hepatopathie** | O35.2 – Krankheit, mit fetalem Schaden, Be- |
| O26.6 – bei Gravidität | treuung der Schwangeren |
| K76.9 – chronisch | E74.1 – Lävuloseintoleranz |
| K71.9 – toxisch, nutritiv | E74.1 – Lävuloseunverträglichkeit |

| | | |
|---|---|---|
| * | **Hereditäre** (Forts.) | |
| D56.9 | – Leptozytose | |
| G71.2 | – Muskeldystrophie, kongenital | |
| H35.5 | – Netzhautdystrophie | |
| G60.9 | – Neuropathie | |
| H47.2 | – Optikusatrophie | |
| G60.0 | – periphere Neuropathie | |
| D56.4 | – Persistenz, fetales Hämoglobin | |
| H18.4 | – primäre Banddegeneration, Hornhaut | |
| G71.0 | – progressive Muskeldystrophie | |
| G71.0 | — Duchenne | |
| G60.0 | – sensomotorische Neuropathie | |
| G60.8 | – sensorische Neuropathie | |
| D64.0 | – sideroachrestische Anämie | |
| G11.4 | – spastische Paraplegie | |
| D58.0 | – Sphärozytose | |
| G11.1 | – spinale Friedreich-Ataxie | |
| H35.5 | – tapetoretinale Dystrophie | |
| I78.0 | – Teleangiektasie | |
| D69.4 | – Thrombozytopenie | |
| K00.5 | – Zahnstrukturstörung | |
| G11.9 | – zerebellare Ataxie | |
| * | **Hereditärer** | |
| D66 | – Faktor-VIII-Mangel | |
| D67 | – Faktor-IX-Mangel | |
| D68.1 | – Faktor-XI-Mangel | |
| G25.0 | – Tremor | |
| * | **Hereditäres** | |
| D84.1 | – akutes Hautödem | |
| D84.1 | – angioneurotisches Ödem | |
| D84.1 | – Angioödem | |
| H35.8 | – dominantes zystoides Makulaödem | |
| Q82.0 | – Lymphödem | |
| * | **Heredofamiliäre** | |
| E85.1 | – neuropathische Amyloidose | |
| E85.0 | – nichtneuropathische Amyloidose | |
| * | **Heredopathia** | |
| G60.1 | – atactica polyneuritiformis | |
| G60.1 | – hemeraloptica polyneuritiformis | |
| Q14.1 | **Heredoretinopathie** | |
| A50.9 | **Heredosyphilis** | |
| B81.0 | **Heringswurm-Krankheit** | |
| Q56.0 | **Hermaphroditismus** | |
| Q56.3 | – Pseudo- | |
| Q99.1 | – verus, mit Karyotyp 46,XX | |
| * | **Hernia** | |
| K46.9 | – abdominalis | |
| K46.0 | — irreponibel | |
| K46.0 | — mit Einklemmung | |
| K44.9 | – diaphragmatica | |
| K44.0 | — irreponibel | |
| * | — mit | |
| K44.0 | —— Einklemmung | |
| K44.1 | —— Gangrän | |
| K40.9 | – directa | |
| K45.8 | – dorsalis | |

| | | |
|---|---|---|
| * | **Hernia** (Forts.) | |
| K43.1 | – epigastrica, mit Gangrän | |
| K41.9 | – femoralis | |
| K41.2 | — doppelseitig | |
| * | — mit | |
| K41.0 | —— Einklemmung, ohne Gangrän | |
| K41.1 | —— Gangrän | |
| K41.3 | — irreponibel | |
| K41.9 | — links | |
| * | — mit | |
| K41.3 | —— Einklemmung | |
| K41.4 | —— Gangrän | |
| K41.9 | — rechts | |
| K42.9 | – funiculi umbilicalis | |
| K46.0 | – incarcerata | |
| K40.9 | – indirecta | |
| K40.9 | – inguinalis | |
| K40.9 | – directa | |
| K40.2 | — doppelseitig | |
| * | — mit | |
| K40.0 | —— Einklemmung, ohne Gangrän | |
| K40.1 | —— Gangrän | |
| K40.2 | — ohne Einklemmung | |
| K40.9 | — einseitig, ohne Einklemmung | |
| K40.9 | — indirecta | |
| K40.9 | — links | |
| K40.3 | — mit Einklemmung | |
| K40.9 | — obliqua | |
| K40.9 | — rechts | |
| K40.9 | – inguinoscrotalis | |
| K46.1 | – intestinalis, mit Gangrän | |
| K45.8 | – ischiadica | |
| K40.9 | – labialis | |
| K40.9 | — posterior | |
| K45.8 | – littreana | |
| K45.8 | – lumbalis | |
| K40.9 | – obliqua | |
| K45.8 | – obturatoria | |
| K46.9 | – omentalis | |
| K44.9 | – paraoesophagealis | |
| K44.1 | — mit Gangrän | |
| K42.9 | – paraumbilicalis | |
| K45.8 | – pudendalis | |
| K45.8 | – retroperitonealis | |
| K40.9 | – scrotalis | |
| K42.9 | – umbilicalis | |
| K42.0 | — irreponibel | |
| * | — mit | |
| K42.0 | —— Einklemmung | |
| K42.1 | —— Gangrän | |
| K42.9 | — ohne Einklemmung | |
| K45.8 | – vaginolabialis | |
| I86.1 | – varicosa | |

**H**

| | |
|---|---|
| * | **Hernia** (Forts.) |
| K43.9 | – ventralis (Forts.) |
| K43.0 | — irreponibel |
| * | — mit |
| K43.0 | —— Einklemmung |
| K43.1 | —— Gangrän |
| G93.5 | **Herniation,** Gehirnstamm |
| K46.9 | **Hernie** |
| K46.0 | – abdominal, mit Einklemmung, ohne Gangrän |
| M51.2 | – Bandscheibe |
| K43.9 | – Bauchnarbe |
| K43.9 | – Bauchwand |
| * | – Blase |
| N81.1 | — bei der Frau |
| N32.8 | — beim Mann |
| M51.2 | – Diskus |
| N81.5 | – Douglas |
| N83.4 | – Eierstock |
| N83.4 | – Eileiter |
| K43.9 | – epigastrisch |
| K43.0 | — partiell inkarzeriert |
| K40.9 | – femoroinguinal |
| Q01.9 | – Gehirn |
| H43.3 | – Glaskörper |
| N32.8 | – Harnblase, männlich |
| K44.9 | – Hiatus- |
| Q40.1 | — angeboren |
| K44.9 | — axial |
| Q01.9 | – Hirn |
| K46.0 | – inkarzeriert |
| K46.9 | – intraabdominal |
| M51.4 | – intraspongiös |
| K46.0 | – irreponibel |
| K40.9 | – Leiste |
| K40.3 | — inkarzeriert |
| J98.5 | – Mediastinum |
| * | – mit |
| K46.0 | — Einklemmung |
| K46.1 | — Gangrän |
| K42.9 | – Nabel |
| K43.9 | – Narben- |
| M51.2 | – Nucleus pulposus |
| M51.2 | — lumbal |
| N83.4 | – Ovar |
| N81.6 | – Scheidenwand, hintere |
| K41.9 | – Schenkel |
| K43.9 | – Spieghel- |
| N83.4 | – Tuba uterina |
| K44.9 | – Zwerchfell |
| F11.2 | **Heroinabhängigkeit** |
| F11.1 | **Heroinabusus** |
| T40.1 | **Heroinintoxikation** |
| F11.0 | – akut |
| F11.0 | – bei Abhängigkeit |
| F11.1 | **Heroinmißbrauch** |

| | |
|---|---|
| T40.1 | **Heroinvergiftung** |
| B08.5 | **Herpangina** |
| B00.9 | **Herpes** |
| A60.9 | – anogenital |
| B00.5 | – Blepharitis |
| B00.5 | – corneae |
| B00.0 | – Effloreszenz |
| B00.4 | – Enzephalitis |
| A60.0 | – genitalis |
| O23.5 | — bei Gravidität |
| A60.0 | — recidivans |
| B00.1 | – Gesicht |
| O26.4 | – gestationis |
| B00.8 | – glutaealis |
| O26.4 | – graviditatis |
| B00.5 | – Hornhaut |
| B00.9 | – Infektion |
| B00.5 | – Keratitis |
| B00.1 | – labialis |
| B00.1 | — recidivans |
| B02.3 | – Lid |
| B00.3 | – Meningitis |
| B00.4 | – Meningoenzephalitis |
| B00.8 | – mit Komplikation |
| B02.3 | – Oberlid |
| B00.8 | – Ösophagitis |
| B00.8 | – oticus |
| A60.1 | – perianalis |
| B00.2 | – Pharyngitis |
| A60.0 | – progenitalis |
| B00.9 | – simplex |
| B00.5 | — Auge |
| B20.5 | — bei HIV-Krankheit |
| A60.0 | — genitalis |
| B00.1 | — labial |
| A60.0 | — progenitalis |
| B00.9 | — recidivans |
| B00.9 | —— in loco |
| B00.9 | — rezidivierend |
| B35.4 | – tonsurans corporis |
| A60.0 | – urogenitalis |
| A60.0 | – Vaginitis |
| A60.0 | – Vulvitis |
| A60.0 | – Vulvovaginitis |
| * | – zoster |
| B02.9 | —— s.a. Zoster |
| B20.5 | — bei HIV-Krankheit |
| B02.7 | — generalisatus |
| B02.9 | — labialis |
| B02.2 | — mit Neuralgie |
| B02.2 | — Nervus facialis |
| B02.9 | — ohne Komplikation |
| B02.3 | — ophthalmicus |
| B02.2 | — oticus |

| | |
|---|---|
| * | **Herpesvirus-** |
| B00.9 | – Infektion |
| P35.2 | — angeboren |
| B00.9 | – Krankheit |
| B00.7 | — disseminiert |
| B00.0 | **Herpeticatum**, Ekzema, Kaposi |
| B00.2 | **Herpetiforme Stomatitis** |
| * | **Herpetische** |
| B00.2 | – Mundschleimhautentzündung |
| B00.2 | – Rachenschleimhautentzündung |
| B00.7 | – Sepsis |
| B00.8 | **Herpetisches Panaritium** |
| D57.1 | **Herrick-Syndrom, Dresbach-** |
| * | **Herter-** |
| K90.0 | – Heubner-Syndrom |
| K90.0 | – Infantilismus |
| * | **Herxheimer** |
| L90.4 | – Acrodermatitis atrophicans |
| L90.4 | – Morbus |
| * | **Herz** |
| E85.4 | – Amyloid- |
| M10.0 | – Gichtknoten |
| I21.1 | – HWI [Hinterwandinfarkt], akut |
| * | **Herz-** |
| I51.6 | – Kreislauf-Beschwerden |
| I51.6 | — funktionell |
| F45.3 | — nervös |
| I50.9 | – Kreislauf-Insuffizienz |
| I51.6 | – Kreislauf-Krankheit |
| * | – Kreislauf- |
| O99.8 | — Krankheit, kongenital, bei Gravidität |
| F45.3 | — Organneurose |
| I46.9 | — Stillstand |
| I51.6 | — Störung |
| F45.3 | —— vegetativ |
| I50.9 | — Versagen |
| * | – Lungen-Transplantat- |
| T86.3 | — Abstoßung |
| T86.3 | — Versagen |
| E85.4 | **Herzamyloid,** vererbt |
| I25.3 | **Herzaneurysma** |
| I51.6 | **Herzanfall** |
| F45.2 | **Herzangst** |
| F45.2 | **Herzangst-Syndrom** |
| Q24.9 | **Herzanomalie** |
| Q22.5 | – Ebstein- |
| I25.1 | **Herzarteriosklerose** |
| I25.1 | **Herzatheromatose** |
| I51.8 | **Herzbeklemmung** |
| I51.9 | **Herzbeschwerden** |
| I20.9 | – anginös |
| I51.8 | – funktionell |
| F45.3 | – nervös |
| I20.9 | – pektanginös |
| F45.3 | – psychogen |

| | |
|---|---|
| I51.9 | **Herzbeschwerden** (Forts.) |
| F45.3 | – psychosomatisch |
| F45.3 | – vegetativ |
| * | **Herzbeteiligung,** bei |
| I01.9 | – akutem Gelenkrheumatismus |
| I11.9 | – Bluthochdruck |
| * | – Chagas-Krankheit |
| B57.0 | — akut |
| B57.2 | — chronisch |
| I02.0 | – Chorea |
| I02.0 | — minor |
| I11.9 | – Hochdruck |
| I11.9 | – Hypertonie |
| I11.9 | — maligne |
| I13.1 | — mit Nephrosklerose |
| I13.1 | – Nephrosklerose |
| I01.9 | – rheumatischem Fieber |
| I02.0 | – rheumatischer Chorea |
| I02.0 | – Sydenham-Syndrom |
| I02.0 | – Veitstanz |
| C38.0 | **Herzbeutelkarzinom** |
| I09.2 | **Herzbeutelkrankheit,** chronisch, rheumatisch |
| I31.9 | **Herzbeuteltamponade** |
| I09.2 | **Herzbeutelverklebung,** chronisch, rheumatisch |
| I09.2 | **Herzbeutelverwachsung,** chronisch, rheumatisch |
| I45.9 | **Herzblock** |
| I44.0 | – 1. Grad |
| I44.1 | – 2. Grad |
| I44.2 | – 3. Grad |
| Q24.6 | – angeboren |
| I44.2 | – komplett |
| I51.9 | **Herzdekompensation** |
| I11.0 | – bei Hypertonie |
| I21.9 | **Herzembolie** |
| I51.8 | **Herzentzündung** |
| I09.9 | **Herzerkrankung,** rheumatisch |
| Q24.9 | **Herzfehlbildung,** angeboren |
| I38 | **Herzfehler** |
| I38 | – erworben |
| Q24.9 | – kongenital |
| I09.1 | – rheumatisch |
| I49.0 | **Herzflattern** |
| I49.0 | **Herzflimmern** |
| P20.9 | **Herzfrequenz,** fetal, abnorm |
| I51.8 | **Herzfunktionsstörung** |
| I25.9 | **Herzgefäßkrankheit** |
| I25.9 | – chronisch |
| I25.1 | **Herzgefäßsklerose** |
| R01.1 | **Herzgeräusch** |
| R01.0 | – akzidentell |
| R01.0 | — benigne |
| E74.0 | **Herzglykogeninfiltration** |
| I21.1 | **Herzhinterwandinfarkt,** akut |

**H**

| | |
|---|---|
| I51.7 | **Herzhypertrophie** |
| I51.7 | – chronisch |
| I11.9 | – hypertensiv |
| F45.2 | **Herzhypochondrie** |
| I21.9 | **Herzinfarkt** – s.a. Myokardinfarkt oder |
| | s.a. Herzmuskelinfarkt |
| I21.9 | – akut |
| I25.2 | – alt |
| I25.2 | – ausgeheilt |
| I20.0 | – drohend |
| I25.2 | – rudimentär |
| I25.2 | – Zustand nach |
| I25.2 | **Herzinfarktschwiele** |
| I38 | **Herzinnenhautentzündung** |
| I50.9 | **Herzinsuffizienz** |
| I50.9 | – akut |
| I50.9 | – Alters- |
| I11.0* | – bei hypertensiver Herzkrankheit |
| I13.0 | — und Nierenkrankheit |
| P29.0 | – beim Neugeborenen |
| I50.9 | – chronisch |
| I50.9 | – dekompensiert |
| I50.9 | – global |
| I50.9 | — dekompensiert |
| I50.9 | – Globaldekompensation |
| I50.9 | – kompensiert |
| I50.0 | – kongestiv |
| I50.1 | – links |
| I50.1 | — dekompensiert |
| * | – mit |
| I11.0 | — Hypertonie |
| I50.1 | — Lungenödem |
| I50.0 | — Ödem |
| I50.1 | — Stauungslunge |
| I50.9 | — muskulär |
| I97.1 | – nach Herzoperation |
| I50.0 | – rechts |
| I50.0 | — dekompensiert |
| I13.2 | – und Niereninsuffizienz, bei hypertensiver Herz- und Nierenkrankheit |
| I47.9 | **Herzjagen, anfallsweise** |
| I49.0 | **Herzkammerflimmern** |
| Q21.0 | **Herzkammerscheidewanddefekt** |
| C38.0 | **Herzkarzinom** |
| I08.9 | **Herzklappen, mehrere, Krankheit** |
| I09.1 | **Herzklappenaneurysma,** rheumatisch |
| I09.1 | **Herzklappendegeneration,** rheumatisch |
| I38 | **Herzklappenentzündung** |
| I33.9 | – akut |
| I09.1 | – chronisch, rheumatisch |
| I01.1 | – rheumatisch, akut |
| I38 | **Herzklappenentzündung,** |
| I09.1 | **Herzklappenfehler,** rheumatisch |
| I38 | **Herzklappeninsuffizienz** |
| I09.1 | – chronisch, rheumatisch |
| I09.1 | – rheumatisch |

| | |
|---|---|
| I38 | **Herzklappenkrankheit** |
| I33.9 | – akut |
| I38 | – chronisch, arteriosklerotisch |
| I38 | **Herzklappenstenose** |
| I09.1 | – chronisch, rheumatisch |
| I09.1 | – rheumatisch |
| R00.2 | **Herzklopfen** |
| I51.9 | **Herzkrankheit** |
| I01.9 | – aktiv, rheumatisch |
| I25.1 | – atherosklerotisch |
| I11.9 | – bei Hochdruck |
| I09.9 | – chronisch, rheumatisch |
| A39.5 | – durch Meningokokken |
| I51.8 | – funktionell |
| F45.3 | — psychogen |
| I11.9 | – hypertensiv |
| I11.9 | — benigne |
| I11.9 | — maligne |
| I11.0 | — mit Herzinsuffizienz |
| I25.9 | – ischämisch |
| I24.9 | — akut |
| I25.9 | — chronisch |
| I25.9 | — hypertonisch |
| I25.9 | – koronar |
| I24.9 | — akut |
| I25.9 | — chronisch |
| * | — mit |
| I25.9 | —— aortokoronarem Venenbypass |
| I25.9 | —— eingeschränkter linksventrikulärer Funktion |
| I25.3 | —— Ventrikelaneurysma |
| I27.1 | – kyphoskoliotisch |
| * | – mit Hypertonie |
| I11.9 | — benigne |
| O10.1 | — vor Gravidität bestehend |
| I27.9 | – pulmonal |
| I27.9 | — chronisch |
| I01.9 | – rheumatisch, akut |
| I51.4 | – senil |
| I13.9 | – und Nierenkrankheit, hypertensiv, mit |
| I13.0 | — Herzinsuffizienz |
| I13.2 | —— und Niereninsuffizienz |
| I13.1 | — Niereninsuffizienz |
| I25.1 | **Herzkranzarterienatherosklerose** |
| I25.1 | **Herzkranzgefäßsklerose** |
| C38.0 | **Herzkrebs** |
| I50.9 | **Herzleistungsschwäche** |
| I50.9 | – akut |
| Q24.9 | **Herzmißbildung** |
| I51.5 | **Herzmuskelatrophie** |
| I51.4 | **Herzmuskelentzündung** |
| I40.9 | – akut |
| I42.9 | **Herzmuskelerkrankung** |
| I21.9 | **Herzmuskelfasernekrose** |
| I21.9 | **Herzmuskelgruppennekrose** |
| I51.7 | **Herzmuskelhypertrophie** |

| | |
|---|---|
| I21.9 | **Herzmuskelinfarkt** – s.a. Herzinfarkt oder s.a. Myokardinfarkt |
| I50.9 | **Herzmuskelinsuffizienz** |
| I50.9 | – chronisch |
| I09.9 | **Herzmuskelkrankheit,** chronisch, rheumatisch |
| I21.9 | **Herzmuskelnekrose** |
| I51.5 | **Herzmuskelschaden** |
| I50.9 | – dekompensiert |
| I50.9 | **Herzmuskelschwäche** |
| I50.9 | – im Alter |
| I42.9 | **Herzmuskelveränderung** |
| I51.5 | **Herzmuskelverkalkung** |
| I50.9 | **Herzmuskelversagen** |
| I21.9 | **Herzmuskelzellnekrose** |
| * | **Herzneubildung** |
| C38.0 | – bösartig |
| D15.1 | – gutartig |
| F45.3 | **Herzneurose** |
| F45.3 | – vegetativ |
| I51.0 | **Herzohr,** erworbener Herzseptumdefekt |
| I51.3 | **Herzohrthrombose** |
| F45.2 | **Herzphobie** |
| R00.0 | **Herzrasen** |
| I49.9 | **Herzrhythmusstörung** |
| P29.1 | – beim Neugeborenen |
| T46.9 | – durch medikamentöse Nebenwirkung |
| I49.9 | – funktionell |
| I49.9 | – tachykard |
| I21.9 | **Herzruptur** |
| I51.9 | **Herzschaden** |
| P20.9 | **Herzschlag,** fetal, abnorm |
| R00.8 | **Herzschlagstörung** |
| R07.2 | **Herzschmerzen** |
| * | **Herzschrittmacher,** implantiert |
| T82.1 | – Batterieerschöpfung |
| T82.1 | – Dysfunktion |
| T82.7 | – Infektion durch |
| I50.9 | **Herzschwäche** |
| Q21.9 | **Herzseptumdefekt** |
| I51.0 | – erworben |
| I51.0 | — Herzohr |
| I51.0 | — Kammer |
| I51.0 | — Vorhof |
| Q21.9 | **Herzseptumfehlbildung,** angeboren |
| I25.1 | **Herzsklerose** |
| I51.3 | **Herzspitzenthrombose** |
| I46.9 | **Herzstillstand** |
| I46.0 | – mit erfolgreicher Wiederbelebung |
| I49.9 | **Herzstolpern** |
| I51.8 | **Herzsyndrom,** hyperkinetisch |
| I31.9 | **Herztamponade** |
| * | **Herztod** |
| I46.1 | – plötzlich |
| I46.1 | – Sekunden- |

| | |
|---|---|
| O36.3 | **Herztonalteration,** fetal, Betreuung der Schwangeren |
| T86.2 | **Herztransplantatabstoßung** |
| I42.0 | **Herztransplantation,** Zustand nach, wegen dilatativer Kardiomyopathie |
| T86.2 | **Herztransplantatversagen** |
| I25.3 | **Herzventrikelaneurysma** |
| Q21.0 | **Herzventrikelseptumdefekt** |
| I51.5 | **Herzverfettung** |
| I51.7 | **Herzvergrößerung** |
| S26.9 | **Herzverletzung** |
| S26.0 | – mit Hämoperikard |
| I50.9 | **Herzversagen** |
| I50.0 | – durch Stauung |
| I11.0 | – hypertensiv |
| I50.1 | – links |
| I97.1 | – nach Herzoperation |
| I50.0 | – rechts |
| I09.9 | – rheumatisch |
| I38 | **Herzvitium** |
| I51.7 | **Herzvorhofdilatation** |
| Q21.1 | **Herzvorhofseptumdefekt** |
| I25.3 | **Herzwandaneurysma** |
| I23.3 | **Herzwandruptur,** ohne Hämoperikard, Komplikation, akut, nach Myokardinfarkt, akut |
| I50.0 | **Herzwassersucht** |
| Q95.4 | **Heterochromatin, Marker-** |
| Q13.2 | **Heterochromie** |
| H21.2 | – erworben, Iris |
| L67.1 | – Haar |
| H20.8 | **Heterochromiezyklitis, Fuchs-** |
| H40.4 | – mit Sekundärglaukom |
| G43.9 | **Heterokranie** |
| Z31.- | **Heterologe Insemination** |
| H53.4 | **Heteronyme Hemianopsie** |
| Q89.4 | **Heteropagus** |
| H50.5 | **Heterophorie** |
| B66.8 | **Heterophyiasis** |
| E78.0 | **Heterozygote Hyperlipoproteinämie,** Typ IIa |
| J30.1 | **Heuallergie** |
| * | **Heubner-Syndrom** |
| K90.0 | – Herter- |
| G37.0 | – Schilder-Foix- |
| J30.1 | **Heufieber** |
| J30.1 | **Heuschnupfen** |
| H10.1 | – mit Konjunktivitis |
| Q69.9 | **Hexadaktylie** |
| P83.4 | **Hexenmilch** |
| M54.5 | **Hexenschuß** |
| D55.2 | **Hexokinasemangelanämie** |
| B08.4 | **HFM** [Hand-Fuß-Mund]-**Exanthem** |
| B08.4 | **HFME** [Hand-Fuß-Mund-Exanthem] |
| * | **HG** – s. Handgelenk |

K44.9 **Hiatusgleitbruch**
K44.9 **Hiatusgleithernie**
K44.9 **Hiatushernie**
K44.9 – abdominal
Q40.1 – angeboren
K44.9 – axial
K44.1 – mit Gangrän
K44.9 – thorakal
K44.9 **Hiatusinsuffizienz**
Z23.8 **Hib,** Impfung, gegen Haemophilus influenzae Typ b
D17.9 **Hibernom**
L73.2 **Hidradenitis**
L73.2 – axillaris
L73.2 – eitrig
L73.2 – suppurativa
C44.9 **Hidradenokarzinom**
D23.9 **Hidradenom**
D23.9 **Hidrozystom**
T50.1 **High-ceiling-Diuretika-Vergiftung**
A16.3 **Hiläre Lymphknotentuberkulose**
A16.3 **Hilusdrüsen-TBC**
E88.2 **Hiluslipomatose**
C77.1 **Hiluslymphknotenmetastasen**
D86.8 **Hiluslymphom-Syndrom,** bilateral [Löfgren-Syndrom]
C79.8 **Hilusmetastase**
Q82.5 **Himbeermal**
O66.9 **Hindernis,** Geburt
O65.5 – Beckenweichteilgewebe
* – durch
O65.1 — allgemein verengtes Becken
* — Anomalie
O65.9 — des mütterlichen Beckens
O65.5 — mütterliche Beckenorgane
O64.4 — Armvorfall
O65.3 — Beckenausgangs- und Beckenmittenverengung
O65.0 — Beckendeformität
O65.2 — Beckeneingangsverengung
O64.1 — Beckenendlage
O64.9 — Einstellungsanomalie
O66.3 — Fetalanomalie
O64.8 — Fußlage
O64.2 — Gesichtslage
O64.9 — Haltungsanomalie
O64.2 — Kinnlage
O64.5 — kombinierte Einstellungsanomalien
O64.9 — Lageanomalie
O65.4 — Mißverhältnis zwischen Fetus und Becken
O64.4 — Querlage
O66.0 — Schulterdystokie
O64.8 — Steiß-Fuß-Lage
O64.1 — Steißlage
O64.3 — Stirnlage

O66.9 **Hindernis** (Forts.)
* – durch (Forts.)
O66.2 — ungewöhnlich großen Fetus
O66.1 — verhakte Zwillinge
I73.9 **Hinken,** intermittierend
* **Hintere**
N35.9 – Harnröhre, Striktur
O32.8 – Hinterhauptslage, Betreuung der Schwangeren
N81.6 – Scheidenwand, Prolaps
N81.6 – Scheidenwandhernie
H21.5 – Synechien, Auge
M23.3 **Hinterhornläsion, Innenmeniskus-**
G95.8 **Hinterstrangdegeneration**
A52.1 **Hinterstranglues,** sklerosierend
A52.1 **Hinterstrangsklerose**
I21.1 **Hinterwandinfarkt,** Herz
I21.1 – akut
I24.0 **Hinterwandischämie**
* **Hinterwandmyokardinfarkt**
I21.1 – akut, transmural
I22.1 – rezidivierend
D25.9 **Hinterwandmyom,** Uterus
I25.2 **Hinterwandschwiele,** Herz
I25.2 **Hinterwandseptumschwiele**
Q85.8 **Hippel-Lindau, von-,** Morbus
H57.0 **Hippus pupillae**
I67.2 **Hirn,** DBS [Durchblutungsstörung]
G31.9 **Hirnabbau**
G31.9 **Hirnabbauprozeß**
G06.0 **Hirnabszeß**
I67.1 **Hirnaneurysma**
I67.1 **Hirnarterienaneurysma**
I60.9 **Hirnarterienaneurysmaruptur**
I67.2 **Hirnarterienatheromatose**
I66.9 **Hirnarterienembolie**
I66.9 **Hirnarterienthrombose**
I66.9 **Hirnarterienverschluß**
I67.2 **Hirnatherosklerose**
G31.9 **Hirnatrophie**
F03 – bei Demenz
G31.1 – senil
G31.0 – umschrieben
I67.1 **Hirnbasisaneurysma**
I67.1 **Hirnbasisarterienaneurysma**
D18.0 **Hirnbasisarterienangiom**
I61.9 **Hirnblutung**
P52.9 – beim Neugeborenen
P10.1 – durch Geburtsverletzung
S06.8 – infratentoriell
I61.5 – intraventrikulär
S06.8 – supratentoriell
S06.8 – traumatisch
Q01.9 **Hirnbruch**

| | | | | |
|---|---|---|---|---|
| S06.2 | **Hirndruck,** Blutung und Compressio cerebri, bei gedeckter schwerer Schädelhirnverletzung | | * | **Hirnnerv** |
| | | | * | – III |
| G93.2 | **Hirndrucksteigerung** | | H49.0 | — Atrophie |
| G93.2 | – benigne | | H49.0 | — Degeneration |
| G93.2 | **Hirndrucksymptomatik** | | H49.0 | — Neuralgie |
| G93.2 | **Hirndruckzeichen** | | H49.0 | — Neuritis |
| I66.9 | **Hirnembolie** | | H49.0 | — Okulomotoriusparese |
| G93.4 | **Hirnerkrankung** | | * | – IV |
| G93.8 | **Hirnerweichung** | | H49.1 | — Atrophie |
| G93.0 | **Hirnerweichungszyste** | | H49.1 | — Degeneration |
| C79.3 | **Hirnfiliae** | | H49.1 | — Neuralgie |
| G93.4 | **Hirnfunktionsstörung** | | H49.1 | — Neuritis |
| Q28.2 | **Hirngefäßfehlbildung,** arteriovenös | | H49.1 | — Trochlearisparese |
| I67.9 | **Hirngefäßkrankheit** | | * | – VI |
| I69.8 | – Spätfolge | | H49.2 | — Abduzensparese |
| I61.9 | **Hirngefäßruptur** | | H49.2 | — Atrophie |
| I67.2 | **Hirngefäßsklerose** | | H49.2 | — Degeneration |
| C71.9 | **Hirngliom** | | H49.2 | — Neuralgie |
| A17.0 | **Hirnhaut,** TBC | | G51.0 | – VII, Lähmung |
| I60.8 | **Hirnhautblutung** | | G52.2 | – X, Affektion |
| G03.9 | **Hirnhautentzündung** | | G52.9 | **Hirnnervenatrophie** |
| A39.0 | – epidemisch | | G52.9 | **Hirnnervendegeneration** |
| C70.0 | **Hirnhautkarzinom** | | C72.5 | **Hirnnervenkarzinom** |
| * | **Hirnhautneubildung** | | G52.9 | **Hirnnervenkrankheit** |
| C70.0 | – bösartig | | C72.5 | **Hirnnervenkrebs** |
| D32.0 | – gutartig [Zerebrales Meningeom] | | G52.9 | **Hirnnervenlähmung** |
| S06.8 | **Hirnhautriß** | | * | **Hirnnervenneubildung** |
| G96.1 | **Hirnhautverwachsung** | | C72.5 | – bösartig |
| Q01.9 | **Hirnhernie** | | D33.3 | – gutartig |
| I63.9 | **Hirninfarkt** | | G52.7 | **Hirnnervenparesen,** multipel |
| * | – durch | | * | **Hirnnerventumor** |
| * | — Embolie | | D33.3 | – benigne |
| I63.1 | —— extrakranielle hirnversorgende Arterie | | C72.5 | – maligne |
| | | | T90.3 | **Hirnnervenverletzung,** Folgen |
| I63.4 | —— intrakranielle Arterie | | G93.6 | **Hirnödem** |
| * | — Thrombose | | P11.0 | – durch Geburtsverletzung |
| I63.0 | —— extrakranielle hirnversorgende Arterie | | S06.1 | – traumatisch |
| | | | * | **Hirnorganische** |
| I63.6 | —— Hirnvene, nichteitrig | | G93.8 | – Ausfälle |
| I63.3 | —— intrakranielle Arterie | | F06.8 | – Psychose |
| I63.9 | – ischämisch | | * | **Hirnorganischer** |
| I69.3 | **Hirninfarktfolge** | | R56.8 | – Anfall |
| I64 | **Hirninsult** | | H81.4 | – Schwindel |
| I67.8 | **Hirnischämie** | | * | **Hirnorganisches** |
| C71.9 | **Hirnkarzinom** | | F06.9 | – Psychosyndrom |
| S06.2 | **Hirnkontusion** | | F06.9 | – Syndrom |
| G93.9 | **Hirnkrankheit** | | S06.2 | **Hirnprellung** |
| F06.9 | – organisch, mit Psychose | | Q01.9 | **Hirnprolaps** |
| G93.8 | **Hirnleistungsschwund** | | D69.0 | **Hirnpurpura** |
| I61.9 | **Hirnmassenblutung** | | G93.5 | **Hirnquetschung** |
| C79.3 | **Hirnmetastase** | | G31.9 | **Hirnrindenatrophie** |
| Q04.9 | **Hirnmißbildung** | | I61.9 | **Hirnrindenblutung** |
| G93.8 | **Hirnnarbe** | | Q04.8 | **Hirnrindendefekt** |
| | | | S06.3 | **Hirnrindenkontusion** |
| | | | S06.3 | **Hirnrindenprellung** |

G93.8 **Hirnschaden** (Forts.)
P57.9 – durch Bilirubin
P96.9 – frühkindlich
G93.1 – hypoxisch
G93.1 – hypoxisch-ischämisch
C79.5 **Hirnschädelknochenkarzinom**
\* **Hirnschädigung**
G93.8 – frühkindlich, mit Residualsyndrom, zerebral
P96.8 – perinatal
I64 **Hirnschlag**
G31.9 **Hirnschrumpfung**
G93.6 **Hirnschwellung**
G08 **Hirnsinusthrombose**
G37.9 **Hirnsklerose**
G37.0 – diffus
I61.3 **Hirnstammblutung**
I61.3 – intrazerebral
G93.5 **Hirnstammeinklemmung**
C71.7 **Hirnstammgliom**
I63.9 **Hirnstamminfarkt**
I64 **Hirnstamminsult**
C71.7 **Hirnstammkarzinom**
R29.8 **Hirnstammsymptomatik**
I67.9 **Hirnstammsyndrom**
R29.8 **Hirnstammzeichen**
G93.6 **Hirnstauung**
F07.0 **Hirnstörung**, organisch, mit Verhaltensstörung
Q04.3 **Hirnsubstanzdefekt**
R99 **Hirntod**
G93.8 – dissoziiert
S06.9 **Hirntrauma**
S06.9 – mit Schädeltrauma
D43.2 **Hirntumor**
C71.9 – bösartig
F06.8 – mit Psychose
I67.6 **Hirnvenenthrombose**
O22.5 – bei Schwangerschaft
O87.3 – im Wochenbett
G93.0 **Hirnventrikel**, 3., Epidermoidzyste
G93.9 **Hirnveränderung**
S06.9 **Hirnverletzung**
S06.2 – diffus
S06.2 – mit Schädelverletzung, offen
S06.3 – umschrieben
G93.0 **Hirnzyste**
C64 **Hirschfeld-Tumor, Birch-**
A21.9 **Hirschfliegen-Fieber**
Q93.3 **Hirschhorn-Syndrom, Wolf-**
\* **Hirschsprung**
Q43.1 – Krankheit
Q43.1 – Morbus
L68.0 **Hirsutismus**

\* **Hirudiniasis**
B88.3 – externa
B83.4 – interna
I44.3 **His-Bündel-Leitungsunterbrechung**
\* **Histamin-**
T47.0 – H2-Rezeptorenblocker-Vergiftung
G44.0 – Kopfschmerzen
K31.8 **Histaminrefraktäre Achylie**
E70.8 **Histidin-Stoffwechselstörung**
E70.8 **Histidinämie-Syndrom**
E70.8 **Histidinurie**
C83.2 **Histiolymphozytäres Sarkom**
C83.3 **Histiozytärer Typ,** Lymphom, maligne
C96.3 **Histiozytäres echtes Lymphom**
D23.9 **Histiozytom**
C49.9 – maligne
D76.3 – Retikulo-
D76.3 **Histiozytose**
C96.1 – bösartig
D76.0 – Langerhans-Zellen
D76.0 – Lipoid-
C96.1 – maligne
D76.3 – Sinus-
E75.6 **Histochromatosis**
A15.2 **Histologisch gesicherte Lungentuberkulose**
\* **Histologischer**
R89.7 – abnormer Befund
R83.7 – Befund, Liquor, abnorm
B39.9 **Histoplasmose**
B39.4 – abortiv
B39.5 – afrikanisch
B39.0 – akut, Lunge
B39.4 – amerikanisch
B20.5 – bei HIV-Krankheit
B39.1 – chronisch, Lunge
B39.3 – disseminiert, durch Histoplasma capsulatum
\* – durch Histoplasma
B39.4 — capsulatum
B39.5 — duboisii
B39.9 – Larynx
B39.2 – Lunge
B39.9 – Nase
B39.9 **Histoplasmose-Rhinitis**
\* **Histrionische**
F60.4 – Persönlichkeit
F60.4 – Persönlichkeitsstörung
L74.0 **Hitzeausschlag**
T67.6 **Hitzeermüdung**
T67.6 – passager
T67.5 **Hitzeerschöpfung**
\* – durch
T67.4 — Salzverlust
T67.3 — Wasserverlust
T67.0 **Hitzefieber**

| | |
|---|---|
| L74.0 | **Hitzefrieseln** |
| T67.1 | **Hitzekollaps** |
| T67.2 | **Hitzekrampf** |
| T67.6 | **Hitzemüdigkeit** |
| T67.7 | **Hitzeödem** |
| T67.9 | **Hitzeschaden** |
| T67.1 | **Hitzesynkope** |
| T67.2 | **Hitzetetanie** |
| L50.2 | **Hitzeurtikaria** |
| N95.1 | **Hitzewallungen** |
| N95.1 | **Hitzewellen,** klimakterisch |
| T67.0 | **Hitzschlag** |
| * | **HIV-** |
| Z21 | – Infektion |
| Z21 | — asymptomatisch |
| B24 | — therapiebedürftig |
| B23.0 | – Infektionssyndrom, akut |
| Z20.6 | – Inkubation |
| Z20.6 | – Kontakt |
| B24 | – Krankheit |
| * | — mit |
| B23.8 | —— Abgeschlagenheit |
| B23.2 | —— Agranulozytose |
| B23.2 | —— Anämie |
| B23.2 | —— hämolytisch, erworben |
| * | —— Arthritis |
| B20.8 | —— eitrig |
| B20.8 | —— infektiös |
| B23.8 | —— Blindheit |
| B23.2 | —— Blutkrankheit |
| B21.9 | —— bösartiger Neubildung |
| B21.1 | —— Burkitt-Tumor |
| B20.4 | —— Candida-Infektion |
| B20.4 | —— Candida-Retinitis |
| * | —— Candidiasis |
| B20.4 | —— disseminiert |
| B20.4 | —— Lunge |
| B20.4 | —— Mund |
| * | —— CMV [Zytomegalievirus]- |
| B20.2 | —— Infektion |
| B20.2 | —— Retinitis |
| B20.2 | —— Retinitisrezidiv |
| B22.0 | —— Demenz |
| B22.0 | —— organisch bedingt |
| B22.0 | —— präsenil |
| B22.0 | —— Demyelinisierung |
| B20.5 | —— Dermatomykose |
| B20.5 | —— Dermatophytie |
| B23.8 | —— Diarrhoe |
| B20.9 | —— infektiös |
| B23.8 | —— Dyspnoe |
| B22.2 | —— Entwicklungsretardierung, beim Säugling |
| B22.0 | —— Enzephalitis |
| B22.0 | —— Enzephalomyelitis |
| B22.0 | —— Enzephalopathie |

| | |
|---|---|
| * | **HIV-** (Forts.) |
| B24 | – Krankheit (Forts.) |
| * | — mit (Forts.) |
| B22.2 | —— Ernährungsmangel-Krankheit |
| B23.8 | —— Fieber |
| B23.8 | —— Gastroenteritis |
| B20.9 | —— infektiös |
| B20.5 | —— Gelegenheitsmykose |
| B23.1 | —— generalisierter Lymphadenopathie |
| B23.8 | —— geringem Sehvermögen |
| B23.1 | —— geschwollenen Drüsen |
| B22.2 | —— Gewichtsabnahme |
| B23.8 | —— Hautausschlag |
| B23.8 | —— Hautkrankheit |
| B23.8 | —— Hepatomegalie |
| * | —— Herpes |
| B20.5 | —— simplex |
| B20.5 | —— zoster |
| B20.5 | —— Histoplasmose |
| B23.8 | —— Hyperhidrosis |
| B23.8 | —— Hypersplenismus |
| B23.8 | —— Hypovolämie |
| B21.3 | —— immunoblastischem Sarkom |
| B20.9 | —— Infektion |
| B20.1 | —— bakteriell |
| B20.3 | —— viral |
| B20.5 | —— Isospora-Infektion |
| B22.2 | —— Kachexie |
| B20.4 | —— Kandidose |
| B20.4 | —— Haut und Nägel |
| B21.0 | —— Kaposi-Sarkom |
| B20.4 | —— Kokzidioidomykose |
| B20.5 | —— Kokzidiose |
| B23.2 | —— Krankheit, blutbildende Organe |
| B20.5 | —— Kryptokokkose |
| B20.8 | —— Kryptosporidiose |
| B22.0 | —— Leukoenzephalitis, multifokal |
| B23.8 | —— Leukoplakie, Mundschleimhaut |
| B23.1 | —— Lymphadenitis, akut |
| B23.1 | —— Lymphknotenvergrößerung |
| B23.8 | —— Malabsorption, intestinal |
| B23.2 | —— Mangelanämie |
| B20.8 | —— Meningitis, aseptisch |
| B23.8 | —— Myelitis |
| B23.8 | —— Myelopathie |
| B20.0 | —— mykobakterieller Infektion |
| B20.5 | —— Mykose |
| B21.9 | —— Neubildung, bösartig |
| B23.8 | —— Neuralgie |
| B23.8 | —— Neuritis |
| B20.5 | —— Pilzkrankheit |
| B20.6 | —— Pneumocystosis |
| B20.8 | —— Pneumonie |
| B22.1 | —— interstitiell, lymphoid |
| B23.8 | —— Polyneuropathie |
| B21.2 | —— Primärlymphom, Gehirn |

**H**

| | |
|---|---|
| * | **HIV-** (Forts.) |
| B24 | – Krankheit (Forts.) |
| * | — mit (Forts.) |
| B23.8 | —— Psycho-Syndrom, organisch |
| B23.8 | —— Radikulitis |
| B23.8 | —— respiratorischer Abnormität |
| B21.2 | —— Retikulumzell-Sarkom |
| B23.8 | —— retinaler Gefäßveränderung |
| B20.9 | —— Retinitis |
| B20.1 | —— bakteriell |
| B20.5 | —— mykotisch |
| B20.3 | —— viral |
| B23.8 | —— Retinopathie |
| B20.8 | —— Septikämie |
| B20.3 | —— Slow-Virus-Infektion |
| B23.8 | —— Speicheldrüsenkrankheit |
| B23.8 | —— Splenomegalie |
| B20.8 | —— Strongyloidiasis |
| B20.0 | —— TBC |
| B23.2 | —— Thrombozytopenie |
| B23.2 | —— sekundär |
| B20.8 | —— Toxoplasmose |
| B23.8 | —— Unterhautzellgewebekrankheit |
| B20.3 | —— Virusinfektion |
| B20.3 | —— Viruspneumonie |
| B22.0 | —— ZNS-Affektion |
| B20.2 | —— Zytomegalie |
| * | – Mikroangiopathie-Syndrom |
| B23.8 | — Konjunktiva |
| B23.8 | — Retina |
| Z21 | – positiv |
| I51.9 | **HK** – s.a. Herzkrankheit |
| I46.9 | **HKS** – s.a. Herz-Kreislauf-Stillstand |
| I42.2 | **HNCM** [Hypertrophische nichtobstruktive Kardiomyopathie] |
| I10 | **Hochdruck** |
| I10 | – essentiell, primär |
| * | – mit |
| I11.9 | — Herzbeteiligung |
| I11.9 | — Herzkrankheit |
| K76.6 | – Pfortader |
| I15.1 | – renoparenchymatös |
| T70.4 | **Hochdruckflüssigkeitsschaden** |
| * | **Hochfieberhafte Grippe** |
| J11.1 | – [Influenza] |
| J10.1 | – Influenzavirus nachgewiesen |
| * | **Hochfieberhafter** |
| J06.9 | – grippaler Infekt |
| B99 | – Infekt, unklar |
| * | **Hochgradige Dysplasie** |
| N87.2 | – Cervix uteri |
| N89.2 | – Vagina |
| N90.2 | – Vulva |
| F73.9 | **Hochgradiger Schwachsinn** |

| | |
|---|---|
| * | **Hochlateraler Myokardinfarkt** |
| I21.2 | – akut, transmural |
| I22.8 | – rezidivierend |
| * | **Hochstand** |
| Q53.9 | – Hoden |
| Q74.0 | – Schulter, angeboren |
| H91.9 | **Hochtonschwerhörigkeit** |
| H90.3 | – Innenohr, beidseitig |
| E34.4 | **Hochwuchs** |
| E34.4 | – konstitutionell |
| I42.1 | **HOCM** [Hypertrophische obstruktive Kardiomyopathie] |
| * | **Hoden** |
| Q53.9 | – abdominal |
| Q53.9 | – Bauch- |
| Q53.9 | – bei Kryptorchismus |
| Q55.0 | – fehlend, angeboren |
| Q55.2 | – flottierend |
| Q55.2 | – Gleit- |
| Q53.9 | – inguinal |
| Q53.9 | – Leisten- |
| Q55.2 | – Pendel- |
| Q55.2 | – Wander- |
| N45.0 | **Hodenabszeß** |
| Q55.2 | **Hodenagenesie** |
| Q55.0 | **Hodenaplasie** |
| N50.0 | **Hodenatrophie** |
| S30.2 | **Hodenblutung** |
| K40.9 | **Hodenbruch** |
| C62.9 | **Hodenchorionepitheliom** |
| Q55.2 | **Hodendysplasie** |
| N50.8 | **Hodendystrophie** |
| Q53.0 | **Hodenektopie** |
| I89.0 | **Hodenelefantiasis** |
| I89.0 | **Hodenelephantiasis** |
| N45.9 | **Hodenentzündung** |
| N45.0 | – eitrig |
| N45.9 | – und Nebenhodenentzündung |
| N50.8 | **Hodenfibrose** |
| E29.9 | **Hodenfunktionsstörung** |
| N45.0 | **Hodenfurunkel** |
| Q55.1 | **Hodenfusion** |
| N45.9 | **Hodengangrän** |
| C62.9 | **Hodengerminom** |
| N50.8 | **Hodengeschwür** |
| D40.1 | **Hodengeschwulst** |
| N50.1 | **Hodenhämatom** |
| Q53.9 | **Hodenhochstand** |
| N43.3 | **Hodenhydrozele** |
| N50.8 | **Hodenhyperplasie** |
| N50.8 | **Hodenhypertrophie** |
| Q55.1 | **Hodenhypoplasie** |
| N50.0 | **Hodenhypotrophie** |
| N45.9 | **Hodeninfektion** |
| E29.1 | **Hodeninsuffizienz** |
| N45.0 | **Hodenkarbunkel** |

C62.9 **Hodenkarzinom**
C62.0 – bei Kryptorchismus
D29.2 **Hodenknoten**
S30.2 **Hodenkontusion**
C62.9 **Hodenkrebs**
Q53.9 **Hodenmaldeszension**
C62.9 **Hodenmesotheliom**
D40.1 **Hodenmischtumor**
D40.1 **Hodenneoplasie**
* **Hodenneubildung**
C62.9 – bösartig
D29.2 – gutartig
D40.1 – unsicher
N50.8 **Hodenödem**
N50.1 **Hodenparenchymblutung**
N45.0 **Hodenphlegmone**
S30.2 **Hodenprellung**
S30.2 **Hodenquetschung**
Q55.8 **Hodenreifungsstörung**
Q53.9 **Hodenretention**
N49.2 **Hodensackabszeß**
N50.8 **Hodensackatrophie**
N50.1 **Hodensackblutung**
N50.8 **Hodensackfibrose**
N50.8 **Hodensackfistel**
N49.2 **Hodensackfurunkel**
N50.8 **Hodensackgeschwür**
N43.3 **Hodensackhydrozele**
N50.8 **Hodensackhypertrophie**
N49.2 **Hodensackkarbunkel**
N50.8 **Hodensacködem**
N49.2 **Hodensackphlegmone**
L29.1 **Hodensackpruritus**
N50.1 **Hodensackthrombose**
N50.8 **Hodensackulkus**
E29.9 **Hodenschädigung**
N50.8 **Hodenschmerzen**
N50.8 **Hodenschwellung**
D29.2 – knotig
S39.9 – posttraumatisch
C62.9 **Hodenseminom**
C62.9 **Hodenteratokarzinom**
D40.1 **Hodenteratom**
N50.1 **Hodenthrombose**
N44 **Hodentorsion**
S39.9 **Hodentrauma**
A18.1 **Hodentuberkulose**
D40.1 **Hodentumor**
C62.9 – maligne
C62.9 – metastasierend
E29.0 **Hodenüberfunktion**
E29.1 **Hodenunterfunktion**
I86.1 **Hodenvarikozele**
I86.1 **Hodenvenenkonvolut**
T21.0 **Hodenverbrennung**
N50.8 **Hodenvergrößerung**

Q53.9 **Hodenverlagerung,** in Bauchraum
S39.9 **Hodenverletzung**
S30.8 – oberflächlich
S31.3 **Hodenwunde,** offen
N50.8 **Hodenzyste**
* **Hodgkin**
C81.9 – Granulom
C81.9 – Krankheit
C81.2 — gemischtzellige Form
C81.3 — lymphozytenarme Form
C81.0 — lymphozytenreiche Form
C81.1 — nodulär-sklerosierende Form
C81.9 – Lymphom
C81.9 – Morbus
C81.7 – Paragranulom
C81.7 – Sarkom
M89.4 **Höcker, Fuß-**
N42.8 **Höckerbildung,** Prostata
Q67.4 **Höckernase**
T70.2 **Höhenkrankheit**
D75.1 **Höhenpolyglobulie**
H50.2 **Höhenschielen**
H91.9 **Hörminderung**
H90.5 – zentral-neural
H93.3 **Hörnervenaffektion**
H91.9 **Hörschwäche**
H93.2 **Hörstörung**
H93.2 – subjektiv
H91.2 **Hörsturz**
H91.2 – idiopathisch
H91.9 **Hörverlust**
* – beidseitig, durch
H90.0 — Schalleitungsstörung
H90.3 — Schallempfindungsstörung
* – einseitig, durch
H90.1 — Schalleitungsstörung, bei nichteinge-
schränktem Hörvermögen der anderen
Seite
H90.4 — Schallempfindungsstörung, bei nicht-
eingeschränktem Hörvermögen der
anderen Seite
H90.6 – kombiniert, beidseitig, durch Schallei-
tungs- und Schallempfindungsstörung
H91.0 – ototoxisch
H91.2 – plötzlich
H91.9 **Hörvermögen,** herabgesetzt
Q78.0 **Hoeve-Syndrom, Van-der-**
M79.4 **Hoffa-Kastert-Syndrom**
M79.4 **Hoffahypertrophie,** Knie [Krankheit des
Corpus adiposum infrapatellare]
G12.0 **Hoffmann-Syndrom, Werdnig-**
* **Hohe**
H52.0 – Hyperopie
O32.8 – Kopfeinstellung, Fetus

**H**

| | |
|---|---|
| * | **Hoher** |
| O42.9 | – Blasensprung |
| I10 | – Blutdruck |
| R03.0 | — einmaliger Meßwert, ohne Hoch- |
| | druckkrankheit |
| I10 | — essentiell, primär |
| I15.9 | — sekundär |
| O32.8 | – Geradstand, Betreuung der Schwange- |
| | ren |
| Q62.6 | – Harnleiterabgang |
| N20.1 | – Harnleiterstein |
| N20.1 | — mit Stauung |
| N20.1 | — ohne Stauung |
| O71.4 | – Scheidenriß, bei Entbindung |
| Q62.6 | – Ureterabgang |
| N20.1 | – Ureterstein |
| N20.1 | — mit Stauung |
| N20.1 | — ohne Stauung |
| * | **Hohl-** |
| M41.9 | – Rundrückenbildung, und Skoliose |
| Q66.8 | – Spreizfuß |
| Q66.8 | — Knick- |
| Q66.7 | **Hohlfuß** |
| Q66.8 | – Ballen- |
| Q66.7 | – kongenital |
| Q66.8 | – Spreiz- |
| M40.5 | **Hohlkreuz** |
| L60.3 | **Hohlnagel** |
| M40.2 | **Hohlrunder Rücken** |
| N64.5 | **Hohlwarze** |
| O92.0 | – bei Gestation |
| H34.2 | **Hollenhorst-Plaques** |
| Q04.2 | **Holoprosenzephalie-Syndrom** |
| Q67.4 | **Holtermüller-Wiedemann-Syndrom** |
| E06.5 | **Holzige Thyreoiditis** |
| Z31.- | **Homologe Insemination** |
| H53.4 | **Homonyme Hemianopsie** |
| E72.1 | **Homozystinämie** |
| E72.1 | **Homozystinurie** |
| G70.0 | **Hoppe-Oppenheim-Goldflam-Krank-** **heit, Erb-** [Myasthenia gravis pseudo- paralytica] |
| F06.9 | **HOPS** [Hirnorganisches Psychosyndrom] |
| H00.0 | **Hordeolum** |
| H00.0 | – externum |
| H00.0 | – internum |
| * | **Hormonale** |
| E27.9 | – adrenale Dysregulation |
| E27.9 | – Dysregulation, Nebenniere |
| E34.9 | – Insuffizienz |
| * | **Hormonelle** |
| N91.1 | – Amenorrhoe |
| E34.9 | – Dysfunktion |
| E23.7 | — Hypophyse |
| E28.9 | — Ovarien |

| | |
|---|---|
| * | **Hormonelle** (Forts.) |
| Z30.- | – Kontrazeption |
| E34.9 | – Störung, gynäkologisch |
| E34.9 | **Hormoneller Ausfall** |
| E34.9 | **Hormonmangel** |
| * | **Hormonmangel-** |
| N95.2 | – Kolpitis |
| N95.9 | – Syndrom, klimakterisch |
| N34.2 | – Urethritis |
| E34.2 | **Hormonsekretion,** Drüse, non-in-loco |
| E34.9 | **Hormonstörung** |
| * | **Hormonstoffwechselstörung** |
| E27.9 | – adrenal |
| E27.9 | – Nebenniere |
| * | **Hormonwert** |
| R89.1 | – abnorm |
| R83.1 | – Liquor, abnorm |
| G90.2 | **Horner-Syndrom** |
| * | – mit |
| G90.2 | — Anisokorie |
| G90.2 | — Augenlidptose |
| L57.0 | **Horngeschwulst** |
| * | **Hornhaut** |
| H16.4 | – Ghost vessels |
| D09.2 | – Morbus Bowen |
| H18.0 | **Hornhautablagerung,** Auge |
| H18.4 | **Hornhautabscherung** |
| H16.3 | **Hornhautabszeß** |
| H18.9 | **Hornhautaffektion,** Auge |
| E85.4 | **Hornhautamyloidose,** primär, hereditär |
| H18.8 | **Hornhautanästhesie** |
| H18.4 | **Hornhautbanddegeneration,** primär he- reditär |
| H18.7 | **Hornhautdeformität** |
| * | **Hornhautdegeneration** |
| H18.4 | – Auge |
| H18.4 | – bandförmig |
| H18.4 | – Krokodil-Chagrin |
| H18.4 | – Salzmann- |
| H18.4 | – sphäroidal |
| H18.4 | – Vogt-Mosaikdegeneration |
| H18.1 | **Hornhautdekompensation,** mit Kerato- pathia bullosa |
| H18.7 | **Hornhautdellen,** Auge |
| * | **Hornhautdystrophie** |
| H18.5 | – Cogan-, mikrozystisch |
| H18.5 | – epithelial |
| H18.5 | – fleckförmig |
| H18.5 | – Fuchs- |
| H18.5 | – gittrig |
| H18.5 | – granulär |
| H18.5 | – hereditär |
| H18.5 | – makulär |
| H18.5 | – Map-Dot-Fingerprint- |
| H18.5 | – marginal, kristallin |
| H18.5 | – Meesmann-, juvenil |

| | |
|---|---|
| * | **Hornhautdystrophie** (Forts.) |
| H18.1 | – mit Keratopathia bullosa |
| H18.5 | – Mouchetée- |
| H18.5 | – Prädescemet- |
| H18.5 | – subepithelial |
| H18.5 | – Thiel-Behnke- |
| H18.5 | – tropfenförmig, gelatinös |
| H18.5 | – vordere Membran |
| H18.5 | – zentral, kristallin |
| H18.0 | **Hornhauteinlagerung,** mit Hornhaut-pigmentierung |
| H18.7 | **Hornhautektasie** |
| H18.5 | **Hornhautendotheldystrophie** |
| H16.9 | **Hornhautentzündung** |
| H16.8 | – chronisch |
| H18.5 | **Hornhautepithelendothel-Dystrophie, Fuchs-** |
| H18.2 | **Hornhautepithelödem** |
| H18.9 | **Hornhauterkrankung,** Auge |
| H16.0 | **Hornhauterosion** |
| H18.8 | – rezidivierend |
| S05.0 | – traumatisch |
| H18.4 | **Hornhauterweichung,** Auge |
| Q13.4 | **Hornhautfehlbildung,** angeboren |
| T15.0 | **Hornhautfremdkörper** |
| * | – oberflächlich |
| T15.0 | — mit Rosthof |
| T15.0 | — ohne Rosthof |
| S05.5 | – perforierend |
| T15.0 | – tief, ohne Perforation |
| H16.4 | **Hornhautgefäßeinsprossung** |
| H16.4 | **Hornhautgefäßobliteration** |
| H16.0 | **Hornhautgeschwür** |
| B00.5 | **Hornhautherpes** |
| H18.8 | **Hornhauthypästhesie** |
| H18.2 | **Hornhautinfiltrat,** immunogen |
| * | – durch |
| H16.2 | — Staphylokokken |
| H16.2 | — Staphylokokken-Blepharokonjunkti-vitis |
| A52.7 | **Hornhautlues** |
| H18.3 | **Hornhautmembranenveränderung** |
| T81.3 | **Hornhautnahtdehiszenz** |
| H17.9 | **Hornhautnarbe** |
| E50.6 | – bei Vitamin-A-Mangel |
| E50.6 | – xerophthalmisch, bei Vitamin-A-Man-gel |
| H16.4 | **Hornhautneovaskularisation** |
| H18.2 | **Hornhautödem** |
| * | **Hornhautperforation** |
| H16.0 | – durch Geschwür |
| S05.2 | – mit Irisprolaps |
| S05.3 | – ohne Irisprolaps |
| H18.0 | **Hornhautpigmentation** |
| H18.0 | **Hornhautpigmentierung,** durch Horn-hauteinlagerung |
| S05.1 | **Hornhautprellung** |
| * | **Hornhautprolaps** |
| T81.3 | – bei Nahtruptur |
| S05.2 | – infolge Hornhautskleraperforation |
| H18.9 | **Hornhautreizung,** Auge |
| H16.0 | **Hornhautringulkus,** rheumatisch |
| * | **Hornhautruptur** |
| S05.2 | – mit Irisprolaps |
| S05.3 | – ohne Irisprolaps |
| L84 | **Hornhautschwielen** |
| S05.2 | **Hornhautskleraperforation,** mit Horn-hautprolaps |
| Z52.5 | **Hornhautspender** |
| H18.7 | **Hornhautstaphylom** |
| Q13.3 | – kongenital |
| H16.1 | **Hornhautstippung** |
| H18.5 | **Hornhautstromadystrophie** |
| A52.7 | **Hornhautsyphilis** |
| * | **Hornhauttransplantatabstoßung** |
| T86.8 | – akut |
| T86.8 | – chronisch |
| T86.8 | **Hornhauttransplantatdekompensation** |
| T86.8 | **Hornhauttransplantatstörung** |
| S05.0 | **Hornhauttrauma und Bindehaut-trauma** |
| H17.9 | **Hornhauttrübung** |
| Q13.3 | – angeboren |
| H17.8 | – peripher |
| H17.8 | – total |
| H17.1 | – zentral |
| H18.0 | **Hornhauttüpfelung** |
| * | **Hornhauttumor** |
| D31.1 | – benigne |
| D48.7 | – Dignität unbekannt |
| C69.1 | – maligne |
| T15.0 | **Hornhautübersplitterung** |
| * | **Hornhautulkus** |
| H16.0 | – Auge |
| H16.0 | – marginal |
| E50.3 | **Hornhautulzeration,** bei Vitamin-A-Mangel, mit Hornhautxerose |
| H17.9 | **Hornhautundurchsichtigkeit** |
| H16.4 | **Hornhautvaskularisation** |
| H16.4 | – durch weiche Kontaktlinsen |
| H16.4 | – stromal |
| H16.4 | – total |
| H18.9 | **Hornhautveränderung,** Auge |
| T26.6 | **Hornhautverätzung,** Auge |
| * | – durch |
| T26.6 | — Lauge |
| T26.6 | — Säure |
| T26.1 | **Hornhautverbrennung,** Auge |
| H18.7 | **Hornhautverkrümmung** |
| * | **Hornhautverletzung** |
| S05.6 | – Auge, perforierend |
| P15.3 | – bei Geburt |

*    Hornhautverletzung (Forts.)
S05.0 – lamellär
S05.0 – tief
*    Hornhautxerose, bei
E50.2 – Vitamin-A-Mangel
E50.3 — mit Hornhautulzeration
H18.8 Hornhautzyste
L84 **Hornschwielen**
F19.0 **Horrortrip**
M31.6 **Horton,** Morbus
G44.0 **Horton-Syndrom, Bing-**
R32 **Hosennässen**
T88.8 **Hospitalinfektion**
F94.2 **Hospitalismus**
F94.2 – beim Kind
B24 **HTLV** [Human T-lymphotropic virus]-
     **LAV** [Lymphadenopathie-assoziiertes
     Virus]-**Infektion**
A18.0 **Hüft-TBC**
L02.4 **Hüftabszeß**
I72.3 **Hüftarterienaneurysma**
M16.9 **Hüftarthrose**
C44.7 **Hüftbasaliom**
C49.2 **Hüftbindegewebssarkom**
Q65.8 **Hüftdysplasie**
Q65.8 – leicht
Q65.8 – schwer
*    **Hüfte**
Q65.6 – luxierbar
R29.4 – schnappend
Q65.6 – subluxierbar
L02.4 **Hüftfurunkel**
Q65.6 **Hüftgelenk,** instabil, angeboren
S78.0 **Hüftgelenkamputation,** traumatisch
M13.1 **Hüftgelenkarthritis**
M16.9 **Hüftgelenkarthrose**
Q65.9 **Hüftgelenkdeformität,** angeboren
Q65.8 **Hüftgelenkdysplasie**
Q65.8 – leicht
Q65.8 – schwer
M00.9 **Hüftgelenkinfektion**
Q65.6 **Hüftgelenkinstabilität**
S73.0 **Hüftgelenkluxation**
Q65.2 – angeboren
Q65.1 — beidseitig
Q65.0 — einseitig
S32.4 **Hüftgelenkpfannendachfraktur**
Q65.6 **Hüftgelenkreifungsverzögerung**
M24.8 **Hüftgelenkreizzustand**
M25.5 **Hüftgelenkschmerzen**
Q65.5 **Hüftgelenksubluxation,** angeboren
Q65.4 – beidseitig
Q65.3 – einseitig
*    **Hüftgelenktotalendoprothese**
T84.0 – Lockerung
T84.0 – Pfannenlockerung

*    **Hüftgelenktotalendoprothese** (Forts.)
T84.0 – Schaftlockerung
M24.6 **Hüftgelenkversteifung**
C44.7 **Hüfthautkarzinom**
C44.7 **Hüfthautneubildung,** bösartig
L02.4 **Hüftkarbunkel**
S72.0 **Hüftkopfbruch**
M87.8 **Hüftkopfnekrose**
S73.0 **Hüftluxation**
Q65.2 – kongenital
C43.7 **Hüftmelanom,** maligne
M91.9 **Hüftosteochondrose,** juvenil
M76.8 **Hüftperiarthritis**
S32.4 **Hüftpfannengrundfraktur**
L03.1 **Hüftphlegmone**
M16.9 **Hüftpräarthrose**
S70.0 **Hüftprellung**
M76.8 **Hüftregion-Enthesopathie**
A18.0 **Hüfttuberkulose**
T24.0 **Hüftverbrennung**
T24.1 – 1. Grades
T24.2 – 2. Grades
T24.3 – 3. Grades
S73.1 **Hüftverstauchung**
C49.2 **Hüftweichteilekarzinom**
C49.2 **Hüftweichteilesarkom**
S71.0 **Hüftwunde,** offen
S77.0 **Hüftzerquetschung**
S77.2 – mit Oberschenkelzerquetschung
L84 **Hühneraugen**
Q67.7 **Hühnerbrust**
H33.3 **Hufeisenforamen**
H33.0 – mit Ablatio retinae
H33.3 – Retina
Q89.1 **Hufeisennebenniere**
Q63.1 **Hufeisenniere**
Q74.0 **Hultkrantz-Syndrom**
B24 **Humane Immundefizienz-Viruskrank-
     heit**
R75 **Humanes Immundefizienz-Virus,** La-
     borhinweis auf
S42.3 **Humerusfraktur**
S42.4 – distal
S42.2 – proximales Ende
S42.2 – subkapital
S42.4 – suprakondylär
C79.5 **Humeruskarzinom**
S42.2 **Humeruskopffraktur**
M21.8 **Humeruskopfschiefstand**
C40.0 **Humerusneubildung,** bösartig
M92.0 **Humerusosteochondrose,** juvenil
C40.0 **Humerussarkom**
S42.3 **Humerusschaftfraktur**
D80.8 **Humoraler Antikörpermangel**
B71.1 **Hundebandwurm-Infektion**

T14.1 **Hundebiß**
T14.1 **Hundebißverletzung**
A27.8 **Hundeseuche,** Stuttgarter
A93.1 **Hunds-Fieber**
T73.0 **Hunger**
E41 **Hunger-Marasmus**
D53.9 **Hungeranämie**
E46 **Hungeratrophie**
E46 **Hungerdystrophie**
E43 **Hungerödem**
T73.0 **Hungerschaden**
\* **Hunt-Syndrom**
G11.1 – Ramsay- [Dyssynergia cerebellaris myoclonica]
H49.0 – Tolosa-
\* **Hunter-**
D51.0 – Addison-Anämie
K14.0 – Glossitis
E76.1 – Hurler-Syndrom
\* **Huntington**
G10 – Chorea
G10 – Krankheit
G10 – Morbus
C90.0 **Hupert-Krankheit**
\* **Hurler-**
E76.0 – Krankheit, von-Pfaundler-
E77.0 – Polydystrophie, Pseudo-
E76.0 – Scheie-Variante [Mukopolysaccharidose, Typ I-H/S]
\* – Syndrom
E76.1 —— Hunter-
E76.0 —— von-Pfaundler-
R05 **Husten**
\* – bei
J06.9 —— grippalem Infekt
J11.1 —— Grippe [Influenza]
R05 – bellend
R04.2 – Blut
R05 – chronisch
F45.3 – psychogen
\* – uncharakteristisch
R05 —— feucht
R05 —— trocken
R05 **Hustenreiz**
\* **Hutchinson-**
D86.9 – Boeck-Granulomatose
E34.8 – Gilford-Syndrom
A50.5 – Zähne, durch Syphilis connata
\* **HVL** – s. Hypophysenvorderlappen
\* **HWI**
N39.0 – [Harnwegsinfekt]
I21.1 – [Hinterwandinfarkt], Herz
I21.1 – akut
M99.8 **HWK** [Halswirbelkörper]-**Blockierung**

\* **HWS-** – s.a. Halswirbelsäule
M47.8 – Arthrose
M51.9 – Bandscheibenschaden
\* – Bereich
M99.8 —— Blockierung
M47.2 —— Facettenreizung
M47.8 —— Foraminaeinengung
M43.1 —— Gefügestörung
M40.2 —— Knick, kyphotisch
S16 —— Muskelzerrung
M62.8 —— Myogelosen
M99.8 —— Rotationsblockierung
M54.2 —— Wurzelreizung
M99.8 – Blockierung
M53.1 —— mit Zervikobrachialgie
M99.8 – BWS-Blockierung
M47.8 – BWS-LWS-Spondylose
M54.1 – BWS-LWS-Syndrom
M54.1 —— chronisch
M47.8 – BWS-Spondylose
\* – BWS- Syndrom
M47.2 —— chronisch, bei degenerativen WS-Veränderungen
M54.1 —— mit Blockierungen
M47.2 – Degeneration, und BWS-Degeneration, mit Zervikodorsalgie
S13.4 – Distorsion
M47.8 – Facettenarthrose
M47.2 – Facettensyndrom
S13.1 – Luxation
M47.8 – LWS-Spondylose
M54.1 – LWS-Syndrom
M54.1 —— chronisch
M47.2 – LWS- Syndrom, degenerativ
M62.8 – Myogelosen
M42.9 – Osteochondrose
S13.4 – Schleudertrauma
M54.2 – Schmerzen
M54.1 – Schulter-Syndrom
\* – Skoliose
M41.9 —— linkskonvex
M41.9 —— rechtskonvex
M47.8 – Spondylarthrose
M47.8 – Spondylose
M47.8 – Spondylosis deformans
M54.2 – Syndrom
M54.2 —— akut
M54.2 —— mit Blockierung, BWS
M47.2 —— bei degenerativen Veränderungen
M54.2 —— chronisch
M54.2 —— mit Brachialgie
M47.8 —— degenerativ
M54.2 —— mit Blockierung
M54.2 —— muskulär
M54.2 —— muskulotendinös
M47.8 – Unkarthrose, und Spondylarthrose

**H**

*     HWS- (Forts.)
M47.8 – Veränderungen, degenerativ
S13.4  – Verstauchung
S13.4  – Zerrung
*     Hyaline
P22.0  – Membranenkrankheit
P22.0  — Neugeborenenlunge
I71.9  – Nekrose, Aorta
H15.8 – Skleradegeneration
P22.0 Hyalines Membran-Syndrom
H15.8 Hyalinfleck, Sklera
*     Hyalinose
I70.9  – Arterie
I70.9  – Arterioarteriolo-
D73.0 – Milzkapsel
E27.8  – Nebennierenrinde
E75.5  – peritoneal
J94.1  – Pleura
K04.2 – Pulpa
J32.9  – Sinus
H43.2 Hyalitis
H43.2 Hyalose, asteroid
T42.0 Hydantoin-Derivat-Vergiftung
M25.4 Hydarthrose
O01.9 Hydatidenmole
B67.9 Hydatidosis
*     Hyde
L28.1  – Krankheit
L28.1  – Prurigo nodularis
L28.1  – Syndrom
D64.8 Hydrämie
O40    Hydramnion
Q04.3 Hydranenzephalie
L13.0 Hydroa
L56.4  – aestivalia
L13.0  – herpetiformis
L13.0  – pruriginosa
L13.0  – puerorum
L56.4  – vacciniformia
*     Hydrocele
N43.0 – encystica
N43.2 – multilocularis
N43.3 – testis
N43.2 — mit Hydrocele funiculi spermatici
*     – vaginalis
N43.2 — communicans
N43.2 — testis
*     Hydrocephalus
G91.0 – communicans
Q03.9 – congenitus
G91.9 – externus
G91.9 – internus
G91.9 — erworben
G91.1 – occlusus
G91.9 Hydrocrania
Q01.9 Hydroenzephalomeningozele

Q01.9 Hydroenzephalozele
J94.2 Hydrohämatopneumothorax
N13.3 Hydrokalix
N89.8 Hydrokolpos
G03.9 Hydromeningitis
Q05.9 Hydromeningozele
Q01.9 – kranial
Q05.9 – spinal
N85.8 Hydrometra
Q02    Hydromikrozephalie
Q45.8 Hydromphalus
Q06.4 Hydromyelie
Q05.9 Hydromyelozele
N13.3 Hydronephrose
Q62.0 – angeboren
N13.3 – atrophisch
*     – bei
*     — Obstruktion, durch
N13.2 —— Nierenstein
N13.2 —— Ureterstein
N13.0 — ureteropelviner Obstruktion
N13.6 – infiziert
N13.3 – intermittierend
Q62.0 – kongenital
N13.3 – Nierenkelch
N13.3 – primär
N13.3 – sekundär
*     Hydronephrotische
N13.3 – Sackniere
N13.3 – Schrumpfniere
I31.9 Hydroperikard
R18    Hydroperitoneum
A82.9 Hydrophobie – s.a. Tollwut
Q15.0 Hydrophthalmus
I31.9 Hydropneumoperikard
J94.8 Hydropneumothorax
*     Hydrops
G91.9 – capitis
H81.0 – endolymphatisch
P83.2 – fetalis
O36.2 — Betreuung der Schwangeren
P56.0 — durch Isoimmunisierung
P83.2 — nichtimmunologisch
K82.1 – Gallenblase
M25.4 – Gelenk
M25.4 – genus
O12.0 – gravidarum
M12.4 – intermittierend
I50.0  – kardial
H81.0 – Labyrinth
O12.0 – Schwangerschaft
H04.5 – Tränensack
N70.1 – Tubae
N13.3 Hydropyelon
N13.6 Hydropyonephrose
N13.4 Hydropyoureter

| | |
|---|---|
| N13.6 **Hydropyoureteronephrose** | Q52.3 **Hymenalplattenverschluß** |
| Q06.4 **Hydrorrhachis** | * **Hymenalring** |
| * **Hydrorrhoea** | N89.6 – fest |
| O42.9 – gravidarum | N89.6 – starr |
| J34.8 – nasalis | Q52.3 **Hymenalseptum** |
| N70.1 **Hydrosalpinx** | B71.0 **Hymenolepiasis** |
| N43.3 **Hydrospermatozele** | B71.0 **Hymenolepis-Infektion** |
| J94.8 **Hydrothorax** | R20.1 **Hypästhesie** |
| N13.4 **Hydroureter** | R20.1 – Haut |
| Q62.3 – kongenital | H18.8 – Hornhaut |
| Q62.3 – primär | H91.9 **Hypakusis** |
| N36.8 **Hydrourethra** | R20.8 **Hypalgesie** |
| E72.3 **Hydroxylysinämie** | E27.5 **Hyperadrenalismus** |
| E72.5 **Hydroxyprolinämie** | E24.9 **Hyperadrenie** |
| E72.8 **Hydroxyprolinämie-Syndrom** | E24.9 **Hyperadrenokortizismus** |
| N43.3 **Hydrozele** | R68.8 **Hyperämie** |
| P83.5 – angeboren | N32.8 – Harnblase |
| N43.3 – Funiculus spermaticus | H11.4 – Konjunktiva |
| N43.3 – Hoden | D73.2 – passiv |
| N43.3 – Hodensack | H35.8 – Retina |
| N43.1 – infiziert | R20.3 **Hyperästhesie** |
| P83.5 – kongenital | R20.3 – Haut |
| N94.8 – Nuck-Kanal | R46.3 **Hyperaktivität** |
| N43.3 – Samenstrang | F90.9 – beim Kind |
| N43.3 – Skrotum | N31.8 – Detrusor |
| N43.3 – Tunica vaginalis testis | F52.7 – sexuell |
| N43.0 – zystisch | H93.2 **Hyperakusis** |
| G91.9 **Hydrozephalus** | E26.9 **Hyperaldosteronismus** |
| Q03.9 – angeboren | E26.0 – primär |
| * – bei | E26.1 – sekundär |
| Q05.2 — lumbaler Spina bifida | R20.8 **Hyperalgesie** |
| Q05.2 — lumbosakraler Spina bifida | R63.2 **Hyperalimentation** |
| Q05.3 — sakraler Spina bifida | E72.9 **Hyperaminoazidurie** |
| Q05.4 — Spina bifida | E72.2 **Hyperammonämie** |
| Q05.0 — zervikaler Spina bifida | E29.0 **Hyperandrogenämie** |
| G91.9 – erworben | E28.1 – bei der Frau |
| * – fetal, Betreuung | E29.0 – beim Mann |
| O35.0 — der Schwangeren | E27.0 **Hyperandrogenismus,** adrenal |
| O33.6 — Schwangere | K31.8 **Hyperazidität** |
| Q05.1 – mit thorakaler Spina bifida | K31.8 – ohne Ulkus, Reflux |
| G91.2 – ohne Hirndrucksteigerung | N19 **Hyperazotämie** |
| D18.1 **Hygrom** | E78.0 **Hyperbetalipoproteinämie** |
| D18.1 – Sehnenscheide | R79.8 **Hyperbilirubinämie** |
| * **Hygroma colli** | P59.9 – beim Neugeborenen |
| D18.1 – cysticum | E87.8 **Hyperchlorämie** |
| O35.8 – fetal, Gravida-Betreuung | K31.8 **Hyperchlorhydrie** |
| * **Hymen** | E78.0 **Hypercholesterinämie** |
| Q52.4 – cribriformis | E78.0 – essentiell, familiär |
| Q52.4 – falciformis | E78.0 – hereditär |
| Q52.3 – imperforatus sive occlusus | E78.0 – idiopathisch |
| N89.6 – rigide | E78.2 – mit endogener Hypertriglyzeridämie |
| Q52.4 – semilunaris bifenestratus | E78.0 – rein |
| Q52.3 – septus | E78.0 – xanthomatös |
| Q52.3 – subseptus | * **Hyperchrome** |
| Q52.3 **Hymenalatresie** | D64.8 – Anämie |
| Q52.4 **Hymenalfehlbildung** | A67.1 – Schädigung, bei Pinta |

**H**

F45.3 **Hyperchylie,** gastrisch, psychogen
E78.3 **Hyperchylomikronämie**
Q69.9 **Hyperdaktylie**
E87.8 **Hyperelektrolytämie**
R11 **Hyperemesis**
O21.1 – bei Gravidität, mit Stoffwechselstörung
O21.0 – Frühgravidität
O21.0 — leicht
O21.0 – gravidarum
O21.0 — leicht
F45.3 – psychogen
I42.3 **Hypereosinophilie,** bei Endocarditis
   parietalis fibroplastica (Löffler)
H10.1 **Hyperergische Konjunktivitis**
P91.3 **Hyperexzitabilität,** beim Neugeborenen
R79.8 **Hyperfibrinogenämie**
D65 **Hyperfibrinolyse**
E28.8 **Hyperfollikulinie**
E74.1 **Hyperfruktosämie**
R49.0 **Hyperfunktionelle Dysphonie**
O92.6 **Hypergalaktie,** im Wochenbett
D89.2 **Hypergammaglobulinämie**
D89.0 – polyklonal
E16.4 **Hypergastrinämie**
R77.1 **Hyperglobulinämie**
R73.9 **Hyperglykämie**
E78.3 **Hyperglyzeridämie,** gemischt
E72.5 **Hyperglyzinämie**
E72.5 – nichtketotisch
* **Hypergonadismus**
E29.0 – männlich
E28.8 – ovariell
E29.0 – testikulär
D68.3 **Hyperheparinämie**
R61.9 **Hyperhidrose**
R61.9 – allgemein
R61.1 – generalisiert
R61.0 – umschrieben
E70.8 **Hyperhistidinämie**
E87.7 **Hyperhydratation**
E87.7 – hypoton
B23.8 **Hyperhydrosis,** bei HIV-Krankheit
E72.5 **Hyperhydroxyprolinämie**
D82.4 **Hyperimmunglobulin-E-Syndrom**
E16.1 **Hyperinsulinismus**
E16.1 – funktionell
E15 – iatrogen
E87.5 **Hyperkaliämie**
E83.5 **Hyperkalzämie** – s.a. Hyperkalziämie
E83.5 – diätetisch
E83.5 – infantil, idiopathisch
N28.9 **Hyperkalzämische Nephropathie**
E83.5 **Hyperkalziämie** – s. Hyperkalzämie
E83.5 **Hyperkalziurie** – s. Hyperkalzurie
E83.5 **Hyperkalzurie** – s. Hyperkalziurie
E83.5 – idiopathisch

E67.1 **Hyperkarotinämie**
L85.9 **Hyperkeratose**
* – bei
A66.3 — Frambösie
A67.1 — Pinta
E50.8 — Vitamin-A-Mangel
L85.1 – plantar
L85.8 – rhagadiform
L57.0 – senil
* **Hyperkeratosis**
L87.0 – follicularis et parafollicularis in cutem
   penetrans
A54.3 – gonorrhoica
L85.1 – Haxthausen-
B35.3 **Hyperkeratotische Fußmykose**
L30.8 **Hyperkeratotisches Ekzem**
J38.5 **Hyperkinesis laryngis**
F90.9 **Hyperkinetische Störung**
* **Hyperkinetisches**
I51.8 – Herzsyndrom
F90.9 – Syndrom
F90.9 — im Kindesalter
F90.1 —— mit Störung, Sozialverhalten
F90.0 — mit Entwicklungsrückstand
E24.9 **Hyperkortizismus**
E27.0 **Hyperkrinie,** Androgene, Nebenniere
M40.2 **Hyperkyphose,** Brustwirbelsäule
D72.8 **Hyperleukozytose**
E71.1 **Hyperleuzin-Isoleuzinämie**
E78.5 **Hyperlipidämie**
E78.0 – A
E78.1 – B
E78.2 – C
E78.3 – D
E78.4 – essentiell
E78.4 – familiär
E78.2 – gemischt
E78.3 — I, nach Fredrickson
E78.0 — IIa, nach Fredrickson
E78.2 — IIb, nach Fredrickson
E78.2 — III, nach Fredrickson
E78.1 — IV, nach Fredrickson
E78.2 — mixed
E78.0 – Typ IIa
E78.3 – V, nach Fredrickson
E78.5 – Xanthomatose
E75.6 **Hyperlipidosis**
E75.5 – hereditär
E78.5 **Hyperlipoproteinämie**
E78.0 – Typ IIa
E78.0 — heterozygot
E78.2 – Typ IIb
E78.2 – Typ III
E78.1 – Typ IV
E78.8 **Hyperlipoproteinurie**

| | |
|---|---|
| M40.5 **Hyperlordose** | L81.8 **Hyperpigmentierung** |
| M40.5 – Lendenwirbelsäule | L81.0 – postinflammatorisch |
| E72.3 **Hyperlysinämie** | L81.9 – senil |
| E83.4 **Hypermagnesiämie** | E34.8 **Hyperpinealismus** |
| N62 **Hypermastie** | E22.9 **Hyperpituitarismus** |
| N92.0 **Hypermenorrhoe** | E24.9 – basophil |
| N92.4 – präklimakterisch | K03.4 **Hyperplasia cementi** |
| E72.1 **Hypermethioninämie** | * **Hyperplasie** |
| H52.0 **Hypermetropie** | * – adenomatös |
| * **Hypermobilität** | N85.1 — Endometrium |
| K31.8 – Magen | N85.1 — Uterus |
| M23.3 – Meniskus | J35.3 – Adenotonsillar- |
| M25.3 – Skapula | E27.8 – adrenal |
| M53.2 – Steißbein | K38.0 – Appendix |
| M35.7 **Hypermobilitäts-Syndrom** | I77.8 – Arteria renalis |
| E87.0 **Hypernatriämie** | N85.1 – atypisch, Endometrium |
| C64 **Hypernephroider Nierentumor** | E16.1 – B-Zellen |
| C64 **Hypernephroides Nierenkarzinom** | E16.1 – Beta-Zellen |
| C64 **Hypernephrom** | N87.9 – Cervix uteri |
| K00.1 **Hyperodontie** | N85.0 – Endometrium |
| E28.0 **Hyperöstrogenismus** | N87.9 — Cervix uteri |
| H52.0 **Hyperopie** | N85.0 — polypoid |
| H52.0 – hoch | E21.0 – Epithelkörperchen |
| H52.0 – latent | I77.3 – fibromuskulär, Arterie |
| H52.0 – manifest | J35.1 – Gaumenmandel |
| H47.3 – mit Papillenunschärfe | K06.1 – Gingiva |
| F50.2 **Hyperorexia nervosa** | N85.0 – glandulär, Endometrium |
| E72.4 **Hyperornithinämie** | N50.8 – Hoden |
| R43.1 **Hyperosmie** | E16.9 – Inselzellen |
| E87.0 **Hyperosmolalität** | K13.6 – irritativ, Mundschleimhaut |
| M85.8 **Hyperostose** | K07.0 – Kiefer |
| M85.2 – Schädel | N62 – Mamma |
| M48.1 **Hyperostosis ankylosans vertebralis** | N62 — glandulär |
| senilis [Forestier-Syndrom] | D22.9 – Melanozyten, atypisch |
| E28.8 **Hyperovarismus** | J34.3 – Nasenmuschel |
| * **Hyperoxalaturie** | E27.8 – Nebenniere |
| E74.8 – primär | E27.5 – Nebennierenmark |
| E74.8 – sekundär | E27.8 – Nebennierenrinde |
| E74.8 **Hyperoxalurie** | E21.0 – Nebenschilddrüse |
| E21.3 **Hyperparathyreoidismus** | Q63.3 – Niere |
| E21.0 – primär | I77.8 – Nierenarterie |
| E21.1 – regulativ | Q17.8 – Ohrmuschel |
| E21.1 – sekundär | N40 – Prostata |
| N25.8 — renal | N40 — benigne |
| R20.8 **Hyperpathie** | N40 — Mittellappen |
| R19.2 **Hyperperistaltik** | N40 – Prostataseitenlappen |
| R63.2 **Hyperphagie** | K04.9 – Pulpa |
| Q74.0 **Hyperphalangie** | J35.2 – Rachenmandel |
| E70.1 **Hyperphenylalaninämie** | E04.9 – Schilddrüse |
| H50.5 **Hyperphorie** | L73.8 – Talgdrüse |
| H50.5 – alternierend | E32.0 – Thymus |
| H50.5 – dekompensiert | E32.0 – persistierend |
| E83.3 **Hyperphosphatämie** | E04.9 – Thyreoidea |
| E83.3 **Hyperphosphaturie** | J35.1 – Tonsillen |
| | N85.2 – Uterus |

**H**

| | |
|---|---|
| * | **Hyperplasie** (Forts.) |
| K14.8 | – Zungengrund |
| N85.0 | – zystisch, Endometrium |
| * | **Hyperplastische** |
| D70 | – Agranulozytose |
| E01.2 | – endemische Struma |
| N72 | – Endozervizitis |
| K05.1 | – Gingivitis |
| J37.0 | – hypertrophische Laryngitis |
| J31.2 | – Pharyngitis |
| J31.0 | – Rhinitis, chronisch |
| J31.0 | – Rhinopathie |
| J32.9 | – Sinusitis |
| E04.9 | – sporadische Struma |
| J35.0 | – Tonsillitis |
| N72 | – Zervizitis |
| N30.9 | – Zystitis |
| Q14.0 | **Hyperplastischer persistierender primärer Glaskörper** |
| E87.5 | **Hyperpotassämie** |
| E78.1 | **Hyperpräbetalipoproteinämie** |
| E22.1 | **Hyperprolaktinämie** |
| E72.5 | **Hyperprolinämie** |
| E88.0 | **Hyperproteinämie** |
| R50.9 | **Hyperpyrexie** |
| J44.8 | **Hyperreagibilität** [Übererregbarkeit], bronchial |
| J44.8 | **Hyperreaktives Bronchialsystem** |
| J45.0 | – allergisch |
| R29.2 | **Hyperreflexie** |
| N31.1 | – Detrusor, Harnblase |
| * | **Hyperreflexive** |
| N32.8 | – Blase |
| N32.8 | – Harnblase |
| T87.3 | **Hyperregeneration,** Nerv [Narbenneurom] |
| E88.0 | **Hyperreninämie** |
| K11.7 | **Hypersalivation** |
| * | **Hypersekretion** |
| * | – Androgene |
| E27.0 | — adrenal |
| E27.0 | — Nebenniere |
| E28.1 | — ovariell |
| E29.0 | — testikulär |
| K91.1 | – nutritiv |
| K11.7 | – Speichel |
| E07.0 | – Thyreokalzitonin |
| K29.6 | **Hypersekretive Gastritis** |
| T78.4 | **Hypersensibilität** |
| N31.9 | **Hypersensitive Blase** |
| G90.0 | **Hypersensitiver Karotissinus** |
| M31.0 | **Hypersensitivitätsangiitis** |
| F52.7 | **Hypersexualität** |
| E22.0 | **Hypersomie** |

| | |
|---|---|
| G47.1 | **Hypersomnie** |
| F51.1 | – nichtorganisch |
| G47.1 | – organisch |
| F51.1 | – psychogen |
| D73.1 | **Hypersplenie-Syndrom** |
| D73.1 | **Hypersplenismus** |
| B23.8 | – bei HIV-Krankheit |
| E66.9 | **Hypersteatosis** |
| N98.1 | **Hyperstimulation,** Ovar |
| E24.9 | **Hypersuprarenalismus** |
| Q75.2 | **Hypertelorismus** |
| * | **Hypertension** |
| H40.0 | – Auge |
| H40.0 | – okulär |
| K76.6 | – portal |
| * | **Hypertensive** |
| I67.4 | – Enzephalopathie |
| I11.9 | – Herzhypertrophie |
| I11.9 | – Herzkrankheit |
| I11.9 | — benigne |
| I11.9 | — maligne |
| I11.0 | — mit Herzinsuffizienz |
| I13.9 | — und Nierenkrankheit |
| * | — mit |
| I13.0 | —— Herzinsuffizienz |
| I13.2 | ——— und Niereninsuffizienz |
| I13.1 | —— Niereninsuffizienz |
| I11.9 | – Kardiomyopathie |
| I10 | – Krankheit |
| I10 | – Krise |
| I12.9 | – Nephropathie |
| I12.9 | – Nierenkrankheit |
| I12.0 | — mit Niereninsuffizienz |
| I12.9 | — ohne Niereninsuffizienz |
| H35.0 | – Retinopathie |
| * | **Hypertensives** |
| I11.0 | – Herzversagen |
| I12.0 | – Nierenversagen |
| E28.8 | **Hyperthecosis ovarii** |
| R50.9 | **Hyperthermie** |
| T88.3 | – maligne, durch Anästhesie |
| P81.0 | – umweltbedingt, beim Neugeborenen |
| F38.8 | **Hyperthymie** |
| E32.0 | **Hyperthymismus** |
| E05.9 | **Hyperthyreoidismus** |
| E05.9 | – ohne Kropf |
| E07.0 | **Hyperthyreokalzitonismus** |
| E05.9 | **Hyperthyreose** |
| E05.8 | – autoimmun |
| * | – bei |
| E05.0 | — Kropf |
| E05.2 | — Schilddrüsenautonomie, bei Struma |
| E05.0 | — Struma |
| * | —— bei |
| E05.2 | ——— multifokaler Autonomie |
| E05.1 | ——— unifokaler Autonomie |

| | |
|---|---|
| E05.9 | **Hyperthyreose** (Forts.) |
| E05.3 | – durch ektopisches Schilddrüsengewebe |
| E05.0 | – immunogen |
| E05.9 | – latent |
| * | – mit |
| E05.0 | — diffuser Struma |
| E05.2 | — toxischer mehrknotiger Struma |
| * | – transitorisch |
| E06.2 | — bei chronischer Thyreoiditis |
| P72.1 | — beim Neugeborenen |
| E05.0 | – vom Typ Basedow |
| E05.4 | **Hyperthyreosis factitia** |
| E05.0 | **Hyperthyreote Struma,** latent |
| * | **Hypertone** |
| I10 | – Krise |
| H35.0 | – Netzhautgefäßveränderung |
| O62.4 | – uterine Dysfunktion |
| O62.4 | – Wehen |
| I10 | **Hypertonie** |
| I10 | – 1. Grad |
| I10 | – 2. Grad |
| I10 | – 3. Grad |
| I10 | – arteriell |
| I10 | – essentiell |
| I70.1 | — Goldblatt-Typ |
| * | – bei |
| I10 | — Belastung |
| O13 | — Gestation |
| I15.1 | — Page-Niere |
| O13 | — Schwangerschaft |
| P29.2 | – beim Neugeborenen |
| I10 | – benigne |
| I11.9 | — bei Herzkrankheit |
| I13.9 | — kardiorenal |
| I10 | – Borderline- |
| I11.0 | – dekompensiert |
| I15.2 | – durch endokrine Krankheit |
| O11 | – eklamptisch, vor Gravidität bestehend |
| I10 | – essentiell |
| O10.0 | — gutartig, vor Gravidität bestehend |
| I10 | — primär |
| I10 | — wahrscheinlich |
| O13 | – flüchtig, bei Gravidität |
| O14.9 | – Gestations-, mit Proteinurie |
| O10.1 | – Herzkrankheit, vor Gravidität bestehend |
| I10 | – instabil |
| I10 | – juvenil |
| I13.9 | – kardiorenal |
| I11.9 | – kardiovaskulär |
| I10 | – labil |
| I10 | – latent |
| I10 | – maligne |
| I13.9 | — kardiorenal |
| I11.9 | — mit Herzbeteiligung |
| O10.0 | — vor Gravidität bestehend |
| I10 | – Manifestation |

| | |
|---|---|
| I10 | **Hypertonie** (Forts.) |
| * | – mit |
| I11.9 | — Altersherz |
| I11.0 | — Dekompensation, Herz |
| I11.9 | — Herzbeteiligung |
| I11.0 | — Herzinsuffizienz |
| I13.1 | — Nephrosklerose, mit Herzbeteiligung |
| I12.9 | — Nierenbeteiligung |
| I12.0 | — Niereninsuffizienz |
| I11.9 | — Zyanose |
| P94.1 | – Muskel, angeboren |
| I12.9 | – nephrogen |
| I12.9 | – Niere, maligne |
| K76.6 | – portal |
| O11 | – präeklamptisch, vor Gravidität bestehend |
| F45.3 | – psychogen |
| I27.0 | – pulmonal |
| I27.0 | — primär |
| I12.9 | – renal |
| I12.9 | — benigne |
| I12.9 | — maligne |
| O10.2 | — vor Gravidität bestehend |
| I15.1 | — renoparenchymatös |
| I15.0 | – renovaskulär |
| I15.9 | – sekundär |
| O10.2 | — bei Nierenkrankheit, vor Gravidität bestehend |
| I15.9 | — benigne |
| I15.9 | — maligne |
| I10 | – systemisch |
| I10 | – vegetativ |
| I10 | – wahrscheinlich essentiell |
| * | **Hypertonische** |
| I25.9 | – Herzkrankheit, chronisch, ischämisch |
| O62.4 | – Wehenstörung |
| G93.6 | **Hypertonisches Gehirnödem** |
| I10 | **Hypertonus** |
| L68.9 | **Hypertrichose** |
| H02.8 | – Augenlid |
| H02.8 | – Lid |
| L68.2 | – lokalisiert |
| L68.1 | **Hypertrichosis lanuginosa acquisita** |
| E78.1 | **Hypertriglyzeridämie** |
| E78.1 | – rein |
| * | **Hypertrophe** |
| I84.6 | – Analfalte |
| I84.6 | – Analpapillen |
| L91.9 | – Hautkrankheit |
| * | **Hypertrophie** |
| J35.3 | – adenoides Gewebe und Tonsillen |
| N40 | – benigne, Prostata |
| H11.8 | – Bindehaut |
| N32.8 | – Blasenhals |
| N62 | – Brustdrüse |
| N62 | – Brustwarze |

**H**

| | |
|---|---|
| * | **Hypertrophie** (Forts.) |
| M79.4 | – Corpus adiposum |
| * | – Ductus |
| N50.8 | — deferens |
| N50.8 | — spermaticus |
| O36.6 | – fetal, Betreuung der Schwangeren |
| K82.8 | – Gallenblase |
| K82.8 | – Gallenblasengang |
| K83.8 | – Gallengang |
| J35.1 | – Gaumenmandel |
| N50.8 | – Geschlechtsorgane, männlich |
| N32.8 | – Harnblase |
| N28.8 | – Harnleiter |
| I51.7 | – Herz |
| I51.7 | — chronisch |
| I11.9 | — hypertensiv |
| I51.7 | – Herzmuskel |
| N50.8 | – Hoden |
| N50.8 | – Hodensack |
| I51.7 | – kardial |
| N90.8 | – Klitoris |
| M89.3 | – Knochen |
| N90.6 | – Labien |
| R16.0 | – Leber |
| Q44.7 | — konnatal |
| I51.7 | – Linksherz |
| I51.7 | — konzentrisch |
| I51.7 | – linksventrikulär |
| K29.6 | – Magenschleimhaut |
| N62 | – Mamma |
| N62 | — in Pubertät |
| J35.1 | – Mandeln |
| M62.8 | – Muskel |
| I51.7 | – Myokard |
| L60.2 | – Nagel |
| L91.0 | – Narbe |
| J34.3 | – Nase |
| J34.3 | – Nasenmuschel |
| E27.8 | – Nebenniere |
| E27.8 | – Nebennierenrinde |
| E21.0 | – Nebenschilddrüse |
| N28.8 | – Niere |
| K22.8 | – Ösophagus |
| N40 | – Paraprostata |
| E21.0 | – Parathyreoidea |
| N48.8 | – Penis |
| N47 | – Präputium |
| N40 | – Prostata |
| N40 | — Mittellappen |
| N40 | – Prostataseitenlappen |
| K31.1 | – Pylorus |
| J35.2 | – Rachenmandel |
| I51.7 | – Rechtsherz |
| N50.8 | – Samenblase |
| N50.8 | – Samenleiter |
| N90.6 | – Schamlippe |

| | |
|---|---|
| * | **Hypertrophie** (Forts.) |
| E04.9 | – Schilddrüse |
| N50.8 | – Skrotum |
| N50.8 | – Testikel |
| E32.0 | – Thymus |
| J35.1 | – Tonsillen |
| J35.3 | — und adenoides Gewebe |
| N28.8 | – Ureter |
| N85.2 | – Uterus |
| O90.8 | — puerperal |
| N50.8 | – Vas deferens |
| N47 | – Vorhaut |
| N90.6 | – Vulva |
| N88.4 | – Zervix |
| K14.8 | – Zunge |
| K14.3 | – Zungenpapillen |
| * | **Hypertrophische** |
| K29.6 | – Gastritis |
| J37.0 | – hyperplastische Laryngitis |
| I42.1 | – idiopathische Subaortenstenose |
| J37.0 | – Laryngitis |
| I42.2 | – nichtobstruktive Kardiomyopathie |
| I42.1 | – obstruktive Kardiomyopathie |
| G03.9 | – Pachymeningitis |
| J31.2 | – Pharyngitis |
| * | – Pylorusstenose |
| K31.1 | — beim Erwachsenen |
| Q40.0 | — kongenital |
| J31.0 | – Rhinitis |
| K11.1 | – Speicheldrüse |
| I42.1 | – Subaortenstenose |
| L91.0 | – Zikatrix |
| H50.2 | **Hypertropie** |
| E70.2 | **Hypertyrosinämie** |
| P74.5 | – transitorisch, beim Neugeborenen |
| R35 | **Hyperurese** |
| E79.0 | **Hyperurikämie** |
| E79.0 | – asymptomatisch |
| E79.0 | – primär, familiär |
| R82.9 | **Hyperurikosurie** |
| E71.1 | **Hypervalinämie** |
| R06.4 | **Hyperventilation** |
| F45.3 | – psychogen |
| F45.3 | **Hyperventilationssyndrom** |
| R06.4 | **Hyperventilationstetanie** |
| R70.1 | **Hyperviskositätssyndrom** |
| E67.8 | **Hypervitaminose** |
| E67.0 | – A |
| E67.2 | – $B_6$ |
| E67.3 | – D |
| E87.7 | **Hypervolämie** |
| K03.4 | **Hyperzementose,** Zähne |
| H21.0 | **Hyphäma** |
| S05.1 | – traumatisch |

G47.4 **Hypnolepsie**
\* **Hypnotika und Sedativa**
F13.2 – Abhängigkeitssyndrom bei Gebrauch
F13.0 – akute Intoxikation
F13.6 – amnestisches Syndrom, nach Gebrauch
\* – Entzugssyndrom
F13.4 —— mit Delir, nach Gebrauch
F13.3 —— nach Gebrauch
F13.0 – Intoxikation, bei Abhängigkeit
F13.5 – psychotische Störung, nach Gebrauch
F13.1 – schädlicher Gebrauch
F13.2 **Hypnotika-Abhängigkeit**
E27.4 **Hypoadrenalismus**
E27.4 **Hypoadrenokortizismus**
E23.0 – hypophysär
E27.1 – primär
D64.9 **Hypoämie**
R20.1 **Hypoästhesie**
\* **Hypoaktivität**
N31.2 – Detrusor, Harnblase
F52.0 – sexuell
H91.9 **Hypoakusis**
E88.0 **Hypoalbuminämie**
E27.4 **Hypoaldosteronismus**
E46 **Hypoalimentation**
E78.6 **Hypoalphalipoproteinämie**
F45.3 **Hypoazidität,** psychogen
E78.6 **Hypobetalipoproteinämie**
E87.8 **Hypochlorämie**
N28.3 **Hypochlorämisches Nierensyndrom**
K31.8 **Hypochlorhydrie**
K45.2 **Hypochondrie**
F45.2 – Herz
\* **Hypochondrische**
F45.2 – Beschwerden
F45.2 – Depression
F45.2 – Neurose
F45.2 – Störung
F45.2 **Hypochondrischer Wahn**
C49.4 **Hypochondriumkarzinom**
C49.4 **Hypochondriumsarkom**
Q77.0 **Hypochondrogenesie**
Q77.4 **Hypochondroplasie**
\* **Hypochrome**
D50.9 – Anämie
D64.3 —— mit Eisenspeicherung
D50.9 – mikrozytäre Anämie
K00.0 **Hypodontie**
D72.8 **Hypoeosinophilie**
D50.9 **Hypoferroanämie**
D68.8 **Hypofibrinogenämie**
R49.0 **Hypofunktionelle Dysphonie**
O92.4 **Hypogalaktie**
O92.4 – postpartal

D80.1 **Hypogammaglobulinämie**
D80.0 – hereditär
D80.1 – nichtfamiliär
R43.8 **Hypogeusie**
D64.9 **Hypoglobulie**
Q38.3 **Hypoglossie**
G52.3 **Hypoglossusaffektion**
G52.3 **Hypoglossuskrankheit**
G52.3 **Hypoglossuslähmung**
G52.3 **Hypoglossusparese**
E16.2 **Hypoglykämie**
E14.8 – bei Diabetes
P70.3 – iatrogen, beim Neugeborenen
E16.0 – insulinbedingt
E14.8 —— bei Diabetes
E16.1 – postoperativ
E16.2 – spontan
E15 **Hypoglykämischer Schock**
E14.0 – bei Diabetes
E15 – nichtdiabetisch
E15 **Hypoglykämisches Koma**
E14.0 – bei Diabetes
E15 – nichtdiabetisch
K07.0 **Hypognathie**
\* **Hypogonadismus**
E23.0 – hypogonadotrop
E23.3 – hypothalamisch
E29.1 – männlich
E28.3 – ovariell
N91.1 **Hypogonadotrope Amenorrhoe**
E23.0 **Hypogonadotroper Hypogonadismus**
L74.4 **Hypohidrosis**
E86 **Hypohydratation**
E89.1 **Hypoinsulinämie,** nach medizinischen Maßnahmen
E87.6 **Hypokaliämie**
G72.3 **Hypokaliämische paroxysmale Lähmung**
E83.5 **Hypokalzämie** – s.a. Hypokalziämie
P71.0 – Kuhmilch-, beim Neugeborenen
E83.5 **Hypokalziämie** – s. Hypokalzämie
G23.8 **Hypokinetisches rigides Syndrom**
E27.4 **Hypokortisolismus**
E27.4 **Hypokortizismus**
D70 **Hypoleukozytose**
E78.6 **Hypolipoproteinämie**
E83.4 **Hypomagnesiämie**
P71.2 – beim Neugeborenen
F30.0 **Hypomanie**
\* **Hypomanische**
F31.0 – Episode, bei bipolarer affektiver Störung
F31.8 – Form, bei manisch-depressiver Reaktion
F30.0 – Psychose
Q83.8 **Hypomastie**

H

| | |
|---|---|
| N91.5 **Hypomenorrhoe** | D35.2 **Hypophysenadenom** |
| N91.3 – primär | D35.2 – chromophob |
| N91.4 – sekundär | D35.2 – eosinophil |
| R63.8 **Hypometabolismus** | D35.2 – mit Chiasmakompression |
| * **Hypomotilität** | E85.4 **Hypophysenamyloidose** |
| K59.8 – Darm | G31.9 **Hypophysenatrophie** |
| K31.8 – gastrointestinale | E23.7 **Hypophysendysfunktion,** hormonell |
| K31.8 – Magen | E23.6 **Hypophysendystrophie** |
| E87.1 **Hyponatriämie** | G04.9 **Hypophysenentzündung** |
| E87.7 – durch Verdünnung | E23.7 **Hypophysenfunktionsstörung** |
| E87.1 **Hypoosmolalität** | D44.4 **Hypophysengangstumor** |
| E28.3 **Hypoovarismus** | D44.3 **Hypophysengeschwulst** |
| E20.9 **Hypoparathyreoidismus** | E23.6 **Hypophyseninfarkt** |
| E20.0 – autoimmun | E23.0 **Hypophyseninsuffizienz** |
| E20.0 – idiopathisch | C75.1 **Hypophysenkarzinom** |
| E20.9 – mit Tetanie | D17.7 **Hypophysenlipom** |
| E89.2 – nach medizinischen Maßnahmen | C75.1 **Hypophysenmalignom** |
| E20.1 – Pseudo- | E23.0 **Hypophysennekrose** |
| P71.4 – transitorisch, beim Neugeborenen | E23.0 – postpartal |
| J06.0 **Hypopharyngitis** | D44.3 **Hypophysenneoplasie** |
| * **Hypopharynx** | * **Hypophysenneubildung** |
| D00.0 – Carcinoma in situ | C75.1 – bösartig |
| C13.1 – Plica aryepiglottica, Karzinom | D35.2 – gutartig |
| C13.0 – postkrikoidal, Karzinom | D44.3 – unsicher |
| C12 – Recessus piriformis, Karzinom | E23.6 **Hypophysensekretionsstörung** |
| Q38.7 **Hypopharynxdivertikel** | S06.8 **Hypophysenstieldurchtrennung** |
| J39.2 **Hypopharynxfistel** | E23.7 **Hypophysenstörung** |
| C13.9 **Hypopharynxkarzinom** | E23.7 – iatrogen |
| C13.2 – Rachenwand, hinten | A52.7 **Hypophysensyphilis** |
| C13.9 **Hypopharynxkrebs** | D44.3 **Hypophysenteratom** |
| C13.2 – Rachenwand, hinten | D44.3 **Hypophysentumor** |
| * **Hypopharynxneubildung** | D35.2 – benigne |
| C13.9 – bösartig | E22.9 **Hypophysenüberfunktion** |
| C13.2 — Rachenwand, hinten | E23.0 **Hypophysenunterfunktion** |
| D10.7 – gutartig | E23.0 **Hypophysenvorderlappen-Insuffizienz,** |
| J39.2 **Hypopharynxperforation** | akut, postpartal |
| J39.0 **Hypopharynxphlegmone** | E22.9 **Hypophysenvorderlappenüberfunktion** |
| Q38.7 **Hypopharynxtasche** | E22.0 – Gigantismus |
| H50.5 **Hypophorie** | E22.0 – mit Akromegalie |
| H50.5 – dekompensiert | E22.0 – Riesenwuchs |
| E83.3 **Hypophosphatämie** | G04.9 **Hypophysitis** |
| E83.3 **Hypophosphatasie** | * – durch |
| * **Hypophysäre** | B58.2 — Toxoplasmen |
| E23.6 – Fettsucht | B25.8 — Zytomegalieviren |
| E23.0 – Kachexie | E34.8 **Hypopinealismus** |
| * **Hypophysärer** | E23.0 **Hypopituitarismus** |
| E24.0 – Basophilismus | E23.1 – arzneimittelinduziert |
| E23.0 – Hypoadrenokortizismus | E89.3 – nach medizinischen Maßnahmen |
| E23.0 – Infantilismus | Q51.8 **Hypoplasia uteri** |
| E23.0 – Kretinismus | * **Hypoplasie** |
| E23.0 – Minderwuchs | Q23.1 – Aortenklappe |
| E22.0 – Riesenwuchs | Q51.8 – Cervix uteri, angeboren |
| E23.0 – Zwergwuchs | Q44.5 – Gallengang |
| E24.0 **Hypophysäres Cushing-Syndrom** | Q02 – Gehirn |
| E23.6 **Hypophysenabszeß** | Q64.8 – Harnblase |
| | Q55.1 – Hoden |

| | |
|---|---|
| * | **Hypoplasie** (Forts.) |
| Q31.2 | – Kehlkopf |
| K07.0 | – Kiefer |
| D61.9 | – Knochenmark |
| Q23.4 | – linker Ventrikel |
| Q33.6 | – Lunge |
| Q83.8 | – Mamma |
| K07.0 | – Mandibula |
| Q75.8 | – Mittelgesicht |
| Q27.0 | – Nabelschnurarterie |
| Q30.1 | – Nase |
| J34.8 | – Nasennebenhöhle |
| E27.8 | – Nebenniere |
| E27.8 | – Nebennierenrinde |
| Q60.5 | – Niere |
| Q60.4 | — beidseitig |
| Q60.3 | — einseitig |
| Q17.8 | – Ohrmuschel |
| Q14.2 | – Papille, Mikropapille |
| Q55.6 | – Penis |
| Q71.8 | – Radius |
| Q06.1 | – Rückenmark |
| E03.1 | – Schilddrüse |
| Q55.1 | – Testis |
| E32.8 | – Thymus |
| K00.4 | – Zahnschmelz |
| Q38.3 | – Zunge |
| D61.9 | **Hypoplastische Anämie** |
| * | **Hypoplastisches** |
| Q23.4 | – Linksherzsyndrom |
| Q22.6 | – Rechtsherzsyndrom |
| D68.2 | **Hypoproakzelerinämie** |
| D68.2 | **Hypoprokonvertinämie** |
| E77.8 | **Hypoproteinämie** |
| D68.2 | **Hypoprothrombinämie** |
| K11.7 | **Hypoptyalismus** |
| H20.0 | **Hypopyon** |
| R29.2 | **Hyporeflexie** |
| E88.0 | **Hyporeninämie** |
| * | **Hyposekretion** |
| E23.0 | – ACTH [Adrenocorticotropes Hormon] |
| E23.2 | – Adiuretin |
| E28.3 | – ovariell |
| K11.7 | – Speicheldrüse |
| E23.2 | – Vasopressin |
| K11.7 | **Hyposialie** |
| D50.9 | **Hyposiderinämie** |
| G47.0 | **Hyposomnie** |
| F51.0 | – nichtorganisch |
| G47.0 | – organisch |
| Q54.9 | **Hypospadie** |
| Q54.0 | – glandulär |
| Q54.1 | – penil |
| Q54.2 | – penoskrotal |
| Q54.3 | – perineal |
| Q54.8 | – weiblich |

| | |
|---|---|
| N46 | **Hypospermie** |
| H11.3 | **Hyposphagma** |
| H11.3 | – Konjunktiva |
| S05.0 | – traumatisch |
| D73.0 | **Hypospleniesyndrom** |
| D73.0 | **Hyposplenismus** |
| * | **Hypostase** |
| J81 | – Lunge |
| J81 | – pulmonal |
| J18.2 | **Hypostasepneumonie** |
| J18.2 | **Hypostatische Bronchopneumonie** |
| N28.8 | **Hyposthenurie** |
| E27.4 | **Hyposuprarenalismus** |
| Q75.8 | **Hypotelorismus** |
| N91.1 | **Hypothalamische Amenorrhoe** |
| E23.3 | **Hypothalamischer Hypogonadismus** |
| T68 | **Hypothermie** |
| P80.9 | – beim Neugeborenen |
| R68.0 | – ohne niedrige Umgebungstemperatur |
| * | **Hypothyme** |
| F34.1 | – Persönlichkeitsstörung |
| F34.1 | – Psychopathie |
| E03.9 | **Hypothyreose** |
| E03.1 | – angeboren |
| E03.0 | — mit diffuser Struma |
| E03.1 | — ohne Struma |
| * | – durch |
| E01.8 | — Jodmangel |
| E02 | —— subklinisch |
| E03.2 | — PAS [p-Aminosalicylsäure] |
| E03.2 | — Phenylbutazon |
| E03.2 | — Resorzin |
| E03.9 | – erworben |
| E03.1 | – kongenital |
| E03.9 | – latent |
| * | – nach |
| E89.0 | — Bestrahlung |
| E03.2 | — Jodbehandlung |
| E89.0 | — medizinischen Maßnahmen |
| E89.0 | — Strumektomie |
| E03.3 | – postinfektiös |
| E89.0 | – postoperativ |
| E03.9 | **Hypothyreote Struma** |
| * | **Hypotone** |
| N31.2 | – Blase |
| E86 | – Dehydratation |
| I95.9 | – Dysregulation |
| E87.7 | – Hyperhydratation |
| I95.1 | – Kreislaufdysregulation |
| I95.9 | – Kreislaufstörung |
| I95.9 | – Regulationsstörung |
| O62.2 | – uterine Dysfunktion |
| O62.0 | — primär |
| O62.1 | — sekundär |
| G23.8 | **Hypotones akinetisches Syndrom** |
| H44.4 | **Hypotonia bulbi** |

**H**

| | | | |
|---|---|---|---|
| I95.9 | **Hypotonie** | O26.8 | **Hysteralgie** |
| I95.9 | – arteriell | O82.2 | **Hysterektomie,** bei Geburt, durch |
| * | – bei | | Schnittentbindung |
| O26.5 | — Gravidität | F44.9 | **Hysterie** |
| O75.8 | — Wehen und Entbindung | F41.8 | – Angst- |
| I95.8 | – chronisch | F44.9 | – Konversions- |
| I95.2 | – durch Arzneimittel | * | **Hysterische** |
| I95.1 | – Dysregulation | F44.6 | – Amaurose |
| I95.0 | – idiopathisch | F44.8 | – Anorexie |
| I95.9 | – konstitutionell | F44.8 | – Depression |
| I95.1 | – Kreislaufdysregulation | F44.9 | – Neurose |
| * | – mit | F60.4 | – Persönlichkeit |
| I95.9 | — Kreislaufbeschwerden | F60.4 | – Psychopathie |
| I95.9 | — Kreislaufschwäche | F44.9 | – Psychose, akut |
| R29.8 | – Muskel | F44.9 | – Reaktion |
| P94.2 | — angeboren | * | **Hysterischer** |
| R29.8 | — unklar | F44.5 | – Anfall |
| I95.1 | – orthostatisch | F44.8 | – Dämmerzustand |
| I95.9 | – symptomatisch | F52.5 | – Vaginismus |
| O26.5 | – Syndrom, Betreuung der Schwangeren | N80.9 | **Hysteroadenosis** |
| L65.9 | **Hypotrichose** | F44.5 | **Hysteroepilepsie** |
| Q51.8 | **Hypotropher Uterus** | Z31.- | **Hysteroskopische Insemination,** syn- |
| * | **Hypotrophes** | | chron |
| P07.3 | – Frühgeborenes | | |
| P05.9 | – Reifgeborenes | | |
| * | **Hypotrophie** | | |
| P05.2 | – fetal | | |
| N50.0 | – Hoden | | |
| Q83.8 | – Mamma | | |
| H50.2 | **Hypotropie** | | |
| E05.0 | – bei endokriner Orbitopathie, bei Morbus Basedow | | |
| R06.8 | **Hypoventilation** | | |
| E66.2 | – alveolär, bei Adipositas | | |
| G47.3 | – primär, idiopathisch | | |
| E56.9 | **Hypovitaminose** | | |
| E50.9 | – A | | |
| E53.9 | – B | | |
| E54 | – C | | |
| E55.9 | – D | | |
| E56.1 | – K | | |
| E86 | **Hypovolämie** | | |
| B23.8 | – bei HIV-Krankheit | | |
| R57.1 | **Hypovolämischer Schock** | | |
| * | **Hypoxie** | | |
| P20.9 | – fetal | | |
| O36.3 | – Fetus, Betreuung der Schwangeren | | |
| P20.9 | – intrauterin | | |
| * | — erstmals festgestellt | | |
| P20.1 | —— bei Wehen oder Entbindung | | |
| P20.0 | —— vor Wehenbeginn | | |
| P21.9 | – unter der Geburt | | |
| G93.1 | **Hypoxisch-ischämischer Hirnschaden** | | |
| G93.1 | **Hypoxische Enzephalopathie** | | |
| G93.1 | **Hypoxischer Hirnschaden** | | |
| N46 | **Hypozoospermie** | | |

# – I –

E77.0 **I-Zell-Krankheit**
\*     **Iatrogene**
P70.3   – Hypoglykämie, beim Neugeborenen
E23.7   – Hypophysenstörung
T81.8   – Obstruktion
E06.4   – Thyreoiditis
\*     **Iatrogener**
T81.4   – Abszeß
E15    – Hyperinsulinismus
E24.2 **Iatrogenes Cushing-Syndrom**
\*     **ICD** [Implantierter Cardioverter-Defi-
        brillator]-
\*     – System
T82.1   — Batterieerschöpfung
T82.1   — Dysfunktion
T82.7   — Infektion durch
H21.8 **ICE** [Iridokorneales endotheliales Syn-
        drom]
E24.9 **Icenko-Cushing, Morbus**
F93.8 **Ich-Identifikation,** mangelnd, beim Kind
F66.1 **Ichdystone Sexualorientierung**
T61.2 **Ichthyismus**
Q80.3 **Ichthyosiforme bullöse kongenitale**
        **Erythrodermie**
L30.8 **Ichthyosiformes Ekzem**
Q80.9 **Ichthyosis**
Q80.9 – congenita
Q80.4 — gravis
L85.0 – erworben
Q80.2 – lamellär
Q80.0 – vulgaris
Q80.1 – X-chromosomal-rezessiv
R17    **Icterus** – s.a. Ikterus
O26.6 – gravidarum
P59.9 – neonatorum
P58.9 — durch gesteigerte Hämolyse
P55.9 — gravis
P59.9 — prolongatus
T67.0 **Ictus solaris**
L30.2 **Id-Reaktion**
E10.9 **IDDM** [Insulin dependent diabetes mel-
        litus]
F68.8 **Identitätskrise**
\*     **Identitätsstörung**
F93.8 – emotional, mit Überängstlichkeit, im
        Kindesalter
F93.8 – im Kindesalter
F65.9 – psychosexuell
F64.2 — im Kindesalter

F80.0 **Idioglossie**
\*     **Idiopathisch** – s. jeweilige Krankheit,
        idiopathisch
F73.9 **Idiotie**
E75.4 – amaurotisch
E75.4 — familiär
E76.0 – dysostotisch [Pfaundler-Hurler-Syn-
        drom]
\*     **IgA** [Immunglobulin A]-
D80.2 – Mangel
C90.0 – Plasmozytom
\*     **IgG** [Immunglobulin G]-
D47.2 – Paraproteinämie
C90.0 – Plasmozytom
D80.4 **IgM** [Immunglobulin M]-**Mangel**
I25.9 **IHK** [Ischämische Herzkrankheit]
I42.1 **IHSS** [Idiopathische hypertrophische
        Subaortenstenose]
R17    **Ikterus** – s.a. Icterus
R17    – außerhalb Neugeborenenperiode
O26.6 – bei Gravidität
P59.9 – beim Neugeborenen
P59.0 — bei vorzeitiger Geburt
\*     — durch
P58.1    —— Blutung
P58.9    —— gesteigerte Hämolyse
P58.2    —— Infektion
P59.3    —— Muttermilch-Inhibitor
P58.3    —— Polyglobulie
P58.0    —— Quetschwunde
P58.5    —— Verschlucken, mütterliches Blut
E80.6 – Dubin-Johnson-
E80.6 – Dubin-Sprinz-
\*     – durch
K83.1 — Obstruktion
K83.1 — Verschluß
\*     – hämolytisch
D59.9 — erworben
D58.9 — familiär
D58.0 — konstitutionell
R17    – Haut
O90.8 – im Wochenbett
B15.9 – infektiös
P59.9 – Konjugations-
K83.1 – mechanisch
R17    – Rubin-
R17    – Skleren
P57.9 – Stammganglien
K52.9 **Ileitis**
K52.9 – chronisch
K50.0 – Crohn-
K50.0 – diffusa
B44.8 – durch Aspergillus
K50.0 – regionalis
K50.0 – segmentalis

**I**

K52.9 **Ileitis** (Forts.)
K50.0  – terminalis
K50.0  – ulcerosa chronica stenosans
*       **Ileocolitis**
K50.9  – regionalis
K51.1  – ulcerosa
K51.1  — chronisch
K52.9 **Ileokolitis**
K52.9  – chronisch
K50.9  – regional
K51.1  – ulzerös
K51.1  — chronisch
A01.0 **Ileotyphus**
N82.2 **Ileovaginalfistel**
C18.0 **Ileozäkumkarzinom**
N32.1 **Ileum-Harnblasen-Fistel**
Q41.2 **Ileumatresie**
K59.8 **Ileumdilatation**
C17.2 **Ileumkarzinoid**
C17.2 **Ileumkarzinom**
C78.4 **Ileummetastase**
K55.0 **Ileumnekrose**
*       **Ileumneubildung**
C17.2  – bösartig
D37.2  – unsicher
K63.1 **Ileumperforation**
K56.6 **Ileumstenose**
K56.2 **Ileumvolvulus**
K56.7 **Ileus**
K56.5  – Adhäsions-
K56.0  – atonisch
*       – bei
K56.5  — Adhäsionen, Bauchfell
K56.5  — intestinalen Adhäsionen
K56.5  – Briden-
K56.7  – Darm
K56.7  – Dickdarm
K56.7  – Dünndarm
*       – durch
K56.5  — Bauchfellverwachsungen
K56.3  — Gallenstein
K56.6  – Gärungs-
K56.1  – Invaginations-
E84.1  – Mekonium-
K56.7  – neurogen
K56.6  – Obstruktions-
K56.4  – obturatorius
K56.0  – paralytisch
K56.6  – Strangulations-
K56.7  – Sub-
K56.2  – Torsions-
P76.1  – transitorisch, beim Neugeborenen
A83.8 **Ilhéusviren-Enzephalitis**
S35.5 **Iliakalregion,** Blutgefäßverletzung
M62.4 **Iliakushartspann**
G58.8 **Ilioinguinalis-Syndrom**

M24.2 **Iliolumbalbandligamentose**
M54.1 **Iliolumbales Syndrom**
M76.1 **Iliopsoassehnentendinitis**
M54.1 **Iliosakralfugen-Syndrom**
M99.8 **Iliosakralfugenblockierung**
M13.1 **Iliosakralgelenkarthritis**
M19.9 **Iliosakralgelenkarthrose**
M99.8 **Iliosakralgelenkblockierung**
M54.1  – bei LWS-Syndrom, akut
M25.3 **Iliosakralgelenkinstabilität**
M54.5 **Iliosakralgelenkirritation,** mit Lumbalgie
M53.3 **Iliosakralgelenkkrankheit**
M53.8 **Iliosakralgelenkschmerzen**
M54.1 **Iliosakralgelenksyndrom** [ISG-Syndrom]
*       **Illegale**
O05.9  – Graviditätsunterbrechung
O05.9  – Schwangerschaftsunterbrechung
*       **Illegaler**
O05.9  – Abort
O05.9  – Schwangerschaftsabbruch
F22.0 **Illusion, Doppelgänger-,** bei Wahnsyndrom, mit Personenverkennung [Capgras-Syndrom]
*       **IM** – s. Innenmeniskus
R45.8 **Imbalance,** psychovegetativ
F71.9 **Imbezillität**
F70.9  – leicht
E70.8 **Imidazol-Syndrom**
E72.8 **Iminosäurekrankheit**
T42.1 **Iminostilbenvergiftung**
P07.3 **Immaturität**
O20.0 **Imminenter Abort**
M62.3 **Immobilitäts-Syndrom**
E27.1 **Immunadrenalitis**
D89.9 **Immunallergische Erkrankung**
D84.9 **Immunanomalie**
D84.9 **Immundefekt**
D81.9  – kombiniert
D82.2  – mit disproportioniertem Minderwuchs
D81.9  – schwer, kombiniert
*       **Immundefekt-Syndrom**
B24    – [AIDS]
B24    – erworben [AIDS]
B24    **Immundefizit-Syndrom,** erworben [AIDS]
*       **Immunglobulin-**
D80.2  – A-Mangel
D80.4  – M-Mangel
Z29.- **Immunglobulingabe,** prophylaktisch
D68.8 **Immunhemmkörperhämophilie**
D84.9 **Immuninsuffizienz**
Z26.9 **Immunisation** – s.a. Impfung
Z26.9 **Immunisierung** – s.a. Impfung oder s.a. Isoimmunisierung

G04.0 **Immunisierungs-Enzephalomyelitis**
D84.8 **Immunitätsdefekt,** zellulär
&ast;   **Immunkomplex-**
N05.8  – Glomerulonephritis
N05.8  – Nephritis
D69.0  – Vaskulitis
D84.9 **Immunkrankheit**
&ast;   **Immunmangel-Syndrom**
B24  – [AIDS]
B24  – erworben [AIDS]
D84.9 **Immunmechanismusstörung**
G95.8 **Immunmyelopathie**
&ast;   **Immunoblastisches**
C83.4  – Non-Hodgkin-Lymphom
B21.3  – Sarkom, bei HIV-Krankheit
C83.4 **Immunoblastom**
C83.4  – maligne
E05.0 **Immunogene Hyperthyreose**
H18.2 **Immunogenes Hornhautinfiltrat**
&ast;   – durch
H16.2  — Staphylokokken
H16.2  — Staphylokokken-Blepharokonjunkti-
    vitis
&ast;   **Immunologisch**
N97.8  – bedingte Sterilität, bei der Frau
O05.9  – bedingter Abort
R76.9 **Immunologische Serumwerte,** abnorm
&ast;   **Immunologischer Befund**
R89.4  – abnorm
R83.4  – Liquor, abnorm
D84.9 **Immunopathie**
C83.0 **Immunozytom**
C88.3 **Immunproliferative Dünndarmkrank-**
    **heit**
Z29.- **Immunprophylaxe**
D84.9 **Immunschwäche**
D84.9 **Immunsysteminsuffizienz**
E06.3 **Immunthyreoiditis**
E06.3  – lymphozytär
D69.0 **Immunvaskuläre Reaktion**
D69.0 **Immunvaskulitis**
K01.1 **Impaktierter Zahn**
R32   **Imperativer Harndrang**
L01.0 **Impetiginisation**
L01.1  – sekundär, Dermatose
&ast;   **Impetiginisiertes**
L20.9  – atopisches Ekzem
L20.9  – endogenes Ekzem
L01.0 **Impetiginöses Ekzem**
L01.0 **Impetigo**
L01.0  – Bockhardt
L00  – bullosa
L01.0  – contagiosa
&ast;   — durch
L01.0  — Staphylokokken
L01.0  — Streptokokken

L01.0 **Impetigo** (Forts.)
L01.0  – follicularis
L40.1  – herpetiformis
L01.0  – simplex
L01.0  – vulgaris
M02.2 **Impfarthritis**
Z26.9 **Impfberatung**
G04.0 **Impfenzephalitis**
G04.0 **Impfenzephalomyelitis**
T88.0 **Impfinfektion**
T88.1 **Impfkomplikation**
M02.2 – Arthritis
G04.0  – Enzephalitis
G04.0  – Enzephalomyelitis
T88.1  – Hautausschlag
T88.0  – Infektion
T88.1  – nach BCG [Bacille-Calmette-Guérin]-
    Impfung
T88.0  – Sepsis
B53.8 **Impfmalaria**
T88.1 **Impfreaktion**
Z26.9 **Impfung**
Z26.9  – Beratung
Z26.9  – Einzelimpfung – s.a. Einzeleinträge
&ast;   – gegen
Z23.0  — Cholera
Z27.0  —— mit Typhus-Paratyphus [Cho-
    lera+TAB], Notwendigkeit
Z23.0  —— Notwendigkeit
Z23.6  — Diphtherie, Notwendigkeit
&ast;   — Diphtherie-Pertussis-Tetanus
Z27.1  —— [DPT] [DTPa]
&ast;   —— mit
Z27.3  ——— Poliomyelitis [DPT-IPV] [DTPa-
    IPV], Notwendigkeit
Z27.2  ——— Typhus-Paratyphus [DPT+TAB]
    [DTPa+TAB], Notwendigkeit
&ast;   — Diphtherie-Pertussis-Tetanus-Haemo-
    philus influenzae
&ast;   —— Typ b
Z27.8  —— [DPT-Hib] [DTPa-Hib]
Z27.8  —— mit Poliomyelitis [DPT-IPV-Hib]
    [DTPa-IPV-Hib]
&ast;   — Diphtherie-Tetanus
Z27.8  — [DT][Td]
Z27.8  —— mit Poliomyelitis [DT-IPV]
Z27.8  — Diphtherie-Tetanus-Haemophilus
    influenzae Typ b [DT-Hib]
Z24.1  — FSME [Zentraleuropäische Frühsom-
    mer-Meningoenzephalitis]
Z24.3  — Gelbfieber, Notwendigkeit
Z25.1  — Grippe [Influenza]
Z23.8  — Haemophilus influenzae Typ b [Hib]

| | |
|---|---|
| Z26.9 | **Impfung** (Forts.) |
| * | – gegen (Forts.) |
| Z24.6 | — Hepatitis |
| Z24.6 | —— A [HA] |
| Z24.6 | —— A und B [HAB] |
| Z24.6 | —— B [HB] |
| Z23.7 | — Keuchhusten [Pa] |
| Z26.0 | — Leishmaniase, Notwendigkeit |
| Z24.4 | — Masern, Notwendigkeit |
| Z27.8 | — Masern-Mumps [MM] |
| Z27.4 | — Masern-Mumps-Röteln [MMR] |
| Z23.8 | — Meningokokken-Infektion |
| Z25.0 | — Mumps, Notwendigkeit |
| Z23.7 | — Pertussis [Pa] |
| Z23.3 | — Pest, Notwendigkeit |
| Z23.8 | — Pneumokokken-Infektion |
| * | — Poliomyelitis |
| Z24.0 | —— Notwendigkeit |
| * | —— trivalent |
| Z24.0 | —— [IPV (Inaktivierte Polio-Vakzine)] |
| Z24.0 | —— Schluckimpfung [OPV (Orale Polio-Vakzine)] |
| Z24.5 | — Röteln, Notwendigkeit |
| Z23.5 | — Tetanus |
| * | — Tetanus-Diphtherie |
| Z27.8 | —— mit Poliomyelitis [TD-IPV] |
| Z27.8 | —— [TD][Td] |
| Z27.8 | — Tetanus-Diphtherie-Haemophilus influenzae Typ b [TD-Hib] |
| Z24.2 | — Tollwut, Notwendigkeit |
| Z23.2 | — Tuberkulose, Notwendigkeit |
| Z23.4 | — Tularämie, Notwendigkeit |
| Z23.1 | — Typhus-Paratyphus [TAB], Notwendigkeit |
| Z25.8 | — Varizellen |
| Z24.1 | — Virusenzephalitis, durch Arthropoden übertragen, Notwendigkeit |
| Z25.8 | — Viruserkrankung |
| Z24.6 | — Virushepatitis, Notwendigkeit |
| Z25.8 | — Windpocken [Varizellen] |
| Z24.1 | — Zentraleuropäische Frühsommer-Meningoenzephalitis |
| Z27.9 | – kombiniert – s.a. Einzeleinträge |
| T88.1 | – Komplikation – s.a. Impfkomplikation |
| M75.4 | **Impingementsyndrom,** Schulter |
| T85.6 | **Implantat,** mechanische Probleme |
| H21.3 | **Implantationszyste,** Iris |
| T85.9 | **Implantatproblem** |
| * | **Implantierter** |
| * | – Cardioverter-Defibrillator |
| T82.1 | — Batterieerschöpfung |
| T82.1 | — Dysfunktion |
| T82.7 | — Infektion durch |
| * | – Herzschrittmacher |
| T82.1 | — Batterieerschöpfung |
| T82.1 | — Dysfunktion |

| | |
|---|---|
| * | **Implantierter** (Forts.) |
| * | – Herzschrittmacher (Forts.) |
| T82.7 | — Infektion durch |
| F52.2 | **Impotentia sexualis** |
| F52.2 | **Impotenz** |
| F52.2 | – erektil |
| F52.2 | — psychogen |
| N48.4 | – posttraumatisch |
| F52.2 | – psychogen |
| F52.2 | – männlich |
| * | **Impression** |
| Q75.8 | – basal |
| Q75.8 | – basilär |
| S02.4 | **Impressionsbruch,** Jochbein |
| S02.4 | **Impressionsfraktur,** Jochbein |
| F42.1 | **Impulsivneurose** |
| T74.0 | **Imstichlassen** |
| Z31.- | **In-vitro-Fertilisation** |
| * | **Inadäquate** |
| F60.7 | – Persönlichkeit |
| E22.2 | – Sekretion, Adiuretin, Syndrom |
| I09.9 | **Inaktive rheumatische Karditis** |
| D55.0 | **Inaktivität,** Glukose-6-Phosphat-Dehydrogenase |
| M62.5 | **Inaktivitätsatrophie** |
| M81.2 | **Inaktivitätsosteoporose** |
| M80.2 | – mit pathologischer Fraktur |
| R64 | **Inanition** |
| E46 | **Inanitionsatrophie** |
| E46 | **Inanitionsdystrophie** |
| R63.0 | **Inappetenz** |
| R32 | **Incontinentia** – s.a. Inkontinenz |
| R15 | – alvi |
| Q82.3 | – pigmenti |
| R32 | – urinae |
| A30.0 | **Indeterminierte Lepra** |
| * | **Indikation** |
| O04.9 | – ärztlich, Abort |
| O04.9 | – gesetzlich, Abort |
| K40.9 | **Indirekte Leistenhernie** |
| K40.9 | **Indirekter Leistenbruch** |
| A77.1 | **Indisches Zeckenbißfieber** |
| R53 | **Indisposition** |
| * | **Individuen,** mit |
| Q95.5 | – autosomaler Bruchstelle |
| Q95.4 | – Marker-Heterochromatin |
| N48.6 | **Induratio penis plastica** |
| * | **Induration** |
| N64.5 | – Brustdrüse |
| K76.8 | – Leber |
| J84.1 | – Lunge |
| E83.1 | — essentiell, braun |
| N64.5 | – Mamma |

| | | |
|---|---|---|
| * | **Induration** (Forts.) | |
| N42.8 | – Prostata | |
| N42.8 | – Prostatalappen | |
| N42.8 | – Prostatamittellappen | |
| N42.8 | – Prostataseitenlappen | |
| J84.1 | **Indurationspneumonie** | |
| * | **Induzierte** | |
| F24 | – paranoide Psychose | |
| F24 | – Psychose | |
| F24 | – wahnhafte Störung | |
| O62.2 | **Inertia uteri** | |
| P95 | **Infans mortuus** | |
| G40.3 | **Infant-Petit-mal** | |
| * | **Infantile** | |
| G80.4 | – ataktische Zerebralparese | |
| G80.3 | – dyskinetische Zerebralparese | |
| G80.2 | – Hemiplegie | |
| G80.2 | — postnatal | |
| G80.2 | — spastisch | |
| G80.2 | — zerebral, spastisch | |
| E83.5 | – idiopathische Hyperkalzämie | |
| H26.0 | – Katarakt | |
| G80.8 | – Monoplegie | |
| E55.0 | – Osteomalazie | |
| L44.4 | – papulöse Akrodermatitis | |
| G80.8 | – Paraplegie | |
| F60.4 | – Persönlichkeit | |
| G40.3 | – Petit-mal-Epilepsie | |
| F84.0 | – Psychose | |
| G80.8 | – Quadriplegie | |
| G80.9 | – Querschnittslähmung | |
| E55.0 | – Rachitis | |
| * | – spastische | |
| G80.1 | — Diplegie | |
| G80.0 | — Lähmung | |
| G80.1 | —— Diplegie | |
| G80.2 | —— Hemiplegie | |
| G80.8 | —— Tetraplegie | |
| G80.0 | —— zerebral | |
| G80.0 | — Paralyse | |
| G80.0 | — Zerebralparese | |
| G80.1 | —— Diplegie | |
| G12.0 | – spinale Muskelatrophie, Typ I | |
| G80.8 | – Tetraplegie | |
| P91.9 | – zerebrale Störung | |
| G80.9 | – Zerebralparese | |
| G80.2 | — Hemiplegie | |
| F84.0 | **Infantiler Autismus** | |
| * | **Infantiles** | |
| L20.8 | – allergisches Ekzem | |
| L20.8 | – Ekzem, mit Asthma | |
| L20.8 | – endogenes Ekzem | |
| Q15.0 | – Glaukom, primär | |

| | | |
|---|---|---|
| R62.8 | **Infantilismus** | |
| K90.0 | – Herter- | |
| E23.0 | – hypophysär | |
| K90.0 | – intestinal | |
| N25.0 | – nephrogen | |
| N25.0 | – renal | |
| L20.8 | **Infantumekzem** | |
| * | **Infarkt** | |
| H34.2 | – Aderhaut | |
| I77.9 | – arteriell | |
| K55.0 | – Darm | |
| K55.0 | – Dünndarm | |
| * | – Herz | |
| I21.9 | — – s.a. Infarkt, Myokard | |
| I21.9 | — akut | |
| I25.2 | — alt | |
| I25.2 | — ausgeheilt | |
| I20.0 | — drohend | |
| I25.2 | — rudimentär | |
| I25.2 | — Zustand nach | |
| I21.9 | – Herzmuskel – s.a. Infarkt, Myokard | |
| I21.1 | – Hinterwand-, Herz | |
| I21.1 | — akut | |
| I63.9 | – Hirn | |
| * | — durch | |
| * | —— Embolie | |
| I63.1 | ——— extrakranielle hirnversorgende Arterie | |
| I63.4 | ——— intrakranielle Arterie | |
| * | —— Thrombose | |
| I63.0 | ——— extrakranielle hirnversorgende Arterie | |
| I63.6 | ——— Hirnvene, nichteitrig | |
| I63.3 | ——— intrakranielle Arterie | |
| I69.3 | — Folge | |
| I63.9 | — ischämisch | |
| I63.9 | – Hirnstamm | |
| E23.6 | – Hypophyse | |
| I25.2 | – inferolateral, alt | |
| * | – ischämisch | |
| I63.5 | — im Stromgebiet der Arteria cerebri media | |
| M62.2 | – Muskel | |
| I21.9 | – kardial | |
| I63.9 | – Kleinhirn | |
| M87.9 | – Knochen | |
| I21.9 | – Koronar- | |
| K76.3 | – Leber | |
| I26.9 | – Lunge | |
| I63.5 | – Media- | |
| I63.5 | — Gehirn | |
| K55.0 | – Mesenterialgefäße | |
| I21.9 | – Myokard | |
| I25.2 | — abgeheilt | |

I

| | |
|---|---|
| * | **Infarkt** (Forts.) |
| I21.9 | – Myokard (Forts.) |
| I21.9 | — akut |
| * | —— mit akuter Komplikation |
| I23.0 | —— Hämoperikard |
| I23.5 | —— Papillarmuskelruptur |
| * | —— Ruptur |
| I23.4 | ——— Chordae tendineae |
| I23.3 | ——— Herzwand, ohne Hämoperikard |
| I23.2 | —— Ventrikelseptumdefekt |
| I23.1 | —— Vorhofseptumdefekt |
| I21.4 | —— nichttransmural |
| I21.4 | —— subendokardial |
| I21.3 | —— transmural |
| I21.0 | —— anterior |
| I21.0 | —— anteroapikal |
| I21.0 | —— anterolateral |
| I21.0 | —— anteroseptal |
| I21.2 | —— apikolateral |
| I21.2 | —— basolateral |
| I21.1 | —— diaphragmal |
| I21.1 | —— Hinterwand |
| I21.2 | —— hochlateral |
| I21.1 | —— inferior |
| I21.1 | —— inferolateral |
| I21.1 | —— inferoposterior |
| I21.2 | —— lateral |
| I21.2 | —— posterior |
| I21.2 | —— posterobasal |
| I21.2 | —— posterolateral |
| I21.2 | —— posteroseptal |
| I21.2 | —— Seitenwand |
| I21.2 | —— septal |
| I21.0 | —— Vorderwand |
| I25.2 | — alt |
| I21.4 | — nichttransmural |
| I22.9 | — rezidivierend |
| I22.0 | —— anterior |
| I22.0 | —— anteroapikal |
| I22.0 | —— anterolateral |
| I22.0 | —— anteroseptal |
| I22.8 | —— apikolateral |
| I22.8 | —— basolateral |
| I22.1 | —— diaphragmal |
| I22.1 | —— Hinterwand |
| I22.8 | —— hochlateral |
| I22.1 | —— inferior |
| I22.1 | —— inferolateral |
| I22.1 | —— inferoposterior |
| I22.8 | —— lateral |
| I22.8 | —— posterior |
| I22.8 | —— posterobasal |
| I22.8 | —— posterolateral |
| I22.8 | —— posteroseptal |
| I22.8 | —— Seitenwand |
| I22.8 | —— septal |

| | |
|---|---|
| * | **Infarkt** (Forts.) |
| I21.9 | – Myokard (Forts.) |
| I22.9 | — rezidivierend (Forts.) |
| I22.0 | —— Vorderwand |
| I25.2 | — Zustand nach |
| E27.4 | – Nebenniere |
| E27.4 | – Nebennierenrinde |
| H34.2 | – Netzhaut |
| N28.0 | – Niere |
| N28.0 | – Nierenrinde |
| O43.8 | – Plazenta |
| N42.8 | – Prostata |
| G95.1 | – Rückenmark, akut |
| E07.8 | – Schilddrüse, bei Hämorrhagie |
| I21.2 | – Seitenwand-, Herz |
| K11.8 | – Speicheldrüse |
| I21.0 | – Vorderwand-, Herz |
| I63.9 | – zerebral |
| F01.1 | **Infarktdemenz, Multi-** |
| I25.2 | **Infarktschwiele,** Myokard |
| D73.5 | **Infarzierung,** Milz |
| B99 | **Infekt** |
| J98.8 | – Atemwege |
| J06.9 | — obere, rezidivierend |
| J98.8 | — rezidivierend |
| J22 | — untere, rezidivierend |
| B99 | – banal |
| B34.9 | – durch Virus |
| B34.9 | — fieberhaft |
| B34.9 | — hochfieberhaft |
| J00 | – Erkältungs- |
| B99 | – fieberhaft |
| J06.9 | — grippal |
| J22 | — Luftwege |
| J06.9 | — obere |
| J22 | — untere |
| J06.9 | – grippal |
| J06.9 | — fieberhaft |
| J02.9 | – Hals |
| N10 | – Kalix |
| B99 | – Langzeit- |
| J98.8 | – Luftwege |
| J22 | — fieberhaft |
| J06.9 | — obere |
| J22 | — untere |
| J22 | — akut |
| J22 | —— fieberhaft |
| N00.9 | – Niere, akut |
| B99 | – ohne Fieber |
| B99 | – rezidivierend |
| J98.8 | — Atemwege |
| J06.9 | —— obere |
| J22 | —— untere |
| A49.9 | – speziell, bakteriell |
| B99 | – unklar |
| B99 | — hochfieberhaft |

| | |
|---|---|
| D64.9 **Infektanämie** | B99 **Infektion** (Forts.) |
| D61.2 – aplastisch | * – durch |
| D80.9 **Infektanfälligkeit** | A49.8 — Acinetobacter |
| M02.9 **Infektarthritis** [Reaktive Arthritis] | B34.0 — Adenovirus |
| J45.1 **Infektasthma** | A06.9 — Amöben |
| J45.1 **Infektbedingtes Asthma bronchiale** | A49.9 — Anaerobier |
| R11 **Infekterbrechen** | A49.9 — Anoxybionten |
| * **Infektiös** – s. jeweilige Krankheit, infek- | A94 — Arboviren |
| tiös | A49.9 — Bakterien |
| B99 **Infektion** | * — Brucella |
| J03.9 – Adenoide | A23.1 —— abortus |
| B99 – akut | A23.3 —— canis |
| A54.9 — durch Gonokokken | A23.2 —— suis |
| J45.1 — mit Asthma | A04.5 — Campylobacter |
| A41.9 – allgemein | A70 — Chlamydia psittaci |
| O75.3 — bei Wehen | A74.9 — Chlamydien |
| O41.1 – Amnionhöhle | A56.2 — an Genitalien |
| T87.4 – Amputationsstumpf | A56.1 —— im kleinen Becken |
| P35.2 – angeboren, durch Herpesviren | A56.0 —— unterer Genitaltrakt |
| B99 – Arterien | B34.1 — Coxsackievirus |
| J98.8 – Atemorgane, durch Virus | B00.9 — EBV [Epstein-Barr-Virus] |
| J98.8 – Atemwege | B34.1 — ECHO-Viren |
| J22 — akut | A49.8 — Escherichia coli |
| J98.8 — chronisch | A49.8 — Essigbakterien |
| J22 — fieberhaft | A49.8 — Friedländer-Bakterien |
| J06.9 — obere | A48.8 — Gardnerella |
| J06.9 —— akut | A54.9 — Gonokokken |
| J06.9 —— fieberhaft | A54.3 —— Auge |
| J22 — untere | O98.2 —— bei Schwangerschaft |
| J22 —— akut | A54.2 —— im Becken |
| J22 —— fieberhaft | A54.0 —— untere Harn- und Geschlechtsorgane |
| J06.9 – Atmungsorgane, grippal | A49.2 — Haemophilus influenzae |
| H44.0 – Auge | A49.8 — Helicobacter |
| A49.9 – bakteriell | A49.8 —— pylori |
| B20.1 — bei HIV-Krankheit | * —— bei Ulcus |
| M46.3 – Bandscheibe | K26.9 —— duodeni |
| N75.8 – Bartholin-Drüse | K25.9 —— ventriculi |
| T81.4 – Bauchdecke, durch Blasenfistelkatheter | B00.9 — Herpesviren |
| O08.0 – Beckenorgane, nach Abort | A60.1 —— perianal |
| * – bei | B07 — humanes Papillomavirus |
| E14.6 — Diabetes | * —— implantierten |
| O75.3 — Geburt | T82.7 —— Cardioverter-Defibrillator |
| O26.8 — Gravidität | T82.7 —— Herzschrittmacher |
| N30.9 – Blase | T83.6 —— Intrauterinpessar |
| J20.9 – Bronchien, akut | B34.2 — Koronaviren |
| J18.0 – bronchopulmonal | B55.0 — Leishmania infantum |
| N61 – Brust | A27.9 — Leptospirosen |
| O91.2 — postpartal | A39.9 — Meningokokken |
| N61 – Brustdrüse | A31.9 — Mykobakterien |
| O91.0 – Brustwarze, postpartal | A49.3 — Mykoplasmen |
| A54.9 – chronisch, durch Gonokokken | B60.2 — Naegleria |
| A09 – Darm | B34.4 — Papovaviren |
| K04.9 – dental | B34.3 — Parvoviren |
| A09 – Dickdarm | A28.0 — Pasteurella multocida |
| | B43.0 — Phialophora verrucosa |
| | A49.8 — Proteus |

**I**

| | |
|---|---|
| B99 | **Infektion** (Forts.) |
| * | – durch (Forts.) |
| B64 | — Protozoen |
| A49.8 | — Pseudomonas |
| A49.8 | —— aeruginosa |
| B34.1 | — Rhinoviren |
| * | — Salmonella |
| A01.4 | —— paratyphi |
| A01.0 | —— typhi |
| A02.9 | — Salmonellen |
| A69.9 | — Spirochäten |
| A49.0 | — Staphylokokken |
| N49.1 | —— Samenwege |
| A49.1 | — Streptokokken |
| N49.1 | —— Samenwege |
| B58.9 | — Toxoplasmen |
| A59.9 | — Trichomonaden |
| A59.0 | —— Harnwege |
| A59.0 | —— urogenital |
| B08.0 | — Vacciniavirus |
| B01.9 | — Varizellen-Viren |
| B25.9 | — Zytomegalievirus |
| A49.3 | – Eaton-agent- |
| O90.1 | – Episiotomiewunde |
| P39.2 | – Fetus, intraamnial |
| B99 | – fieberhaft |
| B43.0 | – Fonsecaea- [Chromomykose der Haut] |
| O41.1 | – Fruchtblase |
| O41.1 | — Eihäute |
| A09 | – gastrointestinal |
| M00.9 | – Gelenk |
| * | – Geschlechtsorgane |
| O23.5 | — bei Gravidität |
| O08.0 | — nach Abort |
| A54.9 | – gonorrhoisch |
| L05.9 | – Haarbalgfistel |
| L05.9 | – Haarbalgzyste |
| N30.9 | – Harnblase |
| O23.1 | — bei Schwangerschaft |
| N28.8 | – Harnleiter |
| * | – Harnorgane |
| * | — bei |
| O08.8 | —— Abort |
| O23.4 | —— Gravidität |
| A56.2 | — und Geschlechtsorgane, durch Chlamydien |
| N34.2 | – Harnröhre |
| O23.2 | — bei Schwangerschaft |
| N39.0 | – Harnwege |
| N39.0 | — akut |
| N39.0 | — bakteriell |
| O23.4 | — bei Gravidität |
| P39.3 | — beim Neugeborenen |
| N39.0 | — chronisch |

| | |
|---|---|
| B99 | **Infektion** (Forts.) |
| N39.0 | – Harnwege (Forts.) |
| * | — durch |
| N39.0 | —— Enterokokken |
| N39.0 | —— Escherichia coli |
| N39.0 | —— Koli |
| N39.0 | —— Pseudomonas |
| N39.0 | — rezidivierend |
| L08.9 | – Haut |
| L08.0 | — eitrig uncharakteristisch |
| L08.9 | — lokal |
| L08.9 | — und Unterhaut, lokal |
| P39.4 | – Haut-, beim Neugeborenen |
| B24 | – HIV-, therapiebedürftig |
| N45.9 | – Hoden |
| T88.8 | – Hospital- |
| M00.9 | – Hüftgelenk |
| O86.4 | – im Wochenbett |
| * | – intrakraniell, mit |
| F06.8 | — organischer Psychose |
| F05.9 | — Psychose |
| M00.9 | – Kniegelenk |
| H00.0 | – Lid, tief |
| J98.8 | – Luftwege |
| J22 | — akut |
| J06.9 | — bei grippalem Infekt |
| J22 | — fieberhaft |
| J06.9 | — grippal |
| * | — obere |
| J06.9 | —— akut |
| J06.9 | —— fieberhaft |
| * | — untere |
| J22 | —— akut |
| J22 | —— fieberhaft |
| O91.0 | – Mamille, in der Schwangerschaft |
| O91.2 | – Mamma, in der Schwangerschaft |
| N34.2 | – Meatus urethrae |
| * | – mit |
| Z21 | — HIV |
| Z21 | —— asymptomatisch |
| P58.2 | — Neugeborenenikterus |
| H66.9 | – Mittelohr |
| K13.7 | – Mund |
| L08.9 | – Nabel |
| P38 | — beim Neugeborenen |
| L08.9 | — schleichend |
| P38 | —— beim Neugeborenen |
| T88.0 | – nach Impfung |
| L03.0 | – Nagel |
| L03.0 | – Nagelfalz |
| J00 | – Nase |
| J00 | – Nasenrachenraum |
| J00 | – Nasenschleimhaut |
| N45.9 | – Nebenhoden |
| P39.9 | – neonatal |

| | |
|---|---|
| B99 | **Infektion** (Forts.) |
| N15.9 | – Niere |
| O23.0 | — bei Gravidität |
| O23.0 | — Schwangerschaft |
| N10 | – Nierenkelch |
| N15.9 | – Nierenpol |
| T88.8 | – nosokomial |
| J06.8 | – obere Luftwege, akut, multipler Sitz |
| H66.9 | – Ohr |
| N48.2 | – Penis |
| A56.4 | – Pharynx, durch Chlamydien |
| T81.4 | – postoperativ |
| O86.2 | – postpartal, Harntrakt |
| N41.9 | – Prostata |
| J98.4 | – pulmonal |
| L08.0 | – pyogen, Haut |
| J02.9 | – Rachen |
| J02.0 | — durch Streptokokken |
| J02.9 | — fieberhaft |
| J02.9 | —— akut |
| J98.8 | – respiratorisch |
| B99 | – rezidivierend |
| N49.0 | – Samenblase |
| N49.1 | – Samenwege |
| N76.2 | – Schamlippen |
| O90.0 | – Sektiowunde |
| B99 | – selten |
| A81.9 | – Slow-Virus- |
| A35 | – Tetanus- |
| B83.0 | – Toxocara |
| A07.8 | – Trichomonas-, intestinal |
| A16.9 | – tuberkulös |
| L08.9 | – Unterhaut |
| N28.8 | – Ureter |
| T81.4 | – Ureterstumpf |
| N34.2 | – Urethra |
| O23.2 | — bei Schwangerschaft |
| O23.9 | – Urogenitaltrakt, bei Schwangerschaft |
| N76.0 | – Vagina, bakteriell |
| A64 | – venerisch |
| B34.9 | – viral |
| B20.3 | — bei HIV-Krankheit |
| J06.9 | – Virus-, grippal |
| J11.1 | — [Influenza] |
| N76.2 | – Vulva |
| T79.3 | – Wunde |
| T79.3 | — posttraumatisch |
| K37 | – Zäkum |
| A81.9 | – ZNS, durch Slow-Virus |
| B99 | **Infektionskrankheit** |
| * | – mit |
| F09 | — organischer Psychose |
| F05.8 | —— akut |
| F05.8 | — subakuter Psychose |
| Z22.9 | **Infektionskrankheiten-Keimträger** |

| | |
|---|---|
| P02.7 | **Infektionssyndrom, Amnion-**, beim Neugeborenen |
| D80.9 | **Infektneigung** |
| J32.9 | **Infektsinusitis** |
| J04.1 | **Infekttracheitis** |
| * | **Inferiorer Myokardinfarkt** |
| I21.1 | – akut, transmural |
| I22.1 | – rezidivierend |
| * | **Inferolateraler Myokardinfarkt** |
| I21.1 | – akut, transmural |
| I22.1 | – rezidivierend |
| I25.2 | **Inferolateralinfarkt,** alt |
| * | **Inferoposteriorer Myokardinfarkt** |
| I21.1 | – akut, transmural |
| I22.1 | – rezidivierend |
| * | **Infertilität** |
| * | – bei |
| N97.0 | — fehlender Ovulation |
| N97.2 | — Uterusaffektionen |
| N46 | – männlich |
| N46 | — nach Vasektomie |
| N97.9 | – weiblich |
| * | – bei |
| N97.3 | —— Vaginalaffektion |
| N97.3 | —— Zervixaffektion |
| * | **Infiltrat** |
| R22.2 | – Bauchdecke |
| J82 | – Lunge |
| J82 | — eosinophil |
| J36 | – peritonsillär |
| J36 | – retrotonsillär |
| R22.9 | – unklar |
| * | **Infiltration** |
| H11.8 | – Bindehaut, reaktiv, lymphoid |
| C79.1 | – Blase |
| C79.1 | – Blasenwand, karzinomatös |
| H43.8 | – Glaskörper |
| E74.0 | – Glykogen, Herz |
| R39.0 | – Harn |
| C79.1 | – Harnblase, tumorös |
| K76.8 | – Leber |
| A16.2 | – Lunge, tuberkulös |
| I88.9 | – Lymphknoten |
| C79.0 | – Nierenbecken |
| J94.8 | – Pleura |
| C79.8 | – Samenblase |
| * | **Infizierte** |
| N13.6 | – Hydronephrose |
| N43.1 | – Hydrozele |
| T81.4 | – Nahtdehiszenz |
| T79.3 | – Verletzung |
| T79.3 | – Wunde |
| T79.3 | — ohne Erstversorgung |
| * | **Infizierter** |
| O06.5 | – Abort |
| T79.3 | – Insektenstich |

| | |
|---|---|
| * | **Infizierter** (Forts.) |
| L84 | – Klavus |
| L05.9 | – Sinus pilonidalis |
| O03.5 | – Spontanabort |
| L72.1 | **Infiziertes Atherom** |
| J11.1 | **Influenza** – s.a. Grippe |
| Z25.1 | – [Grippe], Impfnotwendigkeit |
| J10.1 | **Influenzaviren,** nachgewiesen bei |
| | Grippe |
| G50.0 | **Infraorbital-Neuralgie** |
| N13.8 | **Infrarenale Obstruktion** |
| * | **Infrarenales** |
| I71.4 | – Aortenaneurysma |
| I71.4 | – Bauchaortenaneurysma |
| M75.1 | **Infraspinatustendinitis,** und Supra- |
| | spinatustendinitis |
| S06.8 | **Infratentorielle Hirnblutung** |
| K42.9 | **Infraumbilikale Bauchwandhernie** |
| Q24.3 | **Infundibuläre Pulmonalstenose** |
| Q24.3 | **Infundibulumstenose,** pulmonal |
| * | **Ingestion** |
| T18.9 | – Fremdkörper, beim Kind |
| T50.9 | – Tabletten |
| T65.2 | – Zigaretten |
| T50.9 | **Ingestions-Unfall** |
| L02.2 | **Inguinalabszeß** |
| B35.6 | **Inguinale Epidermophytie** |
| K40.9 | **Inguinalhernie** |
| K40.2 | – beidseitig |
| K40.9 | – einseitig |
| K40.4 | – mit Gangrän |
| K40.3 | **Inguinalhernieninkarzeration** |
| K40.3 | **Inguinalhernienstrangulation** |
| K40.3 | **Inguinalhernienverschluß** |
| Q53.9 | **Inguinalhoden** |
| B35.6 | **Inguinalmykose** |
| T41.0 | **Inhalationsanästhetika-Vergiftung** |
| A22.1 | **Inhalationsmilzbrand** |
| Q00.2 | **Inienzephalie** |
| N02.9 | **Initiale Makrohämaturie** |
| A71.0 | **Initialstadium,** Trachom |
| T80.9 | **Injektionskomplikation** |
| * | **Inkarzeration** |
| K40.3 | – Inguinalhernie |
| K40.3 | – Leistenbruch |
| * | **Inkarzerierte** |
| K46.0 | – Hernie |
| K40.3 | – Leistenhernie |
| K42.0 | – Nabelhernie |
| K43.0 | – Narbenhernie |
| K41.3 | – Schenkelhernie |
| * | **Inkompatibilität** |
| * | – AB0- |
| O36.1 | — Betreuung der Schwangeren |
| P55.1 | — Fetus |
| O36.0 | – Rhesus-, Betreuung der Schwangeren |

| | |
|---|---|
| * | **Inkomplette** |
| O01.1 | – Blasenmole |
| O06.4 | – Fehlgeburt |
| O06.3 | — mit Komplikation |
| O04.4 | – Interruptio |
| O04.3 | — mit Komplikation |
| * | **Inkompletter** |
| O06.4 | – Abort |
| O06.3 | — mit Komplikation |
| O03.4 | — spontan |
| I44.3 | – AV [Atrioventrikular]-Block |
| O04.4 | – legaler Schwangerschaftsabbruch |
| I44.6 | – Linksschenkelblock |
| I45.1 | – Rechtsschenkelblock |
| O03.3 | – Spontanabort, mit Komplikation |
| R32 | **Inkontinenz** |
| R32 | – Blase |
| N39.4 | – Drang- (Harninkontinenz) |
| N99.8 | – durch Streß, postoperativ |
| R32 | – Harn- |
| N31.0 | — neurogen |
| N39.4 | — organische Ursache |
| N31.0 | – Harnblase, neurogen |
| N31.8 | – Harnblasensphinkter |
| N39.4 | – Reflex- (Harninkontinenz) |
| R15 | – Sphincter ani |
| N39.3 | – Streß- |
| N39.3 | – weiblich |
| R15 | – Stuhl- |
| N39.4 | – Überlauf- (Harninkontinenz) |
| N39.4 | – Urge- |
| R32 | – Urin- |
| T14.0 | **Inkorporation, Splitter-** |
| * | **Inkubation** |
| Z20.5 | – Hepatitis- |
| Z20.8 | – Masern- |
| Z20.8 | – Mumps- |
| Z20.8 | – Pertussis- |
| Z20.4 | – Röteln- |
| Z20.0 | – Salmonellose- |
| Z20.8 | – Varizellen- |
| M23.8 | **Innenbandinsuffizienz,** Kniegelenk |
| S83.4 | **Innenbandruptur,** Kniegelenk |
| S82.5 | **Innenknöchelfraktur** |
| M23.3 | **Innenmeniskopathie** |
| M23.3 | **Innenmeniskushinterhornläsion** |
| S83.2 | **Innenmeniskushinterhornlappenriß** |
| S83.2 | **Innenmeniskushinterhornquerriß** |
| S83.2 | **Innenmeniskushinterhornriß** |
| S83.2 | **Innenmeniskuskorbhenkelriß** |
| S83.2 | **Innenmeniskuskorbhenkelruptur** |
| M23.3 | **Innenmeniskusläsion** |
| M23.3 | – degenerativ |
| M23.3 | – und Außenmeniskusläsion |
| M23.3 | **Innenmeniskusreizung** |
| S83.2 | **Innenmeniskusriß** |

M23.3 **Innenmeniskusvorderhornläsion**
H93.0 **Innenohrdurchblutungsstörung**
H83.0 **Innenohrentzündung**
Q16.5 **Innenohrfehlbildung,** angeboren
H83.3 **Innenohrgeräuscheinwirkung**
H90.3 **Innenohrhochtonschwerhörigkeit,**
      beidseitig
H83.3 **Innenohrlärmschädigung**
H83.9 **Innenohrschaden**
H90.5 **Innenohrschwerhörigkeit**
H90.3 – beidseitig
H90.5 – toxisch
H90.8 – und Mittelohrschwerhörigkeit, kombi-
      niert
H83.9 **Innenohrstörung**
A52.7 **Innenohrsyphilis**
R26.8 **Innenrotationsgang**
H50.5 **Innenschielen,** latent
\*      **Innere**
I84.2 – Hämorrhoiden
I84.1 — blutend
I84.1 — stranguliert
I84.1 — ulzerös
I84.1 — vorgefallen
M23.9 – Kniegelenkschädigung
E16.9 – Sekretionsstörung, Pankreas
I84.0 – thrombosierte Hämorrhoiden
R45.0 – Unruhe
\*      **Inokulations-**
A28.1 – Adenitis
B16.9 – Hepatitis
J41.8 **Inosinubronchitis**
E53.8 **Inositmangel**
F29   **Insania**
T63.4 **Insekten,** Verletzung durch
T14.0 **Insektenbiß**
T63.4 **Insektengiftallergie**
T14.0 **Insektenstich**
T79.3 – infiziert
S00.2 – Lid
T63.4 – Reaktion
T63.4 — allergisch
T63.4 **Insektenstichallergie**
D13.7 **Inselzelladenom**
E16.9 **Inselzelleninsuffizienz,** Pankreas
E16.9 **Inselzellhyperplasie**
C25.4 **Inselzellkarzinom**
D37.7 **Inselzelltumor**
\*      **Insemination**
Z31.- – artifiziell
Z31.- — homolog
Z31.- – extrakorporal
Z31.- – heterolog
Z31.- – homolog
Z31.- – intrauterin

\*      **Insemination** (Forts.)
Z31.- – künstlich
Z31.- – synchron, hysteroskopisch
Z31.- **Inseminationsberatung**
P50.0 **Insertio velamentosa,** fetaler Blutverlust
M77.9 **Insertionsligamentopathie**
M77.9 **Insertionstendopathie**
M75.8 – Schulterbereich
M65.8 – Trochanter major
T67.0 **Insolation**
G47.0 **Insomnie**
F51.0 – nichtorganisch
G47.0 – organisch
G47.0 – psychogen
R47.8 **Inspiratorisches Sprechen**
P59.1 **Inspissated-bile-Syndrom**
\*      **Instabile**
I20.0 – Angina pectoris
N31.9 – Blase
I10    – Hypertonie
F60.3 – Persönlichkeitsstörung, emotional
S22.5 **Instabiler Thorax**
Q65.6 **Instabiles Hüftgelenk,** angeboren
\*      **Instabilität**
Q65.6 – Hüftgelenk
M25.3 – Iliosakralgelenk
M23.5 – Kniegelenk, chronisch
M53.2 – LWS
M25.3 – Schulter
M25.3 – Sprunggelenk, chronisch
M53.2 – Wirbelsäule
M53.2 — im Lumbalbereich
H55   **Instabilitas oculorum**
O61.1 **Instrumentelle Geburtseinleitung,**
      mißlungen
I50.9 **Insufficientia cordis**
\*      **Insuffizienz**
N17.9 – akut, Nieren
K62.8 – anal
K62.8 – Analsphinkter
I06.1 – Aorten-, rheumatisch
I35.1 – Aortenklappe
Q23.1 — kongenital
I06.1 — rheumatisch
I35.1 — Zustand nach Aortenklappenersatz
G45.0 – Arteria vertebralis
I77.1 – arteriell
J96.9 – Atem-
J96.9 — postnarkotisch
E31.0 – autoimmun, polyglandulär
G45.0 – Basilaris
M62.9 – Bauchmuskeln
O34.8 – Beckenboden, bei Schwangerschaft
\*      – bei
I05.2 — Mitralklappenstenose
I05.2 — Mitralstenose

**I**

| | |
|---|---|
| * | **Insuffizienz** (Forts.) |
| * | – bei (Forts.) |
| I06.2 | — rheumatischer Aortenstenose |
| R32 | – Blasenhals |
| I87.2 | – chronisch-venös |
| I87.2 | — Beine |
| I87.2 | — peripher |
| E28.8 | – Corpus luteum |
| R32 | – Detrusor |
| E20.9 | – Epithelkörperchen |
| O36.5 | – fetoplazentar, Betreuung der Schwangeren |
| R29.8 | – Füße, statisch |
| M62.9 | – Fußmuskeln |
| E31.9 | – glandulär |
| R29.3 | – Haltung, statisch-dynamisch |
| I50.9 | – Herz |
| * | — bei hypertensiver |
| I11.0 | —— Herzkrankheit |
| I13.0 | —— und Nierenkrankheit |
| I50.9 | — chronisch |
| I50.9 | — dekompensiert |
| I50.9 | — global |
| I50.9 | —— dekompensiert |
| I50.9 | — im Alter |
| I50.9 | — kompensiert |
| I50.0 | — kongestiv |
| * | — mit |
| I11.0 | —— Hypertonie |
| I50.1 | —— Lungenödem |
| I50.0 | —— Ödem |
| I50.1 | —— Stauungslunge |
| I50.9 | — muskulär |
| I97.1 | — nach Herzoperation |
| P29.0 | – Herz-, beim Neugeborenen |
| I50.9 | – Herz-Kreislauf- |
| I38 | – Herzklappe |
| I09.1 | — chronisch, rheumatisch |
| I09.1 | — rheumatisch |
| I50.9 | – Herzmuskel |
| I50.9 | — chronisch |
| K44.9 | – Hiatus- |
| E29.1 | – Hoden |
| E34.9 | – hormonal |
| E23.0 | – Hypophyse |
| E23.0 | – Hypophysenvorderlappen, akut, postpartal |
| D84.9 | – Immunsystem |
| M23.8 | – Innenband, Kniegelenk |
| E16.9 | – Inselzellen, Pankreas |
| K22.8 | – Kardia |
| I50.9 | – kardial |
| I50.9 | — chronisch |
| I50.0 | — durch Stauung |
| I50.9 | – kardiovaskulär |

| | |
|---|---|
| * | **Insuffizienz** (Forts.) |
| I24.8 | – Koronar- |
| I24.8 | — akut |
| I25.8 | — chronisch |
| I24.8 | – Koronararterien |
| I99 | – Kreislauf |
| R57.9 | — akut |
| K72.9 | – Leber |
| I87.2 | – Leitvene |
| E29.1 | – Leydig-Zell- |
| I50.1 | – Linksherz |
| I50.1 | — dekompensiert |
| M53.2 | – lumbosakral |
| J98.4 | – Lunge |
| J95.3 | — postoperativ |
| J98.4 | — posttraumatisch |
| I89.8 | – lymphatisch |
| * | – mit Stenose |
| I35.2 | — Aortenklappe |
| I06.2 | —— rheumatisch |
| I36.2 | — nichtrheumatisch, Trikuspidalklappe |
| I37.2 | — Pulmonalklappe |
| I34.0 | – Mitral- |
| I34.0 | – Mitralklappe |
| Q23.3 | — angeboren |
| I08.0 | — und Aortenklappe |
| I08.0 | —— chronisch, rheumatisch |
| I34.0 | — Zustand nach Mitralklappenersatz |
| M62.9 | – Muskel |
| I50.9 | – Myokard |
| I50.9 | — chronisch |
| I50.9 | — dekompensiert |
| T81.3 | – Naht |
| E27.4 | – Nebenniere |
| E27.4 | – Nebennierenrinde |
| E27.1 | — primär |
| E20.9 | – Nebenschilddrüse |
| N19 | – Niere |
| P96.0 | — angeboren |
| * | — bei |
| * | — hypertensiver |
| I13.1 | —— Herz- und Nierenkrankheit |
| I12.0 | —— Nierenkrankheit |
| I12.0 | —— Hypertonie |
| N18.9 | — chronisch |
| N18.8 | — präterminal |
| N18.0 | — terminal |
| N18.0 | —— dialysepflichtig |
| T82.5 | —— Shuntverschluß |
| I13.2 | — und Herz, bei hypertensiver Herz- und Nierenkrankheit |
| N19 | — Zustand nach Nierentransplantation |
| E28.3 | – ovariell |
| E28.8 | — funktionell |
| E89.4 | — nach medizinischen Maßnahmen |
| E28.3 | – Ovarien, primär |

| | |
|---|---|
| * | **Insuffizienz** (Forts.) |
| K86.8 | – Pankreas |
| K86.8 | — endokrin |
| K86.8 | — exkretorisch |
| K86.8 | — exokrin |
| K86.8 | — total |
| N81.8 | – Perineum |
| O36.5 | – Plazenta |
| E31.9 | – polyglandulär |
| * | – pulmonal |
| * | — akut, nach |
| J95.2 | —— nicht am Thorax vorgenommener Operation |
| J95.1 | —— Thoraxoperation |
| J95.3 | — chronisch, nach Operation |
| I37.1 | – Pulmonalklappe |
| Q22.2 | — angeboren |
| I09.8 | — rheumatisch |
| K31.8 | – Pylorus |
| I50.0 | – Rechtsherz |
| I50.0 | — dekompensiert |
| N19 | – renal |
| J96.9 | – respiratorisch |
| J96.9 | — global |
| I05.1 | – rheumatisch, Mitralklappe |
| M62.9 | – Rückenmuskeln |
| E03.9 | – Schilddrüse |
| E03.1 | — angeboren |
| E03.9 | — erworben |
| E29.1 | – spermatogenetisch |
| I50.0 | – Stauungs- |
| I50.0 | — dekompensiert |
| E29.1 | – testikulär |
| H04.1 | – Tränenfilm |
| I07.1 | – Trikuspidalklappe |
| I36.1 | — nichtrheumatisch |
| I07.1 | — rheumatisch |
| H69.8 | – Tuben |
| Q62.8 | – Ureterostium, angeboren |
| N36.8 | – Urethrasphinkter |
| I99 | – vaskulär |
| K55.9 | — Darm |
| K55.1 | — Mesenterium |
| I87.2 | – Venae perforantes |
| O22.9 | – Venen, chronisch, bei Gravidität |
| I87.2 | – venös |
| K30 | – Verdauung |
| G45.0 | – vertebrobasilär |
| I67.8 | – zerebral |
| I67.8 | – zerebrovaskulär |
| I67.8 | — 1. Grad |
| I67.8 | — akut |
| N88.3 | – Zervix |
| O34.3 | – bei Gravidität |
| O34.3 | — Betreuung der Schwangeren |
| T88.7 | **Insulin-Nebenwirkung** |

| | |
|---|---|
| * | **Insulinabhängiger** |
| E10.9 | – Diabetes mellitus, Typ I |
| E11.9 | – Typ-II-Diabetes |
| * | — mit |
| E11.0 | —— Koma |
| E11.7 | —— multiplen Komplikationen |
| E11.4 | —— neurologischer Komplikation |
| E11.5 | —— peripherer vaskulärer Komplikation |
| E16.0 | **Insulinbedingte Hypoglykämie** |
| E14.8 | – bei Diabetes |
| E15 | **Insulinkoma** |
| E14.0 | – bei Diabetes |
| E89.1 | **Insulinmangel,** postoperativ |
| D13.7 | **Insulinom** |
| C25.4 | – bösartig |
| D13.7 | – gutartig |
| * | **Insulinpflichtiger Diabetes** |
| E14.9 | – mellitus |
| O24.0 | — mit Schwangerschaft |
| E10.9 | — Typ I |
| E11.9 | — Typ II |
| * | **Insult** |
| I64 | – angiospastisch |
| I64 | — zerebral |
| I64 | – apoplektisch |
| I64 | – Hirn |
| I64 | – Hirnstamm |
| I63.9 | – ischämisch |
| E27.4 | – Nebenniere |
| I64 | – zerebral |
| I64 | – zerebrovaskulär |
| F03 | **Intellektuelle Leistungsminderung,** senil |
| F79.9 | **Intelligenzmangel** |
| F79.9 | **Intelligenzminderung** |
| F84.4 | – bei überaktiver Störung, mit Bewegungsstereotypien |
| F70.9 | – leicht |
| F70.8 | — mit Verhaltensstörung |
| F79.8 | – mit Verhaltensstörung |
| F71.9 | – mittelgradig |
| F71.8 | — mit Verhaltensstörung |
| F79.9 | – ohne Verhaltensstörung |
| F72.9 | – schwer |
| * | — mit |
| F72.1 | —— deutlich behandlungsbedürftiger Verhaltensstörung |
| F72.8 | —— Verhaltensstörung |
| F73.9 | – schwerst |
| * | — mit |
| F73.1 | —— deutlich behandlungsbedürftiger Verhaltensstörung |
| F73.8 | —— Verhaltensstörung |
| * | **Intelligenzquotient** – s. IQ |

**I**

F79.9 **Intelligenzschwäche**
F72.9 – ausgeprägt
F70.9 – leicht
B35.9 **Interdigitale Pilzinfektion**
B35.3 – Fuß
B35.2 – Hand
G58.8 **Interdigitalisneuralgie**
B35.9 **Interdigitalmykose**
B35.3 – Fuß
B35.2 – Hand
I45.8 **Interferenzdissoziation**
N05.8 **Interkapilläre Glomerulonephritis**
M99.8 **Interkostalblockierung**
S25.5 **Interkostalgefäßverletzung**
G58.0 **Interkostalneuralgie**
G58.0 **Interkostalneuropathie**
G58.0 – nicht tumorbedingt
I20.0 **Intermediäres Koronarsyndrom**
N94.0 **Intermenstrualschmerzen**
* **Intermenstruelle**
N94.6 – Dysmenorrhoe
N92.3 – Schmierblutung
* **Intermittierende**
H50.3 – Esotropie
H50.3 – Exotropie
N13.3 – Hydronephrose
H50.3 – Restesotropie
H50.3 – Restexotropie
R52.2 – Schmerzen
* **Intermittierender**
M12.4 – Hydrops
I44.7 – Linksschenkelblock
H50.3 – Strabismus concomitans
* **Intermittierendes**
H40.2 – Engwinkelglaukom
H40.2 — primär
I73.9 – Hinken
I48 – Vorhofflimmern
H49.0 **Interne Okulomotoriusparese**
H51.2 **Internukleäre Ophthalmoplegie**
B35.9 **Interphalangeale Mykose**
B35.3 – Fuß
B35.2 – Hand
* **Interruptio**
O04.9 – aus sozialer Indikation
O08.1 – Blutung nach
* – graviditatis
O04.9 — ärztlich
Z30.- — Antrag auf
O04.4 – inkomplett
O04.3 — mit Komplikation
O04.9 – komplett
O04.8 — mit Komplikation
O04.9 – legalis
M54.6 **Interskapulago**

M54.1 **Interspinalesneuralgie**
M54.1 **Interspinalesreizung**
* **Interstitielle**
N30.1 – Blasenentzündung
J84.9 – Bronchopneumonie
H16.3 – Keratitis
A18.5 — tuberkulös
J84.1 – Lungenfibrose, idiopathisch
* – Lungenkrankheit, durch
* — Arzneimittel
J70.2 —— akut
J70.3 —— chronisch
N61 — Mastitis
I40.9 – Myokarditis, akut
M60.1 – Myositis
N12 – Nephritis
N00.8 — akut
N00.8 —— diffus
N11.9 — chronisch
N12 – Nephropathie
* – Pneumonie
B59 — akut
B22.1 — lymphoid, durch HIV-Krankheit
B59 — plasmazellulär
N30.1 – Zystitis
N30.1 — chronisch
* **Interstitielles**
J98.2 – Emphysem
J81 – Lungenödem
* **Intertriginöse**
L30.4 – Dermatitis, submammär
B37.2 – Kandidose
B36.9 – Mykose
L40.9 – Psoriasis
L30.4 **Intertriginöses Ekzem**
L30.4 – infektiös
L30.4 **Intertrigo**
L30.4 – Haut
B37.2 – Kandidose
B36.9 – Mykose
M47.8 **Intervertebralarthrose**
Z30.- – **Interzeption**
Q41.9 **Intestinalatresie**
K92.2 **Intestinalblutung**
K92.2 – okkult
* **Intestinale**
K56.5 – Adhäsion, mit Ileus
A06.1 – Amöbiasis, chronisch
B81.3 – Angiostrongyliasis
B65.1 – Bilharziose
B37.8 – Candidiasis
N80.5 – Endometriose
K55.0 – Gangrän
J11.8 – Grippe [Influenza]
B82.0 – Helminthose
K56.1 – Invagination

| | |
|---|---|
| * **Intestinale** (Forts.) | T65.9 **Intoxikation** (Forts.) |
| B37.8 – Kandidose | * – durch (Forts.) |
| B81.1 – Kapillariasis | F18.0 — flüchtige Lösungsmittel, bei Abhän- |
| R10.4 – Kolik | gigkeit |
| K90.8 – Lipodystrophie | T59.8 — Gärgas |
| K90.9 – Malabsorption | T59.9 — Gas |
| B23.8 — bei HIV-Krankheit | F16.0 — Halluzinogene, bei Abhängigkeit |
| K55.1 – Striktur, ischämisch | T40.1 — Heroin |
| A07.8 – Trichomonas-Infektion | F11.0 —— akut |
| K66.0 – Verwachsung | F11.0 —— bei Abhängigkeit |
| B82.0 – Wurmkrankheit | T40.5 — Kokain |
| * **Intestinaler** | F14.0 —— akut |
| A22.2 – Anthrax | F14.0 —— bei Abhängigkeit |
| M02.0 – Bypass, mit Arthritis | T50.9 — Medikamente |
| K90.0 – Infantilismus | * — Opioide |
| D37.7 – Tumor | F11.0 —— akut |
| D01.4 **Intestinales Carcinoma in situ** | F11.0 —— bei Abhängigkeit |
| N82.4 **Intestinouterine Fistel** | T54.2 — Oxalsäure |
| D13.9 **Intestinumneubildung,** gutartig | T59.9 — Rauch |
| * **Intoleranz** | F13.0 — Sedativa und Hypnotika, bei Abhän- |
| T88.7 – Analgetika | gigkeit |
| E74.1 – Fruktose | O08.2 — Seife, nach Abort |
| E74.1 — hereditär | * — Tabak |
| E74.2 – Galaktose | F17.0 —— akut |
| E74.3 – Glukose-Galaktose-, angeboren | F17.0 —— bei Abhängigkeit |
| T78.1 – Kuhmilchprotein | T50.9 — Tabletten |
| E74.1 – Lävulose, hereditär | T50.9 —— mit Alkohol |
| E73.9 – Laktose | T53.1 — Trichlormethan |
| E73.9 — angeboren | T66 — Uran |
| K90.4 – Nahrungsmittel | E67.3 — Vitamin D |
| E74.3 – Saccharose-Isomaltose-, angeboren | E87.7 — Wasser |
| E73.0 – Syndrom, Disaccharid- | K63.8 – Magen-Darm- |
| T65.9 **Intoxikation** – s.a. Vergiftung | * **Intraabdominale** |
| * – akut, durch | R58 – Blutung |
| F10.0 — Alkohol | K46.9 – Hernie |
| F18.0 — flüchtige Lösungsmittel | C77.2 – Lymphknotenmetastasen |
| F16.0 — Halluzinogene | S36.9 – Organe, Verletzung |
| F13.0 — Sedativa und Hypnotika | T91.5 — Folgen |
| R68.8 – Auto- | C76.2 **Intraabdominales Karzinom** |
| * – durch | P39.2 **Intraamniale Fetalinfektion** |
| T51.9 – Alkohol | D05.1 **Intraduktales Karzinom** |
| F10.0 —— bei Abhängigkeit | * **Intraepitheliale** |
| T51.9 —— mit Tablettenintoxikation | N90.3 – Läsion, Vulva |
| T88.7 — Amalgam | * – Neoplasie |
| T50.9 — Arzneimittel | * — vaginal |
| T51.0 — Äthanol | N89.0 —— 1. Grades |
| T42.3 — Barbiturat | N89.1 —— 2. Grades |
| T42.4 — Benzodiazepin | D07.2 —— 3. Grades |
| T57.3 — Blausäure | * — zervikal |
| T56.0 — Blei | N87.0 —— 1. Grades |
| * — Cannabinoide | N87.1 —— 2. Grades |
| F12.0 —— akut | N90.3 – Vulvaneoplasie |
| F12.0 —— bei Abhängigkeit | N90.0 —— 1. Grades |
| T53.1 — Chloroform | N90.1 —— 2. Grades |
| T46.0 — Digitalis | D07.1 —— 3. Grades |
| F19.5 — Drogen, mit Psychose | D04.9 **Intraepitheliales Epitheliom** |

K71.0 **Intrahepatische Cholestase** [Cholestase]
K75.0 **Intrahepatischer Abszeß**
C22.1 **Intrahepatisches Gallengangskarzinom**
* **Intrakranial** – s. intrakraniell
* **Intrakranielle**
I67.0  – Arteriendissektion, nichtrupturiert
G97.2  – Druckminderung, nach ventrikulärem
          Shunt
G93.2  – Drucksteigerung
G08    – Embolie, Venensinus
G08    – Endophlebitis, Venensinus
G08    – Entzündung, eitrig, Venensinus
G93.2  – gutartige Drucksteigerung
I62.9  – Hämorrhagie
*      – Infektion, mit
F06.8  — organischer Psychose
F05.9  — Psychose
D43.2  – Neubildung, unsicher, mit Demenz
*      – Phlebitis
*      — Venensinus
G08    —— eitrig
G08    —— septisch
G08    —— venöser Sinus
H47.1  – Raumforderung, Stauungspapille
I67.6  – Sinusthrombose, nichteitrig
G08    – Thrombophlebitis, Venensinus
G08    – Venensinusthrombose
S06.9  – Verletzung
T90.5  — Folgen
S06.7  — mit verlängertem Koma
*      **Intrakranieller**
G06.0  – Abszeß
G09    — Folgen
G06.2  – subduraler Abszeß
*      – Tumor
D33.9  — benigne
D43.2  — multipel
D32.0 **Intrakranielles Meningeom**
O00.8 **Intraligamentäre Gravidität**
*      **Intramurale**
N30.8  – Blasenentzündung
O00.8  – Gravidität
N30.8  – Zystitis
D25.1 **Intramurales Leiomyom,** Uterus
C30.0 **Intranasales Malignom**
H40.0 **Intraokuläre Drucksteigerung**
*      **Intraokulärer**
S05.5  – amagnetischer Fremdkörper
S05.5  – Fremdkörper
S05.5  – magnetischer Fremdkörper
H43.3 **Intraokulare Entzündung,** mit Glaskör-
          pertrübung
*      **Intraokularer alter**
*      – amagnetischer Fremdkörper
H44.7  — Bulbushinterwand
H44.7  — Glaskörper

*      **Intraokularer alter** (Forts.)
*      – amagnetischer Fremdkörper (Forts.)
H44.7  — Iris
H44.7  — Linse
H44.7  — Vorderkammer
H44.7  — Ziliarkörper
*      – magnetischer Fremdkörper
H44.6  — Bulbushinterwand
H44.6  — Glaskörper
H44.6  — Iris
H44.6  — Linse
H44.6  — Vorderkammer
H44.6  — Ziliarkörper
H59.8 **Intraoperative Glaskörperblutung**
O67.9 **Intrapartale Blutung**
O67.0  – bei Gerinnungsstörung
Z31.- **Intraperitonealer Gametentransfer**
N28.8 **Intrarenale Verkalkung**
N28.0 **Intrarenaler Aortenverschluß**
*      **Intraretinale**
H35.6  – Blutung
H35.6  – Netzhautblutung
K61.4 **Intrasphinktärer Abszeß**
G06.1 **Intraspinaler Abszeß**
M51.4 **Intraspongiöse Hernie**
M51.4 **Intraspongiöser Diskusprolaps**
*      **Intrathorakale**
A16.3  – Lymphknoten-TBC
C77.1  – Lymphknotenmetastasen
A16.3  – Lymphknotentuberkulose
T91.4  – Organe, Verletzung, Folgen
Z31.- **Intratubare Fertilisation**
*      **Intratubarer**
Z31.-  – Embryotransfer
Z31.-  – Pronukleustransfer
Z31.-  – Spermientransfer, transvaginal
Z31.-  – transabdominaler Gametentransfer
Z31.-  – Zygotentransfer
*      **Intrauterine**
P20.9  – Anoxie
P20.9  – Asphyxie
P20.9  – Azidose
P20.9  – Bradykardie
P05.9  – Dystrophie
*      – fetale
P05.9  — Entwicklung, gestört
Q89.9  — Fehlbildung
Z32.-  – Gravidität
P20.9  – Hypoxie
*      — erstmals festgestellt
P20.1  —— bei Wehen oder Entbindung
P20.0  —— vor Wehenbeginn
Z31.-  – Insemination
P05.9  – Mangelentwicklung
P05.9  – Retardierung

| | |
|---|---|
| * | **Intrauterine** (Forts.) |
| N85.6 | – Synechien |
| P20.9 | – Tachykardie |
| * | **Intrauteriner** |
| P20.9 | – Distreß |
| Z31.- | – Embryotransfer |
| P95 | – Fruchttod |
| O36.4 | — Betreuung der Schwangeren |
| P95 | – Tod |
| O36.4 | — Betreuung der Schwangeren |
| * | **Intrauterinpessar** |
| T83.3 | – disloziert |
| Z30.- | – Einlage |
| O26.3 | – liegend, mit Schwangerschaft |
| T83.3 | – okkult |
| * | **Intrauterinpessar-** |
| Z30.- | – Entfernung |
| Z30.- | – Kontrolle |
| T83.3 | – Verlagerung |
| Z30.- | – Wiedereinsetzen |
| * | **Intravasale disseminierte** |
| D65 | – Gerinnung |
| P60 | — beim Neugeborenen |
| P60 | — Fetus |
| D65 | – Koagulation |
| * | **Intraventrikuläre** |
| P10.2 | – Blutung, durch Geburtsverletzung |
| I45.6 | – Erregungsleitung, anomal |
| I61.5 | – Hämorrhagie |
| I61.5 | – Hirnblutung |
| I61.5 | – intrazerebrale Blutung |
| * | – nichttraumatische Blutung |
| * | — 1. Grad |
| P52.0 | —— beim Neugeborenen |
| P52.0 | —— Fetus |
| * | — 2. Grad |
| P52.1 | —— beim Neugeborenen |
| P52.1 | —— Fetus |
| * | — 3. Grad |
| P52.2 | —— beim Neugeborenen |
| P52.2 | —— Fetus |
| I45.4 | **Intraventrikulärer unspezifischer Block** |
| * | **Intrazerebrale** |
| I61.9 | – Blutung |
| D18.0 | — durch Angiom |
| I69.1 | — Folge |
| * | — Großhirnhemisphäre |
| I61.1 | —— kortikal |
| I61.0 | —— subkortikal |
| I61.3 | — Hirnstamm |
| I61.4 | — Kleinhirn |
| G93.9 | – Erkrankung |
| I61.9 | – Hämorrhagie |
| I61.5 | – intraventrikuläre Blutung |

| | |
|---|---|
| * | **Intrazerebrale** (Forts.) |
| * | – nichttraumatische Blutung |
| P52.4 | — beim Neugeborenen |
| P52.4 | — Fetus |
| I61.1 | – oberflächliche Blutung |
| I61.0 | – tiefe Blutung |
| I61.9 | **Intrazerebrales Hämatom** |
| Z31.- | **Intrazytoplasmatische Spermieninjektion** |
| D51.0 | **Intrinsic-Faktor-Mangel,** Vitamin-B$_{12}$-Mangelanämie durch |
| J45.1 | **Intrinsisches Asthma bronchiale** |
| N89.6 | **Introitus vaginae,** eng |
| * | **Intubation** |
| T88.4 | – mißlungen |
| T88.4 | – schwierig |
| T81.4 | **Intubationsgranulom** |
| K56.1 | **Invagination** |
| K56.1 | – Darm |
| K56.1 | – Dünndarm |
| K56.1 | – intestinal |
| K56.1 | – Kolon |
| K46.0 | **Invaginationshernie** |
| K56.1 | **Invaginationsileus** |
| R68.8 | **Invalidität** |
| * | **Invasive** |
| B44.0 | – Aspergillose, Lunge |
| D39.2 | – Blasenmole |
| H02.8 | **Inverse Zilien** |
| N85.5 | **Inversio uteri** |
| O71.2 | – bei Entbindung |
| N85.5 | – chronisch |
| O71.2 | – postpartal |
| Q95.1 | **Inversion, Chromosomen-,** beim normalen Individuum |
| N85.8 | **Involutio uteri** |
| * | **Involution** |
| R54 | – Alters- |
| N64.2 | – Brustdrüse |
| N64.2 | – Mamma |
| K11.0 | – Speicheldrüse |
| E32.8 | – Thymus |
| N95.2 | – vaginal |
| F32.8 | **Involutionsdepression** |
| F32.8 | **Involutionsmelancholie** |
| M81.0 | **Involutionsosteoporose** |
| F22.8 | **Involutionsparaphrenie** |
| F28 | **Involutionspsychose** |
| O05.9 | **Inzipienter Abort** |
| * | **IOL** [Intraokulare Linse] |
| T85.2 | – Dezentrierung |
| T85.2 | – Dislokation |
| H18.1 | – Keratopathia bullosa durch |
| Z24.0 | **IPV** [Inaktivierte Polio-Vakzine], Poliomyelitis-Impfung, trivalent |

* **IQ**
F72.9  – 20-34 [Schwere Intelligenzminderung]
F71.9  – 35-49 [Mittelgradige Intelligenzminde-
         rung]
F70.9  – 50-69 [Leichte Intelligenzminderung]
F73.9  – unter 20 [Schwerste Intelligenzminde-
         rung]
H44.1  **Iridochorioiditis**
H21.5  **Iridodialyse**
S05.8  – traumatisch
H21.8  **Iridodonesis**
*      **Iridokorneale endotheliale**
H21.8  – Dystrophie [ICE-Syndrom]
H40.5  — mit Sekundärglaukom
H21.2  **Iridoschisis**
H20.9  **Iridozyklitis**
H20.0  – akut
H20.1  – chronisch
H26.2  – Katarakt, chronisch
*      – mit
H40.4  — Glaukom
H20.2  — Linseninduration
H20.2  – phakogen
H20.0  – rezidivierend
H20.0  – subakut
A18.5  – tuberkulös
H44.1  **Iridozyklochorioiditis**
*      **Iris**
H21.4  – bombée
Q13.1  – fehlend, angeboren
H21.5  **Irisabriß**
H21.5  **Irisadhäsion**
H21.9  **Irisaffektion**
H21.1  **Irisaneurysma**
H21.2  **Irisatrophie**
H21.2  – essentiell, progressiv
H21.5  **Irisdefekt**, erworben
H21.2  **Irisdegeneration**
H21.5  **Irisdisruption**
H21.2  **Irisdurchleuchtbarkeit**
H21.2  **Irisdurchsichtigkeit**
H59.8  **Iriseinklemmung**, postoperativ
Q13.2  **Irisfehlbildung**, angeboren
*      **Irisfremdkörper**, intraokular
*      – alt
H44.7  — amagnetisch
H44.6  — magnetisch
H21.1  **Irisgefäßkrankheit**
H21.1  **Irisgefäßneubildung**
H21.1  **Irisgefäßveränderung**
H21.0  **Irishämorrhagie**
H21.2  **Irisheterochromie**, erworben
H21.3  **Irisimplantationszyste**
Q13.0  **Iriskolobom**
Q13.0  – angeboren
C69.4  **Irismelanom**, maligne

D31.4  **Irisnävus**
H21.1  **Irisneovaskularisation**
H21.2  **Irispigmentblattdefekt**
H59.8  **Irispigmentdefekte**, postoperativ
H21.2  **Irispigmentdegeneration**
*      **Irisprolaps**
*      – bei
S05.2  — Hornhautperforation
S05.2  — Hornhautruptur
H21.8  – nichttraumatisch
S05.8  **Irissphinkterverletzung**
S05.9  **Iristrauma**
*      **Iristumor**
D31.4  – benigne
C69.4  – maligne
D48.7  – unbekannte Dignität
Q13.1  **Irisverlust**, kongenital
S05.3  **Iriszerreißung**
H21.3  **Iriszyste**
H21.3  – exsudativ
H21.3  – parasitär
H20.9  **Iritis**
H20.0  – akut
B02.3  – bei Zoster
H20.0  – fibrinös
M10.9  – gichtisch
H20.1  – granulomatös
H40.4  – mit Sekundärglaukom
T90.4  – posttraumatisch
H20.0  – rezidivierend
H20.8  – serös
H20.0  – subakut
*      **Irreguläre**
K04.3  – Hartsubstanzbildung, Pulpa
O62.2  – Wehen
K04.3  **Irreguläres Dentin**
*      **Irreponible**
K41.3  – Femoralhernie
*      – Hernia
K46.0  — abdominalis
K44.0  — diaphragmatica
K41.3  — femoralis
K42.0  — umbilicalis
K43.0  — ventralis
K46.0  — Hernie
*      **Irreponibler**
K43.0  – Bauchwandbruch
K46.0  – Eingeweidebruch
K42.0  – Nabelbruch
K41.3  – Schenkelbruch
K44.0  – Zwerchfellbruch
F99    **Irresein**
F20.1  – Jugend-
F31.9  – manisch-depressiv
F22.9  – paranoid

| | |
|---|---|
| F99 | **Irresein** (Forts.) |
| F20.9 | – Spaltungs- |
| F34.0 | – zirkulär |
| R45.4 | **Irritabilität** |
| K58.9 | **Irritables Kolon** |
| * | **Irritation** |
| M54.5 | – Iliosakralgelenk, mit Lumbalgie |
| L90.5 | – Narbe |
| G58.9 | – periphere Nerven |
| L98.8 | **Irritationsdermatose** |
| L30.8 | **Irritationsekzem** |
| K13.6 | **Irritative Hyperplasie,** Mundschleimhaut |
| G71.1 | **Isaacs-Mertens-Syndrom** |
| I99 | **Ischämie** |
| I67.8 | – Gehirn |
| I24.0 | – Hinterwand |
| I67.8 | – Hirn |
| I25.9 | – koronar |
| I25.9 | – Myokard |
| I25.6 | — stumm |
| P29.4 | – Myokard-, transitorisch, beim Neugeborenen |
| N28.0 | – Niere |
| H47.0 | – Optikus- |
| H34.2 | – retinal |
| H47.5 | – Tractus opticus |
| H47.6 | – visueller Kortex |
| I67.8 | – zerebral |
| P91.0 | — beim Neugeborenen |
| G45.9 | — transitorisch |
| I73.9 | **Ischämieschmerzen,** bei arteriellem Verschluß |
| * | **Ischämische** |
| H47.0 | – anteriore idiopathische Optikusneuropathie |
| * | – Attacke |
| G45.9 | — transitorisch |
| G45.9 | — zerebral |
| H47.4 | – Chiasmaaffektion |
| K55.9 | – Enteritis |
| K55.0 | — akut |
| K55.1 | — chronisch |
| K55.9 | – Enterokolitis |
| K55.0 | — akut |
| K55.1 | — chronisch |
| I25.9 | – Herzkrankheit |
| I24.9 | — akut |
| I25.9 | — chronisch |
| I25.9 | —— hypertonisch |
| K55.1 | – intestinale Striktur |
| I25.5 | – Kardiomyopathie |
| K55.9 | – Kolitis |
| K55.0 | — akut |
| K55.1 | — chronisch |
| N17.0 | – Nephrose |

| | |
|---|---|
| * | **Ischämische** (Forts.) |
| H47.0 | – Neuropathie, Nervus opticus |
| H47.0 | – Optikusneuropathie |
| * | **Ischämischer** |
| I63.9 | – Hirninfarkt |
| I63.5 | – Infarkt, im Stromgebiet der Arteria cerebri media |
| I63.9 | – Insult |
| M62.2 | – Muskelinfarkt |
| I20.9 | – Thoraxschmerz |
| G57.0 | **Ischiadikusläsion** |
| M54.3 | **Ischialgie** |
| M54.3 | – akut |
| M54.3 | — mit Wurzelirritation |
| O99.8 | – bei Gravidität |
| M96.8 | – chronisch, nach Bandscheibenoperation |
| M54.4 | – Lumbo- |
| O99.8 | — bei Gravidität |
| M54.3 | – S1- |
| Q89.4 | **Ischiopagus** |
| A18.0 | **Ischiophthisis** [Coxitis tuberculosa] |
| K61.3 | **Ischiorektale Fistel** |
| K61.3 | **Ischiorektaler Abszeß** |
| Q89.4 | **Ischiothorakopagus** |
| R33 | **Ischuria paradoxa** |
| R33 | **Ischurie** |
| * | **ISF** – s. Iliosakralfuge |
| * | **ISG** – s. Iliosakralgelenk |
| M54.1 | **ISG-Syndrom** [Iliosakralgelenksyndrom] |
| * | **Isoimmunisierung** |
| * | – AB0- |
| P55.1 | — beim Neugeborenen |
| O36.1 | — Betreuung der Schwangeren |
| P55.1 | — Fetus |
| O36.1 | – Betreuung der Schwangeren |
| * | – mit |
| P56.0 | — Hydrops fetalis |
| P57.0 | — Kernikterus |
| * | – Rh [Rhesus]- |
| * | — |
| P55.0 | — beim Neugeborenen |
| O36.0 | —— Betreuung der Schwangeren |
| P55.0 | —— Fetus |
| E71.1 | **Isoleuzin-Abbaustörung** |
| E71.1 | **Isoleuzinämie, Hyperleuzin-** |
| E71.1 | **Isoleuzinose** |
| * | **Isolierte** |
| D60.0 | – chronische erworbene aplastische Anämie |
| D60.9 | – erworbene aplastische Anämie |
| S06.0 | – Gehirnerschütterung |
| S06.0 | – Kommotio |
| I40.1 | – Myokarditis |

\*     **Isolierte** (Forts.)
R80   – Proteinurie
\*     — mit
N06.6  —— Dense-deposit-Krankheit
\*     —— diffuser
N06.4  —— endokapillär-proliferativer Glome-
        rulonephritis
N06.2  —— membranöser Glomerulonephritis
N06.5  —— mesangiokapillärer Glomerulo-
        nephritis
N06.3  —— mesangioproliferativer Glomerulo-
        nephritis
N06.1  — fokalen glomerulären Läsionen
N06.7  — Glomerulonephritis, mit diffuser
        Halbmondbildung
N06.1  — segmentalen glomerulären Läsionen
F81.1  – Rechtschreibstörung
A16.4  – Trachea-TBC
D60.1  – transitorische erworbene aplastische
        Anämie
\*     **Isolierter**
K52.9  – Durchfall
H35.5  – Fundus flavimaculatus
E74.3  **Isomaltose-Saccharose-Intoleranz, an**-
        geboren
Q20.6  **Isomerismus,** Vorhof
B20.5  **Isospora-Infektion,** bei HIV-Krankheit
A07.3  **Isosporose**
N19    **Isosthenurie**
E71.1  **Isovalerianazidämie**
Q25.1  **ISTA** [Isthmusstenose der Aorta]
C54.0  **Isthmus-uteri-Karzinom**
E52    **Italienischer Aussatz**
T83.3  **IUD** [Intrauterine device], Perforation
        durch
\*     **IUP**
\*     – [Intrauterinpessar]
T83.3  — Dislokation
T83.3  — lost
Z30.-  – [Intrauterinpessar]-Extraktion
Q89.0  **Ivemark-Syndrom**
B88.8  **Ixodiasis**

# – J –

M12.0 **Jaccoud-Arthritis**
G40.1 **Jackson-Anfälle, Bravais-**
L94.5 **Jacobi,** Poikilodermia atrophicans vascularis
R25.0 **Jactatio capitis**
L90.2 **Jadassohn-Pellizzari-Anetodermie**
* **Jaffé-**
Q78.1 – Lichtenstein-Syndrom
D16.9 – Osteoidosteom
A81.0 **Jakob-Krankheit, Creutzfeldt-**
D52.0 **Jaksch-Hayem-Anämie, von-** [Ziegenmilchanämie]
F32.8 **Jammerdepression**
A83.0 **Japanische Enzephalitis**
B27.8 **Japanisches Siebentagefieber**
Q85.8 **Jeghers-Syndrom, Peutz-**
K57.1 **Jejunale Divertikel**
K28.9 **Jejunales Geschwür**
K52.9 **Jejunitis**
* – durch
B44.8 — Aspergillus
B25.8 — Zytomegalieviren
K91.1 **Jejunum-Syndrom**
K63.2 **Jejunumfistel**
C17.1 **Jejunumkarzinom**
* **Jejunumneubildung**
C17.1 – bösartig
D37.2 – unsicher
K56.6 **Jejunumstenose**
H30.0 **Jensen,** Uveitis posterior juxtapapillaris
F51.2 **Jet-lag-Syndrom**
M85.8 **Joanny-Syndrom, Léri-** [Melorheostose]
S02.4 **Jochbeinbruch**
S02.4 – offen
S02.4 **Jochbeinfraktur**
S02.4 – offen
S02.4 – und Oberkieferfraktur
S02.4 **Jochbeinimpressionsbruch**
S02.4 **Jochbeinimpressionsfraktur**
S02.4 **Jochbogenbruch**
S02.4 **Jochbogenfraktur**
B35.6 **Jock itch**
E03.2 **Jodbehandlung,** mit persistierende Hypothyreose
E61.8 **Jodmangel**
E01.8 – Hypothyreose
E02 — subklinisch

* **Jodmangelbedingte**
E01.0 – diffuse Struma
E01.1 – mehrknotige Struma
E01.2 **Jodmangelstruma**
E00.9 **Jodmangelsyndrom,** angeboren
E00.2 – gemischter Typ
E00.1 – myxödematöser Typ
E00.0 – neurologischer Typ
N87.9 **Jodnegativer Portiobezirk**
* **Johnson-**
E80.6 – Ikterus, Dubin-
* – Syndrom
E80.6 — Dubin-
L51.1 — Stevens-
L28.2 **Juckblattern**
L29.9 **Jucken**
L29.9 – Haut
E14.6 — bei Diabetes mellitus
L29.9 **Juckreiz**
L29.9 – allgemein
L29.0 – anal
L29.3 – anogenital
L29.8 – chronisch
L29.9 – genital
L29.8 – im Alter
L29.8 – lokal
F45.8 – psychogen
L29.9 – uncharakteristisch
D86.9 **Jüngling-Krankheit**
D68.0 **Jürgens-Syndrom, von-Willebrand-**
* **Jugendalter**
F43.2 – Anpassungsstörung
F98.9 – emotionale Störung
F98.9 – und Kindesalter, Verhaltensstörung, emotional
F20.1 **Jugendirresein**
* **Jugendliche**
F93.2 – Beziehungsstörung
M41.1 – idiopathische Skoliose
M41.1 **Jugendlicher,** Skoliose
I82.8 **Jugularisvenenthrombose**
N28.0 **Juhel-Renoy-Syndrom**
* **Junge**
Z35.- – Erstgebärende
Z35.- – Erstschwangere
A96.0 **Junin-Viren-Fieber,** hämorrhagisch
H35.3 **Junius-Degeneration, Kuhnt-**
D22.9 **Junktionsnävus**
* **Juvenile**
N39.2 – Albuminurie
M08.9 – Arthritis
* – chronische
* — Arthritis
M08.4 — oligoartikulär beginnende Form
M08.2 — systemisch beginnende Form
M08.0 — Polyarthritis, adulter Typ

**J**

\*    **Juvenile** (Forts.)
L12.2 – Dermatitis herpetiformis
M33.0 – Dermatomyositis
I10   – Hypertonie
H26.0 – Katarakt
H18.5 – Meesmann-Hornhautdystrophie
N92.2 – Menorrhagie
A50.4 – Neurosyphilis
M92.9 – Osteochondrose
M91.0 — Becken
M92.5 — Fibula
M92.2 — Hand
M91.9 — Hüfte
M92.0 — Humerus
M92.7 — Metatarsus
M92.4 — Patella
M92.1 — Radius
M92.6 — Tarsus
M92.5 — Tibia
M92.1 — Ulna
M42.0 — Wirbelsäule
E55.0 – Osteomalazie
M30.2 – Panarteriitis
M41.1 – Skoliose
G12.1 – spinale Muskelatrophie
M08.1 – Spondylitis ankylosans
E04.9 – Struma
E10.9 **Juveniler Diabetes**
E10.9 – mellitus
\*    **Juveniles**
H71   – Cholesteatom, primär
Q15.0 – Glaukom
A66.7 **Juxtaartikuläre Knoten,** bei Frambösie
H30.0 **Juxtapapillaris,** Uveitis posterior, Jensen

# – K –

E87.6 **K [Kalium]-Verlustsyndrom**
R64 **Kachexie**
\* – bei
E41 — Ernährungsstörung
C80 — Tumor
E23.0 – hypophysär
C80 – kanzerös
F48.0 – nervös
N28.9 – Niere
N28.9 – renal
B22.2 – Syndrom, bei HIV-Krankheit
T75.1 **Kälte-Nässe-Schaden**
D59.1 **Kälteagglutininkrankheit**
D59.1 **Kälteanämie,** hämolytisch
L50.2 **Kältebedingte Allergie,** Haut
R20.8 **Kältegefühl**
D59.6 **Kältehämoglobinurie**
T69.9 **Kälteschaden**
P80.0 **Kältesyndrom,** beim Neugeborenen
L50.2 **Kälteurtikaria**
B03 **Kaffernpocken**
\* **Kahler**
C90.0 – Buzzolo-Krankheit
C90.0 – Krankheit
C90.0 – Morbus
Q75.0 **Kahnschädel**
O82.9 **Kaiserschnitt-Geburt**
R43.1 **Kakosmie**
B55.0 **Kala-Azar**
B74.3 **Kalabarschwellung**
A83.5 **Kalifornische Enzephalitis**
P74.3 **Kaliumgleichgewicht,** Störung, beim
Neugeborenen
E87.6 **Kaliummangel**
E87.5 **Kaliumüberschuß**
N13.3 **Kalix-Hydronephrose**
N10 **Kalixinfekt**
\* **Kalixneubildung**
C65 – bösartig
D30.1 – gutartig
N20.0 **Kalixurolithiasis**
M75.0 **Kalkablagerung,** bei Periarthropathia
humeroscapularis
M79.6 **Kalkaneodynie**
M92.8 **Kalkaneusapophysitis**
S92.0 **Kalkaneusfraktur**
M77.3 **Kalkaneussporn**
S92.0 **Kalkaneustrümmerfraktur**
L94.2 **Kalkgicht**

\* **Kalkherd**
N85.8 – Endometrium
R92 – Mamma
N83.8 – Ovar
N85.8 – Uterus
E58 **Kalkmangel,** chronisch
H43.2 **Kalksalze,** Glaskörper
H43.2 **Kalkseife,** Glaskörper
J62.8 **Kalkstaublunge**
T26.9 **Kalkverätzung,** Auge
E23.0 **Kallmann-Syndrom**
L84 **Kallositas**
L84 **Kallus**
E46 **Kalorie-Malnutrition, Protein-**
E66.0 **Kalorienzufuhr,** übermäßig, mit Adipositas
S02.0 **Kalottenfraktur**
S02.0 **Kalottentrümmerfraktur**
R23.1 **Kalte Füße**
\* **Kalzifikation**
\* – Muskeln, bei
M61.2 — Lähmung
M61.3 — Verbrennung
N28.8 – Niere
N28.8 – Nierenpol
I31.1 – perikardial
G93.8 – zerebral
N41.8 **Kalzifizierende Prostatitis**
J62.8 **Kalzikose**
E83.5 **Kalzinose**
E83.5 – Nephro-
E83.5 – Pleura
T46.1 **Kalziumantagonistenvergiftung**
E58 **Kalziummangel**
E58 – alimentär
N20.0 **Kalziumnephrolithiasis**
N20.9 **Kalziumoxalatkonkrement,** Harnwege
E74.8 **Kalziumoxalatnephritis**
N20.9 **Kalziumoxalatstein,** Harnwege
N20.9 **Kalziumoxalatsteinabgang**
M11.1 **Kalziumpyrophosphat-Arthropathie**
P71.9 **Kalziumstoffwechsel,** transitorische Störung, beim Neugeborenen
E83.5 **Kalziumstoffwechselstörung**
N20.9 **Kalziumurolithiasis**
E83.5 **Kalziumverlust**
I49.0 **Kammerflattern**
I49.0 **Kammerflimmern**
Q21.0 **Kammerscheidewanddefekt**
Q21.2 **Kammerseptum und Vorhofseptum,**
Defekt
Q21.0 **Kammerseptumdefekt**
I51.0 – erworben
I51.3 **Kammerthrombose**

**K**

| | |
|---|---|
| * | **Kammerwinkel** |
| H40.0 | – eng, mit drohendem Winkelblock (Glaukomverdacht) |
| H40.0 | – weit |
| H21.5 | **Kammerwinkeldeformität** |
| H40.3 | **Kammerwinkeleinriß,** mit Sekundärglaukom |
| H21.5 | **Kammerwinkelrecessus** |
| F48.8 | **Kampfneurose** |
| F44.4 | **Kamptokormie** |
| Q21.2 | **Kanal, Atrioventrikular-** |
| H04.3 | **Kanalikulitis** |
| H04.3 | – akut |
| H04.4 | – chronisch |
| L30.2 | **Kandidid** |
| B37.3 | **Kandidomykose,** vulvovaginal |
| B37.9 | **Kandidose** |
| B37.4 | – anogenital |
| * | – bei |
| B20.4 | — HIV-Krankheit |
| O98.8 | — Schwangerschaft |
| P37.5 | – beim Neugeborenen |
| B37.8 | – disseminiert |
| B37.4 | – genital |
| B37.4 | – Glans penis |
| B37.2 | – Haut |
| B37.2 | – intertriginös |
| B37.8 | – intestinal |
| B37.1 | – Lunge |
| B37.0 | – Mund |
| B37.0 | – Mundschleimhaut |
| B37.2 | – Nagel |
| B37.0 | – oral |
| B37.8 | – perianal |
| B37.2 | – submammär |
| B37.4 | – urogenital |
| B37.3 | – Vagina |
| B37.3 | – Vulva |
| B37.3 | — und Vagina |
| T78.4 | **Kaninchenallergie** |
| C80 | **Kankroid** |
| F84.0 | **Kanner-Syndrom** |
| * | **Kanthus** |
| D04.1 | – Carcinoma in situ |
| D03.1 | – Melanoma in situ |
| C43.1 | **Kanthusmelanom,** maligne |
| D22.1 | **Kanthusnävus** |
| C44.1 | **Kanthustumor und Lidtumor,** maligne |
| C80 | **Kanzeröse Kachexie** |
| F45.2 | **Kanzerophobie** |
| C80 | **Kanzerose** |
| J18.9 | **Kapilläre Pneumonie** |
| * | **Kapilläres** |
| D18.0 | – Netzhauthämangiom |
| D18.0 | – Orbitahämangiom |
| H35.0 | **Kapillarektasien,** Retina |

| | |
|---|---|
| D69.8 | **Kapillarfragilität,** kongenital |
| I78.8 | **Kapillargefäßdurchlässigkeit,** erhöht |
| I78.9 | **Kapillargefäßkrankheit** |
| D18.0 | **Kapillarhämangiom** |
| B81.1 | **Kapillariasis** |
| B81.1 | – intestinal |
| I78.8 | **Kapillaritis** |
| I78.9 | **Kapillarkrankheit** |
| I82.9 | **Kapillarthrombus** |
| * | **Kaposi** |
| B00.0 | – Ekzema herpeticatum |
| C46.9 | – Sarkom |
| B21.0 | — bei HIV-Krankheit |
| C46.2 | — Gaumen |
| C46.0 | — Haut |
| C46.7 | — Konjunktiva |
| C46.3 | — Lymphknoten |
| C46.1 | — Weichteilgewebe |
| C46.9 | – Syndrom |
| D30.0 | **Kapseladenom,** Niere |
| S93.4 | **Kapselbandverletzung,** Sprunggelenk, oberes |
| S93.4 | **Kapselbandzerrung,** Sprunggelenk |
| M75.0 | **Kapselentzündung,** Schulter |
| T85.8 | **Kapselfibrose,** Mammaprothese |
| H40.1 | **Kapselhäutchenglaukom** |
| H80.2 | **Kapselotosklerose** |
| * | **Kapselreizung** |
| M24.8 | – Kniegelenk |
| M75.8 | – Schulter |
| M24.8 | – Schultergelenk |
| M24.8 | – Sprunggelenk, oberes |
| S63.6 | **Kapselriß,** Fingergelenk, bei Distorsion |
| T85.4 | **Kapselruptur,** Mammaprothese |
| M76.8 | **Kapseltendinose,** medial, Knie |
| M77.9 | **Kapsulitis** |
| L02.9 | **Karbunkel** |
| L02.4 | – Achselhöhle |
| L02.3 | – After |
| L02.3 | – Anus |
| L02.4 | – Arm |
| H05.0 | – Augenhöhle |
| H00.0 | – Augenlid |
| L02.4 | – Axilla |
| L02.2 | – Bauchdecke |
| A22.0 | – bei Milzbrand |
| L02.4 | – Bein |
| N61 | – Brustdrüse |
| L02.2 | – Brustwand |
| L02.2 | – Damm |
| L02.4 | – Daumen |
| * | – Ductus |
| N49.1 | – deferens |
| N49.1 | — spermaticus |
| L02.4 | – Ferse |
| L02.4 | – Finger |

| | |
|---|---|
| L02.9 | **Karbunkel** (Forts.) |
| N49.1 | – Funiculus spermaticus |
| L02.4 | – Fuß |
| H60.0 | – Gehörgang |
| L02.3 | – Gesäß |
| N49.9 | – Geschlechtsorgane, männlich |
| L02.0 | – Gesicht |
| L02.0 | — Hautabszeß, Furunkel |
| L02.3 | – Glutäus- |
| L02.1 | – Hals |
| L02.4 | – Hand |
| L02.4 | – Handgelenk |
| L02.9 | – Haut |
| N45.0 | – Hoden |
| N49.2 | – Hodensack |
| L02.4 | – Hüfte |
| L02.4 | – Knie |
| L02.4 | – Knöchel |
| L02.8 | – Kopf |
| L02.8 | – Kopfhaut |
| L02.2 | – Leistenbeuge |
| L02.2 | – Lende |
| L02.0 | – Lippe |
| N61 | – Mamma |
| L02.2 | – Nabel |
| L02.1 | – Nacken |
| J34.0 | – Nase |
| N15.1 | – Niere |
| L02.4 | – Oberarm |
| L02.4 | – Oberschenkel |
| H60.0 | – Ohr |
| N48.2 | – Penis |
| K61.1 | – Rektum |
| L02.2 | – Rücken |
| L02.2 | – Rumpf |
| N49.0 | – Samenblase |
| N49.1 | – Samenleiter |
| N49.1 | – Samenstrang |
| N76.4 | – Schamlippen |
| L02.0 | – Schläfe |
| L02.4 | – Schulter |
| N49.2 | – Skrotum |
| L02.4 | – Unterarm |
| L02.4 | – Unterschenkel |
| N49.1 | – Vas deferens |
| N76.4 | – Vulva |
| L02.4 | – Zehe |
| K22.0 | **Kardiaachalasie** |
| K22.8 | **Kardiainsuffizienz** |
| C16.0 | **Kardiakarzinom** |
| * | **Kardiale** |
| I20.9 | – Angina |
| I51.9 | – Dekompensation |
| I51.9 | — akut |
| I51.9 | — chronisch |
| I51.7 | – Dilatation |

| | |
|---|---|
| * | **Kardiale** (Forts.) |
| I51.8 | – Dysfunktion |
| I49.9 | – Dysrhythmie |
| O74.2 | – Geburtskomplikation, durch Anästhesie |
| I51.7 | – Hypertrophie |
| I50.9 | – Insuffizienz |
| I50.9 | — chronisch |
| G90.9 | – Neuropathie, autonom |
| I51.5 | – Ossifikation |
| I50.0 | – Stauungsinsuffizienz |
| * | **Kardialer** |
| I50.0 | – Aszites |
| I50.0 | – Hydrops |
| I21.9 | – Infarkt |
| * | **Kardiales** |
| I50.0 | – Anasarka |
| I25.3 | – Aneurysma |
| R40.2 | – Koma |
| I50.0 | – Ödem |
| I50.9 | – Versagen |
| C16.0 | **Kardianeubildung,** bösartig |
| C16.0 | **Kardiaregion,** Magenkarzinom |
| I86.4 | **Kardiavarizen** |
| I86.4 | **Kardiavarizenblutung** |
| R57.0 | **Kardiogener Schock** |
| I51.5 | **Kardiomalazie** |
| I51.7 | **Kardiomegalie** |
| I42.9 | **Kardiomyopathie** |
| I42.6 | – alkoholisch |
| I42.4 | – angeboren |
| I42.0 | – dilatativ |
| I42.0 | — Zustand nach Herztransplantation |
| I11.9 | – hypertensiv |
| * | – hypertrophisch |
| I42.2 | — nichtobstruktiv |
| I42.1 | — obstruktiv |
| I42.9 | – idiopathisch |
| O90.3 | – im Wochenbett |
| I25.5 | – ischämisch |
| I42.0 | – kongestiv |
| I42.9 | – konstriktiv |
| I42.1 | – obstruktiv |
| I42.9 | – sekundär |
| F45.3 | **Kardioneurose** |
| I51.9 | **Kardiopathie** |
| I51.9 | – polymorph |
| F45.2 | **Kardiophobie** |
| I27.9 | **Kardiopulmonale chronische Krankheit** |
| * | **Kardiorenale** |
| I13.9 | – benigne Hypertonie |
| I13.9 | – Hypertonie |
| I13.9 | — maligne |
| I21.9 | **Kardiorrhexis** |
| I25.1 | **Kardiosklerose** |
| K22.0 | **Kardiospasmus** |

**K**

O26.9 **Kardiotokogramm,** pathologisch
O26.9 – bei Gravidität
K22.0 **Kardiotonische Ösophagusdilatation**
* **Kardiovaskuläre**
I25.0 – Arteriosklerose
I11.9 – Hypertonie
I50.9 – Insuffizienz
I42.8 – Kollagenose
I51.6 – Krankheit
A52.0 – Lues
I51.6 – Störung
I51.6 — funktionell
F45.3 — psychogen
A52.0 – Syphilis
E75.5 – Xanthomatose
A67.2 **Kardiovaskulärer Schaden,** Pinta
R09.8 **Kardiovaskuläres Symptom**
I70.9 **Kardiozerebrosklerose**
I51.8 **Karditis**
I51.8 – akut
I51.8 – chronisch
I09.9 — rheumatisch
* – durch
B33.2 — Coxsackie-Viren
A39.5 — Meningokokken
B33.2 — Viren
A52.0 – Endo-, syphilitisch
I09.9 – rheumatisch
I01.9 — akut
I09.9 — inaktiv
* **Karies**
K02.0 – auf Zahnschmelz begrenzt
K02.1 – Dentin
H70.2 – Felsenbein
H61.8 – Gehörgang
H83.8 – Labyrinth
H70.1 – Warzenfortsatz, chronisch
K02.9 – Zahn
K02.2 – Zement
K02.3 **Kariesmarke**
Z29.- **Kariesprophylaxe**
K02.9 **Kariöse Läsion**
G90.0 **Karotidodynie**
I72.0 **Karotisaneurysma**
C75.4 **Karotisdrüsenkarzinom**
* **Karotisdrüsenneubildung**
C75.4 – bösartig
D35.5 – gutartig
G90.0 **Karotissinus,** hypersensitiv
G90.0 **Karotissinus-Syndrom**
I67.2 **Karotissklerose**
I65.2 **Karotisstenose**
I65.2 **Karotisthrombose**
G56.0 **Karpaltunnel-Syndrom**
R29.0 **Karpopedalspasmus**

D16.9 **Kartilaginäre Exostose**
D16.3 – Großzehe
* **Karunkel**
N36.2 – Harnröhre
N36.2 – Urethra
* **Karunkeltumor**
D31.0 – benigne
C69.0 – maligne
* **Karyotyp**
Q96.0 – 45,X
* – 46,X
Q96.1 — iso (Xq)
Q96.2 — mit Gonosomenanomalie, ausgenommen iso (Xq)
* – 46,XX
Q99.1 — bei Hermaphroditismus verus
Q98.2 — Klinefelter-Syndrom, männlicher Phänotyp
Q97.3 – 46,XY, weiblicher Phänotyp
Q97.0 – 47,XXX, weiblicher Phänotyp
Q98.0 – 47,XXY, Klinefelter-Syndrom
Q98.5 – 47,XYY, männlicher Phänotyp
C80 **Karzinoid**
C34.0 – Bronchus
C17.9 – Dünndarm
C17.9 — metastasierend
C17.2 – Ileum
C34.9 – Lunge
E34.0 **Karzinoid-Syndrom**
E34.0 **Karzinoidose**
C80 **Karzinom** – s.a. Carcinoma oder s.a. Krebs
C76.2 – Abdomen
C76.1 – Achselhöhle
* – Adeno-
C34.9 — bronchoalveolär
C18.4 — Colon transversum
C22.1 — Ductus hepaticus, Gabelung [Klatskin-Tumor]
C18.9 — Kolon
C34.9 — Lunge
C64 — Niere
C61 — Prostata
C18.4 — Querkolon
C11.1 – Adenoide
C03.9 – Alveolarfortsatz-
C34.9 – Alveolarzell-
C21.1 – Analkanal
C44.5 – Analrand
C21.8 – anorektal
C16.3 – Antrum pyloricum
C21.0 – Anus
C44.5 – Anushaut
C18.1 – Appendix
C76.4 – Arm
C39.9 – Atmungsorgane

| | |
|---|---|
| C80 | **Karzinom** (Forts.) |
| C69.4 | – Augapfel |
| C69.9 | – Auge |
| C69.6 | – Augenhöhle |
| C44.1 | – Augenlid |
| C76.1 | – Axilla |
| C51.0 | – Bartholin-Drüsen |
| C44.9 | – Basalzell- |
| C44.9 | — Haut [Basaliom] |
| C76.2 | – Bauch |
| C76.2 | – Baucheingeweide |
| C48.2 | – Bauchfell |
| C25.9 | – Bauchspeicheldrüse |
| C49.4 | – Bauchwand |
| C76.3 | – Becken |
| C79.5 | – Beckenknochen |
| C48.1 | – Beckenperitoneum |
| C76.5 | – Bein |
| * | – Bindegewebe mit Weichteilen |
| C49.0 | — Gesicht |
| C49.0 | — Hals |
| C49.0 | — Kopf |
| C69.0 | – Bindehaut |
| C67.9 | – Blase [Harnblase] |
| C67.9 | — metastasierend |
| C67.0 | – Blasenboden |
| C67.5 | – Blasenhals |
| C67.1 | – Blasenscheitel |
| D04.9 | – Bowen- |
| C34.9 | – Bronchial- |
| C34.1 | — Oberlappen |
| C34.3 | — Unterlappen |
| * | – Brust |
| C50.9 | — männlich |
| C50.9 | — weiblich |
| C79.5 | – Brustbein |
| C38.4 | – Brustfell |
| C50.0 | – Brustwarze, weiblich |
| C25.0 | – Caput pancreatis |
| C25.2 | – Cauda pancreatis |
| * | – Cervix |
| C53.9 | — uteri |
| C67.5 | — vesicae |
| C22.1 | – cholangiozellulär |
| C24.0 | – Choledochus |
| C69.3 | – Chorioidea |
| C58 | – Chorion |
| C53.9 | – Collum uteri |
| * | – Colon |
| C18.2 | — ascendens |
| C18.6 | — descendens |
| C18.4 | — transversum |
| C79.5 | – Columna vertebralis |

| | |
|---|---|
| C80 | **Karzinom** (Forts.) |
| * | – Corpus |
| C60.2 | — cavernosum, Penis |
| C69.4 | — ciliare |
| C25.1 | — pancreatis |
| C75.3 | — pineale |
| C54.9 | — uteri |
| C16.2 | — ventriculi |
| C76.3 | – Damm |
| C26.0 | – Darm |
| C18.9 | – Dickdarm |
| C44.1 | – Drüsen, Lid |
| C25.3 | – Ductus pancreaticus |
| C17.9 | – Dünndarm |
| C17.0 | – Duodenum |
| C56 | – Eierstock |
| C57.0 | – Eileiter |
| C53.1 | – Ektozervix |
| C79.5 | – Elle |
| C80 | – Embryonal- |
| C75.9 | – endokrine Drüse |
| C54.1 | – Endometrium |
| C53.0 | – Endozervix |
| C63.0 | – Epididymis |
| C32.1 | – Epiglottis |
| C11.9 | – Epipharynx |
| C75.0 | – Epithelkörperchen |
| C79.5 | – Femur |
| C79.5 | – Fibula |
| C76.7 | – Flanke |
| * | – Flexura coli |
| C18.3 | — dextra |
| C18.3 | — hepatica |
| C18.5 | — lienalis |
| C18.5 | — sinistra |
| C09.0 | – Fossa tonsillaris |
| * | – Fundus |
| C54.3 | — uteri |
| C16.1 | — ventriculi |
| C63.1 | – Funiculus spermaticus |
| C23 | – Gallenblase |
| C24.0 | – Gallengang |
| C24.0 | — extrahepatisch |
| C22.1 | — intrahepatisch |
| C24.9 | – Gallensystem |
| C16.9 | – Gastro- |
| C05.9 | – Gaumen |
| C05.0 | — hart |
| C05.1 | — weich |
| C09.1 | – Gaumenbogen |
| C55 | – Gebärmutter |
| C71.9 | – Gehirn |
| C71.5 | – Gehirnventrikel |
| C44.2 | – Gehörgang |
| C48.1 | – Gekröse |
| C79.5 | – Gelenk |

**K**

| | |
|---|---|
| C80 | **Karzinom** (Forts.) |
| * | – Genitalien |
| C63.9 | — männlich |
| C57.9 | — weiblich |
| C76.0 | – Gesicht |
| C79.5 | – Gesichtsknochen |
| C79.5 | – Gesichtsschädelknochen |
| * | – Glandula |
| C69.5 | — lacrimalis |
| C75.0 | — parathyreoidea |
| C75.1 | — pituitaria |
| C08.1 | — sublingualis |
| C08.0 | — submandibularis |
| C74.9 | — suprarenalis |
| C60.1 | – Glans penis |
| C75.4 | – Glomus caroticum |
| C32.0 | – Glottis |
| C71.0 | – Großhirn |
| C76.0 | – Hals |
| C67.9 | – Harnblase |
| C67.4 | — hintere Wand |
| C67.2 | — seitliche Wand |
| C67.3 | — vordere Wand |
| C67.0 | – Harnblasenboden |
| C66 | – Harnleiter |
| C67.6 | – Harnleitermündung |
| C68.9 | – Harnorgane |
| C68.0 | – Harnröhre |
| C34.0 | – Hauptbronchien |
| C44.9 | – Haut |
| C44.3 | — Augenbraue |
| C44.5 | — Axilla |
| C44.5 | — Bauchwand |
| C44.5 | — Brust |
| C44.5 | — Gesäß |
| C44.3 | — Gesicht |
| C44.4 | — Hals |
| C44.7 | — Hüfte |
| C44.6 | — obere Gliedmaßen |
| C44.2 | — Ohr |
| C44.5 | — Perineum |
| C44.9 | — Plattenepithelkarzinom |
| C44.5 | — Rücken |
| C44.5 | — Rumpf |
| C44.3 | — Schläfe |
| C44.6 | — Schulter |
| C22.0 | – Hepato- |
| C22.0 | – hepatozellulär |
| C38.0 | – Herz |
| C38.0 | – Herzbeutel |
| C44.9 | – Hidradeno- |
| C71.9 | – Hirn |
| C70.0 | – Hirnhäute |
| C72.5 | – Hirnnerven |
| C79.5 | – Hirnschädelknochen |
| C71.7 | – Hirnstamm |

| | |
|---|---|
| C80 | **Karzinom** (Forts.) |
| C62.9 | – Hoden |
| C62.0 | — bei Kryptorchismus |
| C62.9 | — Teratokarzinom |
| C79.5 | – Humerus |
| C49.4 | – Hypochondrium |
| C13.9 | – Hypopharynx |
| C13.1 | — Plica aryepiglottica |
| C13.0 | — postkrikoidal |
| C13.2 | — Rachenwand, hinten |
| C12 | — Recessus piriformis |
| C75.1 | – Hypophyse |
| C18.0 | – Ileozäkum |
| C17.2 | – Ileum |
| C25.4 | – Inselzell- |
| C76.2 | – intraabdominal |
| D05.1 | – intraduktal |
| C54.0 | – Isthmus uteri |
| C17.1 | – Jejunum |
| C16.0 | – Kardia |
| C75.4 | – Karotisdrüse |
| C10.1 | – Kehldeckel, vorn |
| C32.9 | – Kehlkopf |
| C32.3 | – Kehlkopfknorpel |
| C31.3 | – Keilbeinhöhle |
| C76.0 | – Kiefer |
| C31.0 | – Kieferhöhle |
| C41.1 | – Kieferknochen |
| C71.6 | – Kleinhirn |
| C34.9 | – kleinzellig, Bronchus |
| C51.2 | – Klitoris |
| C21.2 | – Kloake |
| C79.5 | – Kniescheibe |
| C79.5 | – Knochen |
| C79.5 | — mit Knorpelbeteiligung |
| C79.5 | – Knorpel |
| C53.9 | – Kollum [Collum uteri] |
| C18.9 | – Kolon |
| C19 | — mit Rektum |
| * | – Kolonflexur |
| C18.5 | — links |
| C18.3 | — rechts |
| C69.0 | – Konjunktiva |
| C76.0 | – Kopf |
| C44.4 | – Kopfhaut |
| C69.1 | – Kornea |
| C75.2 | – kraniopharyngealer Gang |
| C79.5 | – Kreuzbein |
| C51.9 | – Labien |
| * | – Labium |
| C51.0 | — majus pudendi |
| C51.1 | — minus pudendi |
| C25.4 | – Langerhans-Inseln |
| C32.9 | – Larynx |
| C22.9 | – Leber |
| C22.9 | — primär |

| | |
|---|---|
| C80 | **Karzinom** (Forts.) |
| C76.3 | – Leiste |
| * | – Ligamentum |
| C57.1 | — latum uteri |
| C57.2 | — teres uteri |
| C00.9 | – Lippe |
| C00.5 | — innen |
| C44.0 | – Lippenhaut |
| * | – Lobus |
| C71.1 | — frontalis |
| C71.4 | — occipitalis |
| C71.3 | — parietalis |
| C71.2 | — temporalis |
| C34.9 | – Lunge |
| C34.2 | — Mittellappen |
| C34.1 | — Oberlappen |
| C34.3 | — Unterlappen |
| C49.9 | – Lymphgefäß |
| C77.9 | – Lymphknoten |
| C16.9 | – Magen |
| C16.0 | — Kardiaregion |
| C16.9 | — Siegelringzellenkarzinom |
| C16.4 | – Magenausgang |
| C16.0 | – Mageneingang |
| C16.1 | – Magenkuppel |
| * | – Magenkurvatur |
| C16.6 | — groß |
| C16.5 | — klein |
| C16.0 | – Magenmund |
| C16.9 | – Magenstumpf- |
| C50.0 | – Mamille |
| C50.9 | – Mamma |
| C50.9 | — beim Mann |
| C50.9 | — metastasierend |
| * | — oberer |
| C50.4 | —— äußerer Quadrant |
| C50.2 | —— innerer, Quadrant |
| C50.6 | — Recessus axillaris |
| * | — unterer |
| C50.5 | —— äußerer Quadrant |
| C50.3 | —— innerer Quadrant |
| C50.1 | — Zentrum |
| C03.1 | – Mandibula |
| C17.3 | – Meckel-Divertikel |
| C38.3 | – Mediastinum |
| C38.1 | — anterius |
| C38.2 | — posterius |
| C44.1 | – Meibom- |
| C70.9 | – Meningen |
| C44.9 | – Merkel-Zell- |
| C48.1 | – Mesokolon |
| C10.9 | – Mesopharynx |
| C80 | — metastasierend |
| C67.9 | — Blase [Harnblase] |
| C50.8 | – Milchgang |
| C26.1 | – Milz |

| | |
|---|---|
| C80 | **Karzinom** (Forts.) |
| R52.1 | – mit Schmerzen |
| C30.1 | – Mittelohr |
| C06.9 | – Mund |
| C06.1 | — vorderer Teil |
| C04.9 | – Mundboden |
| C04.1 | — seitlicher Teil |
| C04.0 | — vorderer Teil |
| C06.9 | – Mundhöhle |
| C14.8 | – Mundrachenraum |
| C06.0 | – Mundschleimhaut |
| C00.6 | – Mundwinkel |
| C54.2 | – Myometrium |
| C44.9 | – Narbe |
| C76.0 | – Nase |
| C30.0 | – Nasenhöhle |
| C31.9 | – Nasennebenhöhle |
| C11.9 | – Nasenrachenraum |
| C11.1 | — hinten |
| C11.0 | — oben |
| C11.2 | — seitlich |
| C11.3 | — vorn |
| C11.9 | – Nasopharynx |
| C63.0 | – Nebenhoden |
| C31.9 | – Nebenhöhle |
| C74.9 | – Nebenniere |
| C74.0 | – Nebennierenrinde |
| C75.0 | – Nebenschilddrüse |
| C72.9 | – Nervensystem |
| C64 | – Niere |
| C64 | — hypernephroid |
| C65 | – Nierenbecken |
| C65 | – Nierenkelch |
| C64 | – Nierenparenchym |
| C64 | – Nierenzell- |
| C76.4 | – Oberarm |
| C39.0 | – obere Luftwege |
| C03.0 | – Oberkiefer |
| C03.0 | — Alveolarfortsatz |
| C00.0 | – Oberlippe |
| C00.0 | — außen |
| C00.3 | — innen |
| C79.5 | – Oberschenkelknochen |
| C07 | – Ohrspeicheldrüse |
| C48.1 | – Omentum |
| C69.6 | – Orbita |
| C10.9 | – Oropharynx |
| * | – Os |
| C79.5 | — frontale |
| C79.5 | — nasale |
| C79.5 | — occipitale |
| C79.5 | — temporale |
| C15.9 | – Ösophagus |
| C67.6 | – Ostium ureteris |
| C56 | – Ovar |
| C56 | — extraovariell |

C80    **Karzinom** (Forts.)
C50.0 – Paget-
C25.9 – Pankreas
C25.0 – Pankreaskopf
C25.2 – Pankreasschwanz
C24.1 – Papilla Vateri
C80    – papillär
C75.5 – Paraganglien
C57.3 – Parametrium
C68.1 – paraurethrale Drüse
C74.9 – Parenchym
C07    – Parotis
C79.5 – Patella
C60.9 – Penis
C44.5 – perianal
C38.0 – Perikard
C14.0 – Pharynx
C80    – Plattenepithel
*      – Plattenepithel-
C69.0 — Bindehaut
C44.9 — Haut
C34.9 — kleinzellig, Bronchus
C44.1 — Lid
C34.9 — Lunge
C00.1 — Unterlippe
C06.0 — Wangenschleimhaut
C58    – Plazenta
C38.4 – Pleura
C38.4 — parietalis
C38.4 — pulmonalis
C53.9 – Portio
C60.0 – Präputium
C80    – primär
C61    – Prostata
C61    — metastasierend
C16.4 – Pylorus
C18.4 – Querkolon
C14.0 – Rachen
C11.1 – Rachenmandel
C10.9 – Rachenring
C10.3 — hinten
C10.2 — seitliche Wand
C10.8 — Verbindungszone [Übergangsregion]
C79.5 – Radius
C19    – Rektosigmoid
C76.3 – rektovaginal
C76.3 – rektovesikal
C20    – Rektum
C19    – Rektum-Sigma-
C69.2 – Retina
C06.2 – Retromolarregion
C48.0 – Retroperitonalraum
C79.5 – Rippe
C72.0 – Rückenmark
C70.1 – Rückenmarkhäute

C80    **Karzinom** (Forts.)
C63.7 – Samenblase
C63.1 – Samenstrang
C79.5 – Schädelknochen
*      – Schamlippe
C51.0 — groß
C51.1 — klein
C52    – Scheide
C79.5 – Schienbein
C73    – Schilddrüse
C73    — anaplastisch
C73    — follikulär
C73    — medullär
C73    — papillär
C79.5 – Schlüsselbein
C79.5 – Schulterblatt
C44.9 – Schweißdrüse
C31.1 – Siebbeinhöhle
C31.1 – Siebbeinzellen
C16.9 – Siegelringzellen-, Magen
C18.7 – Sigma
*      – Sinus
C31.1 — ethmoidalis
C31.2 — frontalis
C31.0 — maxillaris
C31.9 — paranasales
C31.3 — sphenoidalis
C63.2 – Skrotum
C79.5 – Speiche
C08.9 – Speicheldrüse
C15.9 – Speiseröhre
C80    – spinozellulär
C80    – Status progressivus
C79.5 – Steißbein
C32.0 – Stimmband
C32.0 – Stimmlippen
C31.2 – Stirnhöhle
C32.2 – subglottisch
*      – Sulcus
C04.9 — glossoalveolaris
C10.9 — glossopalatinus
C10.9 — glossopharyngeus
C32.1 – supraglottisch
C44.9 – Talgdrüsen-
C80    – Terato-
C62.9 — Hoden
C62.9 – Testis
C76.1 – Thorax
C37    – Thymus
C79.5 – Tibia
C09.9 – Tonsille
C33    – Trachea
C69.5 – Tränendrüse
C69.5 – Tränenkanal

| | |
|---|---|
| C80 | **Karzinom** (Forts.) |
| * | – Transitionalzell- |
| C67.9 | — Blase |
| C67.9 | — Harnblase |
| C65 | — Nierenbecken |
| C18.4 | – Transversum |
| C67.0 | – Trigonum vesicae |
| C57.0 | – Tuba uterina |
| C57.8 | – tuboovarial |
| C63.7 | – Tunica vaginalis testis |
| * | – Übergangszell- |
| C67.9 | — Blase |
| C67.9 | — Harnblase |
| C65 | — Nierenbecken |
| C79.5 | – Ulna |
| C03.1 | – Unterkiefer |
| C03.1 | — Alveolarfortsatz |
| C08.0 | – Unterkieferspeicheldrüse |
| C76.3 | – Unterleib |
| C00.1 | – Unterlippe |
| C00.1 | — außen |
| C00.4 | — innen |
| C08.1 | – Unterzungendrüse |
| C67.7 | – Urachus |
| C66 | – Ureter |
| C68.0 | – Urethra |
| C68.9 | – Urothel |
| C57.8 | – uteroovarial |
| C55 | – Uterus |
| C57.4 | – Uterusadnexe |
| C57.3 | – Uterusbänder |
| C54.9 | – Uterushorn |
| C05.2 | – Uvula |
| C52 | – Vagina |
| C10.0 | – Vallecula epiglottica |
| C63.7 | – Vesicula seminalis |
| C76.3 | – vesikorektal |
| C57.8 | – vesikovaginal |
| C51.9 | – Vulva |
| C79.5 | – Wadenbein |
| C14.2 | – Waldeyer-Rachenring |
| C76.0 | – Wange |
| C06.0 | – Wangenschleimhaut |
| C50.0 | – Warzenhof, weiblich |
| C49.9 | – Weichteile |
| C49.5 | — Becken |
| C49.2 | — Hüfte |
| C49.1 | — obere Gliedmaßen |
| C49.6 | — Rücken |
| C49.6 | — Rumpf |
| C49.3 | — Thorax |
| C49.2 | — untere Gliedmaßen |
| C79.5 | – Wirbel |
| C79.5 | – Wirbelkörper |
| C79.5 | – Wirbelsäule |
| C18.1 | – Wurmfortsatz |

| | |
|---|---|
| C80 | **Karzinom** (Forts.) |
| C18.0 | – Zäkum |
| C03.9 | – Zahnfleisch |
| C03.0 | — oben |
| C03.1 | — unten |
| C53.9 | – Zervix |
| C53.8 | – Zervixstumpf |
| C75.3 | – Zirbeldrüse |
| C02.9 | – Zunge |
| C02.3 | — beweglicher Zungenteil |
| C02.0 | — dorsal |
| C02.0 | —— oberflächlich |
| C01 | — fixierter Teil |
| C02.2 | — ventral |
| C02.2 | —— oberflächlich |
| C01 | – Zungengrund |
| C02.4 | – Zungenmandel |
| C02.1 | – Zungenrand |
| C02.1 | — und Zungenspitze |
| C02.0 | – Zungenrücken |
| C02.4 | – Zungentonsille |
| C02.2 | – Zungenunterfläche |
| C01 | – Zungenwurzel |
| C17.0 | – Zwölffingerdarm |
| C34.9 | – Zylinder-, Lunge |
| C80 | **Karzinomatose** |
| C80 | **Karzinomausbreitung** |
| C80 | **Karzinomerkrankung** |
| C80 | **Karzinominfiltration** |
| C80 | **Karzinommetastase** |
| Z12.- | **Karzinomvorsorge** |
| F45.2 | **Karzinophobie** |
| C80 | **Karzinose** |
| C38.0 | – Epikard |
| C70.9 | – Meningeal- |
| C38.0 | – Perikard |
| C48.2 | – peritoneal |
| C38.4 | – Pleura- |
| * | **Kaschin-Beck-** |
| M12.1 | – Krankheit |
| M12.1 | – Syndrom |
| K31.2 | **Kaskadenmagen** |
| M79.4 | **Kastert-Syndrom, Hoffa-** |
| F44.2 | **Katalepsie** |
| G47.4 | **Kataplexie** |
| H26.9 | **Katarakt** – s.a. Cataracta oder s.a. Grauer Star |
| Q12.0 | – angeboren |
| H26.3 | – arzneimittelinduziert |
| E14.3 | – bei Diabetes |
| H25.0 | – Christbaumschmuck- |
| H26.8 | – durch Lens tough |
| Q12.0 | – embryonal |
| H25.9 | – im Alter |
| H26.0 | – infantil |
| H26.2 | – infolge Augenkrankheit |

**K**

H26.9 **Katarakt** (Forts.)
H26.0 – juvenil
H25.1 – Kernsklerose
H25.8 – kombinierte Form
H26.0 – Kornea
\*    – mit
H40.5 — Glaukom
H26.2 — Glaukomflecken, subkapsulär
H26.2 — Iridozyklitis, chronisch
H26.9 – Nukleus-
H26.0 – präsenil
H26.0 – primär
H26.0 — membranös
H26.2 – sekundär, bei Augenaffektion
H25.9 – senil
H26.1 – traumatisch
H25.0 – Wasserspalten-Speichen-
T81.0 **Kataraktextraktion,** Blutung, expulsiv, nach
J00   **Katarrh**
\*    – akut
A09   — Darm
A09   — Magen-Darm
J22    – Atemwege, akut
J30.1 – Autumnal-
H10.9 – Bindehaut
J40    – Bronchien
K52.9 – Darm
K29.8 – duodenal
N48.1 – Eichel
H10.8 – follikulär
N72   – Gebärmutterhals
N30.9 – Harnblase
N34.2 – Harnröhre
J37.0 – Kehlkopf, chronisch
J32.0 – Kieferhöhle
J04.1 – Luftröhre
J06.9 – Luftwege, obere, akut
R59.9 – Lymphdrüsen
K29.7 – Magen
K52.9 – Magen-Darm-
H65.9 – Mittelohr
H65.2 — chronisch
H65.2 — ulzerierend, chronisch
J31.0 – Nase
J31.0 — chronisch
J01.9 – Nasennebenhöhle, akut
J31.1 – Nasenrachenraum
J00    — akut
J32.9 – Nebenhöhle
J01.9 – NNH, akut
H93.8 – Ohr
J06.0 – Pharyngorhinolaryngitis
J02.9 – Rachen
J31.2 — chronisch
J04.1 – Rhinotracheal-

J00   **Katarrh** (Forts.)
N76.2 – Schamlippen
J32.1 – Stirnhöhle
J04.1 – tracheal
H68.0 – Tuben
H68.0 — akut
H68.0 — chronisch
H68.0 — exsudativ
H65.9 – Tubenmittelohr-
H65.2 — chronisch
H65.9 – tubotympanal
H65.0 — akut
H65.2 — chronisch
N34.2 – Urethra
N72   – Zervix
\*    **Katarrhalische**
J03.9 – Angina
K35.9 – Appendizitis
\*    – Bronchitis
J20.9 — akut
J41.0 — chronisch
J37.0 – Laryngitis
N00.9 – Nephritis, akut
H65.9 – Otitis media
H65.1 — akut
J18.0 – Pneumonie
J31.0 – Rhinitis
J32.9 – Sinusitis
H65.2 – Tubotympanitis, chronisch
\*    **Katatone**
F06.1 – organische Störung
F20.2 – Schizophrenie
F20.2 **Katatonie**
\*    **Katatonische**
F20.2 – Demenz
F20.2 – Erregung
F20.2 **Katatonischer Stupor**
B65.2 **Katayama-Krankheit**
T83.0 **Katheterokklusion,** bei suprapubischem Fistelkatheter
T80.1 **Katheterthrombus**
J30.3 **Katzenhaarallergie**
\*    **Katzenkratz-**
A28.1 – Fieber
A28.1 – Krankheit
T14.0 **Katzenkratzer**
Q17.3 **Katzenohr**
K07.6 **Kauapparaterkrankung,** mit Gesichtsschmerzen
R19.8 **Kaubeschwerden**
F98.8 **Kauen, Nägel-**
F98.8 – beim Kind
G56.4 **Kausalgie**
N42.8 **Kaverne,** Prostata
N48.2 **Kavernitis**
N48.2 – Penis

| | |
|---|---|
| * | **Kavernöses** |
| D18.0 | – Netzhauthämangiom |
| D18.0 | – Orbitahämangiom |
| D18.0 | **Kavernom** |
| M30.3 | **Kawasaki-Syndrom** [Mukokutanes Lymphknotensyndrom] |
| * | **Kayser-Fleischer-** |
| H18.0 | – Kornealring |
| H18.0 | – Pigmentring |
| C46.9 | **Kazal-Ronchese-Kern-Angioretikulomatose** |
| * | **KDG** – s. Kreuz-Darmbein-Gelenk |
| H49.8 | **Kearns-Sayre-Syndrom** [Ophthalmoplegia plus] |
| A75.3 | **Kedani-Fieber** |
| J38.7 | **Kehldeckelabszeß** |
| J38.7 | **Kehldeckelgeschwür** |
| C10.1 | **Kehldeckelkarzinom,** vorn |
| * | **Kehlkopf** |
| D02.0 | – Carcinoma in situ |
| * | – und Trachea, mit Beteiligung Lunge |
| T27.5 | —— Verätzung |
| T27.1 | —— Verbrennung |
| A16.4 | **Kehlkopf-TBC** |
| D14.1 | **Kehlkopfadenom** |
| A36.2 | **Kehlkopfdiphtherie** |
| J04.0 | **Kehlkopfentzündung** – s.a. Laryngitis |
| J04.0 | – akut |
| J37.0 | – chronisch |
| Q31.9 | **Kehlkopffehlbildung,** angeboren |
| S12.8 | **Kehlkopffraktur** |
| T17.3 | **Kehlkopffremdkörper** |
| Q31.2 | **Kehlkopfhypoplasie** |
| C32.9 | **Kehlkopfkarzinom** |
| J37.0 | **Kehlkopfkatarrh,** chronisch |
| C32.3 | **Kehlkopfknorpelkarzinom** |
| J38.7 | **Kehlkopfkrankheit** |
| C32.9 | **Kehlkopfkrebs** |
| J38.0 | **Kehlkopflähmung** |
| J38.0 | – vollständig |
| * | **Kehlkopfneubildung** |
| C32.9 | – bösartig |
| D14.1 | – gutartig |
| D38.0 | – unsicher |
| J38.4 | **Kehlkopfödem** |
| J38.7 | **Kehlkopfperichondritis** |
| J38.7 | **Kehlkopfphlegmone** |
| J38.1 | **Kehlkopfpolyp** |
| J38.7 | **Kehlkopfschleimhautblutung** |
| Q31.0 | **Kehlkopfsegel** |
| J38.6 | **Kehlkopfstenose** |
| A16.4 | **Kehlkopftuberkulose** |
| T27.4 | **Kehlkopfverätzung** |
| T27.0 | **Kehlkopfverbrennung** |
| J38.7 | **Kehlkopfvernarbung** |
| S17.0 | **Kehlkopfzerquetschung** |

| | |
|---|---|
| J32.3 | **Keilbeinhöhleneiterung** |
| J32.3 | **Keilbeinhöhlenentzündung** |
| J01.3 | – akut |
| J32.3 | – chronisch |
| C31.3 | **Keilbeinhöhlenkarzinom** |
| J33.8 | **Keilbeinhöhlenpolyp** |
| J32.3 | **Keilbeinhöhlensinusitis** |
| M48.5 | **Keilwirbel** |
| * | **Keimträger** |
| Z22.1 | – Darmerkrankung, infektiös |
| Z22.2 | – Diphtherie |
| Z22.4 | – Gonorrhoe |
| Z22.6 | – humane T-Zell-lymphotrope Viruskrankheit, Typ I [HTLV-1] |
| Z22.9 | – Infektionskrankheit |
| Z22.1 | – Salmonellen |
| Z22.4 | – Syphilis |
| Z22.0 | – Typhus abdominalis |
| Z22.5 | – Virushepatitis |
| N28.8 | **Kelchdivertikel,** Niere |
| N20.0 | **Kelchstein** |
| N13.3 | **Kelchzyste,** Niere |
| L91.0 | **Keloid** |
| L91.0 | – Haut |
| L91.0 | – Narben- |
| L91.0 | – spontan |
| B48.0 | **Keloid-Blastomykose** |
| L73.0 | **Keloidakne** |
| L91.0 | **Keloidbildung,** überschießend |
| A93.8 | **Kemerovo-Fieber** |
| A77.1 | **Kenya-Typhus** |
| R51 | **Kephalgie** |
| F45.4 | – nervös |
| P12.0 | **Kephalhämatom,** durch Geburtsverletzung |
| H16.9 | **Keratitis** |
| H16.1 | – areolaris |
| * | – bei |
| B00.5 | —— Herpes |
| L40.8 | —— Psoriasis nodosa |
| L71.8 | —— Rosazea |
| A50.3 | —— Syphilis |
| B02.3 | —— Zoster |
| H16.8 | – chronisch |
| B00.5 | – dentritica |
| B00.5 | – disciformis |
| H16.8 | – eitrig, ulzerös |
| H16.8 | – ekzematosa |
| H16.1 | – Fädchen |
| H16.1 | – filiformis |
| B00.5 | – herpetica |
| H16.3 | – interstitiell |
| A18.5 | – tuberkulös |
| H16.2 | – lagophthalmisch |
| H16.1 | – Licht- |
| H16.0 | – marginal |

**K**

H16.9 **Keratitis** (Forts.)
*   – mit
H20.8 — Begleitiritis
H40.4 — Sekundärglaukom
H16.1 – nummularis
*   – oberflächlich
H16.2 — mit Konjunktivitis
H16.1 — ohne Konjunktivitis
H16.3 – parenchymatosa
A50.3 — bei Syphilis
H16.1 – Photo-
H16.1 – photoelectrica
H16.3 – profunda
H16.1 – punctata
H16.1 — superficialis
H16.1 – Schneeblindheit
*   – sicca, im
*   — Sinne des
M35.0 —— Sjögren-Syndroms
H04.1 —— Syndroms des trockenen Auges
H16.3 – sklerosierend
H16.1 – stellata
H16.1 – Streifen
H16.1 – striata
H16.1 – superficialis
H16.1 — punctata
H16.8 – Thygesson-
H16.0 – ulzerös
H16.0 **Keratitisgeschwür**
L85.8 **Keratoakanthom**
L85.8 – Lid
*   **Keratoconjunctivitis**
H16.2 – ekzematosa
H16.2 – neuroparalytica
H16.2 – phlyctaenulosa
*   – sicca, im
*   — Sinne des
M35.0 —— Sjögren-Syndroms
H04.1 —— Syndroms des trockenen Auges
Q82.8 **Keratodermatitis,** angeboren
H18.7 **Keratodermatozele**
L85.1 **Keratodermia,** klimakterisch
H18.7 **Keratoektasie**
H18.7 **Keratoglobus**
H20.9 **Keratoiritis**
H18.8 **Keratokonjunktivale Benetzungsstö-**
      **rung**
H16.2 **Keratokonjunktivitis**
H16.2 – allergisch
H16.2 – chronisch
*   – durch
B30.0 — Adenoviren
H16.2 — Exposition
B30.0 – epidemisch
B30.8 – Newcastle-
H16.2 – oben, limbal

H16.2 **Keratokonjunktivitis** (Forts.)
H16.2 – photoelektrisch
A18.5 – tuberkulös
H18.6 **Keratokonus**
L57.0 **Keratom**
D23.9 – Angio-
L57.0 – senil
L85.1 **Keratoma palmoplantaris**
H18.4 **Keratomalazie**
E50.4 – bei Vitamin-A-Mangel
Q13.4 **Keratomegalie**
B36.1 **Keratomycosis nigricans**
B49 **Keratomykose**
*   **Keratopathia**
H18.1 – bullosa
*   — bei
H18.1 —— Hornhautdekompensation
H18.1 —— Hornhautdystrophie
*   — durch
H18.1 —— Glaukom
H18.1 —— IOL [Intraokulare Linse]
H18.8 – medicamentosa
H18.9 **Keratopathie**
H59.8 – akut, postoperativ
H18.4 – bandförmig
H18.1 – bullös
H18.8 – Erosion
H18.8 – medikamententoxisch
T85.3 **Keratoprothese,** Dislokation
*   **Keratose**
L57.0 – aktinisch
L82 – seborrhoisch
L57.0 – senil
J38.3 – Stimmband
J38.3 – Stimmlippe [Stimmband]
L57.0 **Keratosis**
*   – follicularis
E50.8 — bei Vitamin-A-Mangel
L11.0 — erworben
A54.3 – gonorrhoisch
L83 – nigricans
L85.8 – pilaris simplex [Erworbene Keratosis
      suprafollicularis]
L85.2 – punctata palmoplantaris
L82 – seborrhoica
L57.0 – solaris
L85.8 – suprafollicularis, erworben [Keratosis
      pilaris simplex]
H20.9 **Keratouveitis**
K09.0 **Keratozyste**
B35.0 **Kerion Celsi**
P57.9 **Kernikterus**
P57.0 – durch Isoimmunisierung
F48.9 **Kernneurose**
H25.1 **Kernsklerose-Katarakt**
H26.9 **Kernstar**

| | |
|---|---|
| H26.9 | **Kerntrübung,** beginnend |
| E87.2 | **Ketoazidose** |
| * | – bei |
| E14.1 | — Diabetes |
| E11.1 | — insulinabhängigem Typ-II-Diabetes |
| * | — nicht |
| E11.1 | —— insulinabhängigem Typ-II-Diabetes |
| E11.1 | —— primär insulinabhängigem Diabetes mellitus |
| E10.1 | — primär insulinabhängigem Diabetes mellitus |
| E10.1 | — Typ-I-Diabetes |
| E11.1 | — Typ-II-Diabetes |
| E87.2 | **Ketoazidotische Entgleisung** |
| R82.4 | **Ketonurie** |
| T52.4 | **Ketonwirkung,** toxisch |
| E14.1 | **Ketose,** bei Diabetes |
| R06.0 | **Keuchen** |
| A37.9 | **Keuchhusten** |
| * | – durch |
| A37.0 | — Bordetella pertussis |
| A37.1 | — Parapertussis-Erreger |
| Z23.7 | – Impfung [Pa] |
| A37.9 | – Pneumonie |
| Z23.7 | – Vakzination |
| I25.9 | **KHE** – s.a. Koronare Herzerkrankung |
| I25.9 | **KHK** – s.a. Koronare Herzkrankheit |
| * | **Kiefer** |
| * | – Ober- |
| K08.2 | — Alveolarfortsatzatrophie |
| S02.4 | — Fraktur |
| S02.4 | — Le-Fort-I-Fraktur |
| S02.4 | — Le-Fort-II-Fraktur |
| S02.4 | — Le-Fort-III-Fraktur |
| K08.2 | — Unter-, Alveolarfortsatzatrophie |
| * | **Kiefer-** |
| Q37.5 | – Gaumen-Spalte |
| Q37.5 | — Lippen- |
| Q07.8 | – Lid-Syndrom |
| K07.1 | – Schädel-Stellungsanomalie |
| Q37.9 | – Spalte, Lippen- |
| K10.2 | **Kieferabszeß** |
| K10.2 | **Kieferaffektion,** entzündlich |
| K10.3 | **Kieferalveolitis** |
| K10.8 | **Kieferdysplasie,** fibrös |
| K10.8 | **Kieferexostose** |
| S02.6 | **Kieferfraktur** |
| * | – Unter- |
| S02.6 | — geschlossen |
| S02.6 | — Kollum [Processus condylaris mandibulae] |
| S02.6 | — offen |
| S02.6 | —— doppelt |
| S02.6 | —— mehrfach |
| S02.6 | —— mit Knochendefekt |
| K07.6 | **Kiefergelenkarthralgie** |

| | |
|---|---|
| K07.6 | **Kiefergelenkarthrose** |
| S02.6 | **Kiefergelenkbruch** |
| S02.6 | **Kiefergelenkfortsatzbruch** |
| S02.6 | **Kiefergelenkfortsatzfraktur** |
| S02.6 | **Kiefergelenkfraktur** |
| K07.6 | **Kiefergelenkkrankheit** |
| K07.6 | **Kiefergelenkschaden** |
| K07.0 | **Kiefergrößenanomalie** |
| J32.0 | **Kieferhöhleneiterung** |
| J32.0 | **Kieferhöhlenempyem,** chronisch |
| J32.0 | **Kieferhöhlenentzündung** |
| J01.0 | – akut |
| J32.0 | – chronisch |
| J32.0 | **Kieferhöhlenfistel** |
| C31.0 | **Kieferhöhlenkarzinom** |
| J32.0 | **Kieferhöhlenkatarrh** |
| C31.0 | **Kieferhöhlenkrebs** |
| C31.0 | **Kieferhöhlenneubildung,** bösartig |
| J33.8 | **Kieferhöhlenpolyp** |
| J32.0 | **Kieferhöhlensinusitis** |
| J34.1 | **Kieferhöhlenzyste** |
| K07.0 | **Kieferhyperplasie** |
| K07.0 | **Kieferhypoplasie** |
| C76.0 | **Kieferkarzinom** |
| C41.1 | **Kieferknochenkarzinom** |
| C41.1 | **Kieferknochensarkom** |
| S02.6 | **Kieferkörperfraktur, Unter-,** offen |
| K10.9 | **Kieferkrankheit** |
| K10.0 | — entwicklungsbedingt |
| S03.0 | **Kieferluxation** |
| J01.0 | **Kiefernebenhöhlenentzündung,** akut |
| K10.2 | **Kieferosteomyelitis** |
| K10.2 | **Kieferosteoradionekrose** |
| K10.2 | **Kieferostitis** |
| K10.2 | **Kieferperiostitis** |
| K10.2 | **Kieferradionekrose** |
| K10.8 | **Kieferschmerzen** |
| K10.2 | **Kiefersequester** |
| Q37.1 | **Kieferspalte** |
| K09.1 | **Kieferspaltzyste** |
| K07.4 | **Kiefersperre** |
| S02.6 | **Kieferwinkelfraktur** |
| K09.2 | **Kieferzyste** |
| M95.4 | **Kielbrust** |
| M95.4 | – erworben |
| E64.3 | – rachitisch |
| Q75.0 | **Kielkopf** |
| * | **Kienböck-** |
| M92.2 | – Krankheit |
| M93.1 | — beim Erwachsenen |
| M92.2 | – Syndrom |
| J62.8 | **Kiesellunge** |
| J33.0 | **Killian-Polyp,** Nasenhöhle |
| * | **Kimmelstiel-** |
| E14.2 | – Wilson, Morbus |
| E14.2 | – Wilson-Syndrom |

K

| | |
|---|---|
| * | **Kind** |
| F91.1 | – aggressiv |
| R68.1 | – schreiend |
| O85 | **Kindbettfieber** |
| A80.9 | **Kinderlähmung** |
| A80.9 | – epidemisch |
| B91 | – Folgezustand |
| A80.9 | – spinal |
| G80.9 | – zerebral |
| Z00.- | **Kindervorsorgeuntersuchung** |
| Z31.- | **Kinderwunsch** |
| F98.9 | **Kindes- und Jugendalter,** Verhaltensstörung, emotional |
| T74.1 | **Kindesmißhandlung** |
| * | **Kindliche** |
| G40.3 | – Absencen-Epilepsie |
| M41.0 | – idiopathische Skoliose |
| F91.8 | – Launenhaftigkeit |
| G62.9 | – Neuropathie |
| E51.2 | – Wernicke-Enzephalopathie |
| E03.9 | **Kindliches Myxödem** |
| O36.8 | **Kindsbewegung,** fehlend |
| * | **Kindslage** |
| O32.9 | – regelwidrig |
| O64.9 | — bei Entbindung |
| O32.0 | – wechselnd, Betreuung der Schwangeren |
| R95 | **Kindstod** |
| R95 | – plötzlich |
| T75.3 | **Kinetose** |
| L02.0 | **Kinnabszeß** |
| * | **Kinnlage** |
| O32.3 | – Betreuung der Schwangeren |
| O64.2 | – Geburtshindernis |
| L03.2 | **Kinnphlegmone** |
| N28.8 | **Kippniere** |
| M43.8 | **Kippwirbel** |
| A18.1 | **Kittniere** |
| B36.1 | **Kladosporiose** |
| * | **Klappe** |
| Q64.2 | – Harnröhre |
| Q64.2 | – Urethra |
| * | **Klassische** |
| O01.0 | – Blasenmole |
| A90 | – Dengue |
| G43.1 | – Migräne |
| E70.0 | – Phenylketonurie |
| A75.0 | **Klassisches Fleckfieber** |
| C22.1 | **Klatskin-Tumor** |
| Q66.8 | **Klauenfuß** |
| M21.5 | **Klauenhand** |
| Q66.8 | **Klauenhohlfuß** |
| M21.5 | – erworben |
| L60.2 | **Klauennagel** |
| B08.8 | **Klauenseuche** |
| Q66.8 | **Klauenzehe** |
| M20.5 | – erworben |
| F40.2 | **Klaustrophobie** |
| S42.0 | **Klavikulafraktur** |
| P13.4 | – durch Geburtsverletzung |
| P13.4 | – perinatal |
| L84 | **Klavus** |
| L84 | – infiziert |
| L84 | **Klavusentzündung** |
| J15.0 | **Klebsiella-pneumoniae-Pneumonie** |
| G62.2 | **Klebstoff-Schnüffelneuropathie** |
| L23.1 | **Klebstoffbedingte allergische Kontaktdermatitis** |
| F80.3 | **Kleffner-Syndrom, Landau-** |
| Q74.0 | **Kleidokraniale hereditäre Dysostose** |
| O83.4 | **Kleidotomie,** Fetus, zur Entbindung |
| B36.0 | **Kleienpilzflechte** |
| * | **Kleine** |
| N27.9 | – Niere |
| N27.1 | — beidseitig |
| N27.0 | — einseitig |
| T14.1 | – offene chirurgisch versorgte Wunde |
| T14.1 | – Platzwunde |
| C51.1 | – Schamlippe, Karzinom |
| S60.8 | – Schürfwunde, Handrücken |
| M47.8 | – Wirbelgelenke, Arthrose |
| L41.3 | **Kleinfleckige Parapsoriasis,** en plaques |
| G06.0 | **Kleinhirnabszeß** |
| G31.9 | **Kleinhirnatrophie** |
| I61.4 | **Kleinhirnblutung** |
| I61.4 | – intrazerebral |
| * | – nichttraumatisch |
| P52.6 | — beim Neugeborenen |
| P52.6 | — Fetus |
| D43.1 | **Kleinhirnbrückenwinkelchordom** |
| C71.6 | – bösartig |
| D33.1 | – gutartig |
| D43.1 | **Kleinhirnbrückenwinkeltumor** |
| C71.6 | **Kleinhirngliom** |
| C71.6 | – bösartig |
| I63.9 | **Kleinhirninfarkt** |
| C71.6 | **Kleinhirnkarzinom** |
| I67.9 | **Kleinhirnsyndrom** |
| G93.0 | **Kleinhirnzyste** |
| E34.3 | **Kleinwuchs** |
| S90.1 | **Kleinzehenprellung** |
| C82.1 | **Kleinzellig und großzellig gemischtes gekerbtes folliküläres Non-Hodgkin-Lymphom** |
| * | **Kleinzelliges** |
| C34.9 | – Bronchialkarzinom |
| * | – gekerbtes |
| C82.0 | — folliküläres Non-Hodgkin-Lymphom |
| C83.1 | — Non-Hodgkin-Lymphom |
| C83.0 | — Non-Hodgkin-Lymphom |
| C34.9 | – Plattenepithelkarzinom, Bronchus |
| F63.2 | **Kleptomanie** |
| Q66.9 | **Kletterfuß,** angeboren |

H50.6 **Klicksyndrom**
J67.7 **Klimaanlagenpneumonitis**
\*     **Klimakterische**
L64.9 – Alopezie
N95.1 – Ausfallerscheinung
N95.9 – Beschwerden
N92.4 – Blutung
N92.4 – Blutungsstörung
F32.8 – Depression
N95.9 – Dysfunktion
N95.1 – Hitzewellen
L85.1 – Keratodermia
N95.1 – Konzentrationsstörung
N95.1 – Kopfschmerzen
F32.8 – Melancholie
N92.4 – Menorrhagie
N92.4 – Metrorrhagie
N95.1 – Neurose
F28   – Psychose
N32.8 – Reizblase
N95.1 – Schlaflosigkeit
N95.9 – Störung
N95.1 – Wallungen
N95.1 – Zustände
N95.0 – Zykluslabilität
\*     **Klimakterisches**
N95.9 – Hormonmangel-Syndrom
N95.9 – Syndrom
N95.1 **Klimakterium** – s.a. Climacterium
N95.3 – artifiziell
N50.8 – männlich
E28.3 – vorzeitig
N50.8 **Klimakteriumsbeschwerden,** viril
N95.9 **Klimaxbeschwerden**
Q98.4 **Klinefelter-Syndrom**
Q98.0 – Karyotyp 47,XXY
\*     – männlicher Phänotyp mit
Q98.2 — Karyotyp 46,XX
Q98.1 — mehr als zwei X-Chromosomen
Q76.1 **Klippel-Feil-Syndrom**
Q52.6 **Klitorisagenesie**
Q64.0 **Klitorisepispadie**
Q52.6 **Klitorisfehlbildung,** angeboren
N90.8 **Klitorishypertrophie**
C51.2 **Klitoriskarzinom**
\*     **Klitorisneubildung**
C51.2 – bösartig
D39.7 – unsicher
S31.4 **Klitorisriß**
D39.7 **Klitoristumor**
Q43.8 **Kloakenekstrophie**
C21.2 **Kloakenkarzinom**
C21.2 **Kloakenneubildung,** bösartig
Q43.7 **Kloakenpersistenz**
G40.3 **Klonischer epileptischer Anfall**
R25.8 **Klonus**

F45.8 **Kloßgefühl,** Hals
Q63.1 **Klumpenniere**
R68.3 **Klumpfinger**
Q68.1 – angeboren
Q66.0 **Klumpfuß**
M21.5 – erworben
Q66.0 – kongenital
Q71.4 **Klumphand**
P14.1 **Klumpke-Lähmung,** durch Geburts-
    verletzung
L60.8 **Klumpnagel**
Q84.6 – angeboren
D18.0 **Knäueltumor**
H83.3 **Knalltrauma**
M24.8 **Knarrendes Gelenk**
\*     **Knick**
M40.2 – kyphotisch, HWS-Bereich
M40.5 – lordotisch, L5/S1
\*     **Knick-**
Q66.8 – Hohl-Spreizfuß
Q66.8 – Platt-Spreizfuß
Q66.6 – Plattfuß
Q66.6 — angeboren
Q66.6 – Senkfuß
Q66.8 – Spreizfuß
Q66.8 — Senk-
Q66.6 **Knickfuß**
M21.0 – erworben
\*     **Knickung**
N85.4 – Gebärmutter
N13.5 – Harnleiter
N13.5 – Ureter
N85.4 – Uterus
\*     **Knie**
M71.2 – Baker-Zyste
M79.4 – Hoffahypertrophie [Krankheit des
    Corpus adiposum infrapatellare]
S83.5 – Kreuzbandriß, vorderer
M24.8 – Reizerguß
M65.8 – Synovitis
T79.9 – Wundheilungsstörung
L02.4 **Knieabszeß**
M17.9 **Kniearthrose**
S83.6 **Kniebereich,** Muskelzerrung
M25.8 **Kniebeschwerden**
M23.9 **Kniebinnenschaden**
M94.2 **Kniechondromalazie,** Grad II
M23.8 **Kniechondropathie**
Q68.2 **Kniedeformität,** angeboren
S83.6 **Kniedistorsion**
M76.8 **Knieenthesopathie**
M25.4 **Knieerguß**
Q74.1 **Kniefehlbildung,** angeboren
L02.4 **Kniefurunkel**

**K**

* **Kniegelenk**
M23.3 – Außenmeniskusläsion
M23.9 – Binnenschädigung
M23.4 – Gelenkkörper, frei
M23.8 – Innenbandinsuffizienz
M23.3 – Innenmeniskushinterhornläsion
M23.3 – Innenmeniskusläsion
M23.3 – Innenmeniskusvorderhornläsion
S83.5 – Kreuzbandruptur
S83.5 — vordere
M23.5 — vorderes, alt
M93.2 – Osteochondrosis dissecans
M67.8 – Plicasyndrom
A18.0 – TBC
M25.8 – Überlastungsbeschwerden
M13.1 **Kniegelenkarthritis**
M17.9 **Kniegelenkarthrose**
M17.9 – medial
M23.5 **Kniegelenkbandruptur,** alt
S83.6 **Kniegelenkdistorsion**
M00.9 **Kniegelenkempyem**
M13.1 **Kniegelenkentzündung**
M25.4 **Kniegelenkerguß**
M25.0 **Kniegelenkhämarthros**
M00.9 **Kniegelenkinfektion**
S83.4 **Kniegelenkinnenbandruptur**
M23.5 **Kniegelenkinstabilität,** chronisch
M24.8 **Kniegelenkkapselreizung**
S83.3 **Kniegelenkknorpelriß,** akut
M23.9 **Kniegelenkknorpelschaden**
S83.1 **Kniegelenkluxation**
S80.0 **Kniegelenkprellung**
M25.4 **Kniegelenkreizerguß**
M24.8 **Kniegelenkreizzustand**
M23.9 **Kniegelenkschädigung**
M23.9 – innere
M25.5 **Kniegelenkschmerzen**
M25.5 – nicht traumatisch
M25.4 **Kniegelenkschwellung**
M65.8 **Kniegelenksynovialitis**
M65.8 **Kniegelenksynovitis**
Q74.1 **Kniegelenkvarusstellung,** angeboren
S83.6 **Kniegelenkverstauchung**
S83.6 **Kniegelenkzerrung**
S80.0 **Kniehämatom**
M76.8 **Kniekapseltendinose,** medial
L02.4 **Kniekarbunkel**
M71.2 **Kniekehlenbereich,** Synovialzyste
L03.1 **Kniephlegmone**
S80.0 **Knieprellung**
M23.4 **Kniereiskörperchen**
S82.0 **Kniescheibenbruch**
S82.0 **Kniescheibenfraktur**
C79.5 **Kniescheibenkarzinom**
M22.9 **Kniescheibenkrankheit**
C40.3 **Kniescheibensarkom**

M25.5 **Knieschmerzen**
M65.8 **Kniesynovialitis**
M76.8 **Knietendopathie**
M65.8 **Knietenovaginitis**
A18.0 **Knietuberkulose**
S81.0 **Kniewunde,** offen
S87.0 **Kniezerquetschung**
A18.0 **Knochen-TBC**
* **Knochenanomalie,** Schädel
Q67.4 – kongenital
Q67.4 – und Gesicht, kongenital
M89.0 **Knochenatrophie,** neurogen, post-
      traumatisch
T14.2 **Knochenbruch**
S02.6 **Knochendefekt,** bei offener Unterkiefer-
      fraktur
M81.9 **Knochendekalzifikation**
M86.9 **Knochenentzündung**
* **Knochenerkrankung**
D86.9 – Boeck-
M89.8 – degenerativ
M83.9 **Knochenerweichung**
C79.5 **Knochenfiliae**
* **Knochenfraktur,** nach
* – Einsetzen
* — einer
M96.6 —— Gelenkprothese
M96.6 —— Knochenplatte
M96.6 — eines orthopädischen Implantates
D48.0 **Knochengeschwulst**
M86.9 **Knochenhautentzündung**
M89.3 **Knochenhypertrophie**
M87.9 **Knocheninfarkt**
B67.2 **Knocheninfektion,** durch Echinococcus
      granulosus
C79.5 **Knochenkarzinom**
M84.9 **Knochenkontinuitätsveränderung**
M89.9 **Knochenkrankheit**
B45.3 **Knochenkryptokokkose**
A66.6 **Knochenläsion,** bei Frambösie
* **Knochenmarkdepression**
D61.9 – mit Panzytopenie
D75.8 – toxisch
T79.8 **Knochenmarkembolie**
M86.9 **Knochenmarkentzündung**
D75.8 **Knochenmarkfibrose**
D61.9 **Knochenmarkhypoplasie**
C96.9 **Knochenmarkmalignom**
C79.5 **Knochenmarkmetastasen**
M86.9 **Knochenmarkphlegmone**
Z52.3 **Knochenmarkspender**
T86.0 **Knochenmarktransplantat,** Abstoßung
C79.5 **Knochenmetastase**
C79.5 – Primärtumor, unbekannt

M87.9 **Knochennekrose**
M87.9 – aseptisch
*     – durch
M87.1 — Arzneimittel
M87.2 — vorangegangenes Trauma
M87.0 — idiopathisch, aseptisch
A18.0 – tuberkulös
D48.0 **Knochenneoplasie**
*     **Knochenneubildung**
C41.9 – bösartig, mit Knorpelbeteiligung
D48.0 – unsicher
M85.8 **Knochenrarefikation**
C41.9 **Knochenrundzellensarkom,** undifferen-
       ziert
C41.9 **Knochensarkom**
C41.9 – mit Knorpelbeteiligung
M89.8 **Knochenschmerzen**
M83.9 **Knochenschwäche**
M81.9 **Knochenschwund**
M86.6 **Knochensequester**
Z52.2 **Knochenspender**
M76.2 **Knochensporn,** Darmbeinkamm
A51.4 **Knochensyphilis,** sekundär
A18.0 **Knochentuberkulose**
D48.0 **Knochentumor**
*     – benigne
D16.4 — Kopf
D16.4 — Orbita
M89.9 **Knochenveränderung**
M85.6 **Knochenzyste**
M85.6 – angeboren, Tibia
M85.4 – solitär
L02.4 **Knöchelabszeß**
S82.8 **Knöchelbruch**
S82.8 **Knöchelfraktur**
S82.5 – Innenknöchel
L02.4 **Knöchelfurunkel**
L02.4 **Knöchelkarbunkel**
R60.0 **Knöchelödem**
L03.1 **Knöchelphlegmone**
*     **Knöchelregion**
*     – Verätzung
T25.5 — 1. Grades
T25.6 — 2. Grades
T25.7 — 3. Grades
S91.0 – Wunde, offen
S90.0 **Knöchelregionprellung**
T25.0 **Knöchelverbrennung**
T25.1 – 1. Grades
T25.2 – 2. Grades
T25.3 – 3. Grades
S99.9 **Knöchelverletzung**
S99.7 – mit Sehnenbeteiligung
S90.9 – oberflächlich
S93.4 **Knöchelverstauchung**
S93.4 **Knöchelzerrung**

*     **Knöcherne**
H83.8 – Labyrinthdegeneration
*     – Stenose
M99.6 — Foramina intervertebralia
M99.3 — Spinalkanal
*     **Knöcherner**
S63.4 – Ausriß, ulnares Seitenband, Daumen
T14.3 – Bandausriß
*     **Knötchen**
L01.0 – Grind
D40.0 – paraprostatisch
M51.4 – Schmorl-
J38.2 – Stimmband
J38.2 – Stimmlippe [Stimmband]
L43.9 **Knötchenflechte**
L91.0 **Knollenkrebs**
L71.1 **Knollennase**
*     **Knorpel**
Q18.2 – Branchial-
O99.8 – Gelenk, Rücken, Affektion, bei Gravi-
       dität
M94.8 **Knorpelentzündung**
M94.8 **Knorpelerweichung**
Q31.8 – Epiglottis
Q30.8 **Knorpelige Schiefnase,** kongenital
C79.5 **Knorpelkarzinom**
C79.5 – mit Knochenbeteiligung
M94.9 **Knorpelkrankheit**
M94.2 **Knorpelnekrose**
*     **Knorpelneubildung**
C41.9 – bösartig, mit Knochenbeteiligung
D16.9 – gutartig
D48.0 – unsicher
C41.9 **Knorpelsarkom**
C41.9 – mit Knochenbeteiligung
M94.9 **Knorpelschaden**
M23.9 – Kniegelenk
M24.1 – Sprunggelenk
Q83.8 **Knospenbrust** [Mikromastie]
*     **Knoten**
M15.2 – Bouchard-
N63 – Brustdrüse
D24 – gutartig, Brust
I84.9 – hämorrhoidal
M15.8 – Haygarth-
M15.1 – Heberden-
D29.2 – Mamma
A66.7 – juxtaartikulär, bei Frambösie
E04.9 – kolloid
N63 – Mamma
D21.9 – Myom-
*     – Nabelschnur
O69.2 — Entbindungskomplikation
P02.5 — Fetusschädigung
D40.7 – Nebenhoden
D40.0 – Prostata

**K**

| | |
|---|---|
| * | **Knoten** (Forts.) |
| E04.9 | – Schilddrüse |
| E04.1 | — nichttoxisch, solitär |
| E04.1 | – Struma |
| D39.7 | – Vulva |
| B73 | **Knoten-Filariasis** |
| A30.5 | **Knotenaussatz** |
| E04.9 | **Knotenkropf** |
| E01.1 | – endemisch, nichttoxisch |
| E04.9 | – sporadisch, nichttoxisch |
| E05.2 | – toxisch |
| A30.9 | **Knotenlepra** |
| I49.8 | **Knotenrhythmus** |
| * | **Knotenstruma** |
| E01.1 | – endemisch, nichttoxisch |
| E04.9 | – nichttoxisch |
| E04.2 | – ohne Thyreotoxikose |
| E05.2 | – toxisch |
| I47.1 | **Knotentachykardie,** paroxysmal |
| * | **Knotige** |
| D29.2 | – Schwellung, Hoden |
| * | – Veränderung |
| D40.7 | — Nebenhoden |
| E27.8 | — Nebenniere |
| D40.0 | — Prostata |
| E27.8 | – Verdickung, Nebenniere |
| D40.7 | **Knotiger Prozeß,** Nebenhoden |
| C43.9 | **Knotiges Melanom,** maligne |
| M72.1 | **Knuckle pads** |
| D65 | **Koagulation,** disseminiert, intravasal |
| D68.9 | **Koagulationsdefekt** |
| O46.0 | – mit Blutung, antepartal |
| R02 | **Koagulationsnekrose** |
| D68.9 | **Koagulationsstörung** |
| D68.9 | **Koagulopathie** |
| D65 | – Verbrauchs- |
| Q25.1 | **Koarktation,** Aorta |
| K44.9 | **Kocher-Volvulus** |
| H90.5 | **Kochleare Schwerhörigkeit** |
| H80.2 | **Kochlearotosklerose** |
| * | **Köhler** |
| M92.7 | – I, Morbus |
| M92.7 | – II, Morbus |
| R29.3 | **Körperhaltung,** abnorm |
| B85.1 | **Körperläusebefall** |
| * | **Körperliche** |
| F59 | – Funktionsstörung, psychogen |
| R45.6 | – Gewalt |
| * | – Mißhandlung, durch |
| T74.1 | — Bekannten |
| T74.1 | — Ehegatten |
| T74.1 | — Eltern |
| T74.1 | — Freund |
| T74.1 | — Partner |
| F09 | – Psychose |
| F59 | – Störung, mit Verhaltensstörung |

| | |
|---|---|
| * | **Körperlicher** |
| T74.1 | – Mißbrauch |
| R68.8 | – Verfall |
| R46.0 | **Körperpflege,** stark vernachlässigt |
| R53 | **Körperschwäche** |
| * | **Koffein-** |
| F15.2 | – Abhängigkeitssyndrom |
| F15.1 | – Mißbrauch |
| N48.8 | **Kohabitationsbeschwerden,** männlich |
| N93.0 | **Kohabitationsblutung** |
| F52.9 | **Kohabitationsstörung** |
| S39.9 | **Kohabitationsverletzung** |
| J60 | **Kohlenbergarbeiter-Pneumokoniose** |
| T59.7 | **Kohlendioxidwirkung,** toxisch |
| T58 | **Kohlenmonoxidwirkung,** toxisch |
| L60.3 | **Koilonychie** |
| Q84.6 | – kongenital |
| N94.1 | **Koitalgie** |
| * | **Koitus,** schmerzhaft |
| N48.8 | – männlich |
| N94.1 | – weiblich |
| G40.5 | **Kojewnikoff-Syndrom** |
| * | **Kokain** |
| F14.3 | – Entzugssyndrom, nach Gebrauch |
| * | – Gebrauch |
| F14.2 | — Abhängigkeitssyndrom |
| F14.6 | — amnestisches Syndrom |
| F14.4 | — Entzugssyndrom, mit Delir |
| F14.5 | — psychotische Störung |
| R78.2 | – im Blut, Nachweis |
| F14.1 | – Mißbrauch |
| F14.1 | – schädlicher Gebrauch |
| F14.2 | – Schnüffeln |
| F14.2 | **Kokainabhängigkeit** |
| F14.1 | **Kokainabusus** |
| F14.2 | **Kokainderivat-Abhängigkeit** |
| T40.5 | **Kokainintoxikation** |
| F14.0 | – akut |
| F14.0 | – bei Abhängigkeit |
| F14.2 | **Kokainismus** |
| F14.2 | **Kokainsucht** |
| F14.1 | **Kokaintyp,** Mißbrauch |
| T40.5 | **Kokainvergiftung** |
| N76.0 | **Kokken-Kolpitis** |
| N76.1 | – chronisch |
| B38.7 | **Kokzidioidales Granulom** |
| B38.9 | **Kokzidioidomykose** |
| B20.4 | – bei HIV-Krankheit |
| B38.7 | – disseminiert |
| B38.3 | – Haut |
| B38.2 | – Lunge |
| B38.0 | — akut |
| B38.1 | – chronisch |
| B38.4 | – Meningen |
| A07.3 | **Kokzidiose** |
| B20.5 | – bei HIV-Krankheit |

M85.6 **Kokzygealzyste**
M53.3 **Kokzygodynie**
R68.3 **Kolbenfinger**
* **Koli-**
N39.0 – Infektion, Harnwege
N30.8 – Zystitis
A41.5 **Kolibazillose,** generalisiert
R10.4 **Kolik**
R10.4 – abdominal
K38.8 – Appendix
R10.4 – Dreimonats-
* – durch
R10.4 — Konkrement
R10.4 — Stein
N20.9 — Urolithiasis
K80.2 – Galle
K80.2 – Gallenblase
K80.5 – Gallengang
K80.2 – Gallenstein
N32.8 – Harnblase
N21.1 – Harnröhre, durch Stein
R10.4 – intestinal
R10.4 – Magen
R10.4 – Nabel
N23 – Niere
R10.1 – Oberbauch, akut
R10.4 – Trimenon
N21.1 – Urethra, durch Stein
K52.9 **Kolitis**
A09 – akut
K52.2 – allergisch
B37.8 – bei Soor
K52.9 – chronisch
K52.2 – diätetisch
* – durch
A06.0 — Amöben
B37.8 — Candida
K52.0 — Strahlen
B25.8 — Zytomegalieviren
* – Entero-
A09 — akut
A04.7 — durch Clostridium difficile
A09 – infektiös
K55.9 – ischämisch
K55.0 — akut
K55.1 — chronisch
A06.2 – nichtdysenterisch, durch Amöben
K58.9 – spastisch
K52.1 – toxisch
N39.0 **Koliurie**
M35.9 **Kollagenkrankheit**
M35.9 **Kollagenopathie**
M35.9 **Kollagenose**
I42.8 – kardiovaskulär
M35.1 – Misch-
L87.1 – reaktiv, perforierend

R55 **Kollaps**
T67.1 – durch Hitze
R57.9 – Kreislauf
J98.1 – Lunge
I95.1 – orthostatisch
O74.1 – pulmonal, durch Anästhesie, bei Geburt
K91.1 **Kollapsneigung,** alimentär, nach Magen-
resektion
R02 **Kolliquationsnekrose**
Q80.2 **Kollodium-Baby**
* **Kolloide**
E01.0 – endemische Struma
E04.0 – Struma
E04.0 — sporadisch
* **Kolloider**
E01.0 – endemischer Kropf
E04.0 – Kropf
E04.0 — sporadisch
E04.9 **Kolloidknoten**
E04.1 **Kolloidstruma**
S02.6 **Kollumfraktur** [Processus condylaris
mandibulae]
C53.9 **Kollumkarzinom** [Collum uteri]
Q13.0 **Kolobom**
Q14.8 – Aderhaut
Q13.0 – angeboren, Iris
Q13.0 – Iris
Q10.3 – kongenital, Lid
Q12.2 – Linse
Q14.2 – Papille
* **Kolon**
C18.9 – Adenokarzinom
D01.0 – Carcinoma in situ
Q43.8 – Dolicho-
K50.8 – Dünndarm, Enteritis
K58.9 – irritabel
K31.6 – Magen-Fistel
Q43.8 – Mikro-
K50.1 – Morbus Crohn
K55.2 **Kolonangiodysplasie**
K59.9 **Kolonbeschwerden,** funktionell
K59.3 **Kolondilatation**
K57.3 **Kolondivertikel**
K57.3 **Kolondivertikulitis**
K57.3 **Kolondivertikulose**
K56.1 **Koloneinscheidung**
K50.1 **Kolonenteritis**
K63.2 **Kolonfistel**
* **Kolonflexurkarzinom**
C18.5 – links
C18.3 – rechts
K56.1 **Koloninvagination**
C18.9 **Kolonkarzinom**
C19 – mit Rektum
C78.5 **Kolonmetastase**
D37.4 **Kolonneoplasie**

**K**

| | |
|---|---|
| * | **Kolonneubildung** |
| C18.9 | – bösartig |
| C19 | — mit Rektum |
| D12.6 | – gutartig |
| D37.4 | – unsicher |
| K63.1 | **Kolonperforation** |
| K63.5 | **Kolonpolyp** |
| K63.9 | **Kolonschwäche** |
| K58.9 | **Kolonspasmen** |
| K59.8 | **Kolonstase** |
| D37.4 | **Kolontumor** |
| K63.4 | **Koloptose** |
| N76.0 | **Kolpitis** |
| N76.0 | – akut |
| N95.2 | – Atrophie |
| N95.2 | – atrophisch |
| N76.1 | — chronisch |
| N76.1 | — hämorrhagisch |
| N95.2 | — postklimakterisch |
| N76.0 | – bakteriell |
| * | – bei |
| O23.5 | — Gravidität |
| B37.3 | — Soor |
| N76.1 | — chronisch |
| N76.1 | — bakteriell |
| * | – durch |
| B37.3 | — Candida |
| A56.0 | — Chlamydien |
| N76.0 | — Gardnerella |
| N76.0 | — Haemophilus influenzae |
| N95.2 | —— atrophisch |
| N76.1 | —— chronisch |
| N95.2 | — Hormonmangel |
| N76.0 | — Kokken |
| N76.1 | —— chronisch |
| A56.0 | — Leptothrixbakterien, chronisch |
| N95.2 | — Östrogenmangel |
| N76.0 | — Trichomonaden |
| N76.0 | — Vibrionen |
| N76.1 | —— chronisch |
| N76.0 | – hämorrhagisch |
| N76.0 | – Leptothrix- |
| N76.0 | — atrophisch |
| N95.2 | – mit Vulvitis, senil |
| B37.3 | – mykotisch |
| N95.2 | – senilis |
| N76.1 | – subakut, chronisch |
| N76.0 | – unspezifisch |
| N76.1 | — chronisch |
| S31.4 | **Kolporrhexis** |
| R93.5 | **Kolposkopiebefund,** auffällig |
| N81.1 | **Kolpozele** |
| N76.0 | **Kolpozystitis** |

| | |
|---|---|
| R40.2 | **Koma** |
| * | – bei |
| E14.0 | — Diabetes |
| E14.0 | —— mellitus |
| E11.0 | — insulinabhängigem Typ-II-Diabetes |
| * | — nicht |
| E11.0 | —— insulinabhängigem Typ-II-Diabetes |
| E11.0 | —— primär insulinabhängigem Diabetes mellitus |
| E10.0 | — primär insulinabhängigem Diabetes mellitus |
| E10.0 | — Typ-I-Diabetes |
| E11.0 | — Typ-II-Diabetes |
| P91.5 | — beim Neugeborenen |
| E14.0 | – diabetisch |
| E03.5 | – durch Myxödem |
| E15 | – hypoglykämisch |
| E14.0 | — bei Diabetes |
| E15 | — nichtdiabetisch |
| E15 | – Insulin- |
| E14.0 | — bei Diabetes |
| E14.0 | – Kussmaul- |
| K72.9 | – Leber- |
| N19 | – urämisch |
| S06.7 | – verlängert, bei intrakranieller Verletzung |
| R40.2 | – zerebral |
| R51 | **Kombinationskopfschmerzen** |
| D22.9 | **Kombinationsnävus** |
| * | **Kombinierte** |
| O64.5 | – Einstellungsanomalien, Geburtshindernis |
| F83 | – Entwicklungsstörung |
| L08.9 | – Fistel |
| Z27.9 | – Impfung |
| H90.8 | – Innenohr- und Mittelohrschwerhörigkeit |
| H25.8 | – Kataraktform |
| * | – Krankheit |
| I08.2 | — Aorten- und Trikuspidalklappe |
| * | — Mitral- |
| I08.3 | —— Aorten- und Trikuspidalklappe |
| I08.1 | —— und Trikuspidalklappe |
| F81.3 | – Störungen, schulische Fertigkeiten |
| T07 | – Verletzung, schwer |
| F95.2 | – vokale und multiple motorische Tics [Tourette-Syndrom] |
| * | **Kombinierter** |
| H90.6 | – beidseitiger Hörverlust, durch Schalleitungs- und Schallempfindungsstörung |
| D81.9 | – Immundefekt |
| J06.9 | – Luftwegekatarrh, akut |
| D81.9 | – schwerer Immundefekt |

| | |
|---|---|
| * | **Kombiniertes** |
| D80.9 | – Antikörpermangel-Syndrom |
| I35.2 | – Aortenklappenvitium |
| I35.2 | – Aortenvitium |
| I05.2 | – Mitralklappenvitium |
| I08.0 | — und Aortenklappenvitium |
| I05.2 | – Mitralvitium |
| C50.9 | **Komedokarzinom** |
| N61 | **Komedomastitis** |
| L70.0 | **Komedonen** |
| L70.0 | **Komedonenakne** |
| * | **Kommotio** |
| S06.0 | – bei leichter Nebenverletzung |
| S06.0 | – isoliert |
| F07.2 | **Kommotio-Enzephalopathie, Post-** |
| T79.6 | **Kompartmentsyndrom** |
| F44.9 | **Kompensationsneurose** |
| J98.3 | **Kompensatorisches Emphysem** |
| * | **Kompensierte** |
| I50.9 | – Herzinsuffizienz |
| N18.8 | – Niereninsuffizienz |
| * | **Kompensiertes** |
| D34 | – autonomes Adenom, Schilddrüse |
| N18.8 | – Retentionsstadium, bei Niereninsuffizienz |
| D84.1 | **Komplementsystemdefekt** |
| * | **Komplette** |
| O06.9 | – Fehlgeburt |
| O06.8 | — mit Komplikation |
| O04.9 | – Interruptio |
| O04.8 | — mit Komplikation |
| S52.7 | – Unterarmfraktur |
| S82.7 | – Unterschenkelfraktur |
| * | **Kompletter** |
| O06.9 | – Abort |
| O06.8 | — mit Komplikation |
| O03.9 | — spontan |
| I44.2 | – atrioventrikulärer Block |
| I44.2 | – AV [Atrioventrikular]-Block |
| I44.2 | – Herzblock |
| I44.7 | – Linksschenkelblock |
| I45.1 | – Rechtsschenkelblock |
| O03.8 | – Spontanabort, mit Komplikation |
| * | **Komplex** |
| Q21.1 | – Lutembacher- |
| Q75.4 | – Thomson- |
| R34 | **Komplexe Anurie** |
| Q89.7 | **Komplexes Fehlbildungssyndrom** |
| G41.2 | **Komplexfokale Anfälle, beim Status epilepticus** |
| * | **Komplikation** |
| * | – akut |
| I23.0 | — Hämoperikard, nach Myokardinfarkt, akut |
| I23.5 | — Papillarmuskelruptur, nach Myokardinfarkt, akut |

| | |
|---|---|
| * | **Komplikation** (Forts.) |
| * | – akut (Forts.) |
| * | — Ruptur |
| I23.4 | —— Chordae tendineae, nach Myokardinfarkt, akut |
| I23.3 | —— Herzwand, ohne Hämoperikard, nach Myokardinfarkt, akut |
| I23.2 | — Ventrikelseptumdefekt, nach Myokardinfarkt, akut |
| I23.1 | — Vorhofseptumdefekt, nach Myokardinfarkt, akut |
| * | – Augen- |
| * | — bei |
| E11.3 | —— insulinabhängigem Typ-II-Diabetes |
| * | —— nicht |
| E11.3 | —— insulinabhängigem Typ-II-Diabetes |
| E11.3 | —— primär insulinabhängigem Diabetes mellitus |
| E10.3 | —— primär insulinabhängigem Diabetes mellitus |
| E10.3 | —— Typ-I-Diabetes |
| E11.3 | —— Typ-II-Diabetes |
| E14.3 | — diabetisch, Punktblutung |
| * | – bei |
| O89.9 | — Anästhesie, im Wochenbett |
| T84.9 | — Endoprothese, orthopädisch |
| O26.9 | — Gravidität |
| B00.8 | — Herpes |
| T80.9 | — Injektion |
| A38 | — Scharlach |
| T80.9 | – beim Spritzen |
| E14.8 | – diabetisch |
| * | – durch |
| T83.9 | — Intrauterinpessar |
| T85.8 | — Mammaimplantat |
| T85.8 | — Mammaprothese |
| O75.9 | – Entbindung |
| O69.3 | — kurze Nabelschnur |
| O69.2 | — Nabelschnurknoten |
| O69.2 | — Nabelschnurkompression |
| O69.0 | — Nabelschnurprolaps |
| O69.2 | — Nabelschnurumschlingung |
| O69.9 | — Nabelschnurveränderung |
| O69.2 | — Nabelschnurverwicklung |
| O69.0 | — Nabelschnurvorfall |
| O36.9 | – fetal, Betreuung der Schwangeren |
| * | – Geburt |
| O74.9 | — durch Narkose |
| O74.2 | — kardial, durch Anästhesie |
| O74.1 | — pulmonal, durch Anästhesie |
| O74.3 | — ZNS, durch Anästhesie |
| H59.0 | – Glaskörper, nach Kataraktextraktion |
| B77.0 | – intestinal, bei Askaridose |
| O69.9 | – Nabelschnur, Entbindungskomplikation |

**K**

| | |
|---|---|
| * | **Komplikation** (Forts.) |
| * | – nach |
| O08.9 | — Abort |
| N98.3 | — Embryotransfer |
| O08.9 | — Extrauteringravidität |
| N98.2 | — In-vitro-Fertilisation |
| N98.9 | — Insemination |
| O08.9 | — Molenschwangerschaft |
| T85.8 | — Plomben-OP |
| * | – neurologisch, bei |
| E11.4 | — insulinabhängigem Typ-II-Diabetes |
| * | — nicht |
| E11.4 | —— insulinabhängigem Typ-II-Diabetes |
| E11.4 | —— primär insulinabhängigem Diabetes mellitus |
| E10.4 | — primär insulinabhängigem Diabetes mellitus |
| B06.0 | — Röteln |
| E10.4 | — Typ-I-Diabetes |
| E11.4 | — Typ-II-Diabetes |
| * | – Nieren-, bei |
| E11.2 | — insulinabhängigem Typ-II-Diabetes |
| * | — nicht |
| E11.2 | —— insulinabhängigem Typ-II-Diabetes |
| E11.2 | —— primär insulinabhängigem Diabetes mellitus |
| E10.2 | — primär insulinabhängigem Diabetes mellitus |
| E10.2 | — Typ-I-Diabetes |
| E11.2 | — Typ-II-Diabetes |
| * | – peripher, vaskulär |
| * | — bei |
| E11.5 | —— insulinabhängigem Typ-II-Diabetes |
| * | — nicht |
| E11.5 | —— insulinabhängigem Typ-II-Diabetes |
| E11.5 | —— primär insulinabhängigem Diabetes mellitus |
| E10.5 | —— primär insulinabhängigem Diabetes mellitus |
| E10.5 | —— Typ-I-Diabetes |
| E11.5 | —— Typ-II-Diabetes |
| O26.6 | – Schwangerschaft, Leberruptur, spontan |
| O87.9 | – venös, im Wochenbett |
| O75.9 | – Wehen und Entbindung |
| O90.9 | – Wochenbett |
| * | **Komplikationen** |
| E10.7 | — mehrere, bei Diabetes mellitus, primär insulinpflichtig |
| * | – multipel, bei |
| E11.7 | — insulinabhängigem Typ-II-Diabetes |
| * | — nicht |
| E11.7 | —— insulinabhängigem Typ-II-Diabetes |
| E11.7 | —— primär insulinabhängigem Diabetes mellitus |
| E10.7 | — Typ-I-Diabetes |
| E11.7 | — Typ-II-Diabetes |

| | |
|---|---|
| * | **Komplikationen** (Forts.) |
| P96.5 | – nach intrauterinem Eingriff |
| * | **Komplizierte** |
| O08.9 | – Fehlgeburt |
| G43.3 | – Migräne |
| S43.0 | – Schulterluxation |
| O26.9 | – Schwangerschaft |
| H50.4 | **Komponente,** latent, bei Mikrostrabismus convergens |
| * | **Kompression** |
| H47.4 | – Chiasma |
| N28.8 | – Harnleiter |
| * | – Nabelschnur |
| O69.2 | — Entbindungskomplikation |
| P02.5 | — Fetusschädigung |
| H47.0 | – Optikus- |
| K22.2 | – Ösophagus |
| G58.9 | – periphere Nerven |
| G90.8 | – peripheres autonomes Nervensystem |
| G95.2 | – Rückenmark |
| N28.8 | – Ureter |
| I87.1 | – Venen |
| M48.5 | – Wirbelkörper |
| J98.1 | **Kompressionsapneumatose** |
| J98.1 | **Kompressionsatelektase** |
| T14.2 | **Kompressionsfraktur** |
| S32.0 | – Lendenwirbel |
| T08 | – Wirbelkörper |
| G04.9 | **Kompressionsmyelitis** |
| T79.5 | **Kompressionssyndrom** |
| * | – Arteria |
| I77.4 | — coeliaca |
| M47.0 | — spinalis anterior |
| M47.0 | — vertebralis |
| M54.1 | – LWS- |
| G56.0 | – Nervus medianus |
| O26.5 | – Vena cava |
| H90.2 | **Konduktive Schwerhörigkeit** |
| A63.0 | **Kondylom** |
| A63.0 | – anogenital |
| A63.0 | – Anus |
| A51.3 | – Riesen- |
| A63.0 | – spitz |
| A63.0 | – Vulva |
| A51.3 | **Kondylome,** breit |
| N95.9 | **Konflikt, Postmenopausen-** |
| O99.3 | **Konfliktschwangerschaft** |
| * | **Kongenital** – s. jeweilige Krankheit, kongenital |
| * | **Kongestion** |
| N32.8 | – Harnblasenhals |
| N42.1 | – Prostata |
| N42.1 | – Prostatamittellappen |
| N42.1 | – Prostataseitenlappen |
| H35.8 | – Retina |
| N50.8 | – Samenblase |

D73.2 **Kongestiv-chronische Splenomegalie**
\*    **Kongestive**
I50.0  – Herzinsuffizienz
I42.0  – Kardiomyopathie
\*    **Konglomerattumor**
D37.2 – Dünndarm
R19.0 – Unterbauch
A98.0 **Kongo-Krim-Fieber**
A98.0 – hämorrhagisch
\*    **Konische**
H18.6 – Kornea
N88.4 – Zervix
P59.9 **Konjugationsikterus**
H51.0 **Konjugierte Blicklähmung**
\*    **Konjunktiva**
C46.7 – Kaposi-Sarkom
L51.2 – Lyell-Syndrom
H11.9 **Konjunktivaaffektion**
H11.4 **Konjunktivaaneurysma**
H11.1 **Konjunktivaargyrose**
H11.3 **Konjunktivablutung**
H11.4 **Konjunktivachemosis**
H11.1 **Konjunktivadegeneration**
H11.1 **Konjunktivaeinlagerung**
H11.4 **Konjunktivagefäßkrankheit**
H11.4 **Konjunktivahyperämie**
H11.3 **Konjunktivahyposphagma**
C69.0 **Konjunktivakarzinom**
H11.1 **Konjunktivakonkrement**
C69.0 **Konjunktivakrebs**
H11.4 **Konjunktivale Zyste**
H11.9 **Konjunktivaler Reizzustand**
T15.1 **Konjunktivalsackfremdkörper**
T26.6 **Konjunktivalsackverätzung**
C85.9 **Konjunktivalymphom**
C69.0 **Konjunktivamelanom,** maligne
H11.2 **Konjunktivanarbe**
\*    **Konjunktivaneubildung**
C69.0 – bösartig
D31.0 – gutartig
D48.7 – unsicher
H11.4 **Konjunktivaödem**
H11.1 **Konjunktivapigmentierung**
H11.0 **Konjunktivapterygium**
\*    **Konjunktivatumor**
D31.0 – benigne
C69.0 – maligne
T26.1 **Konjunktivaverbrennung**
M02.3 **Konjunktivisch-urethrisches synoviales Syndrom** [Reiter-Syndrom]
H10.9 **Konjunktivitis** – s.a. Conjunctivitis
H10.3 – akut
H10.1 — allergisch
H10.1 — allergisch
H10.8 – bakteriell

H10.9 **Konjunktivitis** (Forts.)
\*    – bei
A36.8 — Diphtherie
H10.1 — Heuschnupfen
A71.9 — Trachom
P39.1 – beim Neugeborenen
L71.8 – Blepharo-, bei Rosazea
H10.8 – chemisch, nicht medikamentös
H10.4 – chronisch
H10.4 — akuter Schub
H10.4 — durch Staphylococcus aureus
\*    – durch
B30.1 — Adenoviren
H10.2 — chemisch-physikalische Einflüsse
A74.0 — Chlamydien
A54.3 — Gonokokken
A49.1 — Pneumokokken
H10.2 — Staub
B30.9 — Viren
B30.2 —— Pharyngokonjunktivalfieber
A74.0 – Einschluß-
A71.9 — trachomatös
A74.0 – Einschlußkörperchen-
H10.0 – eitrig
H10.8 – gigantopapillär
\*    – hämorrhagisch
B30.3 — akut
B30.3 — epidemisch
H10.1 — hyperergisch
H10.8 – infektiös
H10.8 – mechanisch
H10.8 – medikamentös
H16.2 – mit Keratitis, oberflächlich
H10.0 – mukopurulent
T15.1 – nach Fremdkörpereinwirkung
B30.8 – Newcastle-
H10.8 – Parinaud-
H10.8 – pyogen
H10.4 – rezidivierend
H10.8 – Riesenpapillen-
H10.8 – serös
\*    **Konkrement**
K38.1 – Appendix
K80.5 – Gallengang
N20.1 – Harnleiter
H11.1 – konjunktival
K80.5 – Lebergang
N20.0 – Niere
N20.0 – Nierenbecken
N20.0 – Nierenkelchsystem
N42.0 – Prostata
N50.8 – Samenblase
N20.1 – Ureter
R10.4 **Konkrementkolik**

**K**

* **Konnatal** – s.a. hereditär oder s.a. jewei-
  lige Krankheit, angeboren (kongenital)
* **Konnatale**
H30.9 – Chorioiditis
A50.2 – Frühlues
A50.0 — florid
A50.2 – Frühsyphilis
A50.0 — florid
A50.1 — latent
A50.0 — mit Okulopathie
Q44.7 – Hepatomegalie
Q44.7 – Leberhypertrophie
A50.9 – Lues
M86.9 – Periostitis
Q82.8 – Schleimhautpapel
* – spätauftretende
A50.4 — Neurolues
A50.4 — Neurosyphilis
A50.3 – Spätlues, mit Augenkrankheit
A50.7 – Spätsyphilis
A50.6 — latent
A50.3 – spätsyphilitische Augenkrankheit
Q89.0 – Splenomegalie
A50.9 – Syphilis
A50.2 — Frühstadium
A50.0 — Frühstadium-Symptome
A50.5 — Gumma
A50.5 — mit Hutchinson-Zähnen
A50.5 — Sattelnase
A50.7 — Spätstadium
* **Konsekutive**
H50.0 – Esotropie
H50.1 – Exotropie
L23.8 **Konservierungsmittelallergie**
* **Konstitutionelle**
D61.0 – aplastische Anämie
E66.8 – Fettsucht
D58.0 – hämolytische Anämie
I95.9 – Hypotonie
K76.8 – Leberdysfunktion
D61.0 – Panmyelopathie
D69.4 – Thrombopenie
* **Konstitutioneller**
D58.0 – hämolytischer Ikterus
E34.4 – Hochwuchs
R59.1 – Status lymphaticus
* **Konstriktive**
I42.9 – Kardiomyopathie
I31.1 – Perikarditis, chronisch
* **Kontakt, mit**
Z20.0 – Darmbakterien, infektiös
Z20.2 – Gonokokken
Z20.6 – HIV
Z20.2 – Lues
Z20.8 – Masern
Z20.7 – Parasiten

* **Kontakt** (Forts.)
Z20.4 – Röteln
Z20.4 – Syphilis
Z20.1 – TBC
Z20.3 – Tollwut
Z20.5 – Virushepatitis
Z20.5 – Windpocken
L23.9 **Kontaktallergie**
N93.0 **Kontaktblutung,** postkoital
L25.9 **Kontaktdermatitis**
L23.9 – allergisch
* — durch
L23.3 —— Arzneimittel
L23.5 —— chemische Produkte
L23.4 —— Farbstoff
L23.6 —— Hautkontakt, mit Nahrungsmittel
L23.1 —— Klebstoff
L23.2 —— Kosmetika
L23.6 —— Mehl
H01.1 – Augenlid
* – durch
L25.1 — Arzneimittel
L59.8 — Bestrahlung
L25.3 — Chemikalien
L24.0 — Detergenzien
L24.1 — Fett
L25.4 — Mehl
L25.4 — Nahrungsmittel
L24.2 — organische Lösung
L25.5 — Pflanzen
L56.2 – phototoxisch
L24.9 – toxisch
* — durch
L24.4 —— Arzneimittel, bei Hautkontakt
L24.3 —— Kosmetika
L25.9 **Kontaktekzem**
L23.9 – allergisch
* – durch
L25.1 — Arzneimittel
L25.3 — Chemikalien
L24.1 — Fett
L25.4 — Nahrungsmittel
L24.1 — Öl
L24.2 — organisches Lösungsmittel
L25.5 — Pflanzen
L24.9 – toxisch
A49.9 **Kontaktinfekt,** bakteriell
L23.9 **Kontaktsensibilisierung,** allergisch
F93.2 **Kontaktstörung,** beim Kind
L50.6 **Kontakturtikaria**
R32 **Kontinenzschwäche**
R32 – Blase
F66.9 **Konträres Sexualempfinden**
N47 **Kontrakte Präputialnarbe**

O62.9 **Kontraktion,** Uterus, abnorm
O47.9 **Kontraktionen,** frustran
O47.1 – ab 37. Schwangerschaftswoche
O47.0 – vor 37. Schwangerschaftswoche
\* **Kontraktur**
M24.5 – Adduktoren
N88.2 – Cervix uteri
M72.0 – Dupuytren-
M24.5 – Gelenk
M72.2 – Ledderhose-
M62.4 – Muskel
N88.2 – Muttermund
T79.6 – Volkmann-
Z30.- **Kontrazeption**
Z30.- – alternativ
Z30.- – durch Einsetzen, intrauterines Pessar
Z30.- – hormonell
Z30.- – medikamentös, Überwachung
Z30.- – oral
Z30.- **Kontrazeptionsberatung**
T38.4 **Kontrazeptiva,** oral, Vergiftung
Z30.- **Kontrazeptive Maßnahme**
Z30.- **Kontrolle,** Intrauterinpessar
\* **Kontrolluntersuchung, bei**
Z30.- – Kontrazeption
Z30.- – medikamentöser Kontrazeption
Z30.- – Ovulationshemmeranwendung
T14.0 **Kontusion** – s.a. Contusio oder s.a. Prellung
S05.1 – Augapfel
H40.3 – Bulbus, mit Sekundärglaukom
\* – Extremität
T11.0 — obere
T13.0 — untere
S06.2 – Hirn
S06.3 – Hirnrinde
S30.2 – Hoden
S27.3 – Lunge
S37.0 – Niere
S34.0 – Rückenmark, lumbal, mit Ödem
T09.0 – Rumpf
S30.2 – Skrotum
H26.1 **Kontusionskatarakt**
H26.1 **Kontusionsrosette,** Linse
H44.2 **Konusmyopie**
H51.1 **Konvergenzexzeß**
H50.0 – Esotropie
H50.1 – Exotropie
H50.0 – nichtakkommodativ
H51.1 **Konvergenzlähmung**
H51.1 **Konvergenzparese**
H51.1 **Konvergenzschwäche**
H51.1 – Auge, mit Exophorie
H51.1 **Konvergenzstörung**
H51.1 – supranukleär
F44.9 **Konversionshysterie**

F44.9 **Konversionsneurose**
F44.9 **Konversionsstörung**
F44.7 – gemischt
G03.9 **Konvexitätsmeningitis**
R56.8 **Konvulsion**
G40.9 – epileptisch
N19 – urämisch
G40.3 **Konvulsive Epilepsia major**
N19 **Konzentrationsstarre** (Harn)
N95.1 **Konzentrationsstörung,** klimakterisch
F98.8 **Konzentrationsvermögen,** reduziert
\* **Konzentrische**
H31.2 – benigne Makuladystrophie
H53.4 – Einengung, Gesichtsfeld
I51.7 – Linksherzhypertrophie
G37.5 – Sklerose
Z32.- **Konzeption**
O02.9 **Konzeptionsprodukt,** abnorm
Z30.- **Konzeptionsverhütung**
R27.8 **Koordinationsstörung**
R27.8 – zentral
\* **Kopf**
\* – behaart
L40.8 – Psoriasis
S00.0 — Verletzung, oberflächlich
S01.0 — Wunde, offen
C77.0 – Metastasen, Lymphknoten
S01.9 – Weichteilverletzung, groß
O33.9 **Kopf-Becken-Mißverhältnis,** Betreuung der Schwangeren
L02.8 **Kopfabszeß**
R25.0 **Kopfbewegung,** abnorm
\* **Kopfbindegewebe, mit**
\* – Weichteilen
C49.0 — Karzinom
C49.0 — Sarkom
C49.0 **Kopfbindegewebsneubildung,** bösartig
O32.8 **Kopfeinstellung hoch,** Fetus
L30.9 **Kopfekzem**
L21.0 – seborrhoid
\* **Kopferfrierung**
T34.0 – mit Gewebsnekrose
T33.0 – oberflächlich
L02.8 **Kopffurunkel**
M99.8 **Kopfgelenke,** Blockierung
M99.8 **Kopfgelenkeblockierung**
L21.0 **Kopfgneis**
B35.0 **Kopfgrind**
J11.8 **Kopfgrippe** [Influenza]
\* **Kopfhaut,** behaart
P12.9 – Geburtsverletzung
D03.4 – Hals, Melanoma in situ
P12.3 – Quetschwunde, durch Geburtsverletzung
L02.8 **Kopfhautabszeß**
C44.4 **Kopfhautbasaliom**

**K**

| | |
|---|---|
| B35.0 | **Kopfhautdermatophytie** |
| L20.8 | **Kopfhautekzem,** atopisch |
| L02.8 | **Kopfhautfurunkel** |
| L02.8 | **Kopfhautkarbunkel** |
| C44.4 | **Kopfhautkarzinom** |
| C43.4 | **Kopfhautmelanom,** maligne |
| C44.4 | **Kopfhautneubildung,** bösartig |
| L03.8 | **Kopfhautphlegmone** |
| L40.8 | **Kopfhautpsoriasis** |
| C44.4 | **Kopfhautspinaliom** |
| M75.0 | **Kopfhochstand,** einseitig, bei Periarthropathia humeroscapularis |
| L02.8 | **Kopfkarbunkel** |
| C76.0 | **Kopfkarzinom** |
| D16.4 | **Kopfknochentumor,** benigne |
| B85.0 | **Kopfläusebefall** |
| S09.1 | **Kopfmuskelverletzung** |
| * | **Kopfneubildung** |
| C76.0 | – bösartig |
| * | – gutartig |
| D21.0 | — Bindegewebe |
| D21.0 | — Weichteile |
| Q68.0 | **Kopfnickerhämatom** |
| S01.9 | **Kopfplatzwunde** |
| S00.9 | **Kopfprellung** |
| A46 | **Kopfrose** |
| R51 | **Kopfschmerzen** |
| * | – bei |
| H57.1 | — Augenschmerzen |
| I67.8 | — CVI [Zerebrovaskuläre Insuffizienz] |
| R51 | – chronisch |
| G44.3 | — posttraumatisch |
| G44.0 | – Cluster- |
| * | – durch |
| G44.0 | — Histamin |
| G44.4 | — Medikamenteneinwirkung |
| G43.9 | – halbseitig |
| N95.1 | – klimakterisch |
| R51 | – Kombinations- |
| G97.1 | – nach Lumbalpunktion |
| F45.4 | – nervös |
| G44.3 | – posttraumatisch |
| F45.4 | – psychogen |
| G44.2 | – Spannungs- |
| G44.2 | — migränoid |
| G44.2 | — muskelbedingt |
| G44.2 | — nervös |
| R51 | – unklare Genese |
| R51 | – unspezifisch |
| G44.1 | – vaskulär |
| G44.1 | – vasomotorisch |
| M54.1 | – vertebragen |
| M54.2 | – zervikogen |
| G44.8 | **Kopfschmerzsyndrom** |
| S00.9 | **Kopfschürfwunde** |
| L21.0 | **Kopfschuppen** |

| | |
|---|---|
| S09.7 | **Kopfschußverletzung** |
| D04.4 | **Kopfschwarte,** Carcinoma in situ |
| S00.0 | **Kopfschwartenblutung** |
| S00.0 | **Kopfschwartenhämatom** |
| D23.4 | **Kopfschwartenneubildung,** gutartig |
| L21.0 | **Kopfseborrhoe** |
| S09.1 | **Kopfsehnenverletzung** |
| T20.4 | **Kopfverätzung** |
| T20.5 | – 1. Grades |
| T20.6 | – 2. Grades |
| T20.7 | – 3. Grades |
| T20.0 | **Kopfverbrennung** |
| T20.1 | – 1. Grades |
| T20.2 | – 2. Grades |
| T20.3 | – 3. Grades |
| T90.9 | **Kopfverletzung,** Folgen |
| * | **Kopfverletzungen** |
| S09.7 | – multipel |
| S00.7 | – oberflächlich, multipel |
| C49.0 | **Kopfweichteileneubildung,** bösartig |
| S01.9 | **Kopfwunde,** offen |
| T90.1 | – Folgen |
| S01.7 | **Kopfwunden,** offen, multipel |
| * | **Kopfzwangshaltung** |
| H55 | – bei Nystagmus |
| E70.3 | — bei Albinismussyndrom |
| H55 | — kongenital |
| * | – wechselnd, bei |
| H55 | — Nystagmus |
| H55 | —— kongenital |
| B05.9 | **Koplik-Flecke** |
| F65.8 | **Koprolagnie** |
| K56.4 | **Koprolithiasis** |
| E80.2 | **Koproporphyrie,** hereditär |
| K56.4 | **Koprostase** |
| N20.0 | **Korallenstein** |
| * | **Korbhenkelriß** |
| M23.2 | – alt, Meniskus |
| S83.2 | – Außenmeniskus |
| S83.2 | – Innenmeniskus |
| S83.2 | **Korbhenkelruptur,** Innenmeniskus |
| Q13.2 | **Korektopie** |
| J67.3 | **Korkarbeiterkrankheit** |
| J67.3 | **Korkarbeiterlunge** |
| K22.4 | **Korkenzieherspeiseröhre** |
| J67.3 | **Korkstaublunge** |
| H18.6 | **Kornea,** konisch |
| C69.1 | **Korneakarzinom** |
| H26.0 | **Korneakatarakt** |
| C69.1 | **Korneakrebs** |
| T15.0 | **Kornealfremdkörper** |
| H18.0 | **Kornealring, Kayser-Fleischer-** |
| * | **Korneaneubildung** |
| C69.1 | – bösartig |
| D31.1 | – gutartig |
| Z52.5 | **Korneaspender** |

| | |
|---|---|
| T26.6 | **Korneaverätzung** |
| T26.1 | **Korneaverbrennung** |
| E78.6 | **Kornzweig-Syndrom, Bassen-** |
| E78.6 | – mit Retinitis pigmentosa |
| I25.4 | **Koronararterienaneurysma** |
| Q24.5 | **Koronararterienanomalie,** bei Bland-White-Garland-Syndrom |
| I25.1 | **Koronararterienatherom** |
| I24.8 | **Koronararterieninsuffizienz** |
| I25.1 | **Koronararteriensklerose** |
| I25.1 | – mittelgradig |
| I25.1 | – stenosierend |
| I20.1 | **Koronararterienspasmus** |
| I25.1 | **Koronararterienstenose** |
| I21.9 | **Koronararterienthrombose** |
| I25.8 | **Koronararteriitis** |
| I25.1 | **Koronaratheromatose** |
| * | **Koronare** |
| I25.9 | – Dreigefäßerkrankung |
| I25.9 | – Durchblutungsstörung |
| I25.9 | – Eingefäßerkrankung |
| * | – erworbene |
| I25.4 | — arteriovenöse Fistel |
| I25.4 | — Fistel |
| I25.4 | – Fistel |
| I25.9 | – Fünfgefäßerkrankung |
| I25.9 | – Gefäßerkrankung |
| I25.9 | – Herzkrankheit |
| I24.9 | — akut |
| I25.9 | — chronisch |
| * | — mit |
| I25.9 | —— aortokoronarem Venenbypass |
| I25.9 | —— eingeschränkter linksventrikulärer Funktion |
| I25.3 | —— Ventrikelaneurysma |
| I25.9 | — Zustand nach ACVB [Aorto-koronarer Venenbypass]-Operation |
| I25.9 | – Ischämie |
| I24.8 | – Mangeldurchblutung |
| I25.9 | – Viergefäßerkrankung |
| I25.9 | – Zweigefäßerkrankung |
| I25.9 | — bis Dreigefäßerkrankung |
| I21.9 | **Koronarembolie** |
| Q24.5 | **Koronargefäßfehlbildung** |
| I25.1 | **Koronargefäßstenose** |
| I25.8 | **Koronariitis** |
| I21.9 | **Koronarinfarkt** |
| I24.8 | **Koronarinsuffizienz** |
| I24.8 | – akut |
| I25.8 | – chronisch |
| I24.9 | **Koronarschaden,** akut |
| I49.8 | **Koronarsinusrhythmus** |
| I25.1 | **Koronarsklerose** |
| I20.1 | **Koronarspasmus** |
| I20.1 | – nachgewiesen, bei Angina pectoris |
| I25.1 | **Koronarstriktur** |

| | |
|---|---|
| I20.0 | **Koronarsyndrom,** intermediär |
| I21.9 | **Koronarthrombose** |
| I24.0 | – ohne nachfolgenden Myokardinfarkt |
| I21.9 | **Koronarverschluß** |
| B34.2 | **Koronaviren-Infektion** |
| E66.9 | **Korpulenz** |
| K29.7 | **Korpusgastritis** |
| H53.3 | **Korrespondenz,** retinal, anomal |
| * | **Korsakow-** |
| F10.6 | – Alkoholpsychose |
| F10.6 | – Krankheit |
| F10.6 | – Psychose |
| F10.6 | – Syndrom |
| F10.6 | — alkoholisch |
| F04 | — nichtalkoholisch |
| * | **Kortikale** |
| G31.9 | – Atrophie |
| H53.8 | – Blindheit |
| I61.1 | – intrazerebrale Blutung, Großhirnhemisphäre |
| * | – Nekrose, bei |
| N05.8 | — Nephritis |
| N05.8 | — Nephropathie |
| N17.1 | – Nierennekrose |
| F01.3 | – und subkortikaler vaskulärer Demenz |
| E27.0 | **Kortikoid-Exzeß, Mineralo-** |
| H40.6 | **Kortikosteroidglaukom** |
| A81.0 | **Kortikostriatospinale Degeneration** |
| H40.6 | **Kortisonglaukom** |
| J00 | **Koryza** |
| L23.2 | **Kosmetikaallergie** |
| * | **Kosmetikabedingte** |
| L23.2 | – allergische Kontaktdermatitis |
| L24.3 | – toxische Kontaktdermatitis |
| G54.0 | **Kosto-Klavikular-Syndrom** |
| M94.0 | **Kostochondrose** |
| R11 | **Koterbrechen** |
| K62.6 | **Kotgeschwür,** Rektum |
| K56.4 | **Kotstauung** |
| K56.4 | **Kotstein** |
| M25.5 | **Koxalgie** |
| M13.1 | **Koxarthritis** |
| M16.9 | **Koxarthrose** |
| M16.9 | – aktiviert |
| M16.9 | – beidseitig |
| M16.3 | – Dysplasie |
| M16.9 | – einseitig |
| M16.2 | – Folge, Dysplasie, beidseitig |
| M16.9 | – Grad I |
| M16.9 | – Grad I-II |
| M16.9 | – Grad II |
| M16.9 | – Grad III |
| M16.9 | – initial |
| M16.9 | – leicht |
| M16.4 | – posttraumatisch, beidseitig |
| M16.0 | – primär, beidseitig |

**K**

| | |
|---|---|
| M16.9 | **Koxarthrose** (Forts.) |
| M16.7 | – Protrusions- |
| M16.9 | – schwer |
| * | – sekundär |
| M16.6 | — beidseitig |
| M16.7 | — einseitig |
| M13.1 | **Koxitis** |
| H30.8 | **Koyanagi-Harada-Syndrom, Vogt-** |
| E75.2 | **Krabbe-Syndrom** |
| R53 | **Kräfteverfall** |
| * | **Krämpfe** |
| R10.4 | – Bauch |
| P90 | – beim Neugeborenen |
| G40.4 | – Blitz-Nick-Salaam- |
| R10.4 | – Darm |
| N19 | – urämisch |
| B86 | **Krätze** |
| L25.4 | – Bäcker- |
| L24.1 | – Öl- |
| J30.1 | **Kräuterpollenallergie** |
| R53 | **Kraftlosigkeit** |
| N47 | **Kragen,** spanisch |
| Q66.8 | **Krallenfuß** |
| M21.5 | **Krallenhand** |
| Q68.1 | – angeboren |
| L60.2 | **Krallennagel** |
| Q66.8 | **Krallenzehe** |
| R25.2 | **Krampf** |
| R10.4 | – abdominell |
| R56.8 | – Affekt- |
| R06.8 | — respiratorisch |
| H52.5 | — Akkommodations- |
| * | – bei |
| F10.3 | — Alkoholentzug |
| R56.0 | — Fieber |
| O15.0 | — Schwangerschaft |
| T75.1 | – beim Schwimmen |
| R25.2 | – Bein |
| R30.1 | – Blase |
| T67.2 | – durch Hitze |
| O15.0 | – eklamptisch, bei Gravidität |
| G40.9 | – epileptisch |
| I73.9 | – Gefäß, peripher, autonomes Nervensystem |
| R25.2 | – Gesicht |
| J38.5 | – Glottis |
| R30.1 | – Harnblase |
| R10.4 | – Magen |
| K22.0 | – Mageneingang |
| K31.3 | – Magenpförtner |
| R10.4 | – Mittelbauch |
| R25.2 | – Muskel |
| F48.8 | – Schreib- |
| J38.5 | – Stimmritze |
| R25.2 | – Wade |
| R25.2 | — nächtlich |

| | |
|---|---|
| R25.2 | **Krampf** (Forts.) |
| F48.8 | – Wein- |
| I83.9 | **Krampfaderbeschwerden** |
| I83.0 | **Krampfadergeschwür** |
| I83.9 | **Krampfadern** |
| I83.9 | – Beine |
| R56.8 | **Krampfanfall** |
| F44.5 | – dissoziativ |
| R56.8 | – zerebral |
| R29.0 | **Krampfbereitschaft** |
| N32.8 | **Krampfblase** |
| F06.8 | **Krampfleiden,** mit Psychose |
| O62.4 | **Krampfwehen** |
| * | **Kraniale** |
| M31.6 | – Arteriitis |
| Q01.9 | – Hydromeningozele |
| I67.9 | **Kranieller Gefäßprozeß** |
| Q89.4 | **Kraniopagus** |
| * | **Kraniopharyngealer Gang** |
| C75.2 | – Karzinom |
| * | – Neubildung |
| C75.2 | — bösartig |
| D35.3 | — gutartig |
| D44.4 | — unsicher |
| D44.4 | **Kraniopharyngeom** |
| Q00.1 | **Kraniorhachischisis** |
| Q75.8 | **Kranioschisis** |
| Q75.0 | **Kraniosynostose** |
| M83.8 | **Kraniotabes** |
| A50.5 | – bei Syphilis |
| P96.3 | – beim Neugeborenen |
| E64.3 | – rachitisch |
| M53.0 | **Kraniovertebrales Syndrom** |
| I49.5 | **Kranker Sinusknoten** |
| * | **Krankhaft** |
| G47.1 | – gesteigertes Schlafbedürfnis |
| R61.9 | – vermehrte Schweißabsonderung |
| * | **Krankhafte** |
| F40.9 | – Angst |
| G70.9 | – Muskelermüdbarkeit |
| G70.9 | – Muskelschwäche |
| G70.9 | – Schwäche |
| R63.1 | **Krankhafter Durst** |
| * | **Krankheit** |
| C96.0 | – Abt-Letterer-Siwe- |
| I45.9 | – Adams-Stokes- |
| E27.1 | – Addison- |
| A18.7 | — tuberkulös |
| H31.9 | – Aderhaut |
| E71.0 | – Ahornsirup- |
| E71.0 | – Ahornsirup-Harn- |
| F10.2 | – Alkohol- |
| T70.2 | – Alpen- |
| C88.1 | – Alpha-Schwerketten- |

| | |
|---|---|
| * **Krankheit** (Forts.) | * **Krankheit** (Forts.) |
| G30.9 – Alzheimer- | F45.2 – Cheyne- |
| G30.0 — früher Beginn | E75.5 – Cholesterinspeicher- |
| G30.1 — später Beginn | D55.0 – Cippiani- |
| I35.9 – Aortenklappe | H47.5 – Corpus geniculatum |
| I35.9 — chronisch, arteriosklerotisch | A81.0 – Creutzfeldt-Jakob- |
| I35.9 — nichtrheumatisch | A81.8 — atypische Form, infolge BSE [Bovine |
| I06.9 — rheumatisch | spongiforme Enzephalopathie] |
| I08.2 — und Trikuspidalklappe, kombiniert | K50.9 – Crohn- |
| E72.2 – Arginin-Bernsteinsäure- | K50.1 — Dickdarm |
| I77.9 – Arterien | K50.0 — Dünndarm |
| I77.9 – Arteriolen | E24.9 – Cushing- |
| J98.9 – Atemwege | Q82.8 – Darier- |
| J39.9 — obere | B39.4 – Darling- |
| H57.9 – Auge | K63.9 – Darm |
| E14.3 — bei Diabetes | B41.9 – De-Almeida- |
| D89.9 – Autoaggressions- | M65.4 – De-Quervain- [Tendovaginitis steno- |
| M35.9 – Autoimmun- | sans] |
| I27.0 – Ayerza- | G23.9 – degenerativ, Basalganglien |
| K13.0 – Baelz- | T70.3 – Dekompressions- |
| L08.1 – Bärensprung- [Erythrasma] | G37.3 – demyelinisierend, Zentralnervensystem, |
| T70.2 – Ballon- | mit Myelitis transversa acuta |
| G37.5 – Baló- | K00.7 – Dentitions- |
| M51.9 – Bandscheibe | A78 – Derrick-Burnet- |
| A23.1 – Bang- | C94.0 – Di-Guglielmo- |
| K76.6 – Banti- | A84.8 – Dreh- |
| A31.0 – Battey- | A55 – Dukes-Filatow- |
| K86.9 – Bauchspeicheldrüse | * – durch |
| A18.4 – Bazin- | A94 — Arthropoden |
| F48.0 – Beard- | A74.9 — Chlamydien |
| M45 – Bechterew-von-Strümpell-Marie-, von- | T70.3 — Druckluft |
| M35.2 – Behçet- | A98.4 — Ebolavirus |
| T70.2 – Berg- | B34.1 — Enteroviren |
| D86.9 – Besnier-Boeck-Schaumann- | B00.9 — Herpesvirus |
| I67.3 – Binswanger- | B00.7 — disseminiert |
| D75.9 – Blut | B08.0 — Orfvirus |
| B23.2 – blutbildende Organe, bei HIV-Krank- | A42.9 — Strahlenpilz |
| heit | K52.9 – Durchfall- |
| D66 – Bluter- | K52.9 — mit Exsikkose |
| D69.2 – Blutflecken- | N83.9 – Eierstock |
| D55.0 – Bohnen- | N83.9 – Eileiter |
| B33.0 – Bornholmer | * – Endokard |
| D04.9 – Bowen-Darier- | I38 — chronisch |
| A66.9 – Breda- | I09.1 — rheumatisch |
| C82.9 – Brill-Symmers- | I15.2 — endokrin, mit Hypertonie |
| A75.1 – Brill-Zinsser- | I42.3 — endomyokardial, eosinophil |
| E27.1 – Bronze- | E55.0 – englisch |
| E27.1 – Bronzehaut- | * – entzündlich |
| N64.9 – Brustdrüse | N73.9 — im weiblichen Becken |
| N61 — entzündlich | N76.8 — Vagina |
| N64.9 – Brustwarze | N76.8 — Vulva |
| B45.3 – Busse-Buschke- | G70.0 – Erb-Hoppe-Oppenheim-Goldflam- |
| T70.3 – Caisson- | [Myasthenia gravis pseudoparalytica] |
| A44.0 – Carrión- | J00 – Erkältungs- |
| N72 – Cervix uteri, entzündlich | L53.9 – erythematös |
| A52.1 – Charcot- | G71.1 – Eulenberg- |

**K**

| | |
|---|---|
| * | **Krankheit** (Forts.) |
| E75.2 | – Fabry- |
| Q61.8 | – fibrozystisch, Niere |
| M02.3 | – Fiessinger-Leroy-Reiter- |
| Q80.9 | – Fischschuppen- |
| J66.1 | – Flachsarbeiter- |
| T70.2 | – Flieger- |
| Q87.1 | – Flughaut- |
| B43.0 | – Fonsecaea- [Chromomykose der Haut] |
| G50.0 | – Fothergill- [Trigeminusneuralgie] |
| A21.9 | – Francis- |
| B08.3 | – fünfte |
| K82.9 | – Gallenblase |
| K80.2 | – Gallenstein- |
| K83.9 | – Gallenweg |
| C88.2 | – Gamma-Schwerketten- |
| K90.0 | – Gee-Thaysen- |
| I99 | – Gefäß |
| I73.9 | — peripher |
| F99 | – Geistes- |
| M25.9 | – Gelenk |
| M24.2 | – Gelenkbänder |
| F99 | – Gemüts- |
| A64 | – Geschlechts- |
| O98.3 | — bei Schwangerschaft |
| E74.0 | – Gierke-, von- |
| B40.9 | – Gilchrist- |
| K06.9 | – Gingiva |
| E55.0 | – Glisson- |
| E74.0 | – Glykogenspeicher- |
| E05.0 | – Graves- |
| L73.9 | – Haar |
| L73.9 | – Haarfollikel |
| A22.1 | – Hadern- |
| E76.0 | – Hand-Schüller-Christian- |
| A30.9 | – Hansen- |
| N36.9 | – Harnröhre |
| N20.9 | – Harnstein- |
| N39.9 | – Harnsystem |
| E72.0 | – Hartnup- |
| L98.9 | – Haut |
| L90.9 | — atrophisch |
| L98.8 | — degenerativ |
| L92.9 | — granulomatös |
| L12.8 | — gutartig, pemphigoid |
| L91.9 | — hypertroph |
| D57.1 | – HbS [Sichelzellenhämoglobin]- |
| D86.8 | – Heerfordt-Mylius- |
| C94.1 | – Heilmeyer-Schöner- |
| A80.9 | – Heine-Medin- |
| O35.2 | – hereditär, mit fetalem Schaden, Betreuung der Schwangeren |
| I51.9 | – Herz |
| I01.9 | — aktiv, rheumatisch |
| I25.1 | — atherosklerotisch |
| I11.9 | — bei Hochdruck |

| | |
|---|---|
| * | **Krankheit** (Forts.) |
| I51.9 | – Herz (Forts.) |
| I09.9 | — chronisch, rheumatisch |
| A39.5 | — durch Meningokokken |
| I51.8 | — funktionell |
| I11.9 | — hypertensiv |
| I11.9 | —— benigne |
| I11.9 | —— maligne |
| I11.0 | —— mit Herzinsuffizienz |
| I25.9 | — ischämisch |
| I24.9 | —— akut |
| I25.9 | —— chronisch |
| I25.9 | —— hypertonisch |
| I25.9 | — koronar |
| I24.9 | —— akut |
| I25.9 | —— chronisch |
| * | —— mit |
| I25.9 | —— aortokoronarem Venenbypass |
| I25.9 | —— eingeschränkter linksventrikulärer Funktion |
| I25.3 | —— Ventrikelaneurysma |
| I25.9 | —— Zustand nach ACVB [Aorto-koronarer Venenbypass]-Operation |
| I27.1 | — kyphoskoliotisch |
| I11.9 | — mit Hypertonie, benigne |
| F45.3 | — psychogen, funktionell |
| I27.9 | — pulmonal |
| I27.9 | —— chronisch |
| I01.9 | — rheumatisch, akut |
| I51.4 | — senil |
| * | — und Nieren |
| I13.9 | —— hypertensiv |
| * | —— mit |
| I13.0 | ——— Herzinsuffizienz |
| I13.2 | ——— und Niereninsuffizienz |
| I13.1 | ——— Niereninsuffizienz |
| I51.6 | – Herz-Kreislauf- |
| O99.8 | — kongenital, bei Gravidität |
| I09.2 | – Herzbeutel, chronisch, rheumatisch |
| I25.9 | – Herzgefäß |
| I25.9 | — chronisch |
| I38 | – Herzklappe |
| I38 | — chronisch, arteriosklerotisch |
| * | – Herzklappen |
| I33.9 | — akut |
| I08.9 | — mehrere |
| I09.9 | – Herzmuskel, chronisch, rheumatisch |
| I67.9 | – Hirngefäß |
| I69.8 | — Spätfolge |
| G52.9 | – Hirnnerven |
| Q43.1 | – Hirschsprung- |
| C81.9 | – Hodgkin- |
| C81.2 | — gemischtzellige Form |
| C81.3 | — lymphozytenarme Form |
| C81.0 | — lymphozytenreiche Form |
| C81.1 | — nodulär-sklerosierende Form |

| | |
|---|---|
| * | **Krankheit** (Forts.) |
| T70.2 | – Höhen- |
| G10 | – Huntington- |
| C90.0 | – Hupert- |
| L28.1 | – Hyde- |
| I10 | – hypertensiv |
| E77.0 | – I-Zell- |
| M53.3 | – Iliosakralgelenk |
| E72.8 | – Iminosäure- |
| D84.9 | – Immun- |
| * | – Infektions-, mit |
| F09 | — organischer Psychose |
| F05.8 | —— akut |
| F05.8 | — subakuter Psychose |
| D86.9 | – Jüngling- |
| D59.1 | – Kälteagglutinin- |
| C90.0 | – Kahler- |
| C90.0 | – Kahler-Buzzolo- |
| I78.9 | – Kapillaren |
| I78.9 | – Kapillargefäße |
| I27.9 | – kardiopulmonal, chronisch |
| I51.6 | – kardiovaskulär |
| M12.1 | – Kaschin-Beck- |
| B65.2 | – Katayama- |
| A28.1 | – Katzenkratz- |
| J38.7 | – Kehlkopf |
| K10.9 | – Kiefer |
| K10.0 | — entwicklungsbedingt |
| K07.6 | – Kiefergelenk |
| M92.2 | – Kienböck- |
| M93.1 | — beim Erwachsenen |
| M22.9 | – Kniescheibe |
| M89.9 | – Knochen |
| M94.9 | – Knorpel |
| M35.9 | – Kollagen- |
| F10.6 | – Korsakow- |
| D58.0 | – Kugelzellen- |
| M30.0 | – Kussmaul-Maier- |
| A98.2 | – Kyasanur-forest- |
| H83.9 | – Labyrinth |
| A81.8 | – Lach- [atypische ZNS-Virusinfektion] |
| K76.9 | – Leber |
| K70.9 | — alkoholisch |
| K76.9 | — chronisch |
| Q44.6 | — zystisch |
| A48.1 | – Legionärs- |
| D72.9 | – Leukozyten |
| H02.9 | – Lid |
| K13.0 | – Lippen |
| G80.9 | – Little- |
| A84.8 | – Louping-ill- |
| J39.9 | – Luftwege, obere |
| J98.4 | – Lunge |
| J98.4 | — polyzystisch |
| J98.4 | — zystisch |
| J84.9 | – Lungenalveolen |

| | |
|---|---|
| * | **Krankheit** (Forts.) |
| J84.9 | – Lungengerüst |
| I28.9 | – Lungenkreislauf |
| B41.9 | – Lutz-Splendore-de-Almeida- |
| A69.2 | – Lyme- |
| I89.9 | – Lymphgefäß |
| K31.9 | – Magen, Zwölffingerdarm |
| K63.9 | – Magen-Darm- |
| K05.3 | – Magitot- [Parodontitis] |
| E52 | – Mais- |
| N64.9 | – Mamma |
| F43.9 | – Manager- |
| E63.9 | – Mangel-, Ernährung |
| Q78.2 | – Marmorknochen- |
| P22.0 | – Membranen-, hyalin |
| P22.0 | — Neugeborenenlunge |
| H81.0 | – Ménière- |
| E83.0 | – Menkes-II- [Kupferstoffwechsel-störung] |
| D73.9 | – Milz |
| R69 | – mit Demenz |
| I05.9 | – Mitralklappe |
| I08.3 | — Aorten- und Trikuspidalklappe, kombiniert |
| I05.9 | — chronisch |
| I34.9 | —— sklerosierend |
| I34.9 | — nichtrheumatisch |
| I05.9 | — rheumatisch |
| * | — und |
| I08.0 | —— Aortenklappe, chronisch, rheumatisch |
| I08.1 | —— Trikuspidalklappe, kombiniert |
| D56.9 | – Mittelmeer- |
| H74.9 | – Mittelohr |
| G43.8 | – Moebius- [Ophthalmoplegische Migräne] |
| E54 | – Möller-Barlow- |
| D86.9 | – Möller-Boeck- |
| A78 | – Mossmann- |
| G12.2 | – Motoneuron- |
| I67.5 | – Moyamoya- |
| M61.1 | – Münchmeyer- |
| M62.9 | – Muskel |
| A31.9 | – mykobakteriell |
| A31.1 | — Haut |
| A31.0 | — Lunge |
| L60.9 | – Nagel |
| E21.5 | – Nebenschilddrüse |
| G52.0 | – Nervi olfactorii |
| * | – Nervus |
| G51.9 | — facialis |
| G52.1 | — glossopharyngeus |
| G52.3 | — hypoglossus |
| G50.9 | — trigeminus |
| G52.2 | — vagus |
| G70.1 | – neuromuskulär, toxisch |

**K**

| | |
|---|---|
| * | **Krankheit** (Forts.) |
| E75.2 | – Niemann-Pick- |
| N28.9 | – Niere |
| O26.8 | — bei Gravidität |
| I12.9 | — hypertensiv |
| I12.0 | —— mit Niereninsuffizienz |
| I12.9 | —— ohne Niereninsuffizienz |
| * | — mit |
| O10.2 | —— Hypertonie, sekundär, vor Gravidität bestehend |
| N28.9 | —— Ureter |
| I13.9 | – Nieren und Herz, hypertensiv |
| * | — mit |
| I13.2 | —— Herz- und Niereninsuffizienz |
| I13.1 | —— Niereninsuffizienz |
| O26.8 | – Nierenrinde, bei Gravidität |
| A21.9 | – Ohara- |
| H93.9 | – Ohr |
| H61.9 | — äußeres |
| H69.9 | – Ohrtrompete |
| A78 | – Olymp- [Q-Fieber] |
| G70.2 | – Oppenheim- |
| M92.5 | – Osgood-Schlatter- |
| M88.9 | – Paget-, Knochen |
| A21.9 | – Palvant-Tal- |
| K86.9 | – Pankreas |
| A70 | – Papageien- |
| H47.3 | – Papillen |
| B89 | – parasitär |
| H49.8 | – Parinaud- [Ophthalmoplegie] |
| G20 | – Parkinson- |
| K05.6 | – Parodontium |
| M22.9 | – Patella |
| M22.2 | – Patellofemoralbereich |
| B43.9 | – Pedroso- |
| L12.9 | – pemphigoid |
| L10.9 | – Pemphigus- |
| N48.9 | – Penis |
| I31.9 | – Perikard, chronisch |
| A28.1 | – Petzetakis- |
| M35.6 | – Pfeifer-Weber-Christian- |
| G31.0 | – Pick- |
| J94.9 | – Pleura |
| E05.2 | – Plummer- [Toxische Struma multinodosa] |
| D50.1 | – Plummer-Vinson- |
| N42.9 | – Prostata |
| F62.1 | – psychisch, mit andauernder Persönlichkeitsänderung |
| F45.9 | – psychosomatisch |
| I37.9 | – Pulmonalklappe |
| I37.9 | — chronisch, arteriosklerotisch |
| I09.8 | — rheumatisch |
| K04.9 | – Pulpa |

| | |
|---|---|
| * | **Krankheit** (Forts.) |
| A25.9 | – Rattenbiß- |
| * | — durch |
| A25.0 | —— Spirillen |
| A25.1 | —— Streptobazillen |
| I73.0 | – Raynaud- |
| * | – Recklinghausen, von- |
| Q85.0 | — [Neurofibromatose] |
| E21.0 | — [Osteodystrophia fibrosa cystica generalisata] |
| K21.9 | – Reflux-, gastro-ösophageal |
| G60.1 | – Refsum- |
| T75.3 | – Reise- |
| E51.1 | – Reisesser- |
| M02.3 | – Reiter- |
| A26.9 | – Rosenbach- |
| A26.9 | – Rosenbach-Baker- |
| B33.1 | – Ross-River- |
| M53.9 | – Rücken |
| G95.9 | – Rückenmark |
| M42.0 | – Scheuermann- |
| E07.9 | – Schilddrüse |
| G37.0 | – Schilder- |
| A81.8 | – Schüttel- [atypische ZNS-Virusinfektion] |
| L74.9 | – Schweißdrüse |
| L74.9 | — ekkrin |
| B08.2 | – sechste |
| M67.9 | – Sehne |
| H47.5 | – Sehstrahlung |
| D57.1 | – Sichelzellen- |
| D56.8 | – Sichelzellen-Thalassämie- |
| K11.9 | – Speicheldrüse |
| * | – Speicher- |
| E75.6 | — Lipoid |
| E75.5 | — Triglyzerid |
| A80.3 | – Spinal-, atrophisch, paralytisch, akut |
| H35.5 | – Stargardt- |
| G71.1 | – Steinert- |
| M08.2 | – Still- |
| M06.1 | — adulte Form |
| E88.9 | – Stoffwechsel |
| I02.9 | – Sydenham- |
| L73.9 | – Talgdrüse |
| E78.6 | – Tangier- |
| T70.3 | – Taucher- |
| E75.0 | – Tay-Sachs- |
| M34.8 | – Thibièrge-Weissenbach- |
| E32.9 | – Thymus |
| J35.9 | – Tonsillen, chronisch |
| I07.9 | – Trikuspidalklappe |
| I36.9 | — nichtrheumatisch |
| I07.9 | — rheumatisch |
| H73.9 | – Trommelfell |
| O01.9 | – Trophoblast |
| A75.3 | – Tsutsugamushi- |

| | |
|---|---|
| * | **Krankheit** (Forts.) |
| H69.9 | – Tuba auditiva |
| B23.8 | – Unterhautzellgewebe, bei HIV-Krankheit |
| N36.9 | – Urethra |
| N76.8 | – Vagina, mit Entzündung |
| D45 | – Vaquez-Osler- |
| I87.9 | – Venen |
| A64 | – venerisch |
| K92.9 | – Verdauungssystem |
| I73.9 | – Verschluß-, arteriell |
| I73.9 | — peripher |
| * | – Virus- |
| P35.9 | — angeboren |
| A92.0 | — Chikungunya- |
| * | — durch |
| A94 | —— Arthropoden |
| A93.8 | —— Zecken |
| P00.2 | — fetaler Schaden |
| A98.3 | — Marburg- |
| A93.0 | — Oropouche- |
| J67.2 | – Vogelhalter- |
| M45 | – von-Bechterew-von-Strümpell-Marie- |
| E76.0 | – von-Pfaundler-Hurler- |
| I73.1 | – von-Winiwarter-Buerger- |
| N76.8 | – Vulva, mit Entzündung |
| M33.1 | – Wagner- |
| H74.9 | – Warzenfortsatz |
| H70.1 | — chronisch |
| A27.0 | – Weil- |
| A27.0 | – Weil-Landouzy- |
| L90.0 | – Weißflecken- [Lichen sclerosus et atrophicus] |
| E51.2 | – Wernicke- |
| K90.8 | – Whipple- |
| A24.4 | – Whitmore- |
| E83.0 | – Wilson- |
| M53.9 | – Wirbelsäule |
| E75.5 | – Wolman- |
| A82.9 | – Wut- |
| K08.9 | – Zahn |
| K08.9 | – Zahnhalteapparat |
| K03.9 | – Zahnhartsubstanz |
| K06.9 | – zahnloser Alveolarkamm |
| I67.9 | – zerebrovaskulär |
| H21.1 | – Ziliarkörpergefäß |
| E14.9 | – Zucker- |
| K14.9 | – Zunge |
| F42.9 | – Zwangs- |
| E72.0 | – Zystinspeicher- |
| F45.2 | **Krankheitsfurcht** |
| R53 | **Krankheitsgefühl** |
| F45.2 | **Krankheitswahn** |
| T14.0 | **Kratzspuren** |
| T14.0 | **Kratzwunde** |

| | |
|---|---|
| * | **Kraurose** – s.a. Craurosis |
| N48.0 | – Penis |
| N89.8 | – vaginal |
| E83.0 | **Kraushaar-Syndrom** |
| C80 | **Krebs** – s.a. Carcinoma oder s.a. Karzinom |
| C76.1 | – Achselhöhle |
| C21.1 | – Analkanal |
| C21.8 | – anorektal |
| C16.3 | – Antrum pyloricum |
| C21.0 | – Anus |
| C18.1 | – Appendix |
| C92.3 | – Aran- [Chlorom] |
| C39.9 | – Atmungsorgane |
| C69.4 | – Augapfel |
| C69.9 | – Auge |
| C69.6 | – Augenhöhle |
| C44.1 | – Augenlid |
| C48.2 | – Bauchfell |
| C25.9 | – Bauchspeicheldrüse |
| C69.0 | – Bindehaut |
| C67.9 | – Blase |
| C67.5 | – Blasenhals |
| C67.1 | – Blasenscheitel |
| C34.9 | – Bronchien |
| C50.9 | – Brust |
| C50.9 | — beim Mann |
| C38.4 | – Brustfell |
| C50.0 | – Brustwarze, weiblich |
| C25.0 | – Caput pancreatis |
| C25.2 | – Cauda pancreatis |
| C67.5 | – Cervix vesicae |
| C69.3 | – Chorioidea |
| * | – Colon |
| C18.2 | — ascendens |
| C18.6 | — descendens |
| C18.7 | — sigmoideum |
| C18.4 | — transversum |
| C41.2 | – Columna vertebralis |
| * | – Corpus |
| C60.2 | — cavernosum, Penis |
| C69.4 | — ciliare |
| C25.1 | — pancreatis |
| C75.3 | — pineale |
| C16.2 | — ventriculi |
| C26.0 | – Darm |
| C18.9 | – Dickdarm |
| C25.3 | – Ductus pancreaticus |
| C17.9 | – Dünndarm |
| C17.0 | – Duodenum |
| C56 | – Eierstock |
| C53.1 | – Ektozervix |
| C75.9 | – endokrine Drüse |
| C63.0 | – Epididymis |
| C75.0 | – Epithelkörperchen |

**K**

| | |
|---|---|
| C80 | **Krebs** (Forts.) |
| * | – Flexura coli |
| C18.3 | — dextra |
| C18.3 | — hepatica |
| C18.5 | — lienalis |
| C18.5 | — sinistra |
| C09.0 | – Fossa tonsillaris |
| C16.1 | – Fundus ventriculi |
| C63.1 | – Funiculus spermaticus |
| C23 | – Gallenblase |
| * | – Gallengang |
| C24.0 | — extrahepatisch |
| C22.1 | — intrahepatisch |
| C24.9 | – Gallensystem |
| C05.9 | – Gaumen |
| C09.1 | – Gaumenbogen |
| C55 | – Gebärmutter |
| C53.9 | – Gebärmutterhals |
| C71.9 | – Gehirn |
| C71.5 | – Gehirnventrikel |
| C44.2 | – Gehörgang |
| * | – Glandula |
| C69.5 | — lacrimalis |
| C75.0 | — parathyreoidea |
| C75.1 | — pituitaria |
| C08.1 | — sublingualis |
| C08.0 | — submandibularis |
| C74.9 | — suprarenalis |
| C60.1 | – Glans penis |
| C75.4 | – Glomus caroticum |
| C32.0 | – Glottis |
| C71.0 | – Großhirn |
| C67.9 | – Harnblase |
| C67.4 | — hintere Wand |
| C67.2 | — seitliche Wand |
| C67.3 | — vordere Wand |
| C66 | – Harnleiter |
| C67.6 | – Harnleitermündung |
| C68.9 | – Harnorgane |
| C68.0 | – Harnröhre |
| C05.0 | – harter Gaumen |
| C34.0 | – Hauptbronchien |
| C44.9 | – Haut |
| C38.0 | – Herz |
| C70.0 | – Hirnhäute |
| C72.5 | – Hirnnerven |
| C71.7 | – Hirnstamm |
| C62.9 | – Hoden |
| C62.0 | — bei Kryptorchismus |
| C13.9 | – Hypopharynx |
| C13.1 | — Plica aryepiglottica |
| C13.0 | — postkrikoidal |
| C13.2 | — Rachenwand, hinten |
| C12 | — Recessus piriformis |
| C75.1 | – Hypophyse |
| C17.2 | – Ileum |

| | |
|---|---|
| C80 | **Krebs** (Forts.) |
| C54.0 | – Isthmus uteri |
| C17.1 | – Jejunum |
| C16.0 | – Kardia |
| C75.4 | – Karotisdrüse |
| C10.1 | – Kehldeckel, vorn |
| C32.9 | – Kehlkopf |
| C32.3 | – Kehlkopfknorpel |
| C31.3 | – Keilbeinhöhle |
| C31.0 | – Kieferhöhle |
| C71.6 | – Kleinhirn |
| C51.2 | – Klitoris |
| L91.0 | – Knollen- |
| C18.9 | – Kolon |
| C19 | — mit Rektum |
| C69.0 | – Konjunktiva |
| C69.1 | – Kornea |
| C75.2 | – kraniopharyngealer Gang |
| * | – Labium |
| C51.0 | — majus pudendi |
| C51.1 | — minus pudendi |
| C25.4 | – Langerhans-Inseln |
| C32.9 | – Larynx |
| C22.9 | – Leber |
| C22.9 | — primär |
| C57.2 | – Ligamentum teres uteri |
| C00.9 | – Lippe |
| C00.5 | — innen |
| C44.0 | – Lippenhaut |
| * | – Lobus |
| C71.1 | — frontalis |
| C71.4 | — occipitalis |
| C71.3 | — parietalis |
| C71.2 | — temporalis |
| C34.9 | – Lunge |
| C34.2 | — Mittellappen |
| C34.1 | — Oberlappen |
| C34.3 | — Unterlappen |
| C16.9 | – Magen |
| C16.5 | – Magenkurvatur, klein |
| C50.1 | – Mamma, Zentrum |
| C20 | – Mastdarm |
| C38.3 | – Mediastinum |
| C38.1 | — anterius |
| C38.2 | — posterius |
| C70.9 | – Meningen |
| C26.1 | – Milz |
| C30.1 | – Mittelohr |
| C06.9 | – Mund |
| C06.1 | — vorderer Teil |
| C04.9 | – Mundboden |
| C04.1 | — seitlicher Teil |
| C04.0 | — vorderer Teil |
| C14.8 | – Mundrachenraum |
| C06.0 | – Mundschleimhaut |
| C00.6 | – Mundwinkel |

| | |
|---|---|
| C80 | **Krebs** (Forts.) |
| C30.0 | – Nasenhöhle |
| C31.9 | – Nasennebenhöhle |
| C11.9 | – Nasenrachenraum |
| C11.1 | — hinten |
| C11.0 | — oben |
| C11.2 | — seitlich |
| C11.3 | — vorn |
| C74.9 | – Nebenniere |
| C75.0 | – Nebenschilddrüse |
| C72.9 | – Nervensystem |
| C64 | – Niere |
| C65 | – Nierenbecken |
| * | – obere |
| C76.4 | — Gliedmaßen |
| C39.0 | — Luftwege |
| C00.0 | – Oberlippe |
| C00.0 | — außen |
| C00.3 | — innen |
| C07 | – Ohrspeicheldrüse |
| C69.6 | – Orbita |
| C15.9 | – Ösophagus |
| C67.6 | – Ostium ureteris |
| C56 | – Ovarien |
| C25.9 | – Pankreas |
| C25.0 | – Pankreaskopf |
| C75.5 | – Paraganglien |
| C57.3 | – Parametrium |
| C68.1 | – paraurethrale Drüse |
| C07 | – Parotis |
| C60.9 | – Penis |
| C48.2 | – Peritoneum |
| C38.4 | – Pleura |
| C38.4 | — parietalis |
| C38.4 | — pulmonalis |
| C60.0 | – Präputium |
| C61 | – Prostata |
| C16.4 | – Pylorus |
| C14.0 | – Rachen |
| C10.9 | – Rachenring |
| C10.3 | — hinten |
| C10.2 | — seitlich |
| C19 | – Rektosigmoid |
| C20 | – Rektum |
| C69.2 | – Retina |
| C06.2 | – Retromolarregion |
| C48.0 | – Retroperitonalraum |
| C72.0 | – Rückenmark |
| C70.1 | – Rückenmarkhäute |
| C52 | – Scheide |
| C73 | – Schilddrüse |
| C63.2 | – Schornsteinfeger- |
| C31.1 | – Siebbeinhöhle |

| | |
|---|---|
| C80 | **Krebs** (Forts.) |
| * | – Sinus |
| C31.1 | — ethmoidalis |
| C31.2 | — frontalis |
| C31.0 | — maxillaris |
| C31.3 | — sphenoidalis |
| C63.2 | – Skrotum |
| C08.9 | – Speicheldrüse |
| C15.9 | – Speiseröhre |
| C32.2 | – Subglottis |
| C32.1 | – Supraglottis |
| C44.9 | – Teer- |
| C76.1 | – Thorax |
| C37 | – Thymus |
| C09.9 | – Tonsillen |
| C69.5 | – Tränendrüse |
| C69.5 | – Tränenkanal |
| C67.0 | – Trigonum vesicae |
| C76.5 | – untere Gliedmaßen |
| C08.0 | – Unterkieferspeicheldrüse |
| C57.9 | – Unterleib, weiblich |
| C00.1 | – Unterlippe |
| C00.1 | — außen |
| C00.4 | — innen |
| C08.1 | – Unterzungendrüse |
| C67.7 | – Urachus |
| C66 | – Ureter |
| C68.0 | – Urethra |
| C55 | – Uterus |
| C57.4 | – Uterusadnexe |
| C57.3 | – Uterusbänder |
| C05.2 | – Uvula |
| C52 | – Vagina |
| C10.0 | – Vallecula epiglottica |
| C10.8 | – Verbindungszone Rachenring |
| C61 | – Vorsteherdrüse |
| C51.9 | – Vulva |
| C14.2 | – Waldeyer-Rachenring |
| C06.0 | – Wangenschleimhaut |
| C50.0 | – Warzenhof, weiblich |
| C05.1 | – weicher Gaumen |
| C41.2 | – Wirbelsäule |
| C18.1 | – Wurmfortsatz |
| C18.0 | – Zäkum |
| C03.9 | – Zahnfleisch |
| C03.0 | — oben |
| C03.1 | — unten |
| C75.3 | – Zirbeldrüse |
| C02.9 | – Zunge |
| C02.3 | — beweglicher Zungenteil |
| C02.0 | — dorsal |
| C02.0 | — oberflächlich |
| C02.2 | — ventral |
| C02.2 | —— oberflächlich |
| C01 | – Zungengrund |
| C02.4 | – Zungenmandel |

**K**

| | |
|---|---|
| C80 | **Krebs** (Forts.) |
| C02.1 | – Zungenrand |
| C02.1 | — und Zungenspitze |
| C02.0 | – Zungenrücken |
| C02.4 | – Zungentonsille |
| C02.2 | – Zungenunterfläche |
| C01 | – Zungenwurzel |
| C17.0 | – Zwölffingerdarm |
| F45.2 | **Krebsangst** |
| C97 | **Krebsbildung,** multipel |
| Z12.- | **Krebsfrüherkennung** |
| Z12.- | **Krebsvorsorgeuntersuchung** |
| * | **Kreislauf** |
| P29.3 | – fetal, persistierend |
| * | – Herz |
| F45.3 | — Beschwerden, nervös |
| F45.3 | — Organneurose |
| I46.9 | **Kreislauf-Stillstand, Herz-** |
| I99 | **Kreislaufaffektion** |
| I99 | **Kreislaufbeschwerden** |
| I95.9 | – bei Hypotonie |
| I95.1 | – orthostatisch |
| O99.4 | **Kreislaufdysfunktion,** bei Gravidität |
| I99 | **Kreislaufdysregulation** |
| I95.1 | – hypoton |
| I95.1 | – Hypotonie |
| I99 | **Kreislaufinsuffizienz** |
| R57.9 | – akut |
| R57.9 | **Kreislaufkollaps** |
| I99 | **Kreislauflabilität** |
| O99.4 | – bei Gravidität |
| I99 | **Kreislaufproblem,** vegetativ |
| I99 | **Kreislaufschaden** |
| I99 | **Kreislaufschwäche** |
| I95.9 | – bei Hypotonie |
| I99 | **Kreislaufstörung** |
| I95.9 | – hypoton |
| I99 | – im Alter |
| F45.3 | – neurovegetativ |
| E14.5 | – peripher, bei Diabetes mellitus |
| F45.3 | – psychogen |
| I99 | – vegetativ |
| I99 | – venös |
| R57.9 | **Kreislaufversagen,** akut, peripher |
| A78 | **Kretapneumonie** |
| E00.9 | **Kretinismus** |
| E00.9 | – angeboren |
| E00.9 | – endemisch |
| E23.0 | – hypophysär |
| E00.9 | – sporadisch |
| * | **Kreuz-Darmbein-Gelenk-** |
| M89.8 | – Ansatzperiostose |
| M99.8 | – Blockierung |
| * | **Kreuzband,** vorderes |
| S83.5 | – Riß, Knie |
| S83.5 | – Ruptur, Kniegelenk |

| | |
|---|---|
| M23.8 | **Kreuzbandelongation** |
| M23.8 | **Kreuzbandinsuffizienz,** vordere |
| M23.8 | **Kreuzbandläsion** |
| S83.5 | **Kreuzbandriß** |
| S83.5 | **Kreuzbandruptur** |
| S83.5 | – Kniegelenk |
| M23.5 | — vorderes, alt |
| S32.1 | **Kreuzbeinfraktur** |
| S32.1 | – mit Rückenmarkschädigung |
| C79.5 | **Kreuzbeinkarzinom** |
| * | **Kreuzbeinneubildung** |
| C41.4 | – bösartig |
| D16.8 | – gutartig |
| C41.4 | **Kreuzbeinsarkom** |
| M54.5 | **Kreuzbeinschmerzen,** akut |
| K07.2 | **Kreuzbiß** |
| M54.5 | **Kreuzschmerzen** |
| R20.2 | **Kribbeln** |
| R20.2 | – Bein |
| F48.8 | **Kriegsneurose** |
| A98.0 | **Krim-Kongo-Fieber** |
| F60.2 | **Kriminelle Verhaltensweise** |
| O05.9 | **Krimineller Abort** |
| * | **Krise** |
| E27.2 | – Addison- |
| A52.7 | – gastrisch, bei Syphilis |
| I10 | – hypertensiv |
| I10 | – hyperton |
| F60.9 | – Persönlichkeits- |
| F43.0 | – psychosozial |
| F66.0 | – Reifung, sexuell |
| E05.5 | – thyreotoxisch |
| M11.9 | **Kristall-Arthropathie** |
| * | **Kristalline** |
| H43.2 | – Ablagerung, Glaskörper |
| H18.5 | – marginale Hornhautdystrophie |
| H18.5 | – zentrale Hornhautdystrophie |
| R82.9 | **Kristallurie** |
| E50.8 | **Krötenhaut** |
| H18.4 | **Krokodil-Chagrin-Hornhautdegeneration** |
| E04.9 | **Kropf** |
| E04.9 | – adenomatös |
| E01.1 | — endemisch |
| E04.9 | — sporadisch |
| E05.2 | — toxisch |
| E04.9 | – Balg- |
| E05.0 | – bei Thyreotoxikose |
| E04.0 | – einfach |
| E01.2 | — endemisch |
| E04.0 | — sporadisch |
| E01.2 | – endemisch |
| E04.9 | – Knoten- |
| E04.9 | — nichttoxisch, sporadisch |
| E05.2 | — toxisch |

E04.9 **Kropf** (Forts.)
E04.0 – kolloid
E01.0 — endemisch
E04.0 — sporadisch
E06.3 – lymphadenoid
E05.0 – mit Hyperthyreose
E04.9 – sporadisch
E05.0 – toxisch
E05.0 — diffus
E04.2 – zystisch
E01.1 — endemisch
E04.2 — sporadisch
\* **Krukenberg-**
H18.0 – Axenfeld-Spindel
H18.0 – Spindel
C79.6 – Tumor
J05.0 **Krupp**
A36.2 – bei Diphtherie
J38.5 – Pseudo-
\* **Kruppöse**
J20.9 – Bronchitis
J18.1 – Pneumonie
R23.4 **Kruste,** Haut
D89.1 **Kryoglobulinämie**
J03.9 **Kryptentonsillitis**
K62.8 **Kryptitis**
K62.8 – rektal
G40.9 **Kryptogene Epilepsie**
\* **Kryptokokken-**
B45.8 – Adrenalitis
B45.1 – Enzephalitis
B45.8 – Lymphadenitis
B45.1 – Meningitis
B45.8 – Myokarditis
B45.8 – Nephritis
B45.8 – Parathyreoiditis
B45.0 – Pneumonie
B45.8 – Sialadenitis
B45.8 – Thyreoiditis
B45.9 **Kryptokokkose**
B20.5 – bei HIV-Krankheit
B45.7 – disseminiert
B45.1 – Gehirn
B45.2 – Haut
B45.3 – Knochen
B45.0 – Lunge
N89.7 **Kryptomenorrhoe**
K62.8 **Kryptopapillitis**
Q11.2 **Kryptophthalmus**
Q87.0 **Kryptophthalmus-Syndrom**
Q53.9 **Kryptorchismus**
\* – mit
C62.0 — Hodenkarzinom
C62.0 — Hodenkrebs
C62.0 — Hodenneubildung, bösartig
A07.2 **Kryptosporidien-Enteritis**

A07.2 **Kryptosporidiose**
B20.8 – bei HIV-Krankheit
N46 **Kryptozoospermie**
O26.9 **KTG** [Kardiotokogramm], pathologisch, bei Gravidität
G56.0 **KTS** [Karpaltunnelsyndrom]
Q63.1 **Kuchenniere**
\* **Künstliche**
Z31.- – Insemination
B53.8 – Malaria
N95.3 – Menopause
J67.8 **Kürschnerlunge**
Q52.8 **Küster-Hauser-Syndrom, Mayer-Rokitansky-** [Kongenitale Anomalie des weiblichen Genitales]
G12.1 **Kugelberg-Welander-Syndrom**
D58.0 **Kugelzellenanämie**
D58.0 **Kugelzellenkrankheit**
P71.0 **Kuhmilch-Hypokalzämie,** beim Neugeborenen
L27.2 **Kuhmilchallergie**
T78.1 **Kuhmilchproteinintoleranz**
H35.3 **Kuhnt-Junius-Degeneration**
B08.0 **Kuhpocken**
F43.2 **Kulturschock**
A98.2 **Kumaon-Fieber**
E61.0 **Kupfermangel**
E83.0 **Kupferstoffwechselstörung**
A81.8 **Kuru-Syndrom**
R06.0 **Kurzatmigkeit**
K91.2 **Kurzdarm-Syndrom**
K91.2 – nach chirurgischem Eingriff
F43.2 **Kurzdauernde depressive Reaktion**
\* **Kurze Nabelschnur**
O69.3 – Entbindungskomplikation
P02.6 – Fetusschädigung
R55 **Kurzfristiger Bewußtseinsverlust**
Q76.4 **Kurzhals**
Q77.2 **Kurzrippen-Polydaktylie-Syndrom**
H52.1 **Kurzsichtigkeit**
\* **Kussmaul-**
E14.1 – Atmung
E14.0 – Koma
G61.0 – Landry-Lähmung
M30.0 – Maier-Krankheit
M30.0 – Maier-Syndrom
\* **Kutane**
B55.1 – Leishmaniase
A32.0 – Listeriose
L93.1 **Kutaner Lupus erythematodes,** subakut
E40 **Kwashiorkor**
E42 **Kwashiorkor-Marasmus**
\* **Kyasanur-**
A98.2 – forest-disease
A98.2 – forest-Krankheit

**K**

\*     **Kyasanur-** (Forts.)
\*     – Wald-
A98.2 — Fieber
A98.2 — Krankheit
M40.2 **Kyphose**
M40.0 – Adoleszenten-
M40.0 – als Haltungsschaden
Q76.4 – angeboren
M40.2 – Brustwirbelsäule
M40.2 – BWS
M40.2 — fixiert
M40.2 – erworben
M40.2 – Hyper-, Brustwirbelsäule
\*     – nach
M96.2 — Bestrahlung
M96.3 — Laminektomie
Q67.4 – Rhino-
M40.2 – thorakal
M41.9 **Kyphoskoliose**
M42.0 – bei Morbus Scheuermann
M41.9 – erworben
Q67.5 – kongenital
M41.9 – linkskonvex
M41.9 – rechtskonvex
I27.1   **Kyphoskoliotische Herzkrankheit**
\*     **Kyphotische**
M40.2 – Fehlhaltung, Halswirbelsäule
M40.2 – Fehlstellung, Halswirbelsäule
M40.2 **Kyphotischer Knick,** HWS-Bereich
H35.0 **Kyrieleisis,** Morbus
L87.0 **Kyrle-Syndrom**
D27   **Kystadenofibrom**
D36.9 **Kystadenom**
D27   **Kystom,** Ovar

# – L –

M99.8 **L5-S1-Blockierung**
M99.8 **L5-S1-Flexionsblockierung**
M54.1 **L5-Syndrom**
A83.5 **La-Crosse-Enzephalitis**
K40.9 **Labialhernie**
N76.4 **Labienabszeß**
N90.8 **Labienhämatom**
N90.6 **Labienhypertrophie**
C51.9 **Labienkarzinom**
Q52.7 **Labienmißbildung**
D39.7 **Labienneoplasma**
D39.7 **Labienneubildung,** unsicher
N90.8 **Labienödem**
S31.4 **Labienriß**
N90.8 **Labienschwellung**
Q52.5 **Labiensynechie**
D39.7 **Labientumor**
N76.6 **Labienulkus**
I86.3 **Labienvarizen**
\*      **Labienverätzung**
T21.5   – 1. Grades
T21.6   – 2. Grades
T21.7   – 3. Grades
\*      **Labienverbrennung**
T21.1   – 1. Grades
T21.2   – 2. Grades
T21.3   – 3. Grades
Q52.5 **Labienverschmelzung**
\*      **Labile**
I10     – Hypertonie
F60.4   – Persönlichkeit
\*      **Labiler**
R09.8   – Blutdruck
E10.9   – Diabetes mellitus
\*      **Labilität**
F38.0   – Affekt-
R45.8   – emotional
I99     – Kreislauf
O99.4   — bei Gravidität
R45.8   – neurovegetativ
R45.8   – psychisch
R45.8   – psychovegetativ
R45.8   – Stimmungs-
R45.8   – vegetativ
G12.2 **Labioglossale Paralyse**
\*      **Labium-**
C51.0   – majus-pudendi-Karzinom
C51.1   – minus-pudendi-Karzinom
C51.1   – minus-pudendi-Krebs

N76.2 **Labiumentzündung**
S30.2 **Labiumprellung**
R75    **Laborhinweis,** auf Humanes Immundefizienz-Virus
H93.0 **Labyrinth-DBS** [Durchblutungsstörung]
H83.9 **Labyrinthaffektion**
H83.2 **Labyrinthausfall**
H83.8 **Labyrinthdegeneration**
H83.8 – knöchern
H93.0 **Labyrinthdurchblutungsstörung**
H83.1 **Labyrinthfistel**
H83.2 **Labyrinthfunktionsstörung**
H81.0 **Labyrinthhydrops**
H83.0 **Labyrinthitis**
H83.0 – akut
H83.0 – eitrig
H83.0 – Fenster-
H83.8 **Labyrinthkaries**
H80.2 **Labyrinthknochenotosklerose**
H83.9 **Labyrinthkrankheit**
H90.5 **Labyrinthschwerhörigkeit**
H83.2 **Labyrinthüberempfindlichkeit**
H83.2 **Labyrinthunterfunktion**
A81.8 **Lachkrankheit** [atypische ZNS-Virusinfektion]
H44.2 **Lacksprungmyopie**
G83.9 **Lähmung**
H52.5 – Akkommodations-
G83.2 – Arm
P14.1 – Armplexus, untere, beim Neugeborenen
H49.9 – Augenmuskel
\*     – beide
G83.0 — Arme
G82.2 — Beine
G83.1 – Bein
G51.0 – Bell-
H51.0 – Blick-, konjugiert
K56.0 – Darm
T56.0 – durch Blei
\*     – Erb-
P14.0 — Armplexus
P14.0 — durch Geburtstrauma
G83.3 – Extremität
K13.7 – Gaumensegel
J38.0 – Glottis
N31.2 – Harnblase
G83.4 – Harnblasen-Darm-
G83.4 – Harnblasen-Mastdarm-
G83.4 – Harnblasen-Rektum-
G51.0 – Hirnnerv VII
G52.9 – Hirnnerven
G72.3 – hypokaliämisch, paroxysmal
J38.0 – Kehlkopf
P14.1 – Klumpke-, durch Geburtsverletzung
H51.1 – Konvergenz-
G61.0 – Kussmaul-Landry-

G83.9 **Lähmung** (Forts.)
K56.0 – Mastdarm
G56.1 – Medianus
\* – mit
M61.2 — Muskelkalzifikation
M61.2 — Muskelossifikation
\* – Nervus
H49.2 — abducens [VI. Hirnnerv]
H93.3 — acusticus
H49.0 — oculomotorius [III. Hirnnerv]
H49.1 — trochlearis [IV. Hirnnerv]
G72.3 – periodisch
G72.3 — familiär
G43.8 — Ophthalmikus [Ophthalmoplegische Migräne]
G90.8 – peripheres autonomes Nervensystem
J38.0 – Postikus
G95.9 – Querschnitts-
\* – spastisch
G80.0 — angeboren
G80.0 — infantil
G80.1 —— Diplegie
G80.2 —— Hemiplegie
G80.8 —— Tetraplegie
G80.0 —— zerebral
J38.0 – Stimmband
G50.8 – Trigeminus
G52.2 – Vagus
G80.9 – zerebral
I64 — akut
K14.8 – Zunge
G12.2 – Zunge-Lippen-Kehlkopf- [Paralysis laryngolabioglossalis]
H49.9 **Lähmungsschielen**
Q74.8 **Längenunterschied,** Extremität, angeboren
S02.1 **Längsbruch,** Felsenbein
S02.1 **Längsfraktur,** Felsenbein
K74.6 **Laënnec,** Morbus
K74.6 **Laënnec-Zirrhose**
H93.2 **Lärmempfindlichkeit,** Gehör
H83.3 **Lärmschädigung,** Innenohr
H93.2 **Lärmüberempfindlichkeit**
\* **Läsion**
M23.3 – Außenmeniskus
S43.0 – Bankart-
S37.2 – Blase
G54.0 – Brachialplexus
P15.9 – Geburts-
T14.5 – Gefäß
M25.9 – Gelenk
A66.6 — bei Frambösie
K06.2 – Gingiva
N00.0 – Glomerulus
S37.2 – Harnblase
S37.3 – Harnröhre

\* **Läsion** (Forts.)
S37.9 – Harnwege
L98.9 – Haut
M23.3 – Innenmeniskus
M23.3 – Innenmeniskushinterhorn
M23.3 – Innenmeniskusvorderhorn
K02.9 – kariös
A66.6 – Knochen, bei Frambösie
M23.8 – Kreuzband
G54.1 – Lumbosakralplexus
M23.3 – Meniskus
\* – Nervus
G56.8 — axillaris
G57.2 — femoralis
G57.3 — fibularis communis
G57.0 — ischiadicus
G57.3 — peronaeus communis
G57.6 — plantaris
G56.3 — radialis
G57.4 — tibialis
G56.2 — ulnaris
S37.0 – Niere
G58.9 – periphere Nerven
\* – Plexus
G54.0 — brachialis
G54.1 — lumbosacralis
M75.1 – Rotatorenmanschette
M75.1 — Schultergelenk
G95.9 – Rückenmark
M75.9 – Schulter
S39.9 – Spinal-, traumatisch
S37.3 – Urethra
N90.3 – Vulva, intraepithelial
B85.2 **Läusebefall**
B85.3 – Filzläuse
B85.0 – Kopf
B85.4 – multipel
A75.0 **Läusefleckfieber**
B85.2 **Läusekrankheit**
A68.0 **Läuserückfallfieber**
Q24.1 **Lävokardie**
E74.1 **Lävuloseintoleranz,** hereditär
E74.1 **Lävuloseunverträglichkeit,** hereditär
O32.0 **Lage,** wechselnd, Fetus
R20.2 **Lageabhängige Parästhesien**
\* **Lageanomalie**
O32.5 – bei Mehrlingsschwangerschaft
O32.9 – fetal
O64.9 – Geburtshindernis
Q62.6 – Harnleiter
O64.9 – mit mechanisch behinderter Geburt
Q17.4 – Ohr
Q62.6 – Ureter
N85.4 – Uterus

H81.1 **Lagerungsnystagmus,** peripher
H81.1 **Lagerungsschwindel,** benigne, paroxysmal
H81.1 **Lageschwindel,** paroxysmal
N85.4 **Lageveränderung,** Cervix uteri
H16.2 **Lagophthalmische Keratitis**
H02.2 **Lagophthalmus**
H02.2 – durch Fazialisparese
H02.2 – mechanisch
H02.2 – narbig bedingt
H02.2 – paralytisch
\*    **Laktasemangel**
E73.0 – angeboren
E73.1 – sekundär
\*    **Laktation**
O92.3 – ausbleibend
O92.5 – vermindert
O92.6 **Laktationsatrophie**
O92.5 **Laktationshemmung**
N85.8 **Laktationshyperinvolution,** Uterus
F53.1 **Laktationspsychose**
O92.7 **Laktationsstau**
O92.7 **Laktationsstörung**
O92.7 – puerperal
Z39.- **Laktationsüberwachung**
E73.9 **Laktoseintoleranz**
E73.9 – angeboren
E73.9 **Laktoseintoleranzsyndrom**
Q75.8 **Lakunärer Schädel**
F80.0 **Lallen**
F80.0 – psychisch
C80   **Lambert-Syndrom, Eaton-**
A07.1 **Lambliasis**
\*    **Lamelläre**
S05.0 – Hornhautverletzung
Q80.2 – Ichthyosis
M96.3 **Laminektomie-Kyphose**
F80.3 **Landau-Kleffner-Syndrom**
B88.3 **Landblutegelbefall**
K14.1 **Landkartenzunge**
\*    **Landouzy-**
G71.0 – Dejerin-Dystrophie
A27.0 – Krankheit, Weil-
G71.0 – Muskeldystrophie
G61.0 **Landry-Paralyse**
E84.9 **Landsteiner-Fanconi-Andersen-Syndrom** [Mukoviszidose]
A84.8 **Langat-Virus-Enzephalitis**
F43.2 **Langdauernde depressive Reaktion**
R68.1 **Langdauerndes Schreien,** beim Säugling
\*    **Langerhans-**
C25.4 – Inseln-Karzinom
\*    – Inseln-Neubildung
C25.4 — bösartig
D13.7 — gutartig

\*    **Langerhans-** (Forts.)
D76.0 – Zell-Histiozytose
C73   **Langhans-Struma**
C73   – wuchernd
Q63.3 **Langniere**
B99   **Langzeitinfekt**
Q84.2 **Lanugobehaarung**
\*    **Large-for-date-**
O36.6 – Baby, Betreuung der Schwangeren
P08.1 – Fetus
P08.1 – Neugeborenes
M92.4 **Larsen-Sinding,** Morbus
\*    **Larva migrans**
B76.9 – cutanea
B83.0 – visceralis
\*    **Larvierte**
F32.8 – Depression
F28   – Psychose
Q31.4 **Laryngealer Stridor congenitus**
G52.2 **Laryngeusneuralgie**
J38.5 **Laryngismus**
A36.2 – bei Diphtherie
Q31.4 – kongenital
J38.5 – stridulus
J04.0 **Laryngitis**
J04.0 – akut
J37.0 – allergisch
J37.0 – atrophisch
\*    – bei
A36.2 — Diphtherie
J11.1 — Grippe [Influenza]
B37.8 — Soor
J37.0 – chronisch
J37.0 – chronisch-hyperplastisch
J04.0 – durch Streptokokken
J04.0 – eitrig
J04.0 – fieberhaft
J37.0 – hypertrophisch
J37.0 — hyperplastisch
J37.0 – katarrhalisch
J04.0 – mit Heiserkeit
J05.0 – obstruktiv, akut
J04.0 – ödematös
J04.0 – purulent
J37.0 – sicca
J04.0 – subglottisch
J04.0 – ulcerosa
J40   **Laryngobronchitis**
Q31.3 **Laryngocele ventricularis**
J38.7 **Laryngofissur**
J38.0 **Laryngoparalyse**
J06.0 **Laryngopharyngitis**
J06.0 – akut
J06.8 **Laryngopharyngotracheitis**
A16.4 **Laryngophthise**
J38.7 **Laryngoptose**

**L**

| | |
|---|---|
| J38.5 | **Laryngospasmus** |
| J04.2 | **Laryngotracheitis** |
| J04.2 | – akut |
| A36.2 | – bei Diphtherie |
| J04.2 | – catarrhalis |
| J37.1 | – chronisch |
| J37.1 | – sicca |
| J40 | **Laryngotracheobronchitis** |
| J20.9 | – akut |
| * | – beim |
| J40 | — Erwachsenen |
| J40 | — Jugendlichen |
| J20.9 | — Kind |
| J42 | – chronisch |
| J18.0 | **Laryngotracheobronchopneumonie** |
| Q31.3 | **Laryngozele** |
| D02.0 | **Larynx,** Carcinoma in situ |
| A16.4 | **Larynx-TBC** |
| D14.1 | **Larynxadenom** |
| E85.4 | **Larynxamyloidose** |
| Q31.8 | **Larynxatresie** |
| A30.9 | **Larynxaussatz** |
| D14.1 | **Larynxchondrom** |
| Q31.8 | **Larynxchondromalazie** |
| A36.2 | **Larynxdiphtherie** |
| A46 | **Larynxerysipel** |
| J38.7 | **Larynxfistel** |
| J38.7 | **Larynxgeschwür** |
| D38.0 | **Larynxgeschwulst** |
| J38.7 | **Larynxgranulom** |
| D18.0 | **Larynxhämangiom** |
| B39.9 | **Larynxhistoplasmose** |
| C32.9 | **Larynxkarzinom** |
| C32.9 | **Larynxleiomyosarkom** |
| A30.9 | **Larynxlepra** |
| E75.6 | **Larynxlipoidose** |
| A52.7 | **Larynxlues** |
| D14.1 | **Larynxmyom** |
| D14.1 | **Larynxmyxom** |
| D38.0 | **Larynxneoplasie** |
| * | **Larynxneubildung** |
| C32.9 | – bösartig |
| D14.1 | – gutartig |
| D38.0 | – unsicher |
| F45.3 | **Larynxneurose** |
| J38.4 | **Larynxödem** |
| J38.7 | **Larynxpachydermie** |
| D14.1 | **Larynxpapillomatose** |
| J38.0 | **Larynxparese** |
| J38.7 | **Larynxperichondritis** |
| J38.7 | **Larynxphlegmone** |
| J38.1 | **Larynxpolyp** |
| J38.7 | **Larynxschleimhautblutung** |
| J38.6 | **Larynxstenose** |
| A52.7 | **Larynxsyphilis** |
| A16.4 | **Larynxtuberkulose** |

| | |
|---|---|
| D38.0 | **Larynxtumor** |
| J38.7 | **Larynxulkus** |
| J38.7 | **Larynxvernarbung** |
| A96.2 | **Lassa-Fieber** |
| F48.8 | **Latah** |
| E05.0 | **Latent hyperthyreote Struma** |
| * | **Latente** |
| D64.9 | – Anämie |
| A66.8 | – Frambösie |
| A51.5 | – Frühlues |
| A51.5 | – Frühsyphilis |
| H52.0 | – Hyperopie |
| E05.9 | – Hyperthyreose |
| I10 | – Hypertonie |
| E03.9 | – Hypothyreose |
| H50.4 | – Komponente, bei Mikrostrabismus convergens |
| * | – konnatale |
| A50.1 | — Frühlues |
| A50.1 | — Frühsyphilis |
| A50.6 | — Spätsyphilis |
| A53.0 | – Lues |
| H50.2 | – nichtparetische Vertikaldeviation |
| F28 | – Psychose |
| F21 | – Schizophrenie |
| A52.8 | – Spätlues |
| A52.8 | – Spätsyphilis |
| A53.0 | – Syphilis |
| * | **Latenter** |
| R73.0 | – Diabetes |
| O24.9 | — bei Gravidität |
| H55 | – Nystagmus |
| K62.3 | – Rektumprolaps |
| H50.5 | – Strabismus |
| * | **Latentes** |
| * | – Frühstadium |
| A51.5 | — Lues |
| A51.5 | — Syphilis |
| H50.5 | – Innenschielen |
| H50.5 | – Schielen |
| I49.5 | – Sinusknoten-Syndrom |
| B24 | **Latenzphase,** bei AIDS [Erworbenes Immundefektsyndrom] |
| * | **Laterale** |
| Q18.1 | – Halsfistel |
| Q18.1 | – Halszyste |
| S72.0 | – Schenkelhalsfraktur |
| S82.1 | – Tibiakopffraktur |
| * | **Lateraler Myokardinfarkt** |
| I21.2 | – akut, transmural |
| I22.8 | – rezidivierend |
| G12.2 | **Lateralsklerose** |
| G12.2 | – amyotrophisch |
| G12.2 | – myatroph |
| G12.2 | – primär |

N85.4 **Lateroflexio uteri**
N85.4 **Lateropositio uteri**
N85.4 **Lateroversio uteri**
T62.2 **Lathyrismus**
J31.0 **Laufnase,** im Alter
R26.8 **Laufstörung**
F91.8 **Launenhaftigkeit**
F91.8 – im Kindesalter
E88.0 **Laurell-Eriksson-Syndrom**
Q87.8 **Laurence-Moon-Bardet-Biedl-Syn-**
      **drom**
Q87.8 – mit Retinitis pigmentosa
H93.2 **Lautheitsausgleich**
Q67.5 **Lavy-Palmer-Merritt-Syndrom**
*     **Laxanzien**
F55    – Abusus
F55    – Mißbrauch
T47.2 – stimulierend, Vergiftung
T14.1 **Lazeration**
*     – alt
N88.1 —— Cervix uteri
N89.8 —— rektovaginal
N89.8 —— Vagina
N90.8 —— Vulva
N81.8 – Beckenboden, alt
N81.8 – Damm, alt
S01.1 – Lid
N88.1 – post partum, Cervix uteri
N85.8 – Uterus
O71.3 – Zervix, bei Entbindung
N86    **Lazerationsektropium,** Cervix uteri
*     **Le-Fort-**
S02.4 – I-Fraktur
S02.4 – II-Fraktur
S02.4 – III-Fraktur
A05.9 **Lebensmittelvergiftung**
*     – durch
A05.4 —— Bacillus cereus
*     —— Clostridium
A05.1 ——— botulinum
A05.2 ——— perfringens
A05.0 —— Staphylokokken
A05.3 —— Vibrio parahaemolyticus
*     **Leber**
C22.3 – Angiosarkom
D01.5 – Carcinoma in situ
Q44.7 – Neben-
Q44.6 – polyzystisch
R93.2 – Sonographiebefund, pathologisch
Q44.6 – Zysten-, kongenital
H35.5 **Leber-Amaurose**
K75.0 **Leberabszeß**
A06.4 – durch Amöben
D13.4 **Leberadenom**
O26.6 **Leberaffektion,** bei Schwangerschaft
Q44.7 **Leberagenesie**

A06.4 **Leberamöbiasis**
E85.4 **Leberamyloid**
E85.4 **Leberamyloidose**
K72.9 **Leberapoplexie**
I72.8 **Leberarterienaneurysma**
I74.8 **Leberarterienthrombose**
K72.9 **Leberatrophie**
*     – gelb
K72.0 —— akut
K72.1 —— chronisch
K72.0 —— subakut
O26.6 – mit Gelbsucht, akut, bei Gravidität
A30.9 **Leberaussatz**
K76.8 **Leberblutung**
K76.8 **Leberdegeneration**
K76.8 **Leberdysfunktion**
K76.8 – funktionell
K76.8 – konstitutionell
Q44.7 **Leberdystopie**
K72.9 **Leberdystrophie**
K72.0 – akut
K72.1 – chronisch
B66.3 **Leberegel-Krankheit**
B66.1 – chinesisch
B66.3 – groß
S36.1 **Lebereinriß**
K75.9 **Leberentzündung**
K73.9 – chronisch
K75.0 – eitrig
R74.0 **Leberenzymerhöhung**
K76.9 **Lebererkrankung**
K74.0 **Leberfibrose**
K74.2 – mit Lebersklerose
C78.7 **Leberfiliae**
L81.4 **Leberfleck**
K80.5 **Lebergangkonkrement**
K80.5 **Lebergangstein**
D37.6 **Lebergeschwulst**
D18.0 **Leberhämangiom**
K76.8 **Leberhämatom**
R16.0 **Leberhypertrophie**
Q44.7 – konnatal
K76.8 **Leberinduration**
K76.3 **Leberinfarkt**
*     **Leberinfektion,** durch
*     – Echinococcus
B67.0 —— granulosus
B67.5 —— multilocularis
K76.8 **Leberinfiltration**
K72.9 **Leberinsuffizienz**
K76.8 **Leberkapselblutung**
K74.6 **Leberkapselfibrose**
S36.1 **Leberkapselriß**
C22.9 **Leberkarzinom**
C22.9 – primär
K72.9 **Leberkoma**

**L**

K76.9 **Leberkrankheit**
K70.9 – alkoholisch
K76.9 – chronisch
K71.9 – toxisch
* — mit
K71.2 —— akuter Hepatitis
K71.5 —— chronisch-aktiver Hepatitis
K71.3 —— chronisch-persistierender Hepatitis
K71.4 —— chronischer lobulärer Hepatitis
K71.7 —— Fibrose, Zirrhose, Leber
K71.1 —— Lebernekrose
K76.5 – venös, okklusiv
Q44.6 – zystisch
C22.9 **Leberkrebs**
C22.9 – primär
A30.9 **Leberlepra**
C22.9 **Lebermelanom**
K76.8 **Lebermelanose**
C78.7 **Lebermetastase**
C78.7 – Primärtumor, unbekannt
Q44.7 **Lebermißbildung**
K72.9 **Lebernekrose**
* – bei
O26.6 — Gravidität
K71.1 — toxischer Leberkrankheit
K76.2 – zentral, hämorrhagisch
D37.6 **Leberneoplasie**
* **Leberneubildung**
C22.9 – bösartig
C22.9 — primär
D13.4 – gutartig
D37.6 – unsicher
K72.9 **Leberparenchymnekrose**
K76.9 **Leberparenchymschaden**
K72.9 **Leberparenchymschwund**
S36.1 **Leberriß**
S36.1 **Leberruptur**
O26.6 – spontan, Komplikation, Schwangerschaft
S36.1 – traumatisch
C22.9 **Lebersarkom**
K76.9 **Leberschaden**
K76.9 – chronisch
K71.9 **Leberschädigung,** toxisch
K74.1 **Lebersklerose**
K74.2 – bei Leberfibrose
K76.1 **Leberstauung**
K76.1 – chronisch, passiv
K76.1 **Leberstauungsatrophie**
K76.1 **Leberstauungsinduration**
K76.0 **Lebersteatose**
D51.0 **Lebert-Anämie**
B58.1 **Lebertoxoplasmose**
T86.4 **Lebertransplantatabstoßung**
T86.4 **Lebertransplantation,** Zustand nach, Transplantatversagen

T86.4 **Lebertransplantatversagen**
A18.8 **Lebertuberkulose**
D37.6 **Lebertumor**
A01.0 **Lebertyphus**
I82.0 **Lebervenenstenose**
I82.0 **Lebervenenthrombose**
I82.0 – primär
I82.0 **Lebervenenverschluß**
I82.0 **Lebervenenverschlußsyndrom**
K76.0 **Leberverfettung**
R16.0 **Lebervergrößerung**
Q44.7 – angeboren
K74.6 **Leberverhärtung**
P15.0 **Leberverletzung,** bei Geburt
K72.9 **Leberversagen**
K72.0 – akut
K70.4 – alkoholisch
K72.1 – chronisch
D13.4 **Leberzelladenom**
K72.9 **Leberzelldegeneration**
K72.9 **Leberzellnekrose**
K74.6 **Leberzirrhose**
K70.3 – alkoholtoxisch
K74.6 – dekompensiert
K74.3 – Hanot-
K74.6 – mit Erbrechen
K74.6 – nach Hepatitis
K74.6 – nicht alkoholisch bedingt
K74.6 – postnekrotisch
I31.1 – Pseudo-, perikarditisch
K76.8 **Leberzyste**
Q44.6 – kongenital
T85.4 **Leckage,** Mammaprothese
L30.9 **Leckekzem**
M72.2 **Ledderhose,** Morbus
M72.2 **Ledderhose-Kontraktur**
C16.9 **Lederbeutel-Magen**
D59.1 **Lederer-Brill-Syndrom**
H15.0 **Lederhautentzündung**
* **Legale**
O04.9 – Graviditätsunterbrechung
O04.9 – Schwangerschaftsunterbrechung
O04.9 **Legaler Schwangerschaftsabbruch**
O04.4 – inkomplett
O04.8 – mit Komplikation
F81.0 **Legasthenie**
M91.1 **Legg-Perthes, Calvé-,** Morbus
[Osteochondrosis deformans coxae juvenilis]
A48.1 **Legionärs-Krankheit**
A48.1 **Legionellose**
A48.1 – mit Pneumonie
J38.2 **Lehrerknötchen**
R10.4 **Leibschmerzen**
L84 **Leichdorn** [Klavus]

| | |
|---|---|
| * | **Leichte** |
| P21.1 | – Asphyxie, unter der Geburt |
| F32.0 | – depressive Episode |
| F31.3 | — bei bipolarer affektiver Störung |
| Q65.8 | – Dysplasiehüfte |
| F33.0 | – Episode, bei rezidivierender depressiver Störung |
| Q65.8 | – Hüftdysplasie |
| Q65.8 | – Hüftgelenkdysplasie |
| * | – Hyperemesis |
| O21.0 | — Frühgravidität |
| O21.0 | — gravidarum |
| F70.9 | – Imbezillität |
| F70.9 | – Intelligenzminderung |
| F70.8 | — mit Verhaltensstörung |
| F70.9 | – Intelligenzschwäche |
| T00.9 | – kombinierte Verletzung |
| F70.9 | – mentale Retardierung |
| F70.9 | – Oligophrenie |
| O13 | – Präeklampsie |
| M41.9 | – statisch nicht relevante Skoliose |
| E44.1 | – Unterernährung |
| F70.9 | **Leichter Schwachsinn** |
| R80 | **Leichtkettenproteinurie** |
| * | **Leiden** |
| F99 | – Gemüts- |
| I84.9 | – hämorrhoidal |
| N20.9 | – Harnstein- |
| I87.9 | – Venen- |
| * | **Leigh** |
| G31.8 | – Morbus [Subakute nekrotisierende Enzephalomyelopathie] |
| G31.8 | – Syndrom |
| H65.3 | **Leimohr** |
| * | **Leiner** |
| L21.1 | – Erythrodermia desquamativa |
| L21.1 | – Syndrom |
| D21.9 | **Leiofibromyom** |
| C49.9 | **Leiomyoblastisches Sarkom** |
| D21.9 | **Leiomyoblastom** |
| D21.9 | **Leiomyofibrom** |
| D30.0 | **Leiomyolipom** |
| D21.9 | **Leiomyom** |
| D21.9 | – Angio- |
| D25.1 | – intramural, Uterus |
| D29.1 | – Prostata |
| D14.1 | – Stimmband |
| D25.0 | – submukös, Uterus |
| D25.2 | – subserös, Uterus |
| D25.9 | – Uterus |
| C49.9 | **Leiomyoma sarcomatodes** |
| D48.1 | **Leiomyomatose** |
| C49.9 | **Leiomyosarkom** |
| C49.9 | – Angio- |
| C54.9 | – Corpus uteri |
| C32.9 | – Larynx |

| | |
|---|---|
| C49.9 | **Leiomyosarkom** (Forts.) |
| C16.9 | – Magen |
| C55 | – Uterus |
| C55 | — submukös |
| C55 | — subserös |
| C52 | – Vagina |
| * | **Leishmaniase** |
| B55.2 | – brasilianisch |
| * | – kutan |
| B55.1 | — äthiopisch |
| B55.1 | — amerikanisch |
| B55.1 | — asiatisch |
| B55.1 | — städtisch |
| B55.2 | — mexikanisch |
| B55.2 | — mukokutan |
| B55.1 | – tropisch |
| B55.0 | – viszeral |
| * | **Leishmaniase-** |
| Z26.0 | – Impfung, Notwendigkeit |
| Z26.0 | – Vakzination |
| B55.1 | **Leishmaniasis tropica major** |
| B55.9 | **Leishmaniose** – s.a. Leishmaniase |
| B55.1 | **Leishmanoid,** Haut |
| K40.9 | **Leiste,** weich |
| I72.3 | **Leistenaneurysma** |
| R10.3 | **Leistenbeschwerden** |
| C77.4 | **Leistenbeuge,** Lymphknotenmetastasen |
| L02.2 | **Leistenbeugenabszeß** |
| L02.2 | **Leistenbeugenfurunkel** |
| L02.2 | **Leistenbeugenkarbunkel** |
| C43.5 | **Leistenbeugenmelanom,** maligne |
| D22.5 | **Leistenbeugennävus** |
| L03.3 | **Leistenbeugenphlegmone** |
| K40.9 | **Leistenbruch** |
| K40.9 | – indirekt |
| K40.4 | – mit Gangrän |
| * | **Leistenbruch-** |
| K40.3 | – Einklemmung |
| K40.3 | – Inkarzeration |
| K40.3 | – Strangulation |
| K40.3 | – Verschluß |
| B35.6 | **Leistendermatophytie** |
| I88.1 | **Leistendrüsenentzündung,** chronisch |
| R59.0 | **Leistendrüsenschwellung** |
| K40.9 | **Leistenhernie** |
| K40.2 | – beidseitig |
| K40.9 | – direkt |
| K40.2 | – doppelseitig, ohne Einklemmung |
| K40.9 | – einseitig, ohne Einklemmung |
| K40.9 | – indirekt |
| K40.3 | – inkarzeriert |
| Q53.9 | **Leistenhoden** |
| C76.3 | **Leistenkarzinom** |
| L04.3 | **Leistenlymphdrüsenabszeß,** akut |
| B35.6 | **Leistenmykose** |
| S30.1 | **Leistenprellung** |

**L**

R10.3 **Leistenschmerzen**
R22.2 **Leistenschwellung**
F03  **Leistungsminderung,** intellektuell, senil
I44.3 **Leitungsunterbrechung,** His-Bündel
I87.2 **Leitveneninsuffizienz**
A21.9 **Lemming-Fieber**
D36.1 **Lemmoblastom**
D36.1 **Lemmom**
D23.9  – Tricho-
L02.2 **Lendenabszeß**
M79.1 **Lendenbereich,** Myalgie
L02.2 **Lendenfurunkel**
M54.5 **Lendengegendschmerzen**
K45.8 **Lendenhernie**
L02.2 **Lendenkarbunkel**
M40.5 **Lendenlordose**
C43.5 **Lendenmelanom,** maligne
L03.3 **Lendenphlegmone**
S32.0 **Lendenwirbelfraktur**
S32.0  – mit Rückenmarkschädigung
S32.0 **Lendenwirbelkompressionsfraktur**
*    **Lendenwirbelsäule,** und
M42.9 – Sakralwirbel, Osteochondrose
M42.9 — ausgeprägt
M43.0 – Sakralwirbelbereich, Spondylolyse
M47.8 **Lendenwirbelsäulenarthrose**
M99.8 **Lendenwirbelsäulenblockierung**
S33.5 **Lendenwirbelsäulendistorsion**
M40.5 **Lendenwirbelsäulenhyperlordose**
M42.9 **Lendenwirbelsäulenosteochondrose**
M42.9 – ausgeprägt
M42.9 – massiv
M81.9 **Lendenwirbelsäulenosteoporose**
S30.0 **Lendenwirbelsäulenprellung**
M47.8 **Lendenwirbelsäulenspondylarthrose**
M47.8 **Lendenwirbelsäulenspondylose**
M53.8 **Lendenwirbelsäulensteilstellung**
M54.1 **Lendenwirbelsäulensyndrom**
O99.8  – bei Gravidität
G40.4 **Lennox-Syndrom**
H26.8 **Lens-tough-Katarakt**
*    **Lenticonus**
Q12.8  – anterior
Q12.8  – posterior
Q12.8 **Lentiglobus**
L81.4 **Lentigo**
L81.4  – aestiva
L81.4  – benigna
D03.9  – bösartig
D03.9  – maligna
L81.4  – nävoid
L81.4  – senilis
Q12.8 **Lentikonus**
H44.1 **Lentogene Endophthalmitis**
H40.5 **Lentogenes Sekundärglaukom**

A30.9 **Lepra** – s.a. Aussatz
E52  – asturica
A30.9  – bakterienarm
A30.5  – bösartiger polarer Typ
A30.3  – Borderline-
A30.4  – borderline-lepromatös
A30.2  – borderline-tuberkuloid
A30.8  – dimorpha
B92  – Folgestand
A30.1  – gutartiger polarer Typ
A30.9  – Haut
A30.0  – indeterminata
A30.8  – interpolaris
A30.9  – Knoten-
A30.9  – Larynx
A30.5  – lazarina
A30.9  – Leber
A30.5  – lepromatosa
E52  – lombardica
A30.9  – Lunge
A30.9  – Meningitis
A30.9  – Nerven
A30.9  – nervosa
A30.9  – Pharynx
A30.9  – Polyneuritis
A30.9  – Rachen
A30.1  – tuberculoides
A30.0  – uncharakteristisch
E34.8 **Leprechaunismus-Syndrom**
A30.9 **Leprom**
*    **Lepromatöse**
A30.4  – Borderline-Lepra
A30.5  – Lepra
*    **Lepromatöser**
A30.5  – Aussatz
A30.4  – Borderline-Aussatz
G96.1 **Leptomeningealfibrose**
D32.9 **Leptomeningeom**
D32.9 **Leptomeningiom**
G03.9 **Leptomeningitis**
G03.9  – Hauben-
A17.0  – tuberkulös
I60.9 **Leptomeninxblutung**
A27.9 **Leptospirose**
*    **Leptospirosen-**
A27.8  – Fieber
A27.9  – Infektion
A27.0 **Leptospirosis icterohaemorrhagica**
A42.9 **Leptothrikose**
*    **Leptothrix-**
N76.0  – Kolpitis
N76.0  — atrophisch
A56.0  — chronisch
N76.0  – Vaginitis
D56.9 **Leptozytose,** hereditär
M81.6 **Lequesne**

M85.8 **Léri-Joanny-Syndrom** [Melorheostose]
I74.0 **Leriche-Syndrom**
H81.3 **Lermoyez-Syndrom**
F81.9 **Lernbehinderung**
F81.9 **Lernschwäche**
F81.9 **Lernstörung**
F81.8 – psychisch
M02.3 **Leroy-Reiter-Krankheit, Fiessinger-**
E79.1 **Lesch-Nyhan-Syndrom**
\*     **Lese-Rechtschreib-**
F81.0 – Schwäche
F81.0 – Störung
F81.0 **Leserückstand**
R48.0 **Lesestörung**
F81.0 – umschrieben
M31.2 **Letales Mittelliniengranulom**
R53    **Lethargie**
\*     **Letterer-**
C96.0 – Retikuloendotheliose
C96.0 – Retikulose
T58    **Leuchtgasvergiftung**
H17.8 **Leucoma corneae**
C95.9 **Leukämie**
C95.0 – akut
C91.0 — lymphoblastisch
C91.0 — lymphozytär
C94.2 — megakaryoblastisch
C93.0 — monozytär
C92.0 — myeloisch
C92.5 — myelomonozytär
C92.4 — promyelozytär
C91.7 – B-Zellen-
C94.3 – basophil
C95.0 – Blasten-
C95.1 – chronisch
C92.1 — granulozytär
C91.1 — lymphatisch
C91.1 — lymphozytär
C93.1 — monozytär
C92.1 — myeloisch
C92.9 – granulozytär
C91.4 – Haarzellen-
C91.9 – lymphatisch
C91.0 — akut
C94.7 – Lymphosarkomzellen-
C91.9 – lymphozytär
C94.3 – Mastzellen-
C94.2 – megakaryozytär
C93.9 – Monozyten-
C92.9 – myeloisch
C92.1 – Naegeli-, monozytär
D75.8 – osteosklerotisch
C90.1 – Plasmazellen-
C91.3 – prolymphozytär
C92.4 – Promyelozyten-
C95.0 – Stammzellen-

C95.9 **Leukämie** (Forts.)
C95.2 – subakut
C91.2 — lymphatisch
C91.2 — lymphozytär
C93.2 — monozytär
C92.2 — myeloisch
C91.5 – T-Zellen-, beim Erwachsenen
C91.4 **Leukämische Retikuloendotheliose**
\*     **Leukenzephalopathie**
A81.2 – multifokal, progressiv
A81.1 – sklerosierend, Bogaert
C95.9 **Leukoblastose**
L81.5 **Leukoderm**
E75.2 **Leukodystrophie**
E71.3 – Adreno-
E75.2 – metachromatisch
E75.2 – mit Optikusatrophie
E75.2 – zerebral, progressiv
\*     **Leuködem**
K13.2 – Mund
K13.2 – Mundhöhlenepithel
G04.8 **Leukoenzephalitis**
G36.1 – akut, hämorrhagisch
B22.0 – multifokal, bei HIV-Krankheit
G93.4 **Leukoenzephalopathie** – s.a. Leukenze-
       phalopathie
D64.8 **Leukoerythroblastische Anämie**
D64.8 **Leukoerythroblastose**
D64.8 **Leukoerythrose**
K13.2 **Leukokeratose, Raucher-**
K13.2 **Leukokeratosis nicotina palati**
H17.8 **Leukom**
H17.0 **Leukoma adhaerens**
P91.2 **Leukomalazie,** zerebral, beim Neugebo-
       renen
L60.8 **Leukonychie**
Q84.4 – angeboren
\*     **Leukopathia**
L60.8 – unguium
E70.3 – universalis
D72.9 **Leukopathie**
D70    **Leukopenie**
D70    – mit Agranulozytose
\*    – nach
D70    — Strahlentherapie
D70    — Zytostatikatherapie
\*     **Leukoplakia**
K13.2 – buccalis
K13.2 – oris
\*     **Leukoplakie**
N88.0 – Cervix uteri
K13.2 – Gingiva
J38.3 – Glottis
K13.2 – Mundhöhle
B23.8 – Mundschleimhaut, bei HIV-Krankheit
N48.0 – Penis

| | |
|---|---|
| * **Leukoplakie** (Forts.) | L28.0 **Lichen** (Forts.) |
| N88.0 – Portio uteri | L43.9 – ruber (Forts.) |
| J38.3 – Stimmband | L43.0 — hypertrophicus |
| J38.3 – Stimmlippe | L44.3 — moniliformis |
| N89.4 – Vagina | L43.8 — mucosae |
| N90.4 – Vulva | L43.8 — obtusus |
| N89.8 **Leukorrhoe** | L43.1 — pemphigoides |
| A59.0 – durch Trichomonaden | L43.9 — planus |
| C94.7 **Leukosarkom** | L43.3 —— subakut |
| C95.9 **Leukose** – s.a. Leukämie | L43.8 — striatus |
| F07.0 **Leukotomie-Syndrom** | L43.0 — verrucosus |
| D72.0 **Leukozytenanomalie,** genetisch | L90.0 – sclerosus |
| D72.9 **Leukozytenkrankheit** | L90.0 — et atrophicus |
| R72 **Leukozytenveränderung** | L28.0 – simplex |
| D72.8 **Leukozythämie** | L28.0 — chronicus |
| I77.6 **Leukozytoklastische Vaskulitis** | L44.2 – striatus |
| D72.8 **Leukozytose** | L28.2 – urticatus |
| R82.8 **Leukozyturie** | L28.0 – Vidal |
| R82.8 – Mikro- | L28.0 **Lichenifikation** |
| E71.1 **Leuzin-Abbaustörung** | * **Lichenoide** |
| E71.0 **Leuzinose** | L43.2 – Arzneimittelreaktion |
| K62.8 **Levator-ani-Syndrom** | L41.1 – chronische Pityriasis |
| E28.2 **Leventhal-Syndrom, Stein-** | L41.0 – Parapsoriasis |
| E23.0 **Levi-Minderwuchs** | L56.4 **Lichtallergie, Sonnen-** |
| I45.6 **Levine-Syndrom, Lown-Ganong-** | L56.3 **Lichtbedingte, Sonnen-,** Urtikaria |
| L30.2 **Levurid** | L56.4 **Lichtdermatose** |
| B37.9 **Levurinosis** | L56.4 – polymorph |
| B37.8 **Levurose** | H53.1 **Lichtempfindlichkeit** |
| E29.1 **Leydig-Zell-Insuffizienz** | Q78.1 **Lichtenstein-Syndrom, Jaffé-** |
| D84.0 **LFA** [Lymphozytenfunktion-Antigen]-**1-** | H16.1 **Lichtkeratitis** |
| **Defekt** | L56.8 **Lichtreaktion,** Haut, persistierend |
| P08.1 **LGA** [Large for gestational age]-**Fetus** | H35.8 **Lichtschädigung,** Retina |
| I45.6 **LGL** [Lown-Ganong-Levine]-**Syndrom** | H53.1 **Lichtscheu** |
| F52.7 **Libido,** gesteigert | H31.0 **Lichtstrahlen-Retinopathie** |
| F52.0 **Libidoabnahme** | * **Lid** |
| F52.0 **Libidohemmung** | L85.8 – Cornu cutaneum |
| F52.0 **Libidomangel** | L85.8 – Keratoakanthom |
| F52.0 **Libidominderung** | * – Lupus |
| F52.7 **Libidosteigerung** | H01.1 — erythematodes |
| F52.0 **Libidostörung** | A18.4 — vulgaris |
| F52.9 – chronisch | D03.1 – Melanoma in situ |
| F52.0 **Libidoverlust** | D04.1 – Morbus Bowen |
| M32.1 **Libman-Sacks-Syndrom** | T26.0 – Periokularregion, Verbrennung |
| L28.0 **Lichen** | C44.1 – Plattenepithelkarzinom |
| L28.0 – corneus, disseminiert | F95.9 – psychogenes Zucken |
| L43.8 – follicularis | Q07.8 **Lid-Syndrom, Kiefer-** |
| L44.1 – nitidus | H00.0 **Lidabszeß** |
| L28.0 – obtusus corneus | H01.1 **Lidallergie** |
| Q82.8 – pilaris | E85.4 **Lidamyloidose** |
| L85.8 — erworben | Q10.3 **Lidanomalie,** kongenital |
| L66.1 – planopilaris | H02.8 **Lidatherom** |
| L43.9 – ruber | S01.1 **Lidavulsion** |
| L43.8 — acuminatus | C44.1 **Lidbasaliom** |
| L43.8 — anularis | D48.1 **Lidbindegewebstumor,** unbekannte |
| L43.8 — atrophicus | **Dignität** |
| L43.8 — decalvans | H02.7 **Lidchloasma** |

H59.8 **Liddefekt,** nach Exzision
H02.7 **Liddegeneration**
* **Liddermatitis**
H01.1 – allergisch
H01.1 – ekzematös
H01.1 **Liddermatose,** nichtinfektiös
D21.0 **Liddermoid**
H00.0 **Liddrüsenabszeß**
C44.1 **Liddrüsenkarzinom**
H02.0 **Lideinwärtskehrung**
H01.1 **Lidekzem**
H02.8 **Lidemphysem**
H01.9 **Lidentzündung**
H02.9 **Liderkrankung**
H01.1 **Lidexanthem**
H59.8 **Lidfadengranulom**
Q10.3 **Lidfehlbildung,** angeboren
* **Lidfehlstellung**
H02.5 – Fazialisparese, ohne Lagophthalmus
H02.5 – narbig bedingt
H02.7 **Lidfettgewebsprolaps**
D21.0 **Lidfibrom**
T15.8 **Lidfremdkörper**
H02.8 – alt
H01.8 **Lidfremdkörpergranulom**
H02.5 **Lidfunktionsstörung**
H00.0 **Lidfurunkel**
H02.8 **Lidgefäßanomalie**
D48.5 **Lidgeschwulst**
H01.8 **Lidgranulom**
D18.0 **Lidhämangiom**
S00.1 **Lidhämatom**
D04.1 **Lidhaut,** Carcinoma in situ
H01.0 **Lidhautentzündung**
* **Lidhauttumor**
D23.1 – benigne
C44.1 – maligne
H01.1 **Lidhautxeroderma**
B02.3 **Lidherpes**
H02.8 **Lidhypertrichose**
H00.0 **Lidinfektion,** tief
S00.2 **Lidinsektenstich**
H01.8 **Lidknorpelentzündung**
Q10.3 **Lidkolobom,** kongenital
G24.5 **Lidkrampf**
H02.9 **Lidkrankheit**
S01.1 **Lidlazeration**
D17.0 **Lidlipom**
D18.1 **Lidlymphangiom**
C85.9 **Lidlymphom**
H02.7 **Lidmadarosis**
C43.1 **Lidmelanom,** maligne
D22.1 **Lidnävus**
H02.5 **Lidnarbe**
H02.8 **Lidödem**
H01.1 – allergisch

D23.1 **Lidpapillom**
H00.0 **Lidphlegmone**
S00.1 **Lidprellung**
H02.4 **Lidptose,** Auge
* – bei
G90.2 — Horner-Syndrom
H02.4 — Okulomotoriusparese
H02.4 – paralytisch
H02.4 – senil
H02.4 – traumatisch
S00.2 **Lidquetschung**
H00.0 **Lidrandabszeß**
H01.8 **Lidrandborken**
H01.1 **Lidrandekzem**
H01.0 **Lidrandentzündung**
H01.1 **Lidrandexanthem,** allergisch
H01.0 **Lidrandfollikulitis**
H02.9 **Lidrandreizung**
H02.8 **Lidrandretentionszyste**
H01.0 **Lidrandulkus**
H02.8 **Lidrandzyste**
H02.5 **Lidretraktion**
E05.0 – bei endokriner Orbitopathie, bei Morbus Basedow
H02.8 **Lidschlag,** selten
H02.2 **Lidschlußdefekt**
H02.5 **Lidschlußstörung**
H02.8 **Lidschwellung**
H02.8 **Lidsensibilitötsstörung**
H02.2 **Lidspaltenerweiterung**
H11.1 **Lidspaltenfleck**
D23.1 **Lidsyringom**
A71.9 **Lidtrachom**
* **Lidtumor**
D23.1 – benigne
C44.1 – maligne, mit Kanthus
D48.1 – unbekannte Dignität
T26.5 **Lidverätzung**
H11.2 **Lidverklebung**
Q10.3 – kongenital
* **Lidverletzung**
P15.3 – bei Geburt
S00.2 – oberflächlich
B07 **Lidverruca**
H02.5 **Lidverwachsung**
H02.7 **Lidvitiligo**
B07 **Lidwarze**
H01.0 **Lidwinkelulkus**
S01.1 **Lidwunde**
S01.1 – offen
S01.1 — mit Tränenwegsverletzung
S01.1 — perforierend
H02.6 **Lidxanthelasma**
H01.1 **Lidxeroderma**
G25.6 **Lidzucken,** organisch bedingt

**L**

O26.3 **Liegendes Intrauterinpessar,** mit Schwangerschaft
\*    **Lien**
Q89.0 – accessorius
D73.8 – migrans
D73.8 **Lienomalazie**
D21.9 **Ligamentneubildung,** gutartig
M77.9 **Ligamentopathie**
\*    **Ligamentose**
M24.2 – Fußwurzel
M24.2 – Iliolumbalband
\*    **Ligamentum-**
S53.2 – collaterale-radiale-Ruptur, traumatisch
M76.4 – collaterale-tibiale-Bereich, Bursitis
S53.3 – collaterale- ulnare-Ruptur, traumatisch
M77.8 – iliolumbale-Enthesiopathie-
N73.2 – latum-uteri-Abszeß
N73.1 — chronisch
N83.7 – latum-uteri-Hämatom
N94.8 – latum-uteri-Hämatozele
C57.1 – latum-uteri-Karzinom
\*    – latum-uteri-Neubildung
C57.1 — bösartig
D39.7 — unsicher
Q50.5 – latum-uteri-Zyste, embryonal
N94.8 – teres-uteri-Hämatozele
C57.2 – teres-uteri-Karzinom
C57.2 – teres-uteri-Neubildung, bösartig
D28.2 – uteri-Neubildung, gutartig
\*    **Light-for-date-**
O36.5 – Baby, Betreuung der Schwangeren
P05.0 – Fetus
N25.8 **Lightwood-Albright-Syndrom**
E72.0 **Lignac-Syndrom**
M33.1 **Lila-Krankheit,** weißfleckig
H16.2 **Limbale obere Keratokonjunktivitis**
H18.4 **Limbusgürtel, Vogt-**
E74.0 **Limit-Dextrinose**
Q85.8 **Lindau, von-Hippel-,** Morbus
\*    **Lingua**
Q38.3 – bifida
K14.1 – geographica
Q38.2 – hypertrophica
K14.5 – plicata
K14.5 – scrotalis
K14.3 – villosa
K14.3 — nigra
J03.9 **Linguale Tonsillitis**
B88.8 **Linguatulosis**
H18.0 **Linie, Stähli-,** Hornhaut
C16.9 **Linitis plastica,** bei szirrhösem Magenkarzinom
\*    **Linker**
Q20.2 – Doppelausstromventrikel
Q23.4 – Ventrikel, Hypoplasie

\*    **Linksanteriorer**
I44.4 – Faszikelblock
I44.4 – Hemiblock
I50.1 **Linksherzbelastung**
I50.1 **Linksherzdekompensation**
I51.7 **Linksherzhypertrophie**
I51.7 – konzentrisch
Q23.4 **Linksherzhypoplasie-Syndrom**
I50.1 **Linksherzinsuffizienz**
I50.1 – dekompensiert
Q23.4 **Linksherzsyndrom,** hypoplastisch
I51.7 **Linksherzvergrößerung**
I50.1 **Linksherzversagen**
\*    **Linkskonvexe**
M41.9 – BWS-LWS-Skoliose
M41.9 — flach
M41.9 – BWS-Skoliose
M41.9 — flach
M41.9 — minimal
M41.9 – HWS-Skoliose
M41.9 – Kyphoskoliose
M41.9 – LWS-Skoliose
M41.9 — flach
M41.9 — minimal
M41.9 – Skoliose
\*    **Linksposteriorer**
I44.5 – Faszikelblock
I44.5 – Hemiblock
I44.7 **Linksschenkelblock**
I44.6 – halbseitig
I44.6 – inkomplett
I44.7 – intermittierend
I44.7 – komplett
I44.6 – partiell
R07.2 **Linksthorakale Schmerzen**
\*    **Linksventrikuläre**
I25.9 – Funktion, eingeschränkt, bei koronarer Herzkrankheit
I51.7 – Hypertrophie
H26.8 **Linsenablagerung,** metallisch
H27.9 **Linsenaffektion**
H40.5 – mit Glaukom
Q12.9 **Linsenanomalie**
H27.1 **Linsendislokation**
H40.5 – mit Glaukom
Q12.9 **Linsenfehlbildung,** kongenital
S05.5 **Linsenfremdkörper**
\*    – intraokular, alt
H44.7 — amagnetisch
H44.6 — magnetisch
S05.5 – Vorderkammer
H20.2 **Linseninduration,** bei Iridozyklitis
H26.8 **Linsenkapselpseudoexfoliation**
E83.0 **Linsenkerndegeneration,** progressiv
Q12.2 **Linsenkolobom**
H26.1 **Linsenkontusionsrosette**

H27.0 **Linsenlosigkeit** (Auge) – s.a. Aphakie
H27.1 **Linsenluxation**
H40.1 **Linsenpseudoexfoliationsglaukom**
H27.1 **Linsensubluxation**
H40.5 **Linsensubluxationsglaukom**
H26.9 **Linsentrübung**
H27.1 **Linsenverlagerung**
Q12.1 – angeboren
H27.8 **Linsenvorfall**
Q12.1 – kongenital
S05.1 – traumatisch
E78.5 **Lipämie**
E78.5 **Lipidämie**
* **Lipidose**
E75.5 – Cholesterin
E75.4 – Neuro-
E75.3 – Sphingo-
E75.4 – zerebral
J69.1 **Lipidpneumonie**
E78.9 **Lipidstoffwechselstörung**
D17.9 **Lipoangioleiomyom**
D17.9 **Lipoangiom**
D17.9 **Lipoblastom**
E76.0 **Lipochondrodystrophie**
D31.6 **Lipodermoid,** Orbita
E88.1 **Lipodystrophie**
K90.8 – intestinal
R60.9 **Lipödem**
D17.9 **Lipofibrom**
E78.8 **Lipogranulomatose**
E78.8 – generalisiert
E75.6 **Lipoidablagerung**
E78.8 **Lipoiddermatoarthritis**
E14.6 **Lipoide Nekrobiose,** diabetisch
E78.2 **Lipoidgranulomatose**
D76.0 **Lipoidhistiozytose**
N04.9 **Lipoidnephrose**
E75.6 **Lipoidose**
E75.6 – Aorta
E75.6 – Endokard
E75.6 – Larynx
E75.6 – Nierenrinde
E75.6 **Lipoidspeicherkrankheit**
E78.5 **Lipoidvermehrung**
D30.0 **Lipoleiomyom**
D17.9 **Lipom**
D17.9 – Angio-
D17.9 – Angiomyo-
D17.0 – Augenlid
D17.1 – Bauchdecke
D17.9 – Fettzellen
D17.9 – Fibro-
D17.9 – Fibromyxo-
D17.0 – Gaumen
D17.9 – Hämangio-
D17.9 – Hämangioleiomyo-

D17.9 **Lipom** (Forts.)
D17.7 – Hypophyse
D17.0 – Lid
D17.5 – Magen
D17.1 – Mamma
D17.9 – Myelo-
D17.5 – Nebenniere
D17.9 – Neurofibro-
D17.5 – Niere
D17.5 — Angiomyolipom
D17.5 – Nierenpol
D17.5 – Nierenrinde
D17.4 – Ösophagus
D17.0 – Pharynx
D17.0 – Rachen
D17.7 – Schilddrüse
D17.4 – Thymus
D17.7 – Tonsillen
C49.9 **Lipoma sarcomatodes**
E88.2 **Lipomatose**
E88.8 – Adeno-
E88.2 – Aorta
E88.2 – Hilus-
E88.2 – Mamma
E88.2 – multipel
E88.2 – Neuro-
D17.5 – Niere
E88.2 – Nierenbecken
E88.2 – Pankreas
K11.0 – Speicheldrüse
D17.5 **Lipomatosis renalis**
I89.8 **Lipomelanotische Retikulose**
D30.0 **Lipomyom**
D17.9 **Lipomyxom**
C49.9 **Lipomyxosarkom**
C49.9 **Lipoplastisches Sarkom**
* **Lipoproteinämie**
E78.6 – A-Beta-
E78.6 – Analpha-, familiär
E78.1 – Hyperpräbeta-
E78.6 – Hypobeta-
E78.1 – Präbeta-
E78.6 **Lipoproteinmangel**
E78.9 **Lipoproteinstoffwechselstörung**
D76.0 **Liporetikulose**
C49.9 **Liposarkom**
E88.8 **Liposynovitis praepatellaris**
D17.4 **Lipothymom**
* **Lippe**
D00.0 – Carcinoma in situ
D03.0 – Melanoma in situ
A51.2 – Syphilis, Primärstadium
* **Lippen**
K13.0 – aufgesprungen
Q37.9 – Gaumen-Spalte

| | |
|---|---|
| * | **Lippen** (Forts.) |
| Q37.5 | – Kiefer-Gaumen-Spalte |
| Q37.9 | – Kiefer-Spalte |
| K13.0 | – trocken |
| K13.0 | **Lippenabszeß** |
| C44.0 | **Lippenbasaliom** |
| N88.4 | **Lippenbildung,** Zervix |
| K13.1 | **Lippenbiß** |
| B00.1 | **Lippenbläschen** |
| K13.0 | **Lippeneiterung** |
| K13.0 | **Lippenentzündung** |
| K13.0 | **Lippenfistel** |
| L02.0 | **Lippenfurunkel** |
| K13.0 | **Lippengeschwür** |
| D04.0 | **Lippenhaut,** Carcinoma in situ |
| C44.0 | **Lippenhautkarzinom** |
| * | **Lippenhautneubildung** |
| C44.0 | – bösartig |
| D23.0 | – gutartig |
| L02.0 | **Lippenkarbunkel** |
| C00.9 | **Lippenkarzinom** |
| C00.5 | – innen |
| C00.0 | – Oberlippe |
| C00.1 | – Unterlippe |
| K13.0 | **Lippenkrankheit** |
| C00.9 | **Lippenkrebs** |
| C00.5 | – innen |
| C43.0 | **Lippenmelanom,** maligne |
| D22.0 | **Lippenmelanozytennävus** |
| D22.0 | **Lippennävus** |
| * | **Lippenneubildung** |
| C00.9 | – bösartig |
| C00.5 | — innen |
| D10.0 | – gutartig |
| D10.0 | **Lippenpapillom** |
| S01.5 | **Lippenplatzwunde** |
| K13.0 | **Lippenrhagade** |
| K13.0 | **Lippenrötung,** schmerzhaft |
| C00.2 | **Lippenrotneubildung,** bösartig |
| D37.0 | **Lippenschleimhautneubildung,** unsicher |
| K13.0 | **Lippenschrunden** |
| K13.0 | **Lippenschwellung,** schmerzhaft |
| Q36.9 | **Lippenspalte** |
| Q36.0 | – doppelseitig |
| Q36.9 | – einseitig |
| Q36.1 | – median |
| * | – mit |
| Q37.9 | — Gaumenspalte |
| * | — Spalte |
| * | —— harter |
| Q37.1 | —— Gaumen |
| Q37.0 | ——— beidseitig |
| Q37.1 | ——— einseitig |

| | |
|---|---|
| Q36.9 | **Lippenspalte** (Forts.) |
| * | – mit (Forts.) |
| * | — Spalte (Forts.) |
| * | —— harter (Forts.) |
| * | ——— und weicher |
| Q37.5 | ——— Gaumen |
| Q37.4 | ———— beidseitig |
| Q37.5 | ———— einseitig |
| Q37.3 | —— weicher Gaumen |
| Q37.2 | ——— beidseitig |
| Q37.3 | ——— einseitig |
| S00.5 | **Lippenverletzung,** oberflächlich |
| S01.5 | **Lippenwunde,** offen |
| R23.0 | **Lippenzyanose** |
| R82.0 | **Lipurie** |
| * | **Liquor** |
| * | – abnormer |
| R83.0 | — Enzymwert |
| R83.7 | — histologischer Befund |
| R83.1 | — Hormonwert |
| R83.4 | — immunologischer Befund |
| R83.5 | — mikrobiologischer Befund |
| R83.6 | — zytologischer Befund |
| G96.0 | – cerebrospinalis Austritt |
| G97.0 | — nach Lumbalpunktion |
| R83.9 | **Liquorbefund,** abnorm |
| G96.0 | **Liquorrhoe** |
| T85.0 | **Liquorventildysfunktion** |
| F80.8 | **Lispeln** |
| F80.8 | – psychisch |
| A52.1 | **Lissauer-Paralyse** |
| Q04.3 | **Lissenzephalie** |
| * | **Listerien-** |
| A32.1 | – Meningitis |
| A32.7 | – Sepsis |
| A32.9 | **Listeriose** |
| P37.2 | – beim Neugeborenen |
| P00.2 | – fetaler Schaden |
| A32.0 | – kutan |
| A32.8 | – okuloglandulär |
| * | **Lithiasis** |
| J98.0 | – Broncho- |
| K80.8 | – Cholezystocholedocho- |
| J34.8 | – Rhino- |
| G80.9 | **Little-Krankheit** |
| * | **Littré-** |
| N34.0 | – Drüsen-Abszeß |
| N34.2 | – Drüsen-Entzündung |
| N34.2 | – Drüsen- Krankheit |
| K45.8 | – Hernie |
| N34.2 | **Littreitis** |
| R23.1 | **Livedo** |
| L95.0 | **Livedo-Vaskulitis** |
| C77.1 | **LK** [Lymphknoten]-**Metastasen,** mediastinal |

\*     **Loa-loa-**
B74.3  – Fibrose
B74.3  – Infektion
J18.1  **Lobärpneumonie**
B48.0  **Lobo-Krankheit**
B48.0  **Lobomykose**
F07.0  **Lobotomie-Syndrom** [Postlobotomie-
      Syndrom]
Q78.0  **Lobstein-Syndrom**
K71.4  **Lobuläre chronische Hepatitis,** bei toxi-
      scher Leberkrankheit
D05.0  **Lobuläres Carcinoma in situ,**
      Brustdrüse
J18.0  **Lobulärpneumonie**
\*     **Lobus-**
C71.1  – frontalis-Karzinom
C71.4  – occipitalis-Karzinom
C71.3  – parietalis-Karzinom
C71.2  – temporalis-Karzinom
I61.1  **Lobusblutung,** zerebral
H33.3  **Loch,** Netzhaut
O90.8  **Lochialstauung**
O90.8  **Lochien,** putride
O90.8  **Lochiometra**
\*     **Lockerung**
O26.7  – Beckenring, bei Schwangerschaft
T84.0  – Hüftgelenktotalendoprothese
M53.2 – LWS
O26.7  – Symphyse, bei Schwangerschaft
M53.2 – Wirbelsäule
Q68.1  **Löffelhand**
L60.3  **Löffelnagel**
\*     **Löffler**
I42.3  – Endocarditis parietalis fibroplastica, mit
      Hypereosinophilie
I42.3  – Endokarditis
J82    – I-Syndrom
J82    – Syndrom
D86.8  **Löfgren Syndrom**
L24.2  **Lösung,** organisch, Kontaktdermatitis
O72.0  **Lösungsblutung**
\*     **Lösungsmittel**
\*     – flüchtig
F18.2  — Abhängigkeitssyndrom, bei Gebrauch
F18.6  — amnestisches Syndrom, nach Ge-
      brauch
\*     — Entzugssyndrom
F18.4  —— mit Delir, nach Gebrauch
F18.3  —— nach Gebrauch
F18.5  — psychotische Störung, nach Gebrauch
F18.1  — schädlicher Gebrauch
\*     — organisch
L24.2  — Berufsekzem
L24.2  — Dermatitis
L24.2  — Ekzem

L23.8  **Lösungsmittelallergie,** organisches Lö-
      sungsmittel
\*     **Lösungsmittelintoxikation**
F18.0  – akut, flüchtige Lösungsmittel
F18.0  – flüchtige Lösungsmittel, bei Abhängig-
      keit
B74.3  **Loiasis**
\*     **Lokalanästhetika-**
T88.7  – Unverträglichkeit
T41.3  – Vergiftung
\*     **Lokale**
L08.9  – Hautinfektion
L08.9  — und Unterhautinfektion
H40.6  – Mydriatikatherapie, Sekundärglaukom
      durch
K00.4  – Odontodysplasie
H40.6  – Steroidtherapie, mit Sekundärglaukom
K06.0  – Zahnfleischschrumpfung
\*     **Lokaler**
L29.8  – Juckreiz
L29.8  – Pruritus
M54.5  **Lokales lumbales vertebragenes**
      **Schmerzsyndrom**
\*     **Lokalisierte**
E65    – Adipositas
L27.1  – Arzneimitteldermatitis, durch einge-
      nommene Arzneimittel
K65.9  – Bauchfellentzündung
L94.0  – Dermatosklerose
L68.2  – Hypertrichose
M19.9 – Osteoarthrose
M81.6 – Osteoporose
K65.9  – Peritonitis
R22.9  – Raumforderung
R22.9  – Schwellung
L63.9  **Lokalisierter Haarausfall**
R61.0  **Lokalisiertes übermäßiges Schwitzen**
\*     **Longitudinaler Reduktionsdefekt**
Q72.4  – Femur
Q72.6  – Fibula
Q71.4  – Radius
Q72.5  – Tibia
Q71.5  – Ulna
\*     **Lorain-**
E23.0  – Minderwuchs
E23.0  – Syndrom
M40.5  **Lordose**
M40.5  – Hyper-, Lendenwirbelsäule
M40.5 – Lende
M96.4 – postoperativ
N39.2  **Lordotische Albuminurie**
M40.5  **Lordotischer Knick L5/S1**
T83.3  **Lost IUP** [Intrauterinpessar]
G11.3  **Louis-Bar-Syndrom**
A84.8  **Louping-ill-Krankheit**

L

R79.8 **Low-T3** [Trijodthyronin]-**Low-T4** [Thyroxin]-**Syndrom**
E72.0 **Lowe-Syndrom**
I45.6 **Lown-Ganong-Levine-Syndrom**
I44.7 **LSB** [Left septal block]
\* **LSD** [Lysergsäurediäthylamid]-
F16.2 – Derivate, Abhängigkeit
F16.0 – Rausch
T40.8 – Vergiftung
K12.2 **Ludwig-Angina**
Q75.8 **Lückenschädel**
F91.8 **Lügensucht**
A53.9 **Lues** – s.a. Syphilis
A51.1 – analer Primäraffekt
A52.7 – Anus
A52.0 – Aorta
A52.7 – Auge
O98.1 – bei Schwangerschaft
A52.7 – bronchial
A50.9 – connata
\* – Früh-
A50.2 — konnatal
A50.0 —— florid
A50.1 —— latent
A50.0 —— mit Okulopathie
A51.5 — latent
A51.5 – Frühstadium, latent
A52.7 – gastrische Krise
A52.3 – Gehirn
A52.7 – Gehörgang
A51.0 – genital
A51.0 – Genitalaffekt, primär
A51.0 – Geschlechtsorgane
A51.3 – Haut
A52.1 – Hinterstrang, sklerosierend
A52.7 – Hornhaut
A52.7 – Hypophyse
A51.9 – I
A51.4 – II
A52.7 – Innenohr
A52.0 – kardiovaskulär
\* – konnatal
A50.2 — Frühstadium
A50.1 —— latent
A50.0 — Frühstadium-Symptome
A50.5 — Gumma
A50.5 — mit Hutchinson-Zähnen
A50.5 — Sattelnase
A50.7 — Spätstadium
A50.6 —— latent
Z20.2 – Kontakt
A52.7 – Larynx
A53.0 – latent
A52.7 – Lunge
A52.7 – Magen
A52.7 – Mamma

A53.9 **Lues** (Forts.)
A52.1 – meningovaskulär
A52.9 – Meta-
A52.7 – Milchdrüse
\* – mit
A50.4 — Dementia paralytica juvenilis
A50.3 — Keratitis
A50.3 —— parenchymatosa
A50.5 — Kraniotabes
A52.1 — Meningitis
A51.3 — Rupia
A52.7 – Mittelohr
A51.3 – Mundhöhle
A52.7 – Nase
A52.7 – Nebenhoden
A52.7 – Nebenniere
A52.3 – Neuro-
A52.2 — asymptomatisch
A52.1 — florid
A50.4 — juvenil
A50.4 — konnatal, spätauftretend
A52.1 — paralytisch
A52.1 — tabisch
A52.7 – Ohr
A52.7 – Orbita
A51.0 – Primärstadium
A51.1 — Anus
A51.2 — Finger
A51.2 — Lippe
A51.2 — Tonsillen
A52.7 – Rhino-
A52.1 – Rückenmark
A51.4 – sekundär
A51.3 — Anus
A51.4 — Eingeweide
A51.3 — Haut
A51.4 — Knochen
A51.3 — Mund
A51.3 — Rachen
A51.3 — Schleimhaut
A51.3 — Tonsillen
A51.3 — Vulva
A52.9 – Spät-
\* — konnatal
A50.6 —— latent
A50.3 —— mit Augenkrankheit
A52.8 — latent
\* — mit
A52.7 —— Chorioretinitis
A52.7 —— Frühstadium-Symptomen
A52.9 – tertiär
A52.7 – Tonsillen
A52.7 – Trachea
A52.7 – Tränendrüsen
A52.7 – Urethra

| | |
|---|---|
| A53.9 | **Lues** (Forts.) |
| A51.0 | – Vulva |
| A52.1 | – zerebrospinal |
| * | **Luetische** |
| A52.0 | – Aortendilatation |
| A52.0 | – Aortenklappenstenose |
| A52.0 | – Aortitis |
| A52.0 | – Endokarditis |
| A52.0 | **Luetisches Aortenaneurysma** |
| J93.9 | **Luftbrust** |
| T70.9 | **Luftdruckschaden** |
| T79.0 | **Luftembolie** |
| O88.0 | – bei Entbindung |
| O88.0 | – Gestationsperiode |
| O88.0 | – im Wochenbett |
| R39.8 | **Luftharnen** |
| F45.3 | **Lufthunger,** psychogen |
| R06.0 | **Lufthungergefühl** |
| R06.0 | **Luftnot** |
| J04.1 | **Luftröhrenentzündung** |
| J04.1 | – akut |
| J39.8 | **Luftröhrenerweichung** |
| T17.4 | **Luftröhrenfremdkörper** |
| J39.8 | **Luftröhrengeschwür** |
| J04.1 | **Luftröhrenkatarrh** |
| C33 | **Luftröhrenneubildung,** bösartig |
| J39.8 | **Luftröhrenstenose** |
| J39.8 | **Luftröhrenverkalkung** |
| F45.3 | **Luftschlucken** |
| * | **Luftwege** |
| J22 | – Infekt, fieberhaft |
| * | – obere |
| * | — Entzündung, durch |
| J68.2 | —— Dämpfe |
| J68.2 | —— Rauch |
| J06.9 | — Infekt |
| J06.9 | —— fieberhaft |
| J06.9 | — Infektion, akut |
| C39.0 | — Karzinom |
| J06.9 | — Katarrh, akut |
| J39.9 | — Krankheit |
| C39.0 | — Neubildung, bösartig |
| J39.3 | — Überempfindlichkeit |
| * | – untere |
| J22 | – Infekt |
| J22 | —— akut |
| J22 | — Infektion, fieberhaft |
| J06.9 | **Luftwegekatarrh,** kombiniert, akut |
| J98.8 | **Luftwegsinfekt** |
| J98.8 | **Luftwegsinfektion** |
| J22 | – akut |
| J22 | – fieberhaft |
| J06.9 | – grippal |
| M54.5 | **Lumbago** |
| M54.5 | – akut |

| | |
|---|---|
| M54.5 | **Lumbago** (Forts.) |
| * | – bei |
| M51.2 | — Bandscheibenprolaps |
| O99.8 | — Gravidität |
| M54.5 | — chronisch |
| M53.2 | **Lumbalbereich,** Wirbelsäuleninstabilität |
| * | **Lumbale** |
| S33.0 | – Bandscheibe, traumatische Ruptur |
| M51.2 | – Bandscheibenprotrusion |
| M99.8 | – Blockierung |
| M51.9 | – Diskopathie |
| M48.0 | – Markraumstenose |
| M51.2 | – Nucleus-pulposus-Hernie |
| M41.9 | – Skoliose |
| * | – Spina bifida |
| Q05.2 | — mit Hydrozephalus |
| Q05.7 | — ohne Hydrozephalus |
| M48.0 | – Spinalkanalstenose |
| M48.0 | – Spinalstenose |
| M41.5 | – Torsionsskoliose |
| M54.1 | – Wurzelreizung |
| * | **Lumbaler** |
| M51.2 | – Bandscheibenprolaps |
| M51.9 | – Bandscheibenschaden |
| M51.1 | — bei Radikulopathie |
| M51.2 | – Bandscheibenvorfall |
| M51.2 | – BSV [Bandscheibenvorfall] |
| M51.2 | – Diskusprolaps |
| M51.2 | – NPP [Nucleus-pulposus-Prolaps] |
| M51.2 | – Nucleus-pulposus-Prolaps |
| M51.2 | – thorako-, Diskusprolaps |
| * | **Lumbales** |
| M47.2 | – Facettensyndrom |
| M47.2 | — chronisch |
| M47.2 | — degenerativ |
| M51.1 | – Nervenwurzelreizsyndrom |
| M96.1 | – Postdiskektomiesyndrom |
| M54.1 | – Radikulärsyndrom |
| M54.5 | – vertebragenes lokales Schmerzsyndrom |
| M54.1 | – Wurzelkompressionssyndrom |
| M54.1 | – Wurzelreizsyndrom |
| M54.5 | **Lumbalgie** |
| M54.5 | – akut |
| M54.5 | — bei Blockierung |
| M54.5 | — mit Facettenreizung |
| M54.5 | — rezidivierend |
| M54.5 | – bei Irritation, Iliosakralgelenk |
| M54.5 | – chronisch |
| M54.5 | — chronisch-rezidivierend |
| M54.5 | – Dorso- |
| M54.5 | — akut |
| M54.5 | — chronisch |
| M54.5 | — reaktiv |
| M54.5 | — rezidivierend |
| M54.5 | – mit Facettenreizung |
| M54.5 | – statisch |

**L**

M54.5 **Lumbalgie** (Forts.)
M54.5 – Thorako-
M54.1 – Zervikobrachio-
K45.8 **Lumbalhernie**
K45.1 – mit Gangrän
&ast;    **Lumbalpunktion**
G97.1 – Kopfschmerzen
G97.0 – Liquor-cerebrospinalis-Austritt
G97.1 – Reaktion
S30.0 **Lumbalregion,** Wirbelsäulenprellung
&ast;    **Lumbalsyndrom**
M54.1 – akut
M54.1 – chronisch
M47.2 – chronisch-degenerativ
M54.1 – chronisch-rezidivierend
M47.2 – degenerativ
M54.1 – pseudoradikulär
M54.1 — chronisch
M54.1 – Zerviko-
M54.4 **Lumboischialgie**
M54.4 – akut
O99.8 – bei Gravidität
M54.4 – chronisch
M51.2 — bei Diskusprolaps
M54.4 – mit Blockierung
&ast;    **Lumbosakrale**
M51.2 – Bandscheibenprotrusion
M99.8 – Blockierung
M94.8 – Chondrose
M51.9 – Diskopathie
M47.8 – Facettenarthrose
M53.2 – Insuffizienz
G35 – Multiple Sklerose
M42.9 – Osteochondrose, mit Retrolisthesis
Q05.7 – Spina bifida
Q05.2 — mit Hydrozephalus
M47.8 – Spondylose
M53.9 – Übergangsstörung
G54.4 – Wurzelläsion
&ast;    **Lumbosakraler**
M51.2 – Bandscheibenprolaps
M51.9 – Bandscheibenschaden
M51.2 – Bandscheibenvorfall
M51.2 – Nucleus-pulposus-Prolaps
Q76.4 – Übergangswirbel, asymmetrisch
&ast;    **Lumbosakrales**
M47.2 – Facettensyndrom
M47.2 — akut
M47.2 — mit Blockierung
M96.1 – Postdiskektomiesyndrom
M54.1 – Wurzelreizsyndrom
M54.5 **Lumbosakralgie**
G54.1 **Lumbosakralplexusläsion**
M92.2 **Lunatummalazie**
G40.3 **Lundborg-Syndrom, Unverricht-**

&ast;    **Lunge**
C34.9 – Adenokarzinom
D02.2 – Carcinoma in situ
Q33.5 – ektopisches Gewebe, angeboren
Q33.1 – Neben-
J44.9 – obstruktiv
C34.9 – Plattenepithelkarzinom
C34.9 – Zylinderkarzinom
Q33.0 – Zysten-, angeboren
J70.4 – Zytostatika-
&ast;    **Lungen-**
C34.9 – Bronchienmalignom
A16.2 – TBC
C78.0 **Lungenabsiedelung,** Tumor
J85.2 **Lungenabszeß**
A06.5 – durch Amöben
J85.1 – mit Pneumonie
D38.1 **Lungenadenom**
Q33.3 **Lungenagenesie**
A42.0 **Lungenaktinomykose**
J63.0 **Lungenaluminose**
C34.9 **Lungenalveolaradenom**
J84.9 **Lungenalveolenkrankheit**
A06.5 **Lungenamöbiasis**
E85.4 **Lungenamyloidose**
I28.1 **Lungenaneurysma**
J81 **Lungenanschoppung**
J60 **Lungenanthrakose**
Q33.8 **Lungenaplasie**
I28.8 **Lungenarterienarrosion**
I26.9 **Lungenarterienembolie**
J61 **Lungenasbestose**
B44.1 **Lungenaspergillose**
B44.0 – invasiv
J45.9 **Lungenasthma**
J98.1 **Lungenatelektase**
A30.9 **Lungenaussatz**
J63.1 **Lungenbauxitfibrose**
J63.2 **Lungenberylliose**
M30.1 **Lungenbeteiligung,** bei Panarteriitis
J43.9 **Lungenblähung**
J44.8 – **Bronchitis**
&ast;    **Lungenblastomykose**
B40.0 – akut
B40.1 – chronisch
R04.8 **Lungenblutung**
J85.0 **Lungenbrand**
D14.3 **Lungenchondrom**
Q33.6 **Lungendysplasie**
Q33.1 **Lungendystopie**
B66.4 **Lungenegelkrankheit**
I26.9 **Lungenembolie**
O88.2 – im Wochenbett
O88.2 – in der Schwangerschaft
I26.0 – mit Cor pulmonale, akut
I26.9 – ohne akutes Cor pulmonale

I26.9 **Lungenembolie** (Forts.)
O88.2 – puerperal
J43.9 **Lungenemphysem**
J44.8 – bei Bronchitis
J43.9 – chronisch
J43.9 – nicht obstruktiv
J18.9 **Lungenentzündung** – s.a. Pneumonie
J18.9 – akut
J18.9 – eitrig
J18.9 – hämorrhagisch
\* **Lungenerkrankung,** obstruktiv
J44.9 – chronisch
J44.1 — Exazerbation, akut
Q33.9 **Lungenfehlbildung,** angeboren
J84.1 **Lungenfibrose**
J84.1 – atrophisch
J84.1 – chronisch
J70.1 – durch Bestrahlung
J84.1 – interstitiell, idiopathisch
J84.1 – postpneumonisch
C78.0 **Lungenfiliae**
J86.0 **Lungenfistel**
J98.1 **Lungenflügelatelektase**
J85.0 **Lungengangrän**
I28.0 **Lungengefäße,** arteriovenöse Fistel
I28.8 **Lungengefäßruptur**
I28.8 **Lungengefäßstenose**
I28.8 **Lungengefäßstriktur**
I28.9 **Lungengefäßveränderung**
B48.3 **Lungengeotrichose**
J84.9 **Lungengerüsterkrankung**
D38.1 **Lungengeschwulst**
M31.3 **Lungengranulomatose**
J63.3 **Lungengraphitfibrose**
R04.8 **Lungenhämatom**
E83.1 **Lungenhämosiderose**
E83.1 **Lungenhämosiderotische Anämie**
J18.1 **Lungenhepatisation**
R04.8 **Lungenhilusblutung**
B39.2 **Lungenhistoplasmose**
Q33.6 **Lungenhypoplasie**
J81 **Lungenhypostase**
J84.1 **Lungeninduration**
E83.1 – essentiell, braun
I26.9 **Lungeninfarkt**
B67.1 **Lungeninfektion,** durch Echinococcus
granulosus
J82 **Lungeninfiltrat**
J82 – eosinophil
A16.2 **Lungeninfiltration,** tuberkulös
J98.4 **Lungeninsuffizienz**
J95.3 – postoperativ
J98.4 – posttraumatisch
B37.1 **Lungenkandidose**
C34.9 **Lungenkarzinoid**

C34.9 **Lungenkarzinom**
C34.2 – Mittellappen
C34.1 – Oberlappen
C34.3 – Unterlappen
\* **Lungenkokzidioidomykose**
B38.0 – akut
B38.1 – chronisch
B38.2 **Lungenkokzidiomykose**
J98.1 **Lungenkollaps**
S27.3 **Lungenkontusion**
J98.4 **Lungenkrankheit**
\* – interstitiell, durch
\* — Arzneimittel
J70.2 — akut
J70.3 — chronisch
A31.0 – mykobakteriell
J98.4 – polyzystisch
J98.4 – zystisch
C34.9 **Lungenkrebs**
C34.2 – Mittellappen
C34.1 – Oberlappen
C34.3 – Unterlappen
I28.9 **Lungenkreislaufkrankheit**
B45.0 **Lungenkryptokokkose**
Q33.1 **Lungenlappen,** akzessorisch
J98.4 **Lungenleiden**
A30.9 **Lungenlepra**
A52.7 **Lungenlues**
\* **Lungenmanifestation,** bei
M05.1 – chronischer Polyarthritis
E84.0 – zystischer Fibrose
C78.0 **Lungenmetastase**
C78.0 – Primärtumor, unbekannt
A22.1 **Lungenmilzbrand**
Q33.9 **Lungenmißbildung**
B37.1 **Lungenmoniliasis**
B46.0 **Lungenmukormykose**
B49 **Lungenmykose**
J84.1 **Lungennarbe**
J85.0 **Lungennekrose**
D38.1 **Lungenneoplasie**
\* **Lungenneubildung**
\* – bösartig
C34.8 — mit Bronchien
C34.2 — Mittellappen
C34.1 — Oberlappen
C34.3 — Unterlappen
D14.3 – gutartig
D38.1 – unsicher
P28.0 **Lungennichtentfaltung**
C78.0 **Lungenoberlappenmetastase**
J81 **Lungenödem**
J81 – akut
J81 – chronisch

**L**

| | | | |
|---|---|---|---|
| J81 | **Lungenödem** (Forts.) | Q26.3 | **Lungenvenenfehleinmündung,** partiell |
| * | – durch | Q26.2 | **Lungenvenenfehlmündung,** total |
| J68.1 | — Chemikalien, akut | I28.8 | **Lungenvenenstenose** |
| J68.1 | — Rauch, akut | J96.0 | **Lungenversagen,** akut |
| J81 | – interstitiell | J84.1 | **Lungenzirrhose** |
| I50.1 | – mit Herzinsuffizienz | J84.1 | – chronisch |
| J81 | – rezidivierend | B46.0 | **Lungenzygomykose** |
| A70 | **Lungenornithose** | J98.4 | **Lungenzyste** |
| B80 | **Lungenoxyuriasis** | D86.3 | **Lupoid, Boeck-** |
| B41.0 | **Lungenparakokzidioidomykose** | K73.2 | **Lupoide Hepatitis** |
| R04.8 | **Lungenparenchymblutung** | * | **Lupus** |
| C78.0 | **Lungenparenchymmetastasen** | L93.0 | – erythematodes |
| J85.0 | **Lungenparenchymnekrose** | L93.0 | — chronisch |
| A20.2 | **Lungenpest** | L93.0 | — discoides |
| A20.2 | – primär | M32.9 | — disseminatus |
| A20.2 | – sekundär | L93.1 | — kutan, subakut |
| A16.2 | **Lungenphthise** | H01.1 | — Lid |
| S27.3 | **Lungenprellung** | M32.9 | — systemisch |
| J84.0 | **Lungenproteinose-Syndrom** | M32.0 | —— arzneimittelinduziert |
| R91 | **Lungenrundherd** | M32.1 | — viszeral |
| D86.0 | **Lungensarkoidose** | D86.3 | – pernio [Besnier] |
| D86.2 | – mit Sarkoidose, Lymphknoten | A18.4 | – vulgaris |
| J84.1 | **Lungenschrumpfung** | A18.4 | — Lid |
| J84.1 | **Lungenschwiele** | D27 | **Luteinom** |
| A16.2 | **Lungenschwindsucht** | N83.1 | **Luteinzyste** |
| Q33.2 | **Lungensequestration** | * | **Lutembacher-** |
| J63.4 | **Lungensiderose** | Q21.1 | – Komplex |
| J62.8 | **Lungensilikose** | Q21.1 | – Syndrom |
| B37.1 | **Lungensoor** | D27 | **Luteom** |
| A16.2 | **Lungenspitzentuberkulose** | B41.9 | **Lutz-Splendore-de-Almeida-Krankheit** |
| B42.0 | **Lungensporotrichose** | S43.0 | **Luxatio humeri** |
| J81 | **Lungenstauung** | T14.3 | **Luxation** |
| J81 | – akut | S43.1 | – Akromioklavikulargelenk |
| I50.1 | – bei Herzinsuffizienz | S13.1 | – Atlas |
| J81 | – passiv | H44.8 | – Augapfel |
| J98.4 | **Lungenstein** | S23.1 | – Brustwirbel |
| J70.1 | **Lungenstrahlenfibrose** | S05.8 | – Bulbus, traumatisch |
| A52.7 | **Lungensyphilis** | S53.1 | – Ellenbogen |
| D38.1 | **Lungenteratom** | S63.1 | – Finger |
| I26.9 | **Lungenthrombose** | S93.3 | – Fuß |
| B45.0 | **Lungentorulose** | M24.4 | – Gelenk, habituell |
| B58.3 | **Lungentoxoplasmose** | S63.0 | – Handgelenk |
| B75 | **Lungentrichinose** | S73.0 | – Hüfte |
| A16.2 | **Lungentuberkulose** | Q65.2 | — kongenital |
| A16.0 | – bakteriologisch oder histologisch nicht gesichert | S73.0 | – Hüftgelenk |
| * | – durch | Q65.2 | — angeboren |
| A15.1 | — Kultur gesichert | Q65.1 | —— beidseitig |
| A15.0 | — mikroskopische Sputumuntersuchung gesichert | Q65.0 | —— einseitig |
| | | S13.1 | – HWS |
| A15.3 | – gesichert | S03.0 | – Kiefer |
| A15.2 | – histologisch gesichert | S83.1 | – Kniegelenk |
| A21.2 | **Lungentularämie** | S43.0 | – kompliziert, Schulter |
| D38.1 | **Lungentumor** | H27.1 | – Linse |
| A01.0 | **Lungentyphus** | S33.1 | – LWS |
| J84.1 | **Lungenumbau** | T14.1 | – Nagel |
| | | S03.1 | – Nasenseptum, knorpelig |

| | |
|---|---|
| T14.3 **Luxation** (Forts.) | * **LWS-** (Forts.) |
| T92.3 – obere Extremität, Folgen | M47.8 – Spondylose |
| S83.0 – Patella | M47.8 – Spondylosis deformans |
| M22.0 — habituell | M54.1 – Syndrom |
| S53.0 – Radiusköpfchen | M54.1 – akut |
| S43.0 – Schulter | M54.1 – mit Blockierung, Iliosakralgelenk |
| M24.4 — habituell | * – bei |
| S43.0 – Schultergelenk | M47.2 —— degenerativen Veränderungen |
| S93.0 – Sprunggelenk | M54.1 —— Sakralisation |
| S43.2 – Sternoklavikulargelenk | M54.1 – BWS- |
| S03.0 – temporomandibulär | M47.2 —— degenerativ |
| T93.3 – untere Extremität, Folgen | M54.1 —— chronisch |
| S03.2 – Zahn | M47.2 —— bei degenerativen LWS-Veränderun- |
| S93.1 – Zehen | gen |
| * **Luxationen,** multipel | M47.2 —— chronisch-degenerativ |
| S13.3 – am Hals | M47.2 —— degenerativ |
| S63.2 – Finger | M47.2 —— pseudoradikulär |
| S82.8 **Luxationsfraktur,** Sprunggelenk | * – HWS- |
| Q65.6 **Luxierbare Hüfte** | M54.1 —— chronisch |
| * **LWS-** – s.a. Lendenwirbelsäule | M47.2 —— degenerativ |
| M47.8 – Arthrose | M54.1 – HWS-BWS- |
| M51.9 – Bandscheibenschaden | M54.1 —— chronisch |
| * – Bereich | M47.8 – Veränderungen, degenerativ |
| M99.8 — Blockierung | M47.2 – mit LWS-Syndrom, chronisch |
| M47.2 — Facettenreizung | S33.5 – Verstauchung |
| M99.8 — Flexionsblockierung | S33.5 – Zerrung |
| M43.1 — Gefügestörung | L51.2 **Lyell-Syndrom** |
| S39.0 — Muskelzerrung | L51.2 – Konjunktiva |
| M62.8 — Myogelosen | A69.2 **Lyme,** Morbus |
| M43.0 — Spondylolyse | * **Lyme-** |
| M54.1 — Wurzelreizung | A69.2 – Borreliose |
| M99.8 – Blockierung | A69.2 – Krankheit |
| M47.8 – BWS-HWS-Spondylose | I89.8 **Lymphabflußstörung** |
| M47.8 – BWS-Spondylose | I88.9 **Lymphadenitis** |
| S33.5 – Distorsion | L04.9 – akut |
| M47.2 – Facettenreizung | I88.1 – chronisch |
| S32.0 – Fraktur | I88.9 – colli |
| M47.8 – HWS-Spondylose | * – durch |
| M53.2 – Instabilität | B37.8 — Candida |
| M54.1 – Kompressionssyndrom | B45.8 — Kryptokokken |
| M53.2 – Lockerung | A28.1 — Viren |
| S33.1 – Luxation | I88.9 – generalisiert |
| M62.8 – Myogelosen | I88.0 – mesenterial |
| M54.5 – Neuralgie | I88.0 — akut |
| M42.9 – Osteochondrose | I88.0 — chronisch |
| M81.9 – Osteoporose | I88.0 — unspezifisch |
| S30.0 – Prellung | L04.2 – obere Extremität, akut |
| M41.9 – Skoliose | L04.1 – Rumpf, akut |
| M41.9 — linkskonvex | A18.2 – tuberkulös |
| M41.9 —— flach | I88.9 – umschrieben |
| M41.9 —— minimal | I88.9 – unspezifisch |
| M41.9 — rechtskonvex | L04.3 – untere Extremität, akut |
| M41.9 —— flach | E06.3 **Lymphadenoider Kropf** |
| M41.9 —— minimal | R59.1 **Lymphadenopathie** |
| M41.9 — S-förmig | B23.1 – generalisiert, durch HIV-Krankheit |
| M47.8 – Spondylarthrose | C91.1 **Lymphadenose** |

**L**

| | |
|---|---|
| A69.2 | **Lymphadenosis cutis benigna** [Bäfverstedt] |
| I89.0 | **Lymphangiektasie** |
| Q33.8 | – zystisch, pulmonal, kongenital |
| D18.1 | **Lymphangioendotheliom** |
| D18.1 | **Lymphangiom** |
| D18.1 | – Augenlid |
| D18.1 | – Hämo- |
| D18.1 | – Haut |
| D18.1 | – Lid |
| D18.1 | – Magen |
| D18.1 | – Mundhöhle |
| D18.1 | – Nebenniere |
| D18.1 | – Orbita |
| D18.1 | – Speicheldrüse |
| D18.1 | – Thymus |
| D18.1 | – Tonsillen |
| D18.1 | **Lymphangiomyom** |
| D48.1 | **Lymphangiomyomatose** |
| C49.9 | **Lymphangiosarkom** |
| C49.9 | **Lymphangiosis carcinomatosa** |
| I89.1 | **Lymphangitis** |
| L03.9 | – akut |
| I89.1 | – chronisch |
| B88.9 | – epizootica |
| N48.2 | – Penis |
| I89.1 | – subakut |
| I89.8 | **Lymphaszites** |
| * | **Lymphatische** |
| I89.8 | – Insuffizienz |
| C91.9 | – Leukämie |
| C91.0 | — akut |
| C91.1 | — chronisch |
| C91.2 | — subakut |
| D18.1 | **Lymphatischer Nävus** |
| A18.2 | **Lymphdrüsen-TBC** |
| L04.9 | **Lymphdrüsenabszeß,** akut |
| * | **Lymphdrüsenentzündung** |
| L04.9 | – akut |
| I88.1 | – chronisch |
| R59.9 | **Lymphdrüsenkatarrh** |
| R59.9 | **Lymphdrüsenschwellung** |
| I89.8 | **Lymphfistel** |
| I89.0 | **Lymphgefäßdilatation** |
| Q89.8 | **Lymphgefäßdysplasie** |
| I89.1 | **Lymphgefäßentzündung** |
| I89.0 | **Lymphgefäßerweiterung** |
| D18.1 | **Lymphgefäßgeschwulst** |
| C49.9 | **Lymphgefäßkarzinom** |
| I89.9 | **Lymphgefäßkrankheit** |
| I97.2 | **Lymphgefäßverschluß,** durch Mastektomie |
| * | **Lymphknoten** |
| A18.2 | – Hals, Tuberkulose |
| A16.3 | – intrathorakal, Tuberkulose |
| C46.3 | – Kaposi-Sarkom |

| | |
|---|---|
| * | **Lymphknoten** (Forts.) |
| * | – TBC |
| A16.3 | — intrathorakal |
| A16.3 | — mediastinal |
| L04.9 | **Lymphknotenabszeß** |
| I88.9 | **Lymphknotenentzündung** |
| C77.9 | **Lymphknotenfiliae** |
| I88.9 | **Lymphknoteninfiltration** |
| C77.9 | **Lymphknotenkarzinom** |
| C77.9 | **Lymphknotenmetastase** |
| C77.0 | – Hals |
| C77.0 | – Primärtumor, unbekannt |
| * | **Lymphknotenmetastasen** |
| C77.5 | – Becken |
| C77.0 | – Gesicht |
| C77.2 | – intraabdominal |
| C77.1 | – intrathorakal |
| C77.0 | – Kopf |
| C77.4 | – Leistenbeuge |
| C77.8 | – retroperitoneal, inguinal |
| C77.0 | – zervikal |
| * | **Lymphknotenneubildung** |
| C77.9 | – bösartig |
| D36.0 | – gutartig |
| D86.1 | **Lymphknotensarkoidose** |
| D86.2 | – mit Lungensarkoidose |
| R59.9 | **Lymphknotenschwellung** |
| R59.0 | – Axilla |
| M30.3 | **Lymphknotensyndrom,** mukokutan [Kawasaki-Krankheit] |
| * | **Lymphknotentuberkulose** |
| A16.3 | – hilär |
| A16.3 | – mediastinal |
| A18.3 | – mesenterial |
| A18.2 | – peripher |
| A16.3 | – tracheobronchial |
| R59.9 | **Lymphknotenvergrößerung** |
| R59.1 | – generalisiert |
| R59.0 | – umschrieben |
| I89.8 | **Lymphknotenverkalkung** |
| C91.0 | **Lymphoblastenleukämie** |
| * | **Lymphoblastische** |
| C91.0 | – Leukämie, akut |
| D82.1 | – zytologische hereditäre Dysgenesie |
| C83.5 | **Lymphoblastisches Non-Hodgkin-Lymphom** |
| C83.5 | **Lymphoblastom** |
| B33.8 | **Lymphocytosis infectiosa acuta** |
| I89.0 | **Lymphödem** |
| I89.0 | – Bein |
| Q82.0 | – hereditär |
| * | – nach |
| I97.2 | — Ablatio mammae |
| I97.2 | — Mastektomie |
| I97.2 | – Oberarm, nach Mastektomie |
| D18.1 | **Lymphoendotheliom** |

| | |
|---|---|
| C84.3 | **Lymphoepitheloides Lymphom** |
| C81.9 | **Lymphogranulom** |
| * | **Lymphogranuloma** |
| A55 | – inguinale |
| A55 | – venereum |
| C81.9 | **Lymphogranulomatose** |
| D86.9 | – Schaumann-, benigne |
| D86.9 | **Lymphogranulomatosis benigna** |
| D76.1 | **Lymphohistiozytose,** hämophagozytär |
| H11.8 | **Lymphoide reaktive Bindehautinfiltration** |
| B42.1 | **Lymphokutane Sporotrichose** |
| C85.9 | **Lymphom** |
| D11.9 | – Adeno- |
| C85.9 | – Axilla |
| C85.1 | – B-Zell- |
| D36.0 | – benigne |
| C83.7 | – Burkitt- |
| C85.9 | – Chorioidea |
| C85.9 | – Dünndarm |
| C96.3 | – echt, histiozytär |
| C82.9 | – follikulär |
| C81.9 | – Hodgkin- |
| C85.9 | – Konjunktiva |
| C85.9 | – Lid |
| C84.3 | – lymphoepitheloid |
| C85.9 | – Magen |
| C85.9 | — primär |
| C85.9 | – maligne |
| C83.3 | — histiozytärer Typ |
| C83.2 | — Mischzelltyp |
| C85.9 | – MALT- [Mucosa Associated Lymphoid Tissue] |
| C85.9 | — Magen |
| C82.9 | – nodulär |
| C85.9 | – Non-Hodgkin- |
| C83.9 | — diffus |
| C82.1 | — gemischt klein- und großzellig, gekerbt, follikulär |
| C83.3 | — großzellig |
| C82.2 | —– follikulär |
| C83.4 | — immunoblastisch |
| C83.0 | — kleinzellig |
| C83.1 | —– gekerbt |
| C82.0 | —– follikulär |
| C83.5 | — lymphoblastisch |
| C85.9 | — MALT- [Mucosa Associated Lymphoid Tissue] |
| C83.6 | — undifferenziert |
| C85.9 | – Orbita |
| C84.5 | – T-Zell- |
| C84.4 | — peripher |
| C83.7 | – zentralafrikanisch |
| C83.8 | – zentroblastisch-zentrozytisch |
| C85.9 | – zerebral |
| D11.0 | – Zystadeno-, Parotis |

| | |
|---|---|
| C85.9 | **Lymphomata** |
| A55 | **Lymphopathia venerea** |
| D72.8 | **Lymphopenie** |
| D82.3 | **Lymphoproliferation,** X-chromosomal gebunden |
| C83.3 | **Lymphoretikulosarkom** |
| A28.1 | **Lymphoretikulose,** benigne |
| I89.8 | **Lymphorrhagie** |
| I89.8 | **Lymphorrhoe** |
| C85.0 | **Lymphosarkom** |
| C83.7 | – epidemisch |
| C94.7 | **Lymphosarkomzellenleukämie** |
| I89.8 | **Lymphostase** |
| I89.8 | **Lymphozele** |
| * | **Lymphozytäre** |
| A87.2 | – Choriomeningitis |
| E06.3 | – chronische Thyreoiditis |
| E06.3 | – Immunthyreoiditis |
| C91.9 | – Leukämie |
| C91.0 | — akut |
| C91.1 | — chronisch |
| C91.2 | — subakut |
| A69.2 | – Meningoradikulitis (Bannwarth) |
| E06.3 | – Thyreoiditis |
| C81.3 | **Lymphozytenarme Form,** Hodgkin-Krankheit |
| D84.0 | **Lymphozytenfunktion-Antigen-1[LFA-1]-Defekt** |
| C81.0 | **Lymphozytenreiche Form,** Hodgkin-Krankheit |
| L98.8 | **Lymphozytom** |
| D72.8 | **Lymphozytopenie** |
| D72.8 | **Lymphozytose** |
| I89.8 | **Lymphstauung** |
| A18.2 | **Lymphsystem-TBC** |
| F45.8 | **Lymphsystemstörung,** psychogen |
| I89.8 | **Lymphzyste** |
| T40.8 | **Lysergidvergiftung** |

**L**

# – M –

A96.1 **Machupo-Viren-Fieber,** hämorrhagisch
J43.0 **MacLeod-Syndrom**
E25.0 **Macrogenitosomia praecox**
D22.9 **Macula matricis**
L90.8 **Maculae atrophicae**
H35.3 **Macular pucker**
H02.7 **Madarosis**
H02.7 – ciliaris
H02.7 – Lid
\* **Madelung-**
E88.8 – Fetthals
E88.8 – Syndrom
B87.9 **Madenbefall**
B80 **Madenwurm-Befall**
B47.9 **Madurafuß**
B47.0 **Maduramykose**
\* **Männliche**
N48.8 – Algopareunie
C50.9 – Brust, Karzinom
N48.8 – Dyspareunie
N46 – Fertilitätsstörung
C63.9 – Genitalien, Karzinom
N50.8 – Genitalschmerzen
\* – Geschlechtsorgane
N49.9 — Abszeß
N50.9 — Affektion
N50.8 — Atrophie
N50.8 — Fibrose
N49.9 — Furunkel
N50.8 — Geschwür
N50.1 — Hämatom
N50.8 — Hypertrophie
N49.9 — Karbunkel
D40.9 — Neubildung, unsicher
N50.1 — Thrombose
\* – Harnblase
N32.8 — Hernie
N32.8 — Prolaps
F52.2 – Impotenz, psychogen
N46 – Infertilität
N48.8 – Kohabitation, Beschwerden
N61 – Mastitis
Q55.8 – Mikrogenitalien
K65.0 – Pelveoperitonitis
N46 – Sterilität
N46 – Unfruchtbarkeit
N36.3 – Urethrozele
N32.8 – Zystozele

\* **Männlicher**
C50.9 – Brustkrebs
E29.1 – Eunuchismus
E29.0 – Hypergonadismus
E29.1 – Hypogonadismus
N48.8 – Koitus, schmerzhaft
\* – Phänotyp, mit
Q98.7 — Gonosomen-Mosaik
\* — Karyotyp
Q98.2 — 46, XX, bei Klinefelter-Syndrom
Q98.5 — 47, XYY
Q98.1 — mehr als zwei X-Chromosomen, bei Klinefelter-Syndrom
Q98.6 — Strukturanomalie, Gonosomen
\* **Männliches**
N49.9 – Genitale, Entzündung
D40.7 – Glied, Neubildung, unsicher
N50.8 – Klimakterium
C50.9 – Mammakarzinom
\* **Mäßige**
P21.1 – Asphyxie, unter der Geburt
F71.9 – mentale Retardierung
F71.9 – Oligophrenie
O14.0 – Präeklampsie
E44.0 – Unterernährung
F71.9 **Mäßiger Schwachsinn**
\* **Magen**
D00.2 – Carcinoma in situ
C16.9 – Lederbeutel-
F45.3 – Reiz-, psychogen
Q40.2 – Sanduhr-, angeboren
K31.9 – Zwölffingerdarm, Krankheit
\* **Magen-**
K28.9 – Darm-Bereich, Ulkus
J11.8 – Darm-Beteiligung, bei Grippe [Influenza]
K92.2 – Darm-Blutung
K52.9 – Darm-Entzündung
A09 — akut
K92.9 – Darm-Erkrankung, akut
J11.8 – Darm-Grippe [Influenza]
K63.8 – Darm-Intoxikation
\* – Darm-
C26.9 — Kanal, Neubildung, bösartig
D13.9 — Kanal-Neubildung, gutartig
K52.9 — Katarrh
A09 — akut
K63.9 — Krankheit
K58.9 — Spasmen
\* — Störung
K92.9 — akut
F45.3 — psychogen

**M**

R63.0 **Magersucht**
F50.0  – endogen
F50.0  – Pubertät
K05.3 **Magitot-Krankheit** [Parodontitis]
E61.2 **Magnesiummangel**
E83.4 **Magnesiummangel-Syndrom**
P71.9 **Magnesiumstoffwechsel,** transitorische
Störung, beim Neugeborenen
E83.4 **Magnesiumstoffwechselstörung**
S05.5 **Magnetischer intraokularer Fremd-**
**körper**
 *      – alt
H44.6 —— Bulbushinterwand
H44.6 —— Glaskörper
H44.6 —— Iris
H44.6 —— Linse
H44.6 —— Vorderkammer
H44.6 —— Ziliarkörper
M30.0 **Maier-Syndrom, Kussmaul-**
E52   **Mailänder Aussatz**
E52   **Maiskrankheit**
S82.7 **Maisonneuve-Fraktur,** Unterschenkel
Q92.2 **Majorform,** partielle Trisomie
Q17.3 **Makakusohr**
Q18.6 **Makrocheilie**
Q74.0 **Makrodaktylie**
Q74.2  – Zehe
K00.2 **Makrodontie**
C88.0 **Makroglobulinämie**
C88.0  – Waldenström
Q38.2 **Makroglossie**
K07.0 **Makrognathie**
Q04.8 **Makrogyrie**
R31   **Makrohämaturie**
N02.9  – initial
N02.9  – terminal
N02.9  – total
Q15.8 **Makrokornea**
N62   **Makromastie**
Q11.3 **Makrophthalmus**
D35.2 **Makroprolaktinom-Syndrom**
H53.1 **Makropsie**
K59.3 **Makrosigma**
E22.0 **Makrosomie**
O33.5  – fetal
Q18.4 **Makrostomie**
Q17.1 **Makrotie**
Q75.3 **Makrozephalie**
D52.9 **Makrozytäre Anämie**
O99.0  – bei Gravidität
D75.8 **Makrozythämie**
D75.8 **Makrozytose**
H35.3 **Makula Angioid streaks**
H35.6 **Makulablutung**

H35.3 **Makuladegeneration**
H35.3  – atrophisch
H35.5  – Best-, vitelliform, autosomal-dominant
H35.3  – exsudativ
H35.3  – feucht
H35.3  – nicht exsudativ
H35.3  – senil
H35.3 —— feucht
H35.3 —— trocken
H35.3  – trocken
H35.5  – vitelliform, autosomal, dominant
H35.3 **Makuladrusen,** degenerativ
H31.2 **Makuladystrophie,** benigne, konzen-
trisch
H18.5 **Makuläre Hornhautdystrophie**
H35.3 **Makulaerkrankung,** toxisch
H35.3 **Makulafältelung**
H35.3 **Makulafalte**
H35.3 **Makulaforamen**
H35.9 **Makulaleiden**
H35.3 **Makulaloch**
H31.0 **Makulanarbe**
H31.0  – durch Sonnenexposition
H31.0  – postentzündlich
H31.0  – posttraumatisch
H35.8 **Makulaödem**
H35.8  – hereditär, dominant, zystoid
H35.8  – nichtzystoid
H35.8  – zystoid
H59.8  – postoperativ
H35.3 **Makulapigmentverschiebung**
H35.3 **Makulaschichtloch**
H35.3 **Makulastreifen,** gefäßähnlich
H35.3 **Makulaveränderung**
H35.3 **Makulazyste**
H35.9 **Makulopathie**
E14.3  – bei Diabetes
H35.3  – feucht, senil
H35.0  – sklerotisch
H35.3  – toxisch
H35.3  – trocken, sklerotisch
A67.9 **Mal de Pinto**
 *     **Malabsorption**
E74.9  – Disaccharid
K90.9  – intestinal
B23.8 —— bei HIV-Krankheit
M83.2  – mit Osteomalazie, im Erwachsenenalter
 *      – postoperativ, mit
M81.3 —— Osteoporose
M80.3 —— mit pathologischer Fraktur
K90.9 **Malabsorptions-Syndrom**
E73.9  – Disaccharid-
R53   **Malaise**
B54   **Malaria**
O98.6  – bei Schwangerschaft
B50.8  – biliosa

| | |
|---|---|
| B54 | **Malaria** (Forts.) |
| * | – durch |
| B53.1 | — Affen-Plasmodien |
| B53.8 | — Impfung |
| B53.8 | — Mischinfektion |
| B53.0 | — Plasmodium ovale |
| B50.9 | – falciparum |
| B53.8 | – künstlich |
| B53.0 | – ovale |
| B52.9 | – quartana |
| B52.9 | — durch Plasmodium malariae |
| B52.0 | — mit Nephropathie |
| B51.9 | – tertiana |
| B51.9 | — durch Plasmodium vivax |
| B51.0 | — mit Milzruptur |
| B50.9 | – tropica |
| P37.3 | — angeboren |
| B50.9 | — durch Plasmodium falciparum |
| B50.0 | — mit zerebraler Komplikation |
| B51.9 | – vivax |
| B50.0 | – zerebral |
| * | **Malaria-** |
| B54 | – Hepatitis |
| B53.8 | – Infektion, therapeutisch |
| B50.8 | – Melanose |
| B50.8 | – Myokarditis |
| B54 | **Malarialeber** |
| * | **Malazie** |
| K31.8 | – Gastro- |
| I51.5 | – Kardio- |
| E50.4 | – Kerato-, bei Vitamin-A-Mangel |
| M92.2 | – Lunatum- |
| L60.3 | – Onycho- |
| K22.8 | – Ösophago- |
| J39.8 | – Trachea- |
| Q53.9 | **Maldescensus testis** |
| * | **Maldeszension** |
| Q53.9 | – Hoden |
| Q53.9 | – Testikel |
| K30 | **Maldigestion** |
| * | **Malformation** |
| Q28.8 | – arteriovenös |
| Q63.9 | – Niere |
| S32.7 | **Malgaigne-Beckenringfraktur** |
| * | **Maligne** – s.a. jeweilige Krankheit, maligne |
| T88.3 | – Hyperthermie, durch Anästhesie Bronchien und Lunge |
| C80 | **Malignom** |
| C34.9 | – Bronchien und Lunge |
| C50.9 | – Brustdrüse |
| C53.9 | – Cervix uteri |
| C54.9 | – Corpus uteri |
| C18.9 | – Dickdarm |
| C24.9 | – Gallensystem |

| | |
|---|---|
| C80 | **Malignom** (Forts.) |
| C55 | – Gebärmutter |
| C53.9 | – Gebärmutterhals |
| C71.9 | – Gehirn |
| C67.9 | – Harnblase |
| C44.9 | – Haut |
| C75.1 | – Hypophyse |
| C30.0 | – intranasal |
| C96.9 | – Knochenmark |
| C16.9 | – Magen |
| C50.9 | – Mamma |
| C48.1 | – Mesenterium |
| C57.1 | – Mesometrium |
| C53.9 | – Muttermund |
| C47.9 | – Nerv |
| C64 | – Niere |
| C25.9 | – Pankreas |
| C53.9 | – Portio uteri |
| C61 | – Prostata |
| C20 | – Rektum |
| C73 | – Schilddrüse |
| C71.0 | – Thalamus |
| C76.3 | – Unterleib |
| C68.0 | – Urethra |
| C55 | – Uterus |
| C61 | – Vorsteherdrüse |
| C71.9 | – zerebral |
| F45.2 | **Malignomangst** |
| S82.8 | **Malleolarfraktur** |
| A24.0 | **Malleus** |
| K22.6 | **Mallory-Weiss-Syndrom** |
| E46 | **Malnutrition** |
| E45 | – mit Entwicklungshemmung |
| K91.2 | – postoperativ |
| E46 | – Protein-Kalorie- |
| Q63.2 | **Malrotation,** Niere |
| * | **MALT** [Mucosa Associated Lymphoid Tissue]- |
| C85.9 | – Lymphom |
| C85.9 | — Magen |
| C85.9 | — Non-Hodgkin-Lymphom |
| A23.0 | **Malta-Fieber** |
| * | **Malum** |
| L97 | – perforans pedis |
| A53.9 | – venereum |
| J67.4 | **Malzarbeiterlunge** |
| O92.1 | **Mamillarrhagaden,** postpartal |
| C50.0 | **Mamille,** Morbus Paget |
| N64.5 | **Mamillenabsonderung** |
| * | **Mamillenabszeß** |
| O91.0 | – im Wochenbett |
| O91.0 | – in der Schwangerschaft |
| N64.5 | **Mamillenblutung** |
| N64.5 | **Mamilleneinziehung** |
| N64.0 | **Mamillenfissur** |
| N64.0 | **Mamillenfistel** |

**M**

O91.0 **Mamilleninfektion**, in der Schwanger-
      schaft
C50.0 **Mamillenkarzinom**
N64.1 **Mamillennekrose**
N64.5 **Mamillenreizung**
N64.5 **Mamillenretention**
N64.5 **Mamillenretraktion**
D48.6 **Mamillentumor**
N61   **Mamillitis**
N64.5 **Mamillodynie**
\*     **Mamma**
Q83.8 – aberrierend
Q83.1 – akzessorisch
D05.9 – Carcinoma in situ
Q83.8 – fehlend, angeboren
Q83.0 — mit fehlender Brustwarze
N64.8 – pendulans
\*     – Recessus axillaris
C50.6 — Karzinom
C50.6 — Neubildung, bösartig
Q83.1 – überzählig
N64.5 **Mammaabsonderung**
N61   **Mammaabszeß**
O91.1 – in der Schwangerschaft
O91.1 – puerperal
C50.9 **Mammaadenokarzinom**
D24   **Mammaadenom**
O92.2 **Mammaaffektion**, postpartal
Q83.9 **Mammaanomalie**
Q83.8 **Mammaasymmetrie**
N64.2 **Mammaatrophie**
N64.9 **Mammabefund**, suspekt
N60.9 **Mammadysplasie**
N60.9 – gutartig
N61   **Mammaentzündung**
N64.9 **Mammaerkrankung**
Q83.9 **Mammafehlbildung**, angeboren
N64.1 **Mammafettgewebsnekrose**
D24   **Mammafibroadenom**
N60.2 **Mammafibroadenose**
D24   **Mammafibrom**
D48.6 **Mammafibromatose**
N60.3 **Mammafibrose**
N60.3 **Mammafibrosklerose**
L02.2 **Mammafurunkel**
D48.6 **Mammageschwulst**
N64.8 **Mammahämatom**, nichttraumatisch
N62   **Mammahyperplasie**
N62   – glandulär
N62   **Mammahypertrophie**
N62   – in Pubertät
Q83.8 **Mammahypoplasie**
Q83.8 **Mammahypotrophie**
N64.5 **Mammainduration**
O91.2 **Mammainfektion**, in der Schwanger-
      schaft

N64.2 **Mammainvolution**
R92   **Mammakalkherd**
N61   **Mammakarbunkel**
C50.9 **Mammakarzinom**
C50.9 – beim Mann
C50.9 – duktal, invasiv
C50.9 – metastasierend
\*     – oberer
C50.4 — äußerer Quadrant
C50.2 — innerer Quadrant
\*     – unterer
C50.5 — äußerer Quadrant
C50.3 — innerer Quadrant
C50.1 – Zentrum
N63   **Mammaknoten**
D24   – gutartig
N64.9 **Mammakrankheit**
C50.1 **Mammakrebs**, Zentrum
D17.1 **Mammalipom**
E88.2 **Mammalipomatose**
A52.7 **Mammalues**
C50.9 **Mammamalignom**
C79.8 **Mammametastase**
R92   **Mammamikrokalkherd**
D48.6 **Mammaneoplasie**
C50.9 – metastasierend
\*     **Mammaneubildung**
\*     – bösartig
\*     – oberer
C50.4 — äußerer Quadrant
C50.2 — innerer Quadrant
\*     — unterer
C50.5 — äußerer Quadrant
C50.3 — innerer Quadrant
C50.1 – Zentrum
D48.6 – unsicher
S20.0 **Mammaprellung**
\*     **Mammaprothesen-**
T85.4 – Fältelung
T85.4 – Fehllage
T85.8 – Kapselfibrose
T85.4 – Kapselruptur
T85.4 – Leckage
T85.4 – Perforation
T85.4 – Verlagerung
N60.0 **Mammaretentionszyste**
N64.5 **Mammaretraktion**
N64.8 **Mammarückbildung**, mangelhaft, nach
      Laktation
N64.4 **Mammaschmerzen**
N64.5 **Mammasekretion**
N60.0 **Mammasolitärzyste**
R92   **Mammasonographiebefund**, abnorm
R92   **Mammasonographischer Verdich-**
      **tungsbezirk**
L90.6 **Mammastriae**

A52.7 **Mammasyphilis**
R92 **Mammathermographiebefund,** abnorm
R92 **Mammathermographischer Verdichtungsbezirk**
T86.8 **Mammatransplantatabstoßung**
T86.8 **Mammatransplantatversagen**
D48.6 **Mammatumor**
D24 – gutartig
* **Mammaverätzung**
T21.5 – 1. Grades
T21.6 – 2. Grades
T21.7 – 3. Grades
* **Mammaverbrennung**
T21.1 – 1. Grades
T21.2 – 2. Grades
T21.3 – 3. Grades
N63 **Mammaverdichtung**
N63 **Mammaverhärtung**
S20.1 **Mammaverletzung,** oberflächlich
S21.0 **Mammawunde,** offen
N60.0 **Mammazyste**
Z12.- **Mammogramm**
Z12.- **Mammographie,** zur Früherkennung
* **Mammographiebefund**
R92 – abnorm
R92 – präpathologisch
R92 – suspekt
R92 **Mammographischer Verdichtungsbezirk**
F43.9 **Managerkrankheit**
J36 **Mandelabszeß**
J03.9 **Mandeleiterung**
J03.9 **Mandelentzündung** – s.a. Tonsillitis
J03.9 – akut
J35.0 – chronisch
J35.8 **Mandelgeschwür**
J35.1 **Mandelhypertrophie**
J35.3 – Gaumen und Rachen
J35.1 **Mandeln,** vergrößert
J35.8 **Mandelnarbe**
J35.8 **Mandelstein**
* **Mandibula** – s.a. Unterkiefer
S02.6 – Processus condylaris, Fraktur
S02.6 **Mandibulabruch**
S02.6 – offen
* **Mandibulärer**
K12.2 – masseteriko-, Abszeß
K12.2 – para-, Abszeß
K12.2 – peri-, Abszeß
K12.2 – pterygo-, Abszeß
K12.2 – sub-, Abszeß
S02.6 **Mandibulafraktur**
S02.6 – offen
K07.0 **Mandibulahypoplasie**
C03.1 **Mandibulakarzinom**
C41.1 **Mandibulasarkom**

K10.2 **Mandibulitis**
Q75.4 **Mandibulofaziale Mißbildungskombination** [Franceschetti-I-Syndrom]
E61.3 **Manganmangel**
J63.8 **Manganpneumonie**
* **Mangel**
D81.3 – Adenosindesaminase
E46 – Albumin
E88.0 – Alpha-1-Antitrypsin
E72.9 – Aminosäure
E29.1 – Androgene
E51.9 – Aneurin
D80.1 – Antikörper
E88.0 – Antitrypsin, Alpha-1-
R63.0 – Appetit-
E54 – Askorbinsäure
E53.8 – Biotin
E55.9 – Calciferol
E56.8 – Carnitin
E53.8 – Cholin
E61.4 – Chrom
E53.8 – Cobalamin
E61.1 – Eisen
E87.8 – Elektrolyte
E88.9 – Enzym
E74.0 — Debrancher-
E55.9 – Ergosterol
D68.4 – erworben, Gerinnungsfaktoren
E63.0 – essentielle Fettsäuren
* – Faktor
D66 — VIII
D66 —— hereditär
D67 — IX
D67 —— hereditär
D68.1 — XI
D68.1 —— hereditär
E70.3 – Farbstoff, angeboren
E61.8 – Fluor
E53.8 – Folsäure
E28.8 – Gestagene
D55.0 – Glukose-6-Phosphat-Dehydrogenase
E34.9 – Hormon
D80.8 – humorale Antikörper
D80.2 – IgA- [Immunglobulin A]
D80.4 – IgM- [Immunglobulin M]
E53.8 – Inosit
E89.1 – Insulin, postoperativ
F79.9 – Intelligenz-
E61.8 – Jod
E87.6 – Kalium
E58 – Kalk, chronisch
E58 – Kalzium
E58 — alimentär
E61.0 – Kupfer

**M**

| | |
|---|---|
| * | **Mangel** (Forts.) |
| * | – Laktase |
| E73.0 | — angeboren |
| E73.1 | — sekundär |
| E78.6 | – Lipoproteine |
| K31.8 | – Magensäure |
| E61.2 | – Magnesium |
| E61.3 | – Mangan |
| O92.4 | – Milch, im Wochenbett |
| E61.9 | – Mineralstoffe |
| E61.5 | – Molybdän |
| T73.0 | – Nahrung |
| E87.1 | – Natrium |
| E52 | – Niazin |
| E52 | – Nikotinsäureamid |
| E28.3 | – Östrogene |
| E53.8 | – Pantothensäure |
| E83.3 | – Phosphatase-, bei Rachitis |
| D68.1 | – Plasma thromboplastin antecedent |
| D81.5 | – Purinnukleosid-Phosphorylase |
| E53.1 | – Pyridoxin |
| E53.0 | – Riboflavin |
| E87.1 | – Salz |
| E59 | – Selen |
| E59 | — alimentär |
| E61.9 | – Spurenelemente |
| E29.1 | – Testosteron |
| E51.9 | – Thiamin |
| E56.0 | – Tokopherol |
| H04.1 | – Tränenflüssigkeit |
| E61.6 | – Vanadium |
| E56.9 | – Vitamin |
| E50.9 | — A |
| E50.7 | —— Auge |
| E64.1 | —— Folge |
| * | —— mit |
| E50.1 | —— Bitot-Flecken und Xerosis conjunctivae |
| E50.5 | —— Hemeralopie |
| E50.6 | —— Hornhautnarbe |
| E50.3 | —— Hornhautulzeration und Hornhautxerose |
| E50.2 | —— Hornhautxerose |
| E50.8 | —— Hyperkeratose |
| E50.4 | —— Keratomalazie |
| E50.8 | —— Keratosis follicularis |
| E50.5 | —— Nachtblindheit |
| E50.5 | —— Nyktalopie |
| E50.8 | —— Xeroderma |
| E50.7 | —— Xerophthalmie |
| E50.6 | —— xerophthalmischer Hornhautnarbe |
| * | —— Xerosis |
| E50.0 | —— conjunctivae |
| E50.2 | —— corneae |

| | |
|---|---|
| * | **Mangel** (Forts.) |
| E56.9 | – Vitamin (Forts.) |
| E53.9 | — B |
| E51.9 | — B$_1$ |
| E53.8 | — B$_{12}$ |
| E53.0 | — B$_2$ |
| E53.1 | — B$_6$ |
| E54 | — C |
| E64.2 | —— Folge |
| E55.9 | — D |
| E55.9 | — D$_2$ |
| E56.0 | — E |
| E56.1 | — K |
| E56.8 | — P |
| E86 | – Volumen- |
| F52.0 | – von sexuellem Verlangen |
| E23.0 | – Wachstumshormon |
| T73.1 | – Wasser |
| E60 | – Zink |
| E60 | — alimentär |
| E83.1 | **Mangel-Syndrom, Eisen-** |
| D53.9 | **Mangelanämie** |
| B23.2 | – bei HIV-Krankheit |
| D64.3 | – Pyridoxin- |
| I99 | **Mangeldurchblutung** |
| I24.8 | – koronar |
| I67.8 | – zerebral |
| P05.9 | **Mangelentwicklung,** intrauterin |
| E46 | **Mangelernährung** |
| E46 | – Eiweiß- |
| E45 | — mit Entwicklungsverzögerung |
| P05.2 | – fetal |
| O25 | – in der Schwangerschaft |
| M83.3 | – mit Osteomalazie, beim Erwachsenen |
| P05.9 | **Mangelgeburt** |
| N64.8 | **Mangelhafte Mammarückbildung,** nach Laktation |
| P05.9 | **Mangelhaftes fetales Wachstum** |
| E63.9 | **Mangelkrankheit,** Ernährung |
| * | **Mangelnde** |
| R62.8 | – Gewichtszunahme |
| F93.8 | – Ich-Identifikation, beim Kind |
| F52.1 | – sexuelle Befriedigung |
| E63.1 | **Mangelzustand,** alimentär, durch unausgewogene Nahrungszusammensetzung |
| F30.9 | **Manie** |
| F10.5 | – alkoholisch |
| F31.1 | – bei Zyklothymie |
| F30.9 | – endogen, monopolar |
| F30.2 | – mit psychotischen Symptomen |
| F30.9 | – monopolar |
| F30.1 | – ohne psychotische Symptome |
| * | **Manifestation** |
| E84.1 | – Darm, bei zystischer Fibrose |
| I10 | – Hypertonie |
| E84.0 | – Lunge, bei zystischer Fibrose |

| | |
|---|---|
| * | **Manifestation** (Forts.) |
| E14.4 | – neurologisch, bei Diabetes mellitus |
| E14.3 | – ophthalmologisch, bei Diabetes |
| E14.2 | – renal, bei Diabetes |
| * | **Manifeste** |
| H52.0 | – Hyperopie |
| H50.2 | – nichtparetische Vertikaldeviation |
| * | **Manisch-** |
| * | – depressive |
| F31.9 | — Psychose |
| F33.2 | —— mit Depression |
| F31.9 | — Reaktion |
| F31.8 | —— hypomanische Form |
| F31.8 | —— manische Form |
| F33.2 | —— mit Depression |
| F31.9 | — Symptomatik |
| F31.6 | – depressiver Mischzustand |
| * | – depressives |
| F31.9 | — Irresein |
| F31.9 | — Syndrom |
| * | **Manische** |
| F33.9 | – Depression |
| F30.9 | – Episode |
| * | — bei |
| * | —— bipolarer affektiver |
| * | ——— Störung |
| F31.2 | ——— mit psychotischen Symptomen |
| F31.1 | ——— ohne psychotische Symptome |
| F31.8 | – Form, bei manisch-depressiver Reaktion |
| F30.2 | – Psychose |
| F25.0 | – schizoaffektive Störung |
| * | **Manischer** |
| F30.2 | – Stupor |
| F30.9 | – Zustand |
| E77.1 | **Mannosidose** |
| C64 | **Manon-Nieren-Dysembryom** |
| B74.4 | **Mansonella-ozzardi-Infektion** |
| B74.4 | **Mansonelliasis** |
| J93.9 | **Mantelpneu** |
| J93.9 | **Mantelpneumothorax** |
| O83.1 | **Manualhilfe,** bei Entbindung, aus Beckenendlage |
| H18.5 | **Map-Dot-Fingerprint-Hornhautdystrophie** |
| E41 | **Marasmus** |
| E41 | – alimentär |
| E41 | – Hunger- |
| E42 | – Kwashiorkor- |
| R54 | – senilis |
| A98.3 | **Marburg-Viruskrankheit** |
| Q87.1 | **Marchesani-Syndrom, Weill-** |
| D59.5 | **Marchiafava-Syndrom** |
| D68.3 | **Marcumar-Blutung** |
| Q07.8 | **Marcus-Gunn-Syndrom** |
| Q87.4 | **Marfan-Syndrom** |

| | |
|---|---|
| * | **Marginale** |
| H16.0 | – Keratitis |
| H18.5 | – kristalline Hornhautdystrophie |
| H16.0 | **Marginales Hornhautulkus** |
| * | **Marie-** |
| M45 | – Krankheit, von-Bechterew-von-Strümpell- |
| Q74.0 | – Sainton-Syndrom, Scheuthauer- |
| F12.2 | **Marihuana-Abhängigkeit** |
| I84.6 | **Marisken** |
| I84.6 | – hämorrhoidal |
| I84.6 | – perianal |
| I84.6 | – rektal |
| * | **Marker-** |
| Q92.6 | – Chromosomen, überzählig |
| Q95.4 | – Heterochromatin |
| D47.1 | **Markfibrose** |
| N17.2 | **Marknekrose,** bei akutem Nierenversagen |
| M48.0 | **Markraumstenose,** lumbal |
| Q61.5 | **Markschwammniere** |
| Q78.2 | **Marmorknochenkrankheit** |
| A77.1 | **Marokkanisches Sommerfieber** |
| B54 | **Marschfieber** |
| S92.3 | **Marschfraktur** |
| D59.6 | **Marschhämoglobinurie** |
| A77.1 | **Marseiller Fleckfieber** |
| B05.9 | **Masern** |
| B05.9 | – Exanthem |
| Z24.4 | – Impfung, Notwendigkeit |
| Z20.8 | – Inkubation |
| B05.1 | – kompliziert durch Meningitis |
| Z20.8 | – Kontakt |
| B05.0 | – mit Enzephalitis |
| Z27.8 | – Mumps [MM], Impfnotwendigkeit |
| Z27.4 | – Mumps-Röteln [MMR], Impfnotwendigkeit |
| Z27.4 | – Mumps-Röteln-Vakzination |
| Z27.8 | – Mumps-Vakzination |
| B05.9 | – ohne Komplikation |
| B05.3 | – Otitis |
| B05.2 | – Pneumonie |
| Z24.4 | – Vakzination |
| E25.9 | **Maskulinisierung** |
| * | **Massenblutung** |
| I61.9 | – Hirn |
| I61.9 | – zerebral |
| R31 | **Massenhämaturie** |
| K12.2 | **Masseterikomandibulärer Abszeß** |
| * | **Massive** |
| N28.0 | – bilaterale Nierenembolie |
| P51.0 | – Nabelblutung, beim Neugeborenen |
| * | – Osteochondrose |
| M42.9 | — Lendenwirbelsäule |
| M42.9 | — Wirbelsäule |
| M47.8 | – Unkarthrose, Halswirbelsäule |

**M**

M53.9 **Massiver Wirbelsäulenverschleiß**
*     **Maßnahme**
Z31.-   – fertilisationsfördernd
Z30.-   – kontrazeptiv
D18.0 **Masson-Tumor**
N64.4 **Mastalgie**
*     **Mastdarm-**
N32.1  – Blasen-Fistel
N82.3  – Scheidenfistel
K60.4 **Mastdarmfistel**
T18.5 **Mastdarmfremdkörper**
C20    **Mastdarmkrebs**
K56.0 **Mastdarmlähmung**
C78.5 **Mastdarmmetastase**
*     **Mastdarmneubildung**
C20    – bösartig
D12.8  – gutartig
I84.2  **Mastdarmvarizen**
K62.3 **Mastdarmvorfall**
K62.3  – weiblich
N83.8 **Masters-Allen-Syndrom**
N61    **Mastitis**
N61    – adolescentium
O91.2  – bei Gestation
*     – beim
N61    — Mann
P39.0  — Neugeborenen
N60.1  – chronisch
N61    – eitrig
P39.0  – infektiös, beim Neugeborenen
N61    – interstitiell
N61    – nonpuerperalis
N61    – phlegmonosa
N61    – Pubertäts-
O91.2  – puerperalis
O91.1  — eitrig
O91.2  — nichteitrig
O91.2  – Retentions-
O91.2  – Stauungs-
N60.1  – zystisch
N60.1  — chronisch
N64.4 **Mastodynie**
N64.4 – chronisch
H92.0 **Mastoidalgie**
H70.1 **Mastoidfistel**
H95.0 **Mastoidhöhlencholesteatom,** rezidivierend, nach Mastoidektomie
H70.9 **Mastoiditis**
H70.0 – akut
H70.1 – chronisch
H95.1 – nach Mastoidektomie
A18.0 – tuberkulös
*     **Mastopathia**
N60.1 – cystica
N60.1 – fibrocystica

*     **Mastopathia** (Forts.)
N60.1  – fibrosa
N60.1  — cystica
N64.9 **Mastopathie**
N64.9 – chronisch
N60.1  – diffus, zystisch
N60.1  – Fibrose, zystisch
N60.1  – zystisch, diffus
N64.8 **Mastoptose**
D47.0 **Mastozytom**
C96.2  – maligne
Q82.2 **Mastozytose**
C96.2  – maligne
*     **Masturbation**
F98.8  – beim Kind
F98.8  – exzessiv
C94.3 **Mastzellenleukämie**
C96.2 **Mastzellensarkom**
D47.0 **Mastzellentumor**
C96.2  – maligne
O75.0 **Maternaler Distress,** bei Entbindung
A34    **Maternitätstetanie**
O43.0 **Maternofetales Transfusionssyndrom**
R53    **Mattigkeit**
R53    – und Müdigkeit, allgemein
B08.8 **Maul- und Klauenseuche**
D22.9 **Maulbeernävus**
E10.7 **Mauriac-Syndrom**
*     **Maxilla** – s.a. Oberkiefer
S02.4 **Maxillabruch**
J32.0 **Maxilläre Sinusitis**
K12.2 **Maxillärer, retro-,** Abszeß
S02.4 **Maxillafraktur**
S02.4 – offen
C41.0 **Maxillasarkom**
E34.5 **Maxwell-Syndrom, Goldberg-**
Q52.8 **Mayer-Rokitansky-Küster-Hauser-Syndrom** [Kongenitale Anomalie des weiblichen Genitales]
E75.4 **Mayou-Syndrom, Batten-**
M31.3 **McBride-Stewart-Syndrom** [Granuloma gangraenescens]
M30.3 **MCLS** [Mukokutanes Lymphknotensyndrom]
T78.4 **MCS** [Multiple-Chemical-Sensitivity-Syndrom]
N34.2 **Meatitis,** urethral
*     **Meatus-**
N34.2  – urethrae-Entzündung
N34.2  – urethrae-Infektion
Q64.7  – urinarius-Verdopplung
N35.9 **Meatusenge,** distal
N35.9 **Meatusstenose**
N35.9 – distal
N35.9 **Meatusstriktur**

| | |
|---|---|
| \* | **Mechanisch** |
| H50.6 | – bedingter Strabismus |
| O64.9 | – behinderte Geburt, durch Lageanomalie |
| \* | **Mechanische** |
| H02.4 | – Augenlidptose |
| D59.4 | – hämolytische Anämie |
| R33 | – Harnabflußstörung |
| T83.0 | – Komplikation, durch Harnwegskatheter |
| H10.8 | – Konjunktivitis |
| H50.6 | – Motilitätsstörung, Auge |
| H50.6 | — durch Blow-out-Fraktur |
| \* | – Probleme |
| T85.3 | — bei Augenprothese |
| T85.6 | — mit Implantat |
| H57.0 | – Pupillenstörung |
| \* | **Mechanischer** |
| K83.1 | – Ikterus |
| H02.2 | – Lagophthalmus |
| H02.1 | **Mechanisches Ektropium** |
| \* | **Meckel-** |
| Q43.0 | – Divertikel |
| C17.3 | – Divertikel-Karzinom |
| Q43.0 | – Dünndarmdivertikel |
| Q61.9 | – Gruber-Syndrom |
| I63.5 | **Mediainfarkt** |
| I63.5 | – Gehirn |
| \* | **Mediale** |
| M17.9 | – Gonarthrose |
| M76.8 | – Kapseltendinose, Knie |
| M17.9 | – Kniegelenkarthrose |
| M23.3 | – Meniskopathie |
| M23.3 | – Meniskusläsion |
| M23.3 | – Meniskusreizung |
| S72.0 | – Schenkelhalsfraktur |
| \* | **Mediane** |
| Q35.6 | – Gaumenspalte |
| Q18.8 | – Halsfistel |
| Q18.8 | – Halszyste |
| Q36.1 | – Lippenspalte |
| G56.0 | **Medianus-Kompressionssyndrom** |
| G56.1 | **Medianuslähmung** |
| J85.3 | **Mediastinalabszeß** |
| \* | **Mediastinale** |
| C77.1 | – LK [Lymphknoten]-Metastasen |
| A16.3 | – Lymphknoten-TBC |
| A16.3 | – Lymphknotentuberkulose |
| A16.8 | – TBC |
| J98.2 | **Mediastinalemphysem** |
| J98.5 | **Mediastinalhernie** |
| D38.3 | **Mediastinaltumor** |
| Q34.1 | **Mediastinalzyste,** angeboren |
| J98.5 | **Mediastinitis** |
| I31.9 | **Mediastinoperikarditis** |
| I31.0 | – adhäsiv |
| I09.2 | – chronisch, rheumatisch |

| | |
|---|---|
| \* | **Mediastinum-** |
| C38.1 | – anterius-Karzinom |
| C38.2 | – posterius-Karzinom |
| J98.5 | **Mediastinumfibrose** |
| C38.3 | **Mediastinumkarzinom** |
| C78.1 | **Mediastinummetastase** |
| \* | **Mediastinumneubildung** |
| C38.3 | – bösartig |
| D15.2 | – gutartig |
| D38.3 | – unsicher |
| F19.2 | **Medikamentenabhängigkeit** |
| O99.3 | – bei Gravidität |
| F19.1 | **Medikamentenabusus** |
| T88.7 | **Medikamentenallergie** |
| D61.1 | **Medikamentenanämie,** aplastisch |
| L27.0 | **Medikamentenbedingte Dermatitis** |
| T50.9 | **Medikamentenintoxikation** |
| F19.1 | **Medikamentenmißbrauch** |
| G62.0 | **Medikamentenpolyneuropathie** |
| P04.1 | **Medikamentenschaden,** fetal |
| F19.2 | **Medikamentensucht** |
| \* | **Medikamententoxische** |
| H18.8 | – Keratopathie |
| H35.0 | – Retinopathie |
| T88.7 | **Medikamentenunverträglichkeit** |
| H40.9 | **Medikamentös eingestelltes Glaukom,** Druckerhöhung |
| \* | **Medikamentöse** |
| H52.5 | – Akkommodationsstörung |
| O61.0 | – Geburtseinleitung, mißlungen |
| H10.8 | – Konjunktivitis |
| G44.4 | – Kopfschmerzen |
| H57.0 | – Mydriasis |
| G95.8 | – Myelopathie |
| T46.9 | – Nebenwirkung, mit Herzrhythmusstörung |
| H57.0 | – Pupillenstörung |
| J31.0 | – Rhinopathie |
| G21.1 | – Schüttellähmung |
| D69.5 | – Thrombozytopenie |
| G21.1 | **Medikamentöser Parkinsonismus** |
| H40.6 | **Medikamentöses Sekundärglaukom** |
| A80.9 | **Medin-Krankheit, Heine-** |
| B72 | **Medinawurm-Infektion** |
| D56.9 | **Mediterrane Anämie** |
| Q61.5 | **Medulläre Zystenniere** |
| C73 | **Medulläres Schilddrüsenkarzinom** |
| G04.9 | **Medullitis** |
| C71.6 | **Medulloblastom** |
| C71.6 | **Medullomyoblastom** |
| L60.8 | **Mees-Nagelband** |
| H18.5 | **Meesmann-Hornhautdystrophie,** juvenil |
| C94.2 | **Megakaryoblastische Leukämie,** akut |

**M**

| | |
|---|---|
| * | **Megakaryozytäre** |
| C94.2 | – Leukämie |
| D47.3 | – Myelose |
| D75.8 | **Megakaryozytische myeloide Hepatosplenomegalie** |
| C94.2 | **Megakaryozytose** |
| K59.3 | **Megakolon** |
| K59.3 | – toxisch |
| B08.3 | **Megal-Erythema** |
| Q04.5 | **Megalenzephalie** |
| Q43.8 | **Megaloappendix** |
| * | **Megaloblastäre** |
| D52.0 | – alimentäre Anämie |
| D53.1 | – refraktäre Anämie |
| D53.1 | **Megaloblastische Anämie** |
| H02.8 | **Megaloblepharon,** erworben |
| Q74.0 | **Megalodaktylie** |
| Q43.8 | **Megaloduodenum** |
| K31.8 | **Megalogastrie** |
| Q40.2 | – angeboren |
| Q15.8 | **Megalokornea** |
| Q11.3 | **Megalophthalmus** |
| H53.1 | **Megalopsie** |
| R16.1 | **Megalosplenie** |
| Q64.7 | **Megalourethra** |
| K22.0 | **Megaösophagus** |
| K62.8 | **Megarektum** |
| K59.3 | **Megasigma** |
| N28.8 | **Megaureter** |
| Q62.2 | – angeboren |
| Q62.2 | – primär |
| N32.8 | **Megavesica** |
| E67.2 | **Megavitamin-B$_6$-Syndrom** |
| Q64.7 | **Megazystis** |
| * | **Mehr als** |
| Q97.1 | – drei X-Chromosomen, weiblicher Phänotyp |
| Q98.1 | – zwei X-Chromosomen, Klinefelter-Syndrom, männlicher Phänotyp |
| * | **Mehrere Komplikationen** |
| * | – bei |
| E11.7 | — nicht primär insulinabhängigem Diabetes mellitus |
| E10.7 | — primär insulinpflichtigem Diabetes mellitus |
| E11.7 | — sekundär insulinpflichtigem Diabetes mellitus |
| S02.6 | **Mehrfache Unterkieferfraktur,** offen |
| T07 | **Mehrfachverletzung** |
| D25.9 | **Mehrknolliger Uterus myomatosus** |
| * | **Mehrknotige** |
| E01.1 | – jodmangelbedingte Struma |
| E04.2 | – nichttoxische Struma |
| E05.2 | – toxische Struma, mit Hyperthyreose |
| P07.3 | **Mehrlingsfrühgeborenes** |

| | |
|---|---|
| O84.9 | **Mehrlingsgeburt** |
| * | – durch |
| O84.8 | — kombinierte Methoden |
| O84.2 | — Sektio |
| O84.1 | — Vakuumextraktion |
| O84.1 | — Zangenextraktion |
| * | – Geburt, alle |
| * | — Kinder, durch |
| O84.2 | —— Schnittentbindung |
| O84.1 | —— Vakuum- und Zangenextraktion |
| O84.0 | – Spontangeburt, alle Kinder |
| O30.9 | **Mehrlingsgravidität** |
| O30.9 | **Mehrlingsschwangerschaft** |
| O31.0 | – Fetus papyraceus |
| O32.5 | – mit Lageanomalie |
| * | **Meibom-** |
| H00.0 | – Drüse, Entzündung |
| C44.1 | – Karzinom |
| H00.0 | **Meibomitis** |
| Q82.0 | **Meige-Syndrom, Nonne-Milroy-** |
| D27 | **Meigs-Cass-Syndrom** |
| * | **Meiotische Non-disjunction** |
| * | – Trisomie |
| Q91.4 | — 13 |
| Q91.0 | — 18 |
| Q90.0 | — 21 |
| * | – vollständige |
| Q93.0 | — Monosomie |
| Q92.0 | — Trisomie |
| P20.9 | **Mekonium im Fruchtwasser** |
| P24.0 | **Mekoniumaspiration** |
| E84.1 | **Mekoniumblockade** |
| E84.1 | **Mekoniumileus** |
| P78.0 | **Mekoniumperitonitis** |
| P76.0 | **Mekoniumpfropf-Syndrom** |
| K92.1 | **Meläna** |
| P54.1 | – beim Neugeborenen |
| P78.2 | – und Hämatemesis, beim Neugeborenen, durch Verschlucken, mütterliches Blut |
| R79.8 | **Melanämie** |
| F32.2 | **Melancholia agitata** |
| F32.9 | **Melancholie** |
| F32.8 | – Involutions- |
| F32.8 | – klimakterisch |
| F32.8 | – Menopause |
| F32.9 | – reaktiv |
| F32.8 | – Rückbildungs- |
| L81.4 | **Melaninanreicherung** |
| L81.4 | **Melanineinlagerung** |
| L81.4 | **Melaninspeicherung** |
| D36.9 | **Melanoakanthom** |
| D16.9 | **Melanoameloblastom** |
| L81.4 | **Melanodermie** |
| K02.4 | **Melanodontie** |
| K02.4 | **Melanodontoklasie** |
| C43.9 | **Melanokarzinom,** Haut |

| | |
|---|---|
| C43.9 **Melanom** | C43.9 **Melanom** (Forts.) |
| D22.9 – benigne | C43.9 – maligne (Forts.) |
| C79.2 – Hautmetastase | C43.3 — Wange |
| C43.9 – maligne | C43.3 —— außen |
| C69.3 — Aderhaut | C69.4 — Ziliarkörper |
| C43.9 — akrolentiginös | C69.4 — Ziliarkörperring |
| C43.9 — amelanotisch | C43.9 – Metastase |
| C43.6 — Arm | C43.9 – Rezidiv |
| C69.9 — Auge | C51.9 – Vulva |
| C43.3 — Augenbraue | * **Melanoma in** |
| C43.1 — Augenlid | D03.9 – situ |
| C43.1 — Augenwinkel | D03.4 — behaarte Kopfhaut |
| C43.5 — Axilla | D03.4 — Hals |
| C43.7 — Bein | D03.1 — Kanthus |
| C69.0 — Bindehaut | D03.1 — Lid |
| C43.5 — Brust | D03.0 — Lippe |
| C69.3 — Chorioidea | D03.5 — Rumpf |
| C43.2 — Gehörgang, äußerer | L81.4 **Melanose** |
| C43.5 — Gesäß | H11.1 – Bindehaut |
| C43.3 — Gesicht | * – durch |
| * — Gliedmaßen | L81.8 — Arsen |
| C43.6 —— obere | B50.8 — Malaria |
| C43.7 —— untere | K76.8 — Leber |
| C43.4 — Hals | * **Melanosis** |
| C43.9 — Haut | K63.8 – coli |
| C43.5 —— perianal | H18.0 – corneae |
| C43.7 — Hüfte | L81.4 – Riehl- |
| C69.4 — Iris | D22.9 **Melanozytenhyperplasie, atypisch** |
| C43.1 — Kanthus | D22.9 **Melanozytennävus** |
| C43.9 — knotig | D22.0 – Lippe |
| C69.0 — Konjunktiva | D22.5 – Rumpf |
| C43.4 — Kopfhaut | * **Melanozytom** |
| C43.5 — Leistenbeuge | D31.4 – Papille |
| C43.5 — Lende | D31.4 – Ziliarkörper |
| C43.1 — Lid | R82.9 **Melanurie** |
| C43.0 — Lippe | L81.1 **Melasma** |
| C43.2 — Mittelohr | E27.1 – suprarenale |
| C43.5 — Nabel | A24.4 **Melioidose** |
| C43.3 — Nase | B08.0 **Melkerknoten** |
| C43.3 —— außen | L84 **Melkerschwiele** |
| C43.9 — nodulär | G51.2 **Melkersson-Rosenthal-Syndrom** |
| C43.7 — Oberschenkel | E74.8 **Melliturie** |
| C43.2 — Ohr | M85.8 **Melorheostose** |
| C69.6 — Orbita | Q17.4 **Melotie** |
| C60.9 — Penis | Q39.4 **Membran, Ösophagus** |
| C43.5 — Perineum | P22.0 **Membran-Syndrom** |
| C43.5 — Rücken | P22.0 – hyalin |
| C43.3 — Schläfe | P22.0 **Membranenkrankheit, hyalin** |
| C43.6 — Schulter | P22.0 – Neugeborenenlunge |
| C63.2 — Skrotum | H18.3 **Membranenveränderung, Hornhaut** |
| C43.5 — Stamm | * **Membranöse** |
| C43.9 — superfiziell, spreitend | N05.2 – Glomerulonephritis |
| C43.7 — superfiziell spreitend, Unterschenkel | N03.2 — chronisch |
| C43.5 — Unterbauch | N03.5 —— proliferierend |
| C43.7 — Unterschenkel | N05.2 – Glomerulopathie |
| C44.7 — Vorderfuß | N05.2 — idiopathisch |

**M**

| | |
|---|---|
| * **Membranöse** (Forts.) | G03.9 **Meningitis** (Forts.) |
| H26.0 – Katarakt, primär | * – bei (Forts.) |
| J31.0 – Rhinitis | A01.0 — Typhus |
| N05.5 **Membranoproliferative Glomerulo-** | B01.0 — Varizellen |
| **nephritis** | B02.1 — Zoster |
| * **Menarche** | G03.2 – benigne, rezidivierend |
| E30.0 – verzögert | A39.0 – cerebrospinalis epidemica |
| E30.1 – vorzeitig | A87.2 – Chorio- |
| R76.1 **Mendel-Mantoux-Test,** abnorm | G03.1 – chronisch |
| J95.4 **Mendelson-Syndrom** | * – durch |
| O74.0 – bei Entbindung | A87.1 — Adenoviren |
| * **Ménière** | B44.8 — Aspergillus |
| H81.0 – Krankheit | B37.5 — Candida |
| H81.0 – Morbus | A87.0 — Coxsackievirus |
| H81.0 – Symptomenkomplex | A87.0 — ECHO-Virus |
| H81.0 – Syndrom | A87.0 — Enteroviren |
| I60.8 **Meningealblutung** | G00.8 — Escherichia coli |
| A17.1 **Meningeales Tuberkulom** | G00.0 — Haemophilus influenzae |
| G96.1 **Meningealfibrose** | B00.3 — Herpesviren |
| C70.9 **Meningealkarzinose** | B45.1 — Kryptokokken |
| C70.9 **Meningealsarkom** | A32.1 — Listerien |
| I82.8 **Meningealvenenthrombose** | A39.0 — Meningokokken |
| G93.0 **Meningealzyste** | G00.9 — Mykoplasmen |
| G96.1 **Meningenadhäsion** | G00.1 — Pneumokokken |
| C70.9 **Meningenkarzinom** | G00.3 — Staphylokokken |
| B38.4 **Meningenkokzidioidomykose** | G00.2 — Streptokokken |
| * **Meningenneubildung** | A87.9 — Viren |
| C70.9 – bösartig | G00.9 – eitrig |
| D32.9 – gutartig | B83.2 – eosinophil |
| D42.9 – unsicher | A39.0 – epidemica |
| D32.9 **Meningeom** | A87.2 – epidemisch, serös |
| D32.0 – Frontallappen | G09 – Folgezustand |
| D32.0 – intrakraniell | G00.8 – Friedländer- |
| D32.0 – Nervus opticus | G03.9 – Hauben- |
| D32.0 – Orbita | G03.9 – Konvexitäts- |
| D32.0 – Sehnerv | G03.2 – Mollaret- |
| D32.1 – spinal | G03.0 – nichteitrig |
| D32.0 – Tentorium | G03.9 – Pachy- |
| D32.0 – zerebral | G00.9 – purulenta |
| D42.9 **Meningeomatose** | G03.0 – serös |
| D32.9 **Meningeosis** | G03.0 – serosa circumscripta |
| D32.9 **Meningiom** – s.a. Meningeom | B45.1 – Torula- |
| R29.1 **Meningismus** | A17.0 – tuberkulös |
| G03.9 **Meningitis** | G04.9 **Meningoenzephalitis** |
| G03.0 – aseptisch | G04.2 – bakteriell |
| B20.8 — bei HIV-Krankheit | * – bei |
| G00.9 – bakteriell | B00.4 — Herpes |
| G03.9 – basalis | B26.2 — Mumps |
| * – bei | B58.2 – durch Toxoplasmen |
| A30.9 — Aussatz | A84.1 – Frühsommer- |
| A30.9 — Lepra | Z24.1 — zentraleuropäisch, Impfnotwendigkeit |
| B05.1 — Masern | A86 – viral |
| B26.1 — Mumps | G04.9 **Meningoenzephalomyelitis** |
| A20.3 — Pest | A84.1 – Frühsommer- |
| A38 — Scharlach | A84.1 – Sommer- |
| A52.1 — Syphilis | G96.9 **Meningoenzephalomyelopathie** |

G96.9 **Meningoenzephalopathie**
Q01.9 **Meningoenzephalozele**
\*　　**Meningokokken-**
A39.5 – Endokarditis
A39.8 – Enzephalitis
A39.5 – Herzkrankheit
A39.9 – Infektion
Z23.8 — Impfnotwendigkeit
A39.5 – Karditis
A39.0 – Meningitis
A39.5 – Myokarditis
A39.5 – Perikarditis
A39.4 – Sepsis
A39.2 — akut
A39.3 — chronisch
A39.2 — fulminant
\*　　— mit
A39.1 —— Nebennierenapoplexie
A39.1 —— Nebennierenblutung
A39.2 — perakut
G04.9 **Meningomyelitis**
G04.9 **Meningomyeloneuritis**
Q05.9 **Meningomyelozele**
G03.9 **Meningoradikulitis**
A69.2 – lymphozytär (Bannwarth)
A52.1 **Meningovaskuläre Syphilis**
Q05.9 **Meningozele**
Q05.9 – Hydro-
Q01.9 – Hydroenzephalo-
Q05.9 – spinal
Q01.9 – zerebral
Q05.9 **Meningozystozele**
\*　　**Meniscus-**
M23.3 – lateralis-Schädigung
M23.3 – medialis-Schädigung
M23.3 **Meniskopathie**
M23.3 – degenerativ
M23.3 – medial
D57.1 **Meniskozytenanämie**
\*　　**Meniskus**
\*　　– Innen-
M23.3 — Hinterhornläsion
S83.2 — Korbhenkelriß
M23.3 — Läsion
S83.2 — Riß
M23.3 — Vorderhornläsion
M23.2 – Korbhenkelriß, alt
S83.2 **Meniskusabriß**
M23.3 **Meniskusdegeneration**
S83.2 **Meniskuseinriß**
M23.0 **Meniskusganglion**
S83.2 **Meniskushinterhornriß, Innen-**
M23.3 **Meniskushypermobilität**

M23.3 **Meniskusläsion**
M23.3 – Außen-
M23.3 — degenerativ
M23.3 — und Innenmeniskusläsion
\*　　– Innen-
M23.3 — degenerativ
M23.3 — und Außenmeniskusläsion
M23.3 – medial
\*　　**Meniskusreizung**
M23.3 – Innen-
M23.3 – medial
S83.2 **Meniskusriß**
S83.2 – akut
S83.2 – innen, Knie
S83.2 – seitlich, Knie
M23.3 **Meniskusschaden**
\*　　**Meniskusschädigung,** durch
M23.2 – Riß, alt
M23.2 – Verletzung, alt
S83.2 **Meniskusverletzung**
M23.0 **Meniskuszyste**
\*　　**Menkes-II-**
E83.0 – Krankheit [Kupferstoffwechselstörung]
E83.0 – Syndrom [Kupferstoffwechselstörung]
N92.1 **Menometrorrhagie**
N95.1 **Menopause**
N95.3 – artifiziell
N95.3 – künstlich
E28.3 – vorzeitig
N95.1 **Menopausen-Syndrom**
F32.8 **Menopausendepression**
F32.8 **Menopausenmelancholie**
N92.4 **Menopausenmenorrhagie**
N92.4 **Menopausenmetrorrhagie**
N95.1 **Menopausenmigräne**
N95.9 **Menopausenstörung**
N95.9 – psychovegetativ
N95.3 **Menopausensyndrom,** postartifiziell
N92.0 **Menorrhagie**
N92.4 – in der Prämenopause
N92.2 – juvenil
N92.4 – klimakterisch
N92.4 – Menopausen-
N92.4 – präklimakterisch
\*　　**Menorrhoe**
N94.6 – Dys-
N92.0 – Hyper-
\*　　**Menstruation**
N92.6 – anomal
N91.2 – Ausbleiben
N92.6 – azyklisch
N92.0 – häufig
N92.5 – protrahiert
N91.5 – schwach
N91.5 – selten
N94.8 – silent

**M**

| | |
|---|---|
| * **Menstruation** (Forts.) | D48.9 **Mesogastriumtumor** |
| N92.0 – stark | C48.1 **Mesokolonkarzinom** |
| N92.6 – unregelmäßig | C57.1 **Mesometriummalignom** |
| N92.5 – verzögert | C56 **Mesonephrom, Ovarial-** |
| N92.2 – zu stark, im Pubertätsalter | C10.9 **Mesopharynxkarzinom** |
| Z30.- **Menstruationsauslösung** | I80.9 **Mesophlebitis** |
| N94.9 **Menstruationsbeschwerden** | K66.8 **Mesotheleinschlußzyste** |
| N92.6 **Menstruationsstörung** | C45.9 **Mesotheliom** |
| N92.6 **Menstruationszyklus,** anomal | C45.1 – Bauchfell |
| * **Menstruelle** | C62.9 – Hoden |
| N94.9 – Anomalie | C63.0 – Nebenhoden |
| N94.3 – Migräne | C45.2 – Perikard |
| F79.9 **Mentale Retardierung** | C45.0 – Pleura |
| F70.9 – leicht | K66.8 **Mesothelzyste** |
| F71.9 – mäßig | * **Mesotympanale Otitis** |
| * **Meprobamat-** | H66.1 – media, chronisch |
| F13.2 – Abhängigkeit | H66.1 — eitrig |
| T43.5 – Vergiftung | D39.7 **Mesovariumneubildung,** unsicher |
| G57.1 **Meralgia paraesthetica** | T14.1 **Messerschnittwunde** |
| G57.1 **Meralgie** | T14.1 **Messerstichverletzung** |
| C44.9 **Merkel-Zell-Karzinom** | * **Metabolische** |
| R41.8 **Merkfähigkeit,** nachlassend | E87.2 – Azidose |
| Q67.5 **Merritt-Syndrom, Lavy-Palmer-** | E88.9 – Erkrankung |
| G71.1 **Mertens-Syndrom, Isaacs-** | P74.0 – Spätazidose, beim Neugeborenen |
| R11 **Meryzismus** | E88.9 **Metabolisches Syndrom** |
| D48.1 **Mesenchymom** | E75.2 **Metachromatische Leukodystrophie** |
| D48.1 **Mesenchymtumor** | B66.8 **Metagonimiasis** |
| S36.8 **Mesenterialabriß** | S62.3 **Metakarpale-V-Fraktur** |
| K55.1 **Mesenterialarterien-Syndrom** | H26.8 **Metallische Ablagerung,** Linse |
| K55.0 **Mesenterialarterienembolie** | H26.1 **Metallosis lentis** |
| K55.0 **Mesenterialarterienthrombose** | L81.8 **Metallpigmentierung** |
| K55.0 **Mesenterialarterienverschluß** | T56.9 **Metallwirkung,** toxisch |
| K66.1 **Mesenterialblutung** | A52.9 **Metalues** |
| A18.3 **Mesenterialdrüsen-TBC** | H53.1 **Metamorphopsie** |
| * **Mesenteriale** | Q78.5 **Metaphysäre Dysplasie** |
| I88.0 – Lymphadenitis | * **Metaplasie** |
| I88.0 — akut | N32.8 – Blase |
| I88.0 — chronisch | N32.8 – Blasenausgang |
| K65.8 – Saponifikation | N32.8 – Blasenhals |
| I88.0 – unspezifische Lymphadenitis | N32.8 – Blasentrigonum |
| I87.1 – Venenstenose | N32.8 – Trigonum |
| K65.0 **Mesenterialer Abszeß** | N39.8 – Urothel |
| K55.0 **Mesenterialinfarkt** | C80 **Metastase** |
| A18.3 **Mesenteriallymphknoten-Tuberkulose** | C77.3 – Achsel |
| S36.8 **Mesenterialriß** | C79.8 – Auge |
| S36.8 **Mesenterialruptur** | C79.2 – Augenlid |
| K55.0 **Mesenterialvenenthrombose** | C79.8 – Bauchdecke |
| K65.9 **Mesenteriitis** | C78.6 – Bauchfell |
| K55.1 **Mesenteriuminsuffizienz,** vaskulär | C78.6 – Bauchnetz |
| C48.1 **Mesenteriummalignom** | C79.8 – Bauchwand |
| D48.4 **Mesenteriumneubildung,** unsicher | * – bei |
| C45.1 **Mesentheliom,** peritoneal | C80 — Neubildung |
| G04.9 **Mesenzephalitis** | C80 — unbekanntem Primärtumor |
| K07.2 **Mesialbiß** | C79.8 – Bindegewebe |
| K00.1 **Mesiodens** | C79.1 – Blase |
| F16.2 **Meskalinabhängigkeit** | |

| | |
|---|---|
| C80 | **Metastase** (Forts.) |
| C79.8 | – Chorioidea |
| C80 | – Chorionepitheliom |
| C78.5 | – Dickdarm |
| C78.4 | – Dünndarm |
| C78.4 | – Duodenum |
| C79.3 | – Dura |
| C79.6 | – Eierstock |
| C79.8 | – Gallenblase |
| C79.3 | – Gehirn |
| C79.3 | –– Primärtumor, unbekannt |
| C79.3 | – Großhirn |
| C77.0 | – Halslymphknoten, Primärtumor, unbekannt |
| C79.1 | – Harnblase |
| C79.1 | – Harnblasenwand |
| C79.2 | – Haut |
| C79.2 | –– Melanom |
| C79.8 | – Hilus |
| C79.3 | – Hirn |
| C78.4 | – Ileum |
| C79.5 | – Knochen |
| C79.5 | –– Primärtumor, unbekannt |
| C79.5 | –– Knochenmark |
| C78.5 | – Kolon |
| C78.7 | – Leber |
| C78.7 | –– Primärtumor, unbekannt |
| C78.0 | – Lunge |
| C78.0 | –– Primärtumor, unbekannt |
| C78.0 | – Lungenoberlappen |
| C77.9 | – Lymphknoten |
| C77.5 | –– Becken |
| C77.0 | –– Gesicht |
| C77.0 | –– Hals |
| C77.2 | –– intraabdominal |
| C77.1 | –– intrathorakal |
| C77.0 | –– Kopf |
| C77.4 | –– Leistenbeuge |
| C77.0 | –– zervikal |
| C79.8 | – Mamma |
| C78.5 | – Mastdarm |
| C78.1 | – Mediastinum |
| C43.9 | – Melanom |
| C79.8 | – Nabel |
| C79.7 | – Nebenniere |
| C79.7 | – Nebennierenrinde |
| C79.0 | – Niere |
| C79.0 | – Nierenbecken |
| C79.8 | – Orbita |
| C78.8 | – Pankreaskopf |
| C79.8 | – Penis |
| C78.6 | – Peritoneum |
| C78.2 | – Pleura |
| C78.5 | – Rektum |
| C78.6 | – Retroperitoneum |
| C79.3 | – Rückenmark |

| | |
|---|---|
| C80 | **Metastase** (Forts.) |
| C79.8 | – Samenblase |
| C79.5 | – Schienbeinkopf |
| C79.8 | – Schilddrüse |
| C79.8 | – Thoraxwand |
| C79.8 | – Vagina |
| C79.5 | – vertebral |
| C79.8 | – Vulva |
| C79.5 | – Wirbel |
| C79.5 | – Wirbelkörper |
| C79.5 | – Wirbelsäule |
| * | **Metastasierende** |
| G04.2 | – Herdenzephalitis |
| * | – Neoplasie |
| C50.9 | –– Mamma |
| C61 | –– Prostata |
| * | **Metastasierender** |
| C62.9 | – Hodentumor |
| C80 | – neuroendokriner Tumor |
| * | **Metastasierendes** |
| C17.9 | – Karzinoid, Dünndarm |
| C80 | – Karzinom |
| C61 | –– Prostata |
| C53.9 | – Kollumkarzinom [Collum uteri] |
| C50.9 | – Mammakarzinom |
| C80 | **Metastasierung,** diffus |
| B83.8 | **Metastrongyliasis** |
| A52.9 | **Metasyphilis** |
| S92.3 | **Metatarsalfraktur** |
| S92.3 | – offen |
| M77.4 | **Metatarsalgie** |
| M77.4 | – chronisch |
| G57.6 | – Morton- |
| M92.7 | **Metatarsusosteochondrose,** juvenil |
| R14 | **Meteorismus** |
| R14 | – im Oberbauch |
| * | **Methadon-** |
| F11.2 | – Abhängigkeit |
| T40.3 | – Vergiftung |
| D74.9 | **Methämoglobinämie** |
| D74.0 | – angeboren |
| D74.8 | – toxisch |
| R82.3 | **Methämoglobinurie** |
| T51.1 | **Methanolwirkung,** toxisch |
| E72.1 | **Methioninämie** |
| E71.1 | **Methylmalonazidämie** |
| F15.2 | **Methylphenidat-Abhängigkeit** |
| N71.9 | **Metritis** |
| N71.0 | – akut |
| N71.1 | – chronisch |
| N71.9 | – eitrig |
| N71.9 | – hämorrhagisch |
| N71.9 | – septisch |
| N93.8 | **Metropathie** |
| N93.8 | – hämorrhagisch |
| N73.5 | **Metroperitonitis** |

**M**

N92.1 **Metrorrhagie**
N92.1 – chronisch
N92.4 – in der Prämenopause
N92.4 – klimakterisch
N92.1 – Meno-
N92.4 – Menopausen-
N92.4 – präklimakterisch
N70.9 **Metrosalpingitis**
N71.9 **Metrovaginitis**
E80.4 **Meulengracht,** Morbus
E80.4 **Meulengracht-Syndrom, Gilbert-**
B55.2 **Mexikanische Leishmaniase**
F10.6 **Meynert-Amentia**
* **MHC** [Haupthistokompatibilitäts-
komplex]-
D81.6 – Klasse-I-Defekt
D81.7 – Klasse-II-Defekt
J84.0 **Microlithiasis alveolaris pulmonum**
G43.9 **Migräne**
G43.1 – Basilarisgebiet
G43.8 – chronisch
G43.0 – Common-
N95.1 – durch Menopause
G43.1 – echt
G40.8 – epileptisch
G43.0 – gewöhnlich
G43.1 – hemiplegisch
G43.1 – klassisch
G43.3 – kompliziert
N94.3 – menstruell
G43.1 – mit Aura
G43.0 – ohne Aura
G43.8 – ophthalmoplegisch
G43.9 – Syndrom
G43.9 – Variante
G43.9 – vegetativ
G43.9 – Zephalgie
M47.2 – zervikal
N94.3 – zyklisch
G43.9 **Migräneanfall**
G44.2 **Migränoide Spannungskopfschmerzen**
* **Migraine**
G43.1 – accompagnée
M47.2 – cervicale
P27.0 **Mikity-Wilson-Syndrom**
D36.9 **Mikroadenom**
R80 **Mikroalbuminurie**
H35.0 **Mikroaneurysma,** Retina
* **Mikroangiopathie**
E14.5 – diabetisch
* – Syndrom
B23.8 — Konjunktiva, bei HIV-Krankheit
B23.8 — Retina, bei HIV-Krankheit
M31.1 – thrombotisch
L30.3 **Mikrobielles Ekzem**

* **Mikrobiologischer**
* – Befund
R89.5 — abnorm
R83.5 — Liquor, abnorm
R82.7 – Urinbefund, abnorm
Q18.7 **Mikrocheilie**
K00.2 **Mikrodontie**
D56.8 **Mikrodrepanozytose**
I82.9 **Mikroembolie**
H34.2 – Retina
Q02 **Mikroenzephalie**
Q40.2 **Mikrogastrie**
K07.0 **Mikrogenie**
* **Mikrogenitalien**
Q55.8 – männlich
Q52.8 – weiblich
C85.7 **Mikrogliom**
Q38.3 **Mikroglossie**
K07.0 **Mikrognathie**
Q04.3 **Mikrogyrie**
R31 **Mikrohämaturie**
R92 **Mikrokalkherd,** Mamma
N28.8 **Mikrokalzifikation,** Niere
Q43.8 **Mikrokolon**
Q13.4 **Mikrokornea**
Q13.4 – kongenital
R82.8 **Mikroleukozyturie**
Q83.8 **Mikromastie**
Q73.8 **Mikromelie**
Q06.8 **Mikromyelie**
Q14.2 **Mikropapille**
Q12.8 **Mikrophakie**
Q11.2 **Mikrophthalmus**
O43.1 **Mikroplazenta**
H53.1 **Mikropsie**
K07.1 **Mikroretrognathie**
B60.8 **Mikrosporidiose**
B35.9 **Mikrosporie**
B36.1 **Mikrosporosis nigra**
Q18.5 **Mikrostomie**
H50.4 **Mikrostrabismus**
H50.4 – convergens, mit latenter Komponente
H50.4 – divergens
I82.9 **Mikrothrombus**
Q17.2 **Mikrotie**
H50.4 **Mikrotropie**
Q02 **Mikrozephalus**
H18.5 **Mikrozystische Cogan-Hornhaut-
dystrophie**
* **Mikrozystoide**
H35.4 – Degeneration, äquatorial
H35.4 – Netzhautdegeneration
* **Mikrozytäre**
D50.8 – Anämie
D50.9 – hypochrome Anämie

| | |
|---|---|
| * | **Miktion** |
| R30.9 | – schmerzhaft |
| R39.1 | – verlängert |
| R39.1 | **Miktionsbeginn,** verzögert |
| R39.1 | **Miktionsbehinderung** |
| R39.1 | **Miktionsbeschwerden** |
| R35 | **Miktionsfrequenz,** gehäuft |
| R39.1 | **Miktionsstörung** |
| N31.9 | – neurogen |
| F45.8 | – psychogen |
| * | **Milben-** |
| B88.0 | – Dermatitis |
| A75.3 | – Fleckfieber |
| B88.9 | – Krankheit |
| J30.3 | **Milbenallergie** |
| J30.3 | – Hausstaub- |
| J45.0 | — mit Bronchialasthma |
| B88.9 | **Milbenbefall** |
| E83.5 | **Milch-Alkali-Syndrom** |
| P24.3 | **Milchaspiration** |
| A52.7 | **Milchdrüsensyphilis** |
| O86.8 | **Milchfieber,** Wochenbett |
| O91.1 | **Milchfistel,** puerperal |
| N89.8 | **Milchfluor** |
| O92.6 | **Milchfluß** |
| D05.1 | **Milchgang,** Carcinoma in situ |
| D24 | **Milchgangadenom** |
| N60.4 | **Milchgangektasie** |
| C50.8 | **Milchgangkarzinom** |
| D24 | **Milchgangpapillom** |
| N64.8 | **Milchgangzyste** |
| N89.8 | **Milchiger Fluor** |
| O92.4 | **Milchmangel,** im Wochenbett |
| B03 | **Milchpocken** |
| * | **Milchschorf** |
| L21.1 | – Kind |
| L21.1 | – Säugling |
| L21.0 | – seborrhoisch |
| O92.7 | **Milchstauung** |
| O92.2 | – im Wochenbett |
| E83.5 | **Milchtrinker-Syndrom** |
| O92.7 | **Milchzyste,** im Wochenbett |
| A19.9 | **Miliare Lungen-TBC** |
| L74.3 | **Miliaria** |
| L74.1 | – alba |
| L75.2 | – apokrin |
| L74.1 | – cristallina |
| L74.3 | – epidemica |
| L74.2 | – profunda |
| L74.0 | – rubra |
| D86.3 | **Miliarlupoid Boeck** |
| A19.9 | **Miliartuberkulose** |
| A19.2 | – akut |
| A19.8 | – chronisch |
| L72.0 | **Milien** |
| Q82.0 | **Milroy-Meige-Syndrom, Nonne-** |

| | |
|---|---|
| A18.8 | **Milz-TBC** |
| D73.3 | **Milzabszeß** |
| C26.1 | **Milzangiosarkom** |
| I74.8 | **Milzarterienthrombose** |
| I70.8 | **Milzarterienverkalkung** |
| D73.0 | **Milzatrophie** |
| A22.9 | **Milzbrand** |
| A22.2 | – Darm |
| A22.1 | – durch Inhalation |
| A22.0 | – Haut |
| A22.1 | – Lunge |
| * | **Milzbrand-** |
| A22.0 | – Karbunkel |
| A22.7 | – Sepsis |
| D73.8 | **Milzerweichung** |
| Q89.0 | **Milzfehlbildung,** angeboren |
| C26.1 | **Milzfibrosarkom** |
| S36.0 | **Milzhämatom** |
| D73.5 | **Milzinfarkt** |
| * | **Milzkapselentzündung** |
| D73.8 | – akut |
| D73.8 | – chronisch |
| D73.0 | **Milzkapselhyalinose** |
| C26.1 | **Milzkarzinom** |
| D73.9 | **Milzkrankheit** |
| C26.1 | **Milzkrebs** |
| D73.3 | **Milzlogenabszeß** |
| * | **Milzneubildung** |
| C26.1 | – bösartig |
| D13.9 | – gutartig |
| S36.0 | **Milzriß** |
| S36.0 | **Milzruptur** |
| B51.0 | – bei Malaria tertiana |
| S36.0 | – traumatisch |
| R16.1 | **Milzschwellung** |
| A18.8 | **Milztuberkulose** |
| D37.7 | **Milztumor** |
| I82.8 | **Milzvenenthrombose** |
| R16.1 | **Milzvergrößerung** |
| S36.0 | **Milzverletzung** |
| P15.1 | – bei Geburt |
| D73.4 | **Milzzyste** |
| A49.8 | **Mimea-polymorpha-Infektion** |
| F79.9 | **Minderbegabung** |
| F79.9 | **Minderbelastbarkeit,** zerebral |
| * | **Minderung** |
| R41.3 | – Gedächtnis |
| F79.9 | – Intelligenz- |
| F60.8 | **Minderwertigkeitskomplex** |
| E34.3 | **Minderwuchs** |
| D82.2 | – disproportioniert, bei Immundefekt |
| E23.0 | – hypophysär |
| E23.0 | – Levi- |
| E23.0 | – Lorain- |
| N25.0 | – renal |
| R79.0 | **Mineralblutwert,** abnorm |

**M**

| | |
|---|---|
| E27.0 | **Mineralokortikoid-Exzeß** |
| T50.0 | **Mineralokortikosteroid-Vergiftung** |
| E61.9 | **Mineralstoffmangel** |
| E83.9 | **Mineralstoffwechselstörung** |
| * | **Minimal** |
| * | – linkskonvexe |
| M41.9 | — BWS-Skoliose |
| M41.9 | — LWS-Skoliose |
| * | – rechtskonvexe |
| M41.9 | — BWS-Skoliose |
| M41.9 | — LWS-Skoliose |
| * | **Minimale** |
| N00.0 | – glomeruläre Läsion, bei akutem nephritischen Syndrom |
| G93.8 | – zerebrale Dysfunktion |
| N05.0 | **Minimalglomerulonephritis** |
| D58.0 | **Minkowski-Chauffard-Syndrom** |
| Q92.3 | **Minorform,** partielle Trisomie |
| H57.0 | **Miosis** |
| H21.2 | **Miotische Pupillenzyste** |
| * | **Mischform** |
| F43.0 | – akute Belastungsreaktion |
| J45.8 | – Asthma bronchiale |
| F83 | – Entwicklungsrückstand |
| B81.4 | – intestinale Helminthosen |
| T74.8 | – Mißbrauch |
| A67.3 | – Pinta |
| M35.1 | **Mischkollagenose** |
| F25.2 | **Mischpsychose** |
| J64 | **Mischstaubpneumokoniose** |
| * | **Mischtumor** |
| D38.1 | – Bronchus |
| D40.1 | – Hoden |
| D37.0 | – Mundhöhle |
| D37.0 | – Mundspeicheldrüse |
| D39.7 | – Parotis |
| D37.0 | – Pharynx |
| D37.0 | – Rachen |
| D37.0 | – Speicheldrüse |
| D37.0 | – Tonsille |
| C83.2 | **Mischzelltyplymphom,** maligne |
| F31.6 | **Mischzustand,** manisch-depressiv |
| R11 | **Miserere** |
| Q89.9 | **Mißbildung** |
| Q07.0 | – Arnold-Chiari- |
| Q64.7 | – Blase |
| Q43.9 | – Darm |
| Q74.9 | – Extremität |
| Q89.9 | – fetal |
| O35.0 | — ZNS, Betreuung der Schwangeren |
| Q04.9 | – Gehirn |
| Q18.9 | – Gesicht |
| Q64.7 | – Harnblase |
| Q24.9 | – Herz |
| Q04.9 | – Hirn |
| Q89.9 | – kongenital |

| | |
|---|---|
| Q89.9 | **Mißbildung** (Forts.) |
| Q52.7 | – Labien |
| Q44.7 | – Leber |
| Q33.9 | – Lunge |
| Q63.9 | – Niere |
| Q55.6 | – Penis |
| Q38.8 | – Rachen |
| Q76.9 | – Thorax |
| Q51.9 | – Uterus |
| Q52.4 | – vaginal |
| Q76.4 | – Wirbel |
| F45.2 | **Mißbildungsangst** |
| Q75.4 | **Mißbildungskombination,** mandibulofazial [Franceschetti-I-Syndrom] |
| O35.9 | **Mißbildungsrisiko,** erhöht, beim Feten |
| * | **Mißbrauch** |
| F10.1 | – Alkohol |
| F15.1 | – Amphetamintyp |
| F55 | – Analgetika |
| F55 | – Antidepressiva |
| F19.1 | – Arzneimittel |
| F13.1 | – Barbiturat |
| F12.1 | – Cannabis |
| F13.1 | – Diazepam |
| F19.1 | – Drogen |
| F16.1 | – Halluzinogen |
| F11.1 | – Heroin |
| T74.1 | – körperlich |
| F15.1 | – Koffein |
| F14.1 | – Kokain |
| F14.1 | – Kokaintyp |
| F55 | – Laxanzien |
| F19.1 | – Medikament |
| T74.8 | – Mischform |
| F11.1 | – Morphintyp |
| F55 | – Nasenspray, Nasentropfen |
| F17.1 | – Nikotin |
| T74.3 | – psychisch |
| T74.3 | – psychogen |
| T74.2 | – sexuell |
| F17.1 | – Tabak |
| F19.1 | – Tabletten |
| F19.1 | — ständig |
| F13.1 | – Tranquilizer |
| O02.1 | **Missed Abortion** |
| Q89.7 | **Mißgeburt** |
| T74.9 | **Mißhandlung** |
| T74.1 | – beim Kind |
| T74.1 | – durch Ehegatten |
| * | – körperlich, durch |
| T74.1 | — Bekannten |
| T74.1 | — Ehegatten |
| T74.1 | — Eltern |
| T74.1 | — Freund |
| T74.1 | — Partner |
| T74.9 | **Mißhandlungssyndrom** |

| | |
|---|---|
| * **Mißlungene** | I34.0 **Mitralklappeninsuffizienz** |
| O07.9 – Aborteinleitung | Q23.3 – angeboren |
| O07.8 — mit Komplikation | I05.1 – rheumatisch |
| * —— durch | I08.0 – und Aortenklappeninsuffizienz |
| O07.7 —— Embolie | I08.0 — chronisch, rheumatisch |
| O07.5 —— Infektion | I05.9 **Mitralklappenkrankheit** |
| O07.6 —— verstärkte Blutung | I05.9 – chronisch |
| O61.9 – Geburtseinleitung | I34.9 — sklerosierend |
| O61.1 – instrumentelle Geburtseinleitung | I34.9 – nichtrheumatisch |
| T88.4 – Intubation | I05.9 – rheumatisch |
| O61.0 – medikamentöse Geburtseinleitung | * – und |
| O07.9 **Mißlungener Abort** | * — Aortenklappenkrankheit |
| R46.5 **Mißtrauen** | I08.0 —— chronisch, rheumatisch |
| * **Mißverhältnis** | I08.3 —— und Trikuspidalklappenkrankheit, |
| * – durch |       kombiniert |
| O33.6 — fetalen Hydrozephalus | I08.1 — Trikuspidalklappenkrankheit, kombi- |
| O33.5 — großen Fetus |       niert |
| O33.5 – fetal, Betreuung der Schwangeren | I05.0 **Mitralklappenobstruktion,** rheumatisch |
| * – zwischen | I34.1 **Mitralklappenprolaps** |
| O33.9 — Becken und Schädel | I34.0 **Mitralklappenregurgitation** |
| * — Fetus und | I05.8 **Mitralklappensklerose** |
| O33.9 —— Becken | I08.0 – und Aortenklappensklerose |
| O65.4 —— Geburtshindernis | I08.0 — chronisch, rheumatisch |
| * **Miteinander verwachsene** | I05.0 **Mitralklappenstenose** |
| Q70.0 – Finger | Q23.2 – angeboren |
| Q70.2 – Zehen | I05.2 – mit Insuffizienz |
| L70.0 **Mitesser** | I34.2 – nichtrheumatisch |
| Q89.7 **Mitochondriale Zytopathie** | I08.0 – und Aortenklappenstenose |
| * **Mitotische Non-disjunction** | I08.0 — chronisch, rheumatisch |
| * – Trisomie | I05.0 – Zustand nach Mitralklappenersatz we- |
| Q91.5 — 13, Mosaik |       gen |
| Q91.1 — 18, Mosaik | I34.8 **Mitralklappenverkalkung** |
| Q90.1 — 21, Mosaik | I05.8 **Mitralklappenvitium** |
| * – vollständige | I05.8 – chronisch, rheumatisch |
| Q93.1 — Monosomie, Mosaik | I05.2 – kombiniert |
| Q92.1 — Trisomie, Mosaik | I08.0 – und Aortenklappenvitium |
| I08.0 **Mitralaortenvitium** | I08.0 — chronisch, rheumatisch |
| I05.8 **Mitralfehler** | I08.0 **Mitralklapppenvitium und Aorten-** |
| I34.0 **Mitralinsuffizienz** | **klappenvitium,** kombiniert |
| I05.2 – mit Mitralstenose | I05.0 **Mitralstenose** |
| I34.0 – Zustand nach Mitralklappenersatz | * – mit |
| Q23.9 **Mitralklappenanomalie,** kongenital | I05.2 — Insuffizienz |
| Q23.2 **Mitralklappenatresie** | I05.2 — Mitralinsuffizienz |
| I05.9 **Mitralklappenentzündung** | I05.2 — Regurgitation |
| I05.9 – chronisch, rheumatisch | I05.8 **Mitralvitium** |
| I08.0 – und Aortenklappenentzündung | I05.2 – kombiniert |
| I08.0 — chronisch, rheumatisch | I05.8 – Zustand nach Mitralklappenersatz |
| * **Mitralklappenersatz,** Zustand | R10.4 **Mittelbauchkrampf** |
| * – nach, wegen | D48.9 **Mittelbauchtumor** |
| I34.0 — Mitralinsuffizienz | N92.3 **Mittelblutung** |
| I05.0 — Mitralklappenstenose | J98.5 **Mittelfellentzündung** |
| I05.8 — Mitralvitium | S62.6 **Mittelfingerendgliedfraktur** |
| I05.8 **Mitralklappenfehler** | M19.9 **Mittelfußarthrose** |
| I05.8 – chronisch, rheumatisch | S92.3 **Mittelfußbruch** |
| I08.0 – und Aortenklappenfehler | S92.3 **Mittelfußfraktur** |
| I08.0 — chronisch, rheumatisch | |

**M**

S02.7 **Mittelgesichtsfraktur**
S02.7 **Mittelgesichtsfrakturen,** multipel
Q75.8 **Mittelgesichtshypoplasie**
S02.7 **Mittelgesichtstrümmerbruch**
S02.7 **Mittelgesichtstrümmerfraktur**
* **Mittelgradige**
F32.1 – depressive Episode
F31.3 — bei bipolarer affektiver Störung
* – Dysplasie
N87.1 — Cervix uteri
N89.1 — Vagina
N90.1 — Vulva
F33.1 – Episode, bei rezidivierender depressiver Störung
F71.9 – Intelligenzminderung
F71.8 — mit Verhaltensstörung
I25.1 — Koronararteriensklerose
S62.3 **Mittelhandbruch**
S62.3 **Mittelhandfraktur**
T02.2 – und Fingerfraktur
S62.2 **Mittelhandknochen,** erster, Fraktur
S62.4 **Mittelhandknochenfrakturen,** multipel
C71.9 **Mittelhirngliom**
G93.8 **Mittelhirnsyndrom**
J98.1 **Mittellappen-Syndrom**
N40 **Mittellappenadenom,** Prostata
J98.1 **Mittellappenatelektase**
N40 **Mittellappenhyperplasie,** Prostata
N40 **Mittellappenhypertrophie,** Prostata
N42.8 **Mittellappeninduration,** Prostata
C34.2 **Mittellappenkarzinom,** Lunge
N42.1 **Mittellappenkongestion,** Prostata
J18.1 **Mittellappenpneumonie**
N40 **Mittellappenvergrößerung,** Prostata
M31.2 **Mittelliniengranulom,** letal
* **Mittelmeer-**
D56.9 – Anämie
A23.0 – Fieber
D56.9 – Krankheit
D02.3 **Mittelohr,** Carcinoma in situ
H66.0 **Mittelohrabszeß,** akut
H74.1 **Mittelohradhäsivprozeß**
H74.8 **Mittelohrblutung**
H71 **Mittelohrcholesteatom**
A36.8 **Mittelohrdiphtherie**
H66.4 **Mittelohreiterung**
H66.9 **Mittelohrentzündung**
H66.9 – akut
H66.9 – chronisch
H66.4 – eitrig
H65.9 **Mittelohrerguß**
H66.9 **Mittelohrinfektion**
C30.1 **Mittelohrkarzinom**
H65.9 **Mittelohrkatarrh**
H65.2 – chronisch
H65.2 — ulzerierend

H74.9 **Mittelohrkrankheit**
H74.1 – adhäsiv
C30.1 **Mittelohrkrebs**
C43.2 **Mittelohrmelanom,** maligne
* **Mittelohrneubildung**
C30.1 – bösartig
D14.0 – gutartig
D38.5 – unsicher
H74.4 **Mittelohrpolyp**
H71 **Mittelohrpseudocholesteatom**
H90.2 **Mittelohrschwerhörigkeit**
H90.8 – und Innenohrschwerhörigkeit, kombiniert
A52.7 **Mittelohrsyphilis**
H66.4 **Mittelohrvereiterung**
Q14.0 **Mittendorf-Fleck**
M35.1 **Mixed connective tissue disease**
Z27.8 **MM,** Impfung, gegen Masern-Mumps
Z27.4 **MMR,** Masern-Mumps-Röteln, Impfnotwendigkeit
* **Mobilität,** Spermien
R86.9 – eingeschränkt
R86.9 – reduziert
I44.1 **Mobitz-Block**
E11.9 **MODY** [Maturity onset diabetes of young people]
* **Moebius-**
G43.8 – Krankheit [Ophthalmoplegische Migräne]
Q87.0 – Syndrom [Kernaplasie]
* **Möller-**
E54 – Barlow-Krankheit
D86.9 – Boeck-Krankheit
K14.0 – Glossitis
I70.2 **Mönckeberg-Sklerose**
A18.1 **Mörtelniere**
T26.9 **Mörtelverätzung,** Auge
* **Mola**
O01.9 – hydatidosa
D39.2 — accreta
D39.2 – intravenosa
D39.2 – maligna
* **Mole**
O01.9 – Blasen-
O01.0 — klassisch
O02.0 – Blut-
O02.0 – Breus-
O02.0 – Fleisch-
O02.0 – Hämato-
O01.9 – Trauben-
O01.9 – Trophoblasten-
O02.0 **Molenei**
O02.0 **Molenschwangerschaft**
N94.6 **Molimina menstrualia**
H00.0 **Moll-Drüsen-Entzündung**
G03.2 **Mollaret-Meningitis**

| | |
|---|---|
| * | **Molluscum** |
| B08.1 | – contagiosum |
| B08.1 | – epithelial |
| E61.5 | **Molybdänmangel** |
| M13.1 | **Monarthritis** |
| M25.4 | **Monarthropathie,** Erguß |
| E24.9 | **Mondgesicht** |
| I80.8 | **Mondor,** Morbus |
| F51.3 | **Mondsüchtigkeit** |
| Q90.9 | **Mongolismus** |
| Q84.1 | **Monilethrix** |
| B37.9 | **Moniliasis** |
| B37.1 | – Broncho- |
| B37.1 | – Lunge |
| Q71.0 | **Monobrachius** |
| H53.5 | **Monochromasie** |
| S00.1 | **Monokelhämatom** |
| * | **Monoklonale** |
| D47.2 | – Gammopathie |
| D47.2 | – Paraproteinämie |
| H53.2 | **Monokulare Diplopie** |
| F28 | **Monomanie** |
| G58.9 | **Mononeuritis** |
| G58.7 | – multiplex |
| G58.9 | **Mononeuropathie** |
| * | – Gliedmaßen |
| G56.9 | — obere |
| G57.9 | — untere |
| B27.9 | **Mononucleosis infectiosa** |
| B27.9 | **Mononukleose** |
| * | – durch |
| B27.0 | — Gamma-Herpes-Viren |
| B27.1 | — Zytomegalie-Viren |
| B27.9 | – infektiös |
| B27.9 | – Syndrom |
| G83.3 | **Monoparese** |
| N97.0 | **Monophasischer Zyklus** |
| G83.3 | **Monoplegie** |
| G83.2 | – Arm |
| G83.1 | – Bein |
| G80.8 | – infantil |
| G83.2 | – obere Extremität |
| G83.1 | – untere Extremität |
| Q72.0 | **Monopodie** |
| F30.9 | **Monopolare Manie** |
| F30.9 | – endogen |
| Q55.0 | **Monorchie** |
| Q93.9 | **Monosomie** |
| * | – vollständig |
| Q93.0 | — meiotische Non-disjunction |
| Q93.1 | — Mosaik, mitotische Non-disjunction |
| * | **Monozytäre** |
| * | – Leukämie |
| C93.0 | — akut |
| C93.1 | — chronisch |

| | |
|---|---|
| * | **Monozytäre** (Forts.) |
| C92.1 | – Naegeli-Leukämie |
| C93.2 | – subakute Leukämie |
| C92.3 | **Monozytäres Sarkom** |
| * | **Monozyten-** |
| B27.9 | – Angina |
| C93.9 | – Leukämie |
| D72.8 | **Monozytose** |
| Q89.7 | **Monstrum** |
| S52.0 | **Monteggia-Fraktur** |
| Q87.8 | **Moon-Bardet-Biedl-Syndrom, Laurence-** |
| Q87.8 | – mit Retinitis pigmentosa |
| H16.0 | **Mooren-Ulkus** |
| F60.2 | **Moralischer Defekt** |
| B05.9 | **Morbilli** – s.a. Masern |
| B05.2 | – mit Pneumonie |
| * | **Morbus** |
| A23.1 | – Abortus Bang |
| E27.1 | – Addison |
| G30.9 | – Alzheimer |
| G30.9 | — mit Demenz |
| G30.0 | —— präsenil |
| G30.1 | —— senil |
| A53.9 | – americanus |
| A53.9 | – aphrodisiacus |
| M48.2 | – Baastrup |
| A23.1 | – Bang |
| E05.0 | – Basedow |
| * | — mit endokriner |
| E05.0 | —— Orbitopathie |
| * | —— und |
| E05.0 | ——— Esotropie |
| E05.0 | ——— Hypotropie |
| E05.0 | ——— Lidretraktion |
| O99.8 | – Bechterew, von, bei Gravidität |
| M35.2 | – Behçet |
| D86.9 | – Besnier-Boeck-Schaumann |
| D51.0 | – Biermer |
| I67.3 | – Binswanger |
| F20.9 | – Bleuler |
| F20.5 | — chronisch |
| D86.9 | – Boeck |
| D86.9 | — mit Uveitis posterior |
| D04.9 | – Bowen |
| D09.2 | — Hornhaut |
| D04.1 | — Lid |
| A75.1 | – Brill-Zinsser |
| L41.9 | – Brocq |
| M91.1 | – Calvé-Legg-Perthes [Osteochondrosis deformans coxae juvenilis] |
| B57.2 | – Chagas |
| H35.0 | – Coats |
| E26.0 | – Conn |

**M**

\*     **Morbus** (Forts.)
K50.9 – Crohn
K50.1 — Dickdarm
K50.0 — Dünndarm
K50.1 — Kolon
K50.1 — Rektum
Q75.1 – Crouzon
E24.0 – Cushing
Q82.8 – Darier
M65.4 – de Quervain [Tendovaginitis stenosans]
Q90.9 – Down
L13.0 – Duhring
M72.0 – Dupuytren
H35.0 – Eales
A55    – Favre-Racouchot [Elastoidosis cutis nodularis]
M48.1 – Forestier
G50.0 – Fothergill [Trigeminusneuralgie]
G50.8 – Frey
A53.9 – gallicus
E75.2 – Gaucher
P55.9 – haemolyticus neonatorum
L40.2 – Hallopeau
L90.4 – Herxheimer
Q43.1 – Hirschsprung
C81.9 – Hodgkin
M31.6 – Horton
M31.6 — Arteriitis temporalis
M31.6 — mit Augenbeteiligung, Arteriitis temporalis
G10    – Huntington
E24.9 – Icenko-Cushing
C90.0 – Kahler
E14.2 – Kimmelstiel-Wilson
A16.9 – Koch
\*    – Köhler
M92.7 — I
M92.7 — II
H35.0 – Kyrieleisis
K74.6 – Laënnec
M72.2 – Ledderhose
G31.8 – Leigh [Subakute nekrotisierende Enzephalomyelopathie]
A69.2 – Lyme
H81.0 – Ménière
E80.4 – Meulengracht
G43.8 – Moebius [Ophthalmoplegische Migräne]
I80.8 – Mondor
I67.5 – Moyamoya
A54.9 – Neisser
N13.5 – Ormond
M92.5 – Osgood-Schlatter
I78.0 – Osler

\*     **Morbus** (Forts.)
\*    – Paget
M88.9 — Knochen
C50.0 — Mamille
G20    – Parkinson
G21.9 — sekundär
M91.1 – Perthes
B27.0 – Pfeiffer
A30.9 – phoenicius
E74.0 – Pompe
A18.0 – Pott
H35.6 – Purtscher
I73.0 – Raynaud
M02.3 – Reiter
G40.9 – sacer
A53.9 – Schaudinn
D86.9 – Schaumann
M42.0 – Scheuermann
M42.0 — mit Kyphoskoliose
M92.5 – Schlatter
D69.0 – Schönlein-Henoch
E23.0 – Sheehan
M92.4 – Sinding-Larsen
H35.5 – Stargardt
M89.0 – Sudeck [Neurogene posttraumatische Knochenatrophie]
A75.3 – Tsutsugamushi
\*    – von
M45    — Bechterew
Q85.0 — Recklinghausen [Neurofibromatose]
Q85.8 – von-Hippel-Lindau
C88.0 – Waldenström
A53.9 – Wassermann
M31.3 – Wegener
D69.3 – Werlhof
K90.8 – Whipple
K90.8 — mit Uveitis posterior
E83.0 – Wilson
M85.2 **Morel-Morgagni-Syndrom, Stewart-**
\*     **Morgagni-**
I45.9 – Adams-Stokes-Anfall
I45.9 – Adams-Stokes-Syndrom
M85.2 – Syndrom, Stewart-Morel-
F07.0 **Moria**
L94.0 **Morphaea**
F11.2 **Morphinähnliche Substanz,** Abhängigkeit
F11.2 **Morphinismus**
F19.2 **Morphintyp,** einschließlich Polytoxikomanie
\*     **Morphium-**
F11.1 – Abusus
F11.1 – Mißbrauch
\*     **Morton-**
G57.6 – Metatarsalgie
G57.6 – Neuralgie

| | |
|---|---|
| * | **Morton-** (Forts.) |
| G57.6 | – Syndrom |
| G57.6 | – Vorfußneuralgie |
| * | **Mosaik** |
| Q98.7 | – Gonosomen-, männlicher Phänotyp |
| R93.8 | – Portio |
| * | – Trisomie |
| Q91.5 | — 13, mitotische Non-disjunction |
| Q91.1 | — 18, mitotische Non-disjunction |
| Q90.1 | — 21, mitotische Non-disjunction |
| * | – vollständige |
| Q93.1 | — Monosomie, mitotische Non-disjunction |
| Q92.1 | — Trisomie, mitotische Non-disjunction |
| H18.4 | **Mosaikdegeneration, Vogt-**, Hornhautdegeneration |
| M31.1 | **Moschkowitz-Syndrom** |
| * | **Moskito** |
| A93.1 | – Fieber |
| A91 | – hämorrhagisches Fieber |
| A83.9 | – Virusenzephalitis |
| A78 | **Mossmann-Krankheit** |
| * | **Motilitätsstörung** |
| H50.6 | – bei Orbitabodenfraktur |
| H50.6 | – mechanisch, Auge |
| H50.6 | — durch Blow-out-Fraktur |
| G12.2 | **Motoneuron-Krankheit** |
| * | **Motorische** |
| G97.9 | – Ausfälle, Extremität, bei Gipsbehandlung |
| F82 | – Entwicklungsverzögerung |
| F95.2 | – Tics, multipel und vokal, kombiniert [Tourette-Syndrom] |
| R45.1 | – Unruhe |
| F82 | **Motorischer Entwicklungsrückstand** |
| K00.3 | **Mottled teeth** |
| H43.3 | **Mouches volantes** |
| H18.5 | **Mouchetée-Hornhautdystrophie** |
| * | **Moyamoya** |
| I67.5 | – Krankheit |
| I67.5 | – Morbus |
| I67.5 | – Syndrom |
| G35 | **MS** [Encephalomyelitis disseminata] |
| Z34.- | **MSV** [Mutterschaftsvorsorge] |
| L41.0 | **Mucha-Habermann-Syndrom** |
| T14.0 | **Mückenstich** |
| H53.9 | **Müde Augen** |
| R53 | **Müdigkeit** |
| T67.6 | – durch Hitze |
| R53 | – und Mattigkeit, allgemein |
| G93.3 | **Müdigkeitssyndrom,** chronisch |
| F68.1 | **Münchhausen-Syndrom** |
| M61.1 | **Münchmeyer-Krankheit** |
| H65.9 | **Muköse Otitis** |

| | |
|---|---|
| * | **Mukoide Otitis media** |
| H65.1 | – akut |
| H65.3 | – chronisch |
| B55.2 | **Mukokutane Leishmaniase** |
| M30.3 | **Mukokutanes Lymphknotensyndrom** [Kawasaki-Krankheit] |
| * | **Mukolipidose** |
| E77.1 | – I |
| E77.0 | – II |
| E77.0 | – III |
| E75.1 | – IV |
| E76.3 | **Mukopolysaccharidose** |
| E76.0 | – Typ I |
| E76.1 | – Typ II |
| * | **Mukopurulente** |
| J41.1 | – Bronchitis, chronisch |
| H10.0 | – Konjunktivitis |
| B46.5 | **Mukormykose** |
| B46.4 | – disseminiert |
| B46.3 | – Haut |
| B46.0 | – Lunge |
| B46.2 | – Magen-Darm-Trakt |
| B46.5 | – Orbita |
| B46.1 | – rhinozerebral |
| R09.3 | **Mukorrhoe** |
| R09.3 | – Dys- |
| R60.9 | **Mukosaödem** |
| H65.4 | **Mukoserotympanon** |
| D70 | **Mukositis,** nekrotisch, agranulozytisch |
| H65.3 | **Mukotympanon** |
| E84.9 | **Mukoviszidose** – s.a. Cystische Fibrose oder s.a. Zystische Fibrose |
| * | **Mukozele** |
| K38.8 | – Appendix |
| K82.1 | – Gallenblase |
| J34.1 | – Nebenhöhle |
| K11.6 | – Speicheldrüse |
| H04.4 | – Tränenapparat, chronisch |
| D75.8 | **Mulcahy-Syndrom** [Myelosklerose] |
| * | **Multifokale** |
| * | – Autonomie |
| E04.2 | — mit Euthyreose, bei Struma |
| E05.2 | — Schilddrüse, bei Struma, mit Hyperthyreose |
| M86.3 | – chronische Osteomyelitis |
| M35.5 | – Fibrosklerose |
| B22.0 | – Leukoenzephalitis, bei HIV-Krankheit |
| H31.8 | – plakoide Pigmentepitheliopathie, akut, Aderhaut |
| A81.2 | – progressive Leukenzephalopathie |
| I69.3 | **Multiinfarkt-Syndrom** |
| F01.1 | **Multiinfarktdemenz** |
| I69.3 | **Multiinfarktgeschehen** |
| * | **Multinoduläre** |
| E04.2 | – nichttoxische Struma |
| E04.2 | – Struma |

**M**

| | |
|---|---|
| * | **Multinoduläre** (Forts.) |
| E05.2 | – toxische Struma |
| R68.8 | **Multiorganversagen** |
| * | **Multipel** – s.a. jeweilige Krankheit, multipel |
| * | **Multiple** |
| T78.4 | – Allergie |
| M99.8 | – Blockierungen, Wirbelsäule |
| H30.8 | – evanescent white dot syndrome |
| S00.7 | – oberflächliche Verletzungen, Kopf |
| S01.7 | – offene Wunden, Kopf |
| G35 | – Sklerose |
| G35 | — bulbär |
| G35 | — disseminiert |
| G35 | — hemiplegisch |
| G35 | — lumbosakral |
| G35 | — paraplegisch |
| G35 | — spinal |
| G35 | — zerebral |
| T78.4 | **Multiple-Chemical-Sensitivity-Syndrom** [MCS] |
| * | **Multiples** |
| C90.0 | – Myelom |
| C90.0 | – Plasmazellenmyelom |
| G90.3 | **Multisystem-Atrophie** |
| C34.9 | **Multizentrische adenomatöse Pneumonie** |
| B26.9 | **Mumps** |
| B26.2 | – Enzephalitis |
| Z25.0 | – Impfung, Notwendigkeit |
| Z20.8 | – Inkubation |
| Z27.8 | – Masern- [MM], Impfnotwendigkeit |
| B26.1 | – Meningitis |
| B26.2 | – Meningoenzephalitis |
| B26.9 | – ohne Komplikation |
| B26.0 | – Orchitis |
| B26.3 | – Pankreatitis |
| B26.9 | – Parotitis |
| Z27.4 | – Röteln, Masern- [MMR], Impfnotwendigkeit |
| Z27.4 | – Röteln-Vakzination, Masern- |
| Z25.0 | – Vakzination |
| Z27.8 | — Masern- |
| C06.1 | **Mund,** vorderer Teil, Neubildung, bösartig |
| K12.2 | **Mundabszeß** |
| K12.2 | **Mundantrumfistel** |
| R06.5 | **Mundatmung** |
| K12.1 | **Mundbläschen** |
| K12.2 | **Mundbodenabszeß** |
| K12.2 | **Mundbodenfistel** |
| C04.9 | **Mundbodenkarzinom** |
| C04.1 | – seitlicher Teil |
| C04.0 | – vorderer Teil |

| | |
|---|---|
| * | **Mundbodenneubildung** |
| C04.9 | – bösartig |
| D10.2 | – gutartig |
| K12.2 | **Mundbodenphlegmone** |
| A69.0 | **Mundbrand** |
| K09.8 | **Munddermoidzyste** |
| K12.1 | **Mundentzündung** |
| K09.8 | **Mundepidermoidzyste** |
| K13.2 | **Munderythroplakie** |
| B00.2 | **Mundfäule** |
| K12.2 | **Mundfistel** |
| T18.0 | **Mundfremdkörper** |
| R19.6 | **Mundgeruch** |
| K13.7 | **Mundgeschwür** |
| D37.0 | **Mundgeschwulst** |
| K13.4 | **Mundgranulom,** eitrig |
| D00.0 | **Mundhöhle,** Carcinoma in situ |
| K12.1 | **Mundhöhlenentzündung** |
| K13.2 | **Mundhöhlenepithelleuködem** |
| C06.9 | **Mundhöhlenkarzinom** |
| K13.2 | **Mundhöhlenleukoplakie** |
| A51.3 | **Mundhöhlenlues** |
| D18.1 | **Mundhöhlenlymphangiom** |
| D37.0 | **Mundhöhlenmischtumor** |
| * | **Mundhöhlenneubildung** |
| D10.3 | – gutartig |
| D37.0 | – unsicher |
| D10.2 | **Mundhöhlenpapillom** |
| A51.3 | **Mundhöhlensyphilis** |
| S00.5 | **Mundhöhlenverletzung,** oberflächlich |
| S01.5 | **Mundhöhlenwunde,** offen |
| K13.7 | **Mundinfektion** |
| B37.0 | **Mundkandidose** |
| C06.9 | **Mundkarzinom** |
| C06.1 | – vorderer Teil |
| K13.2 | **Mundleuködem** |
| B37.0 | **Mundmykose** |
| D37.0 | **Mundneoplasie** |
| B37.0 | **Mundpilz** |
| * | **Mundrachenraum-** |
| K12.1 | – Entzündung |
| C14.8 | – Karzinom |
| C14.8 | – Krebs |
| C14.8 | – Neubildung, bösartig |
| T28.5 | – Verätzung |
| T28.0 | – Verbrennung |
| K12.2 | **Mundschleimhautabszeß** |
| K12.0 | **Mundschleimhautaphthen** |
| K13.7 | **Mundschleimhautatrophie** |
| K12.1 | **Mundschleimhautentzündung** |
| B00.2 | – herpetisch |
| K13.6 | **Mundschleimhauthyperplasie,** irritativ |
| C06.0 | **Mundschleimhautkarzinom** |
| B23.8 | **Mundschleimhautleukoplakie,** bei HIV-Krankheit |
| K12.2 | **Mundschleimhautphlegmone** |

K13.7 **Mundschleimhautulkus**
K09.9 **Mundschleimhautzyste**
B37.0 **Mundsoor**
D37.0 **Mundspeicheldrüsenmischtumor**
A51.3 **Mundsyphilis,** sekundär
R68.2 **Mundtrockenheit**
D37.0 **Mundtumor**
K13.0 **Mundwinkelcheilitis**
C00.6 **Mundwinkelkarzinom**
C00.6 **Mundwinkelkrebs**
C00.6 **Mundwinkelneubildung,** bösartig
K13.0 **Mundwinkelrhagade**
K13.0 **Mundwinkelschrunde**
K09.9 **Mundzyste**
A75.2 **Murines Fleckfieber**
A83.4 **Murray-valley-Enzephalitis**
\*  **Musculus-**
M75.2 – biceps-brachii-Tendinitis
Q68.0 – sternocleidomastoideus-Deformität, angeboren
P15.2 – sternocleidomastoideus-Verletzung, durch Geburt
K76.1 **Muskatnußleber**
\*  **Muskel-Skelett-System,** funktionelle
F45.8 – Störung
F45.8 — psychischer Ursprung
M62.9 **Muskelaffektion**
P94.2 **Muskelatonie,** angeboren
M62.5 **Muskelatrophie**
G12.0 – infantil, spinal, Typ I
G60.0 – peronäal
G12.2 – progressiv
G12.9 – spinal
G12.1 — beim Erwachsenen
G12.1 — juvenil
G12.0 – Typ I
G44.2 **Muskelbedingte Spannungskopf-schmerzen**
M62.0 **Muskeldiastase**
G71.0 **Muskeldystrophie**
H50.8 – bei Strabismus
G71.0 – distal
G71.0 – Duchenne-
G71.0 – Erb-
G71.0 – fazio-skapulo-humeral
\*  – hereditär
G71.2 — kongenital
G71.0 — progressiv
G71.0 —— Duchenne-
G71.0 – Landouzy-
G71.0 – mit Ptose, Augenlid
G71.0 – okulär
G71.0 – okulopharyngeal
G71.0 – pseudohypertrophisch
G71.0 – Rumpfgürtel

M60.9 **Muskelentzündung**
M60.9 – akut
G70.9 **Muskelermüdbarkeit,** krankhaft
T14.6 **Muskelfaserriß**
S76.4 – Oberschenkel
S86.9 – Wade
D21.9 **Muskelgeschwulst**
M62.8 **Muskelhärte**
P94.1 **Muskelhypertonie,** angeboren
M62.8 **Muskelhypertrophie**
R29.8 **Muskelhypotonie**
P94.2 – angeboren
R29.8 – unklar
M62.2 **Muskelinfarkt,** ischämisch
M62.9 **Muskelinsuffizienz**
T79.6 **Muskelischämie,** traumatisch
\*  **Muskelkalzifikation,** bei
M61.2 – Lähmung
M61.3 – Verbrennung
M62.4 **Muskelkontraktur**
R25.2 **Muskelkrampf**
M62.9 **Muskelkrankheit**
F45.8 **Muskeln,** Organneurose
\*  **Muskelneubildung**
D21.9 – gutartig
D48.1 – unsicher
F45.8 **Muskelneurose**
\*  **Muskelossifikation,** bei
M61.2 – Lähmung
M61.3 – Verbrennung
T48.1 **Muskelrelaxanzienvergiftung**
T14.6 **Muskelriß**
N81.8 – Beckenboden, alt
T14.6 **Muskelruptur**
M79.1 **Muskelschmerzen**
M79.1 – uncharakteristisch
M62.8 **Muskelschwäche**
G70.9 – krankhaft
M62.5 **Muskelschwund**
G12.9 – spinal
P94.9 **Muskeltonusstörung,** beim Neugeborenen
T14.6 **Muskelverletzung**
S76.0 – Hüfte
S16 – in Halshöhe
S09.1 – Kopf
M62.8 **Muskelverspannung,** paravertebral
T79.5 **Muskelzerfalls-Syndrom**
M62.6 **Muskelzerrung**
S16 – HWS-Bereich
S83.6 – Kniebereich
S39.0 – LWS-Bereich
S46.9 – Oberarm
S76.4 – Oberschenkel
S86.8 – Wade

**M**

| | |
|---|---|
| * | **Muskuläre** |
| M62.9 | – Dysbalance |
| M62.9 | — Wirbelsäulenbereich |
| I50.9 | – Herzinsuffizienz |
| M43.6 | **Muskulärer Schiefhals** |
| M54.2 | **Muskuläres HWS-Syndrom** |
| M79.1 | **Muskuloskelettales Schmerzsyndrom** |
| M54.2 | **Muskulotendinöses HWS-Syndrom** |
| R47.0 | **Mutismus** |
| F94.0 | – elektiv |
| H91.3 | **Mutisurditas** |
| H91.3 | **Mutitas surdorum** |
| Q82.5 | **Muttermal** |
| O62.0 | **Muttermund,** nicht eröffnet |
| Q51.5 | **Muttermundatresie** |
| N88.2 | **Muttermundkontraktur** |
| C53.9 | **Muttermundmalignom** |
| N88.1 | **Muttermundriß,** alt |
| N88.2 | **Muttermundstriktur** |
| L98.5 | **Muzinose** |
| L98.5 | – Haut |
| B33.0 | **Myalgia epidemica** |
| M79.1 | **Myalgie** |
| M41.5 | – bei Torsionsskoliose |
| M79.1 | – Brustbereich |
| M79.1 | – chronisch |
| B33.0 | – epidemisch |
| M79.1 | – Hals-Nacken-Bereich |
| M79.1 | – Lendenbereich |
| B33.0 | – zervikal, epidemisch |
| * | **Myalgische** |
| M79.1 | – Nackenbeschwerden |
| M54.9 | – Rückenbeschwerden |
| G70.9 | **Myasthenia** |
| G70.0 | – gravis |
| G70.0 | — pseudoparalytica |
| P94.0 | — transitorisch, beim Neugeborenen |
| G70.0 | — pseudoparalytica |
| * | **Myasthenie** |
| R32 | – Detrusor |
| G70.0 | – mit Ptose, Augenlid |
| G70.0 | **Myasthenieptose** |
| G70.0 | **Myasthenische Bulbärparalyse** |
| G70.8 | **Myatonie** |
| G12.2 | **Myatrophe Lateralsklerose** |
| Q79.8 | **Myatrophia congenita** |
| E14.4 | **Myatrophie,** bei Diabetes |
| B47.9 | **Mycetoma pedis** |
| J15.7 | **Mycoplasma-pneumoniae-Pneumonie** |
| B49 | **Mycosis** – s.a. Mykose |
| B35.0 | – barbae |
| B35.0 | – capillitii |
| B35.4 | – corporis |
| C84.0 | – fungoides |

| | |
|---|---|
| H57.0 | **Mydriasis** |
| H57.0 | – medikamentös |
| H57.0 | – posttraumatisch |
| * | **Mydriatikatherapie** |
| H40.6 | – lokal, Sekundärglaukom durch |
| H40.6 | – systemisch, Sekundärglaukom durch |
| Q06.1 | **Myelatelie** |
| G04.9 | **Myelenzephalitis** |
| G37.2 | **Myelinolyse,** zentral, pontin |
| E75.3 | **Myelinose, Sphingo-** |
| G04.9 | **Myelitis** |
| B23.8 | – bei HIV-Krankheit |
| G04.9 | – diffus |
| G04.9 | – disseminiert |
| * | – durch |
| G04.9 | — Kompression |
| B25.8 | — Zytomegalieviren |
| G04.9 | – Hämato- |
| A80.9 | – Polio- |
| G04.9 | – progressiv |
| G04.9 | – Querschnitts- |
| G37.4 | – subakut, nekrotisierend |
| G37.3 | – transversa acuta |
| G37.3 | — bei demyelinisierender Krankheit, Zentralnervensystem |
| D46.9 | **Myelodysplasie** |
| D46.9 | – mit Blastenschub |
| Q06.1 | – Rückenmark |
| D46.9 | **Myelodysplastisches Syndrom** |
| G04.9 | **Myeloenzephalitis** |
| Q01.9 | **Myeloenzephalozele** |
| D47.1 | **Myelofibrose** |
| C94.5 | – akut |
| D75.8 | – Osteo- |
| D75.8 | **Myeloide megakaryozytische Hepatosplenomegalie** |
| * | **Myeloische** |
| A80.9 | – bulbäre Polioenzephalitis |
| C92.9 | – Leukämie |
| C92.0 | — akut |
| C92.1 | — chronisch |
| C92.2 | — subakut |
| C92.3 | **Myeloisches Sarkom** |
| G95.2 | **Myelokompression** |
| E75.2 | **Myeloleukodystrophie** |
| D17.9 | **Myelolipom** |
| C90.0 | **Myelom** |
| C41.9 | – endothelial |
| C90.0 | – Multiples |
| C90.2 | – Niere |
| C90.0 | – Plasmazellen-, multipel |
| C90.2 | – solitär |
| G95.8 | **Myelomalazie** |
| C90.0 | **Myelomatose** |
| G04.9 | **Myelomeningitis** |
| Q05.9 | **Myelomeningozele** |

C92.5 **Myelomonozytäre Leukämie,** akut
G95.9 **Myelopathie**
\*    – bei
M43.3 — atlanto-axialer Subluxation, habituell
M50.0 — Bandscheibenschaden, zervikal
B23.8 — HIV-Krankheit
\*    – durch
G95.8 — Medikamente
G95.8 — Strahlen
G95.1 – subakut, nekrotisierend
G95.1 – vaskulär
D64.8 **Myelopathische Anämie**
D75.8 **Myelophthisische Splenomegalie**
D47.1 **Myeloproliferatives Syndrom**
G04.8 **Myeloradikulitis**
Q06.1 **Myeloradikulodysplasie**
D75.8 **Myeloretikulose**
C92.3 **Myelosarkom**
C92.9 **Myelose**
C92.1 – chronisch
C94.0 – erythroleukämisch
D47.3 – megakaryozytär
C94.0 **Myelosis,** erythrämisch, akut
D47.1 **Myelosklerose**
D75.8 – Osteo-
Q05.9 **Myelozele**
Q05.9 – Hydro-
Q05.9 – Meningo-
Q05.9 **Myelozystozele**
C90.0 **Myelozytom**
B87.9 **Myiasis**
B87.0 – Dermato-
B87.8 – Entero-
B87.0 – Haut
B87.3 – Nase
B87.3 – nasopharyngeal
B87.2 – Okulo-
B87.2 – Ophthalmo-
B87.4 – Oto-
B87.3 – Rhino-
B87.1 – Wunde
\*    **Mykobakterielle**
B20.0 – Infektion, durch HIV-Krankheit
A31.9 – Krankheit
A31.1 — Haut
A31.0 — Lunge
A31.9 **Mykobakterien-Infektion**
A31.9 **Mykobakteriose**
A30.9 – Hansen-
\*    **Mykoplasma-**
A49.3 – Infektion
G00.9 – Meningitis
N41.9 – Prostatitis
N34.1 – Urethritis
N39.0 **Mykoplasmeninfekt,** urogenital

B49   **Mykose** – s.a. Mycosis
B35.6 – anal
B20.5 – bei HIV-Krankheit
B49   – Darm
B36.9 – Dermato-
B48.7 – durch opportunistisch-pathogene Pilze
B36.9 – ekzematisiert
B46.8 – Entomophthora-
B36.9 – epidermal
B35.2 – Finger
B35.9 – follikulär
B35.3 – Fuß
B35.3 — hyperkeratotisch
B35.3 — interdigital
B35.3 — interphalangeal
B36.9 – Gehörgang
B49   – Genitale
B49   — männlich
B36.9 – rezidivierend
B49   — weiblich
B35.3 – Hacken
B35.2 – Hand
B35.2 — interdigital
B35.2 — interphalangeal
B49   – Harnröhre
B49   – Harnwege
B36.9 – Haut
B37.9 – Hefe
B35.6 – inguinal
B35.9 – interdigital
B35.9 – interphalangeal
B36.9 – Intertrigo-
B35.6 – Leiste
B49   – Lunge
B47.0 – Madura-
B37.0 – Mund
B35.8 – Nabel
B35.1 – Nagel
B36.9 – oberflächlich
B36.9 – Ohr
B35.1 – Onycho-
B36.9 – Oto-
B35.6 – perianal
B35.3 – Plantar-
B49   – Pneumo-
B37.3 – Scheide
B35.8 – Skrotum
B37.0 – Stomato-
B48.8 – superinfiziert
B49   – Trachea
B35.3 – Unterschenkel
B49   – Urethra
B37.3 – vaginal
B37.3 – Vulva
B37.3 – vulvovaginal
B35.3 – Zehenzwischenraum

**M**

I25.2 **Myokardinfarktschwiele**
I50.9 **Myokardinsuffizienz**
I50.9 – chronisch
I50.9 – dekompensiert
I42.9 **Myokardiopathie**
I42.6 – alkoholisch
B57.2 – bei Chagas-Krankheit
I42.0 – dilatativ
I42.9 – idiopathisch
O90.3 – im Wochenbett
I42.0 – kongestiv
I42.9 – konstriktiv
I42.1 – obstruktiv
I42.9 – sekundär
I25.9 **Myokardischämie**
I25.6 – stumm
P29.4 – transitorisch, beim Neugeborenen
I51.4 **Myokarditis**
I40.9 – akut
\*   – bei
A36.8 — Diphtherie
B50.8 — Malaria
I51.4 – chronisch
\*   – durch
B44.8 — Aspergillus
B37.6 — Candida
B45.8 — Kryptokokken
A39.5 — Meningokokken
B58.8 — Toxoplasmen
I40.0 — Viren
I40.0 – eitrig
I40.1 – Herd-
I40.0 – infektiös
I40.9 – interstitiell, akut
I40.1 – isoliert
I09.0 – rheumatisch
I01.2 — akut
I40.0 – septisch
I40.8 – toxisch
I21.9 **Myokardnekrose**
I42.9 **Myokardose**
I51.5 **Myokardschaden**
I50.9 **Myokardschwäche**
I50.0 – mit Ödem
I25.1 **Myokardsklerose**
A18.8 **Myokardtuberkulose**
I42.9 **Myokardveränderung**
I51.5 **Myokardverfettung**
I51.5 **Myokardverkalkung**
G25.3 **Myoklonische Zuckungen**
G40.3 **Myoklonischer epileptischer Anfall**
G25.3 **Myoklonus**
G40.3 **Myoklonus-Epilepsie,** progressiv
G51.4 **Myokymie,** fazial
D30.0 **Myolipom**
M62.8 **Myolyse**

D21.9 **Myom**
D21.9 – Angio-
D21.9 – Angioleio-
D17.9 – Angiolipo-
D21.9 – Fibroleio-
D25.9 – Fundus
D25.9 – Gebärmutter
D18.0 – Glomangio-
D14.1 – Larynx
D21.9 – Leio-
D17.9 – Lipoangioleio-
D18.1 – Lymphangio-
D21.9 – Myoblasten-
N40   – Prostata
D21.9 – Rhabdo-
D14.1 – Stimmband
D25.9 – Uterus
O34.1 — bei Gravidität
D25.9 – Uterushinterwand
D25.9 – Uterusvorderwand
\*     **Myoma**
D21.9 – laevicellulare
C49.9 – sarcomatosum
D25.9 – uteri
M62.8 **Myomalazie**
D21.9 **Myomatose**
D48.1 – Leio-
D48.1 – Lymphangio-
N71.9 **Myometritis**
N71.0 – akut
N71.1 – chronisch
N85.8 **Myometriumatrophie**
N85.8 – senil
C54.2 **Myometriumkarzinom**
D21.9 **Myomknoten**
G72.9 **Myopathie**
G71.2 – angeboren
G72.0 – arzneimittelinduziert
G72.1 – durch Alkohol
E34.9 – endokrin
G71.2 – myotubulär
G71.2 – Nemalin-
G71.9 – primär
G72.2 – toxisch
H50.8 **Myopathischer Strabismus** (von
    Graefe)
I31.9 **Myoperikarditis**
I30.9 – akut
I31.9 – chronisch
I09.2 — rheumatisch
H52.1 **Myopia magna**
H52.1 **Myopie**
H44.2 – bei CNV [Contingent negative varia-
    tion]
H44.2 – degenerativ
H44.2 – Fundus

**M**

H52.1 **Myopie** (Forts.)
H52.1 – funktionell
H44.2 – Konus
H44.2 – Lacksprung-
H44.2 – maligne
\* – mit
H44.2 — Aderhautdehnungsherd
H44.2 — Staphyloma posticum
T79.5 **Myorenales Syndrom**
C49.9 **Myosarkom**
C49.9 – Angio-
C69.6 – Rhabdo-, Orbita
N80.0 **Myosis, Adeno-**, uteri
M60.9 **Myositis**
M60.9 – akut, parenchymatös
\* – bei
A48.0 — Gasbrand
A01.0 — Typhus
\* – durch
B37.8 — Candida
A48.0 — Clostridien
B58.8 — Toxoplasmen
M60.0 — Virus
B25.8 — Zytomegalieviren
M60.0 – infektiös
M60.1 – interstitiell
M60.8 – Neuro-
H05.1 – Orbita
H50.8 — bei Strabismus
M61.5 – ossificans
M61.1 — progressiva
M61.0 — traumatisch
M60.8 – Psoas-
M60.0 – universalis acuta infectiosa
M77.9 **Myotendinose**
\* **Myotonia**
G71.1 – atrophica
G71.1 – hypertrophica congenita
M62.8 **Myotonie**
H57.0 – Pupille
G71.2 **Myotubuläre Myopathie**
B88.2 **Myriapodiasis**
H73.9 **Myringitis**
H73.0 – akut
H73.1 – chronisch
H73.1 – granulomatosa
H66.9 – mit Otitis, chronisch
F40.2 **Mysophobie**
D37.0 **Myxadenom**
D21.9 **Myxoblastom**
D16.9 **Myxochondrofibrom**
D16.9 **Myxochondrom**
C41.9 **Myxochondrosarkom**
E03.9 **Myxödem**
E03.9 – erworben
E03.9 – kindlich

E03.5 **Myxödemkoma**
D21.9 **Myxofibrom**
C49.9 **Myxofibrosarkom**
D17.9 **Myxolipom**
C49.9 **Myxoliposarkom**
D21.9 **Myxom**
D14.1 – Larynx
D20.1 – Peritoneum
C44.9 **Myxomatöses Fibrosarkom**
C49.9 **Myxosarkom**
B47.9 **Myzetom**
B47.0 – mykotisch

# – N –

L30.8 **Nabel,** nässend
L02.2 **Nabelabszeß**
D23.5 **Nabeladenom**
* **Nabelblutung**
P51.9 – beim Neugeborenen
P51.0 – massiv, beim Neugeborenen
K42.9 **Nabelbruch**
K42.0 – irreponibel
* – mit
K42.0 — Einklemmung
K42.1 — Gangrän
A36.3 **Nabeldiphtherie**
L20.8 **Nabelekzem**
L20.8 – Kind
L20.8 – Säugling
N80.8 **Nabelendometriose**
L08.9 **Nabelentzündung**
P38 – beim Neugeborenen
Q82.8 **Nabelfistel**
L02.2 **Nabelfurunkel**
L92.8 **Nabelgranulom**
K42.9 **Nabelhernie**
K42.0 – inkarzeriert
K42.9 – ohne Einklemmung
L08.9 **Nabelinfektion**
P38 – beim Neugeborenen
L08.9 – schleichend
P38 — beim Neugeborenen
L02.2 **Nabelkarbunkel**
R10.4 **Nabelkolik**
C43.5 **Nabelmelanom,** maligne
C79.8 **Nabelmetastase**
B35.8 **Nabelmykose**
D22.5 **Nabelnävus**
I80.8 **Nabelphlebitis**
L03.3 **Nabelphlegmone**
P38 – beim Neugeborenen
* **Nabelschnur**
* – kurz
O69.3 – Entbindungskomplikation
P02.6 — Fetusschädigung
P50.1 – rupturiert, fetaler Blutverlust
Q27.0 **Nabelschnurarterienagenesie**
Q27.0 **Nabelschnurarterienhypoplasie**
O69.8 **Nabelschnurblutung,** Entbindungs-
komplikation
Q79.2 **Nabelschnurbruch**
O69.5 **Nabelschnurgefäßschädigung,** Entbin-
dungskomplikation

O69.5 **Nabelschnurhämatom,** Entbindungs-
komplikation
* **Nabelschnurknoten**
O69.2 – Entbindungskomplikation
P02.5 – Fetusschädigung
O69.9 **Nabelschnurkomplikation,** als Entbin-
dungskomplikation
* **Nabelschnurkompression**
O69.2 – Entbindungskomplikation
P02.5 – Fetusschädigung
P38 **Nabelschnurphlegmone**
O69.0 **Nabelschnurprolaps,** Entbindungskom-
plikation
O69.5 **Nabelschnurquetschung,** Entbindungs-
komplikation
O69.5 **Nabelschnurthrombose,** Entbindungs-
komplikation
O69.8 **Nabelschnurtorsion,** Entbindungskom-
plikation
* **Nabelschnurumschlingung**
O69.2 – Entbindungskomplikation
P02.5 – Fetusschädigung
* **Nabelschnurveränderung**
O69.9 – Entbindungskomplikation
P02.6 – mit Fetusschädigung
* **Nabelschnurverwicklung**
O69.2 – Entbindungskomplikation
P02.5 – mit Fetusschädigung
* **Nabelschnurvorfall**
O69.0 – Entbindungskomplikation
P02.4 – Fetusschädigung
L92.8 **Nabelschwamm**
P38 **Nabelsepsis**
O69.5 **Nabelvenenthrombose,** Entbindungs-
komplikation
S31.1 **Nabelwunde**
T81.0 **Nachblutung**
O72.0 – Plazentaretention
O72.1 – postpartal
O72.2 – sekundär, nach Entbindung
O72.2 – spät, nach Entbindung
O72.0 **Nachgeburtsblutung**
O72.0 **Nachgeburtsperiode,** Blutung
F19.7 **Nachhallzustand**
E89.4 **Nachlassen,** ovarielle Funktion, post-
ablativ
R41.8 **Nachlassende Merkfähigkeit**
H26.4 **Nachstar**
F51.4 **Nachtangst**
H53.6 **Nachtblindheit**
E50.5 – bei Vitamin-A-Mangel
R32 **Nachteinnässen**
R61.9 **Nachtschweiß**
F51.3 **Nachtwandeln**
Z39.- **Nachuntersuchung,** Mutter, routine-
mäßig, postpartal

**N**

| | | |
|---|---|---|
| O90.8 | **Nachwehen** | |
| * | **Nachweis** | |
| R78.7 | – abnormer Schwermetall-Blutwert | |
| R78.0 | – Alkohol im Blut | |
| R78.3 | – Halluzinogene im Blut | |
| R78.2 | – Kokain im Blut | |
| R78.1 | – Opiate im Blut | |
| R78.5 | – psychotrope Drogen im Blut | |
| R78.6 | – Steroide im Blut | |
| M54.1 | **Nacken-Schulter-Arm-Syndrom** | |
| L02.1 | **Nackenabszeß** | |
| M79.1 | **Nackenbeschwerden,** myalgisch | |
| L02.1 | **Nackenfurunkel** | |
| L02.1 | **Nackenkarbunkel** | |
| L03.8 | **Nackenphlegmone** | |
| M54.0 | **Nackenregion,** Pannikulitis | |
| S13.4 | **Nackenzerrung,** mit Blockierung | |
| R20.2 | **Nadelstichgefühl** | |
| * | **Nächtliche** | |
| D59.5 | – Hämoglobinurie | |
| D59.5 | – paroxysmale Hämoglobinurie | |
| F51.8 | – Unruhe | |
| * | **Nächtlicher** | |
| F51.4 | – Angstanfall | |
| R35 | – Harnabgang | |
| R25.2 | – Wadenkrampf | |
| R32 | **Nächtliches Einnässen** | |
| F98.8 | **Nägelbeißen** | |
| * | **Naegeli-** | |
| C92.1 | – Leukämie, monozytär | |
| D69.1 | – Syndrom, Glanzmann- | |
| D69.1 | – Thrombasthenie, Glanzmann- | |
| F98.8 | **Nägelkauen** | |
| F98.8 | – beim Kind | |
| B60.2 | **Naegleria-Infektion** | |
| B60.2 | **Naegleriasis** | |
| L30.9 | **Nässeekzem** | |
| L30.8 | **Nässender Nabel** | |
| L30.8 | **Nässendes Ekzem** | |
| D22.9 | **Nävi** | |
| L81.4 | **Nävoide Lentigo** | |
| D22.9 | **Naevus** – s.a. Nävus | |
| I78.1 | – araneus | |
| Q82.5 | – flammeus | |
| D22.9 | – naevocellularis | |
| D22.9 | – pigmentosus | |
| D22.9 | – pilosus, pigmentiert | |
| D23.9 | – sebaceus | |
| I78.1 | – stellatus | |
| D23.9 | – syringocystadenosus | |
| D22.9 | **Nävus** – s.a. Naevus | |
| D22.5 | – Achselfalte | |
| D31.3 | – Aderhaut | |
| D22.5 | – Anus | |
| D22.6 | – Arm | |
| D22.3 | – Augenbraue | |

| | | |
|---|---|---|
| D22.9 | **Nävus** (Forts.) | |
| D22.1 | – Augenlid | |
| D22.5 | – Bauchwand | |
| D22.7 | – Bein | |
| D31.0 | – Bindehaut | |
| D22.5 | – Brustwand | |
| D22.5 | – Damm | |
| D22.9 | – dyskeratotisch | |
| D22.9 | – dysplastisch | |
| D22.9 | – epidermal | |
| D22.5 | – Gesäß | |
| D22.3 | – Gesicht | |
| D23.9 | – Haar- | |
| D22.4 | – Hals | |
| D31.4 | – Iris | |
| D22.9 | – Junktions- | |
| D22.1 | – Kanthus | |
| D22.9 | – Kombinations- | |
| D22.5 | – Leistenbeuge | |
| D22.1 | – Lid | |
| D22.0 | – Lippe | |
| D18.1 | – lymphatisch | |
| D22.9 | – Melanozyten- | |
| D22.5 | – Nabel | |
| D22.9 | – Nävuszell- | |
| D22.3 | – Nase | |
| D22.9 | – Neuro- | |
| I78.1 | – nichtneoplastisch | |
| Q82.5 | – angeboren | |
| I78.1 | – nichttumorös | |
| D22.2 | – Ohr | |
| D22.5 | – perianal | |
| D22.5 | – Perineum | |
| D22.9 | – Pigment- | |
| D22.9 | — Papillom | |
| D22.9 | – Pigmentzell- | |
| D22.5 | – Rücken | |
| D22.5 | – Rumpf | |
| D22.3 | – Schläfe | |
| I78.1 | – Spider- | |
| I78.1 | – Spinnen- | |
| I78.1 | – Stern- | |
| D22.9 | – Sutton- | |
| D22.9 | – Tierfell- | |
| D22.3 | – Wange | |
| D22.9 | **Nävusdysplasie-Syndrom** | |
| D22.9 | **Nävusentzündung,** nävozellulär | |
| D22.9 | **Nävuszellnävus** | |
| D22.9 | – fibromatös | |
| D22.9 | – mit Entzündungsreaktion | |
| D22.9 | – Syndrom, dysplastisch | |
| D22.9 | **Nävuszellnävusdysplasie** | |
| G54.0 | **Naffziger-Syndrom** | |
| * | **Nagel** | |
| L60.3 | – brüchig | |
| L60.0 | – eingewachsen | |

| | | | |
|---|---|---|---|
| * | **Nagel** (Forts.) | F98.2 | **Nahrungsmittelverweigerung,** im frühen Kindesalter |
| L60.3 | – splitternd | | |
| T14.1 | **Nagelabriß** | F50.9 | **Nahrungsverweigerung** |
| Q84.6 | **Nagelanomalie** | T81.4 | **Nahtabszeß** |
| L60.8 | **Nagelband, Mees-** | T81.3 | **Nahtdehiszenz** |
| L03.0 | **Nagelbetteiterung** | H59.8 | – Bindehaut |
| L03.0 | **Nagelbettentzündung** | O90.1 | – Dammrißwunde |
| L03.0 | – eitrig | T81.3 | – Hornhaut |
| L03.0 | **Nagelbettgeschwür** | T81.4 | – infiziert |
| L03.0 | **Nagelbettpanaritium** | O90.1 | – nach Entbindung |
| L03.0 | **Nagelbettumlauf** | O90.0 | – Sektiowunde |
| B35.1 | **Nageldermatophytie** | T81.3 | **Nahtinsuffizienz** |
| L60.3 | **Nageldystrophie** | * | **Nahtruptur** |
| L03.0 | **Nagelentzündung** | * | – mit Prolaps |
| L60.9 | **Nagelerkrankung** | T81.3 | — Hornhaut |
| L03.0 | **Nagelfalzentzündung** | T81.3 | — Sklera |
| L03.0 | **Nagelfalzinfektion** | * | – ohne Prolaps |
| Q84.6 | **Nagelfehlbildung** | T81.3 | — Hornhaut |
| S60.8 | **Nagelfremdkörper** | T81.3 | — Sklera |
| L03.0 | **Nagelgeschwür** | B56.1 | **Nairobi-Schlafkrankheit** |
| L60.2 | **Nagelhypertrophie** | E80.5 | **Najjar-Syndrom, Crigler-** |
| L03.0 | **Nagelinfektion** | E34.3 | **Nanismus** |
| B37.2 | **Nagelkandidose** | B66.8 | **Nanophyetiasis** |
| L60.9 | **Nagelkrankheit** | N25.0 | **Nanosomia renalis** |
| T14.1 | **Nagelluxation** | E34.3 | **Nanosomie** |
| B35.1 | **Nagelmykose** | B27.8 | **Nanukayami** |
| B35.1 | **Nagelpilz** | L90.5 | **Narbe** |
| L40.8 | **Nagelpsoriasis** | H31.0 | – Aderhaut |
| L60.4 | **Nagelquerfurchen** | L90.5 | – atrophisch |
| * | **Nagelschädigung,** bei | L90.5 | – Bindegewebe |
| * | – Wunde, offen | H11.2 | – Bindehaut |
| S61.1 | — Finger | H31.0 | – Chorioidea |
| S91.2 | — Zehe | H31.0 | – chorioretinal |
| L60.8 | **Nagelwachstumsstörung** | H59.8 | — nach Ablatio-OP |
| L03.0 | **Nagelwallentzündung** | H31.0 | – nicht makulär |
| L03.0 | – eitrig | N88.1 | – Gebärmutterhals |
| G93.5 | **Nageotte-Syndrom, Babinski-** | G93.8 | – Gehirn |
| H50.5 | **Nahexophorie** | L90.5 | – Haut |
| E63.1 | **Nahrung,** unausgewogene Zusammensetzung, mit alimentärem Mangelzustand | L90.5 | — Fibrose |
| | | H17.9 | – Hornhaut |
| R63.2 | **Nahrungsaufnahme,** übermäßig | E50.6 | — bei Vitamin-A-Mangel |
| T73.0 | **Nahrungsmangel** | E50.6 | — xerophthalmisch, bei Vitamin-A-Mangel |
| D53.9 | **Nahrungsmangel-Anämie** | | |
| T78.1 | **Nahrungsmittelallergie** | H11.2 | – Konjunktiva |
| L27.2 | – Haut | H02.5 | – Lid |
| T17.9 | **Nahrungsmittelaspiration** | J84.1 | – Lunge |
| L25.4 | **Nahrungsmittelbedingte Kontaktdermatitis** | H31.0 | – Makula |
| | | H31.0 | — durch Sonnenexposition |
| * | **Nahrungsmittelbedingtes** | H31.0 | — postentzündlich |
| L24.6 | – Berufsekzem | H31.0 | — posttraumatisch |
| L25.4 | – Kontaktekzem | C44.9 | – maligne |
| L27.2 | **Nahrungsmitteldermatitis** | J35.8 | – Mandel |
| L27.2 | **Nahrungsmittelekzem** | I25.2 | – Myokardinfarkt |
| K90.4 | **Nahrungsmittelintoleranz** | E27.8 | – Nebennierenrinde |
| T78.1 | **Nahrungsmittelunverträglichkeit** | H31.0 | – Netzhaut |
| T62.9 | **Nahrungsmittelvergiftung** | N47 | – präputial, kontrakt |

| | |
|---|---|
| L90.5 **Narbe** (Forts.) | S02.2 **Nasenbeinfraktur** |
| N42.8 – Prostata | S02.2 – geschlossen |
| H31.0 – Retina | S02.2 – offen |
| L90.5 – schmerzend, Haut | C41.0 **Nasenbeinneubildung,** bösartig |
| H73.8 – Trommelfell | S00.3 **Nasenbeinprellung** |
| L91.0 – überschießend | R04.0 **Nasenbluten** |
| O34.2 – Uterus, durch früheren Eingriff | A36.8 **Nasendiphtherie** |
| L90.5 – verwachsen | L30.9 **Naseneingangsekzem** |
| N90.8 – Vulva, alt | J34.8 **Naseneingangsentzündung** |
| L90.5 **Narbenbedingte Verunstaltung** | L73.8 **Naseneingangsfollikulitis** |
| L90.5 **Narbenbeschwerden** | J34.8 **Naseneingangsstenose** |
| K43.9 **Narbenbruch** | Q30.0 – kongenital |
| H02.1 **Narbenektropium** | J34.8 **Nasenerkrankung** |
| L90.5 **Narbenemphysem** | Q30.9 **Nasenfehlbildung,** angeboren |
| N80.6 **Narbenendometriose** | D21.0 **Nasenfibrom** |
| H02.0 **Narbenentropium** | D21.0 **Nasenfibromyom** |
| L90.5 **Narbenentzündung** | J34.8 **Nasenfistel** |
| L90.5 **Narbenfibrose** | T17.1 **Nasenfremdkörper** |
| M96.1 – epidural, nach Diskektomie | Q30.2 **Nasenfurche** |
| L90.5 **Narbengranulom** | J34.0 **Nasenfurunkel** |
| K43.9 **Narbenhernie** | D48.7 **Nasengeschwulst** |
| K43.0 – inkarzeriert | J32.9 **Nasengranulom** |
| L91.0 **Narbenhypertrophie** | D18.0 **Nasenhämangiom** |
| L90.5 **Narbenirritation** | B39.9 **Nasenhistoplasmose** |
| C44.9 **Narbenkarzinom** | D02.3 **Nasenhöhle,** Carcinoma in situ |
| L91.0 **Narbenkeloid** | Q30.8 **Nasenhöhlenatresie** |
| K74.0 **Narbenleber** | C30.0 **Nasenhöhlenkarzinom** |
| T87.3 **Narbenneurom** | * **Nasenhöhlenneubildung** |
| L90.5 **Narbenproblem** | C30.0 – bösartig |
| L90.5 **Narbenschmerzen** | D14.0 – gutartig |
| N89.8 **Narbenstrang,** Vagina | J33.0 **Nasenhöhlenpolyp** |
| L91.0 **Narbenwulst** | J34.8 **Nasenhöhlensynechie** |
| * **Narbig** | J34.3 **Nasenhypertrophie** |
| H02.5 – bedingte Lidfehlstellung | Q30.1 **Nasenhypoplasie** |
| H02.2 – bedingter Lagophthalmus | J00 **Naseninfektion** |
| * **Narbige** | J34.0 **Nasenkarbunkel** |
| L66.9 – Alopezie | C76.0 **Nasenkarzinom** |
| N28.9 – Veränderung, Nierenpol | J31.0 **Nasenkatarrh** |
| G47.4 **Narkolepsie** | J31.0 – chronisch |
| G47.4 **Narkoleptisches Syndrom** | T17.1 **Nasenlochfremdkörper** |
| F19.2 **Narkomanie** | A52.7 **Nasenlues** |
| O74.9 **Narkose,** mit Geburtskomplikation | C43.3 **Nasenmelanom,** maligne |
| F60.8 **Narzißmus** | C43.3 – außen |
| F60.8 **Narzißtische Persönlichkeitsstörung** | J34.3 **Nasenmuschelhyperplasie** |
| J34.8 **Nasale Vestibulitis** | J34.3 **Nasenmuschelhypertrophie** |
| J31.0 **Nase,** trocken | C30.0 **Nasenmuschelneubildung,** bösartig |
| F98.8 **Nasebohren** | J32.9 **Nasenmuschelpyozele** |
| A16.8 **Nasen-TBC** | J34.3 **Nasenmuschelschwellung** |
| J34.0 **Nasenabszeß** | B87.3 **Nasenmyiasis** |
| J34.0 – außen | D22.3 **Nasennävus** |
| D36.7 **Nasenadenom** | A16.8 **Nasennebenhöhlen-TBC** |
| J30.4 **Nasenallergie** | J34.8 **Nasennebenhöhlenaplasie** |
| R06.8 **Nasenatmung,** behindert | J34.8 **Nasennebenhöhlenatresie** |
| C44.3 **Nasenbasaliom** | T70.1 **Nasennebenhöhlenbarotrauma** |
| S02.2 **Nasenbeinbruch** | J34.8 **Nasennebenhöhlencholesteatom** |
| S02.2 – offen | J32.9 **Nasennebenhöhlenempyem** |

| | |
|---|---|
| J32.9 | **Nasennebenhöhlenentzündung** |
| J01.9 | **– akut** |
| J32.9 | – chronisch |
| T17.0 | **Nasennebenhöhlenfremdkörper** |
| J34.8 | **Nasennebenhöhlenhypoplasie** |
| C31.9 | **Nasennebenhöhlenkarzinom** |
| J01.9 | **Nasennebenhöhlenkatarrh,** akut |
| * | **Nasennebenhöhlenneubildung** |
| C31.9 | **– bösartig** |
| D14.0 | – gutartig |
| C31.9 | **Nasennebenhöhlentumor,** maligne |
| J34.1 | **Nasennebenhöhlenzyste** |
| J34.0 | **Nasennekrose** |
| D48.7 | **Nasenneoplasie** |
| * | **Nasenneubildung** |
| C76.0 | – bösartig |
| D38.5 | – unsicher, innerer Teil |
| D16.4 | **Nasenosteom** |
| D14.0 | **Nasenpapillom** |
| J34.8 | **Nasenperichondritis** |
| J34.0 | **Nasenphlegmone,** außen |
| J33.9 | **Nasenpolyp** |
| S00.3 | **Nasenprellung** |
| A36.1 | **Nasenrachendiphtherie** |
| * | **Nasenrachenraum-** |
| J00 | – Entzündung |
| J00 | — akut |
| J31.1 | — chronisch |
| D21.0 | – Fibrom |
| J00 | – Infektion |
| C11.9 | – Karzinom |
| C11.1 | — hinten |
| C11.0 | — oben |
| C11.2 | — seitlich |
| C11.3 | — vorn |
| J31.1 | – Katarrh |
| J00 | — akut |
| * | – Neubildung |
| * | — bösartig |
| C11.1 | —— hinten |
| C11.0 | —— oben |
| C11.2 | —— seitlich |
| C11.3 | —— vorn |
| D10.6 | — gutartig |
| A16.8 | – TBC |
| J39.2 | **Nasenrachenveränderung** |
| J34.0 | **Nasenscheidewandabszess** |
| J34.2 | **Nasenscheidewanddeviaton** |
| J34.2 | **Nasenscheidewandverbiegung** |
| J31.0 | **Nasenschleimhaut,** trocken |
| D36.7 | **Nasenschleimhautadenom** |
| J34.8 | **Nasenschleimhautdeformität** |
| J31.0 | **Nasenschleimhautentzündung** |
| J00 | **Nasenschleimhautinfektion** |
| J39.2 | **Nasenschleimhautödem** |
| J33.9 | **Nasenschleimhautpolyp** |

| | |
|---|---|
| * | **Nasenseptum** |
| S03.1 | – knorpelig, Luxation |
| I86.8 | – Ulcus varicosum |
| J34.0 | **Nasenseptumabszeß** |
| J34.2 | **Nasenseptumdeviation** |
| J34.2 | – erworben |
| Q67.4 | – kongenital |
| C30.0 | **Nasenseptumneubildung,** bösartig |
| J34.8 | **Nasenseptumperforation** |
| Q30.3 | – angeboren |
| J33.9 | **Nasenseptumpolyp** |
| J34.2 | **Nasenseptumverbiegung** |
| C44.3 | **Nasenspinaliom** |
| * | **Nasenspray-Nasentropfen-** |
| F55 | – Abusus |
| F55 | – Mißbrauch |
| J34.8 | **Nasenstein** |
| A52.7 | **Nasensyphilis** |
| D48.7 | **Nasentumor** |
| R06.8 | **Nasenventilationsbehinderung** |
| Q18.8 | **Nasenverdoppelung** |
| S00.3 | **Nasenverletzung,** oberflächlich |
| S01.2 | **Nasenwunde,** offen |
| D76.3 | **Nasenxanthogranulomatose** |
| J33.8 | **Nasi et sinuum,** Polyposis |
| K09.8 | **Nasoalveoläre Zyste** |
| S02.7 | **Nasoethmoidale Fraktur** |
| Q01.1 | **Nasofrontale Enzephalozele** |
| Q10.5 | **Nasolakrimalstenose,** angeboren |
| B87.3 | **Nasopharyngeale Myiasis** |
| J00 | **Nasopharyngitis** |
| J00 | – akut |
| J31.1 | – chronisch |
| C11.9 | **Nasopharynxkarzinom** |
| D10.6 | **Nasopharynxneubildung,** gutartig |
| G44.0 | **Nasoziliarneuralgie** |
| M95.0 | **Nasus incurvus** |
| P74.2 | **Natriumgleichgewichtsstörung,** beim Neugeborenen |
| E87.1 | **Natriummangel** |
| E87.0 | **Natriumüberschuß** |
| E87.1 | **Natriumverlust** |
| E87.8 | **Natriurese** |
| R11 | **Nausea** |
| N45.9 | **Nebenhoden-Hoden-Entzündung** |
| N45.0 | **Nebenhodenabszeß** |
| N50.0 | **Nebenhodenatrophie** |
| N50.1 | **Nebenhodenblutung** |
| Q55.4 | **Nebenhodendysplasie** |
| N45.9 | **Nebenhodenentzündung** |
| N45.0 | – eitrig |
| D40.7 | **Nebenhodengeschwulst** |
| A54.2 | **Nebenhodengonorrhoe** |
| N45.9 | **Nebenhodeninfektion** |
| C63.0 | **Nebenhodenkarzinom** |
| D40.7 | **Nebenhodenknoten** |

**N**

D29.3 Nebenhodenkopffibrom
D40.7 Nebenhodenkopftumor
N50.8 Nebenhodenkopfzyste
C63.0 Nebenhodenmesotheliom
D40.7 Nebenhodenneoplasie
*    Nebenhodenneubildung
C63.0 − bösartig
D29.3 − gutartig
D40.7 − unsicher
N45.9 Nebenhodenorchitis
D40.7 Nebenhodenprozeß, knotig
N50.8 Nebenhodenschmerzen
N50.8 Nebenhodenschwellung
A52.7 Nebenhodensyphilis
N44   Nebenhodentorsion
A18.1 Nebenhodentuberkulose
D40.7 Nebenhodentumor
D40.7 Nebenhodenveränderung, knotig
N50.8 Nebenhodenzyste
D02.3 Nebenhöhle, Carcinoma in situ
J34.8 Nebenhöhlenaffektion
J32.9 Nebenhöhlenentzündung
J01.9 − akut
J32.9 − chronisch
J01.8 − mit Stirnhöhlenentzündung, akut
C31.9 Nebenhöhlenkarzinom
J32.9 Nebenhöhlenkatarrh
J34.1 Nebenhöhlenmukozele
D38.5 Nebenhöhlenneubildung, unsicher
J33.8 Nebenhöhlenpolyp
Q44.7 Nebenleber
Q33.1 Nebenlunge
*    Nebenniere
E27.0 − Androgenhyperkrinie
E27.0 − Androgenhypersekretion
Q89.1 − Hufeisen-
A18.7 − TBC
E27.8 Nebennierenabszeß
D35.0 Nebennierenadenom
Q89.1 Nebennierenagenesie
E85.4 Nebennierenamyloidose
E27.4 Nebennierenapoplexie
A39.1 − durch Meningokokken-Sepsis
E27.4 Nebennierenatrophie
E27.4 Nebennierenblutung
P54.4 − beim Neugeborenen
A39.1 − durch Meningokokken-Sepsis
E27.8 Nebennierendegeneration
E27.9 Nebennierendysregulation, hormonal
E27.9 Nebennierenerkrankung
Q89.1 Nebennierenfehlbildung, angeboren
E27.4 Nebennierenhämorrhagie
E27.9 Nebennierenhormonstoffwech-
     selstörung
E27.8 Nebennierenhyperplasie
E27.8 Nebennierenhypertrophie

E27.8 Nebennierenhypoplasie
E27.4 Nebenniereninfarkt
E27.4 Nebenniereninsuffizienz
E27.4 Nebenniereninsult
C74.9 Nebennierenkarzinom
D17.5 Nebennierenlipom
D18.1 Nebennierenlymphangiom
E27.5 Nebennierenmarkhyperplasie
C74.1 Nebennierenmarkneubildung, bösartig
E27.5 Nebennierenmarküberfunktion
E27.8 Nebennierenmarkunterfunktion
C79.7 Nebennierenmetastase
E27.4 Nebennierennekrose
*    Nebennierenneubildung
C74.9 − bösartig
D35.0 − gutartig
D44.1 − unsicher
C74.9 Nebennierenneuroblastom
D35.0 Nebennierenparagangliom
D44.1 Nebennierenprozeß, tumorös
D44.1 Nebennierenraumforderung
D35.0 Nebennierenrindenadenom
E27.4 Nebennierenrindenapoplexie
E27.4 Nebennierenrindenatrophie
E27.4 Nebennierenrindenblutung
E27.8 Nebennierenrindendystrophie
E27.4 Nebennierenrindenhämorrhagie
E27.8 Nebennierenrindenhyalinose
E27.8 Nebennierenrindenhyperplasie
E27.8 Nebennierenrindenhypertrophie
E27.8 Nebennierenrindenhypoplasie
E27.4 Nebennierenrindeninfarkt
E27.4 Nebennierenrindeninsuffizienz
E27.1 − primär
C74.0 Nebennierenrindenkarzinom
C79.7 Nebennierenrindenmetastase
E27.8 Nebennierenrindennarbe
E27.4 Nebennierenrindennekrose
C74.0 Nebennierenrindenneubildung, bösartig
E27.9 Nebennierenrindenstörung
D44.1 Nebennierenrindentumor
C74.0 − maligne
E27.0 Nebennierenrindenüberfunktion
E27.4 Nebennierenrindenunterfunktion
E89.6 − und Nebennierenmarkunterfunktion,
     nach medizinischen Maßnahmen
E27.4 Nebennierenrindenverkalkung
E27.8 Nebennierenrindenzyste
A52.7 Nebennierensyphilis
A18.7 Nebennierentuberkulose
D44.1 Nebennierentumor
D35.0 − benigne
D35.0 − gutartig
C74.9 − maligne
D44.1 − zystisch
E27.0 Nebennierenüberfunktion

E27.4 **Nebennierenunterfunktion**
I82.8 **Nebennierenvenenthrombose**
E27.9 **Nebennierenveränderung**
E27.8  – knotig
D44.1  – tumorös
E27.8 **Nebennierenverdickung**
E27.8  – knotig
E27.8 **Nebennierenvergrößerung**
E27.8 **Nebennierenverkalkung**
E27.8 **Nebennierenzyste**
O43.1 **Nebenplazenta**
D35.1 **Nebenschilddrüsenadenom**
E85.4 **Nebenschilddrüsenamyloidose**
E21.4 **Nebenschilddrüsenentzündung**
E21.0 **Nebenschilddrüsenhyperplasie**
E21.0 **Nebenschilddrüsenhypertrophie**
E20.9 **Nebenschilddrüseninsuffizienz**
C75.0 **Nebenschilddrüsenkarzinom**
E21.5 **Nebenschilddrüsenkrankheit**
D35.1 **Nebenschilddrüsenneubildung,** gutartig
C75.0 **Nebenschilddrüsennneubildung,** bösartig
E21.3 **Nebenschilddrüsenüberfunktion**
E20.9 **Nebenschilddrüsenunterfunktion**
T78.9 **Nebenwirkung**
T88.7  – Androgene
T88.7  – Antiandrogene
T88.7  – Antidiabetika
T88.7  – Antiöstrogene
T88.7  – Chemotherapie
T88.7  – Chlormadinonacetat
T88.7  – Cyproteronazetat
T88.7  – Dehydroepiandrosteronsulfat
T88.7  – Desogestrel
T88.7  – DHEA [Dehydroepiandrosteron]-Sulfat
T88.7  – Estradiol
T88.7  – Estriol
T88.7  – Estron
T88.7  – Ethinyl-Estradiol
T88.7  – Gestagen
T88.7  – Glukokortikoid
T88.7  – Insulin
T46.9  – medikamentös, mit Herzrhythmusstörung
T88.7  – Norethistosteron
T88.7  – Ocytocin
T88.7  – orale Kontrazeptiva
T88.7  – Östrogen
T88.7  – Ovulationshemmer
T88.7  – Progesteron
T88.7  – Tamoxifen
T88.7  – Thyreostatika
T78.9  – unerwünscht
T88.7  – Wehenmittel
*     **NEC** – s.a. Enterocolitis necroticans oder s. Nekrotisierende Enterokolitis

L92.1 **Necrobiosis lipoidica**
H50.2 **Negative Vertikaldivergenz**
F60.8 **Negativismus**
B03   **Negerpocken**
A85.2 **Negishi-Virus-Enzephalitis**
*     **Neigung zu**
N96    – habituellem Abort
O26.2  — bei Schwangerschaft
A54.9 **Neisser,** Morbus
B76.1 **Nekatoriasis**
A48.8 **Nekrobazillose**
E14.6 **Nekrobiose,** lipoid, diabetisch
L51.2 **Nekrolyse,** toxisch, epidermal
F65.8 **Nekrophilie**
R02   **Nekrose**
T87.5  – Amputationsstumpf
I71.9  – Aorta, hyalin
I77.5  – Arterie
I77.5  – Arteriole
R02    – aseptisch
N64.1  – Brustdrüse
L89    – dekubital
K55.0  – Dickdarm
K55.0  – Dünndarm
*      – durch
L89    — Druck
R02    — Gerinnung
R02    — Koagulation
R02    — Kolliquation
R02    — Verflüssigung
M93.9  – Epiphyse
M79.8  – Fettgewebe
N64.1  — Mamma
K83.8  – Gallengang
R02    – Gewebe
R02    – Haut
I21.9  – Herzmuskel
I21.9  – Herzmuskelfasern
I21.9  – Herzmuskelgruppen
I21.9  – Herzmuskelzellen
M87.8  – Hüftkopf
E23.0  – Hypophyse
E23.0  — postpartal
K55.0  – Ileum
M87.9  – Knochen
M87.9  — aseptisch
*      — durch
M87.1  —— Arzneimittel
M87.2  —— vorangegangenes Trauma
M87.0  — idiopathisch, aseptisch
A18.0  — tuberkulös
M94.2  – Knorpel
*      – kortikal, bei
N05.8  — Nephritis
N05.8  — Nephropathie

N

| | |
|---|---|
| R02 | **Nekrose** (Forts.) |
| K72.9 | – Leber |
| O26.6 | — bei Gravidität |
| K72.9 | – Leberparenchym |
| K72.9 | – Leberzellen |
| J85.0 | – Lunge |
| N64.1 | – Mamille |
| I21.9 | – Myokard |
| J34.0 | – Nase |
| E27.4 | – Nebennieren |
| E27.4 | – Nebennierenrinde |
| N28.0 | – Niere |
| N17.1 | — kortikal |
| N17.1 | – Nierenrinde |
| N17.1 | — bilateral |
| H61.9 | – Ohrmuschel |
| K86.8 | – Pankreas |
| K85 | — akut |
| N17.2 | – papillär, bei Nephritis |
| N17.2 | – Papille, bei akutem Nierenversagen |
| K04.1 | – Pulpa |
| J39.8 | – Trachea |
| N17.0 | – tubulär, mit Nierenversagen, akut |
| T87.5 | – Vaginalstumpf |
| H70.1 | – Warzenfortsatz |
| * | **Nekrotische** |
| D70 | – agranulozytische Mukositis |
| N17.0 | – Nephrose |
| J85.0 | – Pneumonie |
| A69.0 | **Nekrotisierend-ulzeröse Stomatitis** |
| * | **Nekrotisierende** |
| * | – Enterokolitis, beim |
| P77 | — Fetus |
| P77 | — Neugeborenen |
| G31.8 | – Enzephalomyelopathie |
| G31.8 | — subakut [Morbus Leigh] |
| N05.8 | – Glomerulitis |
| N05.8 | – Glomerulonephritis |
| K85 | – Pankreatitis |
| K85 | — akut |
| K11.8 | – Sialometaplasie |
| * | – subakute |
| G37.4 | — Myelitis |
| G95.1 | — Myelopathie |
| N46 | **Nekrozoospermie** |
| E24.1 | **Nelson-Tumor** |
| G71.2 | **Nemalin-Myopathie** |
| B82.0 | **Nematoden-Infektion** |
| B82.0 | **Nematodiasis** |
| * | **Neonatale** |
| P21.9 | – Asphyxie |
| P24.9 | – Aspirationspneumonie |
| P39.9 | – Infektion |
| P23.9 | – Pneumonie |

| | |
|---|---|
| D48.9 | **Neoplasie** |
| D48.5 | – Analhaut |
| D37.7 | – Analkanal |
| D37.7 | – Anus |
| D38.6 | – Atmungsorgan |
| D48.5 | – Augenlid |
| D48.7 | – Beckenboden |
| D48.1 | – Bindegewebe |
| D38.1 | – Bronchien |
| D48.6 | – Brustdrüse |
| D39.0 | – Corpus uteri |
| D37.7 | – Darm |
| D37.4 | – Dickdarm |
| D37.6 | – Gallenblase |
| D37.6 | – Gallensystem |
| D48.2 | – Ganglien |
| D43.2 | – Gehirn |
| D48.1 | – großes Gefäß |
| D41.4 | – Harnblase |
| D48.5 | – Haut |
| D40.1 | – Hoden |
| D44.3 | – Hypophyse |
| D48.0 | – Knochen |
| D37.4 | – Kolon |
| D38.0 | – Larynx |
| D37.6 | – Leber |
| D38.1 | – Lunge |
| D37.1 | – Magen |
| C80 | — maligne |
| D48.6 | – Mamma |
| C50.9 | — metastasierend |
| D37.0 | – Mund |
| D48.7 | – Nase |
| D40.7 | – Nebenhoden |
| D41.0 | – Niere |
| D48.5 | – Oberlid |
| D37.7 | – Ösophagus |
| D39.1 | – Ovar |
| D37.7 | – Pankreas |
| D40.7 | – Penis |
| D37.0 | – Pharynx |
| D40.0 | – Prostata |
| C61 | — metastasierend |
| D37.5 | – Rektum |
| D40.7 | – Samenblase |
| D44.0 | – Schilddrüse |
| D37.4 | – Sigma |
| D38.1 | – Trachea |
| D48.5 | – Unterlid |
| D41.9 | – Urothel |
| D39.0 | – Uterus |
| * | – vaginal, intraepithelial |
| N89.0 | — 1. Grades |
| N89.1 | — 2. Grades |
| D07.2 | — 3. Grades |
| D37.9 | – Verdauungsorgan |

D48.9 **Neoplasie** (Forts.)
N90.3  – Vulva, intraepithelial
N90.0 — 1. Grades
N90.1 — 2. Grades
D07.1 — 3. Grades
D48.1  – Weichteile
\*       – zervikal, intraepithelial
N87.0 — 1. Grades
N87.1 — 2. Grades
\*       **Neoplasma**
D40.0  – Adeno-, Prostata
D41.4  – Blase
D38.1  – Bronchial-
D41.3  – Harnröhre
D39.7  – Labien
D40.0  – Rezidiv, Prostata
D39.7  – Vulva
D27    **Neoplastische Ovarialzyste**
D48.9 **Neoplastischer Prozeß**
D41.0  – Niere
\*      **Neovaskularisation**
H16.4  – Hornhaut
H21.1  – Iris
H35.0  – Retina
H21.1  – Ziliarkörper
H40.5 **Neovaskularisationsglaukom**
E14.3  – bei diabetischer Retinopathie
H40.5  – nach Zentralvenenthrombose
N05.9 **Nephritis**
N00.9  – akut
I12.9  – arteriosklerotisch
N12    – aszendierend
\*      – bei
O23.0 — Gravidität
A38    — Scharlach
N03.9  – chronisch
N04.9  – desquamata
\*      – diffus
N03.8  — chronisch
N00.8  — interstitiell, akut
\*      – durch
B44.8  — Aspergillus
B37.4  — Candida
B45.8  — Kryptokokken
N05.9  — Röntgenstrahlen
N05.9  — Strahlen
N05.9  — Viren
N12    – eitrig
N00.8  – epithelial, akut
\*      – exsudativ
N00.9  — akut
N03.8  — chronisch

N05.9 **Nephritis** (Forts.)
\*       – fokal
N00.1  — akut
N03.1  — chronisch
\*       – hämorrhagisch
N00.9  — akut
N03.8  — chronisch
N05.8  – Immunkomplex-
N12    – infektiös
N12    – interstitiell
N00.8  – akut
N11.9  – chronisch
E74.8  – Kalziumoxalat-
N00.9  – katarrhalisch, akut
D17.5  – lipomatosa
\*       – mit
N05.7  — Glomerulonephritis, progredient
\*       — Nekrose
N05.8  — kortikal
N17.2  — papillär
N04.9  — Ödem
A98.5  – Nephrose-, hämorrhagisch
N26    – saturnina
N12    – septisch
N12    – tubulointerstitiell
N10    — akut
\*      **Nephritisches Syndrom**
N00.9  – akut
\*       — mit
N00.6  — Dense-deposit-Krankheit
\*       — diffuser
N00.4  — endokapillär-proliferativer Glome-
         rulonephritis
N00.2  — membranöser Glomerulonephritis
N00.5  — mesangiokapillärer Glomerulo-
         nephritis
N00.3  — mesangioproliferativer Glomerulo-
         nephritis
N00.7  — Glomerulonephritis, mit diffuser
         Halbmondbildung
N00.0  — minimaler glomerulärer Läsion
N03.9  – chronisch
\*       — mit
N03.6  — Dense-deposit-Krankheit
\*       — diffuser
N03.4  — endokapillär-proliferativer Glome-
         rulonephritis
N03.2  — membranöser Glomerulonephritis
N03.3  — mesangioproliferativer Glomerulo-
         nephritis
N03.0  — minimaler glomerulärer Läsion

**N**

| | |
|---|---|
| * | **Nephritisches Syndrom** (Forts.) |
| N01.9 | – rapid-progressiv |
| * | — mit |
| * | —— diffuser |
| N01.4 | —— endokapillär-proliferativer Glomerulonephritis |
| N01.2 | —— membranöser Glomerulonephritis |
| N01.5 | —— mesangiokapillärer Glomerulonephritis |
| N01.3 | —— mesangioproliferativer Glomerulonephritis |
| N01.1 | —— fokalen glomerulären Läsionen |
| N01.7 | —— Glomerulonephritis, mit diffuser Halbmondbildung |
| N01.0 | —— minimaler glomerulärer Läsion |
| N01.1 | —— segmentalen glomerulären Läsionen |
| N28.0 | **Nephroangionekrose** |
| I12.9 | **Nephroangiosklerose** |
| C64 | **Nephroblastom** |
| C64 | – embryonal |
| * | **Nephrogene** |
| N19 | – Dekompensation |
| I12.9 | – Hypertonie |
| * | **Nephrogener** |
| N25.1 | – Diabetes insipidus |
| N25.0 | – Infantilismus |
| C64 | **Nephrogenes Dysembryom** |
| E83.5 | **Nephrokalzinose** |
| N20.0 | **Nephrolithiasis** |
| N20.0 | – Oxalat- |
| E83.5 | – parenchymatös |
| C64 | **Nephrom** |
| C64 | – maligne |
| O26.8 | **Nephropathia gravidarum** |
| N28.9 | **Nephropathie** |
| E85.4 | – Amyloid- |
| * | – bei |
| B52.0 | — Malaria quartana |
| E10.2 | — Typ-I-Diabetes |
| E11.2 | — Typ-II-Diabetes |
| E14.2 | – diabetisch |
| * | – durch |
| N14.0 | — Analgetika |
| N14.0 | — Phenacetin |
| N14.3 | — Schwermetalle |
| M10.9 | – gichtisch |
| N28.9 | – hyperkalzämisch |
| I12.9 | – hypertensiv |
| N12 | – interstitiell |
| N05.8 | – mit Nekrose, kortikal |
| N13.8 | – obstruktiv |
| E74.8 | – Oxalat- |
| N13.9 | – Reflux- |
| N25.9 | – tubulär |
| M10.9 | – Urat- |
| N28.8 | **Nephroptose** |

| | |
|---|---|
| N28.8 | **Nephrorrhagie** |
| N04.9 | **Nephrose** |
| E85.4 | – Amyloid- |
| N17.0 | – anoxisch |
| * | – bei |
| E14.2 | — Diabetes |
| O26.8 | — Gestation |
| O26.8 | — Schwangerschaft |
| N17.0 | – durch Quecksilber |
| N04.9 | – hämoglobinurisch [Chromoproteinniere] |
| * | – Hydro- |
| Q62.0 | — angeboren |
| Q62.0 | — kongenital |
| N17.0 | – ischämisch |
| N04.9 | – lipoid |
| N17.0 | – mit Hämoglobinurie |
| N17.0 | – nekrotisch |
| N04.8 | – parenchymatös, tubulär |
| N04.9 | – Protein- |
| N17.0 | – toxisch |
| N17.0 | – tubulär |
| N17.0 | — akut |
| N17.0 | — anoxisch |
| N17.0 | — toxisch |
| A98.5 | **Nephrose-Nephritis,** hämorrhagisch |
| I12.9 | **Nephrosklerose** |
| I13.1 | – bei Hypertonie, mit Herzbeteiligung |
| I12.9 | – benigne |
| I12.9 | – bösartig |
| I12.9 | – gutartig |
| I12.9 | – maligne |
| I13.1 | – mit Herzbeteiligung |
| I12.9 | – primär, maligne |
| N04.9 | **Nephrotisches Syndrom** |
| * | – mit |
| N04.6 | — Dense-deposit-Krankheit |
| * | — diffuser |
| N04.4 | —— endokapillär-proliferativer Glomerulonephritis |
| N04.2 | —— membranöser Glomerulonephritis |
| N04.5 | —— mesangiokapillärer Glomerulonephritis |
| N04.3 | —— mesangioproliferativer Glomerulonephritis |
| N04.1 | — fokaler glomerulärer Läsion |
| N04.7 | — Glomerulonephritis, mit diffuser Halbmondbildung |
| N04.0 | — minimaler glomerulärer Läsion |
| N04.1 | — segmentaler glomerulärer Läsion |
| N14.4 | **Nephrotoxikose** |
| N13.8 | **Nephrotubulopathie,** obstruktiv |
| N26 | **Nephrozirrhose** |
| G58.9 | **Nervenaffektion,** unklar |
| Q07.8 | **Nervenagenesie** |
| G58.9 | **Nervenatrophie,** peripher |

| | |
|---|---|
| A30.9 | **Nervenaussatz** |
| G54.9 | **Nervenaustrittspunkt,** Druckempfindlichkeit |
| T14.4 | **Nervendurchtrennung** |
| H40.0 | **Nervenfaserschichtdefekt,** retinal, Glaukomverdacht wegen |
| D18.0 | **Nervenhämangiom** |
| T87.3 | **Nervenhyperregeneration** [Narbenneurom] |
| G58.9 | **Nervenirritation,** peripher |
| G58.9 | **Nervenkompression** |
| G58.9 | – peripher |
| G58.9 | **Nervenläsion,** peripher |
| A30.9 | **Nervenlepra** |
| C47.9 | **Nervenmalignom** |
| D48.2 | **Nervenneubildung,** unsicher |
| G58.9 | **Nervenparese,** peripher |
| G58.9 | **Nervenreizung,** peripher |
| * | **Nervenschädigung,** peripher |
| G56.9 | – Arm |
| G57.9 | – Bein |
| G50.0 | **Nervenschmerz,** Gesicht |
| F48.0 | **Nervenschwäche** |
| G58.9 | **Nervenstörung,** einzeln, peripher, sensibel |
| * | **Nervensystem** |
| G90.9 | – autonom, Affektion |
| R94.1 | – Funktionsprüfungsergebnis, pathologisch |
| * | – peripher |
| * | — autonom |
| G90.9 | —— Degeneration |
| G90.8 | —— Kompression |
| G90.8 | —— Lähmung |
| G90.9 | —— Reizung |
| P14.9 | —— Geburtsverletzung |
| G98 | **Nervensystemaffektion** |
| Q07.9 | **Nervensystemanomalie** |
| Q07.9 | **Nervensystemdeformität** |
| G31.2 | **Nervensystemdegeneration,** durch Alkohol |
| C72.9 | **Nervensystemglioblastom** |
| C72.9 | **Nervensystemkarzinom** |
| * | **Nervensystemneubildung** |
| C72.9 | – bösartig |
| D33.9 | – gutartig |
| A17.9 | **Nervensystemtuberkulose** |
| T14.4 | **Nervenverletzung** |
| * | – Extremität |
| T92.4 | — obere, Folgen |
| T93.4 | — untere, Folgen |
| S54.9 | – in Höhe Unterarm |
| * | – peripher |
| S14.4 | — Hals |
| S24.3 | — Thorax |
| S24.4 | – thorakal, sympathisch |

| | |
|---|---|
| T14.4 | **Nervenverletzung** (Forts.) |
| T14.4 | – traumatisch |
| S14.5 | – zervikal, sympathisch |
| G54.9 | **Nervenwurzelaffektion,** Plexusaffektion |
| M51.1 | **Nervenwurzelreizsyndrom,** lumbal |
| G58.9 | **Nervenwurzelstörung,** einzeln, peripher, sensibel |
| * | **Nervenwurzelverletzung** |
| S24.2 | – Brustwirbelsäule |
| S14.2 | – Halswirbelsäule |
| F95.9 | **Nervenzucken** |
| F43.9 | **Nervenzusammenbruch** |
| * | **Nervi-** |
| S64.3 | – digitales-Verletzung, Daumen |
| G52.0 | – olfactorii-Affektion |
| * | – olfactorii- |
| G52.0 | —— Krankheit |
| C72.2 | — Neubildung, bösartig |
| * | **Nervöse** |
| F45.3 | – Diarrhoe |
| F45.3 | – Dyspepsie |
| F45.3 | – Efflation |
| F98.1 | – Enkopresis |
| F98.0 | – Enuresis |
| F48.0 | – Erschöpfung |
| F43.0 | — akut |
| F50.9 | – Eßstörung |
| F54 | – Gastritis |
| F45.3 | – Herz-Kreislauf-Beschwerden |
| F45.3 | – Herzbeschwerden |
| F48.0 | – Kachexie |
| F45.4 | – Kephalgie |
| F45.3 | – Magenbeschwerden |
| F45.3 | — psychogen |
| F45.3 | – Pollakisurie |
| R45.0 | – Spannung |
| G44.2 | – Spannungskopfschmerzen |
| * | **Nervöser** |
| F45.4 | – Kopfschmerz |
| F95.9 | – Tic |
| F45.3 | **Nervöses Magenleiden** |
| R45.0 | **Nervosität** |
| * | **Nervus** |
| * | – abducens |
| H49.2 | — Lähmung |
| H49.2 | — Parese, kongenital |
| D33.3 | — Tumor, benigne |
| S04.4 | — Verletzung |
| * | – accessorius |
| G52.8 | — Affektion |
| S04.7 | — Verletzung |
| * | – acusticus |
| H93.3 | — Atrophie |
| H93.3 | — Degeneration |
| H93.3 | — Lähmung |
| H93.3 | — Neuralgie |

**N**

| | |
|---|---|
| * | **Nervus** (Forts.) |
| * | – acusticus (Forts.) |
| D33.3 | — Neurinom |
| H93.3 | — Neuritis |
| H93.3 | — Radikulitis |
| H93.3 | — Wurzelneuritis |
| * | – axillaris |
| G56.8 | — Läsion |
| S44.3 | — Verletzung |
| G57.1 | – cutaneus femoris, Reizung |
| * | – facialis |
| G51.9 | — Affektion |
| G51.8 | — Atrophie |
| G51.8 | — Degeneration |
| G51.8 | — Entzündung |
| G51.9 | — Krankheit |
| G51.0 | — Parese |
| S04.5 | — Verletzung |
| P11.3 | —— bei Geburt |
| * | – femoralis |
| G57.2 | — Läsion |
| G57.2 | — Neuritis |
| * | — Verletzung, in |
| * | —— Höhe |
| S74.1 | —— Hüfte |
| S74.1 | —— Oberschenkel |
| G57.3 | – fibularis communis, Läsion |
| * | – glossopharyngeus |
| G52.1 | — Krankheit |
| G52.1 | — Neuralgie |
| * | – hypoglossus |
| G52.3 | — Affektion |
| G52.3 | — Krankheit |
| G52.3 | — Parese |
| * | – ischiadicus |
| G57.0 | — Läsion |
| * | — Verletzung, in Höhe |
| S74.0 | —— Hüfte |
| S74.0 | —— Oberschenkel |
| G52.2 | – laryngeus, Neuralgie |
| * | – medianus |
| G56.0 | — Kompressionssyndrom |
| * | — Verletzung |
| * | —— in Höhe |
| S64.1 | —— Hand |
| S64.1 | —— Handgelenk |
| S44.1 | —— Oberarm |
| S54.1 | —— Unterarm |
| S44.4 | – musculocutaneus, Verletzung |
| G58.8 | – occipitalis, Neuritis |
| * | – oculomotorius |
| H49.0 | — Lähmung |
| H49.0 | — Parese, kongenital |
| D33.3 | — Tumor, benigne |
| S04.1 | — Verletzung |

| | |
|---|---|
| * | **Nervus** (Forts.) |
| * | – ophthalmicus |
| G50.0 | — Neuralgie |
| G50.0 | — Neuritis |
| * | – opticus |
| H47.0 | — Degeneration |
| H47.0 | — Erkrankung |
| D33.3 | — Gliom |
| D32.0 | — Meningeom |
| C72.3 | — Neubildung, bösartig |
| H46 | — Neuritis |
| D33.3 | — Neurofibrom |
| H46 | — Neuropathie |
| H46 | — ausgenommen ischämisch |
| H47.0 | —— ischämisch |
| H47.0 | — Prozeß, vaskulär |
| H46 | — Radikulitis |
| D33.3 | — Tumor, benigne |
| H46 | — Wurzelentzündung |
| * | – peronaeus |
| G57.3 | — communis, Läsion |
| G57.3 | — Parese |
| * | — profundus, Verletzung |
| * | —— in Höhe |
| S94.2 | —— Fuß |
| S94.2 | —— Knöchel |
| S84.1 | — Verletzung, in Höhe Unterschenkel |
| * | – plantaris |
| G57.6 | — Läsion |
| S94.0 | — lateralis, Verletzung |
| S94.1 | — medialis, Verletzung |
| * | – pneumogastricus – s. Nervus vagus |
| * | – radialis |
| G56.3 | — Läsion |
| G56.3 | — Neuritis |
| G56.3 | — Schädigung |
| * | — Verletzung, in |
| * | —— Höhe |
| S64.2 | —— Hand |
| S64.2 | —— Handgelenk |
| S44.2 | —— Oberarm |
| S54.2 | —— Unterarm |
| * | – tibialis |
| G57.4 | — Läsion |
| S84.0 | — Verletzung, in Höhe Unterschenkel |
| * | – trigeminus |
| G50.9 | — Affektion |
| G50.9 | — Krankheit |
| S04.3 | — Verletzung |
| * | – trochlearis |
| H49.1 | — Lähmung |
| H49.1 | — Parese, kongenital |
| D33.3 | — Tumor, benigne |
| S04.2 | — Verletzung |

| | |
|---|---|
| * **Nervus** (Forts.) | H35.4 **Netzhautdegeneration** (Forts.) |
| * – ulnaris | H35.4 – ohne Riß |
| G56.2 — Läsion | H35.4 – palisadenartig |
| G56.2 — Neuritis | H35.4 – peripher |
| G56.2 — Reizung | H35.4 – pflastersteinförmig |
| G56.2 — Spätparese | H35.4 – retikulär |
| G56.2 — Syndrom | H34.2 **Netzhautdurchblutungsstörung** |
| * — Verletzung, in | Q14.1 **Netzhautdysplasie,** kongenital |
| * —— Höhe | H35.5 **Netzhautdystrophie** |
| S64.0 —— Hand | H35.5 – Albipunctata-, pigmentiert, vitelliform |
| S64.0 —— Handgelenk | H35.5 – hereditär |
| S44.0 —— Oberarm | H35.5 – tapetoretinal |
| S54.0 —— Unterarm | H35.5 – vitreoretinal |
| * – vagus | H30.9 **Netzhautentzündung** |
| G52.2 — Affektion | H30.9 – und Aderhautentzündung |
| G52.2 — Krankheit | H35.9 **Netzhauterkrankung** |
| * – vestibulocochlearis | H35.0 **Netzhautexsudation** |
| C72.4 — Neubildung, bösartig | H35.3 **Netzhautfalten,** nicht postoperativ |
| S04.6 — Verletzung | H33.3 **Netzhautforamen** |
| * **Nesidioblastom** | H33.3 – mit Glaskörperblutung |
| C25.4 – bösartig | H33.3 **Netzhautfragment,** ohne Netzhautablö- |
| D13.7 – gutartig | sung |
| * **Nesidioblastose** | S05.5 **Netzhautfremdkörper** |
| C25.4 – bösartig | * **Netzhautgefäßveränderung** |
| D13.7 – gutartig | H35.0 – hyperton |
| D13.7 **Nesidiom** | H35.0 – im Erscheinungsbild |
| L50.9 **Nesselausschlag** | H34.9 **Netzhautgefäßverschluß** |
| L50.9 **Nesselfieber** | H34.2 – arteriell |
| L50.9 **Nesselsucht** | H34.0 – transitorisch |
| K46.9 **Netzbruch** | H34.2 – Arterienast |
| H34.2 **Netzhaut-DBS** [Durchblutungsstörung] | * – venös |
| H35.7 **Netzhautabhebung,** Schichtenabhebung | H34.8 — Anfangsstadium |
| H33.2 **Netzhautablösung** | H34.8 — partiell |
| H33.4 – bei Vitreoretinopathie, proliferativ | H34.8 — zentral |
| * – mit | D18.0 **Netzhauthämangiom** |
| H33.0 — Defekt | D18.0 – kapillär |
| H33.0 — Netzhautriß | D18.0 – kavernös |
| H33.2 – serös | H33.3 **Netzhauthufeisenriß,** ohne Netzhaut- |
| H33.2 — ohne Netzhautriß | ablösung |
| H35.9 **Netzhautaffektion** | H34.2 **Netzhautinfarkt** |
| * **Netzhautaneurysma** | H35.9 **Netzhautleiden** |
| H35.0 – erworben | H33.3 **Netzhautloch** |
| Q14.1 – kongenital | H31.0 **Netzhautnarbe** |
| H34.2 **Netzhautarterienverschluß** | H33.5 **Netzhautnekrose,** bei Ablatio retinae |
| C69.2 **Netzhautastrozytom** | H35.8 **Netzhautödem** |
| H35.6 **Netzhautblutung** | H35.8 – peripher, nicht traumatisch |
| H35.6 – intraretinal | H35.5 **Netzhautpigmentdegeneration** |
| H35.6 – Streifenblutung | H35.7 **Netzhautpigmentepithelabhebung** |
| H35.6 – subhyaloidal | H33.1 **Netzhautpseudozyste** |
| S05.8 – traumatisch | H33.3 **Netzhautriß** |
| H33.3 **Netzhautdefekt** | H33.0 – mit Netzhautablösung |
| H33.0 – mit Ablatio retinae | H33.3 – ohne Netzhautablösung |
| H35.4 **Netzhautdegeneration** | H33.3 **Netzhautrundforamen** |
| H35.4 – äquatorial | H33.3 **Netzhautrundloch,** ohne Netzhautablö- |
| H35.4 – gittrig | sung |
| H35.4 – mikrozystoid | H35.7 **Netzhautschichtenabhebung** |

| | |
|---|---|
| H35.7 **Netzhautschichtenlösung** | D48.9 **Neubildung** (Forts.) |
| I70.8 **Netzhautsklerose** | C80 – bösartig (Forts.) |
| H34.8 **Netzhautthrombose** | C49.9 — Bindegewebe (Forts.) |
| H33.4 **Netzhauttraktionsablatio** | C49.1 —— Schulter |
| H33.4 **Netzhauttraktionsablösung** | C49.3 —— Thorax |
| * **Netzhauttumor** | C69.0 — Bindehaut |
| D31.2 – benigne | C67.5 — Blasenhals |
| C69.2 – maligne | C67.1 — Blasenscheitel |
| D48.7 – unbekannte Dignität | C34.8 — Bronchien, mit Lunge |
| H34.8 **Netzhautvenenastgefäßverschluß** | C41.3 — Brustbein |
| H34.8 **Netzhautvenenthrombose** | C38.4 — Brustfell |
| H40.5 **Netzhautvenenverschluß,** mit Glaukom | C50.0 — Brustwarze, weiblich |
| H35.9 **Netzhautveränderung** | C25.0 — Caput pancreatis |
| E14.3 – bei Diabetes | * — Cauda |
| P15.3 **Netzhautverletzung,** bei Geburt | C72.1 —— equina |
| H33.1 **Netzhautzyste,** parasitär | C25.2 —— pancreatis |
| D48.9 **Neubildung** | * — Cervix |
| C80 – bösartig | C68.0 —— urethrae |
| C76.2 — Abdomen | C67.5 —— vesicae |
| C15.2 — abdominaler Ösophagus | C69.3 — Chorioidea |
| C76.1 — Achselhöhle | * — Colon |
| C20 — Ampulla recti | C18.2 —— ascendens |
| C21.1 — Analkanal | C18.6 —— descendens |
| C44.5 — Analrand | C18.7 —— sigmoideum |
| C21.8 — anorektal | C18.4 —— transversum |
| C16.3 — Antrum pyloricum | C41.2 — Columna vertebralis |
| C21.0 — Anus | * — Corpus |
| C67.1 — Apex vesicae | C60.2 —— cavernosum, Penis |
| C18.1 — Appendix | C69.4 —— ciliare |
| C39.9 — Atmungsorgan | C25.1 —— pancreatis |
| C69.4 — Augapfel | C75.3 —— pineale |
| C69.9 — Auge | C54.9 —— uteri |
| C69.6 — Augenhöhle | C16.2 —— ventriculi |
| C44.1 — Augenlid | C76.3 — Damm |
| C76.2 — Bauch | C26.0 — Darm |
| C76.2 — Baucheingeweide | C18.9 — Dickdarm |
| C48.2 — Bauchfell | * — Drüse |
| C25.9 — Bauchspeicheldrüse | C75.9 —— endokrin |
| C76.3 — Becken | C68.1 —— paraurethral |
| C41.4 — Beckenknochen | C25.3 — Ductus pancreaticus |
| C48.1 — Beckenperitoneum | C17.9 — Dünndarm |
| B21.9 — bei HIV-Krankheit | C17.0 — Duodenum |
| C49.9 — Bindegewebe | C56 — Eierstock |
| C49.4 —— Abdomen | C57.0 — Eileiter |
| C49.5 —— Becken | C53.1 — Ektozervix |
| C49.0 —— Gesicht | C54.1 — Endometrium |
| * —— Gliedmaßen | C53.0 — Endozervix |
| C49.1 ——— obere | C63.0 — Epididymis |
| C49.2 ——— untere | C75.0 — Epithelkörperchen |
| C49.0 —— Hals | * — Flexura coli |
| C49.2 —— Hüfte | C18.3 —— dextra |
| C49.0 —— Kopf | C18.3 —— hepatica |
| C49.3 —— Lungen-Thorax-Region, im Kindes- | C18.5 —— lienalis |
|          alter [Askin-Tumor] | C18.5 —— sinistra |
| C49.6 —— Rücken | C09.0 — Fossa tonsillaris |
| C49.6 —— Rumpf | |

D48.9 **Neubildung** (Forts.)
C80 – bösartig (Forts.)
\* — Fundus
C54.3 —— uteri
C16.1 —— ventriculi
C63.1 — Funiculus spermaticus
C23 — Gallenblase
\* — Gallengang
C24.0 —— extrahepatisch
C22.1 —— intrahepatisch
C24.9 — Gallensystem
C75.2 — Gang, kraniopharyngeal
C26.9 — Gastrointestinaltrakt
C05.9 — Gaumen
C05.0 —— hart
C05.1 —— weich
C09.1 — Gaumenbogen
C71.9 — Gehirn
C71.5 — Gehirnventrikel
C44.2 — Gehörgang
C30.1 —— innerer
C76.0 — Gesicht
C41.0 — Gesichtsknochen
\* — Glandula
C69.5 —— lacrimalis
C75.0 —— parathyreoidea
C75.1 —— pituitaria
C08.1 —— sublingualis
C08.0 —— submandibularis
C74.9 —— suprarenalis
C60.1 — Glans penis
\* — Gliedmaßen
C76.4 —— obere
C76.5 —— untere
C75.4 — Glomus caroticum
C32.0 — Glottis
C71.0 — Großhirn
C76.0 — Hals
C67.9 — Harnblase
\* —— Wand
C67.4 —— hinten
C67.2 —— seitlich
C67.3 —— vorn
C67.0 — Harnblasenboden
C67.5 — Harnblasenhals
C66 — Harnleiter
C67.6 — Harnleitermündung
C68.9 — Harnorgan
C68.0 — Harnröhre
C34.0 — Hauptbronchien
C44.9 — Haut
C44.3 —— Augenbraue
C44.3 —— Gesicht
C44.4 —— Hals
C44.7 —— Hüfte

D48.9 **Neubildung** (Forts.)
C80 – bösartig (Forts.)
C44.9 — Haut (Forts.)
C44.2 —— Ohr
C44.5 —— Rumpf
C44.3 —— Schläfe
C44.6 —— Schulter
C38.0 — Herz
C70.0 — Hirnhaut
C72.5 — Hirnnerv
C71.7 — Hirnstamm
C62.9 — Hoden
C62.0 —— bei Kryptorchismus
C40.0 — Humerus
C13.9 — Hypopharynx
C13.1 —— Plica aryepiglottica
C13.0 —— postkrikoidal
C13.2 —— Rachenwand, hinten
C12 —— Recessus piriformis
C75.1 — Hypophyse
C17.2 — Ileum
C54.0 — Isthmus uteri
C17.1 — Jejunum
C65 — Kalix
C16.0 — Kardia
C75.4 — Karotisdrüse
C10.1 — Kehldeckel, vorn
C32.9 — Kehlkopf
C32.3 — Kehlkopfknorpel
C31.3 — Keilbeinhöhle
C31.0 — Kieferhöhle
C41.1 — Kieferknochen
C71.6 — Kleinhirn
C51.2 — Klitoris
C21.2 — Kloake
C41.9 — Knochen, mit Knorpel
C18.9 — Kolon
C19 —— mit Rektum
C69.0 — Konjunktiva
C76.0 — Kopf
C44.4 — Kopfhaut
C69.1 — Kornea
C41.4 — Kreuzbein
\* — Labium
C51.0 —— majus pudendi
C51.1 —— minus pudendi
C25.4 — Langerhans-Inseln
C32.9 — Larynx
C22.9 — Leber
C22.9 —— primär
\* — Ligamentum
C57.1 —— latum uteri
C57.2 —— teres uteri

**N**

D48.9 **Neubildung** (Forts.)
C80　– bösartig (Forts.)
C00.9　— Lippe
C00.5　—— innen
C44.0　— Lippenhaut
C00.2　— Lippenrot
*　　— Lobus
C71.1　—— frontalis
C71.4　—— occipitalis
C71.3　—— parietalis
C71.2　—— temporalis
C33　　— Luftröhre
C39.0　— Luftwege, obere
*　　— Lunge
C34.2　—— Mittellappen
C34.1　—— Oberlappen
C34.3　—— Unterlappen
C77.9　— Lymphknoten
C26.9　— Magen-Darm-Kanal
*　　— Magenkurvatur
C16.6　—— groß
C16.5　—— klein
*　　— Mamma
*　　—— oberer
C50.4　——— äußerer Quadrant
C50.2　——— innerer Quadrant
C50.6　——— Recessus axillaris
*　　—— unterer
C50.5　——— äußerer Quadrant
C50.3　——— innerer Quadrant
C50.1　—— Zentrum
C76.0　— Mandibula
C20　　— Mastdarm
C17.3　— Meckel-Divertikel
C38.3　— Mediastinum
C38.1　—— anterius
C38.2　—— posterius
C70.9　— Meningen
C48.1　— Mesokolon
C26.1　— Milz
C30.1　— Mittelohr
C06.1　— Mund, vorderer Teil
C04.9　— Mundboden
C04.1　—— seitlicher Teil
C04.0　—— vorderer Teil
C14.8　— Mundrachenraum
C06.0　— Mundschleimhaut
C00.6　— Mundwinkel
C54.2　— Myometrium
C76.0　— Nase
C41.0　— Nasenbein
C30.0　— Nasenhöhle
C30.0　— Nasenmuschel
C31.9　— Nasennebenhöhle

D48.9 **Neubildung** (Forts.)
C80　　– bösartig (Forts.)
*　　　— Nasenrachenraum
C11.1　—— hinten
C11.0　—— oben
C11.2　—— seitlich
C11.3　—— vorn
C30.0　— Nasenseptum
C63.0　— Nebenhoden
C74.9　— Nebenniere
C74.1　— Nebennierenmark
C74.0　— Nebennierenrinde
C75.0　— Nebenschilddrüse
C72.9　— Nervensystem
C72.2　— Nervi olfactorii
*　　　— Nervus
C72.3　—— opticus
C72.4　—— vestibulocochlearis
C64　　— Niere
C65　　— Nierenbecken
C65　　— Nierenkelch
C00.0　— Oberlippe
C00.0　—— außen
C00.3　—— innen
C07　　— Ohrspeicheldrüse
C48.1　— Omentum
C69.6　— Orbita
C15.9　— Ösophagus
C15.4　—— mittleres Drittel
C15.3　—— oberes Drittel
C15.1　—— thorakal
C15.5　—— unteres Drittel
C15.0　—— zervikal
*　　　— Ostium
C67.6　—— ureteris
C67.5　—— urethrae internum
C56　　— Ovarien
C25.9　— Pankreas
C25.0　— Pankreaskopf
C24.1　— Papilla Vateri
C75.5　— Paraganglien
C57.3　— Parametrium
C07　　— Parotis
C30.1　— Paukenhöhle
C60.9　— Penis
C60.9　— Penishaut
C60.2　— Penisschaft
C76.3　— Perineum
C48.2　— Peritoneum
C58　　— Plazenta
C38.4　— Pleura
C38.4　—— parietalis
C38.4　—— pulmonalis
C60.0　— Präputium
C16.4　— Pylorus
C18.4　— Querkolon

| | | |
|---|---|---|
| D48.9 | **Neubildung** (Forts.) | |
| C80 | – bösartig (Forts.) | |
| C14.0 | — Rachen | |
| C10.9 | — Rachenring | |
| C10.3 | —— hinten | |
| C10.2 | —— seitlich | |
| C40.0 | — Radius | |
| C19 | — Rektosigmoid | |
| C20 | — Rektum | |
| C69.2 | — Retina | |
| C06.2 | — Retromolarregion | |
| C48.0 | — Retroperitonalraum | |
| C41.3 | — Rippe | |
| C72.0 | — Rückenmark | |
| C70.1 | — Rückenmarkhäute | |
| C63.1 | — Samenstrang | |
| C41.0 | — Schädelknochen | |
| C52 | — Scheide | |
| C73 | — Schilddrüse | |
| C41.3 | — Schlüsselbein | |
| C40.0 | — Schulterblatt | |
| C31.1 | — Siebbeinhöhle | |
| * | — Sinus | |
| C31.1 | —— ethmoidalis | |
| C31.2 | —— frontalis | |
| C31.0 | —— maxillaris | |
| C31.3 | —— sphenoidalis | |
| C63.2 | — Skrotum | |
| C08.9 | — Speicheldrüse | |
| C15.9 | — Speiseröhre | |
| C41.4 | — Steißbein | |
| C31.2 | — Stirnhöhle | |
| C32.2 | — Subglottis | |
| C32.1 | — Supraglottis | |
| C76.1 | — Thorax | |
| C37 | — Thymus | |
| C09.9 | — Tonsillen | |
| C69.5 | — Tränendrüse | |
| C69.5 | — Tränenkanal | |
| C67.0 | — Trigonum vesicae | |
| * | — Tuba | |
| C30.1 | —— auditiva | |
| C57.0 | —— uterina | |
| C63.7 | — Tunica vaginalis testis | |
| C40.0 | — Ulna | |
| C41.1 | — Unterkieferknochen | |
| C08.0 | — Unterkieferspeicheldrüse | |
| C00.1 | — Unterlippe | |
| C00.1 | —— außen | |
| C00.4 | —— innen | |
| C08.1 | — Unterzungendrüse | |
| C67.7 | — Urachus | |
| C66 | — Ureter | |
| C68.0 | — Urethra | |

| | | |
|---|---|---|
| D48.9 | **Neubildung** (Forts.) | |
| C80 | – bösartig (Forts.) | |
| C55 | — Uterus | |
| C57.4 | — Uterusadnexe | |
| C57.3 | — Uterusbänder | |
| C05.2 | — Uvula | |
| C52 | — Vagina | |
| C10.0 | — Vallecula epiglottica | |
| C10.8 | — Verbindungszone Rachenring | |
| C26.9 | — Verdauungsorgan | |
| C63.7 | — Vesicula seminalis | |
| C51.9 | — Vulva | |
| C14.2 | — Waldeyer-Rachenring | |
| C76.0 | — Wange | |
| C06.0 | — Wangenschleimhaut | |
| C50.0 | — Warzenhof, weiblich | |
| C49.9 | — Weichteile | |
| C49.4 | —— Abdomen | |
| C49.5 | —— Becken | |
| C49.0 | —— Gesicht | |
| * | —— Gliedmaßen | |
| C49.1 | ——— obere | |
| C49.2 | ——— untere | |
| C49.0 | —— Hals | |
| C49.2 | —— Hüfte | |
| C49.0 | —— Kopf | |
| C49.6 | —— Rücken | |
| C49.6 | —— Rumpf | |
| C49.1 | —— Schulter | |
| C49.3 | —— Thorax | |
| C41.2 | — Wirbelsäule | |
| C18.1 | — Wurmfortsatz | |
| C18.0 | — Zäkum | |
| C03.9 | — Zahnfleisch | |
| C03.0 | —— oben | |
| C03.1 | —— unten | |
| C75.3 | — Zirbeldrüse | |
| C02.9 | — Zunge | |
| C02.3 | —— beweglicher Zungenteil | |
| C02.0 | —— dorsal | |
| C02.0 | —— oberflächlich | |
| C02.2 | —— ventral | |
| C02.2 | —— oberflächlich | |
| C01 | — Zungengrund | |
| C02.4 | — Zungenmandel | |
| C02.1 | — Zungenrand | |
| C02.1 | —— und Zungenspitze | |
| C02.0 | — Zungenrücken | |
| C02.1 | — Zungenspitze | |
| C02.4 | — Zungentonsille | |
| C02.2 | — Zungenunterfläche | |
| C01 | — Zungenwurzel | |
| C17.0 | — Zwölffingerdarm | |
| D36.9 | – gutartig | |
| D12.9 | — Analkanal | |
| D12.9 | — Anus | |

**N**

D48.9 **Neubildung** (Forts.)
D36.9 – gutartig (Forts.)
D12.1 — Appendix vermiformis
D14.4 — Atemwege, obere
D14.4 — Atmungsorgan
D31.4 — Augapfel
D31.9 — Auge
D21.9 — Bänder
D13.6 — Bauchspeicheldrüse
D16.8 — Beckenknochen
D21.9 — Bindegewebe
D21.4 —— Abdomen
D21.5 —— Becken
D24 —— Brust
D21.0 —— Gesicht
D21.0 —— Hals
D21.0 —— Kopf
D21.6 —— Rumpf
D21.3 —— Thorax
D21.9 — Blutgefäß
D14.3 — Bronchien
D24 — Brust
D16.7 — Brustbein
D24 — Brustdrüse
D21.9 — Bursa
D12.9 — Canalis analis
D26.0 — Cervix uteri
D31.3 — Chorioidea
* — Colon
D12.2 —— ascendens
D12.4 —— descendens
D12.3 —— transversum
D26.1 — Corpus uteri
D12.6 — Dickdarm
D13.2 — Duodenum
D28.2 — Eileiter
D29.3 — Epididymis
D10.6 — Epipharynx
D35.1 — Epithelkörperchen
D17.9 — Fettgewebe
D10.5 — Fossa tonsillaris
D29.7 — Funiculus spermaticus
D13.9 — Gallensystem
D13.5 — Gallenweg
D35.3 — Gang, kraniopharyngeal
D36.1 — Ganglien
D13.9 — Gastrointestinaltrakt
D10.3 — Gaumen
D10.5 — Gaumenbogen
D33.2 — Gehirn
D16.9 — Gelenkknorpel
D16.4 — Gesichtsknochen
D35.5 — Glomus caroticum
D30.3 — Harnblase
D30.2 — Harnleiter
D30.9 — Harnorgan

D48.9 **Neubildung** (Forts.)
D36.9 – gutartig (Forts.)
D30.4 — Harnröhre
D11.9 — Hauptspeicheldrüse
D23.9 — Haut
D23.1 —— Augenlid
* —— Gliedmaßen
D23.6 ——— obere
D23.7 ——— untere
D23.4 —— Hals
D23.1 —— Lidwinkel
D23.2 —— Ohr
D23.2 —— Ohrmuschel
D15.1 — Herz
D32.0 — Hirnhaut [Zerebrales Meningeom]
D33.3 — Hirnnerv
D29.2 — Hoden
D10.7 — Hypopharynx
D35.2 — Hypophyse
D13.9 — Intestinum
D30.1 — Kalix
D35.5 — Karotisdrüse
D14.1 — Kehlkopf
D16.9 — Knorpel
D12.6 — Kolon
D31.0 — Konjunktiva
D23.4 — Kopfschwarte
D31.1 — Kornea
D16.8 — Kreuzbein
D13.7 — Langerhans-Inseln
D14.1 — Larynx
D13.4 — Leber
D21.9 — Ligament
D28.2 — Ligamentum uteri
D10.0 — Lippe
D23.0 — Lippenhaut
D14.3 — Lunge
D36.0 — Lymphknoten
D13.1 — Magen
D13.9 — Magen-Darm-Kanal
D12.8 — Mastdarm
D15.2 — Mediastinum
D32.9 — Meningen
D13.9 — Milz
D14.0 — Mittelohr
D10.2 — Mundboden
D10.3 — Mundhöhle
D21.9 — Muskel
D14.0 — Nasenhöhle
D14.0 — Nasennebenhöhle
D10.6 — Nasenrachenraum
D10.6 — Nasopharynx
D29.3 — Nebenhoden
D35.0 — Nebenniere
D35.1 — Nebenschilddrüse
D33.9 — Nervensystem

D48.9 **Neubildung** (Forts.)
D36.9 – gutartig (Forts.)
D30.0 — Niere
D30.1 — Nierenbecken
D30.1 — Nierenkelch
D31.6 — Orbita
D13.0 — Ösophagus
D30.3 — Ostium urethrae internum
D27   — Ovar
D13.6 — Pankreas
D29.0 — Penis
D19.1 — Peritoneum
D10.9 — Pharynx
D15.7 — Pleura
D29.1 — Prostata
D10.9 — Rachen
D12.8 — Rektum
D31.2 — Retina
D16.7 — Rippe
D33.4 — Rückenmark
D32.1 — Rückenmarkhäute
D29.7 — Samenblase
D29.7 — Samenstrang
D17.6 — Samenstrangfettgewebe
D16.4 — Schädelknochen
D34   — Schilddrüse
D16.7 — Schlüsselbein
D21.9 — Sehne
D29.4 — Skrotum
D16.8 — Steißbein
D21.9 — Synovialis
D15.0 — Thymus
D10.4 — Tonsillen
D14.2 — Trachea
D31.5 — Tränendrüse
D31.5 — Tränenkanal
D31.5 — Tränennasengang
D31.5 — Tränensack
*     — Tuba
D28.2 —— Falloppio
D28.2 —— uterina
D23.9 — Unterhaut
D16.5 — Unterkieferknochen
D30.2 — Ureter
D30.4 — Urethra
D26.9 — Uterus
D28.1 — Vagina
D13.9 — Verdauungssystem
D29.7 — Vesicula seminalis
D28.0 — Vulva
D21.9 — Weichteile
D21.4 —— Abdomen
D21.5 —— Becken
D24   —— Brust
D21.0 —— Gesicht
D21.0 —— Hals

D48.9 **Neubildung** (Forts.)
D36.9 – gutartig (Forts.)
D21.9 — Weichteile (Forts.)
D21.0 —— Kopf
D21.6 —— Rumpf
D21.3 —— Thorax
D16.6 — Wirbelsäule
D12.0 — Zäkum
D10.3 — Zahnfleisch
D33.2 — zerebral
D31.4 — Ziliarkörper
D35.4 — Zirbeldrüse
D10.1 — Zunge
D48.5 – Haut
D48.5 — Gehörgang
C80   – mit Metastasen
*     – unbekannt – s. Neubildung, unsicher
*     – unbekannten Verhaltens – s. Neubil-
        dung, unsicher
*     – unsicher
D48.5 — Analhaut
D37.7 — Analkanal
D37.7 — Anus
D38.6 — Atmungsorgan
D48.1 — Bauchdecke
D37.7 — Bauchspeicheldrüse
D48.1 — Bindegewebe
D48.7 — Bindehaut
D38.1 — Bronchien
D48.6 — Brustdrüse
D38.2 — Brustfell
D48.7 — Brustorgan
D48.6 — Brustwarze
D37.7 — Darm
D37.4 — Dickdarm
D48.4 — Douglas-Raum
D44.9 — Drüse, endokrin
D37.2 — Dünndarm
D37.2 — Duodenum
D39.7 — Eileiter
D37.0 — Epipharynx
D48.1 — Faszie
D43.2 — Gehirn
D48.0 — Gelenk
*     —— Geschlechtsorgan
D40.9 —— männlich
D39.9 —— weiblich
D48.7 — Gesicht
D40.7 — Glans penis
D40.7 — Glied, männlich
D41.4 — Harnblase
D41.4 —— Übergangszellpapillom
D41.2 — Harnleiter
D41.9 — Harnorgan
D41.3 — Harnröhre
D37.0 — Hauptspeicheldrüse

**N**

| | |
|---|---|
| D48.9 **Neubildung** (Forts.) | D48.9 **Neubildung** (Forts.) |
| *    – unsicher (Forts.) | *    – unsicher (Forts.) |
| D48.5 — Haut | D43.0 — Thalamus |
| D40.1 — Hoden | D38.1 — Trachea |
| D44.3 — Hypophyse | D39.7 — Tube |
| D37.2 — Ileum | D41.2 — Ureter |
| D43.2 — intrakraniell, mit Demenz | D41.3 — Urethra |
| D37.2 — Jejunum | D41.9 — Urothel |
| D38.0 — Kehlkopf | D39.0 — Uterus |
| D39.7 — Klitoris | D39.7 — Vagina |
| D48.0 — Knochen | D37.9 — Verdauungsorgan |
| D48.0 — Knorpel | D48.1 — Weichteile |
| D37.4 — Kolon | D37.4 — Zäkum |
| D48.7 — Konjunktiva | D43.2 — zerebral |
| D44.4 — kraniopharyngealer Gang | D44.5 — Zirbeldrüse |
| D39.7 — Labie | D37.0 — Zunge |
| D38.0 — Larynx | *    – unsicheren Verhaltens – s. Neubildung, |
| D37.6 — Leber |         unsicher |
| D39.7 — Ligamentum latum uteri | L70.4 **Neugeborenenakne** |
| D37.0 — Lippenschleimhaut | P28.4 **Neugeborenenapnoe** |
| D38.1 — Lunge | A54.9 **Neugeborenenblennorrhoe** |
| D37.1 — Magen | P59.9 **Neugeborenengelbsucht** |
| D48.6 — Mamma | P59.9 **Neugeborenenikterus** |
| D38.3 — Mediastinum | P59.0 – bei vorzeitiger Geburt |
| D42.9 — Meningen | *    – durch |
| D48.4 — Mesenterium | P58.1 — Blutung |
| D39.7 — Mesovarium | P58.9 — Hämolyse, gesteigert |
| D38.5 — Mittelohr | P58.2 — Infektion |
| D37.0 — Mundhöhle | P59.3 — Muttermilch-Inhibitor |
| D48.1 — Muskel | P58.3 — Polyglobulie |
| D38.5 — Nase, innerer Teil | P58.0 — Quetschwunde |
| D40.7 — Nebenhoden | P58.5 — Verschlucken, mütterliches Blut |
| D38.5 — Nebenhöhle | P37.5 **Neugeborenenkandidose** |
| D44.1 — Nebenniere | P39.1 **Neugeborenenkonjunktivitis** |
| D48.2 — Nerven | P90   **Neugeborenenkrampf** |
| D41.0 — Niere | P37.2 **Neugeborenenlisteriose** |
| D41.1 — Nierenbecken | P39.0 **Neugeborenenmastitis** |
| D37.7 — Ösophagus | P39.0 – infektiös |
| D39.1 — Ovar | *    **Neugeborenensepsis** |
| D37.7 — Pankreas | P36.9 – bakteriell |
| D44.7 — Paraganglien | *    – durch |
| D39.7 — Parametrium | P36.5 — Anaerobier |
| D48.3 — paranephritisch | P36.4 — Escherichia coli |
| D40.7 — Penis | P36.2 — Staphylococcus aureus |
| D48.4 — Peritoneum | P36.0 — Streptokokken, Gruppe B |
| D47.7 — Plasmazellen | P71.3 **Neugeborenenspasmophilie** |
| D39.2 — Plazenta | E03.0 **Neugeborenenstruma** |
| D40.0 — Prostata | P71.3 **Neugeborenentetanie** |
| D37.0 — Rachen | P37.1 **Neugeborenentoxoplasmose** |
| D37.0 — Rachenring | *    **Neugeborenes** |
| D43.4 — Rückenmark | P55.1 – AB0-Isoimmunisierung |
| D40.7 — Samenblase | P02.7 – Amnioninfektionssyndrom |
| D39.7 — Scheide | *    – angeborene Erkrankung – s. jeweilige |
| D44.0 — Schilddrüse |         Erkrankung |
| D40.7 — Skrotum | P22.8 – Anpassungsstörung, respiratorisch |
| D37.7 — Speiseröhre | P14.1 – Armplexus, unterer, Lähmung |

| | |
|---|---|
| * | **Neugeborenes** (Forts.) |
| P93 | – Arzneimittelreaktion |
| P24.9 | – Aspirationssyndrom |
| P28.0 | – Atelektase, primär |
| P24.2 | – Blutaspiration |
| P52.6 | – Blutung, Fossa cranii posterior |
| P39.0 | – Brustdrüsenentzündung |
| P83.4 | – Brustdrüsenschwellung |
| P39.1 | – Dakryozystitis, akut |
| P76.2 | – Darmverschluß, durch eingedickte Milch |
| P74.1 | – Dehydratation |
| P91.4 | – Depressionszustand, zerebral |
| P70.2 | – Diabetes mellitus |
| P78.3 | – Diarrhoe, nichtinfektiös |
| P60 | – disseminierte intravasale Gerinnung |
| P77 | – Enterocolitis necroticans |
| P92.0 | – Erbrechen |
| P92.9 | – Ernährungsproblem |
| P91.1 | – erworbene periventrikuläre Zyste |
| P08.1 | – für das Gestationsalter zu schwer |
| P59.1 | – Gallepfropf-Syndrom |
| P54.0 | – Hämatemesis |
| P78.2 | — und Meläna, durch Verschlucken, mütterliches Blut |
| P39.3 | – Harnwegsinfektion |
| P54.5 | – Hautblutung |
| P39.4 | – Hautinfektion |
| P29.0 | – Herzinsuffizienz |
| P29.1 | – Herzrhythmusstörung |
| P52.9 | – Hirnblutung |
| P59.9 | – Hyperbilirubinämie |
| P91.3 | – Hyperexzitabilität |
| P81.0 | – Hyperthermie, umweltbedingt |
| P72.1 | – Hyperthyreose, transitorisch |
| P29.2 | – Hypertonie |
| P74.5 | – Hypertyrosinämie, transitorisch |
| P70.3 | – Hypoglykämie, iatrogen |
| P71.2 | – Hypomagnesiämie |
| P71.4 | – Hypoparathyreoidismus, transitorisch |
| P80.9 | – Hypothermie |
| P76.1 | – Ileus, transitorisch |
| * | – intraventrikuläre nichttraumatische Blutung |
| P52.0 | — 1. Grad |
| P52.1 | — 2. Grad |
| P52.2 | — 3. Grad |
| P52.4 | – intrazerebrale nichttraumatische Blutung |
| P91.0 | – Ischämie, zerebral |
| P80.0 | – Kältesyndrom |
| P52.6 | – Kleinhirnblutung, nichttraumatisch |
| P91.5 | – Koma |
| P71.0 | – Kuhmilch-Hypokalzämie |
| P08.1 | – Large-for-date |
| P91.2 | – Leukomalazie, zerebral |

| | |
|---|---|
| * | **Neugeborenes** (Forts.) |
| P54.1 | – Meläna |
| * | – mit |
| P04.3 | — Alkoholschaden |
| P96.1 | — Drogenentzugssyndrom |
| Q79.0 | — Enterothorax [Angeborener Zwerchfelldefekt mit Eventration] |
| P07.0 | — extrem niedrigem Geburtsgewicht |
| P07.2 | — extremer Unreife |
| P94.0 | – Myasthenia gravis, transitorisch |
| P29.4 | – Myokardischämie, transitorisch |
| P51.9 | – Nabelblutung |
| P51.0 | — massiv |
| P54.4 | – Nebennierenblutung |
| P61.5 | – Neutropenie, transitorisch |
| P52.5 | – nichttraumatische Subarachnoidalblutung |
| P61.1 | – Polyglobulie |
| P83.6 | – Polyp, umbilikal |
| Z38.2 | – reif |
| Z38.2 | — gesund |
| P54.2 | – Rektumblutung |
| P55.0 | – Rh [Rhesus]-Isoimmunisierung |
| P96.3 | – Schädelnähte, weit |
| P28.3 | – Schlafapnoe, primär |
| P92.5 | – Schwierigkeit, bei Brusternährung |
| P83.8 | – Sklerodermie |
| P83.0 | – Skleroedema |
| P74.0 | – Spätazidose, metabolisch |
| P92.9 | – Stillproblem |
| * | – Störung |
| P74.3 | — Kaliumgleichgewicht |
| P94.9 | — Muskeltonus |
| P74.2 | — Natriumgleichgewicht |
| * | — transitorisch |
| P71.9 | — Kalziumstoffwechsel |
| P71.9 | — Magnesiumstoffwechsel |
| P22.1 | – Tachypnoe, transitorisch |
| P71.3 | – Tetanie, ohne Kalzium- oder Magnesiummangel |
| P61.0 | – Thrombozytopenie, transitorisch |
| P92.2 | – Trinkunlust |
| P92.4 | – Überernährung |
| P91.3 | – Übererregbarkeit, zerebral |
| P08.0 | – übergewichtig |
| P08.2 | – überreif |
| P07.3 | – unreif |
| P92.3 | – Unterernährung |
| P07.1 | – untergewichtig |
| P54.6 | – Vaginalblutung |
| P28.5 | – Versagen, respiratorisch |
| P52.8 | – Zephalhämatozele |
| * | – zu |
| P05.1 | — klein für Gestationsalter |
| P05.0 | — leicht für Gestationsalter |
| P28.2 | – Zyanoseanfall |

**N**

D36.1 **Neurales Fibroblastom**
M79.2 **Neuralgie**
H57.1 – Auge
\* – bei
E14.4 — Diabetes
B23.8 — HIV-Krankheit
\* – durch
B02.2 — Herpes zoster
B02.2 — Zoster
G51.8 – Fazialis
G58.8 – Femoralis-
G58.8 – Funiculus spermaticus
G51.1 – Ganglion geniculi
\* – Hirnnerv
H49.0 — III
H49.1 — IV
H49.2 — VI
G58.8 – Interdigitalis-
G58.0 – Interkostal-
M54.1 – Interspinales
M54.5 – LWS
G57.6 – Morton-
G57.6 – Morton-Vorfuß-
G44.0 – Nasoziliar-
\* – Nervus
H93.3 — acusticus
G52.1 — glossopharyngeus
G52.2 — laryngeus
G50.0 — ophthalmicus
H61.1 – Ohrmuschel
G58.8 – okzipital
M54.1 – Plexus lumbosacralis
B02.2 – postherpetisch
F45.4 – Pseudo-
H92.0 – Retroaurikular-
M54.8 – Rücken
G58.8 – Samenstrang
G58.8 – Spermatikus
G50.0 – Trigeminus
G50.0 – Gesicht
B02.2 — postherpetisch
G90.9 – viszeral
G44.0 – Ziliar-
\* **Neuralgische**
G54.5 – Amyotrophie
G57.1 – Schmerzen, Oberschenkel
F45.4 **Neuralgismus**
Q05.9 **Neuralrohrdefekt**
F48.0 **Neurasthenie**
F48.0 – Pseudo-
F48.0 – Syndrom
F48.0 **Neurasthenisches Syndrom**
C47.9 **Neurilemmosarkom**
D36.1 **Neurinom**
D33.3 – Akustikus-
D36.1 – Ganglio-

D36.1 **Neurinom** (Forts.)
D33.3 – Hirnnerv
D36.1 – mit Verocay-Knötchen
D33.3 – Nervus acusticus
D21.4 – Niere
D31.6 – Orbita
M79.2 **Neuritis**
\* – bei
E14.4 — Diabetes
O26.8 — Gravidität
B23.8 — HIV-Krankheit
O26.8 — Schwangerschaft
G62.2 – durch Blei
E51.1 – endemisch
G51.8 – Fazialis
\* – Hirnnerv
H49.0 — III
H49.1 — IV
G60.0 – hypertrophicans
\* – Nervus
H93.3 — acusticus
G57.2 — femoralis
G58.8 — occipitalis
G50.0 — ophthalmicus
H46 — opticus
G56.3 — radialis
G56.2 — ulnaris
H46 – optica
H46 — retrobulbär
H46 – Optikus
G62.9 – peripher
O26.8 — bei Gravidität
F10.5 – Poly-, bei alkoholischer Psychose
Q14.2 – Pseudo-, optica, angeboren
H46 – retrobulbär
M54.1 – Wurzel- – s.a. Radikulitis
C74.9 **Neuroblastom**
C74.9 – Nebenniere
A69.2 **Neuroborreliose**
H30.9 **Neurochorioretinitis**
G31.9 **Neurodegenerative Erkrankung**
L20.8 **Neurodermitis**
L20.8 – atopica
L20.8 – Beugeseite
\* – chronica circularis
L28.0 — simplex
L28.0 — verrucosa
L20.8 – diffusa
L20.8 – disseminiert
L20.8 – Streckseite
M89.0 **Neurodystrophie**
G36.0 **Neuroencephalomyelopathia optica**
C80 **Neuroendokriner Tumor,** metastasierend
C71.9 **Neuroepitheliom**
D17.9 **Neurofibrolipom**

D36.1 **Neurofibrom**
D31.6 – Bindehaut
D33.3 – Nervus opticus
Q85.0 **Neurofibromatose**
Q85.0 – gutartig
Q85.0 – von Recklinghausen
C47.9 **Neurofibrosarkom**
\*     **Neurogene**
N31.9 – Blase
N31.2 – Blasenatonie
N31.9 – Blasenentleerungsstörung
N31.9 – Blasenstörung
N31.9 – Harnblase
N31.9 – Harnblasenentleerungsstörung
N31.0 – Harnblaseninkontinenz
N31.0 – Harninkontinenz
N31.9 – Miktionsstörung
M89.0 – posttraumatische Knochenatrophie
N31.1 – Reflexblase
N31.9 – Restharnretention
\*     **Neurogener**
F45.3 – Gefäßspasmus
K56.7 – Ileus
F45.8 – Pruritus
C74.9 **Neurogoniom**
N31.1 **Neurohormonale Reizblase**
H81.2 **Neurolabyrinthitis,** epidemisch
T62.2 **Neurolathyrismus**
D36.1 **Neurolemmom**
\*     **Neuroleptika-**
G21.1 – Akathisie
G21.0 – Syndrom, maligne
\*     **Neuroleptisches**
G21.0 – Parkinsonoid
G21.0 – Syndrom, maligne
E75.4 **Neurolipidose**
E88.2 **Neurolipomatose**
\*     **Neurologische**
H02.4 – Augenlidptose
G97.9 – Ausfälle, Extremität, bei Gipsbehand-
    lung
\*     – Komplikation, bei
E11.4   — insulinabhängigem Typ-II-Diabetes
\*     — nicht
E11.4   —— insulinabhängigem Typ-II-Diabetes
E11.4   —— primär insulinabhängigem Diabetes
    mellitus
E10.4   — primär insulinabhängigem Diabetes
    mellitus
E10.4   — Typ-I-Diabetes
E11.4   — Typ-II-Diabetes
E14.4 – Manifestation, bei Diabetes mellitus
G45.9 **Neurologisches Defizit,** prolongiert,
    reversibel, ischämisch

A52.3 **Neurolues**
A52.1 – paralytica
A52.1 – tabisch
D36.1 **Neurom**
T87.3 – Amputationsstumpf
D18.0 – Angiomyo-
D36.1 – Fibro-
T87.3 – Narbe
D36.1 **Neuromatose, Ganglio-**
D48.2 **Neuromatosis**
\*     **Neuromuskuläre**
G70.9 – Affektion
G70.1 — toxisch
N31.9 – Blasendysfunktion
N31.9 – Blasenentleerungsstörung
N31.9 – Blasenstörung
G70.9 – Erregungsstörung
G70.9 – Störung
G70.1 – toxische Krankheit
M79.2 **Neuromyalgie**
G93.3 **Neuromyasthenie**
G36.9 **Neuromyelitis**
G36.0 – optica
G70.9 **Neuromyopathie**
M41.4 **Neuromyopathische Skoliose**
M60.8 **Neuromyositis**
G71.1 **Neuromyotonie**
D22.9 **Neuronävus**
E75.4 **Neuronale Zeroidlipofuszinose**
H81.2 **Neuronitis vestibularis**
H46    **Neuropapillitis optica**
\*     **Neuropathia**
G62.9 – peripherica
H81.2 – vestibularis
H93.3 – vestibulocochlearis
G62.9 **Neuropathie**
F45.3 – Angio-
G90.9 – autonom, kardial
G62.9 – beim Kind
E14.4 – diabetisch
G62.2 – durch Schnüffeln von Klebstoffen
G60.9 – heredität
G60.0 — peripher
G60.0 — sensomotorisch
G60.8 — sensorisch
\*     – idiopathisch
G60.9 — peripher
G60.3 — progressiv
G58.0 — Interkostal-
G58.0 — nicht tumorbedingt
H46    – Nervus opticus
H46    — ausgenommen ischämisch
H47.0 — ischämisch
N18.8 — urämisch
H81.2 – vestibular

**N**

| | |
|---|---|
| * | **Neuropathische** |
| A52.1 | – Arthritis |
| G62.9 | – Beschwerden |
| E85.1 | – heredofamiliäre Amyloidose |
| H30.9 | **Neuroretinitis** |
| D86.8 | **Neurosarkoidose** |
| C47.9 | **Neurosarkom** |
| F48.9 | **Neurose** |
| F42.9 | – anankastisch |
| F45.3 | – Angio- |
| F41.1 | – Angst- |
| F45.3 | – Atem- |
| F45.8 | – Auge |
| F68.0 | – Begehrens- |
| F48.8 | – Berufs- |
| F48.8 | – Beschäftigungs- |
| F22.0 | – Charakter-, paranoid |
| F45.3 | – Darm, psychogen |
| F34.1 | – depressiv |
| F45.3 | – Entero- |
| F68.0 | – Entschädigungs- |
| F48.0 | – Ermüdungs- |
| F48.0 | – Erschöpfungs- |
| F45.3 | – Gastroentero- |
| F45.8 | – Gelenk |
| F45.3 | – Genital- |
| F45.8 | – Haut |
| F45.3 | – Herz |
| F45.3 | — vegetativ |
| F45.2 | – hypochondrisch |
| F44.9 | – hysterisch |
| F42.1 | – Impulsiv- |
| F48.8 | – Kampf- |
| F45.3 | – Kardio- |
| F48.9 | – Kern- |
| N95.1 | – klimakterisch |
| F44.9 | – Kompensations- |
| F44.9 | – Konversions- |
| F48.8 | – Kriegs- |
| F45.3 | – Larynx |
| F45.3 | – Magen |
| F45.8 | – Muskel |
| F45.9 | – Organ- |
| F45.3 | — Atmungsorgan |
| F45.8 | — endokrines System |
| F45.8 | — Haut |
| F45.3 | — Herz-Kreislauf-System |
| F45.3 | — Magen-Darm-Trakt |
| F45.8 | — Muskeln |
| F45.8 | — Sinnesorgan |
| F45.8 | — Urogenitalsystem |
| F41.0 | – Panik- |
| F45.3 | – Pharynx |
| F40.8 | – phobisch |
| F48.8 | – psychasthenisch |
| F48.9 | – Psycho- |

| | |
|---|---|
| F48.9 | **Neurose** (Forts.) |
| F68.0 | – Renten- |
| F65.9 | – Sexual- |
| F48.8 | – Situations- |
| F45.8 | – Skelett |
| F65.9 | – Trieb- |
| F48.8 | – Umwelt- |
| F43.1 | – Unfall- |
| F45.3 | – vasomotorisch |
| F42.9 | – Zwangs- |
| A52.3 | **Neurosyphilis** |
| A52.2 | – asymptomatisch |
| A52.1 | – florid |
| A50.4 | – juvenilis |
| A50.4 | – konnatal, spätauftretend |
| A52.1 | – paralytica |
| D36.1 | **Neurothekom** |
| F34.1 | **Neurotisch depressive Verstimmung** |
| * | **Neurotisch-** |
| F34.1 | – depressive Reaktion |
| F34.1 | – depressiver Zustand |
| F48.9 | – phobische Überlagerung |
| * | **Neurotische** |
| F45.9 | – Beschwerden, funktionell |
| F92.8 | – Delinquenz |
| F34.1 | – Depression |
| F34.1 | — ohne psychotische Symptome |
| F48.9 | – Entwicklung |
| F48.9 | – Fehlentwicklung |
| F48.9 | – Fehlsteuerung |
| L98.1 | – Hautabschürfung |
| F48.9 | – Störung |
| * | **Neurotischer** |
| F41.1 | – Angstzustand |
| F48.9 | – Zustand |
| F34.1 | — mit depressiven Phasen |
| * | **Neurotisches** |
| F48.1 | – Depersonalisations-Syndrom |
| F48.9 | – Fehlverhalten |
| D86.8 | **Neurouveoparotitis-Syndrom** |
| * | **Neurovegetative** |
| F45.9 | – Dysfunktion |
| F45.9 | – Dysregulation |
| F45.9 | – Dystonie |
| F45.3 | – Kreislaufstörung |
| R45.8 | – Labilität |
| F45.8 | – Prostatabeschwerden |
| F45.8 | – Prostatopathie |
| F45.9 | – Störung |
| N94.3 | — prämenstruell |
| F45.8 | **Neurovegetatives Prostata-Syndrom** |
| F45.3 | **Neurozirkulatorische Asthenie** |
| B69.0 | **Neurozystizerkose** |
| D70 | **Neutropenie** |
| P61.5 | – transitorisch, beim Neugeborenen |
| L98.2 | **Neutrophile akute febrile Dermatose** |

D70   **Neutrozytopenie**
*    **Newcastle-**
B30.8  – Keratokonjunktivitis
B30.8  – Konjunktivitis
D81.4  **Nezelof-Syndrom**
H53.3  **NH** [Netzhaut]**-Korrespondenz,** anomal, bei Binokularstörung
C85.9  **NHL** – s.a. Non-Hodgkin-Lymphom
E52   **Niazin-Mangel**
*    **Nicht**
K74.6  – alkoholisch bedingte Leberzirrhose
A16.0  – bakteriologisch oder histologisch gesicherte Lungentuberkulose
O62.0  – eröffneter Muttermund
*    – insulinabhängiger
E11.9  — Diabetes mellitus, Typ II
*    — Typ-II-Diabetes, mit
E11.0  —— Koma
E11.7  —— multiplen Komplikationen
E11.4  —— neurologischer Komplikation
E11.5  —— peripherer vaskulärer Komplikation
M83.9  – juvenile Osteomalazie
*    – primär
*    — insulinabhängiger Diabetes
*    —— mellitus, mit
E11.3  —— Augenkomplikation
E11.1  —— Ketoazidose
E11.0  —— Koma
E11.7  —— multiplen Komplikationen
E11.4  —— neurologischer Komplikation
E11.2  —— Nierenkomplikation
E11.5  —— peripherer vaskulärer Komplikation
E11.9  — insulinpflichtiger Diabetes mellitus
H50.0  **Nichtakkommodativer Konvergenzexzeß**
K73.9  **Nichtalkoholische chronische Hepatitis**
*    **Nichtalkoholisches**
F05.9  – Delir
F04   – Korsakow-Syndrom
J45.1  **Nichtallergisches Asthma bronchiale**
D59.2  **Nichtautoimmunhämolytische arzneimittelinduzierte Anämie**
Q85.0  **Nichtbösartige Neurofibromatose**
L51.0  **Nichtbullöses Erythema exsudativum multiforme**
R93.2  **Nichtdarstellung,** Gallenblase
E15   **Nichtdiabetisches hypoglykämisches Koma**
N97.1  **Nichtdurchlässiger Eileiter**
A06.2  **Nichtdysenterische Kolitis,** durch Amöben
O32.4  **Nichteintreten,** Kopf, beim Termin, Betreuung der Schwangeren
*    **Nichteitrige**
O91.2  – Mastitis puerperalis
G03.0  – Meningitis

*    **Nichteitrige** (Forts.)
H65.9  – Otitis media
H65.1  — akut
I67.6  – Sinusthrombose, intrakraniell
I63.6  – Thrombose, Hirnvene, mit Hirninfarkt
H65.4  **Nichteitriger Paukenerguß**
*    **Nichtendokrine**
E66.8  – Adipositas
E66.8  – Fettsucht
P28.0  **Nichtentfaltung,** Lunge
*    **Nichtentzündliche**
N90.9  – Perineumerkrankung
N90.9  – Vulvaerkrankung
I31.3  **Nichtentzündlicher Perikarderguß**
K08.8  **Nichterhaltungswürdiger Zahn**
*    **Nichtfamiliäre**
D80.1  – Hypogammaglobulinämie
G24.2  – idiopathische Dystonie
E80.4  **Nichthämolytische Bilirubinämie,** familiär
P83.2  **Nichtimmunologischer Hydrops fetalis**
*    **Nichtinfektiöse**
H60.5  – akute Otitis externa
P78.3  – Diarrhoe, beim Neugeborenen
H01.1  – Liddermatose
E72.5  **Nichtketotische Hyperglyzinämie**
*    **Nichtneoplastischer**
Q82.5  – angeborener Nävus
I78.1  – Nävus
E85.0  **Nichtneuropathische heredofamiliäre Amyloidose**
H80.0  **Nichtobliterierende Otosklerose,** mit Beteiligung Fenestra vestibuli
I42.2  **Nichtobstruktive Kardiomyopathie,** hypertrophisch
*    **Nichtorganische**
F52.6  – Dyspareunie
F98.1  – Enkopresis
F98.0  – Enuresis
F51.1  – Hypersomnie
F51.0  – Hyposomnie
F51.0  – Insomnie
F45.3  – Oberbauchbeschwerden, funktionell
F29   – Psychose
F51.9  – Schlafstörung
F51.9  — spezifisch
F52.5  **Nichtorganischer Vaginismus**
N97.0  **Nichtovulation**
A80.4  **Nichtparalytische Poliomyelitis,** akut
*    **Nichtparetische**
H50.2  – latente Vertikaldeviation
H50.2  – manifeste Vertikaldeviation
G11.0  **Nichtprogressive Ataxie,** angeboren

**N**

| | |
|---|---|
| * | **Nichtrheumatische** |
| I35.9 | – Aortenklappenkrankheit |
| I34.9 | – Mitralklappenkrankheit |
| I34.2 | – Mitralklappenstenose |
| I36.1 | – Trikuspidalklappeninsuffizienz |
| I36.9 | – Trikuspidalklappenkrankheit |
| I36.0 | – Trikuspidalklappenstenose |
| I36.2 | — mit Insuffizienz |
| I67.0 | **Nichtrupturierte Dissektion,** intrakranielle Arterie |
| I67.1 | **Nichtrupturiertes Aneurysma,** zerebral |
| * | **Nichttoxische** |
| E04.0 | – diffuse Struma |
| E01.1 | – endemische Knotenstruma |
| E04.9 | – Knotenstruma |
| E04.2 | – mehrknotige Struma |
| E04.2 | – multinoduläre Struma |
| E04.9 | – Struma |
| E04.1 | – uninoduläre Struma |
| * | **Nichttoxischer** |
| E01.1 | – endemischer Knotenkropf |
| E04.1 | – solitärer Schilddrüsenknoten |
| E04.9 | – sporadischer Knotenkropf |
| I21.4 | **Nichttransmuraler Myokardinfarkt** |
| I21.4 | – akut |
| * | **Nichttraumatische** |
| * | – Blutung |
| H40.5 | — mit Sekundärglaukom |
| I62.0 | — subdural, akut |
| I62.1 | – epidurale Blutung |
| I62.1 | – extradurale Blutung |
| * | – Hämorrhagie |
| I62.1 | — epidural |
| I62.1 | — extradural |
| N32.4 | – Harnblasenruptur |
| * | – intraventrikuläre Blutung |
| * | — 1. Grad |
| P52.0 | —— beim Neugeborenen |
| P52.0 | —— Fetus |
| * | — 2. Grad |
| P52.1 | —— beim Neugeborenen |
| P52.1 | —— Fetus |
| * | — 3. Grad |
| P52.2 | —— beim Neugeborenen |
| P52.2 | —— Fetus |
| * | – intrazerebrale Blutung |
| P52.4 | — beim Neugeborenen |
| P52.4 | — Fetus |
| * | – Kleinhirnblutung |
| P52.6 | — beim Neugeborenen |
| P52.6 | — Fetus |
| * | – Subarachnoidalblutung |
| P52.5 | — beim Neugeborenen |
| P52.5 | — Fetus |
| H72.9 | – Trommelfellperforation |

| | |
|---|---|
| M79.9 | **Nichttraumatischer prätibialer Weichteildefekt** |
| * | **Nichttraumatisches** |
| * | – Hämatom |
| I62.1 | — epidural |
| I62.1 | — extradural |
| N64.8 | – Mammahämatom |
| K90.0 | **Nichttropische Sprue** |
| L52 | **Nichttuberkulöses Erythema nodosum** |
| R07.3 | **Nichttumorbedingte Pleuraschmerzen** |
| I78.1 | **Nichttumoröser Nävus** |
| A65 | **Nichtvenerische Syphilis** |
| M84.1 | **Nichtvereinigung,** Frakturenden |
| L23.0 | **Nickelallergie** |
| I95.9 | **Niederdruck** (Blutdruck) |
| H40.1 | **Niederdruckglaukom** |
| R53 | **Niedergeschlagenheit** |
| L03.0 | **Niednagel** |
| * | **Niedriger** |
| * | – Blutdruck, ohne |
| R03.1 | — hyopotone Regulationsstörung |
| R03.1 | — hypotone Regulationsstörung, einmaliger Meßwert |
| I95.9 | – RR [Riva-Rocci-Blutdruckwert] |
| R03.1 | – unspezifischer Blutdruckwert |
| P07.1 | **Niedriges Geburtsgewicht** |
| * | **Niedriggradige Dysplasie** |
| N87.0 | – Cervix uteri |
| N89.0 | – Vagina |
| N90.0 | – Vulva |
| E75.2 | **Niemann-Pick-Krankheit** |
| * | **Niere** |
| Q63.0 | – akzessorisch |
| N28.8 | – ballotierend |
| Q63.2 | – Becken- |
| S35.4 | – Blutgefäßverletzung |
| D09.1 | – Carcinoma in situ |
| N04.9 | – Chromoprotein- [Hämoglobinurische Nephrose] |
| Q60.0 | – Einzel- |
| N27.0 | – funktionell |
| Q60.2 | – fehlend, angeboren |
| Q61.8 | – fibrozystisch |
| N19 | – funktionslos |
| Q63.1 | – Fusions- |
| N13.3 | – gestaut |
| I70.1 | – Goldblatt- |
| Q62.0 | – Harnstauungs-, kongenital |
| Q63.1 | – Hufeisen- |
| N27.9 | – klein |
| N27.1 | — beidseitig |
| N27.0 | — einseitig |
| Q63.1 | – Klumpen- |
| Q63.1 | – Kuchen- |
| Q63.3 | – lang |
| Q61.5 | – Markschwamm- |

| | |
|---|---|
| * | **Niere** (Forts.) |
| I15.1 | – Page-, mit Hypertonie |
| Q61.3 | – polyzystisch |
| Q61.2 | — Erwachsenentyp |
| Q61.1 | — infantiler Typ |
| Q63.3 | – Riesen- |
| N26 | – Schrumpf- |
| Q61.5 | – Schwamm- |
| N19 | – stumm |
| Q63.1 | – Verschmelzungs- |
| Q62.0 | – Verstopfungs-, kongenital |
| Q62.0 | – Wassersack-, kongenital |
| Q60.5 | – Zwerg- |
| Q61.9 | – Zysten- |
| Q61.5 | — medullär |
| N13.3 | **Nierenabflußstörung** |
| N28.8 | **Nierenabsinken** |
| N15.1 | **Nierenabszeß** |
| C64 | **Nierenadenokarzinom** |
| D30.0 | **Nierenadenom** |
| C64 | **Nierenadenorhabdomyosarkom,** embryonal |
| C64 | **Nierenadenosarkom,** embryonal [Wilms-Tumor] |
| N28.9 | **Nierenaffektion** |
| Q60.2 | **Nierenagenesie** |
| Q60.1 | – beidseitig |
| Q60.0 | – einseitig |
| E85.4 | **Nierenamyloidose** |
| D17.5 | **Nierenangiolipom** |
| D18.0 | **Nierenangiom** |
| D17.5 | **Nierenangiomyolipom** |
| Q63.9 | **Nierenanomalie** |
| Q60.2 | **Nierenaplasie** |
| Q27.2 | **Nierenarterie,** fehlend, angeboren |
| I70.1 | **Nierenarterienabgangsstenose** |
| I72.2 | **Nierenarterienaneurysma** |
| I70.1 | **Nierenarterienatherosklerose** |
| Q27.2 | **Nierenarteriendopplung** |
| Q27.2 | **Nierenarteriendysplasie** |
| I70.1 | **Nierenarterieneinengung** |
| N28.0 | **Nierenarterienembolie** |
| I70.1 | **Nierenarterienengstellung** |
| I77.8 | **Nierenarterienhyperplasie** |
| I70.1 | **Nierenarteriensklerose** |
| I70.1 | **Nierenarterienstenose** |
| Q27.1 | – angeboren |
| N28.0 | **Nierenarterienthrombose** |
| I70.1 | **Nierenarterienursprungsstenose** |
| I70.1 | **Nierenarterienverkalkung** |
| N28.0 | **Nierenarterienverschluß** |
| I70.1 | **Nierenarteriolosklerose** |
| N26 | **Nierenatrophie** |
| N20.0 | **Nierenausgußstein** |
| N13.3 | **Nierenbeckenabflußbehinderung** |
| N13.3 | **Nierenbeckenabflußstörung** |

| | |
|---|---|
| N13.5 | **Nierenbeckenabgangsenge** |
| N13.5 | **Nierenbeckenabgangsstenose** |
| N13.5 | **Nierenbeckenausgangsstriktur** |
| N20.0 | **Nierenbeckenausgußstein** |
| N28.8 | **Nierenbeckenblutung** |
| N28.8 | **Nierenbeckendilatation** |
| Q63.8 | **Nierenbeckendopplung** |
| N28.8 | **Nierenbeckenektasie** |
| N12 | **Nierenbeckenentzündung** |
| N12 | – eitrig |
| N12 | – gangränös |
| N12 | – zystisch |
| N28.8 | **Nierenbeckenerweiterung** |
| D17.5 | **Nierenbeckenfibrolipom** |
| D17.5 | **Nierenbeckenfibrolipomatose** |
| N28.8 | **Nierenbeckenfistel** |
| N10 | **Nierenbeckeninfekt,** akut |
| C79.0 | **Nierenbeckeninfiltration** |
| C65 | **Nierenbeckenkarzinom** |
| N28.8 | **Nierenbeckenkelchdilatation** |
| N28.8 | **Nierenbeckenkelchektasie** |
| N12 | **Nierenbeckenkelchentzündung** |
| N28.8 | **Nierenbeckenkelcherweiterung** |
| N20.0 | **Nierenbeckenkelchkonkrement** |
| N20.0 | **Nierenbeckenkelchstein** |
| N12 | **Nierenbeckenkelchveränderung,** entzündlich |
| N20.0 | **Nierenbeckenkonkrement** |
| C65 | **Nierenbeckenkrebs** |
| E88.2 | **Nierenbeckenlipomatose** |
| C79.0 | **Nierenbeckenmetastase** |
| * | **Nierenbeckenneubildung** |
| C65 | – bösartig |
| D30.1 | – gutartig |
| D41.1 | – unsicher |
| D30.1 | **Nierenbeckenpapillom** |
| C65 | – maligne |
| D30.1 | **Nierenbeckenpolyp** |
| D41.1 | **Nierenbeckenraumforderung** |
| S37.0 | **Nierenbeckenruptur** |
| N20.0 | **Nierenbeckensolitärstein** |
| N20.0 | **Nierenbeckenstein** |
| C65 | **Nierenbeckentransitionalzellkarzinom** |
| D41.1 | **Nierenbeckentumor** |
| C65 | – bösartig |
| C65 | **Nierenbeckenübergangszellkarzinom** |
| N20.0 | **Nierenbeckenuratstein** |
| N13.3 | **Nierenbeckenveränderung,** zystisch |
| N13.3 | **Nierenbeckenzyste** |
| S37.0 | **Nierenberstung** |
| * | **Nierenbeteiligung,** bei |
| A98.5 | – hämorrhagischem Fieber |
| I12.9 | – Hypertonie |
| N28.8 | **Nierenblutung** |
| Q63.8 | **Nierenbuckel** |
| Q63.9 | **Nierendeformierung** |

**N**

| | |
|---|---|
| N28.8 **Nierendegeneration** | N28.0 **Niereninfarkt** |
| Q61.8 – fibrozystisch | N00.9 **Niereninfekt,** akut |
| Q61.3 – polyzystisch | N15.9 **Niereninfektion** |
| Q61.9 – zystisch | O23.0 – bei Schwangerschaft |
| N19 **Nierendekompensation** | N19 **Niereninsuffizienz** |
| N28.8 **Nierendilatation** | N17.9 – akut |
| N28.8 **Nierendislokation** | P96.0 – angeboren |
| Q63.1 **Nierendoppelsystem** | * – bei |
| Q63.1 **Nierendopplung** | * — hypertensiver |
| C64 **Nierendysembryom, Manon-** | I13.1 —— Herz- und Nierenkrankheit |
| Q60.5 **Nierendysgenesie** | I12.0 —— Nierenkrankheit |
| Q63.8 **Nierendysmorphie** | I12.0 — Hypertonie |
| Q61.4 **Nierendysplasie** | N18.9 – chronisch |
| Q63.2 **Nierendystopie** | N18.8 – dekompensiert |
| N28.8 **Nierenektasie** | N18.8 – dialysepflichtig |
| Q63.2 **Nierenektopie** | N19 – global |
| N28.0 **Nierenembolie** | N18.8 – kompensiert |
| N28.0 – bilateral, massiv | N18.8 – präterminal |
| N05.9 **Nierenentzündung** | N18.8 – Stadium kompensierte Retention |
| N00.9 – akut | N18.0 – terminal |
| N03.9 – chronisch | N18.0 — dialysepflichtig |
| M10.9 – gichtisch | T82.5 — Shuntverschluß |
| N28.9 **Nierenerkrankung** | I13.2 – und Herzinsuffizienz, bei hypertensiver |
| Q61.9 – zystisch | Herz- und Nierenkrankheit |
| N28.8 **Nierenerweiterung** | N28.0 **Nierenischämie** |
| Q63.9 **Nierenfehlbildung** | N28.9 **Nierenkachexie** |
| Q63.9 – angeboren | N28.8 **Nierenkalzifikation** |
| Q63.2 **Nierenfehldrehung** | N20.0 **Nierenkalziumoxalatstein** |
| N28.0 **Nierenfettembolie** | N15.1 **Nierenkapselabszeß** |
| D17.5 **Nierenfibrolipom** | D30.0 **Nierenkapseladenom** |
| D21.4 **Nierenfibrom** | D21.4 **Nierenkapselfibrom** |
| N28.8 **Nierenfistel** | N04.9 **Nierenkapselödem** |
| * **Nierenfunktion** | N15.1 **Nierenkarbunkel** |
| N28.9 – eingeschränkt | C64 **Nierenkarzinom** |
| N28.9 – reduziert | C64 – hypernephroid |
| N28.9 – vermindert | N28.8 **Nierenkelchdeformierung** |
| N28.9 **Nierenfunktionsstörung** | N13.3 **Nierenkelchdilatation** |
| M10.3 – gichtisch | N28.8 **Nierenkelchdivertikel** |
| Q27.2 **Nierengefäß,** aberrierend | Q63.8 **Nierenkelchelongation** |
| Q27.2 **Nierengefäßanomalie** | N13.3 **Nierenkelchhalsstenose** |
| M10.9 **Nierengicht** | N13.3 **Nierenkelchhydronephrose** |
| N26 **Nierengranularatrophie** | N10 **Nierenkelchinfektion** |
| N20.0 **Nierengrieß** | C65 **Nierenkelchkarzinom** |
| N20.0 **Nierengrießabgang** | N20.0 **Nierenkelchkonkrement** |
| D18.0 **Nierenhämangiom** | * **Nierenkelchneubildung** |
| S37.0 **Nierenhämatom** | C65 – bösartig |
| Q27.2 **Nierenhauptarteriendysplasie** | D30.1 – gutartig |
| Q63.8 **Nierenhöcker** | N20.0 **Nierenkelchstein** |
| N28.8 **Nierenhohlsystemblutung** | N20.0 **Nierenkelchsystemkonkrement** |
| Q62.3 **Nierenhohlsystemdopplung** | N10 **Nierenkelchveränderung,** entzündlich |
| Q63.3 **Nierenhyperplasie** | N28.8 **Nierenkelchverplumpung** |
| I12.9 **Nierenhypertonie,** maligne | N13.3 **Nierenkelchzyste** |
| N28.8 **Nierenhypertrophie** | N23 **Nierenkolik** |
| Q60.5 **Nierenhypoplasie** | N20.0 – durch Stein |
| Q60.4 – beidseitig | |
| Q60.3 – einseitig | |

| | |
|---|---|
| * | **Nierenkomplikation,** bei |
| E11.2 | – insulinabhängigem Typ-II-Diabetes |
| * | – nicht |
| E11.2 | — insulinabhängigem Typ-II-Diabetes |
| E11.2 | — primär insulinabhängigem Diabetes mellitus |
| E10.2 | – primär insulinabhängigem Diabetes mellitus |
| E10.2 | – Typ-I-Diabetes |
| E11.2 | – Typ-II-Diabetes |
| N20.0 | **Nierenkonkrement** |
| N20.0 | – obere Kelchgruppe |
| N20.0 | – untere Kelchgruppe |
| S37.0 | **Nierenkontusion** |
| N28.9 | **Nierenkrankheit** |
| * | – bei |
| O26.8 | — Gravidität |
| O26.8 | — Schwangerschaft |
| Q61.8 | – fibrozystisch |
| I12.9 | – hypertensiv |
| I12.0 | — mit Niereninsuffizienz |
| I12.9 | — ohne Niereninsuffizienz |
| * | – mit |
| O10.2 | – Hypertonie, sekundär, vor Gravidität bestehend |
| N28.9 | — Ureterkrankheit |
| I13.9 | – und Herzkrankheit, hypertensiv, mit |
| I13.0 | — Herzinsuffizienz |
| I13.2 | — und Niereninsuffizienz |
| I13.1 | — Niereninsuffizienz |
| C64 | **Nierenkrebs** |
| S37.0 | **Nierenläsion** |
| D17.5 | **Nierenlipom** |
| D17.5 | **Nierenlipomatose** |
| Q63.9 | **Nierenmalformation** |
| C64 | **Nierenmalignom** |
| Q63.2 | **Nierenmalrotation** |
| Q61.8 | **Nierenmarkzyste** |
| C79.0 | **Nierenmetastase** |
| N28.8 | **Nierenmikrokalzifikation** |
| Q63.9 | **Nierenmißbildung** |
| C90.2 | **Nierenmyelom** |
| N28.0 | **Nierennekrose** |
| N17.1 | – kortikal |
| N17.0 | – tubulär |
| D41.0 | **Nierenneoplasie** |
| * | **Nierenneubildung** |
| C64 | – bösartig |
| D30.0 | – gutartig |
| D41.0 | – unsicher |
| D21.4 | **Nierenneurinom** |
| N20.0 | **Nierenoberkelchkonkrement** |
| N20.0 | **Nierenoberkelchstein** |
| N13.8 | **Nierenobstruktion** |
| N28.8 | **Nierenödem** |
| N26 | **Nierenpapillenverkalkung** |

| | |
|---|---|
| C64 | **Nierenparenchymkarzinom** |
| S37.0 | **Nierenparenchymriß** |
| S37.0 | **Nierenparenchymruptur** |
| D41.0 | **Nierenparenchymtumor** |
| E75.6 | **Nierenparenchymverfettung** |
| N28.8 | **Nierenparenchymverkalkung** |
| S37.0 | **Nierenperforation** |
| N28.8 | **Nierenpetechie** |
| C90.2 | **Nierenplasmozytom** |
| N28.0 | **Nierenpolarterienverschluß** |
| N28.9 | **Nierenpolerkrankung** |
| * | **Nierenpolgefäß** |
| Q27.2 | – aberrierend |
| Q27.2 | – akzessorisch |
| N15.9 | **Nierenpolinfektion** |
| N28.8 | **Nierenpolkalzifikation** |
| D17.5 | **Nierenpollipom** |
| D30.0 | **Nierenpolprozeß,** benigne |
| D41.0 | **Nierenpolraumforderung** |
| S37.0 | **Nierenpoltrauma** |
| A18.1 | **Nierenpoltuberkulose** |
| D41.0 | **Nierenpoltumor** |
| D30.0 | – benigne |
| D30.0 | – gutartig |
| D41.0 | – zystisch |
| N28.9 | **Nierenpolveränderung** |
| N28.9 | – narbig |
| N28.9 | **Nierenpolvernarbung** |
| N28.1 | **Nierenpolzyste** |
| Q63.2 | **Nierenpositionsanomalie** |
| S37.0 | **Nierenprellung** |
| * | **Nierenprozeß** |
| D30.0 | – benigne |
| D41.0 | – neoplastisch |
| N28.8 | **Nierenpseudotumor** |
| N28.8 | **Nierenptose** |
| S37.0 | **Nierenquerruptur** |
| S37.0 | **Nierenquetschung** |
| D41.0 | **Nierenraumforderung** |
| D30.0 | – benigne |
| N28.1 | **Nierenriesenhohlzyste** |
| N15.1 | **Nierenrindenabszeß** |
| D30.0 | **Nierenrindenadenom** |
| N26 | **Nierenrindenatrophie** |
| N28.8 | **Nierenrindenblutung** |
| N28.8 | **Nierenrindendefekt** |
| D21.4 | **Nierenrindenfibrom** |
| N28.0 | **Nierenrindeninfarkt** |
| O26.8 | **Nierenrindenkrankheit,** bei Gravidität |
| E75.6 | **Nierenrindenlipoidose** |
| D17.5 | **Nierenrindenlipom** |
| N17.1 | **Nierenrindennekrose** |
| N17.1 | – bilateral |
| D30.0 | **Nierenrindenpapillom** |
| S37.0 | **Nierenrindenriß** |
| N04.9 | **Nierenrindenverfettung** |

**N**

| | |
|---|---|
| S37.0 | **Nierenruptur** |
| N20.0 | **Nierensand** |
| N28.9 | **Nierenschaden** |
| O08.4 | – nach Fehlgeburt |
| N23 | **Nierenschmerzen** |
| N28.8 | **Nierenschwellung** |
| N28.8 | **Nierensenkung** |
| D17.5 | **Nierensinuslipomatose** |
| N28.1 | **Nierensolitärzyste** |
| Z52.4 | **Nierenspender** |
| N13.3 | **Nierenstauung** |
| N13.8 | **Nierenstauungsblutung** |
| N20.0 | **Nierenstein** |
| N20.0 | – obere Kelchgruppe |
| N20.2 | – und Ureterstein, gleichzeitig |
| N20.0 | – untere Kelchgruppe |
| N20.0 | **Nierensteinabgang** |
| N20.0 | **Nierensteingrieß** |
| N20.0 | **Nierensteinkolik** |
| N13.2 | **Nierensteinobstruktion,** mit Hydro- nephrose |
| S37.0 | **Nierenstielabriß** |
| S37.0 | **Nierenstielverletzung** |
| C64 | **Nierenstruma** |
| N28.8 | **Nierensyndrom,** hypochlorämisch |
| N28.0 | **Nierenteilinfarkt** |
| N28.0 | **Nierenthrombose** |
| N28.8 | **Nierentiefstand** |
| T86.1 | **Nierentransplantatabstoßung** |
| * | **Nierentransplantation,** Zustand |
| * | – nach |
| T86.1 | — Transplantatversagen |
| N19 | — wegen Niereninsuffizienz |
| T86.1 | **Nierentransplantatversagen** |
| S37.0 | **Nierentrauma** |
| A18.1 | **Nierentuberkulose** |
| N17.0 | **Nierentubulusnekrose** |
| D41.0 | **Nierentumor** |
| D30.0 | – benigne |
| D30.0 | – gutartig |
| C64 | – hypernephroid |
| C64 | – maligne |
| D41.0 | – zystisch |
| Q60.5 | **Nierenunreife** |
| N20.0 | **Nierenunterkelchkonkrement** |
| N20.0 | **Nierenunterkelchstein** |
| N20.0 | **Nierenuratablagerung** |
| Q26.8 | **Nierenvenenanomalie** |
| I82.3 | **Nierenvenenembolie** |
| I82.3 | **Nierenvenenthrombose** |
| I82.3 | **Nierenvenenverschluß** |
| N28.9 | **Nierenveränderung,** pathologisch |
| E75.6 | **Nierenverfettung** |
| N28.8 | **Nierenvergrößerung** |
| N28.8 | **Nierenverkalkung** |
| N26 | **Nierenverkleinerung** |

| | |
|---|---|
| N28.8 | **Nierenverlagerung** |
| S37.0 | **Nierenverletzung** |
| S37.0 | – geschlossen |
| S37.0 | – offen |
| N28.8 | **Nierenvernarbung** |
| N19 | **Nierenversagen** |
| N17.9 | – akut |
| O75.8 | — bei Wehen |
| * | — mit |
| N17.2 | —— Marknekrose |
| * | —— Nekrose |
| N17.2 | ——— Papille |
| N17.0 | ——— tubulär |
| N17.1 | —— Rindennekrose |
| N18.9 | – chronisch |
| I12.0 | – hypertensiv |
| N17.0 | – mit Tubulonekrose |
| * | – nach |
| O08.4 | — Abort |
| N99.0 | — medizinischen Maßnahmen |
| O90.4 | – postpartal, akut |
| N19 | – postrenal |
| N17.8 | — akut |
| N19 | – prärenal |
| N17.9 | — akut |
| N18.0 | – terminal, chronisch |
| Q27.2 | **Nierenversorgungsanomalie** |
| C64 | **Nierenzellkarzinom** |
| Q61.0 | **Nierenzyste** |
| Q61.0 | – angeboren, solitär |
| N28.1 | – erworben |
| Q61.0 | – kongenital |
| R06.7 | **Niesen** |
| * | **Nikotin-** |
| F17.2 | – Abhängigkeit |
| F17.1 | – Abusus |
| F17.1 | — chronisch |
| F17.3 | – Entwöhnung |
| F17.3 | – Entzugssyndrom |
| F17.1 | – Mißbrauch |
| T65.2 | – Wirkung, toxisch |
| E52 | **Nikotinsäureamid-Mangel** |
| D75.8 | **Nitrosohämoglobinämie** |
| A65 | **Njovera** |
| * | **NNH** – s. Nasennebenhöhle |
| C81.1 | **Nodulär-sklerosierende Form,** Hodgkin-Krankheit |
| * | **Noduläres** |
| C82.9 | – Lymphom |
| C43.9 | – Melanom, maligne |
| J38.2 | **Nodulus vocalis** |
| A43.9 | **Nokardiose** |
| A43.1 | – Haut |
| A43.0 | – pulmonal |
| A69.0 | **Noma** |
| N76.8 | – vulvae |

| | |
|---|---|
| * | **Non-** |
| B17.8 | – A-Non-B-Hepatitis |
| * | – disjunction |
| * | — meiotisch |
| * | —— Trisomie |
| Q91.4 | —— 13 |
| Q91.0 | —— 18 |
| Q90.0 | —— 21 |
| * | —— vollständige |
| Q93.0 | —— Monosomie |
| Q92.0 | —— Trisomie |
| * | — mitotisch |
| * | —— Trisomie |
| Q91.5 | —— 13, Mosaik |
| Q91.1 | —— 18, Mosaik |
| Q90.1 | —— 21, Mosaik |
| * | —— vollständige |
| Q93.1 | —— Monosomie, Mosaik |
| Q92.1 | —— Trisomie, Mosaik |
| C85.9 | – Hodgkin-Lymphom |
| C83.9 | — diffus |
| C82.9 | — follikulär |
| C82.1 | — gemischt klein- und großzellig, gekerbt, follikulär |
| C83.3 | — großzellig |
| C82.2 | —— follikulär |
| C83.4 | — immunoblastisch |
| C83.0 | — kleinzellig |
| C83.1 | —— gekerbt |
| C82.0 | —— follikulär |
| C83.5 | — lymphoblastisch |
| C85.9 | — MALT- [Mucosa Associated Lymphoid Tissue] |
| C83.6 | — undifferenziert |
| E34.2 | — in-loco, Drüse, Hormonsekretion |
| Q53.9 | **Nondescensus testis** |
| Q53.2 | – beidseitig |
| Q53.1 | – einseitig |
| Q82.0 | **Nonne-Milroy-Meige-Syndrom** |
| Q87.1 | **Noonan-Syndrom** |
| B40.9 | **Nordamerikanische Blastomykose** |
| A77.2 | **Nordasiatisches Zeckenbißfieber** |
| T88.7 | **Norethistosteron-Nebenwirkung** |
| H40.1 | **Normaldruckglaukom** |
| * | **Normale** |
| O80.9 | – Entbindung |
| Z34.- | – Erstschwangerschaft, Überwachung |
| * | – Schwangerschaft |
| Z34.- | — Betreuung |
| Z34.- | — Überwachung |
| H50.0 | **Normosensorisches Spätschielen** |
| D64.9 | **Normozytäre Anämie** |
| D50.0 | — nach Blutung |
| A08.1 | **Norwalk-Agens-Gastroenteritis,** akut |
| T88.8 | **Nosokomialinfektion** |
| F45.2 | **Nosomanie** |

| | |
|---|---|
| F45.2 | **Nosophobie** |
| F43.2 | **Nostalgie** |
| I73.8 | **Nothnagel-Syndrom II** |
| N91.1 | **Notstandsamenorrhoe** |
| F43.0 | **Notstandssyndrom** |
| * | **Notwendigkeit** |
| * | – Impfung, gegen |
| Z23.0 | – Cholera |
| Z27.0 | —— mit Typhus-Paratyphus [Cholera+ TAB] |
| Z23.6 | — Diphtherie |
| * | — Diphtherie-Pertussis-Tetanus |
| Z27.1 | —— [DPT] [DTPa] |
| * | —— mit |
| Z27.3 | —— Poliomyelitis [DPT-IPV] [DTPa-IPV] |
| Z27.2 | —— Typhus-Paratyphus [DPT+TAB] [DTPa+TAB] |
| Z27.8 | — Diphtherie-Pertussis-Tetanus-Hæmophilus influenzae Typ b [DPT-Hib] [DTPa-Hib] |
| Z24.3 | — Gelbfieber |
| Z25.1 | — Grippe [Influenza] |
| Z23.8 | — Haemophilus influenzae Typ b [Hib] |
| * | — Hepatitis |
| Z24.6 | —— A |
| Z24.6 | —— und B |
| Z24.6 | —— B |
| Z26.0 | — Leishmaniase |
| Z24.4 | — Masern |
| Z27.8 | — Masern-Mumps [MM] |
| Z27.4 | — Masern-Mumps-Röteln [MMR] |
| Z25.0 | — Mumps |
| Z23.3 | — Pest |
| Z23.8 | — Pneumokokken-Infektion |
| Z24.0 | — Poliomyelitis [IPV (Inaktivierte Polio-Vakzine)] |
| Z24.5 | — Röteln |
| Z23.5 | — Tetanus |
| Z27.8 | — Tetanus-Diphtherie [TD][Td] |
| Z27.8 | — Tetanus-Diphtherie-Haemophilus influenzae Typ b [TD-Hib] |
| Z24.2 | — Tollwut |
| Z23.2 | — Tuberkulose [BCG (Bacille-Calmette-Guérin)] |
| Z23.4 | — Tularämie |
| Z23.1 | — Typhus-Paratyphus [TAB] |
| Z25.8 | — Varizellen |
| Z24.1 | — Virusenzephalitis, durch Arthropoden übertragen |
| Z24.6 | — Virushepatitis |
| Z24.1 | — Zentraleuropäische Frühsommer-Meningoenzephalitis |
| Z24.0 | – Poliomyelitis-Schluckimpfung, trivalent [OPV (Orale Polio-Vakzine)] |

**N**

M51.2 **NPP** [Nucleus-pulposus-Prolaps]
M51.2 – lumbal
\*      **NS** – s. Nervensystem
\*      **Nuck-Kanal-**
N94.8 – Hydrozele
N94.8 – Zyste
\*      **Nucleus pulposus** – s.a. Bandscheibe
        oder s.a. Diskus oder s.a. Zwischen-
        wirbelscheibe
M51.2 – Hernie
M51.2 — lumbal
M51.2 – Prolaps
M51.2 — lumbal
M51.2 — lumbosakral
M50.2 — zervikal
D55.3 **Nukleotidstoffwechselstörung,** mit
        Anämie
M96.1 **Nukleotomiesyndrom, Post-**
H26.9 **Nukleuskatarakt**
L30.0 **Nummuläres Ekzem**
\*      **Nutritive**
D53.9 – Anämie
K91.1 – Hypersekretion
E79.1 **Nyhan-Syndrom, Lesch-**
H53.1 **Nyktalopie**
E50.5 – bei Vitamin-A-Mangel
R35    **Nykturie**
F52.7 **Nymphomanie**
H55    **Nystagmus**
H55    – angeboren
\*      – bei
H53.5 — Achromatopsie
E70.3 — Albinismus-Syndrom
Q12.0 — Cataracta congenita
H55    – dissoziiert
H55    – durch Degeneration
H55    – kongenital
\*      — mit
H55    —— Blockierung in der Nähe
H55    —— Kopfzwangshaltung
H50.0 —— schwankender Esotropie
H55    —— wechselnder Kopfzwangshaltung
H81.1 – Lagerungs-, peripher
H55    – latent
\*      – mit
H55    — Blockierung in der Nähe
H55    — Kopfzwangshaltung
H55    — wechselnder Kopfzwangshaltung
H55    – Pendel-
H55    – rotatorisch
H55    – Ruck-
E70.3 – und Kopfzwangshaltung, bei Albinis-
        mussyndrom
H81.4 – vestibular

# – O –

A92.1 **O'Nyong-nyong-Fieber**
\* **Ober- und**
Q71.1 – Unterarm, fehlend, bei vorhandener
    Hand, angeboren
Q72.1 – Unterschenkel, fehlend, bei vorhande-
    nem Fuß, angeboren
L02.4 **Oberarmabszeß**
S48.9 **Oberarmamputation, traumatisch**
S42.3 **Oberarmbruch**
S42.3 **Oberarmfraktur**
S42.4 – distal
S42.2 – proximal
L02.4 **Oberarmfurunkel**
S40.0 **Oberarmhämatom**
L02.4 **Oberarmkarbunkel**
C76.4 **Oberarmkarzinom**
S42.2 **Oberarmkopfbruch**
S42.2 **Oberarmkopffraktur**
I97.2 **Oberarmlymphödem**, nach Mastekto-
    mie
S46.9 **Oberarmmuskelzerrung**
L03.1 **Oberarmphlegmone**
C40.0 **Oberarmsarkom**
S42.3 **Oberarmschaftfraktur**
S40.9 **Oberarmverletzung, Schulter-**, ober-
    flächlich
S41.1 **Oberarmwunde**, offen
S43.7 **Oberarmzerrung**
R10.1 **Oberbauch**, unklar
R10.1 **Oberbauchbeschwerden**
F45.3 – funktionell, nichtorganisch
R10.1 **Oberbauchkolik**, akut
R14    **Oberbauchmeteorismus**
K66.0 **Oberbauchperitonealverwachsung**
K65.9 **Oberbauchperitonitis**
R10.1 **Oberbauchschmerz**, viszeral
R10.1 **Oberbauchschmerzen**
R10.1 – unklar
R10.1 **Oberbauchsymptomatik**, akut
K66.0 **Oberbauchverwachsung**
\* **Obere**
\* – Atemwege
J06.9 — Infekt, rezidivierend
J06.9 — Infektion
J06.9 —— akut
J39.9 — Krankheit
D14.4 — Neubildung, gutartig

\* **Obere** (Forts.)
\* – Extremität
Q71.0 — Fehlen, angeboren, vollständig
T10    — Fraktur
T11.0 — Kontusion
T11.0 — Prellung
Q71.9 — Reduktionsdefekt
T11.9 — Verletzung
\* – Genitalorgane, Gonorrhoe
A54.2 — akut
A54.2 — chronisch
\* – Gliedmaßen
C44.6 — Basaliom
C49.1 — Bindegewebssarkom
C44.6 — Hautkarzinom
C76.4 — Krebs
C43.6 — Melanom, maligne
C76.4 — Neubildung, bösartig
C49.1 — Weichteilekarzinom
C49.1 — Weichteileneubildung, bösartig
C49.1 — Weichteilesarkom
\* – Harnorgane, Gonorrhoe
A54.2 — akut
A54.2 — chronisch
\* – Luftwege
\* — Entzündung, durch
J68.2 —— Dämpfe
J68.2 —— Rauch
J06.9 —— Infekt
J06.9 —— fieberhaft
J06.9 — Infektion, akut
J06.8 —— multipler Sitz
C39.0 — Karzinom
J06.9 — Katarrh, akut
J39.9 — Krankheit
C39.0 — Neubildung, bösartig
J39.3 — Überempfindlichkeit
\* **Oberes Sprunggelenk**
M13.1 – Arthritis
M19.9 – Arthrose
S93.4 – Außenbandläsion
S93.4 – Bänderdehnung
S93.4 – Distorsion
M25.4 – Erguß
S82.8 – Fraktur
S93.4 – Kapselbandverletzung
M24.8 – Kapselreizung
M19.9 – Präarthrose
S90.0 – Prellung
M24.8 – Reizzustand
M65.8 – Synovitis
M77.5 – Tendinitis
S93.4 – Verstauchung
S82.6 – Weber-A-Fraktur
S82.6 – Weber-B-Fraktur
S82.6 – Weber-C-Fraktur

O

| | |
|---|---|
| * | **Oberes Sprunggelenk** (Forts.) |
| S97.0 | – Zerquetschung |
| S93.4 | – Zerrung |
| K29.8 | **Oberflächenduodenitis** |
| K29.7 | **Oberflächengastritis** |
| K29.3 | – chronisch |
| * | **Oberflächliche** |
| S30.8 | – Anusverletzung |
| T33.9 | – Erfrierung |
| T33.4 | — Arm |
| T33.1 | — Hals |
| T33.0 | — Kopf |
| T33.2 | — Thorax |
| S30.8 | – Hodenverletzung |
| I61.1 | – intrazerebrale Blutung |
| * | – Keratitis |
| H16.2 | — mit Konjunktivitis |
| H16.1 | — ohne Konjunktivitis |
| S20.1 | – Mammaverletzung |
| B36.9 | – Mykose |
| * | – Neubildung, bösartig |
| * | — Zunge |
| C02.0 | —— dorsal |
| C02.2 | —— ventral |
| S30.2 | – Penisverletzung |
| * | – Phlebitis |
| I80.0 | — Bein |
| I80.0 | — Oberschenkel |
| I80.0 | — Unterschenkel |
| * | – Phlebothrombose |
| I80.0 | — Bein |
| I80.0 | — Oberschenkel |
| I80.0 | — Unterschenkel |
| B36.9 | – Pilzinfektion |
| * | – Thrombophlebitis |
| O22.2 | — bei Schwangerschaft |
| I80.0 | — Bein |
| O87.0 | — im Wochenbett |
| I80.0 | — Oberschenkel |
| I80.0 | — Unterschenkel |
| * | – Thrombose |
| I80.0 | — Bein |
| I80.0 | — Oberschenkel |
| I80.0 | — Unterschenkel |
| I80.9 | – Venenentzündung |
| I82.9 | – Venenthrombose |
| T14.0 | – Verletzung |
| S30.1 | — Bauchdecke |
| S90.9 | — Fuß |
| S30.2 | — Genitale, äußeres |
| S30.8 | — Gesäß |
| S00.8 | — Gesicht |
| S10.9 | — Hals |
| S60.9 | — Hand |
| S60.9 | — Handgelenk |

| | |
|---|---|
| * | **Oberflächliche** (Forts.) |
| T14.0 | – Verletzung (Forts.) |
| S90.9 | — Knöchel |
| S00.0 | — Kopf, behaart |
| S00.2 | — Lid |
| S00.5 | — Lippe |
| S00.5 | — Mundhöhle |
| S00.3 | — Nase |
| S00.4 | — Ohr |
| S00.2 | — Orbita |
| S10.1 | — Rachen |
| S40.9 | — Schulter und Oberarm |
| S30.2 | — Skrotum |
| S20.8 | — Thorax |
| S20.4 | — hinten |
| S20.3 | —— vorn |
| S50.9 | — Unterarm |
| S80.9 | — Unterschenkel |
| T00.9 | – Verletzungen, multipel |
| S00.7 | — Kopf |
| S20.7 | — Thorax |
| * | **Oberflächlicher** |
| L02.9 | – Abszeß |
| * | – Fremdkörper |
| T15.1 | — Bindehaut |
| * | — Hornhaut |
| T15.0 | —— mit Rosthof |
| T15.0 | —— ohne Rosthof |
| C02.0 | **Oberflächliches Karzinom,** Zunge, dor- sal |
| * | **Oberkiefer** – s.a. Maxilla |
| S02.4 | – Le-Fort-I-Fraktur |
| S02.4 | – Le-Fort-II-Fraktur |
| S02.4 | – Le-Fort-III-Fraktur |
| D16.4 | – Plattenepithelgeschwulst, odontogen |
| D16.4 | **Oberkieferadenoameloblastom** |
| K08.2 | **Oberkieferalveolarfortsatzatrophie** |
| C03.0 | **Oberkieferalveolarfortsatzkarzinom** |
| S02.4 | **Oberkieferbruch** |
| S02.4 | – offen |
| S02.4 | **Oberkieferfraktur** |
| S02.4 | – offen |
| S02.4 | – und Jochbeinfraktur |
| C03.0 | **Oberkieferkarzinom** |
| C03.0 | – Alveolarfortsatz |
| K07.0 | **Oberkieferunterentwicklung** |
| C34.1 | **Oberlappen,** Lunge, Karzinom |
| C34.1 | **Oberlappenbronchialkarzinom** |
| J18.1 | **Oberlappenpneumonie** |
| H02.0 | **Oberlidentropium** |
| B02.3 | **Oberlidherpes** |
| D48.5 | **Oberlidneoplasie** |
| D48.5 | **Oberlidtumor** |
| H02.8 | **Oberlidzyste** |

C00.0 **Oberlippenkarzinom**
C00.0 – außen
C00.3 – innen
Q36.9 **Oberlippenspalte**
L02.4 **Oberschenkelabszeß**
S76.2 **Oberschenkeladduktorenzerrung**
S78.9 **Oberschenkelamputation,** traumatisch
S72.9 **Oberschenkelbruch**
S72.9 **Oberschenkelfraktur**
S72.1 – pertrochantär
S72.2 – subtrochantär
L02.4 **Oberschenkelfurunkel**
S72.0 **Oberschenkelhalsbruch**
S72.0 **Oberschenkelhalsfraktur**
L02.4 **Oberschenkelkarbunkel**
C79.5 **Oberschenkelknochenkarzinom**
C40.2 **Oberschenkelknochensarkom**
C43.7 **Oberschenkelmelanom,** maligne
S76.4 **Oberschenkelmuskelfaserriß**
S76.4 **Oberschenkelmuskelzerrung**
I80.3 **Oberschenkelphlebitis**
I80.0 – oberflächlich
I80.2 – tiefliegend
I80.3 **Oberschenkelphlebothrombose**
I80.0 – oberflächlich
I80.2 – tiefliegend
L03.1 **Oberschenkelphlegmone**
S70.1 **Oberschenkelprellung**
S72.3 **Oberschenkelschaftbruch**
S72.3 **Oberschenkelschaftfraktur**
G57.1 **Oberschenkelschmerzen,** neuralgisch
S70.8 **Oberschenkelschürfwunde**
I80.3 **Oberschenkelthrombophlebitis**
I80.0 – oberflächlich
I80.2 – tiefliegend
I80.3 **Oberschenkelthrombose**
I80.0 – oberflächlich
I80.2 – tiefliegend
S72.9 **Oberschenkeltrümmerbruch**
S72.9 **Oberschenkeltrümmerfraktur**
* **Oberschenkeltyp**
I73.9 – arterielle Verschlußkrankheit
I73.9 – und Beckentyp, arterielle Verschluß-
       krankheit
I80.1 **Oberschenkelvenenthrombose**
S71.1 **Oberschenkelwunde,** offen
S77.1 **Oberschenkelzerquetschung**
S77.2 – mit Hüftzerquetschung
S76.4 **Oberschenkelzerrung**
E66.9 **Obesitas**
E66.9 – einfach

* **Obliquus-**
* – inferior-Parese und Obliquus-superior-
     Überfunktion
H50.4 — Auge
* — mit
H50.0 —— A-Esotropie
H50.1 —— A-Exotropie
* – inferior-Überfunktion und Obliquus-
     superior-Parese
H50.4 — Auge
* — mit
H50.0 —— V-Esotropie
H50.1 —— V-Exotropie
* – superior-Parese und Obliquus-inferior-
     Überfunktion
H50.4 — Auge
* — mit
H50.0 —— V-Esotropie
H50.1 —— V-Exotropie
* – superior-Überfunktion und Obliquus-
     inferior-Parese
H50.4 — Auge
* — mit
H50.0 —— A-Esotropie
H50.1 —— A-Exotropie
H80.1 **Obliterierende Otosklerose,** mit
       Fenestra-vestibuli-Beteiligung
H80.1 **Obliteriertes ovales Fenster,** bei
       Otosklerose
K59.0 **Obstipation**
K59.0 – chronisch
F45.3 – psychogen
* **Obstruktion**
I06.0 – Aortenklappe, rheumatisch
Q03.0 – Aquaeductus cerebri
Q03.0 — kongenital
J98.8 – Atemwege
N32.0 – Blasenauslaß
N32.0 – Blasenhals
J98.0 – Bronchus
* – durch
N13.2 — Nierenstein, mit Hydronephrose
N13.2 — Ureterstein, mit Hydronephrose
N32.0 – Harnblasenhals
N13.5 – Harnleiter
N13.9 – Harnwege
T81.8 – iatrogen
N13.8 – infrarenal
I05.0 – Mitralklappe, rheumatisch
N13.8 – Niere
N50.8 – Samenweg
N13.8 – supravesikal
H68.1 – Tuba auditiva
N13.5 – Ureter
N13.0 – ureteropelvin, bei Hydronephrose

**O**

| | |
|---|---|
| K83.1 **Obstruktionsikterus** | R60.9 **Ödem** (Forts.) |
| K56.6 **Obstruktionsileus** | S05.8 – Berlin- |
| K56.0 – Pseudo- | S05.1 — nach Contusio retinae |
| * **Obstruktive** | H11.4 – Bindehaut |
| J44.8 – Bronchitis | N32.0 – Blasenhals |
| J20.9 — akut | * – Ductus |
| J20.9 — beim Kind | N50.8 — deferens |
| J44.8 — chronisch | N50.8 — spermaticus |
| J44.8 — eitrig | * – durch |
| J44.8 — rezidivierend | T67.7 — Hitze |
| J44.8 – Emphysembronchitis | E43 — Hunger |
| J44.8 — chronisch | J38.4 – Epiglottis |
| I42.1 – Kardiomyopathie | R60.9 – Fettgewebe |
| I42.1 — hypertrophisch | R60.0 – Fuß |
| J05.0 – Laryngitis, akut | R60.0 – Fußrücken |
| J44.9 – Lunge | G93.6 – Gehirn |
| J44.9 – Lungenerkrankung, chronisch | G93.6 — hypertonisch |
| J44.1 — Exazerbation, akut | R60.1 – generalisiert |
| I42.1 – Myokardiopathie | J38.4 – Glottis |
| N13.8 – Nephropathie | N32.0 – Harnblasenhals |
| N13.8 – Nephrotubulopathie | * – Haut |
| N11.1 – Pyelonephritis, chronisch | D84.1 — hereditär, akut |
| J31.0 – Rhinitis | D84.1 — nicht Quincke-Ödem |
| G47.3 – Schlafapnoe | * – Hirn |
| N13.9 – Tubulopathie | P11.0 — durch Geburtsverletzung |
| N13.9 – Uropathie | S06.1 — traumatisch |
| R94.2 – Ventilationsstörung | N50.8 – Hoden |
| * **Obstruktives** | N50.8 – Hodensack |
| J44.8 – Bronchial-Syndrom, chronisch | H18.2 – Hornhaut |
| J44.8 – Emphysem | I50.0 – kardial |
| N40 – Prostataadenom | J38.4 – Kehlkopf |
| G47.3 – Schlafapnoe-Syndrom | R60.0 – Knöchel |
| K56.4 **Obturation,** Darm | H11.4 – Konjunktiva |
| K56.4 **Obturationsileus** | N90.8 – Labien |
| K45.8 **Obturatoriushernie** | J38.4 – Larynx |
| H61.2 **Obturierendes Zerumen** | H02.8 – Lid |
| H21.4 **Occlusio pupillae** | J81 – Lunge |
| F40.0 **Ochlophobie** | J81 — akut |
| E70.2 **Ochronose** | I50.1 — bei Herzinsuffizienz |
| E70.2 **Ochronotische Arthritis** | J81 — chronisch |
| T88.7 **Ocytocin-Nebenwirkung** | J81 — interstitiell |
| R60.9 **Ödem** | J81 — rezidivierend |
| T78.3 – Angio- | I89.0 – Lymph- |
| D84.1 — hereditär | I89.0 — Bein |
| T78.3 – angioneurotisch | * — nach |
| D84.1 — hereditär | I97.2 —— Ablatio mammae |
| H02.8 – Augenlid | I97.2 —— Mastektomie |
| * – bei | H35.8 – Makula |
| O12.0 — Gestation | H35.8 — nichtzystoid |
| O12.0 — Gravidität | H35.8 — zystoid |
| I50.0 — Herzinsuffizienz | H35.8 —— hereditär, dominant |
| I50.0 — Myokardschwäche | H59.8 — postoperativ |
| N04.9 — Nephritis | R60.9 – Mukosa |
| I83.9 — Varikose | J39.2 – Nasenschleimhaut |
| R60.0 – Bein | H35.8 – Netzhaut |
| | H35.8 — peripher, nicht traumatisch |

R60.9 **Ödem** (Forts.)
N28.8 – Niere
N04.9 – Nierenkapsel
H05.2 – Orbita
H47.1 – Papille
N48.8 – Penis
I97.2 – Postmastektomie-
N94.3 – prämenstruell
R60.0 – prätibial
Q14.2 – Pseudo-, Papille, angeboren
T78.3 – Quincke-
* – Reinke-
J38.4 — Stimmband
J38.4 — Stimmlippe [Stimmband]
R60.9 – renal
H35.8 – Retina
G95.1 – Rückenmark
S34.0 — lumbal, bei Kontusion
N50.8 – Samenblase
N50.8 – Samenleiter
R60.9 – Schleimhaut
O12.0 – Schwangerschaft
O12.2 — mit Proteinurie
L98.5 – Skleromyx-
N50.8 – Skrotum
J38.4 – Stimmband
J38.4 – Stimmlippe
R60.0 – umschrieben
R60.0 – Unterschenkel
J39.2 – Uvula
N50.8 – Vas deferens
O22.9 – venostatisch, bei Gravidität
N90.8 – Vulva
* **Ödematöse**
J04.0 – Laryngitis
J38.4 – subglottische Enge, chronisch
R60.1 **Ödematose**
K08.8 **Odontalgie**
K04.0 **Odontitis**
* **Odontodysplasie**
K00.4 – lokal
K00.4 – regional
* **Odontogene**
K08.8 – Entzündung
D16.5 – Plattenepithelgeschwulst
D16.4 — Oberkiefer
K09.0 – Zyste
K09.0 — entwicklungsbedingt
D48.0 **Odontogener Tumor**
D16.5 – gutartig
K00.5 **Odontogenesis hypoplastica**
K02.4 **Odontoklasie**
D16.5 **Odontom**
D16.5 – Ameloblasto-
K08.8 **Odontorrhagie**
C41.1 **Odontosarkom**

B81.8 **Oesophagostomiasis**
B87.9 **Oestridiasis**
* **Offene**
S31.8 – Abdominalwunde
S31.0 – Beckenwunde
S37.2 – Blasenverletzung
S31.0 – Gesäßwunde
S11.9 – Halswunde
S37.1 – Harnleiterverletzung
S02.4 – Jochbeinfraktur
S01.7 – Kopfwunden, multipel
S01.1 – Lidwunde, perforierend
S02.6 – Mandibulafraktur
S02.4 – Maxillafraktur
S92.3 – Metatarsalfraktur
S02.2 – Nasenbeinfraktur
S37.0 – Nierenverletzung
S02.4 – Oberkieferfraktur
S52.0 – Olekranonfraktur
S11.2 – Rachenwunde
* – Radiusfraktur
S52.5 – distal
S52.1 — proximal
S52.3 – Radiusschaftfraktur
S06.2 – Schädelhirnverletzung
S72.0 – Schenkelhalsfraktur, transzervikal
S02.6 – Unterkieferfraktur
S02.6 — doppelt
S02.6 — mehrfach
S02.6 — mit Knochendefekt
S02.6 – Unterkieferkörperfraktur
S82.9 – Unterschenkelfraktur
S37.1 – Ureterverletzung
T14.1 – Verletzung
* — mit
S27.1 —— Hämatothorax
S27.0 —— Pneumothorax
T14.1 – Wunde
S31.5 — äußere Genitalorgane
S31.1 — Bauchdecke
S51.0 — Ellenbogen
* — Extremität
T92.0 —— obere, Folgen
T93.0 —— untere, Folgen
* — Finger
S61.1 —— mit Nagelschädigung
S61.0 —— ohne Nagelschädigung
S91.3 — Fuß
S61.9 — Hand
S61.9 — Handgelenk
S31.3 — Hoden
S71.0 — Hüfte
S81.0 — Knie
S91.0 — Knöchelregion

**O**

| | |
|---|---|
| * | **Offene** (Forts.) |
| T14.1 | – Wunde (Forts.) |
| S01.9 | — Kopf |
| S01.0 | —— behaart |
| T90.1 | —— Folgen |
| S01.1 | — Lid |
| S01.1 | — mit Tränenwegsverletzung |
| S01.5 | — Lippe |
| S21.0 | — Mamma |
| S11.1 | — mit Beteiligung Schilddrüse |
| S01.5 | — Mundhöhle |
| S01.2 | — Nase |
| S41.1 | — Oberarm |
| S71.1 | — Oberschenkel |
| S01.3 | — Ohr |
| S01.1 | — Orbita |
| S31.2 | — Penis |
| S01.1 | — Periokularregion |
| S41.0 | — Schulter |
| S31.3 | — Skrotum |
| S21.9 | — Thorax |
| S21.2 | —— hinten |
| S21.1 | —— vorn |
| S51.9 | — Unterarm |
| S81.9 | — Unterschenkel |
| S31.4 | — Vagina |
| S31.4 | — Vulva |
| S01.4 | — Wange |
| S91.1 | — Zehe |
| S91.2 | —— mit Nagelschädigung |
| S91.1 | —— ohne Nagelschädigung |
| * | – Wunden, multipel |
| S11.7 | — Hals |
| S21.7 | — Thoraxwand |
| S51.7 | — Unterarm |
| S81.7 | — Unterschenkel |
| * | **Offener** |
| K07.2 | – Biß |
| Q25.0 | – Ductus arteriosus |
| Q25.0 | — Botalli |
| L97 | – Fuß |
| S02.4 | – Jochbeinbruch |
| S02.6 | – Mandibulabruch |
| S02.2 | – Nasenbeinbruch |
| S02.4 | – Oberkieferbruch |
| K40.9 | – Processus vaginalis |
| K40.9 | — peritonei |
| S72.0 | – transzervikaler Schenkelhalsbruch |
| Q21.1 | **Offenes Foramen ovale** |
| H40.1 | **Offenwinkelglaukom,** primär |
| K56.0 | **Ogilvie-Syndrom** |
| A21.9 | **Ohara-Krankheit** |
| R55 | **Ohnmacht** |
| Q17.5 | **Ohr,** abstehend |
| A18.6 | **Ohr-TBC** |

| | |
|---|---|
| H93.9 | **Ohraffektion** |
| H93.0 | – degenerativ, vaskulär |
| S08.1 | **Ohramputation,** traumatisch |
| T70.0 | **Ohrbarotrauma** |
| C44.2 | **Ohrbasaliom** |
| H92.0 | **Ohrbeschwerden** |
| H71 | **Ohrcholesteatom,** entzündet |
| H60.5 | **Ohrekzem** |
| H92.1 | **Ohrenfluß** |
| H93.1 | **Ohrenklingen** |
| H93.1 | **Ohrensausen** |
| H92.0 | **Ohrenschmerzen** |
| H66.9 | **Ohrentzündung** |
| A46 | **Ohrerysipel** |
| Q17.9 | **Ohrfehlbildung** |
| H61.8 | **Ohrfistel** |
| T16 | **Ohrfremdkörper** |
| H60.0 | **Ohrfurunkel** |
| H93.1 | **Ohrgeräusch** |
| D18.0 | **Ohrhämangiom** |
| C44.2 | **Ohrhautkarzinom** |
| H66.9 | **Ohrinfektion** |
| H61.3 | **Ohrkanal,** äußerer, Stenose, erworben |
| H60.0 | **Ohrkarbunkel** |
| H93.8 | **Ohrkatarrh** |
| H93.9 | **Ohrkrankheit** |
| Q17.4 | **Ohrlageanomalie** |
| H92.1 | **Ohrlaufen** |
| A52.7 | **Ohrlues** |
| C43.2 | **Ohrmelanom,** maligne |
| * | **Ohrmuschel** |
| Q17.0 | – akzessorisch |
| Q16.0 | – Fehlen, angeboren |
| C44.2 | **Ohrmuschelbasaliom** |
| H61.0 | **Ohrmuschelchondrodermatitis** |
| H60.5 | **Ohrmuscheldermatitis** |
| Q17.8 | **Ohrmuscheldysplasie** |
| H60.5 | **Ohrmuschelekzem** |
| Q17.8 | **Ohrmuschelelefantiasis** |
| Q17.8 | **Ohrmuschelelephantiasis** |
| H61.0 | **Ohrmuschelentzündung** |
| R02 | **Ohrmuschelgangrän** |
| H61.1 | **Ohrmuschelhämatom** |
| Q17.8 | **Ohrmuschelhyperplasie** |
| Q17.8 | **Ohrmuschelhypoplasie** |
| H61.9 | **Ohrmuschelnekrose** |
| H61.1 | **Ohrmuschelneuralgie** |
| H61.0 | **Ohrmuschelperichondritis** |
| H60.1 | **Ohrmuschelphlegmone** |
| B36.9 | **Ohrmykose** |
| D22.2 | **Ohrnävus** |
| H61.1 | **Ohrperilymphfistel** |
| H61.2 | **Ohrpfropf** |
| H74.4 | **Ohrpolyp** |
| H60.4 | **Ohrpseudocholesteatom,** außen |
| H93.1 | **Ohrrauschen** |

| | |
|---|---|
| H93.9 **Ohrreizung** | M77.8 **Olekranonexostose** |
| H61.2 **Ohrschmalzpfropf** | S52.0 **Olekranonfraktur** |
| K11.2 **Ohrspeicheldrüsenentzündung** | S52.0 **– offen** |
| C07 **Ohrspeicheldrüsenkarzinom** | G52.0 **Olfaktoriusaffektion** |
| C44.2 **Ohrspinaliom** | G52.0 **Olfaktoriuskrankheit** |
| A52.7 **Ohrsyphilis** | D64.9 **Oligämie** |
| Q17.4 **Ohrtiefstand** | * **Oligo-** |
| H68.0 **Ohrtrompetenentzündung** | R34 **– Anurie** |
| H69.9 **Ohrtrompetenkrankheit** | N46 **– Astheno-Teratozoospermie** |
| H68.1 **Ohrtrompetenstenose** | N46 **– Astheno-Zoospermie** |
| H68.1 **Ohrtrompetenstriktur** | N46 **– Azoospermie** |
| H68.0 **Ohrtubenkatarrh** | M08.4 **Oligoartikulär beginnende Form,** |
| H68.1 **Ohrtubenstenose** | **Arthritis, juvenil, chronisch** |
| A18.6 **Ohrtuberkulose** | C71.9 **Oligoastrozytom** |
| S00.4 **Ohrverletzung,** oberflächlich | C71.9 **Oligodendroblastom** |
| S01.3 **Ohrwunde,** offen | C71.9 **Oligodendrogliom** |
| * **Okklusion** | K00.0 **Oligodontie** |
| K82.0 **– Gallenblase** | D64.9 **Oligoglobulie** |
| K82.0 **– Gallenblasengang** | L74.4 **Oligohidrosis** |
| T83.0 **– Katheter, bei suprapubischem Fistel-** | O41.0 **Oligohydramnion** |
| **katheter** | N91.5 **Oligomenorrhoe** |
| K76.5 **Okklusive Leberkrankheit,** venös | N91.3 **– primär** |
| * **Okkulte** | N91.4 **– sekundär** |
| K92.2 **– Darmblutung** | N91.4 **– unregelmäßig** |
| K92.2 **– Intestinalblutung** | E70.0 **Oligophrenia phenylpyruvica** |
| * **Okkultes** | F79.9 **Oligophrenie** |
| K92.2 **– Blut im Stuhl** | F72.9 **– ausgeprägt** |
| T83.3 **– Intrauterinpessar** | F70.9 **– leicht** |
| H81.0 **Oktavuskrise,** angioneurotisch | F71.9 **– mäßig** |
| * **Okuläre** | N46 **Oligospermie** |
| H40.0 **– Hypertension** | L65.9 **Oligotrichie** |
| G71.0 **– Muskeldystrophie** | D64.9 **Oligozythämie** |
| E70.3 **Okulärer Albinismus** | R34 **Oligurie** |
| * **Okuläres** | G23.8 **Olivopontozerebellare Atrophie** |
| L12.1 **– Pemphigoid** | L24.1 **Ölkrätze** |
| H50.8 **– Retraktions-Syndrom** | G23.1 **Olszewsky-Syndrom, Steele-Richard-** |
| * **Okulo-** | **son-** |
| H10.8 **– glanduläres Syndrom (Parinaud)** | A78 **Olympkrankheit [Q-Fieber]** |
| Q75.5 **– mandibulo-faziales Syndrom** | M10.9 **Omagra** |
| D31.0 **Okulodermaler Ota-Nävus** | M13.1 **Omarthritis** |
| * **Okuloglanduläre** | M19.9 **Omarthrose** |
| A32.8 **– Listeriose** | M19.9 **– Schulter** |
| A21.1 **– Tularämie** | K65.9 **Omentitis** |
| E70.3 **Okulokutaner Albinismus** | K65.0 **Omentumabszeß** |
| H49.0 **Okulomotoriusparese [III. Hirnnerv]** | C48.1 **Omentumkarzinom** |
| H49.0 **– intern** | C48.1 **Omentumneubildung,** bösartig |
| H02.4 **– mit Augenlidptose** | C41.9 **Omoblastom** |
| B87.2 **Okulomyiasis** | P38 **Omphalitis,** beim Neugeborenen |
| A50.0 **Okulopathie,** bei Frühsyphilis, konnatal | L03.3 **Omphalophlegmone** |
| G71.0 **Okulopharyngeale Muskeldystrophie** | P38 **– beim Neugeborenen** |
| Q01.2 **Okzipitale Enzephalozele** | P51.9 **Omphalorrhagie** |
| G58.8 **Okzipitalisneuritis** | Q79.2 **Omphalozele** |
| G58.8 **Okzipitalneuralgie** | A98.1 **Omsk-Fieber,** hämorrhagisch |
| M53.0 **Okzipitozervikales Syndrom** | B73 **Onchozerkose** |
| L70.8 **Ölakne** | F23.2 **Oneirophrenie** |
| L24.1 **Ölbedingtes Kontaktekzem** | L60.2 **Onychauxie** |

**O**

L03.0 **Onychie**
L60.3 **Onychodystrophie**
L60.2 **Onychogrypose**
L60.1 **Onycholyse**
L60.1 **Onycholysis foliacea**
L60.8 **Onychomadesis**
L60.3 **Onychomalazie**
B35.1 **Onychomykose**
F98.8 **Onychophagie**
F98.8 – beim Kind
L60.8 **Onychophosis**
L60.8 **Onychoptosis**
L60.3 **Onychorrhexis**
L60.3 **Onychoschisis**
N70.9 **Oophoritis**
N70.0 – akut
N70.1 – chronisch
A18.1 – tuberkulös
D27 **Oophoroma folliculare**
T81.4 **OP-Bereich,** Entzündung
H17.9 **Opacitas corneae** [Hornhauttrübung]
G23.8 **OPCA** [Olivio-ponto-zerebellare Atrophie]
\* **Operation**
M96.8 – Bandscheibe, mit nachfolgender Ischialgie, chronisch
O83.4 – zerstückelnd, Fetus, zur Entbindung
H59.8 **Operativ verursachte Vorderkammerblutung**
L63.2 **Ophiasis**
\* **Ophthalmia**
H16.1 – electrica
P39.1 – neonatorum
H16.2 – nodosa
H16.1 – photoelectrica
H10.9 **Ophthalmie**
H44.1 – sympathisch
T49.5 **Ophthalmika-Vergiftung**
G43.8 **Ophthalmikuslähmung,** periodisch [Ophthalmoplegische Migräne]
G50.0 **Ophthalmikusneuralgie**
G50.0 **Ophthalmikusneuritis**
A54.3 **Ophthalmoblennorrhoe**
E14.3 **Ophthalmologische Manifestation, bei** Diabetes
B87.2 **Ophthalmomyiasis**
G36.0 **Ophthalmoneuromyelitis**
E05.0 **Ophthalmopathie,** endokrin
H44.5 **Ophthalmophthisis**
\* **Ophthalmoplegia**
H49.4 – chronica progressiva
H49.8 – externa
H52.5 – interna totalis
H49.8 – plus
H49.4 – progressiva externa
H49.3 – totalis externa

H49.9 **Ophthalmoplegie**
H51.2 – internukleär
H49.8 – Parinaud-
G23.1 – supranukleär, progressiv
G43.8 **Ophthalmoplegische Migräne**
Q15.8 **Ophthalmozele**
F11.2 **Opiatabhängigkeit**
R78.1 **Opiate im Blut,** Nachweis
\* **Opioide-**
\* – Gebrauch
F11.3 — Entzugssyndrom
F11.4 —— mit Delir
\* — mit
F11.2 —— Abhängigkeitssyndrom
F11.6 —— amnestischem Syndrom
F11.5 —— psychotischer Störung
F11.7 —— Restzustand, verzögert auftretende psychotische Störung
F11.1 — schädlich
\* – Intoxikation
F11.0 — akut
F11.0 — bei Abhängigkeit
K07.0 **Opisthogenie**
K07.0 **Opisthognathie**
B66.0 **Opisthorchiasis**
K07.0 **Opistognathie**
F11.2 **Opiumabhängigkeit**
F11.2 **Opiumderivat-Abhängigkeit**
F11.2 **Opiumsucht**
T40.0 **Opiumvergiftung**
\* **Oppenheim-**
G70.0 – Goldflam-Krankheit, Erb-Hoppe- [Myasthenia gravis pseudoparalytica]
G70.2 – Krankheit
G24.1 – Syndrom, Schwalbe-Ziehen-
\* **Opportunistisch** – s. jeweilige Krankheit, opportunistisch
F91.3 **Oppositionelles aufsässiges Verhalten,** bei Sozialverhaltensstörung
\* **Optikopathie**
\* – durch
H47.0 — Alkohol
H47.0 — Tabak
H47.0 – toxisch
H47.2 **Optikusatrophie**
\* – bei
E75.2 — Leukodystrophie
H47.2 — Vitaminmangel
H47.2 – hereditär
H47.2 – posttraumatisch
H47.2 – vaskulär
H47.2 **Optikusdegeneration**
H47.0 **Optikuserkrankung**
D33.3 **Optikusgliom**
H47.0 **Optikusischämie**
H47.0 **Optikuskompression**

| | |
|---|---|
| D32.0 **Optikusmeningeom** | D16.4 **Orbitaknochentumor,** benigne |
| H46 **Optikusneuralgie,** retrobulbär | C69.6 **Orbitakrebs** |
| H46 **Optikusneuritis** | * **Orbitale** |
| * **Optikusneuropathie** | H50.8 – Myositis, bei Strabismus |
| H47.0 – anterior, ischämisch, idiopathisch | H05.0 – Zellgewebsentzündung |
| H47.0 – bei Allgemeinerkrankung, entzündlich | D31.6 **Orbitalipodermoid** |
| H47.0 – ischämisch | A52.7 **Orbitalues** |
| H47.0 **Optikusscheidenhämatom** | D18.1 **Orbitalymphangiom** |
| * **Optikustumor** | C85.9 **Orbitalymphom** |
| D33.3 – benigne | C69.6 **Orbitamelanom,** maligne |
| C72.3 – maligne | D32.0 **Orbitameningeom** |
| D48.7 – unbekannte Dignität | C79.8 **Orbitametastase** |
| R44.1 **Optische Halluzination** | B46.5 **Orbitamukormykose** |
| Z24.0 **OPV** [Orale Polio-Vakzine], Poliomye- | H05.1 **Orbitamyositis** |
| litis-Schluckimpfung, trivalent | C69.6 **Orbitaneubildung,** bösartig |
| H33.1 **Ora-serrata-Zyste** | D31.6 **Orbitaneurinom** |
| * **Orale** | H05.2 **Orbitaödem** |
| K12.0 – Aphthen | H05.0 **Orbitaosteomyelitis** |
| B37.0 – Kandidose | H05.0 **Orbitaperiostitis** |
| Z30.- – Kontrazeption | H05.0 **Orbitaphlegmone** |
| K12.0 – rezidivierende Aphthen | S05.1 **Orbitaprellung** |
| K13.5 – submuköse Fibrose | H05.1 **Orbitapseudotumor** |
| K12.2 **Oralsepsis** | C69.6 **Orbitarhabdomyosarkom** |
| H33.0 **Orariß,** mit Ablatio retinae | C69.6 **Orbitasarkom** |
| H05.8 **Orbita-A-V** [Arteriovenöse]**-Fistel** | A52.7 **Orbitasyphilis** |
| H05.0 **Orbitaabszeß** | H05.0 **Orbitatenonitis** |
| H05.9 **Orbitaaffektion** | B75 **Orbitatrichinose** |
| H05.3 **Orbitaatrophie** | D48.7 **Orbitatumor** |
| H05.2 **Orbitablutung** | D31.6 – benigne |
| S02.3 **Orbitabodenfraktur** | C69.6 – maligne |
| H50.6 – mit Motilitätsstörung | D48.7 – unbekannte Dignität |
| S02.1 **Orbitadachfraktur** | H05.8 **Orbitavarikose** |
| H05.3 **Orbitadeformation** | H05.8 **Orbitavenenthrombose** |
| D31.6 **Orbitadermoidzyste** | S05.9 **Orbitaverletzung** |
| H05.8 **Orbitaemphysem** | P15.3 – bei Geburt |
| * **Orbitaentzündung** | S00.2 – oberflächlich |
| H05.0 – akut | S05.4 – perforierend |
| H05.1 – chronisch | S01.1 **Orbitawunde,** offen |
| D31.6 **Orbitaepidermoidzyste** | H05.8 **Orbitazyste** |
| H05.9 **Orbitaerkrankung** | H05.9 **Orbitopathie** |
| H05.3 **Orbitaexostose** | E05.0 – endokrin |
| Q10.7 **Orbitafehlbildung,** kongenital | * – bei Morbus |
| H05.8 **Orbitafettgewebsatrophie** | E05.0 – Basedow |
| D31.6 **Orbitafibrom** | * —— mit |
| S02.8 **Orbitafraktur** | E05.0 —— Esotropie |
| H05.1 **Orbitafremdkörpergranulom** | E05.0 —— Hypotropie |
| S05.1 **Orbitagewebeprellung,** Bulbusprellung | E05.0 —— Lidretraktion |
| H05.1 **Orbitagranulom** | E05.0 —— mit Pseudoglaukom |
| * **Orbitahämangiom** | I89.0 **Orchelefantiasis** |
| D18.0 – kapillär | I89.0 **Orchelephantiasis** |
| D18.0 – kavernös | N50.8 **Orchialgie** |
| H05.2 **Orbitahämatom** | C62.9 **Orchioblastom** |
| H05.2 – Exophthalmus | N45.9 **Orchitis** |
| S05.8 – traumatisch | A54.2 – akut, gonorrhoisch |
| H05.2 **Orbitahämorrhagie** | B26.0 – bei Mumps |
| C69.6 **Orbitakarzinom** | A54.2 – chronisch, gonorrhoisch |

**O**

N45.9 **Orchitis** (Forts.)
N45.0 – eitrig
N45.9 – Epididymo-
A54.2 – gonorrhoisch
N45.0 – mit Abszeß
N45.9 – Nebenhoden
N45.9 – ohne Abszeß
N45.9 **Orchoepididymitis**
B08.0 **Orfvirus-Krankheit**
E85.4 **Organbegrenzte Amyloidose**
\* **Organisch**
B22.0 – bedingte Demenz, bei HIV-Krankheit
G25.6 – bedingtes Lidzucken
\* **Organische**
F06.3 – affektive Störung
F06.4 – Angststörung
F32.9 – Depression
F06.5 – dissoziative Störung
F06.6 – emotional labile Störung
F09 – Gehirnerkrankung, mit Psychose
F06.0 – Halluzinose
F07.0 – Hirnstörung, mit Verhaltensstörung
G47.1 – Hypersomnie
G47.0 – Hyposomnie
G47.0 – Insomnie
F06.1 – katatone Störung
F07.0 – Persönlichkeitsstörung
F07.0 – Pseudopsychopathie
F09 – Psychose
F09 — akut
F05.8 —— bei Infektionskrankheit
F05.9 —— posttraumatisch
\* — bei
F06.8 —— Ernährungsstörung
F09 —— Infektionskrankheit
F06.8 —— Stoffwechselstörung
F06.8 —— Syphilis, ZNS
F09 — chronisch
F06.8 — durch intrakranielle Infektion
F03 — präsenil
F03 — senil
F09 — subakut
F06.2 – wahnhafte Störung
F07.0 – Wesensänderung
\* **Organischer**
G25.8 – Schreibkrampf
G25.6 – Ursprung, Tic
\* **Organisches**
B23.8 – Psycho-Syndrom, bei HIV-Krankheit
F07.9 – Psychosyndrom
F10.7 — chronisch, alkoholisch
F07.2 — nach Schädelhirntrauma
F45.9 **Organneurose**
F45.3 – Atmungsorgan
F45.8 – endokrines System
F45.8 – Haut

F45.9 **Organneurose** (Forts.)
F45.3 – Herz-Kreislauf-System
F45.3 – Magen-Darm-Trakt
F45.8 – Muskeln
F45.8 – Sinnesorgan
F45.8 – Urogenitalsystem
S36.9 **Organverletzung,** intraabdominal
F52.3 **Orgasmus,** gehemmt
F52.3 **Orgasmusschwierigkeit**
F52.3 **Orgasmusstörung**
B55.1 **Orientbeule**
B55.1 **Orientfistel**
B55.1 **Orientgeschwür**
R41.0 **Orientierungsstörung**
\* **Ormond**
N13.5 – Fibrose
N13.5 – Morbus
E72.4 **Ornithinämie**
E72.4 **Ornithinstoffwechselstörung**
A70 **Ornithose**
A70 – Lunge
A70 – Pneumonie
Q87.0 **Orofazial-Syndrom**
\* **Orofaziale**
G24.4 – Dysfunktion
G24.4 – Dyskinesie
G24.4 – idiopathische Dystonie
Q35.9 **Oronasale Fistel**
D00.0 **Oropharynx,** Carcinoma in situ
C10.9 **Oropharynxkarzinom**
J39.2 **Oropharynxstenose**
A93.0 **Oropouche-Viruskrankheit**
E79.8 **Orotazidurie**
A44.0 **Oroya-Fieber**
T84.9 **Orthopädische Endoprothese,** mit
          Komplikation
I95.1 **Orthostase**
I95.1 – Syndrom
\* **Orthostatische**
N39.2 – Albuminurie
I95.1 – Dysregulation
O99.4 — bei Gravidität
I95.1 – Dysregulationsstörung
I95.1 – Hypotonie
I95.1 – Kreislaufbeschwerden
N39.2 – Proteinurie
I95.1 – Regulationsstörung
I95.1 **Orthostatischer Kollaps**
L63.9 **Örtlich begrenzter Haarausfall**
\* **Os-**
S32.2 – coccygis-Fraktur
C79.5 – frontale-Karzinom
C41.0 – frontale-Sarkom
S32.3 – ilium-Fraktur
S62.2 – metacarpale-I-Basisfraktur

| | | |
|---|---|---|
| * | **Os-** (Forts.) | |
| C79.5 | – nasale-Karzinom | |
| C41.0 | – nasale-Sarkom | |
| C79.5 | – occipitale-Karzinom | |
| C41.0 | – occipitale-Sarkom | |
| S32.5 | – pubis-Fraktur | |
| S32.1 | – sacrum-Fraktur | |
| S62.0 | – scaphoideum-Fraktur, Hand | |
| * | – temporale- | |
| C79.5 | — Karzinom | |
| C41.0 | — Sarkom | |
| * | **OSG** – s. Oberes Sprunggelenk | |
| * | **Osgood-Schlatter** | |
| M92.5 | – Krankheit | |
| M92.5 | – Morbus | |
| M92.5 | – Syndrom | |
| * | **Osler** | |
| D45 | – Krankheit, Vaquez- | |
| I78.0 | – Morbus | |
| L75.0 | **Osmidrosis** | |
| R35 | **Osmotische Diurese** | |
| K22.8 | **Ösophagektasie** | |
| K20 | **Ösophagitis** | |
| * | – bei | |
| B00.8 | — Herpes | |
| B37.8 | — Soor | |
| * | – durch | |
| B44.8 | — Aspergillus | |
| B37.8 | — Candida | |
| K20 | — Virus | |
| B25.8 | — Zytomegalieviren | |
| K20 | – peptisch | |
| K20 | – postoperativ | |
| K21.0 | – Reflux- | |
| J86.0 | **Ösophagobronchiale Fistel** | |
| J86.0 | **Ösophagobronchialfistel** | |
| K22.8 | **Ösophagogastromalazie** | |
| K22.8 | **Ösophagomalazie** | |
| Q38.7 | **Ösophagopharyngeales Grenzdivertikel** | |
| J86.0 | **Ösophagotracheale Fistel** | |
| Q39.2 | – angeboren | |
| * | **Ösophagotrachealfistel** | |
| Q39.1 | – bei Ösophagusatresie | |
| Q39.2 | – ohne Atresie, angeboren | |
| * | **Ösophagus** | |
| C15.2 | – abdominal, Neubildung, bösartig | |
| D00.1 | – Carcinoma in situ | |
| C15.4 | – mittleres Drittel, Neubildung, bösartig | |
| C15.3 | – oberes Drittel, Neubildung, bösartig | |
| K22.0 | **Ösophagusachalasie** | |
| D13.0 | **Ösophagusadenom** | |
| Q39.0 | **Ösophagusatresie** | |
| Q39.1 | – mit Ösophagotrachealfistel | |
| Q39.0 | – ohne Fistel | |
| C15.9 | **Ösophagusbasaliom** | |

| | |
|---|---|
| K22.8 | **Ösophagusblutung** |
| K22.8 | **Ösophagusdilatation** |
| Q39.5 | – angeboren |
| K22.0 | – kardiotonisch |
| Q39.6 | **Ösophagusdivertikel** |
| K22.5 | – epiphrenal |
| K22.5 | – erworben |
| Q39.6 | – kongenital |
| K22.5 | – Zenker- |
| M34.1 | **Ösophagusdysfunktion,** Sklerodaktylie, Teleangiektasie, Calcinosis cutis, Raynaud-Phänomen, bei progressiver systemischer Sklerose [CREST-Syndrom] |
| K22.4 | **Ösophagusdyskinesie** |
| K22.8 | **Ösophagusepidermisierung** |
| K22.8 | **Ösophagusepithelisierung** |
| K22.1 | **Ösophaguserosion** |
| Q39.9 | **Ösophagusfehlbildung,** angeboren |
| K22.8 | **Ösophagusfistel** |
| T18.1 | **Ösophagusfremdkörper** |
| K22.1 | **Ösophagusgeschwür** |
| D37.7 | **Ösophagusgeschwulst** |
| K22.8 | **Ösophagushypertrophie** |
| C15.9 | **Ösophaguskarzinom** |
| K22.2 | **Ösophaguskompression** |
| C15.9 | **Ösophaguskrebs** |
| D17.4 | **Ösophaguslipom** |
| Q39.4 | **Ösophagusmembran** |
| D37.7 | **Ösophagusneoplasie** |
| * | **Ösophagusneubildung** |
| C15.9 | – bösartig |
| C15.1 | — thorakal |
| C15.0 | — zervikal |
| D13.0 | – gutartig |
| D37.7 | – unsicher |
| K22.3 | **Ösophagusperforation** |
| K22.8 | **Ösophaguspolyp** |
| K22.5 | **Ösophaguspulsionsdivertikel** |
| K22.3 | **Ösophagusruptur** |
| K22.1 | **Ösophagusschleimhauterosion** |
| K22.4 | **Ösophagusspasmus** |
| K22.2 | **Ösophagusstenose** |
| K22.2 | **Ösophagusstriktur** |
| K22.5 | **Ösophagustasche,** erworben |
| K22.5 | **Ösophagustraktionsdivertikel** |
| A18.8 | **Ösophagustuberkulose** |
| D37.7 | **Ösophagustumor** |
| K22.1 | **Ösophagusulkus** |
| I85.9 | **Ösophagusvarizen** |
| I85.9 | – ohne Blutung |
| I85.0 | **Ösophagusvarizenblutung** |
| T28.6 | **Ösophagusverätzung** |
| T28.1 | **Ösophagusverbrennung** |
| S27.8 | **Ösophagusverletzung** |
| K22.2 | **Ösophagusverschluß** |
| K22.8 | **Ösophaguszyste** |

**O**

M89.8 **Ossalgie**
\*     **Ossifikation**
I51.5   – kardial
\*     – Muskeln, bei
M61.2 — Lähmung
M61.3 — Verbrennung
M89.8 **Ostealgie**
M12.1 **Osteoarthritis deformans endemica**
M19.9 **Osteoarthropathie**
M19.9 **Osteoarthrose**
M15.4 – erosiv
M19.9 – lokalisiert
M15.0 – primär, generalisiert
M12.1 **Osteoarthrosis deformans**
D16.9 **Osteoblastom**
M93.9 **Osteochondritis**
M12.1 **Osteochondroarthrosis deformans**
Q78.9 **Osteochondrodysplasie**
E78.9 **Osteochondrodystrophie**
E76.2  – familiär
D16.9 **Osteochondrom**
D48.0 **Osteochondromatose**
D48.0 **Osteochondromatosis articularis**
C41.9 **Osteochondromyxosarkom**
M93.9 **Osteochondropathie**
M93.8 – WS
C41.9 **Osteochondrosarkom**
M93.9 **Osteochondrose**
M42.9 – Brustwirbelsäule
M42.9 — ausgeprägt
M42.9 – BWS
M42.9 – Halswirbelsäule
M42.9 — ausgeprägt
M42.9 — untere
M42.9 – HWS
M92.9 – juvenil
M91.0 — Becken
M92.5 — Fibula
M92.2 — Hand
M91.9 — Hüfte
M92.0 — Humerus
M92.7 — Metatarsus
M92.4 — Patella
M92.1 — Radius
M92.6 — Tarsus
M92.5 — Tibia
M92.1 — Ulna
M42.0 — Wirbelsäule
\*     – Lenden- und
M42.9 — Sakralwirbel
M42.9 —— ausgeprägt
M42.9 – Lendenwirbelsäule
M42.9 — ausgeprägt
M42.9 — massiv
M42.9 – lumbosakral, mit Retrolisthesis

M93.9 **Osteochondrose** (Forts.)
M42.9 – LWS
M42.9 — schwer
M42.9 – Wirbelsäule
M42.1 — beim Erwachsenen
M42.9 — massiv
M42.9 — mit Foraminaeinengungen, ausgeprägt
M42.9 – zervikal
\*     **Osteochondrosis**
M91.1 – deformans coxae juvenilis
M93.2 – dissecans
M93.2 — Kniegelenk
M89.8 **Osteodynie**
\*     **Osteodystrophia**
M88.9 – deformans
M88.0 — Schädelknochen
E21.0  – fibrosa cystica generalisata (von Recklinghausen)
N25.0 – renalis
Q78.9 **Osteodystrophie**
N25.0 – azotämisch
Q78.9 – Chondro-
D16.9 **Osteofibrom**
C41.9 **Osteofibrosarkom**
Q78.2 **Osteofibrose**
Q78.0 **Osteogenesis imperfecta**
D16.9 **Osteoidosteom**
D16.9 – Jaffé-
D16.9 **Osteokartilaginäre Exostose**
D48.0 **Osteoklastom**
C41.9 – bösartig
M89.5 **Osteolyse**
D16.9 **Osteom**
D16.9 – Chondro-
D16.9 – Fibro-
D16.4 – Nase
D16.9 – Osteoid-
D16.9 – Jaffé
D16.9 **Osteoma osteoideum**
M83.9 **Osteomalazie**
O99.8 – bei Gravidität
\*     – im
M83.9 — Erwachsenenalter
\*     —— durch
M83.3 —— Fehlernährung
M83.2 —— Malabsorption
M83.3 —— Mangelernährung
M83.0 — Wochenbett
E55.0 – infantil
E55.0 – juvenil
M83.9 – nicht juvenil
M83.1 – senil
E83.3 – Vitamin-D-resistent
M86.9 **Osteomyelitis**
M86.1 – akut

M86.9 **Osteomyelitis** (Forts.)
M86.6 – chronisch
M86.4 — mit Fistel
M86.3 — multifokal
B37.8 – durch Candida
M86.0 – hämatogen, akut
K10.2 – Kiefer
H05.0 – Orbita
M86.9 – Schläfenbein
M86.2 – subakut
A18.0 – tuberkulös
M46.2 – Wirbel
D75.8 **Osteomyelofibrose**
D75.8 – idiopathisch, generalisiert
D75.8 – Syndrom
D75.8 **Osteomyeloretikulose**
D75.8 **Osteomyelosklerose**
M87.9 **Osteonekrose**
M89.9 **Osteopathie**
M83.4 – durch Aluminium
M89.6 – nach Poliomyelitis
N25.0 – renal
M81.9 **Osteopenie**
M86.8 **Osteoperiostitis**
M89.4 – ossificans toxica
M25.7 **Osteophyt**
M25.7 **Osteophytose**
C41.9 **Osteoplastisches Sarkom**
Q78.8 **Osteopoikilie**
M81.9 **Osteoporose**
M81.4 – arzneimittelinduziert
M80.4 — mit pathologischer Fraktur
* – durch
M81.2 — Inaktivität
M81.3 — postoperative Malabsorption
M81.5 – idiopathisch
M80.5 — mit pathologischer Fraktur
M80.2 – Inaktivitäts-, mit pathologischer Fraktur
M81.9 – Lendenwirbelsäule
M81.6 – lokalisiert
M81.9 – LWS
* – mit
M80.9 — Fraktur
M80.9 — pathologischer Fraktur
M80.3 —— durch postoperative Malabsorption
M80.1 —— nach Ovarektomie
M80.9 — Wirbelfrakturen
M81.1 – nach Ovarektomie
M81.0 – postmenopausal
M80.0 — mit pathologischer Fraktur
M81.9 – präklinisch
M80.9 – schwer, mit Wirbelsinterungen
M81.8 – senil
M81.9 – Wirbelsäule
Q78.0 **Osteopsathyrosis**
K10.2 **Osteoradionekrose,** Kiefer

C41.9 **Osteosarkom**
* **Osteosis**
L94.2 – cutis
M85.8 – eburnisata monomelica
Q78.2 **Osteosklerose**
D75.8 **Osteosklerotische Leukämie**
L73.9 **Ostiofolliculitis**
L73.9 – impetiginosa
M86.9 **Ostitis**
K10.3 – alveolär
K10.3 – apicalis
M85.3 – condensans
D86.9 – cystica multiplex tuberculosa
K10.2 – Kiefer
H70.9 – mastoidea
D86.9 – multiplex cystoides
D86.9 —— Fleischner
A18.0 – tuberculosa
E21.0 – zystisch, fibrös, generalisiert
* **Ostium-**
C67.6 – ureteris-Karzinom
* – urethrae-internum-Neubildung
C67.5 — bösartig
D30.3 — gutartig
A83.2 **Östliche Pferdeenzephalitis**
T88.7 **Östrogen-Nebenwirkung**
E28.3 **Östrogenmangel**
N95.2 – Kolpitis
N95.2 – Vulvitis
E28.0 **Östrogenüberschuß,** bei ovarieller Dysfunktion
O26.9 **Oszillationsverlust,** fetal
D31.0 **Ota-Nävus,** okulodermal
H92.0 **Otagra**
H92.0 **Otalgie**
H61.1 **Othämatom**
H66.9 **Otitis**
H74.1 – adhäsiv
T70.0 – Aero-
H66.9 – akut
T70.0 – Baro-
* – bei
J11.8 —— Grippe [Influenza]
B05.3 —— Masern
A38 —— Scharlach
H66.9 – beim Säugling
H66.9 – bullosa
H66.9 – chronisch
H66.9 —— mit Myringitis
H66.9 – durch Viren
H60.9 – externa
H60.5 —— akut
H60.5 —— nichtinfektiös
H60.9 —— catarrhalis
H60.8 —— circumscripta
H60.3 —— diffus

O

| | |
|---|---|
| H66.9 **Otitis** (Forts.) | H66.9 **Otitis** (Forts.) |
| H60.9 – externa (Forts.) | H66.4 – purulenta |
| H60.8 — ekzematös | H92.0 **Otodynie** |
| H60.3 — hämorrhagisch | * **Otogener** |
| H60.3 — infektiös | G06.0 – Gehirnabszeß |
| H60.2 — maligna | H81.3 – Schwindel |
| * — mit Otitis | B87.4 **Otomyiasis** |
| H66.9 —— media | B36.9 **Otomykose** |
| H66.9 —— akut | H92.0 **Otoneuralgie** |
| H60.8 — sicca | Q17.5 **Otopexie** |
| H66.9 – fieberhaft | H92.2 **Otorrhagie** |
| H83.0 – interna | H92.1 **Otorrhoe** |
| H83.0 — vasomotorica | H92.1 – chronisch |
| H66.9 – media | H68.0 **Otosalpingitis** |
| H66.0 — acuta purulenta | H80.2 **Otosclerosis cochleae** |
| H74.1 — adhäsiv | H80.9 **Otosklerose** |
| H66.9 — akut | H80.2 – Kapsel- |
| H65.1 —— allergisch | H80.2 – Labyrinthknochen |
| H66.0 —— eitrig | * – mit |
| H65.1 —— exsudativ | H80.0 — nichtobliteriertem ovalem Fenster |
| H65.1 —— katarrhalisch | H80.1 — obliteriertem ovalem Fenster |
| H65.1 —— mukoid | H80.0 – nichtobliterierend, mit Beteiligung |
| H65.1 —— nichteitrig | Fenestra vestibuli |
| H65.0 —— sekretorisch | H80.1 – obliterierend, mit Beteiligung Fenestra |
| H65.0 —— serös | vestibuli |
| H65.1 —— transsudativ | H91.0 **Ototoxischer Hörverlust** |
| H65.1 —— viral | Q18.2 **Otozephalie** |
| H65.9 — allergisch | M48.1 **Ott-Syndrom, Forestier-** [Spondylitis |
| H66.9 — bullosa | hyperostotica] |
| H66.9 — chronisch | M24.7 **Otto-Chrobak-Becken** [Protrusio aceta- |
| H65.4 —— allergisch | buli] |
| H66.3 —— eitrig | * **Ovales Fenster** |
| H65.4 —— exsudativ | H80.0 – nichtobliteriert, bei Otosklerose |
| H66.1 —— mesotympanal, eitrig | H80.1 – obliteriert, bei Otosklerose |
| H65.3 —— mukoid | D58.1 **Ovalozytose** |
| H66.3 —— purulent | * **Ovar** |
| H65.4 —— sekretorisch | Q50.0 – angeborenes Fehlen |
| H65.2 —— serös | D27 – Dermoidzyste |
| H66.4 — eitrig | N83.0 – Follikelzyste |
| H66.2 — epitympanal, chronisch | E28.9 – Funktionsstörung |
| H71 —— mit Cholesteatom | E28.2 – polyzystisch, Syndrom |
| H65.2 — epitympanalis, chronisch | N83.2 – Retentionszyste |
| H65.9 — exsudativ | E28.2 – sklerozystisch |
| H65.9 — katarrhalisch | N70.9 **Ovarialabszeß** |
| H66.1 — mesotympanal, chronisch | N70.0 – akut |
| * —— mit Otitis | N70.1 – chronisch |
| H66.9 —— externa | D27 **Ovarialadenom,** follikuloid |
| H66.9 —— akut | Q50.0 **Ovarialagenesie** |
| H65.9 — nichteitrig | Q50.0 **Ovarialaplasie** |
| H66.9 — perforiert | Q50.0 **Ovarialatresie** |
| H66.4 — purulenta | N83.3 **Ovarialatrophie** |
| H65.9 — sekretorisch | Q50.3 **Ovarialdysgenesie** |
| H65.9 — serosa | C56 **Ovarialdysgerminom** |
| A18.6 — tuberkulös | N80.1 **Ovarialendometriose** |
| H65.9 – mucosa | N70.9 **Ovarialentzündung** |
| H66.9 – perforiert | Q50.3 **Ovarialfehlbildung** |

D27    Ovarialfibrom
D39.1  Ovarialgeschwulst
O00.2  Ovarialgravidität
N83.8  Ovarialhämatozele
N83.8  Ovarialhämorrhagie
N83.4  Ovarialhernie
E28.3  Ovarialinsuffizienz
E28.8  – funktionell
E89.4  – nach medizinischen Maßnahmen
E28.3  – primär
N83.8  Ovarialkalkherd
C56    Ovarialkarzinom
C56    – extraovariell
C56    Ovarialkrebs
D27    Ovarialkystom
C56    Ovarialmesonephrom
D39.1  Ovarialneoplasie
*      Ovarialneubildung
C56    – bösartig
D27    – gutartig
D39.1  – unsicher
N70.9  Ovarialphlegmone
N84.8  Ovarialpolyp
N83.4  Ovarialprolaps
O00.2  Ovarialschwangerschaft
C56    Ovarialseminom
D27    Ovarialteratom
N83.5  Ovarialtorsion
Q50.2  – angeboren
N83.5  – beidseitig
N83.5  – einseitig
D39.1  Ovarialtumor
D27    – gutartig
C56    – maligne
S37.4  Ovarialverletzung
D27    Ovarialzystadenom
N83.2  Ovarialzyste
Q50.1  – dysontogenetisch
D27    – neoplastisch
N83.2  – persistierend
N83.2  – rupturiert
D27    Ovarialzystom
*      Ovarielle
E28.9  – Dysfunktion
*      — mit
E28.1  —— Androgenüberschuß
E28.0  —— Östrogenüberschuß
E89.4  – Funktion, Nachlassen, postablativ
E28.1  – Hypersekretion, Androgene
N98.1  – Hyperstimulation
E28.3  – Hyposekretion
E28.9  – Störung
E28.8  – Überfunktion
N98.1  – Überstimulation
E28.3  – Unterfunktion

*      Ovarieller
E28.1  – Androgenüberschuß
E28.8  – Hypergonadismus
E28.3  – Hypogonadismus
*      Ovarien
E28.2  – polyzystisch
N98.1  – Überstimulationssyndrom
N70.9  Ovariitis
N70.1  – chronisch
N83.4  Ovariozele
Q50.3  Ovarstreifen
M35.1  Overlap-Syndrom
F43.9  Overstressed-Syndrom
Q56.0  Ovotestis
N72    Ovula Nabothi
N97.0  Ovulation, fehlend
N97.0  – Infertilität
N92.3  Ovulationsblutung
Z30.-  Ovulationshemmeranwendung, Kontrolluntersuchung
T88.7  Ovulationshemmernebenwirkung
T88.7  Ovulationshemmerunverträglichkeit
Z30.-  Ovulationshemmerverordnung
N94.0  Ovulationsschmerzen
*      Oxalat-
N20.0  – Nephrolithiasis
E74.8  – Nephropathie
E74.8  – Schrumpfniere
N20.9  Oxalatstein, Harnwege
N20.9  Oxalatsteinabgang
E74.8  Oxalaturie
E74.8  Oxalose
*      Oxalsäure-
T54.2  – Intoxikation
T54.2  – Vergiftung
E74.8  Oxalurie
T42.2  Oxazolidin-Vergiftung
T48.0  Oxytozin-Vergiftung
B80    Oxyuren-Befall
B80    Oxyuriasis
B80    – Lunge
Q75.0  Oxyzephalie
J31.0  Ozaena

O

# – P –

| | |
|---|---|
| Q82.8 | **Pachydermatozele** |
| L85.9 | **Pachydermie** |
| J38.7 | – Larynx |
| M89.4 | **Pachydermoperiostose** |
| Q04.3 | **Pachygyrie** |
| G03.9 | **Pachymeningitis** |
| G03.9 | – adhäsiv |
| G03.9 | – fibrosa |
| G03.9 | – hämorrhagisch |
| G03.9 | – hypertrophisch |
| G03.9 | – spinal |
| Q84.5 | **Pachyonychie** |
| R64 | **Pädatrophie** |
| F65.4 | **Päderastie** |
| F65.4 | **Pädophilie** |
| I15.1 | **Page-Niere,** mit Hypertonie |
| * | **Paget** |
| C50.0 | – Karzinom |
| M88.9 | – Krankheit, Knochen |
| * | – Morbus |
| M88.9 | —— Knochen |
| C50.0 | —— Mamille |
| I82.8 | – Schroetter-Syndrom |
| M75.0 | **PAH** – s. Periarthropathia humeroscapularis oder s.a. Periarthritis humeroscapularis |
| Q35.9 | **Palatoschisis** |
| R48.8 | **Palilalie** |
| M12.3 | **Palindromer Rheumatismus** |
| H35.4 | **Palisaden-Degeneration,** äquatorial |
| H35.4 | **Palisadenartige Netzhautdegeneration** |
| G20 | **Pallidostriäres Syndrom** |
| G20 | **Pallidum-Syndrom** |
| G23.0 | **Pallidumatrophie,** pigmentiert |
| R23.1 | **Pallor** |
| M72.0 | **Palmarfaszienfibromatose** |
| M72.0 | **Palmarfibromatose** |
| B07 | **Palmarwarze** |
| Q67.5 | **Palmer-Merritt-Syndrom,** Lavy- |
| H02.0 | **Palpebrale Trichiasis** |
| R00.2 | **Palpitatio cordis** |
| R00.2 | **Palpitationen** |
| B54 | **Paludismus** |
| A21.9 | **Palvant-Tal-Krankheit** |
| R52.9 | **Panalgesie** |
| L03.0 | **Panaritium** |
| L03.0 | – Daumen |
| L03.0 | – Digitus |
| L03.0 | – Finger |

| | |
|---|---|
| L03.0 | **Panaritium** (Forts.) |
| B00.8 | – herpetisch |
| L03.0 | – Nagelbett |
| L03.0 | – periungual |
| L03.0 | – subungual |
| L03.0 | – Zehe |
| I77.6 | **Panarteriitis** |
| M30.2 | – juvenil |
| M30.1 | – mit Lungenbeteiligung |
| M30.0 | – nodosa |
| M13.0 | **Panarthritis** |
| M15.9 | **Panarthrose** |
| M94.1 | **Panchondritis** |
| C34.1 | **Pancoast-Tumor** |
| Q45.1 | **Pancreas anulare** |
| A81.1 | **Panenzephalitis** |
| A81.1 | – sklerosierend, subakut |
| S02.7 | **Panfaziale Fraktur** |
| M17.9 | **Pangonarthrose,** beginnend |
| D61.9 | **Panhämozytopenie** |
| D61.0 | – kongenital |
| E23.0 | **Panhypopituitarismus** |
| F41.0 | **Panik** |
| F41.0 | **Panikanfall** |
| F41.0 | **Panikattacke** |
| F41.0 | **Panikneurose** |
| F41.0 | **Panikstörung** |
| F41.0 | **Paniksyndrom** |
| I51.8 | **Pankarditis** |
| I51.8 | – akut |
| I51.8 | – chronisch |
| I09.8 | – rheumatisch |
| I01.8 | —— akut |
| D01.7 | **Pankreas,** Carcinoma in situ |
| K85 | **Pankreasabszeß** |
| K86.8 | **Pankreasachylie** |
| D13.6 | **Pankreasadenom,** gastrinproduzierend |
| K86.8 | **Pankreasatrophie** |
| K85 | **Pankreasentzündung** |
| K85 | – akut |
| K86.8 | **Pankreasfibrose** |
| E84.1 | – zystisch |
| K86.8 | **Pankreasfistel** |
| K86.2 | **Pankreasgangzyste** |
| D37.7 | **Pankreasgeschwulst** |
| E16.9 | **Pankreasinselzelleninsuffizienz** |
| K86.8 | **Pankreasinsuffizienz** |
| K86.8 | – endokrin |
| K86.8 | – exkretorisch |
| K86.8 | – exokrin |
| K86.8 | – total |
| C25.9 | **Pankreaskarzinom** |
| C25.0 | **Pankreaskopfkarzinom** |
| C78.8 | **Pankreaskopfmetastase** |
| C25.0 | **Pankreaskopfneubildung,** bösartig |
| D37.7 | **Pankreaskopftumor** |

| | |
|---|---|
| K86.9 | **Pankreaskrankheit** |
| C25.9 | **Pankreaskrebs** |
| E88.2 | **Pankreaslipomatose** |
| C25.9 | **Pankreasmalignom** |
| K86.8 | **Pankreasnekrose** |
| K85 | – akut |
| D37.7 | **Pankreasneoplasie** |
| * | **Pankreasneubildung** |
| C25.9 | – bösartig |
| D13.6 | – gutartig |
| D37.7 | – unsicher |
| K86.3 | **Pankreaspseudozyste** |
| C25.2 | **Pankreasschwanzkarzinom** |
| E16.9 | **Pankreassekretionsstörung,** innere |
| K86.8 | **Pankreasstein** |
| D37.7 | **Pankreastumor** |
| S36.2 | **Pankreasverletzung** |
| K86.8 | **Pankreaszirrhose** |
| K86.2 | **Pankreaszyste** |
| Q45.2 | – angeboren |
| K85 | **Pankreatitis** |
| K85 | – akut |
| K85 | — nekrotisierend |
| K85 | — rezidivierend |
| K86.0 | – alkoholinduziert, chronisch |
| B26.3 | – bei Mumps |
| K86.1 | – chronisch |
| * | – durch |
| B58.8 | — Toxoplasmen |
| B25.2 | — Zytomegalieviren |
| K85 | – eitrig |
| K85 | – hämorrhagisch |
| K85 | – nekrotisierend |
| K86.1 | – rezidivierend |
| C25.9 | **Pankreatoblastom** |
| D37.7 | **Pankreatoduodenaltumor** |
| K90.3 | **Pankreatogene Steatorrhoe** |
| K86.9 | **Pankreatopathie** |
| K86.8 | **Pankreolithiasis** |
| J43.1 | **Panlobuläres Emphysem** |
| * | **Panmyelopathie** |
| D61.9 | – erworben |
| D61.0 | – konstitutionell |
| C94.4 | **Panmyelose** |
| C94.4 | – akut |
| I51.4 | **Panmyokarditis** |
| E51.1 | **Panneuritis endemica** |
| E65 | **Panniculus adiposus** |
| M79.3 | **Pannikulitis** |
| M54.0 | – Nackenregion |
| M35.6 | – rezidivierend |
| M54.0 | – Rückenregion |
| * | **Pannus** |
| H16.4 | – corneae |
| A71.1 | – trachomatös |

| | |
|---|---|
| H44.0 | **Panophthalmitis** |
| H44.0 | – bakteriell |
| H44.0 | – mykotisch |
| H66.9 | **Panotitis** |
| H66.9 | – akut |
| J32.4 | **Pansinusitis** |
| J01.4 | – akut |
| J32.4 | – chronisch |
| J32.4 | – eitrig |
| E53.8 | **Pantothensäure-Mangel** |
| H44.1 | **Panuveitis** |
| H44.1 | – systemisch |
| I31.1 | **Panzerherz** |
| J94.8 | **Panzerpleura** |
| N30.8 | **Panzystitis** [Cystitis parenchymatosa] |
| D75.8 | **Panzytolyse** |
| D61.9 | **Panzytopenie** |
| D61.9 | – mit Knochenmarkdepression |
| * | **PAP** – s. Papanicolaou |
| A70 | **Papageien-Krankheit** |
| * | **Papanicolaou-** |
| R87.6 | – Abstrich, zervixzytologisch, PAP II |
| * | – Befund |
| R87.6 | — unspezifisch |
| R87.6 | — zervixzytologisch, suspekt |
| Q82.8 | **Papel,** Schleimhaut, konnatal |
| R23.8 | **Papeln** |
| L94.4 | – Gottron- |
| A67.0 | – Pinta |
| C24.1 | **Papilla-Vateri-Karzinom** |
| N17.2 | **Papilläre Nekrose,** bei Nephritis |
| * | **Papilläres** |
| C80 | – Karzinom |
| C73 | – Schilddrüsenkarzinom |
| D36.9 | **Papillärtumor** |
| I51.2 | **Papillarmuskelruptur** |
| I23.5 | – Komplikation, akut, nach Myokard-infarkt, akut |
| * | **Papille** |
| Q14.0 | – Bergmeister- |
| Q14.2 | – Drusen-, kongenital |
| Q14.2 | – Gruben-, kongenital |
| H47.2 | **Papillenabblassung** |
| H47.2 | – temporal |
| H47.3 | **Papillenanomalie** |
| H47.2 | **Papillenatrophie** |
| H40.0 | **Papillenbefund,** Glaukomverdacht wegen |
| H47.2 | **Papillenblässe** |
| H47.3 | **Papillendrusen** |
| H46 | **Papillenentzündung** |
| H47.2 | **Papillenexkavation** |
| Q14.2 | **Papillenfehlbildung,** kongenital |
| Q14.2 | **Papillenhypoplasie,** Mikropapille |
| Q14.2 | **Papillenkolobom** |
| H47.3 | **Papillenkonus** |

**P**

| | |
|---|---|
| H47.3 **Papillenkrankheit** | A63.0 **Papilloma acuminatum sive venereum** |
| D31.4 **Papillenmelanozytom** | * **Papillomatöse** |
| N17.2 **Papillennekrose,** bei akutem Nieren- | D41.9 – Urothelwucherung |
| versagen | D36.9 – Wucherung |
| H47.1 **Papillenödem** | D30.4 — prostatische Harnröhre |
| * – begleitend, bei | * **Papillomatöser Tumor** |
| H47.1 — Uveitis | D41.4 – Blase |
| H47.1 — Vaskulitis | D41.4 – Harnblase |
| Q14.2 – Pseudo-, angeboren | D41.9 – Urothel |
| H40.5 **Papillenprozeß,** mit Glaukom | D36.9 **Papillomatöses Gewächs** |
| H47.3 **Papillenunschärfe** | D30.4 – prostatische Harnröhre |
| H47.3 – bei Hyperopie | * **Papillomatose** |
| H46 **Papillitis** | D41.4 – Blase |
| D36.9 **Papillom** | D30.3 — gutartig |
| D12.9 – Anus | D41.4 – Harnblase |
| D31.0 – Bindehaut | D30.3 — gutartig |
| D41.4 – Blase | D14.1 – Larynx |
| D30.3 — gutartig | D26.0 – Zervix |
| D30.3 —— rezidivierend | B34.4 **Papovaviren-Infektion** |
| D41.4 — rezidivierend | A93.1 **Pappataci-Fieber** |
| D41.4 – Blasenvorderwand | R23.8 **Papula** |
| D41.4 – Blasenwand | * **Papulöse** |
| D33.0 – Chorioid- | L70.0 – Akne |
| * – Frambösie- | L44.4 – infantile Akrodermatitis |
| A66.1 — Fußsohle | O99.7 – Schwangerschaftsdermatose |
| A66.1 — Handfläche | L30.8 **Papulöses Ekzem** |
| D41.4 – Harnblase | L70.0 **Papulopustulöse Akne** |
| D30.3 — gutartig | L41.2 **Papulosis lymphomatoides** |
| D41.4 – Harnblasenvorderwand | * **Para-Aminosalicylsäure** – s. PAS [p- |
| D41.4 – Harnblasenwand | Aminosalicylsäure] |
| D30.2 – Harnleiter | E88.0 **Paraalbuminämie** |
| D30.4 – Harnröhre | E85.8 **Paraamyloidablagerung** |
| D23.1 – Lid | E85.8 **Paraamyloidose** |
| D10.0 – Lippe | B41.9 **Paracoccidioidosis brasiliensis** |
| D24 – Milchgang | H57.0 **Paradoxe Pupillenreaktion** |
| D10.2 – Mundhöhle | R20.2 **Parästhesie** |
| D14.0 – Nase | R20.2 – Haut |
| D30.1 – Nierenbecken | R20.2 **Parästhesien,** lageabhängig |
| C65 — maligne | T88.8 **Paraffingranulom** |
| D30.0 – Nierenrinde | C75.5 **Paraganglienkarzinom** |
| D22.9 – Pigmentnävus | * **Paraganglienneubildung** |
| D29.1 – Prostata | C75.5 – bösartig |
| D30.4 – prostatische Harnröhre | D44.7 – unsicher |
| D14.0 – Rhino- | D44.7 **Paragangliom** |
| D34 – Schilddrüse | D35.0 – Nebenniere |
| D14.1 – Stimmband | R43.2 **Parageusie** |
| D10.4 – Tonsillen | B66.4 **Paragonimiasis** |
| D14.2 – Trachea | C81.7 **Paragranulom, Hodgkin-** |
| D30.2 – Ureter | D68.2 **Parahämophilie** |
| D30.4 – Urethra | J12.2 **Parainfluenzaviren-Pneumonie** |
| D30.4 — prostatisch | R23.4 **Parakeratose** |
| D41.9 – Urothel | L41.0 **Parakeratosis variegata** |
| D26.9 – Uterus | B41.9 **Parakokzidioidomykose** |
| D10.3 – Uvula | B41.7 – disseminiert |
| D28.0 – Vulva | B41.0 – Lunge |
| A63.0 – weiblich | B41.9 **Parakokzidioidose** |

N76.0 **Parakolpitis**
G83.9 **Paralyse**
G12.2 – bulbär
K56.0 – Darm
K56.0 – Dünndarm
G20 – genuin
G12.2 – labioglossal
G61.0 – Landry-
J38.0 – Laryngo-
A52.1 – Lissauer-
A52.1 – progressiv
F10.8 – Pseudo-, alkoholisch
F45.8 – psychogen
G80.0 – spastisch, infantil
A52.1 – Tabo-
I64 – zerebral, akut
J98.6 – Zwerchfell
\* **Paralysis**
G20 – agitans
G12.2 – laryngolabioglossalis
G83.8 – spinalis
G61.0 — ascendens acuta
\* **Paralytische**
A80.3 – atrophische Spinalkrankheit, akut
H02.4 – Augenlidptose
A52.1 – Neurosyphilis
A80.3 – Poliomyelitis, akut
\* **Paralytischer**
K56.0 – Ileus
H02.2 – Lagophthalmus
A52.1 – Neurolues
H02.1 **Paralytisches Ektropium**
K12.2 **Paramandibulärer Abszeß**
N61 **Paramastitis**
N94.9 **Parametriopathia**
N73.2 **Parametrischer Abszeß**
N73.1 – chronisch
N73.2 **Parametritis**
N73.0 – akut
N73.1 – chronisch
N73.0 **Parametriumabszeß, akut**
N73.2 **Parametriumentzündung**
C57.3 **Parametriumkarzinom**
D39.7 **Parametriumneubildung,** unsicher
D39.7 **Parametriumtumor**
F45.8 **Parametropathia spastica**
N73.2 **Parametropathie**
R41.3 **Paramnesie**
K00.1 **Paramolar**
G25.3 **Paramyoclonus multiplex**
G71.1 **Paramyotonia congenita**
C80 **Paraneoplastisches Syndrom**
N15.9 **Paranephritis**
D48.3 **Paranephritische Neubildung,** unsicher
N15.1 **Paranephritischer Abszeß**

F22.0 **Paranoia**
F10.5 – alkoholisch
F19.5 – drogeninduziert
F22.8 – querulans
F03 – senil
F19.5 – und Halluzinose, drogeninduziert
\* **Paranoid-**
\* – halluzinatorische
F19.5 — Drogenpsychose
F22.0 — Psychose
F20.0 — Schizophrenie
F20.0 – schizophrene Psychose
\* **Paranoide**
F22.0 – Charakterneurose
F03 – Demenz
F03 — senil
F32.3 – Depression
F19.5 – Drogenpsychose
F60.0 – Persönlichkeit
F60.0 – Psychopathie
F22.0 – Psychose
F22.0 — einfach
F24 — induziert
F23.3 — psychogen
F23.3 – Reaktion
F23.3 — akut
F22.0 — chronisch
F20.0 – Schizophrenie
F20.0 — mit Halluzination
F22.0 **Paranoider Zustand**
\* **Paranoides**
F22.9 – Irresein
F22.0 – Syndrom
K44.9 **Paraösophagealhernie**
G82.2 **Paraparalyse**
G82.2 **Paraparese**
G82.1 – spastisch
A37.1 **Parapertussis-Erreger-Keuchhusten**
J39.0 **Parapharyngealabszeß**
J39.0 **Parapharyngeale Phlegmone**
R47.0 **Paraphasie**
F65.9 **Paraphilie**
N47 **Paraphimose**
F20.0 **Paraphrenie**
F22.8 – Involutions-
F22.0 – Spät-
G82.2 **Paraplegie**
F44.4 – funktionell
G11.4 – hereditär, spastisch
G80.8 – infantil
G80.8 – kongenital
G82.0 – schlaff
G82.1 – spastisch
G04.1 – tropisch, spastisch
G35 **Paraplegische Multiple Sklerose**
A80.9 **Parapoliomyelitis**

P

| | |
|---|---|
| K62.8 **Paraproktitis** | A01.4 **Paratyphus** |
| N40 **Paraprostatahypertrophie** | A01.1 – A |
| D40.0 **Paraprostatische Knötchen** | A01.4 – abdominalis |
| D89.2 **Paraproteinämie** | A01.2 – B |
| D89.2 – benigne | A01.3 – C |
| D47.2 – IgG [Immunglobulin G] | A01.4 – Gastroenteritis |
| D47.2 – monoklonal | K42.9 **Paraumbilikalhernie** |
| D47.2 – sekundär | * **Paraurethrale Drüse** |
| N04.8 **Paraproteinnephrose** | N34.2 – Entzündung |
| * **Parapsoriasis** | C68.1 – Karzinom |
| L41.9 – (Brocq) | N34.0 **Paraurethraler Abszeß** |
| L41.8 – en plaques | * **Paraurethrales** |
| L41.4 — großfleckig | D30.4 – Adenom |
| L41.3 — kleinfleckig | C68.0 – malignes Ulkus |
| L41.1 – guttata | N36.8 **Paraurethralzyste** |
| L41.0 – lichenoid | N34.2 **Paraurethritis** |
| L41.5 – mit Poikilodermie | N73.2 **Parauteriner Abszeß** |
| L41.0 – varioliformis | N73.1 – chronisch |
| N15.1 **Pararenaler Abszeß** | N76.0 **Paravaginitis** |
| * **Parasitäre** | B03 **Paravariola** |
| H44.1 – Endophthalmitis | * **Paravertebrale** |
| L73.8 – Follikulitis | M62.8 – Muskelverspannungen |
| H21.3 – Iriszyste | M77.8 – Tendomyopathien |
| H33.1 – Netzhautzyste | N30.9 **Parazystitis** |
| B37.0 – Stomatitis | * **Parenchymatöse** |
| B35.0 – Sykose | H16.3 – Keratitis |
| * **Parasiten-** | M60.9 – Myositis, akut |
| B89 – Befall | E83.5 – Nephrolithiasis |
| B89 – Infektion | N04.8 – Nephrose, tubulär |
| Z20.7 – Kontakt | E04.9 – Struma |
| F40.2 **Parasitophobie** | E01.2 — endemisch |
| B89 **Parasitose** | E04.9 — sporadisch |
| G47.8 **Parasomnie** | N30.8 – Zystitis |
| G51.8 **Paraspasmus facialis** | E32.8 **Parenchymblutung,** Thymus |
| D73.8 **Parasplenitis** | C74.9 **Parenchymkarzinom** |
| T44.1 **Parasympathomimetika-Vergiftung** | J85.0 **Parenchymnekrose,** Lunge |
| M77.9 **Paratendinitis** | K76.9 **Parenchymschaden,** Leber |
| D35.1 **Parathyreoideaadenom** | D44.1 **Parenchymtumor** |
| E85.4 **Parathyreoideaamyloidose** | G04.9 **Parenzephalitis** |
| E21.0 **Parathyreoideahypertrophie** | G83.9 **Parese** |
| E21.3 **Parathyreoideaüberfunktion** | H49.2 – Abduzens- [VI. Hirnnerv] |
| E20.9 **Parathyreoideaunterfunktion** | H52.5 – Akkommodations- |
| E21.3 **Parathyreoidismus, Hyper-** | G52.8 – Akzessorius- |
| * **Parathyreoiditis** | G54.0 – Armplexus |
| E21.4 – autoimmun | H49.9 – Augenmuskel |
| * – durch | G51.0 – Fazialis |
| B45.8 — Kryptokokken | G51.0 — Bell |
| B58.8 — Toxoplasmen | G51.0 — peripher |
| B25.8 — Zytomegalieviren | G51.0 — zentral |
| E89.2 **Parathyreoprive Tetanie** | G57.3 – Fußheber |
| J36 **Paratonsillarabszeß** | K31.8 – Gastro- |
| J36 **Paratonsillitis** | K13.7 – Gaumensegel |
| A74.0 **Paratrachom** | J38.0 – Glottis |
| N83.8 **Paratubarzyste** | G81.9 – Hemi- |

| | |
|---|---|
| G83.9 | **Parese** (Forts.) |
| * | – kongenital |
| H49.8 | — Augenmuskelnerven, mehrere |
| * | — Nervus |
| H49.2 | —— abducens |
| H49.0 | —— oculomotorius |
| H49.1 | —— trochlearis |
| H51.1 | – Konvergenz- |
| J38.0 | – Larynx |
| G58.9 | – Nerven, peripher |
| * | – Nervus |
| G51.0 | — facialis |
| G52.3 | — hypoglossus |
| G57.3 | — peronaeus |
| G56.3 | — radialis |
| G56.2 | — ulnaris |
| H50.4 | – Obliquus-inferior-, mit Obliquus-superior-Überfunktion, Auge |
| H50.4 | – Obliquus-superior-, mit Obliquus-inferior-Überfunktion, Auge |
| H49.0 | – Okulomotorius- [III. Hirnnerv] |
| H02.4 | — mit Augenlidptose |
| G57.3 | – Peronäus |
| P14.2 | – Phrenikus |
| G54.0 | – Plexus brachialis |
| J38.0 | – Postikus |
| H50.6 | – Pseudo-Obliquus-superior-, Auge [Brown-Syndrom] |
| J38.0 | – Rekurrens |
| H50.4 | – Senker-, Auge |
| G83.9 | – spastisch |
| J38.0 | – Stimmband |
| H49.1 | – Trochlearis- [IV. Hirnnerv] |
| G80.9 | – zerebral |
| G52.7 | **Paresen,** Hirnnerven, multipel |
| N31.2 | **Paresis vesicae** |
| R26.1 | **Paretischer Gang** |
| * | **Parinaud** |
| H10.8 | – Konjunktivitis |
| H49.8 | – Krankheit [Ophthalmoplegie] |
| H10.8 | – okulo-glanduläres Syndrom |
| H49.8 | – Syndrom [Ophthalmoplegie] |
| * | **Parkinson** |
| G20 | – Demenz |
| G20 | – Krankheit |
| G20 | – Morbus |
| G21.9 | — sekundär |
| G20 | – Syndrom |
| G21.1 | — durch Arzneimittel |
| G21.3 | — postenzephalitisch |
| G20 | — primär |
| G21.9 | — sekundär |
| G20 | – Tremor |
| I45.6 | – White-Syndrom, Wolff- |

| | |
|---|---|
| G20 | **Parkinsonismus** |
| G20 | – arteriosklerotisch |
| G21.1 | – medikamentös |
| G21.0 | **Parkinsonoid** |
| G21.0 | – neuroleptisch |
| E74.0 | **Parnas-Syndrom, Wagner-** [Hepatische Form der Glykogenose] |
| K05.3 | **Parodontale Pyorrhoe** |
| K05.2 | **Parodontaler Abszeß** |
| K05.3 | **Parodontitis** |
| K05.2 | – akut |
| K05.3 | – chronica purulenta |
| K05.3 | – chronisch |
| K05.3 | – marginalis superficialis |
| K05.3 | – superficialis |
| K05.6 | **Parodontiumkrankheit** |
| * | **Parodontopathia** |
| K05.4 | – dystrophica |
| K05.3 | – inflammata superficialis |
| K05.6 | **Parodontopathie** |
| K05.4 | **Parodontose** |
| K08.1 | – fehlende Zähne |
| L03.0 | **Paronychie** |
| L03.0 | – akut |
| L03.0 | – chronisch |
| L03.0 | – Finger |
| L03.0 | – Zehe, groß |
| Q50.5 | **Paroophoronzyste** |
| F50.8 | **Parorexie** |
| R43.1 | **Parosmie** |
| K11.3 | **Parotisabszeß** |
| D11.0 | **Parotisadenom** |
| D11.0 | – pleomorph |
| C07 | **Parotiskarzinom** |
| D39.7 | **Parotismischtumor** |
| C07 | **Parotisneubildung,** bösartig |
| K11.8 | **Parotisschwellung** |
| D39.7 | **Parotistumor** |
| D11.0 | **Parotiszystadenolymphom** |
| K11.2 | **Parotitis** |
| K11.2 | – chronisch |
| K11.2 | – eitrig |
| B26.9 | – epidemica |
| D86.8 | – Uveo- |
| Q50.5 | **Parovarialzyste** |
| * | **Paroxysmale** |
| F41.0 | – Angst, episodisch |
| H53.2 | – Diplopie |
| D59.5 | – Hämoglobinurie, nächtlich |
| I47.1 | – Knotentachykardie |
| G72.3 | – Lähmung, hypokaliämisch |
| I47.9 | – Tachykardie |
| I47.1 | — atrioventrikulär |
| I47.1 | — AV [Atrioventrikular]-junktional |
| F45.3 | — psychogen |

**P**

| | |
|---|---|
| * | **Paroxysmale** (Forts.) |
| I47.9 | – Tachykardie (Forts.) |
| I47.1 | — supraventrikulär |
| I47.2 | — ventrikulär |
| I47.1 | – Vorhoftachykardie |
| * | **Paroxysmaler** |
| H81.1 | – Lageschwindel |
| H81.1 | – Schwindel, benigne |
| G54.5 | **Parsonage-Turner-Syndrom** [Neuralgische Schulteramyotrophie] |
| N81.2 | **Partialprolaps,** Uterus |
| * | **Partiell** – s. jeweilige Krankheit, partiell |
| O80.9 | **Partus** |
| P15.9 | **Partusverletzung** |
| B34.3 | **Parvoviren-Infektion** |
| E03.2 | **PAS** [p-Aminosalicylsäure]**-bedingte Hypothyreose** |
| L90.3 | **Pasini-Pierini,** Atrophodermia idiopathica |
| E29.1 | **Pasqualini-Syndrom** |
| T67.6 | **Passagere Hitzeermüdung** |
| * | **Passive** |
| F65.5 | – Algolagnie |
| D73.2 | – Hyperämie |
| F60.7 | – Persönlichkeit |
| F60.7 | — abhängig |
| F60.8 | — aggressiv |
| * | – Stauung |
| K76.1 | — Leber, chronisch |
| J81 | — Lunge |
| A28.0 | **Pasteurella-multocida-Infektion** |
| A28.0 | **Pasteurellose** |
| Q91.7 | **Patau-Syndrom** |
| M22.9 | **Patellaaffektion** |
| M22.4 | **Patellachondropathie** |
| Q74.1 | **Patelladysplasie** |
| S82.0 | **Patellafraktur** |
| C79.5 | **Patellakarzinom** |
| M22.9 | **Patellakrankheit** |
| S83.0 | **Patellaluxation** |
| M22.0 | – habituell |
| M92.4 | **Patellaosteochondrose,** juvenil |
| S76.1 | **Patellarsehnenabriß** |
| M76.5 | **Patellarsehnentendinitis** |
| C40.3 | **Patellasarkom** |
| M76.5 | **Patellaspitzen-Syndrom** |
| M76.5 | **Patellaspitzensyndrom** |
| M22.1 | **Patellasubluxation,** habituell |
| M22.2 | **Patellofemoralbereich,** Krankheit |
| * | **Pathologisch** |
| R77.2 | – erhöhter AFP [Alpha-Fetoprotein]-Wert |
| R77.2 | – erniedrigter AFP [Alpha-Fetoprotein]-Wert |

| | |
|---|---|
| * | **Pathologische** |
| H53.1 | – Blendungsempfindlichkeit |
| F63.1 | – Brandstiftung |
| H53.6 | – Dunkeladaptation |
| O02.0 | – Eizelle |
| F60.3 | – Emotionalität |
| M84.4 | – Fraktur |
| * | — bei |
| M80.2 | —— Inaktivitätsosteoporose |
| M80.9 | —— Osteoporose |
| M80.4 | —— arzneimittelinduziert |
| M80.3 | —— durch postoperative Malabsorption |
| M80.5 | —— idiopathisch |
| M80.1 | —— nach Ovarektomie |
| M80.0 | —— postmenopausal |
| N28.9 | – Nierenveränderung |
| F60.9 | – Persönlichkeit |
| F65.9 | – Sexualität |
| R94.1 | – VEP [Visuell evozierte Potentiale] |
| R94.1 | – visuell evozierte Potentiale [VEP] |
| K03.3 | – Zahnresorption |
| * | **Pathologischer** |
| F19.0 | – Drogenrausch |
| R73.0 | – Glukosetoleranztest |
| F10.0 | – Rausch |
| * | – Sonographiebefund |
| R93.2 | — Gallenwege |
| R93.4 | — Harnorgane |
| R93.2 | — Leber |
| R93.3 | — Verdauungstrakt |
| O43.9 | – Zustand, Plazenta |
| * | **Pathologisches** |
| R94.1 | – EOG [Elektrookulogramm] |
| R94.1 | – ERG [Elektroretinogramm] |
| * | – Funktionsprüfungsergebnis |
| R94.1 | — Nervensystem |
| R94.1 | — Sinnesorgane |
| R82.9 | – Harnsediment |
| O26.9 | – Kardiotokogramm |
| O26.9 | – bei Gravidität |
| F63.0 | – Spielen |
| F63.2 | – Stehlen |
| I70.9 | **Pathosklerose,** allgemein |
| H65.9 | **Paukenerguß** |
| H65.4 | – nichteitrig |
| H71 | **Paukengranulation** |
| H66.9 | **Paukenhöhlenentzündung** |
| H66.9 | – akut |
| C30.1 | **Paukenhöhlenneubildung,** bösartig |
| H74.4 | **Paukenhöhlenpolyp** |
| I73.9 | **PAVK** – s.a. Periphere arterielle Verschlußkrankheit |
| F51.4 | **Pavor nocturnus** |
| E28.2 | **PCO** [Polyzystisches Ovar]**-Syndrom,** mit Sterilität |

| | |
|---|---|
| * **PCP** | L12.9 **Pemphigoidkrankheit** |
| M06.9 – [Primär-chronische Polyarthritis] | L10.9 **Pemphigus** |
| M06.9 – [Progredient-chronische Polyarthritis] | * – acutus |
| M96.1 **PDS** – s. Postdiskektomiesyndrom | L10.9 — febrilis |
| K92.1 **Pechstuhl** | L10.9 — gravis |
| G54.0 **Pectoralis-major-Syndrom** | L10.5 – arzneimittelinduziert |
| * **Pectus** | L10.0 – bösartig |
| Q67.7 – carinatum | L10.3 – brasilianisch |
| Q67.6 – excavatum | L12.1 – conjunctivae |
| M95.4 — sive infundibularis, erworben | L10.4 – erythematosus |
| M21.4 **Pedes plani** | L10.2 – foliaceus |
| * **Pediculosis** | L10.8 – hystericus |
| B85.0 – capitis | L10.0 – maligne |
| B85.3 – pubis | L00 – neonatorum |
| B85.2 **Pedikulose** | L10.4 – seborrhoicus |
| B85.0 – durch Pediculus humanus capitis | L10.1 – vegetans |
| B43.9 **Pedroso-Krankheit** | L10.0 – vulgaris |
| I20.9 **Pektangina** | L10.9 **Pemphiguskrankheit** |
| * **Pektanginöse** | * **Pena-Shokeir-Syndrom** |
| I20.9 – Herzbeschwerden | Q87.8 – I [Autosomal-rezessive fetale Akinesie] |
| I20.9 – Schmerzen | Q87.8 – II [(autosomal-rezessives) Cerebro- |
| I20.9 **Pektanginöser Beschwerdenkomplex** | oculo-facio-sceletal syndrome] |
| L02.2 **Pektoralisabszeß** | Q55.2 **Pendelhoden** |
| L63.9 **Pelade** | H55 **Pendelnystagmus** |
| D69.0 **Peliosis** | E07.1 **Pendred-Syndrom** |
| K76.4 – hepatis | T88.7 **Penicillin-Allergie** |
| E52 **Pellagra** | Q54.1 **Penile Hypospadie** |
| L90.2 **Pellizzari-Anetodermie, Jadassohn-** | * **Penis** |
| N73.9 **Pelveopathie,** weiblich | D07.4 – Carcinoma in situ |
| * **Pelveoperitonitis** | C60.2 – Corpus-cavernosum-Karzinom |
| N73.3 – akut, bei der Frau | Q55.5 – fehlend, angeboren |
| N73.5 – bei der Frau | N48.6 – Induratio plastica |
| N73.4 – chronisch, bei der Frau | S31.2 **Penisablederung** |
| K65.0 – männlich | N48.2 **Penisabszeß** |
| N20.0 **Pelviolithiasis** [Nierenbeckenstein] | N48.9 **Penisaffektion** |
| * **Pelvipathia** | Q55.5 **Penisagenesie** |
| F45.8 – spastica | Q55.5 **Penisaplasie** |
| F45.8 – vegetativa | N48.8 **Penisatrophie** |
| F45.8 **Pelvipathie** | S31.2 **Penisdécollement** |
| F45.8 **Pelvipathie-Syndrom** | Q55.6 **Penisdeviation** |
| N73.6 **Pelviperitoneale Verwachsung,** bei der | Q55.6 **Penisdorsalverbiegung** |
| Frau | I89.0 **Peniselefantiasis** |
| N73.6 **Pelviperitoneum,** weiblich, Adhäsion | I89.0 **Peniselephantiasis** |
| N80.3 **Pelviperitoneumendometriose** | N48.2 **Penisentzündung** |
| * **Pelviperitonitis** | A46 **Peniserysipel** |
| N73.3 – akut | D07.4 **Peniserythroplasie** |
| A54.2 – durch Gonokokken | N48.8 **Penisfibrose** |
| O33.1 **Pelvis angusta,** mit Gravidität | N48.8 **Penisfraktur** |
| R10.2 **Pelvisschmerzen** | T19.8 **Penisfremdkörper** |
| I86.2 **Pelvivarikose** | N48.2 **Penisgangrän** |
| R20.2 **Pelzigkeit** | N48.5 **Penisgeschwür** |
| L12.9 **Pemphigoid** | N48.5 – chronisch |
| L12.0 – bullös | D40.7 **Penisgeschwulst** |
| L12.1 – okulär | N48.8 **Penishämatom** |
| L12.1 – vernarbend | C60.9 **Penishautneubildung,** bösartig |
| L12.8 **Pemphigoide Hautkrankheit,** gutartig | N48.8 **Penishypertrophie** |

Q55.6 **Penishypoplasie**
N48.2 **Penisinfektion**
N48.2 **Peniskarbunkel**
C60.9 **Peniskarzinom**
N48.2 **Peniskavernitis**
N48.9 **Peniskrankheit**
N48.0 **Peniskraurose**
C60.9 **Peniskrebs**
N48.0 **Penisleukoplakie**
N48.2 **Penislymphangitis**
C60.9 **Penismelanom,** maligne
C79.8 **Penismetastase**
Q55.6 **Penismißbildung**
D40.7 **Penisneoplasma**
* **Penisneubildung**
C60.9 – bösartig
D29.0 – gutartig
D40.7 – unsicher
N48.8 **Penisödem**
N48.2 **Penisphlegmone**
S30.2 **Penisprellung**
S30.2 **Penisquetschung**
S31.2 **Penisruptur**
D29.0 **Penisschaftfibrom**
C60.2 **Penisschaftneubildung, bösartig**
N48.8 **Penisschmerzen**
N48.8 **Penisthrombose**
N48.8 **Penistorsion**
S39.9 **Penistrauma**
D40.7 **Penistumor**
N48.5 **Penisulkus**
T21.0 **Penisverbrennung**
Q55.6 **Penisverkrümmung**
Q54.4 – ventral, angeboren
S39.9 **Penisverletzung**
S30.2 – oberflächlich
S31.2 **Peniswunde,** offen
N48.2 **Penitis**
B48.4 **Penizilliose**
Q54.2 **Penoskrotale Hypospadie**
N48.8 **Penoskrotalhämatom**
E74.8 **Pentosurie**
K20 **Peptische Ösophagitis**
K27.9 **Peptisches Geschwür**
A39.2 **Perakute Meningokokken-Sepsis**
I87.2 **Perforanteninsuffizienz**
I83.9 **Perforantenvarikose**
* **Perforation** – s.a. Ruptur
I72.9 – Aneurysma
K35.0 – Appendix
S05.6 – Auge
* – bei
* — Divertikulose
K57.2 —— Dickdarm
K57.0 —— Dünndarm

* **Perforation** (Forts.)
* – bei (Forts.)
T81.2 — Endoskopie
K25.5 — Geschwür, Magen
K25.1 —— akut
* — Ulcus
K26.1 —— duodeni, akut
K27.5 —— pepticum
K27.1 —— akut
K28.1 —— jejuni, akut
K25.1 —— ventriculi, akut
K28.5 — Ulkus, gastrojejunal
K28.1 —— akut
K28.5 —— chronisch
S37.2 – Blase
J98.0 – Bronchus
S05.3 – Bulbus
* — mit
S05.5 —— Fremdkörper
S05.2 —— Prolaps
* — ohne
S05.6 —— Fremdkörper
S05.3 —— Prolaps
K83.2 – Choledochus
K63.1 – Colon sigmoideum
K63.1 – Darm
P78.0 — Perinatalperiode
K63.1 – Dickdarm
T81.8 – Drainage
K63.1 – Dünndarm
K26.5 – Duodenum
T83.3 – durch IUD [Intrauterine device]
K82.2 – Gallenblase
K83.2 – Gallengang
S37.6 – Gebärmutter
S37.2 – Harnblase
N28.8 – Harnleiter
* – Hornhaut
H16.0 — durch Geschwür
S05.2 — mit Irisprolaps
S05.3 — ohne Irisprolaps
J39.2 – Hypopharynx
K63.1 – Ileum
K63.1 – Kolon
K25.5 – Magen
T85.4 – Mammaprothese
J34.8 – Nasenseptum
Q30.3 — angeboren
S37.0 – Niere
K22.3 – Ösophagus
K63.1 – Rektum
K57.2 – Sigmadivertikel
S05.3 – Sklera, ohne Prolaps

| | |
|---|---|
| * | **Perforation** (Forts.) |
| H72.9 | – Trommelfell |
| H72.9 | — nichttraumatisch |
| S09.2 | — traumatisch |
| H72.0 | — zentral |
| * | – Ulkus |
| L98.4 | — Haut |
| K27.5 | — Magen-Darm-Trakt |
| * | – und |
| * | — Blutung, bei |
| * | —— Ulcus |
| * | ——— duodeni |
| K26.2 | ——— akut |
| K26.6 | ——— chronisch |
| * | ——— pepticum |
| K27.2 | ——— akut |
| K28.2 | ——— jejuni, akut |
| K25.2 | ——— ventriculi, akut |
| K28.2 | —— Ulkus, gastrojejunal, akut |
| * | — Hämorrhagie, bei |
| K25.2 | —— Magengeschwür, akut |
| * | —— Ulcus |
| * | ——— duodeni |
| K26.2 | ——— akut |
| K26.6 | ——— chronisch |
| K27.2 | ——— pepticum, akut |
| K28.2 | —— Ulkus, gastrojejunal, akut |
| N28.8 | – Ureter |
| S37.6 | – Uterus |
| T81.2 | — versehentlich, ärztlich |
| K63.1 | – Zäkum |
| K57.2 | – Zäkumdivertikel |
| K65.9 | **Perforationsperitonitis** |
| * | **Perforierende** |
| K35.0 | – Appendizitis |
| K35.0 | — akut |
| S05.6 | – Augapfelverletzung |
| S05.6 | – Hornhautverletzung, Auge |
| L87.1 | – Kollagenose, reaktiv |
| S01.1 | – Lidwunde, offen |
| S05.4 | – Orbitaverletzung |
| T14.1 | – Verletzung |
| S05.5 | — mit Fremdkörper, Augapfel |
| S05.6 | — ohne Fremdkörper, Augapfel |
| S05.5 | **Perforierender Hornhautfremdkörper** |
| H66.9 | **Perforierte Otitis** |
| H66.9 | – media |
| * | **Perforiertes** |
| I71.3 | – Bauchaortenaneurysma |
| I71.3 | — gedeckt |
| * | – Ulkus |
| H16.0 | — corneae |
| K26.5 | — duodeni |
| K25.5 | — ventriculi |
| P95 | **Pergamentkind** |

| | |
|---|---|
| J36 | **Periamygdalitis** |
| J36 | – phlegmonosa abscedens |
| * | **Perianale** |
| K62.5 | – Blutung |
| B35.6 | – Dermatophytie |
| I84.6 | – Hautzipfel |
| A60.1 | – Herpesinfektion |
| I84.6 | – Marisken |
| B49 | – Pilzinfektion |
| K62.9 | – und perineale Schmerzen |
| L30.9 | **Perianalekzem** |
| * | **Perianaler** |
| K61.0 | – Abszeß |
| D22.5 | – Nävus |
| C43.5 | **Perianales Hautmelanom,** maligne |
| B37.8 | **Perianalkandidose** |
| C44.5 | **Perianalkarzinom** |
| B35.6 | **Perianalmykose** |
| I82.8 | **Perianalthrombose** |
| K04.9 | **Periapikale Gewebekrankheit** |
| * | **Periapikaler Abszeß** |
| K04.6 | – mit Fistel |
| K04.7 | – ohne Fistel |
| K37 | **Periappendizitis** |
| M77.9 | **Periarthritis** |
| M77.9 | – calcificans |
| M76.8 | – coxae |
| M76.8 | – Hüfte |
| * | – humeroscapularis |
| M75.0 | — – s.a. Periarthropathia humeroscapularis |
| M75.0 | — akut |
| M75.0 | — chronisch |
| M75.0 | — sekundär |
| M75.0 | – Schulter |
| M75.0 | **Periarthropathia humeroscapularis** – s.a. Periarthritis humeroscapularis |
| M75.0 | – acuta |
| M75.0 | – calcarea |
| * | – mit |
| M75.0 | — Bewegungseinschränkung |
| M75.0 | — Kalkablagerung |
| M75.0 | — Kopfhochstand, einseitig |
| M75.0 | — Teilsteife |
| M75.0 | – simplex |
| M77.9 | **Periarthropathie** |
| M75.0 | **Periarthrosis humeroscapularis** – s.a. Periarthropathia humeroscapularis |
| M25.8 | **Periartikuläre Verkalkung** |
| J84.1 | **Peribronchialfibrose** |
| J21.9 | **Peribronchiolitis** |
| J42 | **Peribronchitis** |
| * | **Pericarditis** |
| I31.0 | – adhaesiva |
| I31.1 | – constrictiva |

**P**

| | |
|---|---|
| K83.0 | **Pericholangiolitis** |
| K75.8 | **Pericholangitis** |
| K81.0 | **Pericholezystitis** |
| * | **Perichondritis** |
| J38.7 | – Kehlkopf |
| J38.7 | – Larynx |
| J34.8 | – Nase |
| H61.0 | – Ohrmuschel |
| H04.3 | **Peridakryozystitis** |
| H04.3 | – akut |
| K57.9 | **Peridivertikulitis** |
| K05.2 | **Peridontaler Abszeß** |
| K05.3 | **Peridontitis simplex** |
| K29.8 | **Periduodenitis** |
| I38 | **Periendokarditis** |
| I33.9 | – akut |
| I33.9 | – subakut |
| L66.3 | **Perifolliculitis capitis abscedens et suffodiens** |
| L08.8 | **Perifollikulitis** |
| K65.8 | **Perihepatitis** |
| K75.8 | – chronica hyperplastica |
| I31.0 | **Perikardadhäsion** |
| I31.2 | **Perikardblutung** |
| I31.9 | **Perikardentzündung** |
| I31.3 | **Perikarderguß** |
| I30.9 | – akut |
| I31.3 | – nichtentzündlich |
| I09.2 | – rheumatisch |
| I31.8 | **Perikardfibrose** |
| * | **Perikardiale** |
| I31.8 | – fokale Adhäsion |
| I31.1 | – Kalzifikation |
| I31.9 | **Perikarditis** |
| I31.0 | – adhäsiv, chronisch |
| I30.9 | – akut |
| I01.0 | – bei rheumatischem Fieber |
| I31.9 | – chronisch |
| * | – durch |
| B44.8 | — Aspergillus |
| A39.5 | — Meningokokken |
| I30.1 | — Pneumokokken |
| I30.1 | — Staphylokokken |
| I30.1 | — Streptokokken |
| I30.1 | – eitrig |
| I30.0 | – idiopathisch, unspezifisch, akut |
| I30.1 | – infektiös |
| I31.1 | – konstriktiv, chronisch |
| I31.9 | – Mediastinum |
| I31.0 | — adhäsiv |
| I31.9 | – Pleuro- |
| I01.0 | – rheumatisch |
| I01.0 | — akut |
| I09.2 | — chronisch |
| N18.8 | — urämisch |
| I30.1 | – viral |

| | |
|---|---|
| I31.1 | **Perikarditische Pseudoleberzirrhose** |
| C38.0 | **Perikardkarzinom** |
| C38.0 | **Perikardkarzinose** |
| I31.9 | **Perikardkrankheit,** chronisch |
| C45.2 | **Perikardmesotheliom** |
| R23.3 | **Perikardpetechien** |
| I31.8 | **Perikardschwiele** |
| I31.9 | **Perikardtamponade** |
| A18.8 | **Perikardtuberkulose** |
| I31.0 | **Perikardverwachsung** |
| I09.2 | – rheumatisch |
| K52.9 | **Perikolitis** |
| * | **Perikoronitis** |
| K05.2 | – akut |
| K05.3 | – chronisch |
| H83.0 | **Perilabyrinthitis** |
| H61.1 | **Perilymphfistel,** Ohr |
| K12.2 | **Perimandibulärer Abszeß** |
| G03.9 | **Perimeningitis** |
| N95.8 | **Perimenopause** |
| N71.9 | **Perimetritis** |
| N71.0 | – akut |
| N71.1 | – chronisch |
| N70.9 | **Perimetrosalpingitis** |
| I31.9 | **Perimyokarditis** |
| * | **Perinatale** |
| P21.9 | – Asphyxie |
| P27.1 | – bronchopulmonale Dysplasie |
| P96.8 | – Hirnschädigung |
| P13.4 | – Klavikulafraktur |
| P78.0 | **Perinatalperiode,** Darmperforation |
| * | **Perineale** |
| N36.0 | – Fistel |
| Q54.3 | – Hypospadie |
| K62.9 | – und perianale Schmerzen |
| O70.9 | **Perinealriß** |
| N15.9 | **Perinephritis** |
| N15.1 | **Perinephritischer Abszeß** |
| C44.5 | **Perineum,** Hautkarzinom |
| L02.2 | **Perineumabszeß** |
| O34.7 | **Perineumanomalie,** Betreuung der Schwangeren |
| C44.5 | **Perineumbasaliom** |
| N90.9 | **Perineumerkrankung,** nichtentzündlich |
| O71.7 | **Perineumhämatom,** bei Geburt |
| N81.8 | **Perineuminsuffizienz** |
| C43.5 | **Perineummelanom,** maligne |
| D22.5 | **Perineumnävus** |
| C76.3 | **Perineumneubildung,** bösartig |
| L03.3 | **Perineumphlegmone** |
| S30.2 | **Perineumprellung** |
| * | **Perineumvarizen** |
| O22.1 | – bei Gravidität |
| O87.8 | – im Wochenbett |
| D36.1 | **Perineurales Fibroblastom** |
| M79.2 | **Perineuritis** |

N94.6 **Periodenschmerzen**
N92.6 **Periodenstörung**
I44.1 **Periodik, Wenckebach-**
\* **Periodische**
R06.3 – Atmung
F33.9 – Depression
G72.3 – Lähmung
G43.8 — Ophthalmikus [Ophthalmoplegische
       Migräne]
F10.2 – Trunksucht
F50.5 **Periodisches Erbrechen,** psychogen
K05.3 **Periodontitis**
\* – apikal
K04.4 — akut
K04.5 — chronisch
H02.7 **Periokulare Affektion,** degenerativ
T26.0 **Periokularregion,** Lid, Verbrennung
S00.1 **Periokularregionprellung**
T26.5 **Periokularregionverätzung**
S01.1 **Periokularregionwunde,** offen
L03.0 **Perionychie**
N70.9 **Perioophoritis**
N70.0 – akut
\* **Periorale**
L71.0 – Dermatitis
B35.0 – Flechte
L08.0 – Pyodermie
\* **Periorales**
L71.0 – Ekzem
L30.3 – superinfiziertes Ekzem
H01.1 **Periorbitale Dermatitis**
N45.9 **Periorchitis**
M89.8 **Periostalgie**
M86.9 **Periostitis**
M86.9 – Ferse
K10.2 – Kiefer
M86.9 – konnatal
H05.0 – Orbita
M89.8 **Periostose**
M77.9 – durch Überanstrengung
\* **Periphere**
\* – arterielle
I74.4 — Embolie
I73.9 — Verschlußkrankheit
I73.9 – Durchblutungsstörung
G58.9 – einzelne Nervenwurzel, Störung, sensi-
       bel
G51.0 – Fazialisparese
Q27.3 – Gefäße, arteriovenöse Fehlbildung
I73.9 – Gefäßkrankheit
H17.8 – Hornhauttrübung
I87.2 – Insuffizienz, chronisch-venös
E14.5 – Kreislaufstörung, bei Diabetes mellitus
A18.2 – Lymphknotentuberkulose
S14.4 – Nervenverletzung, Hals
H35.4 – Netzhautdegeneration

\* **Periphere** (Forts.)
G62.9 – Neuritis
O26.8 — bei Gravidität
\* – Neuropathie
G60.0 — hereditär
G60.9 — idiopathisch
\* — vaskuläre Komplikation bei
E11.5 — insulinabhängigem Typ-II-Diabetes
\* — nicht
E11.5 —— insulinabhängigem Typ-II-Diabetes
E11.5 —— primär insulinabhängigem Diabetes
        mellitus
E10.5 — primär insulinabhängigem Diabetes
        mellitus
E10.5 — Typ-I-Diabetes
E11.5 — Typ-II-Diabetes
\* **Peripherer**
I73.9 – Angiospasmus
I73.9 — autonomes Nervensystem
D48.9 – degenerativer Tumor
G58.9 – einzelner Nerv, Störung, sensibel
I73.9 – Gefäßkrampf, autonomes Nerven-
        system
I73.9 – Gefäßspasmus
H81.1 – Lagerungsnystagmus
\* – Nervenschädigung
G56.9 — Arm
G57.9 — Bein
H81.3 – Schwindel
I73.9 – Vasospasmus
I73.9 – autonomes Nervensystem
\* **Peripheres**
\* – autonomes Nervensystem
G90.9 — Degeneration
G90.8 — Kompression
G90.8 — Lähmung
G90.9 — Reizung
R57.9 – Kreislaufversagen, akut
P14.9 – Nervensystem, Geburtsverletzung
H35.8 – Netzhautödem, nicht traumatisch
C84.4 – T-Zell-Lymphom
I80.9 **Periphlebitis**
H35.0 – Retina
I80.8 – umbilicalis
J18.9 **Peripneumonie**
L74.8 **Periporitis**
K61.1 **Periproktischer Abszeß**
K62.8 **Periproktitis**
N12 **Peripyelitis**
K62.8 **Perirektale Entzündung**
K61.1 **Perirektaler Abszeß**
N15.1 **Perirenaler Abszeß**
N12 **Perirenitis**
N70.9 **Perisalpingitis**
N70.0 – akut
N70.1 – chronisch

P

| | |
|---|---|
| K52.9 | **Perisigmoiditis** |
| N49.9 | **Perispermatozystitis** |
| D73.8 | **Perisplenitis** |
| R19.2 | **Peristaltik,** sichtbar |
| M77.9 | **Peritendinitis** |
| E06.9 | **Perithyreoiditis** |
| K65.0 | **Peritonealabszeß** |
| K35.1 | – bei Appendizitis, akut |
| K66.1 | **Peritonealblutung** |
| * | **Peritoneale** |
| K66.0 | – Adhäsion |
| N73.6 | – Adhäsionen, im weiblichen Becken |
| K66.9 | – Reizung |
| O00.0 | **Peritonealgravidität** |
| E75.5 | **Peritonealhyalinose** |
| C48.2 | **Peritonealkarzinose** |
| C45.1 | **Peritonealmesotheliom** |
| D20.1 | **Peritonealmyxom** |
| A18.3 | **Peritonealperlsucht,** durch übertragbare Rindertuberkulose |
| K65.0 | **Peritonealphlegmone** |
| C48.2 | **Peritonealsarkomatose** |
| D48.4 | **Peritonealteratom** |
| A18.3 | **Peritonealtuberkulose** |
| D48.4 | **Peritonealtumor** |
| K66.8 | **Peritonealzyste** |
| * | **Peritoneum** |
| C48.1 | – Becken-, Neubildung, bösartig |
| R18 | – Hydro- |
| N73.6 | – weiblich, Adhäsion |
| K65.8 | **Peritoneumfettnekrose** |
| C48.2 | **Peritoneumkrebs** |
| C78.6 | **Peritoneummetastase** |
| * | **Peritoneumneubildung** |
| C48.2 | – bösartig |
| D19.1 | – gutartig |
| D48.4 | – unsicher |
| K65.9 | **Peritonitis** |
| K65.0 | – akut |
| * | – Becken |
| O08.0 | — nach Abort |
| N73.5 | — weiblich |
| N73.3 | —— akut |
| * | – bei |
| K35.0 | — Appendizitis, akut |
| O26.8 | — Gravidität |
| B37.8 | — Soor |
| A01.0 | — Typhus |
| K65.8 | – biliär |
| C78.6 | – carcinomatosa |
| * | – durch |
| T81.6 | — Barium |
| B37.8 | — Candida |
| A74.8 | — Chlamydien |
| A54.8 | — Gonokokken |
| P78.0 | — Mekonium |

| | |
|---|---|
| K65.9 | **Peritonitis** (Forts.) |
| * | – durch (Forts.) |
| K65.9 | — Perforation |
| K65.8 | — Urin |
| K65.9 | – Durchwanderungs- |
| K65.0 | – eitrig |
| K65.8 | – fibroplastisch |
| K65.8 | – gallig |
| A54.8 | – gonorrhoisch |
| K65.9 | – lokalisiert |
| K35.0 | – mit Blinddarmentzündung, akut |
| K65.9 | – Oberbauch |
| K65.9 | – Permigrations- |
| O85 | – postpartal |
| K65.8 | – proliferierend, chronisch |
| O85 | – puerperalis |
| K65.0 | – purulenta |
| K65.0 | – subphrenisch |
| A52.7 | – syphilitisch |
| A18.3 | – tuberculosa |
| K65.9 | – Unterbauch |
| K65.9 | – Vierquadranten- |
| J36 | **Peritonsilläres Infiltrat** |
| J36 | **Peritonsillarabszeß** |
| J36 | **Peritonsillitis** |
| J04.1 | **Peritracheitis** |
| K37 | **Perityphlitis** |
| K35.1 | **Perityphlitischer Abszeß** |
| N28.8 | **Periureteritis** |
| N34.0 | **Periurethraler Abszeß** |
| N34.2 | **Periurethritis** |
| N73.2 | **Periuteriner Abszeß** |
| N73.1 | – chronisch |
| N76.0 | **Perivaginitis** |
| H35.0 | **Perivaskulitis,** Retina |
| P91.1 | **Periventrikuläre erworbene Zyste,** beim Neugeborenen |
| N30.8 | **Perivesikale Phlegmone** |
| N49.0 | **Perivesikulitis** |
| L03.9 | **Perizellulitis** |
| N30.9 | **Perizystitis** |
| D48.1 | **Perizytom** |
| K13.0 | **Perlèche** |
| B37.0 | – Kandidose |
| H71 | **Perlgeschwulst** |
| A18.3 | **Perlsucht,** Peritoneum, durch übertragbare Rindertuberkulose |
| K65.9 | **Permigrationsperitonitis** |
| B50.8 | **Perniciosa haemoglobinurica** |
| T69.1 | **Pernio** |
| T69.1 | **Pernioerythem** |
| D51.0 | **Perniziöse Anämie** |
| Q74.0 | **Perobrachius** |
| Q73.8 | **Peromelie** |
| G60.0 | **Peronäale Muskelatrophie** |
| G57.3 | **Peronäusparese** |

M76.7 **Peronäussehnentendinitis**
R48.8 **Perseveration**
\*      **Persistenz**
D56.4   – hereditär, fetales Hämoglobin
Q43.7   – Kloake
Q26.1   – Vena cava superior, links
\*      **Persistierende**
H33.2   – Ablatio retinae, nach OP
Q14.8   – Arteria hyaloidea
P20.9   – fetale Tachykardie
N02.9   – Hämaturie
\*      — bei
N02.1   —— fokaler glomerulärer Läsion
N02.1   —— segmentaler glomerulärer Läsion
\*      — mit
N02.6   —— Dense-deposit-Krankheit
\*      —— diffuser
N02.4   ——— endokapillär-proliferativer Glome-
         rulonephritis
N02.2   ——— membranöser Glomerulonephritis
N02.5   ——— mesangiokapillärer Glomerulo-
         nephritis
N02.3   ——— mesangioproliferativer Glomerulo-
         nephritis
N02.7   —— Glomerulonephritis, mit diffuser
         Halbmondbildung
N02.0   —— minimaler glomerulärer Läsion
K73.0   – Hepatitis, chronisch
L56.8   – Lichtreaktion, Haut
N83.2   – Ovarialzyste
N39.1   – Proteinurie
Q13.2   – Pupillarmembran
E32.0   – Thymushyperplasie
\*      **Persistierender**
Q25.0   – Ductus arteriosus
P29.3   – Fetalkreislauf
Q14.0   – hyperplastischer primärer Glaskörper
Q64.4   – Urachus
\*      **Persistierendes**
E28.8   – Corpus luteum
R50.1   – Fieber
\*      **Persönlichkeit**
F60.3   – aggressiv
F60.5   – anankastisch
F60.2   – antisozial
F60.7   – asthenisch
F60.3   – erregbar
F60.8   – exzentrisch
F60.0   – fanatisch
F60.8   – haltlos
F60.4   – histrionisch
F60.4   – hysterisch
F60.7   – inadäquat
F60.4   – infantil
F60.4   – labil
F60.0   – paranoid

\*      **Persönlichkeit** (Forts.)
F60.7   – passiv
F60.7   — abhängig
F60.8   — aggressiv
F60.9   – pathologisch
F60.8   — psychoneurotisch
F60.2   — psychopathisch
F60.1   – schizoid
F69    – selbstunsicher
F60.8   – unreif
F60.8   – unzulänglich
F60.5   – zwanghaft
F34.0   – zyklothym
\*      **Persönlichkeitsänderung, andauernd**
\*      – nach
F62.0   — Extrembelastung
F62.1   — psychischer Krankheit
F60.9   **Persönlichkeitskrise**
F60.9   **Persönlichkeitsstörung**
F60.7   – abhängig
F60.6   – ängstlich
F34.0   – affektiv
F60.5   – anankastisch
F60.3   – Borderline-
F60.2   – dissozial
F60.3   – emotional, instabil
F60.4   – histrionisch
F34.1   – hypothym
F60.3   – mit psychischem Borderline-Syndrom
F60.8   – narzißtisch
F07.0   – organisch
F60.2   – psychopathisch
F60.1   – schizoid
F69    – Verhalten
F34.0   – zyklothym
F60.9   **Persönlichkeitsveränderung**
F60.9   **Persönlichkeitswandel**
F22.0   **Personenverkennung,** bei Wahn-
         syndrom, mit Doppelgänger-Illusion
         [Capgras-Syndrom]
M91.1 **Perthes,** Morbus
\*      **Pertrochantäre**
S72.1   – Fraktur
S72.1   – Oberschenkelfraktur
J20.9   **Pertussiforme Bronchitis**
A37.9   **Pertussis**
\*      – durch Bordetella
A37.1   — parapertussis
A37.0   — pertussis
Z23.7   – Impfung [Pa]
Z20.8   – Inkubation
A37.9   – Pneumonie
Z27.1   – Tetanus, Diphtherie- [DPT] [DTPa],
         Impfnotwendigkeit

**P**

| | |
|---|---|
| A37.9 | **Pertussis** (Forts.) |
| Z27.8 | – Tetanus-Haemophilus influenzae Typ b, Diphtherie- [DPT-Hib] [DTPa-Hib], Impfnotwendigkeit |
| Z27.1 | – Tetanus-Vakzination, Diphtherie- |
| Z23.7 | – Vakzination |
| A44.1 | **Peru-Warze** |
| F65.9 | **Perversion,** sexuell |
| G47.0 | **Pervigilium** |
| H90.5 | **Perzeptionsschwerhörigkeit** |
| F44.6 | **Perzeptionstörung** |
| * | **Pes** |
| Q66.2 | – adductus |
| Q66.2 | — congenitus |
| M76.8 | – anserinus-Syndrom |
| Q66.4 | – calcaneovalgus congenitus |
| Q66.1 | – calcaneovarus congenitus |
| Q66.7 | – cavus |
| Q66.0 | – equinovarus |
| Q66.0 | — congenitus |
| M21.4 | – planus |
| Q66.5 | — congenitus |
| Q66.8 | – transversus |
| Q66.6 | – valgus |
| O26.3 | **Pessar,** intrauterin, liegend, mit Schwangerschaft |
| Z30.- | **Pessareinlage,** zur Kontrazeption |
| Z30.- | **Pessareinsetzen,** intrauterin, zur Kontrazeption |
| F41.9 | **Pessimismus** |
| F32.9 | **Pessimistische gedrückte Stimmungslage** |
| A20.9 | **Pest** |
| A20.0 | – Beulen- |
| A20.0 | – Bubonen- |
| A20.1 | – Haut |
| Z23.3 | – Impfung, Notwendigkeit |
| A20.2 | – Lunge |
| A20.2 | — primär |
| A20.2 | — sekundär |
| Z23.3 | – Vakzination |
| * | **Pestis** |
| A20.0 | – fulminans |
| A20.7 | – siderans |
| A20.3 | **Pestmeningitis** |
| A20.2 | **Pestpneumonie** |
| A20.2 | – primär |
| A20.2 | – sekundär |
| A20.7 | **Pestsepsis** |
| R23.3 | **Petechien** |
| R23.3 | – Haut |
| R23.3 | – Perikard |
| R23.3 | – Tentorium |
| Q13.4 | **Peters-Anomalie** |

| | |
|---|---|
| G40.7 | **Petit mal** |
| G40.7 | – Anfall |
| G40.3 | – Epilepsie |
| G40.3 | — infantil |
| G40.7 | – idiopathisch |
| G41.1 | – Status |
| B48.2 | **Petriellidosis** |
| H70.2 | **Petrositis** |
| A28.1 | **Petzetakis-Krankheit** |
| Q85.8 | **Peutz-Jeghers-Syndrom** |
| T84.0 | **Pfannenlockerung,** Hüftgelenktotalendoprothese |
| * | **Pfaundler-Hurler-** |
| E76.0 | – Krankheit, von- |
| E76.0 | – Syndrom, von- |
| P29.3 | **PFC** [Persistent fetal circulation]**-Syndrom** |
| R06.1 | **Pfeifendes Atemgeräusch** |
| M35.6 | **Pfeifer-Weber-Christian-Krankheit** |
| B27.0 | **Pfeiffer-Drüsenfieber** |
| C71.9 | **Pfeilerzellgliom** |
| A83.1 | **Pferdeenzephalitis** |
| A83.2 | – östlich |
| A92.2 | – venezolanisch |
| A83.1 | – westlich |
| A92.2 | **Pferdefieber,** venezolanisch |
| L23.7 | **Pflanzenallergie** |
| * | **Pflanzenbedingte** |
| L25.5 | – Dermatitis |
| L25.5 | – Kontaktdermatitis |
| * | **Pflanzenbedingtes** |
| L24.7 | – Berufsekzem |
| L25.5 | – Ekzem |
| L25.5 | – Kontaktekzem |
| L23.5 | **Pflasterallergie** |
| * | **Pflastersteindegeneration** |
| H35.4 | – äquatorial |
| H35.4 | – Retina |
| H35.4 | **Pflastersteinförmige Netzhautdegeneration** |
| Q26.5 | **Pfortaderfehleinmündung** |
| K76.6 | **Pfortaderhochdruck** |
| K75.1 | **Pfortaderphlebitis** |
| K75.1 | **Pfortaderpyämie** |
| K76.1 | **Pfortaderstauung** |
| I81 | **Pfortaderthrombose** |
| I81 | **Pfortaderverschluß** |
| O11 | **Pfropf-Präeklampsie** |
| * | **Phänomen** |
| A52.1 | – Argyll-Robertson- [Reflektorische Pupillenstarre] |
| I70.1 | – Goldblatt- |
| I73.0 | – Raynaud- |
| I73.0 | — sekundär |

| | |
|---|---|
| * | **Phänotyp** |
| * | – männlich, mit |
| Q98.7 | — Gonosomen-Mosaik |
| * | — Karyotyp |
| Q98.2 | —— 46, XX, bei Klinefelter-Syndrom |
| Q98.5 | —— 47, XYY |
| Q98.1 | — mehr als zwei X-Chromosomen, bei Klinefelter-Syndrom |
| Q98.6 | — Strukturanomalie, Gonosomen |
| * | – weiblich, mit |
| * | — Karyotyp |
| Q97.3 | —— 46, XY |
| Q97.0 | —— 47, XXX |
| Q97.1 | — mehr als drei X-Chromosomen |
| C74.1 | **Phäochromoblastom** |
| D35.0 | **Phäochromozytom** |
| C74.1 | – maligne |
| B43.9 | **Phäohyphomykose** |
| B43.9 | **Phäomykose** |
| R02 | **Phagedäna** |
| H20.2 | **Phakogene Iridozyklitis** |
| H40.5 | **Phakolytisches Glaukom** |
| Q85.9 | **Phakomatose** |
| H40.5 | **Phakomatoseglaukom** |
| G54.7 | **Phantomglied,** ohne Schmerzen |
| G54.6 | **Phantomschmerzen** |
| T50.9 | **Pharmaka-Vergiftung** |
| J39.9 | **Pharyngismus** |
| J02.9 | **Pharyngitis** |
| J02.9 | – akut |
| J02.9 | – allergisch |
| B08.5 | – aphthosa |
| J31.2 | – atrophisch |
| * | – bei |
| J11.1 | — Grippe [Influenza] |
| B00.2 | — Herpes |
| B37.8 | — Soor |
| J31.2 | – chronisch |
| * | – durch |
| B37.8 | — Candida |
| B08.5 | — Coxsackie |
| A54.5 | — Gonokokken |
| J02.0 | — Streptokokken |
| B25.8 | — Zytomegalieviren |
| J02.9 | – eitrig |
| J00 | – Epi- |
| J02.9 | – fiebrig |
| J31.2 | – follicularis |
| J31.2 | – granulosa |
| J31.2 | – hyperplastisch |
| J31.2 | – hypertrophisch |
| J02.9 | – lateralis |
| J31.2 | – sicca |
| J32.9 | – Sinu- |
| J06.8 | – Tonsillo- |

| | |
|---|---|
| J02.9 | **Pharyngitis** (Forts.) |
| J02.9 | – vesiculosa |
| B08.5 | – vesikulär, durch Enteroviren |
| J40 | **Pharyngobronchitis** |
| B30.2 | **Pharyngokonjunktivales epidemisches Fieber** |
| B30.2 | **Pharyngokonjunktivalfieber** |
| B30.2 | – durch Viren |
| B30.2 | **Pharyngokonjunktivitis,** viral |
| J06.0 | **Pharyngolaryngitis** |
| J06.0 | – akut |
| J37.0 | – chronisch |
| J37.0 | – sicca |
| J06.8 | **Pharyngolaryngotracheitis** |
| J06.8 | – akut |
| J37.1 | – sicca |
| J40 | **Pharyngolaryngotracheobronchitis** |
| J39.2 | **Pharyngoplegie** |
| J06.0 | **Pharyngorhinolaryngitis,** Katarrh |
| J06.8 | **Pharyngotonsillitis** |
| B00.2 | – herpetica |
| J06.8 | **Pharyngotracheitis** |
| J06.8 | – akut |
| J42 | – chronisch |
| J40 | **Pharyngotracheobronchitis** |
| * | **Pharynx** |
| D00.0 | – Carcinoma in situ |
| A56.4 | – Chlamydien-Infektion |
| J39.1 | **Pharynxabszeß** |
| A30.9 | **Pharynxaussatz** |
| A36.0 | **Pharynxdiphtherie** |
| Q38.7 | **Pharynxdivertikel** |
| J39.2 | **Pharynxfistel** |
| D37.0 | **Pharynxgeschwulst** |
| C14.0 | **Pharynxkarzinom** |
| A30.9 | **Pharynxlepra** |
| D17.0 | **Pharynxlipom** |
| D37.0 | **Pharynxmischtumor** |
| D37.0 | **Pharynxneoplasie** |
| D10.9 | **Pharynxneubildung,** gutartig |
| F45.3 | **Pharynxneurose** |
| J39.1 | **Pharynxphlegmone** |
| J39.2 | **Pharynxpolyp** |
| J39.2 | **Pharynxschleimhautpolyp** |
| J39.2 | **Pharynxstenose** |
| D37.0 | **Pharynxteratom** |
| D37.0 | **Pharynxtumor** |
| F34.0 | **Phase,** depressiv, bei Zyklothymia |
| N14.0 | **Phenacetin-Nephropathie** |
| F15.2 | **Phenmetrazin-Abhängigkeit** |
| * | **Phenol-** |
| T54.0 | – Homologe-Wirkung, toxisch |
| T54.0 | – Wirkung, toxisch |
| E03.2 | **Phenylbutazonbedingte Hypothyreose** |
| E70.1 | **Phenylketonurie** |
| E70.0 | – klassisch |

**P**

| | |
|---|---|
| N47 **Phimose** | I82.9 **Phlebothrombose** |
| Q10.3 – Blepharo-, kongenital | O22.3 – bei Schwangerschaft |
| H02.5 **Phimosis palpebralis** | I80.3 – Bein |
| I87.9 **Phlebalgie** | I80.0 — oberflächlich |
| I83.9 **Phlebektasie** | I80.2 — tiefliegend |
| Q27.4 – angeboren | I80.3 – Extremität, untere |
| I86.2 – Harnblase | I80.2 — tiefliegend |
| I86.1 – Skrotum | I80.3 – Oberschenkel |
| I83.9 – untere Extremität | I80.0 — oberflächlich |
| I86.1 – Vena spermatica | I80.2 — tiefliegend |
| I80.9 **Phlebitis** | I80.0 – Saphena |
| * – bei | I80.3 – Unterschenkel |
| O22.9 — Gravidität | I80.0 — oberflächlich |
| I83.1 — Varizen | I80.2 — tiefliegend |
| I80.3 – Bein | A93.1 **Phlebotomus-Fieber** |
| I80.0 — oberflächlich | O87.1 **Phlegmasia alba dolens,** postpartal |
| I80.2 — tiefliegend | L03.9 **Phlegmone** |
| I80.9 – chronisch | L03.1 – Achselhöhle |
| * – Extremität | K61.0 – anal |
| I80.8 — obere | L03.1 – Arm |
| I80.3 — untere | H44.0 – Auge |
| I80.2 — — tiefliegend | H05.0 – Augenhöhle |
| M10.9 – gichtisch | L03.1 – Axilla |
| I80.8 – Hepato- | L03.3 – Bauchdecke |
| O87.9 – im Wochenbett | L03.3 – Becken |
| I82.1 – migrans | L03.1 – Bein |
| I80.8 – Nabel | L03.3 – Brustwand |
| I80.3 – Oberschenkel | L03.3 – Damm |
| I80.0 — oberflächlich | K63.0 – Darm |
| I80.2 — tiefliegend | L03.0 – Daumen |
| K75.1 – Pfortader | * – Ductus |
| K75.1 – portalis | N49.1 — deferens |
| O87.9 – puerperal | N49.1 — spermaticus |
| O22.9 – schwangerschaftsbedingt | K63.0 – Dünndarm |
| I80.9 – superfiziell | J05.1 – Epiglottis |
| * – Thrombo- | L03.1 – Ferse |
| O87.0 — oberflächlich, Wochenbett | L03.0 – Finger |
| O87.1 — tief, postpartal | N49.1 – Funiculus spermaticus |
| I80.8 – umbilicalis | L03.1 – Fuß |
| I80.3 – Unterschenkel | H60.1 – Gehörgang |
| I80.0 — oberflächlich | L03.3 – Gesäß |
| I80.2 — tiefliegend | L03.2 – Gesicht |
| I83.1 – Varikothrombo- | L03.3 – Glutäus- |
| I80.0 – Vena saphena | L03.1 – Hacken |
| * – Venensinus, intrakraniell | L03.8 – Hals |
| G08 — eitrig | L03.1 – Hand |
| G08 — septisch | L03.1 – Handgelenk |
| G08 – venöser Sinus, intrakraniell | N34.0 – Harnröhre |
| I87.8 **Phlebofibrose** | L03.9 – Haut |
| I87.8 **Phlebolith** | N45.0 – Hoden |
| I87.9 **Phlebopathie** | N49.2 – Hodensack |
| O22.9 – bei Gravidität | L03.1 – Hüfte |
| O87.9 – im Wochenbett | J39.0 – Hypopharynx |
| O87.9 – puerperal | J38.7 – Kehlkopf |
| O22.9 – schwangerschaftsbedingt | L03.2 – Kinn |
| I87.8 **Phlebosklerose** | L03.1 – Knie |

**P**

| | |
|---|---|
| L56.8 | **Photodermatitis** |
| L57.8 | – chronisch |
| L56.8 | – pigmentosa |
| L56.4 | **Photodermatose** |
| H16.2 | **Photoelektrische Keratokonjunktivitis** |
| H16.1 | **Photokeratitis** |
| H53.1 | **Photophobie** |
| H53.1 | **Photopsie** |
| L56.8 | **Photosensibilität** |
| L56.8 | – Haut |
| L56.2 | **Photosensitive Dermatitis** |
| * | **Phototoxische** |
| L56.2 | – Dermatitis |
| L56.2 | – Kontaktdermatitis |
| L56.0 | – Reaktion, durch Arzneimittel |
| P14.2 | **Phrenikusparese** |
| F45.3 | **Phrenokardie** |
| E50.8 | **Phrynodermie** |
| M75.0 | **PHS** – s. Periarthropathia humeroscapularis oder s.a. Periarthritis humeroscapularis |
| M75.0 | **PHS-Syndrom** [Periarthropathia humeroscapularis] |
| B85.3 | **Phthiriasis** |
| B85.3 | – pubis |
| B85.3 | **Phthirus-pubis-Befall** |
| A16.9 | **Phthise** |
| A16.4 | – Larynx |
| A16.2 | – Lunge |
| * | **Phthisis** |
| H44.5 | – bulbi |
| H44.5 | — oculi |
| H44.5 | – dolorosa (Augapfel) |
| A18.0 | – Ischio- [Coxitis tuberculosa] |
| A16.2 | – pulmonum |
| B46.9 | **Phykomykose** |
| B47.9 | **Phykomyzetom** |
| B46.9 | **Phykomyzetose** |
| D48.6 | **Phylloidestumor** |
| B81.8 | **Physalopteriasis** |
| H57.0 | **Physiologische Anisokorie** |
| * | **Physischer** |
| R53 | – Abbauprozeß, allgemein |
| R53 | – und psychischer Abbauprozeß, allgemein |
| T18.9 | **Phytobezoar** |
| L56.2 | **Phytophotodermatose** |
| B49 | **Phytose** |
| F50.8 | **Pica** |
| F98.3 | – im Kindesalter |
| * | **Pick-** |
| A93.1 | – Fieber |
| G31.0 | – Krankheit |
| E75.2 | — Niemann- |
| G31.0 | – Syndrom |

| | |
|---|---|
| R23.8 | **Pickel** |
| L08.9 | – Eiter- |
| E66.2 | **Pickwick-Syndrom** |
| B36.8 | **Piedra** |
| B36.2 | – alba |
| B36.3 | – nigra |
| B36.3 | – schwarz |
| B36.2 | – weiß |
| L90.3 | **Pierini, Pasini-,** Atrophodermia idiopathica |
| Q87.0 | **Pierre-Robin-Syndrom** |
| H18.0 | **Pigmentation,** Hornhaut |
| H35.7 | **Pigmentblattabhebung,** Netzhaut |
| H21.2 | **Pigmentblattdefekt,** Iris |
| H59.8 | **Pigmentdefekt,** postoperativ, Iris |
| * | **Pigmentdegeneration** |
| H21.2 | – Iris |
| H35.5 | – Netzhaut |
| H40.1 | **Pigmentdispersionsglaukom** |
| H31.2 | **Pigmentepitheldystrophie,** zentral, areolär, Aderhaut |
| H31.8 | **Pigmentepitheliopathie,** akut, multifokal, plakoid, Aderhaut |
| H35.4 | **Pigmentepithelverschiebung,** Netzhaut |
| Q85.8 | **Pigmentfleckenpolyposis** |
| H40.1 | **Pigmentglaukom** |
| * | **Pigmentierte** |
| G23.0 | – Pallidumatrophie |
| H35.5 | – vitelliforme Albipunctata-Netzhautdystrophie |
| D22.9 | **Pigmentierter Naevus pilosus** |
| D23.9 | **Pigmentiertes Basalzellpapillom** |
| * | **Pigmentierung** |
| L81.8 | – durch Arsen |
| H11.1 | – Konjunktiva |
| L81.8 | – Metall- |
| D22.9 | **Pigmentmal** |
| D22.9 | **Pigmentnävus** |
| D22.9 | – Papillom |
| L81.7 | **Pigmentpurpura** |
| L81.7 | – chronisch |
| H18.0 | **Pigmentring, Kayser-Fleischer-** |
| L81.9 | **Pigmentstörung** |
| L81.9 | – Haut |
| H35.3 | **Pigmentverschiebung,** Makula |
| D22.9 | **Pigmentzellnävus** |
| F50.8 | **Pikazismus** |
| L72.1 | **Pilarzyste** |
| Q84.1 | **Pili anulati** |
| T38.4 | **Pillenikterus** |
| Z30.- | **Pillenrezept** |
| Z30.- | **Pillenverordnung** |
| Z30.- | – wiederholt |
| S82.5 | **Pilonfraktur,** Tibia |
| L05.9 | **Pilonidalfistel** |
| L05.9 | **Pilonidalsinus** |

| | |
|---|---|
| L05.9 **Pilonidalzyste** | A67.9 **Pinta** (Forts.) |
| L05.0 – mit Abszeß | A67.1 – Sekundärläsion |
| L05.9 – ohne Abszeß | A67.2 – Spätläsion |
| J67.5 **Pilzarbeiterlunge** | A67.2 – Spätstadium |
| B37.4 **Pilzbalanitis** | A67.2 – Vitiligo |
| B49 **Pilzbefall** | A67.1 – Zwischenstadium |
| B35.3 – Fuß | A67.1 **Pintide** |
| B35.2 – Hand | E72.3 **Pipekolinämie** |
| B35.4 – Körper | S72.0 **Pipkin-Fraktur** |
| B37.0 – Mund | B60.0 **Piroplasmose** |
| B35.1 – Nagel | F48.8 **Pithiatismus** |
| B37.0 – Zunge | L21.0 **Pityriasis** |
| B36.9 **Pilzekzem** | L30.5 – alba faciei |
| B35.9 **Pilzflechte** | L21.0 – amiantacea |
| B35.9 **Pilzgrind** | L21.0 – capitis |
| B49 **Pilzinfektion** | L42 – circinata |
| B35.3 – Fuß | L41.0 – lichenoid |
| B35.3 — interdigital | L41.1 — chronisch |
| B35.2 – Hand | L41.0 – lichenoides et varioliformis acuta |
| B35.2 — interdigital | [Mucha-Habermann] |
| B35.9 – interdigital | B36.1 – nigra |
| B35.0 – Kopf | L42 – rosea |
| B35.6 – Leiste | * – rubra |
| B35.1 – Nagel | L26 — Hebra |
| B36.9 – oberflächlich | L44.0 — pilaris |
| B49 – Ohr | * – seborrhoica |
| B49 – perianal | L21.0 — capitis |
| B37.3 – Scheide | L30.5 — simplex |
| B48.8 – Sputum | L30.5 – sicca |
| B37.3 – vaginal | L30.5 — simplex |
| B49 **Pilzkrankheit** | L21.0 — capitis |
| B20.5 – bei HIV-Krankheit | L41.0 – varioliformis |
| B47.9 **Pilzmyzetom** | B36.0 – versicolor |
| B37.1 **Pilzpneumonie** | E70.1 **PKU** [Phenylketonurie] |
| B49 **Pilzsepsis** | * **Placenta** |
| D16.5 **Pindborg-Tumor** [Gutartiger kalzifizie- | O72.0 – accreta |
| render epithelialer odontogener Tumor] | O72.0 – adhaerens |
| D16.4 – Oberkiefer | O43.1 – circumvallata |
| C75.3 **Pinealoblastom** | O72.0 – increta |
| D44.5 **Pinealom** | O44.1 – praevia |
| C75.3 – maligne | O44.1 — marginalis |
| D44.5 **Pinealozytom** | O44.1 —— anterior |
| H11.1 **Pinguecula** | O44.1 —— mit Blutung |
| Q84.1 **Pinselhaare** | O44.1 —— posterior |
| C71.9 **Pinselzellgliom** | O44.1 — mit Blutung |
| A67.9 **Pinta** | O44.0 — ohne Blutung |
| A67.2 – Hautschaden | O44.1 — partialis |
| A67.1 – Hyperkeratose | O44.1 — totalis |
| A67.3 – Mischform | O44.1 —— mit Blutung |
| A67.0 – Papeln | Q67.3 **Plagiozephalie** |
| A67.1 – Plaques, erythematös | H31.8 **Plakoide Pigmentepitheliopathie**, akut, |
| A67.0 – Primärläsion | multifokal, Aderhaut |
| * – Schädigung | O43.8 **Plakopathie** |
| A67.1 — hyperchrom | M77.5 **Plantaraponeurose**, Enthesiopathie |
| A67.2 — kardiovaskulär | L85.1 **Plantare Hyperkeratose** |
| A67.0 – Schanker | M77.3 **Plantarer Fersensporn** |

P

M72.2 **Plantarfaszienfibromatose**
M72.2 **Plantarfasziitis**
G57.6 **Plantarisläsion**
B35.3 **Plantarmykose**
B07 **Plantarwarze**
\* **Plaques**
I31.8 – epikardial
A67.1 – erythematös, bei Pinta
H34.2 – Hollenhorst-
J92.9 – Pleura
J92.0 — mit Nachweis von Asbest
J92.9 — ohne Nachweis von Asbest
D68.1 **Plasma-thromboplastin-antecedent-Mangel**
E83.1 **Plasmahämosiderose**
E88.0 **Plasmaprotein-Stoffwechselstörung**
R70.1 **Plasmaviskosität**, verändert
E86 **Plasmavolumenverringerung**
C90.1 **Plasmazellenleukämie**
C90.0 **Plasmazellenmyelom**, multipel
D47.7 **Plasmazellenneubildung**, unsicher
B59 **Plasmazelluläre interstitielle Pneumonie**
C90.0 **Plasmom**, maligne
C90.0 **Plasmozytom**
C90.2 – extramedullär
C90.0 – IgA [Immunglobulin A]
C90.0 – IgG [Immunglobulin G]
C90.2 – Niere
D72.8 **Plasmozytose**
\* **Plastik**
Z31.- – Tuben-, nach Sterilisation
Z31.- – Vaso-, nach Sterilisation
H40.2 **Plateau-Iris-Konfiguration**, bei Engwinkelglaukom
C50.9 **Plateauphänomen**
Q66.8 **Platt-Spreizfuß, Knick-**
J98.1 **Plattenatelektase**
T84.1 **Plattenbruch**
N87.9 **Plattenepitheldysplasie**, Cervix uteri
D16.5 **Plattenepithelgeschwulst**, odontogen
D16.4 – Oberkiefer
C80 **Plattenepithelkarzinom**
C69.0 – Bindehaut
C44.9 – Haut
C34.9 – kleinzellig, Bronchus
C44.1 – Lid
C34.9 – Lunge
C00.1 – Unterlippe
C06.0 – Wangenschleimhaut
M21.4 **Plattfuß**
M21.4 – erworben
Q66.6 – Knick-
Q66.6 — angeboren
Q67.4 **Plattnase**
Q75.8 **Platybasie**

Q84.6 **Platyonychie**
Q76.4 **Platyspondylie**
F40.2 **Platzangst**
T81.3 **Platzbauch**
T81.3 – bei Wunddehiszenz
T14.1 **Platzwunde**
T14.1 – klein
S01.9 – Kopf
S01.5 – Lippe
A69.1 **Plaut-Vincent-Angina**
\* **Plazenta**
P50.2 – Blutverlust, fetal
\* **Plazentaanomalie**
O44.1 — falsch
O44.1 — tief
O43.1 **Plazentaanomalie**
O46.8 **Plazentablutung**
O46.8 – antepartal
O43.8 **Plazentadysfunktion**
O43.1 **Plazentafehlbildung**
O02.8 **Plazentahämangiom**
O43.8 **Plazentainfarkt**
O36.5 **Plazentainsuffizienz**
C58 **Plazentakarzinom**
O45.9 **Plazentalösung**, vorzeitig
O45.0 – bei Gerinnungsstörung
\* **Plazentaneubildung**
C58 – bösartig
D39.2 – unsicher
O90.8 **Plazentapolyp**
O45.8 **Plazentarandsinusblutung**
\* **Plazentarest**
O72.0 – nach Spontangeburt
O73.1 – ohne Blutung
O72.0 **Plazentaretention**
O72.0 – Nachblutung
O73.0 – ohne Blutung
O72.0 – partiell
O43.9 **Plazentastörung**
D39.2 **Plazentatumor**
O41.1 **Plazentitis**
P02.7 – Fetusschädigung
C58 **Plazentom**
\* **Pleomorphes Adenom**
D11.0 – Parotis
C69.5 – Tränendrüse
\* **Plethora**
D45 – sanguinea
D45 – vera
\* **Pleura-**
C38.4 – parietalis-Karzinom
C38.4 – pulmonalis-Karzinom
J86.9 **Pleuraabszeß**
J86.0 – mit Fistel
J94.8 **Pleuraadhäsion**
E85.4 **Pleuraamyloidose**

Q34.0 **Pleuraanomalie**
R09.1 **Pleurabelag**
R04.8 **Pleurablutung**
J86.9 **Pleuraempyem**
J86.0  – mit Fistel
R09.1 **Pleuraentzündung**
J90 **Pleuraerguß**
J94.0  – chylös
D21.3 **Pleurafibrom**
J94.1 **Pleurafibrose**
J86.0 **Pleurafistel**
J94.1 **Pleurahyalinose**
J94.8 **Pleurainfiltration**
E83.5 **Pleurakalzinose**
C38.4 **Pleurakarzinom**
C38.4 **Pleurakarzinose**
J94.9 **Pleurakrankheit**
C38.4 **Pleurakrebs**
J94.1 **Pleurakuppelschwiele**
R07.3 **Pleuralgie**
C45.0 **Pleuramesotheliom**
C78.2 **Pleurametastase**
* **Pleuraneubildung**
C38.4  – bösartig
D15.7  – gutartig
J92.9 **Pleuraplaques**
J92.0  – mit Nachweis von Asbest
J92.9  – ohne Nachweis von Asbest
R07.3 **Pleuraschmerzen,** nicht tumorbedingt
J94.1 **Pleuraschwarte**
J94.1 **Pleuraschwiele**
J94.8 **Pleurastein**
J94.8 **Pleurasynechie**
J92.9 **Pleuraverdickung**
J94.8 **Pleuraverkalkung**
J94.8 **Pleuraverklebung**
S27.6 **Pleuraverletzung**
J94.1 **Pleuravernarbung**
J94.8 **Pleuraverwachsung**
R09.1 **Pleuritis**
R09.1  – akut
R09.1  – basal
J94.8  – calcarea
J94.8  – calcificata
*  – durch
B44.8  — Aspergillus
B37.1  — Candida
J86.9  – eitrig
J86.0  — mit Fistel
J90  – exsudativa
J90  — bakteriell
J90  – mit Erguß, bakteriell
J18.8  – Pneumo-
J86.9  – purulenta
J86.9  – putrida

R09.1 **Pleuritis** (Forts.)
J90  – serös
J90  — bakteriell
J90  – serofibrinös
A16.5  – tuberculosa
J18.0 **Pleurobronchopneumonie**
B33.0 **Pleurodynia epidemica**
R07.3 **Pleurodynie**
B33.0  – viral
I31.9 **Pleuroperikarditis**
J18.8 **Pleuropneumonie**
J18.8  – akut
J18.8  – chronisch
* **Plexus-**
G54.0  – brachialis-Läsion
G54.0  – brachialis-Parese
S14.3  – brachialis- Verletzung
M54.1  – lumbosacralis-Neuralgie
S34.4  – lumbosacralis-Verletzung
*  – pampiniformis-
I78.8  — Dilatation
I78.8  — Ektasie
I78.8  — Erweiterung
I80.8  — Thrombose
I86.1  — Varikozele
I86.1  — Venenkonvolut
I78.8  — Vergrößerung
G54.9 **Plexusaffektion**
G54.9  – Nervenwurzelaffektion
P14.0 **Plexuslähmung, Erb-,** Arm
G54.9 **Plexusläsion**
G54.9 **Plexusneuralgie**
G54.9 **Plexusneuritis**
* **Plica lata uteri** – s. Ligamentum latum
uteri
M67.8 **Plicasyndrom**
M67.8  – Kniegelenk
R96.0 **Plötzlich eingetretener Tod**
* **Plötzlicher**
R96.0  – Exitus
I46.1  – Herztod
H91.2  – Hörverlust
R95  – Kindstod
H53.1  – Sehverlust
R96.0  – Tod
R95  — Syndrom, Säuglingsalter
T85.8 **Plomben-OP-Komplikation**
* **Plummer-**
E05.2  – Krankheit [Toxische Struma multino-
dosa]
E05.2  – Syndrom [Toxische Struma multino-
dosa]
*  – Vinson-
D50.1  — Krankheit
D50.1  — Syndrom

**P**

| | | | | |
|---|---|---|---|---|
| A81.2 | **PML** [Progressive multifokale Leuko-enzephalopathie] | J18.9 | **Pneumonie** (Forts.) | |
| N12 | **PN** – s.a. Pyelonephritis | * | – bei | |
| M12.8 | **Pneumarthrose** | * | — Grippe | |
| J98.4 | **Pneumatozele** | J11.0 | — [Influenza] | |
| R39.8 | **Pneumaturie** | J10.0 | — mit Virusnachweis | |
| C34.9 | **Pneumoblastom** | J11.0 | — Viren nicht nachgewiesen | |
| * | **Pneumocystis-** | J10.0 | — Influenzavirus nachgewiesen | |
| B59 | – carinii-Pneumonie | B20.8 | — HIV-Krankheit | |
| B59 | – Pneumonie | A37.9 | — Keuchhusten | |
| B20.6 | — bei HIV-Krankheit | J85.1 | — Lungenabszeß | |
| * | **Pneumogastricus,** Nervus – s. Nervus vagus | B05.2 | — Masern | |
| | | A70 | — Ornithose | |
| J94.2 | **Pneumohämatothorax** | A37.9 | — Pertussis | |
| I31.2 | **Pneumohämoperikard** | A20.2 | — Pest | |
| I31.9 | **Pneumohydroperikard** | A20.2 | — primär | |
| J94.8 | **Pneumohydrothorax** | A20.2 | — sekundär | |
| * | **Pneumokokken-** | B06.8 | — Röteln | |
| Z23.8 | – Infektion, Impfnotwendigkeit | B37.1 | — Soor | |
| A49.1 | – Konjunktivitis | A01.0 | — Typhus | |
| G00.1 | – Meningitis | B01.2 | — Varizellen | |
| I30.1 | – Perikarditis | J18.9 | – beim Säugling | |
| J13 | – Pneumonie | J18.0 | – Broncho- | |
| A40.3 | – Sepsis | J18.0 | – Bronchopleuro- | |
| J64 | **Pneumokoniose** | J84.8 | – Cholesterin- | |
| * | – bei | J18.8 | – chronisch | |
| J60 | — Bergleuten | * | – durch | |
| J60 | — Kohlenbergarbeitern | J12.0 | — Adenoviren | |
| * | – durch | A06.5 | — Amöben | |
| J63.8 | — anorganische Stäube | A22.1 | — Anthrax | |
| J63.3 | — Graphit | B44.1 | — Aspergillus | |
| J62.8 | — Kieselsäure | J69.0 | — Aspiration | |
| J64 | — Mischstaub | P24.9 | — neonatal | |
| J62.8 | — Quarzstaub | J63.2 | — Beryllium | |
| J62.0 | — Talkum-Staub | B37.1 | — Candida | |
| J98.4 | **Pneumolith** | J16.0 | — Chlamydien | |
| J98.4 | **Pneumolithiasis** | J15.5 | — Escherichia coli | |
| B49 | **Pneumomykose** | P24.1 | — Fruchtwasseraspiration | |
| J18.9 | **Pneumonie** | J14 | — Haemophilus influenzae | |
| J18.9 | – akut | J15.0 | — Klebsiella pneumoniae | |
| J82 | – allergisch | B45.0 | — Kryptokokken | |
| P23.9 | – angeboren | A48.1 | — Legionellose | |
| * | — durch | J63.8 | — Mangan | |
| P23.1 | — Chlamydien | J15.7 | — Mycoplasma | |
| P23.4 | — Escherichia coli | J15.7 | — pneumoniae | |
| P23.5 | — Pseudomonasarten | J12.2 | — Parainfluenzaviren | |
| P23.2 | — Staphylokokken | B37.1 | — Pilze | |
| P23.3 | — Streptokokken, Gruppe B | B59 | — Pneumocystis carinii | |
| P23.0 | — Viren | J13 | — Pneumokokken | |
| J69.0 | – Aspirationsbroncho- | J15.6 | — Proteus | |
| J15.7 | – atypisch | J15.1 | — Pseudomonas | |
| J15.9 | – bakteriell | J12.1 | — Respiratory-Syncytial-Viren [RS-Viren] | |
| J18.1 | – basal | | | |
| J18.1 | – basilär | J15.2 | — Staphylokokken | |
| | | J15.4 | — Streptokokken | |
| | | J15.3 | — Gruppe B | |
| | | B58.3 | — Toxoplasmen | |

| | |
|---|---|
| J18.9 | **Pneumonie** (Forts.) |
| * | – durch (Forts.) |
| J12.9 | — Viren |
| B25.0 | — Zytomegalieviren |
| J18.9 | – eitrig |
| J82 | – eosinophil |
| J18.1 | – fibrinös |
| J15.0 | – Friedländer- |
| J85.0 | – gangränös |
| J18.9 | – hämorrhagisch |
| J18.0 | – Herd- |
| J18.2 | – hypostatisch |
| J84.1 | – Indurations- |
| * | – interstitiell |
| B59 | — akut |
| B22.1 | — lymphoid, bei HIV-Krankheit |
| B59 | — plasmazellulär |
| J18.9 | – kapillär |
| J18.0 | – katarrhalisch |
| A78 | – Kreta- |
| J18.1 | – kruppös |
| J69.1 | – Lipid- |
| J18.1 | – lobär |
| J18.0 | – lobulär |
| J18.1 | – Mittellappen |
| J18.1 | — rechts |
| C34.9 | – multizentrisch, adenomatös |
| J85.0 | – nekrotisch |
| P23.9 | – neonatal |
| J18.1 | – Oberlappen |
| J18.9 | – Peri- |
| J18.8 | – Pleuro- |
| J18.0 | – Pleurobroncho- |
| J18.1 | – Pseudolobär- |
| J70.0 | – radiogen |
| J18.9 | – Retentions- |
| J18.9 | – Schaumzell- |
| J69.0 | – Schluck- |
| J18.8 | – Segment- |
| J18.9 | – Stagnations- |
| J18.2 | – Stauungs- |
| J18.0 | – Tracheobroncho- |
| J18.1 | – Unterlappen |
| J18.1 | – zentral |
| * | **Pneumonitis** |
| * | – durch |
| * | — Aspiration |
| J69.0 | — Erbrochenes |
| J69.1 | — Lipoide |
| J69.0 | — Nahrung |
| J69.1 | — Ölextrakte |
| J70.0 | — Bestrahlung |
| J68.0 | — Rauch |
| J67.7 | – Klimaanlagen- |
| J67.7 | – Ventilations- [Klimaanlagenpneumonitis] |

| | |
|---|---|
| J84.9 | **Pneumonose** |
| J98.4 | **Pneumopathie** |
| J98.4 | – chronisch |
| I31.9 | **Pneumoperikard** |
| F45.3 | **Pneumophagie** |
| J18.8 | **Pneumopleuritis** |
| I30.1 | **Pneumopyoperikard** |
| J86.9 | **Pneumopyothorax** |
| R04.8 | **Pneumorrhagie** |
| J63.4 | **Pneumosiderose** |
| J93.9 | **Pneumothorax** |
| J93.8 | – akut |
| J93.8 | – chronisch |
| J94.2 | – Hydrohämato- |
| J93.9 | – Mantel- |
| S27.0 | – mit offener Verletzung |
| J93.9 | – Sero- |
| J93.0 | – Spannungs- |
| J93.0 | — spontan |
| J93.1 | – spontan |
| S27.0 | – traumatisch |
| J93.0 | – Ventil- |
| B59 | **Pneumozystose** |
| D81.5 | **PNP** [Purinnukleosid-Phosphorylase]- **Mangel** |
| B03 | **Pocken** |
| B04 | – Affen- |
| B03 | – echt |
| B03 | – hämorrhagisch |
| B03 | – Kaffern- |
| B08.0 | – Kuh- |
| B03 | – Milch- |
| B03 | – Neger- |
| A79.1 | – Rickettsien- |
| A79.1 | — durch Rickettsia akari |
| B03 | — Samoa- |
| B03 | — Sanaga- |
| B08.0 | – Schaf- |
| B01.9 | – Spitz- |
| B08.8 | – Tana- |
| B01.9 | – Wasser- |
| B03 | — weiß |
| A79.1 | **Pockenfleckfieber** |
| M10.9 | **Podagra** |
| Q01.9 | **Podenzephalie** |
| L30.1 | **Podopompholyx** |
| M33.1 | **Poikilodermatomyositis** |
| * | **Poikilodermia** |
| L94.5 | – atrophicans vascularis Jacobi |
| L57.3 | – reticularis |
| L81.6 | **Poikilodermie** |
| L41.5 | – bei Parapsoriasis |
| L57.3 | – Civatte- |
| R71 | **Poikilozytose** |
| Q79.8 | **Poland-Syndrom** |
| A30.5 | **Polare bösartige Lepra** |

**P**

| | |
|---|---|
| A30.5 **Polarer bösartiger Aussatz** | M13.0 **Polyarthritis** (Forts.) |
| G31.8 **Poliodystrophia cerebri progressiva** | M06.0 – seronegativ, chronisch |
| **infantilis** | M05.9 – seropositiv, chronisch |
| A80.9 **Polioenzephalitis** | M13.0 **Polyarthropathie** |
| A80.9 – bulbär | M06.4 – entzündlich |
| A80.9 – myeloisch, bulbär | M15.9 **Polyarthrose** |
| E51.2 – Wernicke- | M15.2 – Bouchard-, Fingermittelgelenke |
| A80.9 **Polioenzephalomyelitis** | M15.9 – Finger |
| A80.9 **Poliomyelitis** | M15.9 – Fingergelenke |
| A80.9 – akut | M15.9 – genuin |
| B91   — Spätfolgen | M15.9 – Hand |
| A80.9 – anterior | M15.1 – Heberden-, Fingergelenke |
| A80.9 — acuta | M13.0 **Polyartikuläre Arthritis** |
| A80.9 – endemisch | M94.8 **Polychondritis** |
| A80.9 – epidemica anterior acuta | M94.1 – rezidivierend |
| B91   – Folgen | D45   **Polycythaemia vera** |
| Z24.0 – Impfung, trivalent [IPV (Inaktivierte | Q69.9 **Polydaktylie** |
| Polio-Vakzine)] | Q77.2 – Syndrom, Kurzrippen- |
| A80.4 – nichtparalytisch, akut | R63.1 **Polydipsie** |
| A80.9 – Para- | E77.0 **Polydystrophie, Pseudo-Hurler-** |
| A80.3 – paralytisch, akut | *       **Polyglanduläre** |
| Z24.0 – Schluckimpfung, trivalent [OPV (Orale | E31.0 – autoimmune Insuffizienz |
| Polio-Vakzine)] | E31.9 – Dysfunktion |
| Z24.0 – Vakzination | E31.9 – Funktionsstörung |
| L67.1 **Poliosis** | E31.9 – Insuffizienz |
| A90   **Polka-Fieber** | E31.1 – Überfunktion |
| R35   **Pollakisurie** | D45   **Polyglobulie** |
| F45.3 – nervös | P61.1 – beim Neugeborenen |
| J30.1 **Pollenallergie** | D75.0 – familiär |
| J30.1 **Pollenrhinitis** | D75.1 – Höhen- |
| J30.1 **Pollinose** | P58.3 – mit Neugeborenenikterus |
| F98.6 **Poltern** | D75.1 – sekundär |
| M30.8 **Polyangiitis-Overlap-Syndrom** | O40   **Polyhydramnie** |
| M30.0 **Polyarteriitis nodosa** | O40   **Polyhydramnion** |
| M25.5 **Polyarthralgie** | E40   **Polykarenz-Syndrom** |
| M13.0 **Polyarthritis** | D89.0 **Polyklonale Hypergammaglobulinämie** |
| M13.0 – akut | Q13.2 **Polykorie** |
| M06.9 – chronica | Q83.1 **Polymastie** |
| M06.9 — progressiva | Q74.8 **Polymelie** |
| M06.9 – chronisch | N92.0 **Polymenorrhoe** |
| *       — mit | *       **Polymorphe** |
| M06.2 —— Bursitis | F45.9 – Beschwerden, wahrscheinlich nicht- |
| M05.1 —— Lungenmanifestation | organisch |
| M05.2 —— Vaskulitis | I51.9 – Kardiopathie |
| M00.9 – eitrig | L56.4 – Lichtdermatose |
| M02.3 – enterica | F23.1 – psychotische Störung, akut, mit Schizo- |
| B33.1 – epidemisch | phreniesymptomen |
| M08.0 – juvenil, chronisch, adulter Typ | M35.3 **Polymyalges Schmerzsyndrom** |
| M06.9 – primär-chronisch | *       **Polymyalgia** |
| M06.9 – progredient-chronisch | M31.5 – arteriitica |
| M00.9 – pyogen | M35.3 – rheumatica |
| M06.9 – rheumatica | M31.5 **Polymyalgie, rheumatisch, mit Riesen-** |
| *       – rheumatisch | zellarteriitis |
| I00     — akut | M33.2 **Polymyositis** |
| I00     — subakut | M33.2 – akut |
| | M33.2 – genuin |

M33.2 **Polymyositis** (Forts.)
M33.9 – mit Hautbeteiligung
M33.1 – Wagner-
G61.9 **Polyneuritis**
G61.0 – akut, infektiös
\*  – bei
F10.5  — alkoholischer Psychose
A30.9  — Aussatz
A36.8  — Diphtherie
A30.9  — Lepra
G62.2 – durch Blei
E51.1 – endemisch
O99.3 – gestationis
G52.7 **Polyneuropathia cranialis**
G62.9 **Polyneuropathie**
G62.0 – arzneimittelinduziert
\*  – bei
B23.8  — HIV-Krankheit
E10.4  — Typ-I-Diabetes
E11.4  — Typ-II-Diabetes
E14.4 – diabetisch
\*  – durch
G62.1  — Alkoholabusus
G62.0  — Medikamente
G60.3 – idiopathisch, progressiv
G61.1 – Serum-
Q84.6 **Polyonychie**
Q55.2 **Polyorchie**
Q78.1 **Polyostotische fibröse Dysplasie**
Q17.0 **Polyotie**
\*  **Polyp**
D36.9 – adenomatös
K31.7 – Antrum pyloricum
K62.0 – Anus
D41.4 – Blase
D41.4 – Blasenausgang
D41.4 – Blasenhals
D41.4 – Blasenschleimhaut
D41.4 – Blasensphinkterbereich
J98.0 – Bronchialschleimhaut
J98.0 – Bronchus
N84.1 – Cervix uteri
J33.0 – Choanal-
N50.8 – Colliculus seminalis
N84.0 – Corpus uteri
D13.9 – Darm
O34.1 – Dezidua
K63.5 – Dickdarm
D13.3 – Dünndarm
K31.7 – Duodenum
N84.0 – Endometrium
K82.8 – Gallenblase
K82.8  — Schleimhaut
H74.4 – Gehörgang
N84.9 – Geschlechtsorgane, weiblich

\*  **Polyp** (Forts.)
D41.4 – Harnblase
D41.4 – Harnblasenhals
D41.4 – Harnblasenschleimhaut
D41.4 – Harnblasensphinkterbereich
\*  – Harnröhre
\*  — im Sinne
N36.2  —— der Harnröhrenkarunkel
D41.3  —— einer Neubildung
\*  — prostatisch, im
\*    —— Sinne
N36.2  —— der Harnröhrenkarunkel
D41.3  —— einer Neubildung
J38.1 – Kehlkopf
J33.8 – Keilbeinhöhle
J33.8 – Kieferhöhle
J33.0 – Killian-, Nasenhöhle
K63.5 – Kolon
J38.1 – Larynx
K31.7 – Magen
H74.4 – Mittelohr
J33.9 – Nase
J33.0 – Nasenhöhle
J33.9 – Nasenschleimhaut
J33.9 – Nasenseptum
J33.8 – Nebenhöhle
D30.1 – Nierenbecken
H74.4 – Ohr
K22.8 – Ösophagus
H74.4 – Paukenhöhle
J39.2 – Pharynx
J39.2 – Pharynxschleimhaut
O90.8 – Plazenta
N84.1 – Portio
K04.0 – Pulpa
J39.2 – Rachen
K62.1 – Rektum
N84.3 – Schamlippe
N84.2 – Scheide
J33.8 – Siebbein
J33.8 – Siebbeinhöhle
K63.5 – Sigma
J38.1 – Stimmband
J38.1 – Stimmlippe [Stimmband]
J33.8 – Stirnhöhle
P83.6 – umbilikal, beim Neugeborenen
\*  – Urethra
\*  — im Sinne
N36.2  —— der Harnröhrenkarunkel
D41.3  —— einer Neubildung
\*  — Pars prostatica
\*    —— im Sinne
N36.2  —— der Harnröhrenkarunkel
D41.3  —— einer Neubildung
N84.0 – Uterus

P

| | |
|---|---|
| * | **Polyp** (Forts.) |
| N84.2 | – Vagina |
| N84.2 | – Vaginalschleimhaut |
| N84.2 | – Vaginalstumpf |
| N84.3 | – Vulva |
| N84.1 | – Zervix |
| O34.4 | — bei Gravidität |
| N84.1 | — mukös |
| N84.1 | – Zervixschleimhaut |
| R63.2 | **Polyphagie** |
| Q92.7 | **Polyploidie** |
| * | **Polypöse** |
| J32.2 | – Ethmoiditis |
| J33.9 | – Rhinopathie |
| N34.2 | – Urethritis |
| N39.8 | – Urothelwucherung |
| * | **Polypoide** |
| N85.0 | – Endometriumhyperplasie |
| J33.1 | – Sinusdegeneration |
| * | **Polyposis** |
| D12.6 | – coli |
| * | – endourethral, im |
| * | — Sinne |
| N36.2 | —— der Harnröhrenkarunkel |
| D41.3 | —— einer Neubildung |
| D12.6 | – familiär |
| K63.5 | – intestinalis |
| J33.9 | – nasi |
| J33.8 | — et sinuum |
| Q85.8 | – Pigmentflecken- |
| G61.9 | **Polyradikulitis** |
| G61.0 | – Guillain-Barré- |
| G61.0 | **Polyradikuloneuritis** |
| G35 | **Polysklerose** |
| Q89.0 | **Polysplenie** |
| Q70.4 | **Polysyndaktylie** |
| Q83.3 | **Polythelie** |
| F19.2 | **Polytoxikomanie** |
| F19.2 | – einschließlich Morphintyp |
| F19.2 | – ohne Morphintyp |
| T07 | **Polytrauma** |
| T07 | – durch Verkehrsunfall |
| L68.3 | **Polytrichie** |
| R35 | **Polyurie** |
| R35 | – Entlastungs- |
| * | **Polyzystische** |
| Q44.6 | – Leber |
| J98.4 | – Lungenkrankheit |
| Q61.3 | – Niere |
| Q61.2 | — Erwachsenentyp |
| Q61.1 | — infantiler Typ |
| Q61.3 | – Nierendegeneration |
| E28.2 | – Ovarien |
| Q61.2 | **Polyzystisches Syndrom** |
| E28.2 | **Polyzystisches-Ovar-Syndrom** |

| | |
|---|---|
| * | **Polyzythämie** |
| D75.1 | – erworben |
| D75.0 | – familiär |
| D75.1 | – sekundär |
| N28.1 | **Polzyste, Niere** |
| E74.0 | **Pompe, Morbus** |
| L30.1 | **Pompholyx** |
| G37.2 | **Pontine zentrale Myelinolyse** |
| I74.3 | **Poplitealarterienverschluß** |
| M71.2 | **Poplitealzyste** |
| M66.0 | **Poplitealzystenruptur** |
| Q04.6 | **Porenzephalie** |
| G93.0 | – erworben |
| Q82.8 | **Porokeratosis Mibelli** |
| B88.8 | **Porozephalose** |
| E80.1 | **Porphyria cutanea tarda** |
| E80.2 | **Porphyrie** |
| E80.0 | – angeboren, erythropoetisch |
| E80.2 | – beim Erwachsenen |
| E80.0 | – hereditär, erythropoetisch |
| E80.2 | – toxisch |
| E80.2 | **Porphyrin-Stoffwechselstörung** |
| E80.2 | **Porphyrinurie** |
| B35.9 | **Porrigo favosa** |
| * | **Portale** |
| K76.6 | – Hypertonie |
| K74.6 | – Zirrhose |
| K74.6 | — dekompensiert, hepatisch |
| D06.9 | **Portio,** Carcinoma in situ |
| * | **Portio-uteri-** |
| N86 | – Erosion |
| N88.0 | – Leukoplakie |
| C53.9 | – Malignom |
| Q51.5 | **Portioatresie** |
| N88.8 | **Portioatrophie** |
| N87.9 | **Portiobezirk,** jodnegativ |
| N87.9 | **Portiodysplasie** |
| N86 | **Portioektopie** |
| Q51.8 | – angeboren |
| N86 | – chronisch |
| N86 | **Portioektopieblutung,** atypisch |
| N80.0 | **Portioendometriose** |
| N72 | **Portioentzündung** |
| N86 | **Portioerosion,** chronisch |
| N88.8 | **Portiofibrose** |
| N86 | **Portiogefäße,** atypisch |
| C53.9 | **Portiokarzinom** |
| N84.1 | **Portiopolyp** |
| N81.2 | **Portioprolaps** |
| N86 | **Portiotransformationszone** |
| N86 | – chronisch |
| N86 | **Portioulkus** |
| N86 | **Portioumwandlungszone,** atypisch |
| N88.8 | **Portiozyste** |
| K72.9 | **Portokavale Enzephalopathie** |
| Q82.5 | **Portweinfleck** [Naevus flammeus] |

| | |
|---|---|
| K81.1 | **Porzellangallenblase** |
| Q63.2 | **Positionsanomalie,** Niere |
| H50.2 | **Positive Vertikaldivergenz** |
| * | **Positiver** |
| O36.0 | – Anti-E-Titer, bei Schwangerschaft |
| R85.8 | – Haemoccult-Test |
| H40.4 | **Posner-Schlossmann-Syndrom** [Zyklitisches Glaukom] |
| * | **Post-** |
| O72.1 | – partum-Blutung |
| O90.1 | – partum-Dammriß |
| O72.1 | – partum- Hämorrhagie |
| N91.1 | – Pill-Amenorrhoe |
| E89.5 | **Postablative testikuläre Unterfunktion** |
| E89.4 | **Postablatives Nachlassen,** ovarielle Funktion |
| K52.1 | **Postantibiotische Diarrhoe** |
| N95.3 | **Postartifizielles Menopausensyndrom** |
| K91.5 | **Postcholezystektomie-Syndrom** |
| K91.5 | **Postcholezystektomiebeschwerden** |
| M96.1 | **Postdiskektomiesyndrom** |
| M96.1 | – lumbal |
| M96.1 | – lumbosakral |
| M02.3 | **Postdysenterisches Syndrom** [Reiter-Syndrom] |
| M02.1 | **Postenteritische Arthritis** |
| H31.0 | **Postentzündliche Narbe,** Makula |
| * | **Postenzephalitisches** |
| G21.3 | – Parkinson-Syndrom |
| F07.1 | – Syndrom |
| * | **Posteriore Uveitis** |
| H30.1 | – disseminiert |
| H30.0 | – juxtapapillaris Jensen |
| * | **Posteriorer Myokardinfarkt** |
| I21.2 | – akut, transmural |
| I22.8 | – rezidivierend |
| * | **Posterobasaler Myokardinfarkt** |
| I21.2 | – akut, transmural |
| I22.8 | – rezidivierend |
| * | **Posterolateraler Myokardinfarkt** |
| I21.2 | – akut, transmural |
| I22.8 | – rezidivierend |
| * | **Posteroseptaler Myokardinfarkt** |
| I21.2 | – akut, transmural |
| I22.8 | – rezidivierend |
| K03.7 | **Posteruptive Farbänderung,** Zähne |
| K91.1 | **Postgastrektomie-Syndrom** |
| * | **Postgonorrhoische** |
| A54.2 | – Spermatozystitis |
| A54.0 | – Urethritis |
| A54.2 | – Vesikulitis |
| * | **Postgonorrhoisches** |
| B94.8 | – Genitalsyndrom |
| B94.8 | – Syndrom |
| A54.0 | – Urethrareizsyndrom |
| B94.8 | – Urogenitalsyndrom |

| | |
|---|---|
| * | **Posthämorrhagische** |
| D50.0 | – Anämie |
| D62 | — akut |
| E83.1 | – progrediente Anämie |
| G25.5 | **Posthemiplegische Chorea** |
| * | **Postherpetische** |
| B02.2 | – Neuralgie |
| B02.2 | – Trigeminusneuralgie |
| N48.1 | **Posthitis** |
| J38.0 | **Postikuslähmung** |
| J38.0 | **Postikusparese** |
| * | **Postinfektiöse** |
| L65.8 | – Alopezie |
| J47 | – Bronchiektasie |
| G04.8 | – Enzephalitis |
| E03.3 | – Hypothyreose |
| H40.4 | **Postinfektiöses Glaukom** |
| L81.0 | **Postinflammatorische Hyperpigmentierung** |
| H04.5 | **Postkanalikuläre Tränenwegstenose** |
| I97.0 | **Postkardiotomie-Syndrom** |
| * | **Postklimakterische** |
| * | – atrophische |
| N95.2 | — Kolpitis |
| N95.2 | — Vaginitis |
| N95.9 | – Beschwerden |
| N95.0 | – Blutungsstörung |
| N95.9 | – Störung |
| * | **Postkoitale** |
| N93.0 | – Blutung |
| N93.0 | – Kontaktblutung |
| N93.0 | – vaginale Blutung |
| F07.2 | **Postkommotio-Enzephalopathie** |
| F07.2 | **Postkommotionelle Beschwerden** |
| F07.2 | **Postkontusionelles Syndrom** |
| M96.1 | **Postlaminektomie-Syndrom** |
| * | **Postmastektomie-** |
| I97.2 | – Ödem |
| I97.2 | – Syndrom |
| * | **Postmenopausale** |
| N95.0 | – Blutungsstörung |
| M81.0 | – Osteoporose |
| M80.0 | — mit pathologischer Fraktur |
| N34.2 | – Urethritis |
| N95.9 | **Postmenopause** |
| N95.9 | **Postmenopausen-Syndrom** |
| N95.9 | – chronisch |
| N95.0 | **Postmenopausenblutung** |
| N95.9 | **Postmenopausenkonflikt** |
| N93.8 | **Postmenstruelle Blutung** |
| I24.1 | **Postmyokardinfarkt-Syndrom** |
| J96.9 | **Postnarkotische Ateminsuffizienz** |
| G80.2 | **Postnatale Hemiplegie,** infantil |
| K74.6 | **Postnekrotische Leberzirrhose** |
| M96.1 | **Postnukleotomie-Syndrom** |
| M96.1 | **Postnukleotomiesyndrom** |

**P**

| | |
|---|---|
| * **Postoperative** | * **Postpartale** (Forts.) |
| N99.2 – Adhäsion, Vagina | E23.0 – Hypophysennekrose |
| K66.0 – Bauchfellverwachsung | E23.0 – Hypophysenvorderlappen-Insuffizienz, |
| T81.0 – Blutung | akut |
| H40.8 — mit Sekundärglaukom | * – Infektion |
| F32.9 – Depression | O91.2 — Brust |
| H59.8 – Glaskörperblutung | O91.0 — Brustwarze |
| N99.1 – Harnröhrenstenose | O86.2 — Harntrakt |
| N99.1 – Harnröhrenstriktur | O71.2 – Inversio uteri |
| E16.1 – Hypoglykämie | O72.1 – Nachblutung |
| E89.0 – Hypothyreose | Z39.- – Nachuntersuchung, Mutter, routine- |
| T81.4 – Infektion | mäßig |
| H59.8 – Iriseinklemmung | O85 – Peritonitis |
| H59.8 – Keratopathie, akut | O87.1 – Phlegmasia alba dolens |
| M96.4 – Lordose | O86.2 – Pyelitis |
| J95.3 – Lungeninsuffizienz | O92.1 – Rhagaden, Mamille |
| * – Malabsorption | O92.2 – Schwellung, Brust |
| M80.3 — bei Osteoporose, mit pathologischer | O87.9 – Thrombophlebitis |
| Fraktur | O87.1 — tief |
| M81.3 — mit Osteoporose | O87.1 – Thrombose, Beckenvene |
| K91.2 – Malnutrition | O90.5 – Thyreoiditis |
| K20 – Ösophagitis | Z39.- – Untersuchung |
| F06.8 – Psychose | O87.9 – Venenthrombose |
| K91.2 – Resorptionsstörung | O87.1 — tief |
| N99.8 – Streßinkontinenz | O86.2 – Zystitis |
| E89.2 – Tetanie | O86.2 – Zystopyelitis |
| N99.1 – Urethrastriktur | O91.0 **Postpartaler Abszeß,** Brustwarze |
| T81.4 – Wundheilungsstörung, infektiös | * **Postpartales** |
| * **Postoperativer** | L65.0 – Effluvium |
| K91.3 – Darmverschluß | O86.8 – Erysipel |
| E89.1 – Insulinmangel | O86.4 – Fieber |
| H59.8 – Irispigmentdefekt | O90.4 – Nierenversagen, akut |
| N99.3 – Prolaps, Scheidengewebe | I87.0 **Postphlebitisches Syndrom** |
| T88.8 – Schädeldefekt | J84.1 **Postpneumonische Lungenfibrose** |
| N99.3 – Vorfall, Scheidengewebe | * **Postrenales** |
| * **Postoperatives** | N17.8 – akutes Nierenversagen |
| H59.8 – Makulaödem, zystoid | N19 – Nierenversagen |
| H40.6 – Sekundärglaukom, durch intraokular | M12.0 **Postrheumatische Arthritis,** chronisch |
| verbliebene Substanzen | F20.4 **Postschizophrene Depression** |
| * **Postpartale** | * **Postthrombotisches** |
| O92.2 – Affektion, Mamma | I87.0 – Syndrom |
| O72.3 – Afibrinogenämie | I80.3 – Ulcus cruris |
| N91.1 – Amenorrhoe | * **Posttraumatische** |
| Z39.- – Betreuung | M89.0 – Atrophie, Knochen, neurogen |
| O72.1 – Blutung | F43.1 – Belastungsstörung |
| O72.1 — atonisch | G04.9 – Enzephalitis |
| O72.3 – Blutungsneigung | M17.2 – Gonarthrose, beidseitig |
| O92.1 – Brustrhagaden | N48.4 – Impotenz |
| N88.1 – Cervix-uteri-Lazeration | J98.4 – Insuffizienz, Lunge |
| F53.0 – Depression | T90.4 – Iritis |
| O85 – Endometritis | M16.4 – Koxarthrose, beidseitig |
| O72.3 – Fibrinolyse | H57.0 – Mydriasis |
| O92.1 – Fissur, Brustwarze | H31.0 – Narbe, Makula |
| O72.3 – Gerinnungsstörung | H47.2 – Optikusatrophie |
| O72.1 – Hämorrhagie | F06.8 – Psychose |
| O92.4 – Hypogalaktie | F05.9 — organisch, akut |

* **Posttraumatische** (Forts.)
M18.2 – Rhizarthrose, beidseitig
M95.0 – Schiefnase
G44.3 – Schmerzen, Kopf
G44.3 — chronisch
S39.9 – Schwellung, Hoden
N35.0 – Striktur, Harnröhre
H40.3 – vordere Synechien, mit Sekundär-
       glaukom
T79.3 – Wundinfektion
* **Posttraumatisches**
H50.6 – Adhärenz-Syndrom (Strabismus)
H40.3 – Sekundärglaukom
L97  – Ulcus cruris
K91.1 **Postvagotomie-Syndrom**
* **Postvakzinale**
G04.0 – Enzephalitis
G04.0 – Enzephalomyelitis
G93.3 **Postvirales Ermüdungssyndrom**
F10.2 **Potatorium**
R94.1 **Potentiale,** visuell evoziert, pathologisch
F52.2 **Potenzschwäche**
F52.2 – erektil
F52.2 – psychogen
F52.2 – psychosomatisch
F52.2 **Potenzstörung**
F52.2 – erektil
F52.2 — nichtorganisch [Erektile Dysfunktion]
N48.8 — organisch [Erektile Dysfunktion]
F52.2 – psychogen
F52.2 – psychosomatisch
F52.2 **Potenzverlust**
* **Potter-**
Q60.6 – Sequenz
Q60.6 – Syndrom
A84.8 **Powassan-Enzephalitis**
I45.6 **PQ-Dauer,** verkürzt, EKG [Elektro-
       kardiogramm]
Q87.1 **Prader-Willi-Syndrom**
B24  **Prä-AIDS** [Erworbenes Immundefekt-
       syndrom]
L70.9 **Präakne**
G45.9 **Präapoplexie**
* **Präarthrose**
M16.9 – Hüfte
M19.9 – Sprunggelenk, oberes
Q18.1 **Präaurikuläre Fistel**
Q17.0 **Präaurikularanhänge**
E78.1 **Präbetalipoproteinämie**
F05.9 **Prädelir**
F10.4 – alkoholisch
H18.5 **Prädescemet-Hornhautdystrophie**
R73.0 **Prädiabetes**
O14.9 **Präeklampsie**
O13  – leicht
O14.0 – mäßig

O14.9 **Präeklampsie** (Forts.)
O14.9 – mit Albuminurie
O11   – Pfropf-
O14.1 – schwer
O11   **Präeklamptische Hypertonie,** vor Gra-
       vidität bestehend
I45.6 **Präexzitations-Syndrom**
K56.7 **Präileus**
I20.0 **Präinfarkt-Syndrom**
D09.9 **Präkanzerose**
D04.9 – aktinisch
D04.9 – Haut
* **Präklimakterische**
N92.4 – Blutungsstörung
N92.4 – Hypermenorrhoe
N92.4 – Menorrhagie
N92.4 – Metrorrhagie
N95.9 **Präklimakterium**
M81.9 **Präklinische Osteoporose**
R40.1 **Präkoma**
E14.0 – bei Diabetes
R01.2 **Präkordiales Reiben**
R07.2 **Präkordialschmerz**
M16.9 **Präkoxarthrose**
D46.9 **Präleukämie**
D46.9 **Präleukämie-Syndrom**
J81    **Prälungenödem**
P61.2 **Prämaturität,** Anämie
N92.4 **Prämenopause,** zu starke Blutung
E28.3 **Prämenopausen-Syndrom**
N92.4 **Prämenopausenblutung**
N92.4 **Prämenopausenmenorrhagie**
N92.4 **Prämenopausenmetrorrhagie**
* **Prämenstruelle**
N94.3 – Beschwerden
N93.8 – Blutung
N94.3 – neurovegetative Störung
N94.3 – psychische Störung
N94.3 – Schmerzen
N93.8 – Schmierblutung
* **Prämenstruelles**
N94.3 – Ödem
N94.3 – Syndrom
D09.9 **Präneoplasie**
F43.0 **Präoperativer Konflikt**
O46.9 **Präpartale Blutung**
O46.0 – bei Gerinnungsstörung
R92   **Präpathologischer Mammographie-
       befund**
F21    **Präpsychotische Schizophrenie**
Q52.8 **Präputialblattverklebung**
N47   **Präputiale Adhäsion**
N47   **Präputialnarbe,** kontrakt
N47   **Präputialverklebung**
N47   **Präputialverwachsung**
N47   **Präputiumadhäsion**

**P**

| | |
|---|---|
| N47 **Präputiumhypertrophie** | T14.0 **Prellung** (Forts.) |
| C60.0 **Präputiumkarzinom** | S06.2 – Hirn |
| N48.8 **Präputiumzyste** | S06.3 – Hirnrinde |
| R39.2 **Prärenale Urämie** | S30.2 – Hoden |
| * **Prärenales** | S05.1 – Hornhaut |
| N17.9 – akutes Nierenversagen | S70.0 – Hüfte |
| N19 – Nierenversagen | S90.1 – Kleinzehe |
| * **Präsenile** | S80.0 – Knie |
| F03 – Demenz | S80.0 – Kniegelenk |
| * — bei | S90.0 – Knöchelregion |
| B22.0 —— HIV-Krankheit | S00.9 – Kopf |
| G30.0 —— Morbus Alzheimer | S30.2 – Labium |
| H26.0 – Katarakt | S30.1 – Leiste |
| F03 – Psychose | S30.0 – Lendenwirbelsäule |
| F03 — organisch | S00.1 – Lid |
| G30.0 – Sklerose | S27.3 – Lunge |
| F03 **Präsenilität** | S30.0 – LWS |
| N18.8 **Präterminale Niereninsuffizienz** | S20.0 – Mamma |
| M79.9 **Prätibialer Weichteildefekt,** nichttrau- | T00.9 – multipel |
| matisch | S00.3 – Nase |
| R60.0 **Prätibiales Ödem** | S37.0 – Niere |
| N19 **Präurämie** | S70.1 – Oberschenkel |
| I83.9 **Prävarikose** | S05.1 – Orbita |
| N13.4 **Prävesikale Abflußbehinderung** | S30.2 – Penis |
| * **Prävesikaler** | S30.2 – Perineum |
| N20.1 – Harnleiterstein | S00.1 – Periokularregion |
| N20.1 – Ureterstein | S10.0 – Rachen |
| * **Präzerebrale Arterien** | S20.2 – Rippen |
| I65.3 – bilateral, Verschluß | T09.0 – Rücken |
| I65.3 – multipler Verschluß | T09.0 – Rumpf |
| I65.9 **Präzerebraler Arterienverschluß** | S30.0 – Sakralgegend |
| R48.1 **Pragmatagnosie** | S00.9 – Schädel |
| T14.0 **Prellung** – s.a. Contusio oder s.a. Kontu- | S40.0 – Schulter |
| sion | S30.2 – Skrotum |
| S05.1 – Augapfel | S90.0 – Sprunggelenk, oberes |
| S30.1 – Bauchdecke | S30.0 – Steißbein |
| S30.0 – Becken | S20.2 – Thorax |
| S20.2 – Brustbein | S50.1 – Unterarm |
| S20.2 – Brustwirbelsäule | S30.2 – Vagina |
| H40.3 – Bulbus, mit Sekundärglaukom | S90.3 – Vorfuß |
| S60.0 – Daumen | S30.2 – Vulva |
| S50.0 – Ellenbogen | T09.0 – Wirbelsäule |
| * – Extremität | T09.0 — am Rumpf |
| T11.0 — obere | S30.0 — Lumbalregion |
| T13.0 — untere | S90.1 – Zehe |
| S90.3 – Ferse | H91.1 **Presbyakusis** |
| S60.0 – Finger | R54 **Presbykardie** |
| S90.3 – Fuß | F03 **Presbyophrenie** |
| S90.3 – Fußrücken | H52.4 **Presbyopie** |
| S30.2 – Genitale | N48.3 **Priapismus** |
| S30.2 – Genitalorgan, äußeres | * **Primär** – s.a. jeweilige Krankheit, primär |
| S30.0 – Gesäß | E10.9 – insulinabhängiger Diabetes mellitus |
| S00.8 – Gesicht | * — mit |
| S60.2 – Hand | E10.3 —— Augenkomplikation |
| S60.2 – Handgelenk | E10.1 —— Ketoazidose |

| | |
|---|---|
| * | **Primär** (Forts.) |
| E10.9 | – insulinabhängiger Diabetes mellitus (Forts.) |
| * | — mit (Forts.) |
| E10.0 | —— Koma |
| E10.4 | —— neurologischer Komplikation |
| E10.2 | —— Nierenkomplikation |
| E10.5 | —— peripherer vaskulärer Komplikation |
| E10.9 | — ohne Komplikation |
| E10.9 | – insulinpflichtiger Diabetes |
| E10.9 | — mellitus |
| E10.7 | —— mit mehreren Komplikationen |
| M06.9 | **Primär-chronische Polyarthritis** |
| * | **Primäraffekt** |
| A51.1 | – anal, bei Syphilis |
| A51.2 | – bei Syphilis |
| A16.7 | **Primärinfektion, TBC** |
| C80 | **Primärkarzinom** |
| * | **Primärläsion,** bei |
| A66.0 | – Frambösie |
| A67.0 | – Pinta |
| B21.2 | **Primärlymphom,** Gehirn, bei HIV-Krankheit |
| L42 | **Primärmedaillon** |
| A51.0 | **Primärstadium,** Syphilis |
| D48.9 | **Primärtumor** |
| * | – unbekannt, mit |
| C79.3 | — Gehirnmetastase |
| C77.0 | — Halslymphknotenmetastase |
| C79.5 | — Knochenmetastase |
| C78.7 | — Lebermetastase |
| C78.0 | — Lungenmetastase |
| C80 | — Metastase |
| Z35.- | **Primipara,** ältere |
| G45.9 | **PRIND** [Prolongiertes reversibles ischämisches neurologisches Defizit] |
| Q85.1 | **Pringle,** Adenoma sebaceum |
| I20.1 | **Prinzmetal-Angina** |
| J30.4 | **Privinismus** |
| * | **Problem** |
| R63.3 | – Ernährung |
| T85.3 | – mechanisch, mit Augenprothese |
| * | – mit |
| T88.9 | — Brille, beim Tragen |
| T85.9 | — Implantat |
| T85.6 | —— mechanisch |
| F99 | — psychisch |
| F52.9 | — sexuell |
| * | **Processus** |
| S02.6 | – condylaris mandibulae Fraktur |
| S02.6 | – coronoideus mandibulae Fraktur |
| H70.1 | – mastoideus Fistel |
| * | – vaginalis |
| K40.9 | — offen |
| K40.9 | — peritonei, offen |
| N81.3 | **Procidentia uteri** |

| | |
|---|---|
| K59.4 | **Proctalgia fugax** |
| F21 | **Prodromale Schizophrenie** |
| K07.1 | **Progenie** |
| E34.8 | **Progerie** |
| T88.7 | **Progesteron-Nebenwirkung** |
| K07.1 | **Prognathie** |
| M06.9 | **Progredient-chronische Polyarthritis** |
| * | **Progrediente** |
| Q78.3 | – diaphysäre Dysplasie |
| N05.9 | – Glomerulonephritis |
| N00.7 | — akut |
| N03.7 | — chronisch |
| N05.7 | — mit Nephritis |
| E83.1 | – posthämorrhagische Anämie |
| * | **Progressive** |
| D64.9 | – Anämie |
| G12.2 | – Bulbärparalyse |
| H21.2 | – essentielle Irisatrophie |
| G71.0 | – hereditäre Muskeldystrophie |
| G71.0 | — Duchenne |
| * | – idiopathische |
| G60.3 | — Neuropathie |
| G60.3 | — Polyneuropathie |
| E83.0 | – Linsenkerndegeneration |
| A81.2 | – multifokale Leukoenzephalopathie |
| G12.2 | – Muskelatrophie |
| G04.9 | – Myelitis |
| G40.3 | – Myoklonusepilepsie |
| A52.1 | – Paralyse |
| D71 | – septische Granulomatose |
| M34.9 | – Sklerodermie |
| I67.3 | – subkortikale vaskuläre Enzephalopathie |
| G23.1 | – supranukleäre Ophthalmoplegie |
| M34.0 | – systemische Sklerose |
| E75.2 | – zerebrale Leukodystrophie |
| G24.1 | **Progressiver Torsionsspasmus** |
| C44.9 | **Progressives rezidivierendes Dermatofibrom** |
| K62.8 | **Proktalgie** |
| K59.4 | – spastisch |
| K61.1 | **Proktischer, peri-,** Abszeß |
| K62.8 | **Proktitis** |
| * | – durch |
| K62.7 | — Strahlen |
| B25.8 | — Zytomegalieviren |
| K51.2 | – ulcerosa |
| K51.2 | — chronisch |
| K62.8 | **Proktodynie** |
| K51.5 | **Proktokolitis** |
| K51.5 | – idiopathisch |
| K51.5 | – Schleimhaut |
| K56.0 | **Proktoparalyse** |
| K63.8 | **Proktosigmoiditis** |
| D35.2 | **Prolaktinom** |

**P**

| | |
|---|---|
| * | **Prolaps** |
| K62.2 | – anal |
| K62.2 | – Analschleimhaut |
| N81.6 | – anorektal, weiblich |
| K91.4 | – Anus praeter |
| K91.4 | — transversus |
| M51.2 | – Bandscheibe |
| M51.2 | — lumbal |
| M51.2 | — lumbosakral |
| M51.2 | — mit Lumbago |
| M50.2 | — zervikal |
| N81.8 | – Beckenboden, weiblich |
| * | – bei |
| S05.2 | — Bulbusperforation |
| S05.2 | — Bulbusruptur |
| * | – Blase |
| N81.1 | — bei der Frau |
| N32.8 | — beim Mann |
| N81.2 | – Cervix uteri |
| K63.4 | – Darm |
| M51.2 | – Diskus |
| M51.4 | — intraspongiös |
| M51.2 | — lumbal |
| M51.2 | — thorakal |
| M51.2 | — thorakolumbal |
| N81.4 | – Gebärmutter und Scheide |
| Q01.9 | – Gehirn |
| N81.9 | – Geschlechtsorgan, weiblich |
| H43.0 | – Glaskörper |
| S05.2 | — Contusio bulbi |
| * | – Harnblase |
| N32.8 | — männlich |
| N81.1 | — weiblich |
| N28.8 | – Harnleiter |
| N36.3 | – Harnröhrenschleimhaut |
| N81.6 | – hintere Scheidenwand |
| Q01.9 | – Hirn |
| T81.3 | – Hornhaut, bei Nahtruptur |
| H21.8 | – Iris, nichttraumatisch |
| H02.7 | – Lidfettgewebe |
| I34.1 | – Mitralklappe |
| O69.0 | – Nabelschnur, Entbindungskomplikation |
| M51.2 | – Nucleus pulposus |
| M51.2 | — lumbal |
| M51.2 | — lumbosakral |
| M50.2 | — zervikal |
| N83.4 | – Ovar |
| N81.2 | – Portio |
| K62.3 | – Rektum |
| K62.3 | — latent |
| N81.1 | – Scheide |
| N99.3 | – Scheidengewebe, postoperativ |
| N99.3 | – Scheidenstumpf, nach Hysterektomie |
| T81.3 | – Sklera, bei Nahtruptur |
| N28.8 | – Ureter |
| N36.3 | – Urethra |

| | |
|---|---|
| * | **Prolaps** (Forts.) |
| N81.4 | – uterovaginal |
| N81.2 | — partiell |
| N81.3 | — vollständig |
| N81.4 | – Uterus |
| N81.2 | — 1. Grades |
| N81.2 | — 2. Grades |
| N81.3 | — 3. Grades |
| N81.3 | — und Vagina, subtotal |
| N81.1 | – Vagina |
| N99.3 | — nach Hysterektomie |
| N81.1 | — vordere Scheidenwand |
| M51.2 | – Zwischenwirbelscheibe |
| * | **Prolapsus** |
| N81.9 | – genitalis |
| N81.2 | – partialis uteri et vaginae |
| N81.4 | – vaginae et uteri |
| N81.1 | – vaginalis |
| K83.8 | **Proliferation,** Gallengang |
| * | **Proliferative** |
| H35.2 | – Retinopathie |
| H35.2 | — mit Glaskörperblutung |
| H35.2 | – Vitreoretinopathie |
| H33.4 | — mit Netzhautablösung |
| * | **Proliferierende** |
| N05.8 | – Glomerulonephritis |
| N00.8 | — akut |
| N03.5 | — chronisch |
| N05.1 | — fokal |
| N03.5 | — membranös, chronisch |
| K65.8 | – Peritonitis, chronisch |
| G45.9 | **Prolongiertes reversibles ischämisches neurologisches Defizit** |
| C91.3 | **Prolymphozytäre Leukämie** |
| Q92.4 | **Prometaphase,** Chromosomenduplikation |
| Q93.6 | **Prometaphasendeletion** |
| F66.8 | **Promiskuität** |
| C92.4 | **Promyelozytäre Leukämie,** akut |
| C92.4 | **Promyelozytenleukämie** |
| Q74.2 | **Pronation,** Fuß, angeboren |
| Z31.- | **Pronukleustransfer,** intratubar |
| T51.2 | **2-Propanol-Wirkung,** toxisch |
| * | **Prophylaktische** |
| Z29.- | – Antibiotikagabe |
| Z29.- | – Chemotherapie |
| Z29.- | – Immunglobulingabe |
| Z29.- | – Maßnahme |
| * | **Prophylaxe** |
| Z29.- | – Antibiotikagabe |
| Z29.- | – Chemotherapeutika-Gabe |
| Z29.- | – Endokarditis |
| Z29.- | – Immunglobulin-Gabe |
| Z29.- | – Karies |
| Z29.- | — Fluoridgabe |
| Z29.- | — und Rachitis |

| | |
|---|---|
| * | **Prophylaxe** (Forts.) |
| Z29.- | – Rachitis |
| Z29.- | — Vitamin-D-Gabe |
| E71.1 | **Propionatämie** |
| E71.1 | **Propionazidämie** |
| R51 | **Prosopalgie** |
| G50.1 | – atypisch |
| G51.0 | **Prosopodiplegie** |
| G51.0 | **Prosopoplegie** |
| * | **Prostata** |
| D07.5 | – Carcinoma in situ |
| Q55.4 | – fehlend, angeboren |
| * | – Syndrom |
| F45.8 | — neurovegetativ |
| F45.8 | — psychovegetativ |
| F45.8 | — vegetativ |
| N41.2 | **Prostataabszeß** |
| C61 | **Prostataadenokarzinom** |
| N40 | **Prostataadenom** |
| * | – mit |
| N40 | — Restharnbildung |
| N40 | — Verschluß |
| N40 | – obstruktiv |
| * | – Stadium |
| N40 | — I |
| N40 | — II |
| N40 | — III |
| N40 | **Prostataadenomyom** |
| D40.0 | **Prostataadenomyomatose** |
| D40.0 | **Prostataadenoneoplasma** |
| N42.9 | **Prostataaffektion** |
| Q55.4 | **Prostataagenesie** |
| Q55.4 | **Prostataaplasie** |
| N42.2 | **Prostataatrophie** |
| N42.9 | **Prostatabefund,** suspekt |
| N42.9 | **Prostatabeschwerden** |
| F45.8 | – neurovegetativ |
| F45.8 | – psychovegetativ |
| N41.9 | **Prostatabettentzündung** |
| N42.1 | **Prostatablutung** |
| N41.9 | **Prostataentzündung** |
| C61 | **Prostataerkrankung,** maligne |
| N40 | **Prostatafibroadenom** |
| N40 | **Prostatafibrom** |
| N40 | **Prostatafibrose,** chronisch |
| D40.0 | **Prostatageschwulst** |
| N41.8 | **Prostatagranulom** |
| N42.1 | **Prostatahämatom** |
| N42.1 | **Prostatahämorrhagie** |
| N42.8 | **Prostatahöcker** |
| N40 | **Prostatahyperplasie** |
| N40 | – benigne |
| N40 | **Prostatahypertrophie** |
| N40 | – benigne |
| N42.8 | **Prostatainduration** |
| N42.8 | **Prostatainfarkt** |

| | |
|---|---|
| N41.9 | **Prostatainfektion** |
| C61 | **Prostatakarzinom** |
| C61 | – metastasierend |
| N42.8 | **Prostatakaverne** |
| D40.0 | **Prostataknoten** |
| N42.1 | **Prostatakongestion** |
| N42.0 | **Prostatakonkrement** |
| N42.9 | **Prostatakrankheit** |
| C61 | **Prostatakrebs** |
| N40 | **Prostatalappenadenom** |
| N42.8 | **Prostatalappeninduration** |
| D29.1 | **Prostataleiomyom** |
| N42.0 | **Prostatalithiasis** |
| C61 | **Prostatamalignom** |
| N40 | **Prostatamittellappenadenom** |
| N40 | **Prostatamittellappenhyperplasie** |
| N40 | **Prostatamittellappenhypertrophie** |
| N42.8 | **Prostatamittellappeninduration** |
| N42.1 | **Prostatamittellappenkongestion** |
| D40.0 | **Prostatamittellappentumor** |
| N40 | **Prostatamittellappenvergrößerung** |
| N40 | **Prostatamyoadenom** |
| N40 | **Prostatamyom** |
| N42.8 | **Prostatanarbe** |
| D40.0 | **Prostataneoplasie** |
| C61 | – metastasierend |
| D40.0 | **Prostataneoplasma-Rezidiv** |
| * | **Prostataneubildung** |
| D29.1 | – gutartig |
| D40.0 | – unsicher |
| D29.1 | **Prostatapapillom** |
| C61 | **Prostataprozeß,** maligne |
| N42.1 | **Prostatarandblutung** |
| F45.8 | **Prostatareizung,** psychogen |
| D29.1 | **Prostatarhabdomyom** |
| C61 | **Prostatasarkom** |
| N42.9 | **Prostataschmerzen** |
| N40 | **Prostataseitenlappenadenom** |
| N40 | **Prostataseitenlappenhyperplasie** |
| N40 | **Prostataseitenlappenhypertrophie** |
| N42.8 | **Prostataseitenlappeninduration** |
| N42.1 | **Prostataseitenlappenkongestion** |
| D40.0 | **Prostataseitenlappentumor** |
| N40 | **Prostataseitenlappenvergrößerung** |
| N42.1 | **Prostatastauung,** chronisch |
| N42.0 | **Prostatastein** |
| N42.8 | **Prostatastriktur** |
| S37.8 | **Prostatatrauma** |
| A18.1 | **Prostatatuberkulose** |
| D40.0 | **Prostatatumor** |
| D29.1 | – benigne |
| D29.1 | – gutartig |
| I86.8 | **Prostatavarizen** |
| D40.0 | **Prostataveränderung,** knotig |
| N40 | **Prostatavergrößerung** |
| N42.8 | **Prostataverhärtung** |

**P**

| | |
|---|---|
| N42.8 | **Prostataverkalkung** |
| S37.8 | **Prostataverletzung** |
| N40 | **Prostataverschluß,** durch Adenom |
| N42.1 | **Prostatawandblutung** |
| N42.8 | **Prostatazyste** |
| N41.3 | **Prostatazystitis** |
| * | **Prostatische** |
| * | – Harnröhre |
| * | — Polyp, im |
| * | —— Sinne |
| N36.2 | —— der Harnröhrenkarunkel |
| D41.3 | —— einer Neubildung |
| D30.4 | — Pseudopapillom |
| D30.4 | – Urethra, Papillom |
| N42.9 | **Prostatisches Syndrom** |
| N40 | **Prostatismus** |
| N41.9 | **Prostatitis** |
| N41.0 | – akut |
| N41.9 | – bakteriell |
| N41.0 | — akut |
| N41.1 | – chronisch |
| * | – durch |
| B44.8 | — Aspergillus |
| B37.8 | — Candida |
| N41.9 | — Enterokokken |
| N41.9 | — Mykoplasmen |
| N41.9 | — Streptokokken |
| A59.0 | — Trichomonaden |
| B25.8 | — Zytomegalieviren |
| N41.2 | – eitrig |
| A54.2 | – gonorrhoisch |
| A54.2 | — akut |
| A54.2 | — chronisch |
| N41.8 | – kalzifizierend |
| N41.2 | – purulent |
| N41.1 | – rezidivierend |
| N41.8 | – steintragend |
| N41.0 | – subakut |
| N42.9 | **Prostatodynie** |
| N42.9 | **Prostatopathie** |
| N42.8 | – chronisch |
| F45.8 | – neurovegetativ |
| F45.8 | – psychovegetativ |
| F45.8 | – vegetativ |
| N42.8 | **Prostatorrhoe** |
| N41.3 | **Prostatovesikulitis** |
| N41.3 | – bakteriell |
| H53.5 | **Protanomalie** |
| H53.5 | **Protanopie** |
| * | **Protein-** |
| R80 | – Erythrozyturie |
| E46 | – Kalorie-Malnutrition |
| D53.0 | – Mangelanämie |
| N04.9 | – Nephrose |
| E88.0 | – Transportanomalie |
| J84.0 | **Proteinose, Alveolar-** |

| | |
|---|---|
| R80 | **Proteinurie** |
| * | – bei |
| O12.1 | — Gestation |
| O14.9 | — Gestationshypertonie |
| O12.1 | — Schwangerschaft |
| D51.1 | — Vitamin-B12-Mangelanämie, durch selektive Vitamin-B12-Malabsorption |
| R80 | – Bence-Jones- |
| R80 | – isoliert |
| * | — mit |
| N06.6 | —— Dense-deposit-Krankheit |
| * | —— diffuser |
| N06.4 | —— endokapillär-proliferativer Glomerulonephritis |
| N06.2 | —— membranöser Glomerulonephritis |
| N06.5 | —— mesangiokapillärer Glomerulonephritis |
| N06.3 | —— mesangioproliferativer Glomerulonephritis |
| N06.1 | —— fokalen glomerulären Läsionen |
| N06.7 | —— Glomerulonephritis, mit diffuser Halbmondbildung |
| N06.1 | —— segmentalen glomerulären Läsionen |
| R80 | – Leichtketten- |
| O12.2 | – mit Schwangerschaftsödem |
| N39.2 | – orthostatisch |
| N39.1 | – persistierend |
| R80 | – tubulär |
| * | **Proteus-** |
| A49.8 | – Infektion |
| J15.6 | – Pneumonie |
| E80.0 | **Protoporphyrie,** erythropoetisch |
| * | **Protozoen-** |
| B64 | – Infektion |
| B64 | – Krankheit |
| B64 | **Protozoonose** |
| * | **Protrahiert verlaufende** |
| * | – Austreibungsperiode |
| O63.2 | — 2. Zwilling |
| O63.1 | — Geburt |
| O63.0 | – Eröffnungsperiode, Geburt |
| * | **Protrahierte** |
| O63.9 | – Geburt |
| O63.2 | — 2. Zwilling |
| * | — nach |
| O75.5 | —— Blasensprengung |
| O75.6 | —— Blasensprung |
| N92.5 | – Menstruation |
| O06.8 | **Protrahierter Abort** |
| H40.2 | **Protrahiertes Engwinkelglaukom** |
| * | **Protrusio** |
| M24.7 | – acetabuli |
| H05.2 | – bulbi |
| M51.2 | **Protrusion,** Bandscheibe |
| M51.2 | – lumbal |
| M51.2 | – lumbosakral |

| | |
|---|---|
| M51.2 **Protrusion** (Forts.) | L29.9 **Pruritus** (Forts.) |
| M50.2 – zervikal | O26.8 – gravidarum |
| M16.7 **Protrusionskoxarthrose** | L29.1 – Hodensack |
| * **Proximale** | L29.8 – im Alter |
| S42.2 – Oberarmfraktur | O26.8 – in der Schwangerschaft |
| S52.1 – Radiusfraktur | L29.8 – lokal |
| S52.1 — offen | F45.8 – neurogen |
| S82.1 – Tibiafraktur | F45.8 – psychogen |
| S52.0 – Ulnafraktur | L29.1 – scrotalis |
| * **Prozeß** | L29.8 – senilis |
| * – benigne | L29.8 – sine materia |
| D30.0 — Niere | L29.9 – universalis |
| D30.0 — Nierenpol | L29.3 – vaginalis |
| D40.7 – knotig, Nebenhoden | L29.2 – Vulva |
| C61 – maligne, Prostata | L29.3 – vulvae et ani |
| D48.9 – neoplastisch | D32.9 **Psammom** |
| D41.0 — Niere | F98.5 **Psellismus** |
| D48.9 – tumorös | M84.1 **Pseudarthrose** |
| D44.1 — Nebenniere | * – nach |
| H47.0 – vaskulär, Nervus opticus | M96.0 — Arthrodese |
| * **Prüfungsergebnis,** pathologisch | M96.0 — Fusion |
| * – Funktion | * **Pseudo-** |
| R94.1 — Nervensystem | E24.4 – Cushing-Syndrom, alkoholinduziert |
| R94.1 — Sinnesorgane | E30.8 – Fröhlich-Syndrom |
| Q79.4 **Prune-Belly-Syndrom** [Bauchdecken- | E77.0 – Hurler-Polydystrophie |
| aplasie-Syndrom] | H50.6 – obliquus-superior-Parese, Auge |
| * **Pruriginöse** | [Brown-Syndrom] |
| L13.0 – Dermatitis | Q87.1 – Ullrich-Turner-Syndrom |
| L28.2 – Dermatose | N75.1 **Pseudoabszeß, Bartholin-** |
| L30.8 **Pruriginöses Ekzem** | N91.1 **Pseudoamenorrhoe** |
| L28.2 **Prurigo** | H33.5 **Pseudoaphakie,** mit Ablatio retinae |
| L20.0 – Besnier | I88.0 **Pseudoappendizitis** |
| L28.2 – chronica Hebra | G12.2 **Pseudobulbärparalyse** |
| L28.2 – ferox | H71 **Pseudocholesteatom** |
| O26.8 – gestationis | H71 – Mittelohr |
| L28.2 – Hebra | H60.4 – Ohr, außen |
| L28.2 – mitis | L67.8 **Pseudochromhidrosis** |
| L28.2 – multiformis chronica | I31.1 **Pseudocirrhosis hepatis pericardiaca** |
| L28.1 – nodularis | J38.5 **Pseudocroup** |
| L28.1 — Hyde | * **Pseudodivertikel** |
| L28.2 – simplex | N32.3 – Blase |
| L28.2 — subacuta | N32.3 – Harnblase |
| L29.9 **Pruritus** | N36.1 – Harnröhre |
| L29.9 – allgemein | N36.1 – Urethra |
| L29.3 – analis | E51.2 **Pseudoencephalitis haemorrhagica** |
| L29.0 – ani | **superior** |
| L29.3 – anogenitalis | H05.4 **Pseudoenophthalmus** |
| L29.8 – aurium | A26.9 **Pseudoerysipel** |
| E14.6 – bei Diabetes | H26.8 **Pseudoexfoliatio lentis** |
| L29.8 – capillitii | H26.8 **Pseudoexfoliation,** Linsenkapsel |
| L29.8 – capitis | H40.1 **Pseudoexfoliationsglaukom** |
| L29.8 – corporis | H05.2 **Pseudoexophthalmus** |
| L29.8 – Gehörgang | L73.1 **Pseudofolliculitis barbae** |
| L29.9 – generalisatus | H35.3 **Pseudoforamen maculae** |
| L29.8 – generalisiert | M11.2 **Pseudogicht** |
| L29.3 – genitalis | |

**P**

E05.0 **Pseudoglaukom,** mit Orbitopathie, endo-
krin
H44.8 **Pseudogliom**
F45.8 **Pseudogravidität**
D68.0 **Pseudohämophilie**
E83.1 **Pseudohämorrhagische Anämie**
Q56.3 **Pseudohermaphroditismus**
Q56.2 – femininus
Q56.1 – masculinus
G71.0 **Pseudohypertrophische Muskeldystro-
phie**
E87.6 **Pseudohypokaliämiesyndrom**
E20.1 **Pseudohypoparathyreoidismus**
H35.5 **Pseudoinflammatorische Sorsby-Fo-
vea-Dystrophie**
M91.3 **Pseudokoxalgie**
M91.3 **Pseudokoxitis**
J38.5 **Pseudokrupp**
B08.0 **Pseudokuhpocken**
F45.8 **Pseudokyesis**
I31.1 **Pseudoleberzirrhose,** perikarditisch
D72.8 **Pseudoleukämie**
D64.8 – mit Anämie
C92.3 **Pseudoleukämisches Sarkom**
J18.1 **Pseudolobärpneumonie**
N30.9 **Pseudomembranöse Zystitis**
P54.6 **Pseudomenstruation**
* **Pseudomonas-**
A49.8 – aeruginosa-Infektion
A49.8 – Infektion
N39.0 — Harnwege
J15.1 – Pneumonie
P23.5 — angeboren
A41.5 – Sepsis
C80 **Pseudomyasthenisches Syndrom**
G71.1 **Pseudomyotonie**
B57.2 **Pseudomyxödem**
C78.6 **Pseudomyxoma peritonei**
F45.4 **Pseudoneuralgie**
F48.0 **Pseudoneurasthenie**
Q14.2 **Pseudoneuritis optica,** angeboren
F21 **Pseudoneurotische Schizophrenie**
K56.0 **Pseudoobstruktionsileus**
H47.3 **Pseudopapillenödem**
Q14.2 – angeboren
D30.4 **Pseudopapillom,** prostatische Harnröhre
* **Pseudopapillomatöse**
D30.9 – Urothelveränderung
D30.9 – Urothelwucherung
D30.4 – Veränderung, prostatische Harnröhre
F10.8 **Pseudoparalyse,** alkoholisch
L66.0 **Pseudopelade, Brocq-**
K66.8 **Pseudoperitonealzyste**
D75.1 **Pseudopolyglobulie**
K51.4 **Pseudopolyposis coli**
D75.1 **Pseudopolyzythämie**

F07.0 **Pseudopsychopathie,** organisch
F21 **Pseudopsychopathische Schizophrenie**
H11.8 **Pseudopterygium**
H02.4 **Pseudoptosis**
E25.8 **Pseudopubertät,** vorzeitig
* **Pseudopubertas**
E25.8 – interrenalis
E25.8 – praecox
* **Pseudoradikuläres**
M54.1 – Lumbalsyndrom
M54.1 — chronisch
M47.2 – LWS-Syndrom, degenerativ
M54.2 – Zervikalsyndrom
M47.2 — degenerativ
A24.4 **Pseudorotz**
B08.2 **Pseudorubellae**
B08.2 **Pseudorubeolae**
C46.9 **Pseudosarcomatosis haemorrhagica
pigmentosa**
M72.4 **Pseudosarkomatöse Fibromatose**
F45.8 **Pseudoschwangerschaft**
M43.1 **Pseudospondylolisthesis**
M43.1 – bei Gefügelockerung, L4/L5
M43.1 – L4/5
H47.3 **Pseudostauungspapille**
R29.0 **Pseudotetanie**
M33.1 **Pseudotrichinose**
A28.2 **Pseudotuberkulose**
* **Pseudotumor**
N28.8 – Niere
H05.1 – Orbita
H47.1 – zerebral, Stauungspapille
B01.9 **Pseudovariola [Varizellen]**
Q82.8 **Pseudoxanthom**
* **Pseudozyste**
H33.1 – Netzhaut
K86.3 – Pankreas
H33.1 – Retina
F16.2 **Psilocybinabhängigkeit**
A70 **Psittakose**
M60.0 **Psoasabszeß**
M62.8 **Psoasblutung**
M62.4 **Psoashartspann**
M60.8 **Psoasmyositis**
M60.0 **Psoasphlegmone**
L22 **Psoriasiformer Windelausschlag**
L40.9 **Psoriasis**
L40.0 – anularis
L40.5 – arthropathica
L40.8 – behaarter Kopf
L40.8 – capillitii
L40.0 – capitis
L40.0 – circinata
L40.8 – corporis
L40.8 – ekzematisiert
L40.5 – Gelenk

| | |
|---|---|
| L40.9 | **Psoriasis** (Forts.) |
| L40.9 | – generalisiert |
| L40.0 | – geographica |
| L40.4 | – guttata |
| L40.0 | – gyrata |
| L40.9 | – intertriginös |
| L40.8 | – inversa |
| L40.8 | – Kopfhaut |
| L40.8 | – Nagel |
| L40.8 | – nodosa, mit Keratitis |
| L40.0 | – nummularis |
| L40.3 | – palmoplantaris |
| L40.1 | – pustulosa |
| L40.1 | — generalisiert |
| L40.3 | — palmoplantaris |
| L40.0 | – serpiginosa |
| L40.8 | – unguium |
| L40.0 | – vulgaris |
| L40.0 | — exsudativa |
| L40.5 | **Psoriasis-Arthropathie** |
| L40.9 | **Psoriasisähnliche Affektion** |
| L40.5 | **Psoriasisarthritis** |
| L40.9 | **Psoriatiformes Bild** |
| * | **Psoriatische** |
| N48.1 | – Balanitis |
| N48.1 | – Balanoposthitis |
| F45.4 | **Psychalgie** |
| F48.8 | **Psychasthenie** |
| F48.8 | **Psychasthenische Neurose** |
| F99 | **Psychiatrische Erkrankung** |
| * | **Psychische** |
| F43.9 | – Dekompensation |
| F43.0 | — akut |
| F99 | – Erkrankung |
| F62.1 | – Krankheit, mit andauernder Persönlichkeitsänderung |
| F81.8 | – Lernstörung |
| F99 | – Probleme |
| F99 | – Störung |
| O99.3 | — bei Gravidität |
| F53.9 | — im Wochenbett |
| N94.3 | — prämenstruell |
| F43.8 | — reaktiv |
| R45.8 | – Verstimmung |
| * | **Psychischer** |
| R53 | – Abbauprozeß, allgemein |
| F43.9 | – Ausnahmezustand |
| T74.3 | – Mißbrauch |
| F45.3 | – Spasmus, Verdauungstrakt |
| R53 | – und physischer Abbauprozeß, allgemein |
| * | – Ursprung |
| * | — funktionelle Störung |
| F45.3 | —— Atmungsorgan |
| F45.8 | —— Haut |
| F45.3 | —— Magen-Darm-Trakt |
| F45.8 | —— Muskel-Skelett-System |

| | |
|---|---|
| * | **Psychischer** (Forts.) |
| * | – Ursprung (Forts.) |
| * | — funktionelle Störung (Forts.) |
| F45.8 | —— Urogenitalsystem |
| F45.9 | — Funktionsstörung |
| * | **Psychisches** |
| F60.3 | – Borderline-Syndrom, bei Persönlichkeitsstörung |
| F80.0 | – Lallen |
| F80.8 | – Lispeln |
| * | **Psycho-** |
| F45.9 | – neurovegetative Dysregulation |
| F52.9 | – sexuelle Störung |
| F07.9 | – Syndrom |
| F06.9 | — hirnorganisch |
| N50.8 | — im Climacterium virile |
| B23.8 | — organisch, bei HIV-Krankheit |
| * | **Psychogene** |
| F45.3 | – Achylie |
| F45.3 | – Aerophagie |
| N91.2 | – Amenorrhoe |
| F45.3 | – Anazidität |
| F50.0 | – Anorexie |
| F52.3 | – Anorgasmie |
| F45.3 | – Apepsie |
| F50.0 | – Aphagie |
| F45.3 | – Atemstörung |
| F45.3 | – Bauchschmerzen |
| F43.9 | – Belastungsreaktion |
| F45.8 | – Blutsystemstörung |
| * | – Colitis |
| F54 | — mucosa |
| F54 | — ulcerosa |
| F45.3 | – Darmneurose |
| F32.9 | – Depression |
| F45.8 | – Dysmenorrhoe |
| F52.6 | – Dyspareunie |
| F45.3 | – Dyspnoe |
| F98.0 | – Enuresis |
| F99 | – Erkrankung |
| F30.8 | – Erregung |
| F50.4 | – Freßsucht |
| F45.4 | – Gastralgie |
| F45.3 | – Gastrektasie |
| F28 | – Halluzination |
| F45.8 | – Hautreaktion |
| F45.3 | – Herzbeschwerden |
| F45.3 | – Herzkrankheit, funktionell |
| F45.3 | – Hyperchylie, gastrisch |
| F45.3 | – Hyperemesis |
| F51.1 | – Hypersomnie |
| F45.3 | – Hypertonie |
| F45.3 | – Hyperventilation |
| F45.3 | – Hypoazidität |
| F52.2 | – Impotenz |
| F52.2 | — männlich |

**P**

| | | | | |
|---|---|---|---|---|
| * | **Psychogene** (Forts.) | | * | **Psychogener** (Forts.) |
| G47.0 | – Insomnie | | F45.3 | – Reizmagen |
| F45.3 | – kardiovaskuläre Störung | | F45.4 | – Rückenschmerzen |
| F59 | – körperliche Funktionsstörung | | F45.3 | – Sanduhrmagen |
| F45.3 | – Kreislaufstörung | | F45.8 | – Schiefhals |
| F45.8 | – Lymphsystemstörung | | F45.3 | – Schluckauf |
| F45.3 | – Magen-Darm-Störung | | F45.8 | – Schwindel |
| F45.3 | – Magenbeschwerden, nervös | | F45.3 | – Singultus |
| F45.8 | – Miktionsstörung | | F45.8 | – Spasmus |
| F45.3 | – Obstipation | | F44.2 | – Stupor |
| F45.8 | – Paralyse | | F45.8 | – Tortikollis |
| F45.3 | – paroxysmale Tachykardie | | F45.8 | – Tremor |
| F52.2 | – Potenzschwäche | | F52.5 | – Vaginismus |
| F52.2 | – Potenzstörung | | F50.5 | – Vomitus |
| F45.8 | – Prostatareizung | | * | **Psychogenes** |
| F23.9 | – Psychose | | F45.3 | – Asthma |
| F23.3 | — paranoid | | F50.5 | – Erbrechen |
| F45.8 | – Restharnretention | | F50.5 | — periodisch |
| F51.9 | – Schlafstörung | | F45.3 | – Gähnen |
| F52.9 | – Sexualschwäche | | F98.5 | – Stammeln |
| F52.9 | – Sexualstörung | | F98.5 | – Stottern |
| F45.8 | – Sinnesorganstörung | | F95.9 | – Zucken, Lid |
| N97.8 | – Sterilität, bei der Frau | | R45.8 | **Psycholabilität** |
| F45.9 | – Störung | | * | **Psychomotorische** |
| F45.3 | — Atmungsorgan | | G40.2 | – Epilepsie |
| F45.8 | — Bewegungsorgan | | F83 | – Retardierung |
| F45.8 | — endokrin | | * | – Störung |
| F45.8 | — endokrines System | | F43.0 | — bei akuter Belastungsreaktion |
| F45.8 | — Harnorgan | | * | — vorwiegend, bei |
| F52.9 | — sexuell | | F43.0 | —— akuter Belastungsreaktion |
| F45.3 | – Subazidität | | F43.0 | —— Ausnahmezustand, reaktiv |
| F45.3 | – Superazidität | | R45.1 | – Unruhe |
| F45.3 | – Tachykardie | | G40.2 | **Psychomotorischer Anfall** |
| F44.6 | – Taubheit | | * | **Psychomotorisches** |
| F44.5 | – Tetanie | | G40.2 | – Anfallsleiden |
| F45.8 | – Urogenitalstörung | | F82 | – Defizit |
| F54 | – Urtikaria | | * | **Psychonervöse** |
| F45.3 | – Verdauungsstörung | | F48.0 | – Erschöpfung |
| F69 | – Verhaltensstörung | | F45.9 | – Störung |
| F45.8 | – Vertigo | | F48.9 | **Psychoneurose** |
| F44.8 | – Verwirrtheit | | F60.8 | **Psychoneurotische Persönlichkeit** |
| F45.4 | – Wirbelsäulenschmerzen | | F07.9 | **Psychoorganisches Syndrom** |
| * | **Psychogener** | | F05.9 | – akut |
| F44.8 | – Anfall | | F09 | – subakut |
| F50.8 | – Appetitverlust | | F60.9 | **Psychopathie** |
| F43.9 | – Ausnahmezustand, unklar | | F34.0 | – affektiv |
| F44.8 | – Dämmerzustand | | F60.5 | – anankastisch |
| F45.3 | – Enterospasmus | | F60.2 | – antisozial |
| F30.8 | – Erregungszustand | | F84.5 | – autistisch |
| F45.3 | – Husten | | F34.1 | – hypothym |
| F45.8 | – Juckreiz | | F60.4 | – hysterisch |
| F45.4 | – Kopfschmerz | | F94.2 | – Kind |
| F45.3 | – Lufthunger | | F60.0 | – paranoid |
| F54 | – Magenulkus | | F07.0 | – Pseudo-, organisch |
| T74.3 | – Mißbrauch | | F60.1 | – schizoid |
| F45.8 | – Pruritus | | | |

| | |
|---|---|
| * | **Psychopathische** |
| F60.2 | – Persönlichkeit |
| F60.2 | – Persönlichkeitsstörung |
| F45.9 | **Psychoreaktive Störung** |
| F45.9 | **Psychoreaktives Syndrom** |
| F29 | **Psychose** |
| F25.9 | – Affekt-, bei Schizophrenie |
| F39 | – affektiv |
| F23.9 | – akut |
| F10.5 | – alkoholisch |
| F10.6 | — Korsakow- |
| F10.5 | — mit Polyneuritis |
| F03 | – Alters- |
| F41.1 | – Angst- |
| F01.9 | – arteriosklerotisch, zerebral |
| F84.1 | – atypisch, im Kindesalter |
| * | – bei |
| F09 | — Gehirnerkrankung, organisch |
| F06.9 | — Hirnkrankheit, organisch |
| F06.8 | — Hirntumor |
| F05.9 | — Infektion, intrakraniell |
| F06.8 | — Krampfleiden |
| F09 | — ZNS-Degeneration |
| * | – bipolar, affektiv |
| F31.7 | — gegenwärtig remittiert |
| F31.6 | — gemischte Episode |
| F31.5 | — schwere depressive Episode, mit psychotischen Symptomen |
| F29 | – chronisch |
| F32.3 | – depressiv |
| F84.3 | – desintegrativ |
| * | – durch |
| F19.5 | — Drogen |
| F19.5 | —— halluzinatorisch |
| F19.5 | —— paranoid |
| F19.5 | —— paranoid-halluzinatorisch |
| F19.5 | — Drogenintoxikation |
| F06.8 | — endokrine Störung |
| F06.8 | —— akut |
| F06.8 | — Stoffwechselstörung, akut |
| F29 | – endogen |
| F06.8 | – epileptisch |
| O99.3 | – Generations- |
| O99.3 | – Gestations- |
| O99.3 | – Graviditäts- |
| F21 | – Grenz- |
| F06.8 | – hirnorganisch |
| F30.0 | – hypomanisch |
| F44.9 | – hysterisch, akut |
| F84.0 | – im Kindesalter |
| F24 | – induziert |
| F84.0 | – infantil |
| F28 | – Involutions- |
| F28 | – klimakterisch |
| F09 | – körperlich |
| F10.6 | – Korsakow- |

| | |
|---|---|
| F29 | **Psychose** (Forts.) |
| F53.1 | – Laktations- |
| F28 | – larviert |
| F28 | – latent |
| F30.2 | – manisch |
| F31.9 | – manisch-depressiv |
| F33.2 | — mit Depression |
| F25.2 | – Misch- |
| F53.1 | – nach Abort |
| F29 | – nichtorganisch |
| F09 | – organisch |
| F09 | – akut |
| F05.8 | —— bei Infektionskrankheit |
| * | — bei |
| F06.8 | —— Ernährungsstörung |
| F09 | —— Infektionskrankheit |
| F06.8 | —— Stoffwechselstörung |
| F06.8 | —— Syphilis, ZNS |
| F09 | — chronisch |
| F06.8 | — durch intrakranielle Infektion |
| F05.9 | — posttraumatisch, akut |
| F03 | — präsenil |
| F03 | — senil |
| F09 | — subakut |
| F22.0 | – paranoid |
| F22.0 | — einfach |
| F24 | — induziert |
| F22.0 | – paranoid-halluzinatorisch |
| F20.0 | – paranoid-schizophren |
| F06.8 | – postoperativ |
| F06.8 | – posttraumatisch |
| F03 | – präsenil |
| F23.9 | – psychogen |
| F23.3 | — paranoid |
| F53.1 | – puerperal |
| F53.1 | — chronisch |
| F23.9 | – reaktiv |
| F32.3 | — depressiv |
| F25.9 | – schizoaffektiv |
| F20.9 | – schizophren |
| F25.2 | — affektiver Typ |
| O99.3 | – Schwangerschafts- |
| F03 | – senil |
| * | – subakut, bei |
| F06.8 | — endokriner Störung |
| F05.8 | — Infektionskrankheit |
| F53.1 | – Wochenbett |
| F53.1 | — chronisch |
| F23.0 | – zykloid |
| F28 | – zyklothym |
| G40.2 | **Psychosensorische Epilepsie** |
| F65.9 | **Psychosexuelle Identitätsstörung** |
| F64.2 | – im Kindesalter |
| * | **Psychosomatische** |
| F45.9 | – Beschwerden |
| F32.9 | – Depression |

P

| | |
|---|---|
| * | **Psychosomatische** (Forts.) |
| F45.9 | – Dysregulation |
| F45.9 | – Erkrankung |
| F45.9 | — gynäkologisch |
| F45.9 | – Funktionsstörung |
| F54 | – Gastritis |
| F45.3 | – Herzbeschwerden |
| F45.9 | – Krankheit |
| F52.2 | – Potenzschwäche |
| F52.2 | – Potenzstörung |
| F51.9 | – Schlafstörung |
| F45.1 | – Stigmatisierung |
| F45.9 | – Störung |
| F45.9 | **Psychosomatischer Symptomenkomplex** |
| F45.9 | **Psychosomatisches Syndrom** |
| F54 | **Psychosomatogene Dermatose** |
| * | **Psychosoziale** |
| F43.0 | – Krise |
| F68.8 | – Störung |
| * | **Psychosyndrom** |
| F07.9 | – algogen |
| F07.9 | – organisch |
| F10.7 | — alkoholisch, chronisch |
| F07.2 | — nach Schädelhirntrauma |
| * | **Psychotische** |
| F32.3 | – Depression, Einzelepisode |
| F23.1 | – polymorphe Störung, mit Schizophreniesymptomen, akut |
| F23.2 | – schizophreniforme Störung, akut |
| F29 | – Störung |
| F23.9 | — akut, vorübergehend |
| * | — nach Gebrauch |
| F10.5 | —— Alkohol |
| F12.5 | —— Cannabinoide |
| F18.5 | —— flüchtige Lösungsmittel |
| F16.5 | —— Halluzinogene |
| F14.5 | —— Kokain |
| F11.5 | —— Opioide |
| F13.5 | —— Sedativa und Hypnotika |
| F17.5 | —— Tabak |
| F11.7 | — verzögert auftretend, Restzustand, nach Gebrauch, Opioide |
| * | – Symptome, bei |
| * | — bipolarer affektiver |
| F31.5 | —— Psychose, schwere, depressive Episode |
| F31.2 | —— Störung, manische Episode |
| F30.2 | —— Manie |
| F33.3 | —— rezidivierender depressiver Störung, schwere Episode |
| F32.3 | —— schwerer depressiver Episode |
| * | **Psychotischer** |
| F23.0 | – reaktiver Verwirrtheitszustand |
| F23.9 | – Zustand, akut |
| F29 | **Psychotisches Syndrom** |

| | |
|---|---|
| R78.5 | **Psychotrope Drogen im Blut,** Nachweis |
| * | **Psychovegetative** |
| F45.9 | – Dekompensation |
| F45.9 | – Dysregulation |
| F45.9 | – Dystonie |
| F48.0 | – Erschöpfung |
| F45.9 | – Fehlsteuerung |
| R45.8 | – Imbalance |
| R45.8 | – Labilität |
| F45.8 | – Prostatabeschwerden |
| F45.8 | – Prostatopathie |
| F51.9 | – Schlafstörung |
| F45.9 | – Störung |
| N95.9 | — Menopause |
| * | **Psychovegetativer** |
| R45.1 | – Erregungszustand |
| R45.1 | – Unruhezustand |
| * | **Psychovegetatives** |
| F45.8 | – Prostata-Syndrom |
| F45.9 | – Syndrom |
| D68.1 | **PTA** [Plasma thromboplastin antecedent]**-Mangel** |
| H11.0 | **Pterygium** |
| H11.0 | – Konjunktiva |
| H11.8 | – Pseudo- |
| H11.0 | – Rezidiv |
| Q87.1 | **Pterygium-Syndrom** |
| K12.2 | **Pterygomandibulärer Abszeß** |
| H02.7 | **Ptilosis** |
| * | **Ptose** |
| Q10.0 | – angeboren |
| H02.4 | – Augenlid |
| * | — bei |
| G90.2 | —— Horner-Syndrom |
| G71.0 | —— Muskeldystrophie |
| G70.0 | —— Myasthenie |
| H02.4 | —— Okulomotoriusparese |
| Q10.0 | — kongenital |
| H02.4 | — mechanisch |
| H02.4 | — neurologisch |
| H02.4 | — paralytisch |
| H02.4 | — senil |
| H02.4 | — traumatisch |
| K63.4 | – Eingeweide |
| J38.7 | – Larynx |
| N28.8 | – Niere |
| * | **Ptosis** |
| H53.0 | – bei Amblyopie |
| N64.8 | – mammae |
| K11.7 | **Ptyalismus** |
| O26.8 | – gravidarum |
| * | **Pubertät** |
| E30.0 | – Verzögerung |
| E30.1 | – vorzeitig |
| N92.2 | **Pubertätsblutung** |
| E30.8 | **Pubertätsfettsucht** |

F66.0  **Pubertätskonflikt**
F66.0  **Pubertätskrise**
F50.0  **Pubertätsmagersucht**
N62  **Pubertätsmammahypertrophie**
N61  **Pubertätsmastitis**
N92.2  **Pubertätsmenorrhagie**
E30.9  **Pubertätsstörung**
*  **Pubertas**
E30.1  – praecox
E30.0  – tarda
F53.0  **Puerperaldepression**
*  **Puerperale**
O99.0  – Anämie, durch Blutung
F53.1  – Demenz
O88.2  – Embolie
O92.7  – Galaktozele
O92.7  – Laktationsstörung
O88.2  – Lungenembolie
O91.1  – Milchfistel
O90.8  – Subinvolutio uteri
O90.8  – Uterushypertrophie
O85  **Puerperalendometritis**
*  **Puerperaler**
O91.1  – Brustdrüsenabszeß
O91.1  – Mammaabszeß
F53.1  – Wahnsinn
O86.8  **Puerperales Erysipel**
O85  **Puerperalfieber**
O85  **Puerperalperitonitis**
O87.9  **Puerperalphlebitis**
O87.9  **Puerperalphlebopathie**
F53.1  **Puerperalpsychose**
F53.1  – chronisch
O85  **Puerperalsepsis**
O87.9  **Puerperalthrombose**
J98.4  **Pulmolithiasis**
E85.4  **Pulmonalarterienamyloidose**
I28.1  **Pulmonalarterienaneurysma**
Q25.7  **Pulmonalarterienanomalie**
I28.8  **Pulmonalarterienarrosion**
I28.8  **Pulmonalarterienektasie**
I26.9  **Pulmonalarterienembolie**
I27.0  **Pulmonalarteriensklerose**
Q25.6  **Pulmonalarterienstenose**
Q25.6  – kongenital
I26.9  **Pulmonalarterienthrombose**
Q25.6  **Pulmonalarterienverengung**
Q25.5  **Pulmonalatresie**
*  **Pulmonale**
P27.0  – Dysmaturität
O74.1  – Geburtskomplikation, durch Anästhesie
I28.8  – Gefäßstenose
I28.8  – Gefäßstriktur
J18.1  – Hepatisation
I27.9  – Herzkrankheit
I27.9  — chronisch

*  **Pulmonale** (Forts.)
I27.0  – Hypertonie
I27.0  — primär
J81  – Hypostase
J98.4  – Infektion
*  – Insuffizienz
*  — akut, nach
J95.2  —— nicht am Thorax vorgenommener Operation
J95.1  —— Thoraxoperation
J95.3  — chronisch, nach Operation
Q33.8  – Lymphangiektasie, zystisch, kongenital
A43.0  – Nokardiose
J81  – Stauung
A21.2  – Tularämie
I26.9  **Pulmonalembolie**
*  **Pulmonaler**
I27.0  – Bluthochdruck
O74.1  – Kollaps, durch Anästhesie, bei Geburt
J45.9  **Pulmonales Asthma**
S25.4  **Pulmonalgefäßverletzung**
Q22.3  **Pulmonalklappenanomalie**, kongenital
Q22.0  **Pulmonalklappenatresie**
I37.8  **Pulmonalklappenfehler**
I09.8  – rheumatisch
I37.1  **Pulmonalklappeninsuffizienz**
Q22.2  – angeboren
I09.8  – rheumatisch
I37.9  **Pulmonalklappenkrankheit**
I37.9  – arteriosklerotisch, chronisch
I09.8  – rheumatisch
I37.0  **Pulmonalklappenstenose**
Q22.1  – angeboren
I37.0  – erworben
I37.2  – mit Insuffizienz
I09.8  – rheumatisch
I09.8  **Pulmonalklappenvitium**, rheumatisch
*  **Pulmonalstenose**
Q25.6  – Arterie
Q25.6  — kongenital
Q24.3  – infundibulär
I37.0  – Klappe
I37.0  — erworben
I37.0  – valvulär
I09.8  — rheumatisch
I26.9  **Pulmonalthrombose**
I26.9  **Pulmonalvenenthrombose**
M31.0  **Pulmorenales hämorrhagisches Syndrom**
K04.0  **Pulpaabszeß**
E85.4  **Pulpaamyloidose**
K04.9  **Pulpablutung**
K04.2  **Pulpadegeneration**
K04.1  **Pulpagangrän**
K04.3  **Pulpahartsubstanzbildung**, irregulär
K04.2  **Pulpahyalinose**

**P**

| | |
|---|---|
| K04.9 | **Pulpahyperplasie** |
| K04.9 | **Pulpakrankheit** |
| K04.1 | **Pulpanekrose** |
| K04.0 | **Pulpapolyp** |
| K04.9 | **Pulpasiderose** |
| K04.2 | **Pulpaverkalkung** |
| K04.0 | **Pulpitis** |
| * | **Pulsionsdivertikel** |
| K22.5 | – Ösophagus |
| K22.5 | – Speiseröhre |
| * | **Pulsus** |
| R00.8 | – alternans |
| R00.8 | – bigeminus |
| R00.8 | – trigeminus |
| E14.3 | **Punktblutung,** diabetische Augen-komplikation |
| H21.4 | **Pupillarmembran** |
| Q13.2 | – persistierend |
| H21.2 | **Pupillarsaumatrophie** |
| H21.2 | **Pupillarsaumdegeneration** |
| H21.3 | **Pupillarsaumzyste** |
| Q13.2 | **Pupillenatresie** |
| H57.0 | **Pupillendifferenz** |
| Q13.2 | **Pupillenektopie** |
| Q13.2 | – kongenital |
| H57.0 | **Pupillenentrundung** |
| H57.0 | **Pupillenerweiterung** |
| H57.0 | **Pupillenfunktionsanomalie** |
| H57.0 | **Pupillenmyotonie** |
| H57.0 | **Pupillenreaktion,** paradox |
| A52.1 | **Pupillenstarre,** reflektorisch [Argyll-Robertson-Phänomen] |
| H57.0 | **Pupillenstörung** |
| H57.0 | – Anisokorie |
| H57.0 | – mechanisch |
| H57.0 | – medikamentös |
| H21.5 | **Pupillenverziehung,** erworben |
| H21.2 | **Pupillenzyste,** miotisch |
| H57.0 | **Pupillotonie** |
| D60.9 | **Pure red cell aplasia** |
| E79.9 | **Purin-Stoffwechselstörung** |
| D81.5 | **Purinnukleosid-Phosphorylase-Mangel** |
| D69.2 | **Purpura** |
| D69.0 | – allergisch |
| D69.0 | – anaphylactoides |
| L81.7 | – anularis teleangiectodes |
| D65 | – fibrinolytisch |
| D65 | – fulminans |
| D69.0 | – gangränös |
| D69.0 | – Gehirn |
| D69.3 | – hämorrhagisch |
| D69.0 | – Hirn |
| D69.3 | – idiopathisch, thrombozytopenisch (Werlhof) |
| L81.7 | – Pigment- |
| L81.7 | — chronisch |

| | |
|---|---|
| D69.2 | **Purpura** (Forts.) |
| D69.0 | – rheumatisch |
| D69.0 | – Schönlein-Henoch |
| D69.2 | – senilis |
| D69.2 | – simplex |
| D69.1 | – thrombasthenica |
| D69.3 | – thrombotisch-thrombozytopenisch |
| D69.3 | – thrombozytopenisch |
| B03 | – variolosa |
| H35.6 | **Purtscher,** Morbus |
| * | **Purulente** |
| H10.5 | – Blepharokonjunktivitis, chronisch |
| L08.0 | – Dermatitis |
| H44.0 | – Endophthalmitis |
| J04.0 | – Laryngitis |
| G00.9 | – Meningitis |
| H66.4 | – Otitis |
| H66.4 | — media |
| H66.0 | —— akut |
| H66.3 | —— chronisch |
| N41.2 | – Prostatitis |
| J31.0 | – Rhinitis |
| L08.9 | **Pustel** |
| L08.9 | – Haut |
| A22.0 | **Pustula maligna** |
| L70.0 | **Pustulöse, papulo-,** Akne |
| * | **Pustulöses** |
| L40.3 | – Bakterid |
| N76.8 | – Vulvaekzem |
| * | **Pustulosis** |
| L40.3 | – palmoplantaris |
| L13.1 | – subcornealis |
| O90.8 | **Putride Lochien** |
| I73.9 | **PVK** [Periphere Verschlußkrankheit], arteriell |
| A41.9 | **Pyämie** |
| K75.1 | – Pfortader |
| O88.3 | **Pyämische Embolie,** bei Entbindung |
| M00.9 | **Pyarthrose** |
| N12 | **Pyelitis** |
| N10 | – akut |
| O23.0 | – bei Schwangerschaft |
| N11.9 | – chronisch |
| O23.0 | – gravidarum |
| N20.9 | – mit Stein |
| O86.2 | – postpartal |
| A18.1 | – tuberkulös |
| N12 | **Pyelonephritis** |
| N12 | – abszedierend |
| N10 | – akut |
| N12 | – bakteriell |
| N10 | — akut |
| * | – bei |
| O23.0 | —— Schwangerschaft |
| B37.4 | —— Soor |
| N10 | – bilateral, akut |

N12    **Pyelonephritis** (Forts.)
N11.9  – chronisch
N11.1  — obstruktiv
B37.4  – durch Candida
N12    – eitrig
O23.0  – gravidarum
N20.9  – mit Stein
N11.0  – Reflux-
N11.9  – rezidivierend
A18.1  – tuberkulös
N11.9  **Pyelonephritische Schrumpfniere**
N11.1  **Pyelonephrose**
O26.8  – bei Gravidität
N11.9  – chronisch
N20.9  – mit Stein
N28.8  **Pyeloureteritis cystica**
N12    **Pyelozystitis**
O23.3  – bei Gravidität
N20.9  – mit Stein
Q89.4  **Pygopagus**
G40.3  **Pyknolepsie**
K75.1  **Pylephlebitis**
K31.3  **Pylorospasmus**
Q40.8  **Pylorusatresie**
K29.9  **Pylorusentzündung**
K31.1  **Pylorushypertrophie**
K31.8  **Pylorusinsuffizienz**
C16.4  **Pyloruskarzinom**
K31.1  **Pylorusstenose**
*      – hypertrophisch
Q40.0  — angeboren
K31.1  — beim Erwachsenen
Q40.0  – kongenital
Q40.0  — hypertrophisch
L88    **Pyoderma gangraenosum**
L08.0  **Pyodermie**
L88    – gangränös
L08.0  – perioral
*      **Pyogene**
M00.9  – Arthritis
L08.0  – Hautinfektion
H10.8  – Konjunktivitis
M00.9  – Polyarthritis
N13.6  **Pyohydronephrose**
N76.0  **Pyokolpos**
N71.9  **Pyometra**
N71.0  – akut
N71.1  – chronisch
N71.9  **Pyometritis**
M60.0  **Pyomyositis**
N12    **Pyonephritis**
O23.0  – bei Gravidität
N13.6  **Pyonephrose**
N13.6  – akut
N13.6  – chronisch
I30.1  **Pyoperikarditis**

I30.1  **Pyopneumoperikard**
J86.9  **Pyopneumothorax**
*      **Pyorrhoe**
K05.3  – Alveolar-
K05.3  – parodontal
N70.9  **Pyosalpingitis**
N70.0  – akut
N70.1  – chronisch
N70.9  **Pyosalpinx**
N70.0  – akut
A41.9  **Pyoseptikämie**
J86.9  **Pyothorax**
J86.0  – mit Fistel
J86.9  – ohne Fistel
H66.4  **Pyotympanon**
N28.8  **Pyoureter**
N70.9  **Pyovar**
N70.0  – akut
N30.9  **Pyovesica**
*      **Pyozele**
N34.0  – Harnröhre
J32.9  – Nasenmuschel
N34.0  – Urethra
G06.0  **Pyozephalus**
N30.8  **Pyozystitis**
H70.2  **Pyramideneiterung**
H70.2  **Pyramidenspalteiterung**, akut
T39.2  **Pyrazolon-Derivat-Vergiftung**
R50.9  **Pyrexie**
O86.4  – unbekannt, Wochenbett
Q75.0  **Pyrgozephalus**
*      **Pyridoxin-**
E53.1  – Mangel
D64.3  – Mangelanämie
E79.9  **Pyrimidin-Stoffwechselstörung**
F63.1  **Pyromanie**
R12    **Pyrosis**
D55.2  **Pyruvatkinase-Mangelanämie**
N39.0  **Pyurie**

**P**

# – Q –

| | |
|---|---|
| A78 | **Q-Fieber** |
| E87.6 | **QT-Syndrom** |
| L50.9 | **Quaddelausschlag** |
| L50.9 | **Quaddelfieber** |
| L50.9 | **Quaddelsucht** |
| G90.8 | **Quadranten-Syndrom** |
| H53.4 | **Quadrantenanopsie** |
| H53.4 | – Gesichtsfeld |
| H53.4 | **Quadrantenhemianopsie** |
| Q23.8 | **Quadrikuspidale Aortenklappe** |
| G82.5 | **Quadriplegie** – s.a. Tetraplegie |
| G80.8 | – infantil |
| G82.4 | – spastisch |
| D69.1 | **Qualitativer Thrombozytendefekt** |
| T63.6 | **Quallenvergiftung** |
| A93.8 | **Quaranfil-Fieber** |
| F10.2 | **Quartalssäufer** |
| J62.8 | **Quarzlunge** |
| N17.0 | **Quecksilber-Nephrose** |
| A77.3 | **Queenslandfieber** |
| A77.3 | **Queenslandzeckenfieber** |
| N40 | **Querbarre,** Harnblasenhals |
| S02.1 | **Querbruch,** Felsenbein |
| Q52.1 | **Queres Vaginalseptum** |
| S02.1 | **Querfraktur,** Felsenbein |
| * | **Querfurchen** |
| L60.4 | – Beau-Reil- |
| L60.4 | – Nagel |
| C18.4 | **Querkolon,** Neubildung, bösartig |
| C18.4 | **Querkolonadenokarzinom** |
| C18.4 | **Querkolonkarzinom** |
| * | **Querlage** |
| O32.2 | – Betreuung der Schwangeren |
| O32.2 | – Fetus |
| O64.4 | – Geburtshindernis |
| S83.2 | **Querriß,** Innenmeniskushinterhorn |
| S37.0 | **Querruptur,** Niere |
| G95.9 | **Querschnittslähmung** |
| G80.9 | – infantil |
| G83.9 | – spastisch |
| G04.9 | **Querschnittsmyelitis** |
| G95.9 | **Querschnittssyndrom** |
| F22.8 | **Querulantenwahn** |
| M65.4 | **Quervain,** Morbus de [Tendovaginitis stenosans] |
| * | **Quervain-** |
| M65.4 | – Krankheit, De- [Tendovaginitis stenosans] |
| E06.1 | – Thyreoiditis, De- |

| | |
|---|---|
| A78 | **Query-Fieber** |
| T14.0 | **Quetschung** |
| G93.5 | – Gehirn |
| S30.2 | – Hoden |
| S00.2 | – Lid |
| O69.5 | – Nabelschnur, Entbindungskomplikation |
| S37.0 | – Niere |
| S30.2 | – Penis |
| S30.2 | – Skrotum |
| S20.2 | – Thorax |
| S30.2 | – Vulva |
| T79.5 | **Quetschungssyndrom** |
| T14.0 | **Quetschwunde** |
| P12.3 | – behaarte Kopfhaut, durch Geburtsverletzung |
| P58.0 | – Neugeborenenikterus, durch |
| * | **Queyrat-** |
| D07.4 | – Erythroplasie |
| D07.4 | – Syndrom |
| T78.3 | **Quincke-Ödem** |
| G50.0 | **Quintus-Neuralgie** |

# – R –

A82.9 **Rabies**
* **Rachen**
D00.0 – Carcinoma in situ
T28.5 – Mund-Verätzung
T28.0 – Mund-Verbrennung
A30.9 **Rachenaussatz**
R04.1 **Rachenblutung**
A36.0 **Rachenbräune**
A36.0 **Rachendiphtherie**
J02.9 **Rachenentzündung**
J02.9 – akut
J31.2 – atrophisch
J31.2 – chronisch
J02.0 – durch Streptokokken
T17.2 **Rachenfremdkörper**
A54.5 **Rachenhöhlengonorrhoe**
J02.9 **Racheninfekt,** akut
J02.9 **Racheninfektion**
J02.0 – durch Streptokokken
J02.9 – fieberhaft
J02.9 — akut
C14.0 **Rachenkarzinom**
J02.9 **Rachenkatarrh**
J31.2 – chronisch
C14.0 **Rachenkrebs**
A30.9 **Rachenlepra**
D17.0 **Rachenlipom**
J03.9 **Rachenmandelentzündung**
J35.2 **Rachenmandelhyperplasie**
J35.2 **Rachenmandelhypertrophie**
J35.3 – und Gaumenmandelhypertrophie
C11.1 **Rachenmandelkarzinom**
J35.2 **Rachenmandelvergrößerung**
J35.2 **Rachenmandelwucherung**
D37.0 **Rachenmischtumor**
Q38.8 **Rachenmißbildung**
* **Rachenneubildung**
C14.0 – bösartig
D10.9 – gutartig
D37.0 – unsicher
J39.1 **Rachenphlegmone**
J39.2 **Rachenpolyp**
S10.0 **Rachenprellung**
* **Rachenring**
C10.2 – seitliche Wand, Karzinom
C14.2 – Waldeyer, Karzinom
C10.9 **Rachenringkarzinom**
C10.3 – hinten

C10.9 **Rachenringkrebs**
C10.3 – hinten
C10.2 – seitlich
* **Rachenringneubildung**
C10.9 – bösartig
C10.3 — hinten
C10.2 — seitlich
D37.0 – unsicher
C10.8 **Rachenringverbindungszonen-
karzinom**
B00.2 **Rachenschleimhautentzündung,** herpe-
tisch
A51.3 **Rachensyphilis,** sekundär
D37.0 **Rachenteratom**
S10.1 **Rachenverletzung,** oberflächlich
C13.2 **Rachenwand,** hinten, Hypopharynx,
Karzinom
S11.2 **Rachenwunde,** offen
E55.0 **Rachitis**
E55.0 – Adoleszenten-
E55.0 – aktiv
E55.0 – akut
M83.9 – beim Erwachsenen
E55.0 – florid
E64.3 – Folge
E55.0 – infantil
E83.3 – Phosphatasemangel-
Z29.- – Prophylaxe
N25.0 – renal
E64.3 – Spätfolge
M83.9 – tarda
E83.3 – Vitamin-D-resistent
* **Rachitische**
E64.3 – Kielbrust
E64.3 – Kraniotabes
A55 **Racouchot-Favre,** Morbus [Elastoidosis
cutis nodularis]
M77.8 **Radiale Epikondylopathie**
G56.3 **Radialisläsion**
G56.3 **Radialisneuritis**
G56.3 **Radialisparese**
K04.8 **Radikuläre Zahnzyste**
M54.1 **Radikulärsyndrom,** lumbal
M54.1 **Radikulitis**
B23.8 – bei HIV-Krankheit
M54.1 – brachial
A69.2 – Meningo-, lymphozytär (Bannwarth)
* – Nervus
H93.3 — acusticus
H46 — opticus
G04.9 **Radikulomyelitis**
G61.0 **Radikuloneuritis**
M54.1 **Radikulopathie**
M51.1 – bei Bandscheibenschaden, lumbal
M50.1 – mit Bandscheibenschaden, zervikal

**Q**
**R**

| | |
|---|---|
| L58.9 | **Radiodermatitis** |
| L58.0 | – akut |
| L58.1 | – chronisch |
| J70.0 | **Radiogene Pneumonie** |
| O28.4 | **Radiologischer Befund,** abnorm, bei |
| | Graviditäts-Screening |
| T66 | **Radionekrose** |
| K10.2 | – Kiefer |
| M19.9 | **Radioulnararthrose** |
| N30.4 | **Radiozystitis** |
| N30.4 | **Radiumblase** |
| T66 | **Radiumschädigung** |
| Q71.4 | **Radiusaplasie** |
| S52.8 | **Radiusfraktur** |
| S52.5 | – distal |
| S52.5 | – loco typico |
| S52.8 | – mit Ulnafraktur |
| S52.6 | — distal |
| * | – offen |
| S52.5 | — distal |
| S52.1 | — proximal |
| S52.1 | – proximal |
| S52.3 | – Schaft |
| S52.8 | **Radiusgrünholzfraktur** |
| Q71.8 | **Radiushypoplasie** |
| C79.5 | **Radiuskarzinom** |
| M99.8 | **Radiusköpfchen,** Blockierung |
| M77.1 | – bei Epikondylitis |
| S52.1 | **Radiusköpfchenfraktur** |
| S53.0 | **Radiusköpfchenluxation** |
| C40.0 | **Radiusneubildung,** bösartig |
| M92.1 | **Radiusosteochondrose,** juvenil |
| Q71.4 | **Radiusreduktionsdefekt,** longitudinal |
| C40.0 | **Radiussarkom** |
| S52.3 | **Radiusschaftfraktur** |
| S52.3 | – offen |
| S52.4 | – und Ulnaschaftfraktur |
| S52.5 | **Radiustrümmerfraktur,** distal |
| B86 | **Räude** |
| F95.1 | **Räusperzwang** |
| B71.8 | **Raillietiniasis** |
| G11.1 | **Ramsay-Hunt-Syndrom** [Dyssynergia cerebellaris myoclonica] |
| O45.8 | **Randsinusblutung,** Plazenta |
| D18.0 | **Rankenangiom** |
| K11.6 | **Ranula** |
| * | **Rapid-progressives nephritisches** |
| N01.9 | – Syndrom |
| * | — mit |
| N01.6 | —— Dense-deposit-Krankheit |
| * | —— diffuser |
| N01.4 | —— endokapillär-proliferativer Glomerulonephritis |
| N01.2 | —— membranöser Glomerulonephritis |
| N01.5 | —— mesangiokapillärer Glomerulonephritis |

| | |
|---|---|
| * | **Rapid-progressives nephritisches** (Forts.) |
| N01.9 | – Syndrom (Forts.) |
| * | — mit (Forts.) |
| * | —— diffuser (Forts.) |
| N01.3 | —— mesangioproliferativer Glomerulonephritis |
| N01.1 | —— fokaler glomerulärer Läsion |
| N01.7 | —— Glomerulonephritis, mit diffuser Halbmondbildung |
| N01.0 | —— minimaler glomerulärer Läsion |
| N01.1 | —— segmentaler glomerulärer Läsion |
| M85.8 | **Rarefikation,** Knochen |
| R00.0 | **Rasen,** Herz |
| F30.9 | **Raserei** |
| E83.3 | **Rathbun-Syndrom** |
| D44.3 | **Rathke-Tasche,** Tumor |
| B71.0 | **Rattenbandwurm-Infektion** |
| * | **Rattenbiß-** |
| A25.9 | – Fieber |
| A25.9 | – Krankheit |
| * | — durch |
| A25.0 | —— Spirillen |
| A25.1 | —— Streptobazillen |
| A75.2 | **Rattenfleckfieber** |
| F17.1 | **Rauchen** |
| F17.1 | – exzessiv |
| F17.1 | — Zigaretten |
| K13.2 | **Raucher-Leukokeratose** |
| I73.1 | **Raucherbein** |
| J42 | **Raucherbronchitis,** chronisch |
| F17.3 | **Raucherentwöhnung** |
| J41.0 | **Raucherhusten** |
| T59.9 | **Rauchintoxikation** |
| T59.9 | **Rauchvergiftung** |
| * | **Raumforderung** |
| D30.0 | – benigne, Niere |
| D41.4 | – Blasenbereich |
| H47.1 | – intrakraniell, Stauungspapille |
| R22.9 | – lokalisiert |
| D44.1 | – Nebenniere |
| D41.0 | – Niere |
| D41.1 | – Nierenbecken |
| D41.0 | – Nierenpol |
| * | **Rausch** |
| F10.0 | – akut, bei Alkoholabhängigkeit |
| F10.0 | – Alkohol |
| F19.0 | – Drogen, pathologisch |
| F16.0 | – LSD [Lysergsäurediäthylamid] |
| F10.0 | – pathologisch |
| H93.1 | **Rauschen,** Ohr |
| F19.2 | **Rauschgiftabhängigkeit** |
| F19.3 | **Rauschgiftentzugssyndrom** |
| * | **Raynaud** |
| I73.0 | – Gangrän |
| I73.0 | – Krankheit |

| | |
|---|---|
| * | **Raynaud** (Forts.) |
| I73.0 | – Morbus |
| I73.0 | – Phänomen |
| M34.1 | — Ösophagusdysfunktion, Sklerodak- |
| | tylie, Teleangiektasie, Calcinosis cu- |
| | tis, bei progressiver systemischer |
| | Sklerose [CREST-Syndrom] |
| I73.0 | — sekundär |
| I73.0 | – Syndrom |
| * | **Re-** |
| I47.0 | – entry, mit ventrikulärer Arrhythmie |
| O82.0 | – Sectio caesarea |
| * | **Reaktion** |
| T78.4 | – allergisch |
| T63.4 | — auf Insektenstich |
| F41.1 | – Angst- |
| F48.0 | – asthenisch |
| * | – auf |
| F43.0 | — Belastung, akut, mit vorherrschender |
| | psychomotorischer Störung |
| T63.4 | — Insektenstich |
| F43.9 | – bei schwerer Belastung |
| F43.0 | – Belastungs-, akut |
| F43.0 | — Mischform |
| * | — mit |
| F43.0 | —— Bewußtseinsstörung |
| F43.0 | —— emotionaler Störung |
| F43.0 | —— psychomotorischer Störung |
| F32.9 | – depressiv |
| F43.2 | — kurzdauernd |
| F43.2 | — langdauernd |
| F44.9 | – dissoziativ |
| G40.9 | – epileptisch |
| F48.9 | – Erlebnis- |
| F40.9 | – Furcht- |
| F43.0 | – Haß-, akut |
| * | – Haut |
| L23.9 | — allergisch |
| F45.8 | — psychogen |
| F44.9 | – hysterisch |
| D69.0 | – immunvaskulär |
| L43.2 | – lichenoid, durch Arzneimittel |
| F31.9 | – manisch-depressiv |
| F31.8 | — hypomanische Form |
| F31.8 | — manische Form |
| F33.2 | — mit Depression |
| * | – nach |
| G97.1 | — Lumbalpunktion |
| G97.1 | — Spinalpunktion |
| F34.1 | – neurotisch-depressiv |
| F23.3 | – paranoid |
| F23.3 | — akut |
| F22.0 | — chronisch |
| F40.9 | – phobisch |
| L56.1 | – photoallergisch, durch Arzneimittel |
| L56.0 | – phototoxisch, durch Arzneimittel |

| | |
|---|---|
| * | **Reaktion** (Forts.) |
| F43.9 | – psychogen, bei Belastung |
| F20.9 | – schizophren |
| R79.9 | – Serum |
| * | – Streß- |
| F43.0 | — akut |
| F43.9 | — schwer |
| F43.2 | — Trauer- |
| F43.2 | — abnorm |
| F93.8 | – überängstlich, beim Kind |
| R46.4 | **Reaktionsvermögen,** herabgesetzt, Ver- |
| | langsamung |
| F32.9 | **Reaktiv-depressives Syndrom** |
| * | **Reaktive** |
| M02.9 | – Arthritis |
| F94.1 | – Bindungsstörung, im Kindesalter |
| F32.9 | – Depression |
| F32.9 | — akut |
| F33.9 | — chronisch |
| F33.2 | — endogen |
| F32.2 | — schwer |
| F34.1 | – depressive Verstimmung |
| M54.5 | – Dorsolumbalgie |
| K75.2 | – Hepatitis, unspezifisch |
| H11.8 | – lymphoide Bindehautinfiltration |
| F32.9 | – Melancholie |
| L87.1 | – perforierende Kollagenose |
| F43.8 | – psychische Störung |
| F23.9 | – Psychose |
| F32.3 | — depressiv |
| * | **Reaktiver** |
| F41.1 | – Angstzustand |
| F43.0 | – Ausnahmezustand, mit vorwiegend |
| | psychomotorischer Störung |
| F30.8 | – Erregungszustand |
| F23.0 | – psychotischer Verwirrtheitszustand |
| T98.3 | **Reanimationsfolge** |
| * | **Rearrangement,** balanciert |
| Q95.2 | – Autosomen, beim abnormen Indivi- |
| | duum |
| Q95.3 | – Gonosomen und Autosomen, beim ab- |
| | normen Individuum |
| * | **Recessus** |
| C50.6 | – axillaris, Mamma, Karzinom |
| H21.5 | – Kammerwinkel- |
| H72.1 | **Recessus-epitympanicus-Trommelfell-** |
| | **perforation** |
| F81.2 | **Rechenschwäche** |
| F81.2 | **Rechenstörung** |
| Q20.1 | **Rechter Doppelausstromventrikel** |
| F81.0 | **Rechtschreib-Schwäche, Lese-** |
| F81.1 | **Rechtschreibstörung** |
| F81.1 | – isoliert |
| F81.0 | – Lese- |
| I45.0 | **Rechtsfaszikulärer Block** |
| I51.7 | **Rechtsherzdilatation** |

**R**

I51.7 **Rechtsherzhypertrophie**
I50.0 **Rechtsherzinsuffizienz**
I50.0 **– dekompensiert**
Q22.6 **Rechtsherzsyndrom,** hypoplastisch
I50.0 **Rechtsherzversagen**
\* **Rechtskonvexe**
M41.9 – BWS-LWS-Skoliose
M41.9 — flach
M41.9 – BWS-Skoliose
M41.9 — flach
M41.9 — minimal
M41.9 – HWS-Skoliose
M41.9 – Kyphoskoliose
M41.9 – LWS-Skoliose
M41.9 — flach
M41.9 — minimal
M41.9 – Skoliose
M41.9 – Thorakalskoliose
I45.1 **Rechtsschenkelblock**
I45.1 – inkomplett
I45.1 – komplett
\* **Recklinghausen,** von
E21.0 – Krankheit [Osteodystrophia fibrosa cystica generalisata]
\* – Morbus
Q85.0 — [Neurofibromatose]
E21.0 — [Osteodystrophia fibrosa cystica generalisata]
Q85.0 – Neurofibromatose
E21.0 – Osteodystrophia fibrosa cystica generalisata
H93.2 **Recruitment**
K51.3 **Rectosigmoiditis ulcerosa**
K51.3 – chronisch
E29.1 **Reduktion,** Spermatogenese
\* **Reduktionsdefekt**
\* – longitudinal
Q72.4 — Femur
Q72.6 — Fibula
Q71.4 — Radius
Q72.5 — Tibia
Q71.5 — Ulna
Q71.9 – obere Extremität
Q72.9 – untere Extremität
\* **Reduzierte**
N28.9 – Nierenfunktion
R86.9 – Spermienmobilität
\* **Reduzierter**
R53 – Allgemeinzustand
E46 – Ernährungszustand
R39.1 – Harnfluß
\* **Reduziertes**
R63.0 – Eßverhalten
F98.8 – Konzentrationsvermögen
H21.8 **Reese-Syndrom, Cogan-**

A52.1 **Reflektorische Pupillenstarre** [Argyll-Robertson-Phänomen]
R29.2 **Reflex,** abnorm
M89.0 **Reflex-Dystrophie**
N31.1 **Reflexblase,** neurogen
M89.0 **Reflexdystrophie,** sympathisch
N39.4 **Reflexinkontinenz** (Harninkontinenz)
R61.1 **Reflexschwitzen,** gustatorisch
\* **Reflux**
K83.8 – Galle
Q62.7 – vesiko-uretero-renal, kongenital
N13.7 – vesikopelvin
N13.7 – vesikorenal
N13.7 – vesikoureteral
K29.6 **Refluxgastritis**
\* **Refluxiver**
N13.7 – Harnleiter
N13.7 – Ureter
N13.7 — sekundär
K21.9 **Refluxkrankheit,** gastroösophageal
N13.9 **Refluxnephropathie**
K21.0 **Refluxösophagitis**
N11.0 **Refluxpyelonephritis**
N13.9 **Refluxuropathie**
\* **Refraktäre**
D46.4 – Anämie
\* — mit
D46.2 —— Blastenüberschuß
D46.1 —— Ringsideroblasten
D53.1 – megaloblastäre Anämie
H52.7 **Refraktionsamblyopie**
H52.7 **Refraktionsanomalie**
H52.7 **Refraktionsfehler**
\* **Refsum-**
G60.1 – Krankheit
G60.1 – Syndrom
G60.1 — mit Retinitis pigmentosa
N94.6 **Regel,** schmerzhaft
N92.6 **Regelblutungsstörung**
N94.6 **Regelschmerzen**
N92.6 **Regelstörung**
N92.6 **Regeltempostörung**
O32.9 **Regelwidrige Kindslage**
O64.9 – bei Entbindung
H20.9 **Regenbogenhautentzündung**
\* **Regionale**
K50.9 – Ileokolitis
K00.4 – Odontodysplasie
\* **Regulationsstörung**
I95.1 – hypoton
I95.1 – orthostatisch
E21.1 **Regulativer Hyperparathyreoidismus**
\* **Regurgitation**
I35.1 – Aortenklappe

| | |
|---|---|
| * | **Regurgitation** (Forts.) |
| * | – bei |
| I05.2 | — Mitralstenose |
| I06.2 | — rheumatischer Aortenstenose |
| I34.0 | – Mitralklappe |
| R01.2 | **Reiben,** präkordial |
| R09.8 | **Reibungsgeräusch,** Thorax |
| Z38.2 | **Reifes Neugeborenes** |
| Z38.2 | – gesund |
| P05.9 | **Reifgeborenes,** hypotroph |
| F66.0 | **Reifungskrise,** sexuell |
| Q55.8 | **Reifungsstörung,** Hoden |
| Q65.6 | **Reifungsverzögerung,** Hüftgelenk |
| L60.4 | **Reil-Querfurchen, Beau-** |
| * | **Reine** |
| E78.0 | – Hypercholesterinämie |
| E78.1 | – Hypertriglyzeridämie |
| I22.9 | **Reinfarkt** |
| * | **Reinke-Ödem** |
| J38.4 | – Stimmband |
| J38.4 | – Stimmlippe [Stimmband] |
| Z26.9 | **Reiseimpfberatung** |
| T75.3 | **Reisekrankheit** |
| E51.1 | **Reisesser-Krankheit** |
| M24.0 | **Reiskörperchen** |
| M23.4 | – Knie |
| * | **Reiter** |
| M02.3 | – Krankheit |
| M02.3 | — Fiessinger-Leroy- |
| M02.3 | – Morbus |
| M02.3 | – Syndrom |
| M02.3 | – Urethritis |
| E65 | **Reithosenadipositas** |
| M61.5 | **Reitknochen** |
| H57.1 | **Reizauge** |
| R45.4 | **Reizbarkeit** |
| N32.8 | **Reizblase** |
| N32.8 | – klimakterisch |
| N31.1 | – neurohormonal |
| N32.8 | – vegetativ |
| N32.8 | **Reizblasen-Syndrom** |
| K58.9 | **Reizdarm** |
| K58.0 | – mit Diarrhoe |
| K58.9 | – ohne Diarrhoe |
| * | **Reizerguß** |
| M24.8 | – Knie |
| M25.4 | – Kniegelenk |
| D21.9 | **Reizfibrom** |
| K29.6 | **Reizgastritis** |
| R05 | **Reizhusten** |
| M23.8 | **Reizknie** |
| K58.9 | **Reizkolon** |
| I45.9 | **Reizleitungsstörung** |
| I45.9 | **Reizleitungsunterbrechung** |
| K30 | **Reizmagen** |
| F45.3 | – psychogen |

| | |
|---|---|
| * | **Reizung** |
| N83.9 | – Adnexe |
| K35.9 | – appendizitisch |
| H11.9 | – Bindehaut |
| N32.8 | – Blase |
| K35.9 | – Blinddarm |
| K82.9 | – Gallenblase |
| H61.9 | – Gehörgang |
| H18.9 | – Hornhaut, Auge |
| M54.1 | – Interspinales |
| H02.9 | – Lidrand |
| * | – Nervus |
| G57.1 | — cutaneus femoris |
| G56.2 | — ulnaris |
| H93.9 | – Ohr |
| G58.9 | – periphere Nerven |
| G90.9 | – peripheres autonomes Nervensystem |
| K66.9 | – peritoneal |
| F45.8 | – Prostata, psychogen |
| * | **Reizzustand** |
| H10.9 | – Bindehaut |
| M24.8 | – Gelenk |
| M24.8 | – Handgelenk |
| M24.8 | – Hüftgelenk |
| M24.8 | – Kniegelenk |
| H11.9 | – konjunktival |
| M24.8 | – Sprunggelenk |
| M24.8 | — oberes |
| K61.1 | **Rektalabszeß** |
| * | **Rektale** |
| K62.8 | – Entzündung |
| K62.8 | – Kryptitis |
| I84.6 | – Mariken |
| K62.8 | **Rektalgie** |
| A18.3 | **Rektaltuberkulose** |
| K51.5 | **Rektokolitis** |
| C19 | **Rektosigmoid-Karzinom** |
| D01.1 | **Rektosigmoidaler Übergang,** Carcinoma in situ |
| K63.8 | **Rektosigmoiditis** |
| N36.0 | **Rektourethrale Fistel** |
| * | **Rektovaginale** |
| N82.3 | – Fistel |
| Q52.2 | — angeboren |
| N89.8 | – Lazeration, alt |
| C76.3 | **Rektovaginales Karzinom** |
| N32.1 | **Rektovesikale Fistel** |
| C76.3 | **Rektovesikales Karzinom** |
| N82.4 | **Rektovulväre Fistel** |
| N81.6 | **Rektozele** |
| N81.6 | – bei der Frau |
| O65.5 | – Geburtsbehinderung |
| N81.1 | **Rektozystozele,** bei der Frau |
| * | **Rektum** |
| D01.2 | – Carcinoma in situ |
| K60.4 | – Haut-Fistel |

**R**

| | |
|---|---|
| * | **Rektum** (Forts.) |
| K50.1 | – Morbus Crohn |
| N82.3 | – Scheidenfistel |
| C19 | – Sigma-Karzinom |
| D12.8 | **Rektumadenom** |
| D12.8 | – tubulovillös |
| D37.5 | – villös |
| Q42.1 | **Rektumatresie** |
| K62.5 | **Rektumblutung** |
| P54.2 | – beim Neugeborenen |
| K59.3 | **Rektumdilatation** |
| N80.8 | **Rektumendometriose** |
| K60.2 | **Rektumfissur** |
| K60.4 | **Rektumfistel** |
| T18.5 | **Rektumfremdkörper** |
| K61.1 | **Rektumfurunkel** |
| K62.6 | **Rektumgeschwür** |
| D37.5 | **Rektumgeschwulst** |
| A54.6 | **Rektumgonorrhoe** |
| K62.5 | **Rektumhämorrhagie** |
| K61.1 | **Rektumkarbunkel** |
| C20 | **Rektumkarzinom** |
| C19 | – mit Kolon |
| K62.6 | **Rektumkotgeschwür** |
| C20 | **Rektumkrebs** |
| C19 | – mit Kolon |
| C20 | **Rektummalignom** |
| C78.5 | **Rektummetastase** |
| D37.5 | **Rektumneoplasie** |
| * | **Rektumneubildung** |
| C20 | – bösartig |
| C19 | — mit Kolon |
| D12.8 | – gutartig |
| K63.1 | **Rektumperforation** |
| K61.1 | **Rektumphlegmone** |
| K62.1 | **Rektumpolyp** |
| K62.3 | **Rektumprolaps** |
| K62.3 | – latent |
| K60.2 | **Rektumrhagade** |
| K62.8 | **Rektumsphinkterrelaxation** |
| K62.4 | **Rektumstenose** |
| D37.5 | **Rektumtumor** |
| D12.8 | – gutartig |
| K62.6 | **Rektumulkus** |
| I84.2 | **Rektumvarizen** |
| S36.6 | **Rektumverletzung** |
| K56.7 | **Rektumverschluß** |
| M62.0 | **Rektusdiastase** |
| M62.0 | – mit Hängebauch |
| J38.0 | **Rekurrensparese** |
| * | **Relaxation** |
| K62.8 | – Analsphinkter |
| N31.2 | – Harnblasensphinkter |
| K62.8 | – Rektumsphinkter |
| Q75.8 | **Reliefschädel** |

| | |
|---|---|
| * | **Ren** |
| Q63.1 | – arcuatus |
| N28.8 | – mobilis |
| Q63.1 | – scutulatus |
| * | **Renale** |
| N13.3 | – Abflußstörung |
| D64.8 | – Anämie |
| I12.9 | – benigne Hypertonie |
| N28.9 | – Funktionsstörung |
| E74.8 | – Glukosurie |
| I12.9 | – Hypertonie |
| I12.9 | — maligne |
| O10.2 | — vor Gravidität bestehend |
| N19 | – Insuffizienz |
| N28.9 | – Kachexie |
| E14.2 | – Manifestation, bei Diabetes |
| N25.0 | – Osteodystrophie |
| N25.0 | – Osteopathie |
| N25.0 | – Rachitis |
| I12.9 | – Sklerose |
| N04.9 | – Wassersucht |
| N26 | – Zirrhose |
| Q61.0 | – Zyste |
| * | **Renaler** |
| N15.1 | – Abszeß |
| * | – Diabetes |
| N25.1 | — insipidus |
| E74.8 | — mellitus |
| N25.8 | – Hyperparathyreoidismus, sekundär |
| N25.0 | – Infantilismus |
| N25.0 | – Minderwuchs |
| N25.0 | – Zwergwuchs |
| * | **Renales** |
| C64 | – Adenokarzinom |
| S37.0 | – Hämatom |
| R60.9 | – Ödem |
| Q87.8 | – Syndrom, Zerebro-hepato- |
| D41.0 | **Reninom** |
| Q60.6 | **Renofaziale Dysplasie,** angeboren |
| I15.1 | **Renoparenchymatöse Hypertonie** |
| I15.1 | **Renoparenchymatöser Hochdruck** |
| N28.9 | **Renopathie** |
| * | **Renovaskuläre** |
| I73.9 | – Erkrankung |
| I15.0 | – Hypertonie |
| N28.0 | **Renoy-Syndrom, Juhel-** |
| F68.0 | **Rentenneurose** |
| N99.8 | **Residual ovary syndrome** |
| * | **Residuale** |
| I84.6 | – Hautzipfel, hämorrhoidal |
| F20.5 | – Schizophrenie |
| G93.9 | **Residualsyndrom,** zerebral |
| G93.8 | – nach Hirnschädigung, frühkindlich |
| F20.5 | **Residuum,** schizophren |
| E34.5 | **Resistenz, Androgen-** |
| K03.3 | **Resorption,** pathologisch, Zähne |

| | |
|---|---|
| J98.1 | **Resorptionsatelektase** |
| * | **Resorptionsstörung** |
| K91.2 | – postoperativ |
| E53.8 | – Vitamin B12 |
| E03.2 | **Resorzinbedingte Hypothyreose** |
| * | **Respiratorische** |
| R06.8 | – Abnormität |
| B23.8 | — bei HIV-Krankheit |
| * | – Affektion, durch |
| J68.4 | — Dämpfe, chronisch |
| J68.8 | — Rauch |
| J68.4 | — chronisch |
| P22.8 | – Anpassungsstörung, beim Neugeborenen |
| J96.9 | – Dyspnoe |
| J96.0 | — akut |
| J96.9 | – Globalinsuffizienz |
| J98.8 | – Infektion |
| J96.9 | – Insuffizienz |
| R06.8 | **Respiratorischer Affektkrampf** |
| P28.5 | **Respiratorisches Versagen,** beim Neugeborenen |
| * | **Respiratory-** |
| * | – distress-Syndrom, beim |
| J80 | — Erwachsenen |
| P22.0 | — Neugeborenen |
| J12.1 | – Syncytial-Viren-Pneumonie |
| H50.0 | **Restesotropie** |
| H50.3 | – intermittierend |
| H50.3 | **Restexotropie,** intermittierend |
| R33 | **Restharn,** vermehrt |
| N40 | **Restharnbildung,** bei Prostataadenom |
| R33 | **Restharnretention** |
| N31.9 | – neurogen |
| F45.8 | – psychogen |
| G25.8 | **Restless legs** |
| G25.8 | – Syndrom |
| N28.9 | **Restniere** |
| R94.2 | **Restriktive Ventilationsstörung** |
| * | **Restzustand** |
| F20.5 | – nach Schizophrenie |
| F11.7 | – verzögert auftretende psychotische Störung, nach Gebrauch, Opioide |
| * | **Retardierung** |
| R62.9 | – Entwicklung |
| O36.5 | – fetal, Betreuung der Schwangeren |
| F79.9 | – geistig |
| P05.9 | – intrauterin |
| F70.9 | – leicht, mental |
| F71.9 | – mäßig, mental |
| F79.9 | – mental |
| F83 | – psychomotorisch |
| F82 | – statomotorisch |
| R62.8 | – Wachstum |
| O36.5 | — fetal, Betreuung der Schwangeren |
| F89 | **Retardierungssyndrom,** unklar |

| | |
|---|---|
| Q53.9 | **Retentio testis** |
| * | **Retention** |
| O72.2 | – Eihautreste |
| R33 | – Harn |
| Q53.9 | – Hoden |
| N64.5 | – Mamille |
| O72.0 | – Plazenta |
| O72.0 | — Nachblutung |
| O73.0 | — ohne Blutung |
| O72.0 | — partiell |
| O72.2 | – Plazentareste |
| R33 | – Restharn |
| N31.9 | — neurogen |
| F45.8 | — psychogen |
| E87.7 | – Wasser |
| O91.2 | **Retentionsmastitis** |
| J18.9 | **Retentionspneumonie** |
| N18.8 | **Retentionsstadium,** kompensiert, bei Niereninsuffizienz |
| * | **Retentionszyste** |
| H11.4 | – Bindehaut |
| L72.9 | – Haut |
| H02.8 | – Lidrand |
| N60.0 | – Mamma |
| N83.2 | – Ovar |
| K11.6 | – Speicheldrüse |
| H04.6 | – Tränensack |
| N89.8 | – Vagina |
| N90.7 | – Vulva |
| * | **Reticulosis** |
| C96.0 | – maligna |
| C90.0 | – plasmacellularis |
| * | **Retikuläre** |
| H35.4 | – Netzhautdegeneration |
| I83.9 | – Varikose |
| C84.1 | **Retikulo-leukämische maligne Erythrodermie** |
| C46.9 | **Retikuloangiomatose** |
| B39.4 | **Retikuloendotheliale Zytomykose** |
| C83.3 | **Retikuloendotheliom** |
| * | **Retikuloendotheliose** |
| C96.0 | – akut |
| D86.9 | – epitheloidzellig |
| C96.0 | – infektiös |
| C91.4 | – leukämisch |
| C96.0 | – Xanthom |
| C83.3 | **Retikuloendothelsarkom** |
| D76.3 | **Retikulohistiozytom** |
| L57.1 | **Retikuloid,** aktinisch |
| C83.2 | **Retikulolymphosarkom** |
| C83.3 | **Retikulosarkom** |
| C90.0 | – mit plasmazellulärer Differenzierung |
| * | **Retikulose** |
| C96.0 | – aleukämisch |
| A28.1 | – Einimpf-, gutartig |

**R**

| | |
|---|---|
| * | **Retikulose** (Forts.) |
| C96.0 | – infektiös |
| I89.8 | – lipomelanotisch |
| C85.7 | **Retikulozytose,** maligne |
| B21.2 | **Retikulumzell-Sarkom,** bei HIV-Krankheit |
| * | **Retina-** |
| H33.2 | – Ablatio |
| H33.0 | — mit Foramen retinae |
| H34.2 | – DBS [Durchblutungsstörung] |
| H33.0 | – Foramen, bei Ablatio retinae |
| H35.0 | **Retinaaneurysma** |
| H35.8 | **Retinaatrophie** |
| H35.6 | **Retinablutung** |
| H35.4 | **Retinadegeneration** |
| H35.3 | **Retinadruse** |
| H34.2 | **Retinadurchblutungsstörung** |
| H35.5 | **Retinadystrophie** |
| Q14.1 | **Retinafehlbildung,** kongenital |
| H33.3 | **Retinaforamen** |
| H35.0 | **Retinagefäßeinscheidung** |
| H35.0 | **Retinagefäßerkrankung** |
| H34.9 | **Retinagefäßverschluß** |
| H33.3 | **Retinahufeisenforamen** |
| H35.8 | **Retinahyperämie** |
| H35.0 | **Retinakapillarektasien** |
| C69.2 | **Retinakarzinom** |
| H35.8 | **Retinakongestion** |
| C69.2 | **Retinakrebs** |
| * | **Retinale** |
| H53.3 | – anomale Korrespondenz |
| H35.0 | – Gefäßneubildung |
| B23.8 | – Gefäßveränderung, bei HIV-Krankheit |
| H34.2 | – Ischämie |
| H35.0 | – Perivaskulitis |
| H40.0 | **Retinaler Nervenfaserschichtdefekt,** Glaukomverdacht wegen |
| H35.0 | **Retinales Mikroaneurysma** |
| H35.8 | **Retinalichtschädigung** |
| H33.1 | **Retinalzyste** |
| H34.2 | **Retinamikroembolie** |
| H31.0 | **Retinanarbe** |
| H35.0 | **Retinaneovaskularisation** |
| * | **Retinaneubildung** |
| C69.2 | – bösartig |
| D31.2 | – gutartig |
| H35.8 | **Retinaödem** |
| H35.0 | **Retinaperiphlebitis** |
| H35.4 | **Retinpflastersteindegeneration** |
| H33.1 | **Retinapseudozyste** |
| H33.3 | **Retinaruptur** |
| H34.8 | **Retinathrombose** |
| * | **Retinatumor** |
| D31.2 | – benigne |
| C69.2 | – maligne |
| H35.0 | **Retinavarizen** |

| | |
|---|---|
| H35.0 | **Retinavaskulitis** |
| H34.9 | **Retinavasospasmen** |
| H34.8 | **Retinavenenstauung** |
| S05.8 | **Retinaverletzung** |
| * | **Retinierter** |
| * | – und verlagerter |
| K07.3 | — Eckzahn |
| K07.3 | — Weisheitszahn |
| K01.0 | — Zahn |
| K01.0 | – Zahn |
| H30.9 | **Retinitis** |
| B20.1 | – bakteriell, bei HIV-Krankheit |
| * | – bei |
| E14.3 | — Diabetes |
| B20.9 | — HIV-Krankheit |
| H30.0 | – centralis |
| H35.7 | — serosa |
| H30.1 | – disseminata |
| * | – durch |
| H30.9 | — Viren |
| B25.8 | — Zytomegalieviren |
| H30.0 | – fokal |
| H30.0 | – juxtapapillaris |
| B20.5 | – mykotisch, bei HIV-Krankheit |
| H30.9 | – Neuro- |
| H35.5 | — pigmentosa |
| * | — bei |
| E78.6 | —— Bassen-Kornzweig-Syndrom |
| Q87.1 | —— Cockayne-Syndrom |
| Q87.8 | —— Laurence-Moon-Bardet-Biedl-Syndrom |
| G60.1 | —— Refsum-Syndrom |
| Q87.8 | —— Senior-Loken-Syndrom |
| Q87.8 | —— Usher-Syndrom |
| H35.5 | — ohne Pigment |
| H35.5 | – punctata albescens |
| C69.2 | **Retinoblastom** |
| H30.9 | **Retinochorioiditis** |
| H30.1 | – disseminata |
| H30.0 | – fokal |
| C69.2 | **Retinogliom** |
| C69.2 | **Retinom** |
| * | **Retinopathia** |
| H35.7 | – centralis serosa |
| H35.0 | – circinata |
| E14.3 | – diabetica |
| * | — bei |
| E10.3 | —— Typ-I-Diabetes |
| E11.3 | —— Typ-II-Diabetes |
| E14.3 | — proliferans |
| * | — bei |
| E10.3 | —— Typ-I-Diabetes |
| E11.3 | —— Typ-II-Diabetes |

| | |
|---|---|
| * | **Retinopathia** (Forts.) |
| E14.3 | – diabetica (Forts.) |
| E14.3 | — simplex |
| * | — bei |
| E10.3 | —— Typ-I-Diabetes |
| E11.3 | —— Typ-II-Diabetes |
| H35.5 | – pigmentosa – s.a. Retinitis pigmentosa |
| H35.1 | – praematurorum |
| H31.0 | – solaris |
| H35.0 | **Retinopathie** |
| * | – bei |
| E14.3 | — Diabetes |
| H35.1 | — Frühgeborenen |
| B23.8 | — HIV-Krankheit |
| D57.8 | — Thalassämie |
| H35.0 | — Coats- |
| E14.3 | – diabetisch |
| * | — mit |
| E14.3 | —— Neovaskularisationsglaukom |
| E14.3 | —— Traktionsablatio |
| H31.0 | – durch Lichtstrahlen |
| H35.0 | – exsudativ |
| Q14.1 | – Heredo- |
| H35.0 | – hypertensiv |
| H35.0 | – medikamententoxisch |
| H35.2 | – proliferativ |
| H35.2 | — Glaskörperblutung |
| I70.8 | – sklerotisch |
| H33.1 | **Retinoschisis** |
| Q14.1 | – angeboren |
| H33.1 | – Schichtforamen |
| H33.1 | – senil |
| Q14.1 | – X-chromosomal |
| * | **Retraktion** |
| H02.5 | – Augenlid |
| N64.5 | – Brustwarze |
| K06.0 | – Gingiva |
| H02.5 | – Lid |
| N64.5 | – Mamille |
| N64.5 | – Mamma |
| H50.8 | **Retraktionssyndrom, okulär** |
| H92.0 | **Retroaurikularneuralgie** |
| H05.0 | **Retrobulbärabszeß** |
| * | **Retrobulbäre** |
| H46 | – Neuritis optica |
| H46 | – Optikusneuralgie |
| H05.5 | **Retrobulbärer Fremdkörper,** nach perforierender Verletzung |
| H46 | **Retrobulbärneuritis** |
| N85.4 | **Retroflexio uteri** |
| O34.5 | – Gravida-Betreuung |
| K07.1 | **Retrogenie** |
| K07.1 | **Retrognathie** |
| * | **Retrograde** |
| R41.2 | – Amnesie |
| F52.4 | – Ejakulation |

| | |
|---|---|
| * | **Retrokavaler** |
| Q62.6 | – Harnleiter |
| Q62.6 | – Ureter |
| H35.1 | **Retrolentale Fibroplasie** |
| M42.9 | **Retrolisthesis,** bei Osteochondrose, lumbosakrale |
| K12.2 | **Retromaxillärer Abszeß** |
| K07.1 | **Retromikrognathie** |
| C06.2 | **Retromolar-Region-Karzinom** |
| J03.9 | **Retronasale Angina** |
| M17.9 | **Retropatellararthrose** |
| M17.9 | – und Gonarthrose |
| * | **Retropatellare** |
| M17.9 | – Arthrose |
| M22.4 | – Chondromalazie |
| M23.8 | **Retropatellarpathie** |
| L02.2 | **Retroperinealabszeß** |
| L03.3 | **Retroperinealphlegmone** |
| C48.0 | **Retroperitonalraumkarzinom** |
| K65.0 | **Retroperitonealabszeß** |
| R58 | **Retroperitonealblutung** |
| * | **Retroperitoneale** |
| N13.5 | – Fibrose |
| N13.5 | — idiopathisch |
| C77.8 | – Lymphknotenmetastasen, inguinal |
| A18.3 | – Tuberkulose |
| N13.5 | **Retroperitonealfibrose** |
| K66.1 | **Retroperitonealhämatom** |
| K45.8 | **Retroperitonealhernie** |
| K45.1 | – mit Gangrän |
| C78.6 | **Retroperitoneummetastasen** |
| K65.9 | **Retroperitonitis** |
| J39.0 | **Retropharyngealabszeß** |
| O43.8 | **Retroplazentarer Blutung,** Gravida-Betreuung |
| N85.4 | **Retropositio uteri** |
| * | **Retrosternale** |
| R07.3 | – Schmerzen |
| E04.9 | – Struma |
| E04.9 | — mit Tracheaeinengung |
| J36 | **Retrotonsilläres Infiltrat** |
| J36 | **Retrotonsillarabszeß** |
| N94.8 | **Retrouterine Hämatozele** |
| N85.4 | **Retroversio uteri** |
| O34.5 | **Retrovertierter Uterus,** durch Gravidität |
| N30.8 | **Retrovesikulärer Abszeß** |
| K65.0 | **Retrozäkaler Abszeß** |
| F84.2 | **Rett-Syndrom** |
| * | **Reye-** |
| E23.0 | – Sheehan-Syndrom |
| G93.7 | – Syndrom |
| F80.2 | **Rezeptive Sprachstörung** |
| * | **Rezidiv** |
| C43.9 | – Melanom |
| H11.0 | – Pterygium |
| E04.9 | – Struma |

**R**

F45.2 **Rezidivangst**
* **Rezidivierende**
K36　– Appendizitis
G03.2　– benigne Meningitis
R70.0　– BKS-Erhöhung
K36　– Blinddarmentzündung
J42　– Bronchitis
J44.8　—— obstruktiv
K83.0　– Cholangitis
L50.8　– chronische Urtikaria
F33.9　– Depression
F33.9　– depressive Störung
F33.4　—— gegenwärtig remittiert
F33.0　—— leichte Episode
F33.1　—— mittelgradige Episode
F33.3　—— schwere Episode, mit psychotischen
　　　　　Symptomen
M54.9　– Dorsalgie
M54.9　—— akut
M54.5　– Dorsolumbalgie
H18.8　– Erosio corneae
K29.5　– Gastritis
K29.5　—— chronisch
N02.9　– Hämaturie
*　　—— mit
N02.6　—— Dense-deposit-Krankheit
*　　　—— diffuser
N02.4　——— endokapillär-proliferativer Glome-
　　　　　　rulonephritis
N02.2　——— membranöser Glomerulonephritis
N02.5　——— mesangiokapillärer Glomerulo-
　　　　　　nephritis
N02.3　——— mesangioproliferativer Glomerulo-
　　　　　　nephritis
N02.1　—— fokaler glomerulärer Läsion
N02.7　—— Glomerulonephritis, mit diffuser
　　　　　　Halbmondbildung
N02.0　—— minimaler glomerulärer Läsion
N02.1　—— segmentaler glomerulärer Läsion
K73.9　– Hepatitis
H18.8　– Hornhauterosion
N39.0　– Infektion, Harnwege
H20.0　– Iridozyklitis
H20.0　– Iritis
H10.4　– Konjunktivitis
M54.5　– Lumbalgie, akut
K12.0　– orale Aphthen
K86.1　– Pankreatitis
K85　—— akut
M35.6　– Pannikulitis
M94.1　– Polychondritis
N41.1　– Prostatitis
N11.9　– Pyelonephritis
J32.9　– Sinusitis
E04.9　– Struma
J03.9　– Tonsillitis

*　　 **Rezidivierende** (Forts.)
H20.0　– Uveitis anterior
H20.0　– Zyklitis
N30.2　– Zystitis
*　　 **Rezidivierender**
F33.9　– depressiver Verstimmungszustand
N39.0　– Harnwegsinfekt
I22.9　– Myokardinfarkt
I22.0　—— anterior
I22.0　—— anteroapikal
I22.0　—— anterolateral
I22.0　—— anteroseptal
I22.8　—— apikolateral
I22.8　—— basolateral
I22.1　—— diaphragmal
I22.1　—— Hinterwand
I22.8　—— hochlateral
I22.1　—— inferior
I22.1　—— inferolateral
I22.1　—— inferoposterior
I22.8　—— lateral
I22.8　—— posterior
I22.8　—— posterobasal
I22.8　—— posterolateral
I22.8　—— posteroseptal
I22.8　—— Seitenwand
I22.8　—— septal
I22.0　—— Vorderwand
*　　 **Rezidivierendes**
D41.4　– Blasenpapillom
D30.3　—— gutartig
H95.0　– Cholesteatom, Mastoidhöhle, nach
　　　　　Mastoidektomie
L30.9　– Ekzem
H40.2　– Engwinkelglaukom
J81　– Lungenödem
H40.2　– primäres Winkelblockglaukom
C44.9　– progressives Dermatofibrom
K26.7　– Ulcus duodeni
L98.4　– Ulkus
M54.2　– Zervikalsyndrom, akut
*　　 **Rh** [Rhesus]-
P55.0　– Erythroblastose, fetal
O36.0　– Inkompatibilität, Betreuung der
　　　　　Schwangeren
*　　　– Isoimmunisierung
P55.0　– beim Neugeborenen
O36.0　—— Betreuung der Schwangeren
P55.0　—— Fetus
D21.9 **Rhabdomyoblastom**
M62.8 **Rhabdomyolyse**
D21.9 **Rhabdomyom**
D29.1　– Prostata
C49.9 **Rhabdomyosarkom**
C64　– Adeno-, embryonal, Niere
C69.6　– Orbita

| | |
|---|---|
| C49.9 **Rhabdosarkom** | * **Rheumatische** (Forts.) |
| Q05.9 **Rhachischisis** | I09.1 – Endokarditis |
| R23.4 **Rhagade** | I01.1 — akut |
| K60.2 – anal | I06.9 — Aortenklappe |
| L30.8 – bei Dermatitis, mit Ekzem | I09.1 — chronisch |
| O92.1 – Brust, postpartal | I09.1 – Endokardkrankheit |
| N64.0 – Brustwarze | I08.0 – Entzündung, Mitral- und Aortenklappe, |
| O92.1 — in der Schwangerschaft | chronisch |
| R23.4 – Finger | M79.0 – Erkrankung, mit Skleritis |
| R23.4 – Haut | M79.0 – Grunderkrankung, mit Uveitis posterior |
| K13.0 – Lippe | I09.2 – Herzbeutelkrankheit, chronisch |
| O92.1 – Mamille, postpartal | I09.2 – Herzbeutelverklebung, chronisch |
| K13.0 – Mundwinkel | I09.2 – Herzbeutelverwachsung, chronisch |
| K60.2 – Rektum | I09.9 – Herzerkrankung |
| N90.8 – Vulva | I09.1 – Herzklappendegeneration |
| L85.8 **Rhagadiforme Hyperkeratose** | * – Herzklappenentzündung |
| L30.3 **Rhagadiformes tylotisches Ekzem** | I01.1 — akut |
| H33.0 **Rhegmatogene** | I09.1 — chronisch |
| H33.0 – Ablatio retinae | I09.1 – Herzklappeninsuffizienz |
| H33.0 – Amotio retinae | I09.1 — chronisch |
| * **Rhesus-** | I09.1 – Herzklappenstenose |
| P55.0 – Erythroblastose, fetal | I09.1 — chronisch |
| O36.0 – Inkompatibilität, Betreuung der | * – Herzkrankheit |
| Schwangeren | I01.9 — aktiv |
| * – Isoimmunisierung | I01.9 — akut |
| P55.0 — beim Neugeborenen | I09.9 — chronisch |
| O36.0 — Betreuung der Schwangeren | I09.9 – Herzmuskelkrankheit, chronisch |
| P55.0 — Fetus | I08.0 – Insuffizienz, Mitral- und Aortenklappe, |
| M79.0 **Rheuma** | chronisch |
| I09.9 **Rheumaherz** | I09.9 – Karditis |
| M06.3 **Rheumaknoten** | I01.9 — akut |
| M05.1 **Rheumalunge** | I09.9 — chronisch |
| * **Rheumatische** | I09.9 — inaktiv |
| M79.0 – Allgemeinerkrankung, mit Dakryo- | I08.0 – Krankheit, Mitral- und Aortenklappe, |
| adenitis | chronisch |
| I06.1 – Aorteninsuffizienz | I09.2 – Mediastinoperikarditis, chronisch |
| I06.9 – Aortenklappenentzündung, chronisch | I05.9 – Mitralklappenentzündung, chronisch |
| I06.1 – Aortenklappeninsuffizienz | I05.1 – Mitralklappeninsuffizienz |
| I06.9 – Aortenklappenkrankheit | I05.9 – Mitralklappenkrankheit |
| I06.0 – Aortenklappenobstruktion | I05.0 – Mitralklappenobstruktion |
| I06.0 – Aortenklappenstenose | I09.0 – Myokarditis |
| I06.2 — mit Insuffizienz | I01.2 — akut |
| I06.0 – Aortenstenose | I09.2 – Myoperikarditis, chronisch |
| * — mit | I09.8 – Pankarditis |
| I06.2 —— Insuffizienz | I01.8 — akut |
| I06.2 —— Regurgitation | I01.0 – Perikarditis |
| I01.1 – Aortitis | I01.0 — akut |
| M06.9 – Arthritis | I09.2 — chronisch |
| I00 — akut | I09.2 – Perikardverwachsung |
| I00 — subakut | M06.9 – Polyarthritis |
| M79.0 – Beschwerden | I00 — akut |
| I02.9 – Chorea | I00 — subakut |
| I02.0 — mit Herzbeteiligung | M31.5 – Polymyalgie, mit Riesenzellarteriitis |
| I02.9 — ohne Herzbeteiligung | I09.8 – Pulmonalklappeninsuffizienz |
| | I09.8 – Pulmonalklappenkrankheit |
| | I09.8 – Pulmonalklappenstenose |

**R**

| | |
|---|---|
| * | **Rheumatische** (Forts.) |
| I09.8 | – Pulmonalstenose, valvulär |
| D69.0 | – Purpura |
| M79.0 | – Schmerzen |
| I08.0 | – Sklerose, Mitral- und Aortenklappe, chronisch |
| I08.0 | – Stenose, Mitral- und Aortenklappe, chronisch |
| I07.1 | – Trikuspidalinsuffizienz |
| I07.9 | – Trikuspidalklappenkrankheit |
| I07.0 | – Trikuspidalklappenstenose |
| * | **Rheumatischer** |
| I06.8 | – Aortenklappenfehler, chronisch |
| I08.0 | – Fehler, Mitral- und Aortenklappe, chronisch |
| I09.1 | – Herzfehler |
| I09.1 | – Herzklappenfehler |
| I05.8 | – Mitralklappenfehler, chronisch |
| I09.2 | – Perikarderguß |
| I09.8 | – Pulmonalklappenfehler |
| I07.8 | – Trikuspidalklappenfehler |
| * | **Rheumatisches** |
| I06.8 | – Aortenklappenvitium, chronisch |
| I00 | – Fieber |
| I00 | — akut |
| * | — mit |
| * | —— Arthritis |
| I00 | ——— akut |
| I00 | ——— subakut |
| I01.1 | —— Endokarditis |
| I01.9 | —— Herzbeteiligung |
| I01.0 | —— Perikarditis |
| I09.1 | – Herzklappenaneurysma |
| I09.9 | – Herzversagen |
| H16.0 | – Hornhautringulkus |
| I05.8 | – Mitralklappenvitium, chronisch |
| I09.8 | – Pulmonalklappenvitium |
| I08.0 | – Vitium, Mitral- und Aortenklappe, chronisch |
| M79.0 | **Rheumatismus** |
| M11.0 | – Apatit- |
| * | – Gelenk |
| M79.0 | — akut |
| I01.9 | —— mit Herzbeteiligung |
| M79.0 | — subakut |
| M12.3 | – palindrom |
| M02.3 | – Ruhr- |
| M79.0 | – Weichteil- |
| M06.9 | **Rheumatoide Arthritis** |
| J31.0 | **Rhinitis** |
| J00 | – akut |
| J00 | — eitrig |
| J30.4 | – allergisch |
| J30.1 | — durch Pollen |
| J30.4 | — vasomotorisch |
| J31.0 | – anterior |

| | |
|---|---|
| J31.0 | **Rhinitis** (Forts.) |
| J30.4 | – atopisch |
| J31.0 | – atrophisch |
| B39.9 | – bei Histoplasmose |
| J31.0 | – borkig |
| J31.0 | – chronisch |
| J30.1 | – durch Pollen |
| J31.0 | – eitrig |
| J31.0 | – granulomatös |
| J31.0 | – hyperplastisch, chronisch |
| J31.0 | – hypertrophisch |
| J00 | – infektiös |
| J31.0 | – katarrhalisch |
| J31.0 | – membranös |
| J31.0 | – obstruktiv |
| J31.0 | – purulent |
| J31.0 | – sicca |
| J31.0 | — anterior |
| J31.0 | — chronisch |
| J31.0 | – simplex |
| J31.0 | – ulzerös |
| J30.0 | – vasomotorica |
| J30.0 | — allergica |
| J30.4 | **Rhinoallergie** |
| J30.4 | – chronisch |
| J31.0 | **Rhinoblennorrhoe** |
| J40 | **Rhinobronchitis** |
| J20.9 | – akut |
| J45.0 | – allergica |
| J41.1 | – eitrig |
| * | **Rhinoconjunctivitis** |
| H10.8 | – allergica saisonale |
| H10.8 | – pollinosa |
| A36.8 | **Rhinodiphtherie** |
| Q18.8 | **Rhinodymie** |
| H10.8 | **Rhinokonjunktivitis** |
| H10.8 | – saisonal |
| Q67.4 | **Rhinokyphose** |
| * | **Rhinolaryngitis** |
| J04.0 | – akut |
| J37.0 | – chronisch |
| J40 | **Rhinolaryngobronchitis** |
| J34.8 | **Rhinolith** |
| J34.8 | **Rhinolithiasis** |
| M95.0 | **Rhinolordose** |
| J34.8 | **Rhinomegalie** |
| B87.3 | **Rhinomyiasis** |
| D14.0 | **Rhinopapillom** |
| * | **Rhinopathia** |
| J30.1 | – pollinosa |
| J31.0 | – sicca |
| J30.0 | – vasomotorica |
| J34.8 | **Rhinopathie** |
| J30.4 | – allergisch |
| J31.0 | – hyperplastisch |

| | |
|---|---|
| J34.8 **Rhinopathie** (Forts.) | I49.9 **Rhythmusstörung** |
| J31.0  – medikamentös | I49.9  – Herz |
| J33.9  – polypös | I49.9  — funktionell |
| J00 **Rhinopharyngitis** | I49.9  — tachykard |
| J00  – akut | L98.8 **Rhytidose** |
| J30.4  – allergisch | L98.8 **Rhytidosis facialis** |
| J31.1  – atrophisch | E53.0 **Riboflavinmangel** |
| J31.1  – chronisch | G23.1 **Richardson-Olszewsky-Syndrom,** |
| J00  – eitrig | **Steele-** |
| J00  – fiebrig | * **Rickettsia-** |
| J00  – infektiös | A79.1  – akari-Rickettsienpocken |
| A66.5  – mutilans | A77.1  – conori-Zeckenbißfieber |
| J31.1  – sicca | A75.2  – mooseri-Fleckfieber |
| J31.1  — chronisch | A75.3  – orientalis-Fleckfieber |
| J31.1  – ulzerös | A75.0  – prowazeki-Fleckfieber, epidemisch |
| J40 **Rhinopharyngobronchitis** | A77.0  – rickettsii-Zeckenbißfieber |
| J06.0 **Rhinopharyngolaryngitis** | A77.2  – sibirica-Zeckenbißfieber |
| J06.0  – akut | A75.3  – tsutsugamushi-Fleckfieber |
| J39.3  – allergisch | A75.2  – typhi-Fleckfieber |
| J37.0  – chronisch | A79.1 **Rickettsienpocken** |
| J06.8 **Rhinopharyngotracheitis** | A79.1  – durch Rickettsia akari |
| J06.8  – akut | A79.9 **Rickettsiose** |
| R49.2 **Rhinophonia** | A77.0  – durch Zecken |
| R49.2  – aperta | A79.1 **Rickettsiosis varicelliformis** |
| R49.2  – clausa | E06.5 **Riedel-Struma** |
| R49.2  – mixta | Q13.8 **Rieger-Syndrom** |
| L71.1 **Rhinophym** | L81.4 **Riehl-Melanosis** |
| J34.8 **Rhinorrhoe** | C82.2 **Riesenfollikellymphom** |
| H68.0 **Rhinosalpingitis** | N32.8 **Riesenharnblase** |
| J34.2 **Rhinoseptumdeviation** | N28.1 **Riesenhohlzyste,** Niere |
| J34.2 **Rhinoseptumverbiegung** | A51.3 **Riesenkondylom** |
| J40 **Rhinosinubronchitis** | Q63.3 **Riesenniere** |
| J41.1  – eitrig | Q63.3  – angeboren |
| J32.9 **Rhinosinusitis** | H10.8 **Riesenpapillenkonjunktivitis** |
| J01.9  – akut | H33.0 **Riesenriß,** mit Ablatio retinae |
| J30.4  – allergisch | E22.0 **Riesenwuchs** |
| J32.9  – chronisch | E22.0  – hypophysär |
| J32.8  — Exazerbation | E22.0  – wegen Überfunktion, Hypophysen- |
| J06.8 **Rhinosinutracheitis** | vorderlappen |
| A48.8 **Rhinosklerom** | M31.6 **Riesenzellarteriitis** |
| B48.1 **Rhinosporidiose** | M31.5  – bei Polymyalgie, rheumatisch |
| A52.7 **Rhinosyphilis** | B25.9 **Riesenzelleinschlußkrankheit** |
| J04.1 **Rhinotrachealkatarrh** | M31.3 **Riesenzellengranuloarteriitis** |
| J04.1 **Rhinotracheitis** | K10.1 **Riesenzellgranulom** |
| J40 **Rhinotracheobronchitis** | K10.1  – zentral |
| B34.1 **Rhinoviren-Infektion** | E06.1 **Riesenzellthyreoiditis** |
| B46.1 **Rhinozerebrale Mukormykose** | A92.4 **Rifttalfieber** |
| M18.9 **Rhizarthrose** | M40.2 **Rigider Rundrücken** |
| M18.2  – posttraumatisch, beidseitig | * **Rigides** |
| M18.0  – primär, beidseitig | N89.6  – Hymen |
| R06.5 **Rhonchopathie** | G23.8  – hypokinetisches Syndrom |
| * **Rhythmus** | G90.1 **Riley-Day-Syndrom** |
| I49.8  – ektopisch | G40.9 **Rindenepilepsie** |
| R00.8  – Galopp- | N17.1 **Rindennekrose,** bei akutem Nieren- |
| I49.8  – Koronarsinus- | versagen |
| | H25.0 **Rindenstar** |

**R**

H90.5 **Rindentaubheit**
B68.1 **Rinderbandwurm-Infektion**
I84.9 **Ring,** hämorrhoidal
S02.1 **Ringbruch,** Schädelbasis
Q93.2 **Ringchromosom**
Q84.1 **Ringelhaare**
B08.3 **Ringelröteln**
F45.2 **Ringelröteln-Phobie**
O71.3 **Ringförmige Zervixabtrennung,** bei
      Entbindung
H16.0 **Ringförmiges Ulcus corneae**
S02.1 **Ringfraktur,** Schädelbasis
J38.6 **Ringknorpelstenose**
T83.3 **Ringpessar,** vaginales Druckulkus
D46.1 **Ringsideroblasten,** bei refraktärer
      Anämie
H53.4 **Ringskotom,** Gesichtsfeld
H26.4 **Ringstar,** nach Soemmering
H16.0 **Ringulkus,** rheumatisch, Hornhaut
\* **Rippe**
M99.8 – erste, Blockierung
Q76.5 – Hals-
M99.8 **Rippenblockierung**
S22.3 **Rippenbruch**
M95.4 **Rippendeformität**
J86.9 **Rippenfellempyem**
R09.1 **Rippenfellentzündung**
R09.1 – akut
J86.9 – eitrig
S22.3 **Rippenfraktur**
C79.5 **Rippenkarzinom**
M94.0 **Rippenknorpeldystrophie**
\* **Rippenneubildung**
C41.3 – bösartig
D16.7 – gutartig
S20.2 **Rippenprellung**
C41.3 **Rippensarkom**
S22.4 **Rippenserienbruch**
S22.4 **Rippenserienfraktur**
S23.4 **Rippenverstauchung**
J94.1 **Rippenwinkelschwarte**
M99.8 **Rippenwirbelgelenk** [Articulatio costo-
      vertebralis], Blockierung
S23.4 **Rippenzerrung**
O35.9 **Risiko,** erhöht, genetisch, beim Feten
Z35.- **Risikogravidität**
Z35.- **Risikoschwangerschaft**
Z35.- – durch soziale Probleme bedingt, Über-
          wachung
Z35.- – Überwachung
\* **Riß**
S86.0 – Achillessehne
H31.3 – Aderhaut
S31.8 – After
S83.2 – akut, Meniskus

\* **Riß** (Forts.)
\* – alt
N88.1 — Cervix uteri
N88.1 — Gebärmutterhals
M23.2 — mit Meniskusschädigung
N88.1 — Muttermund
N90.8 — Vulva
S31.8 – anal
K60.2 — nichttraumatisch
I71.8 – Aorta
I77.2 – Arterie
T14.3 – Band
O70.9 – Damm
\* — bei
O70.9 —— Entbindung
\* —— Geburt
O70.0 —— 1. Grad
O70.1 —— 2. Grad
O70.2 —— 3. Grad
O70.3 —— 4. Grad
O90.1 — post partum
O70.9 — zentral, bei Entbindung
K63.1 – Darm
S53.3 – Ellenbogenseitenband, ulnar
O71.3 – Emmet-
S37.6 – Gebärmutter
N32.4 – Harnblase
S06.8 – Hirnhaut
S83.2 – Innenmeniskus
S83.2 – Innenmeniskushinterhornlappen
S83.2 – Innenmeniskuskorbhenkel-
S83.2 – innerer Meniskus, Knie
S31.4 – Klitoris
S83.3 – Kniegelenkknorpel, akut
S83.2 – Korbhenkel-, Außenmeniskus
S83.5 – Kreuzband
S83.5 — vorderes, Knie
S31.4 – Labien
S36.1 – Leber
S36.1 – Leberkapsel
K25.9 – Magenschleimhaut
S83.2 – Meniskus
S36.8 – mesenterial
S36.0 – Milz
T14.6 – Muskel
T14.6 – Muskelfaser
S86.9 — Wade
H33.3 – Netzhaut
S37.0 – Nierenparenchym
S37.0 – Nierenrinde
O70.9 – perineal
S83.2 – Quer-, Innenmeniskushinterhorn
S31.4 – Scheide
N89.8 — alt
O71.4 — hoch, bei Entbindung

| | |
|---|---|
| * | **Riß** (Forts.) |
| O70.9 | – Scheidendamm |
| * | — bei Geburt |
| O70.0 | —— 1. Grad |
| O70.1 | —— 2. Grad |
| O70.2 | —— 3. Grad |
| S83.2 | – seitlicher Meniskus, Knie |
| T14.6 | – Strecksehne |
| P10.4 | – Tentorium, Geburtsverletzung |
| S37.6 | – Uterus |
| S31.4 | – Vagina |
| N89.8 | — alt |
| O70.0 | – Vulva, Entbindungskomplikation |
| O71.3 | – Zervix, bei Geburt |
| H33.0 | **Risse,** bei Ablatio retinae |
| T14.1 | **Rißquetschwunde** |
| * | **Rißverletzung,** Auge |
| S05.2 | – mit Prolaps, mit Verlust intraokulären Gewebes |
| S05.3 | – ohne Prolaps, ohne Verlust intraokulären Gewebes |
| T14.1 | **Rißwunde** |
| O90.1 | – Damm, Wochenbett |
| L00 | **Ritter-Syndrom** |
| I25.1 | **RIVA** [Ramus intraventricularis anterior]**-Stenose** |
| F93.3 | **Rivalität,** Geschwister |
| * | – bei |
| F93.3 | — emotionaler Störung, im Kindesalter |
| F93.3 | — spezifischer emotionaler Störung, im Kindesalter |
| T62.2 | **Rizinismus** |
| * | **RM** – s. Rückenmuskel oder s. Rückenmark |
| A52.1 | **Robertson-Phänomen, Argyll-** [Reflektorische Pupillenstarre] |
| Q87.0 | **Robin-Syndrom, Pierre-** |
| A83.6 | **Rocio-Virusenzephalitis** |
| A77.0 | **Rocky mountain spottet fever** |
| A77.0 | **Rocky-Mountain-Fleckfieber** |
| T60.4 | **Rodentizidwirkung,** toxisch |
| F45.3 | **Roemheld-Syndrom** |
| R93.3 | **Röntgenbefund,** Darm, abnorm |
| L58.9 | **Röntgendermatitis** |
| L58.9 | **Röntgenhaut** |
| N05.9 | **Röntgennephritis** |
| T66 | **Röntgenverbrennung** |
| B06.9 | **Röteln** – s.a. Rubella oder s.a. Rubeola |
| O98.5 | – bei Schwangerschaft |
| Z20.4 | – Exposition |
| P35.0 | – fetaler Schaden |
| * | – Immunität |
| Z24.5 | — fehlend |
| Z24.5 | — fraglich |
| Z24.5 | – Impfung, Notwendigkeit |
| Z20.4 | – Inkubation |

| | |
|---|---|
| B06.9 | **Röteln** (Forts.) |
| Z27.4 | – Masern-Mumps- [MMR], Impfnotwendigkeit |
| B06.0 | – mit neurologischer Komplikation |
| B06.9 | – ohne Komplikation |
| B08.3 | – Ringel- |
| Z24.5 | – Vakzination |
| Z27.4 | — Masern-Mumps- |
| B06.8 | **Rötelnarthropathie** |
| P35.0 | **Rötelnembryopathie** |
| P35.0 | – mit Glaukom |
| B06.0 | **Rötelnenzephalomyelitis** |
| Z20.4 | **Rötelnkontakt** |
| B06.8 | **Rötelnpneumonie** |
| P35.0 | **Rötelnsyndrom,** fetal |
| R68.8 | **Rötung** |
| R23.2 | – Gesicht |
| L53.9 | – Haut |
| J30.1 | **Roggenallergie** |
| Q52.8 | **Rokitansky-Küster-Hauser-Syndrom, Mayer-** [Kongenitale Anomalie des weiblichen Genitales] |
| * | **Rosacea** |
| L71.8 | – erythematosa |
| L71.8 | – juvenilis |
| L71.8 | – lupoides |
| L71.8 | – papulopustulosa |
| L71.8 | – papulosa |
| L71.8 | – pustulosa |
| L71.9 | **Rosazea** |
| L71.8 | – Keratitis |
| * | – mit |
| L71.8 | — Blepharitis |
| L71.8 | — Blepharokonjunktivitis |
| A26.9 | **Rosenbach-Krankheit** |
| A26.9 | – Baker- |
| G51.2 | **Rosenthal-Syndrom, Melkersson-** |
| B09 | **Roseolen** |
| H26.9 | **Rosettenstar** |
| * | **Ross-River-** |
| B33.1 | – Fieber |
| B33.1 | – Krankheit |
| H53.5 | **Rot-Grün-Schwäche** |
| M99.8 | **Rotationsblockierung,** im HWS-Bereich |
| M41.5 | **Rotationsskoliose,** schwer |
| M75.1 | **Rotatorenmanschetten-Syndrom** |
| M75.1 | **Rotatorenmanschettenläsion** |
| M75.1 | – Schultergelenk |
| M75.1 | **Rotatorenmanschettenruptur** |
| M75.1 | – Schulter |
| S46.0 | — traumatisch |
| M75.1 | **Rotatorensyndrom** |
| H55 | **Rotatorischer Nystagmus** |
| * | **Rotaviren-** |
| A08.0 | – Enteritis |
| A08.0 | – Gastroenteritis |

**R**

H57.9 **Rotes Auge**
A26.0 **Rotlauf**
A26.0 – Schweine-
E80.6 **Rotor-Syndrom**
H53.5 **Rotschwäche**
B05.9 **Rotsucht**
A24.0 **Rotz**
A24.4 – Pseudo-
D86.3 **Roussy-Sarkoid, Darier-**
Z39.- **Routinemäßige postpartale Nachunter-**
　　　**suchung,** Mutter
* **RR** [Riva-Rocci-Blutdruckwert]
I10 – Erhöhung
I95.9 – niedrig
I45.1 **RSB** [Rechtsschenkelblock]
B06.9 **Rubella** – s.a. Röteln oder s.a. Rubeola
B08.2 **Rubellae, Pseudo-**
B06.9 **Rubeola** – s.a. Röteln oder s.a. Rubella
B06.9 – scarlatinosa
B08.2 **Rubeolae, Pseudo-**
B06.9 **Rubeolen**
P35.0 **Rubeolenembryopathie**
* **Rubeosis**
E14.6 – diabetica
R23.2 – faciei
H21.1 – iridis
H40.5 —— mit Glaukom
R17 **Rubinikterus**
Q87.2 **Rubinstein-Taybi-Syndrom**
H55 **Rucknystagmus**
I25.2 **Rudimentärer Herzinfarkt**
* **Rückbildung**
N64.8 – Mamma, mangelhaft, nach Laktation
O90.8 – Uterus, verzögert, im Wochenbett
F32.8 **Rückbildungsmelancholie**
O90.8 **Rückbildungsstörung,** Uterus, im Wo-
　　　chenbett
M40.2 **Rücken,** hohlrund
O99.8 **Rücken-Knorpel-Gelenk-Affektion,** bei
　　　Schwangerschaft
L02.2 **Rückenabszeß**
C44.5 **Rückenbasaliom**
M54.9 **Rückenbeschwerden,** myalgisch
C49.6 **Rückenbindegewebssarkom**
M43.9 **Rückendeformität**
L02.2 **Rückenfurunkel**
C44.5 **Rückenhautkarzinom**
L02.2 **Rückenkarbunkel**
M53.9 **Rückenkrankheit**
M53.9 **Rückenleiden**
* **Rückenmark**
P11.5 – Geburtsverletzung
Q06.8 – unteres, Adhäsionssyndrom [Tethered-
　　　cord-Syndrom]
G06.1 **Rückenmarkabszeß**
G95.9 **Rückenmarkaffektion**

Q06.9 **Rückenmarkanomalie**
G95.1 **Rückenmarkblutung**
Q06.9 **Rückenmarkdeformität**
Q06.1 **Rückenmarkdysplasie**
G04.9 **Rückenmarkentzündung**
G95.9 **Rückenmarkerkrankung**
Q06.9 **Rückenmarkfehlbildung**
G95.1 **Rückenmarkhämorrhagie**
C70.1 **Rückenmarkhäutekarzinom**
* **Rückenmarkhäuteneubildung**
C70.1 – bösartig
D32.1 – gutartig
Q06.1 **Rückenmarkhypoplasie**
G95.1 **Rückenmarkinfarkt,** akut
C72.0 **Rückenmarkkarzinom**
G95.2 **Rückenmarkkompression**
S34.0 **Rückenmarkkontusion,** lumbal, mit
　　　Ödem
G95.9 **Rückenmarkkrankheit**
C72.0 **Rückenmarkkrebs**
G83.9 **Rückenmarklähmung**
G95.9 **Rückenmarkläsion**
C79.3 **Rückenmarkmetastase**
Q06.1 **Rückenmarkmyelodysplasie**
* **Rückenmarkneubildung**
C72.0 – bösartig
D33.4 – gutartig
D43.4 – unsicher
G95.1 **Rückenmarködem**
G95.9 **Rückenmarkschädigung**
* – bei
S22.0 —— Brustwirbelfraktur
S12.9 —— Halswirbelfraktur
S32.1 —— Kreuzbeinfraktur
S32.0 —— Lendenwirbelfraktur
T08 —— Wirbelsäulenfraktur
A52.1 **Rückenmarksyphilis**
G95.1 **Rückenmarkthrombose,** arteriell
Q06.8 **Rückenmarkverdoppelung**
T09.3 **Rückenmarkverletzung**
T91.3 – Folgen
G96.1 **Rückenmarkzyste**
C43.5 **Rückenmelanom,** maligne
M62.9 **Rückenmuskelinsuffizienz**
D22.5 **Rückennävus**
M54.8 **Rückenneuralgie**
L03.3 **Rückenphlegmone**
T09.0 **Rückenprellung**
M54.0 **Rückenregion,** Pannikulitis
M54.9 **Rückenschmerzen**
M54.9 – chronisch
F45.4 – psychogen
M62.8 **Rückenstreckermyogelosen**
C49.6 **Rückenweichteilekarzinom**
C49.6 **Rückenweichteilesarkom**

A68.9 **Rückfallfieber**
\* – durch
A68.0 — Läuse
A68.1 — Zecken
\* **Rückfluß**
K21.9 – Magensaft
N13.7 – vesiko-uretero-renal
\* **Rückstand**
R62.8 – Entwicklung
F90.0 — bei hyperkinetischem Syndrom
F83 — Mischform
F81.0 – Lesen
F82 – motorische Entwicklung
F80.9 – Sprachentwicklung
R62.8 – Wachstum
R33 **Rückstau,** Harn
N13.3 **Rückstauniere**
I50.9 **Rückwärts- und Vorwärtsversagen,** Herzinsuffizienz
Q83.8 **Rüsselbrust**
I20.8 **Ruheangina pectoris**
R45.1 **Ruhelosigkeit**
A09 **Ruhr**
\* – bakteriell, durch
\* — Shigella
A03.2 —— boydii
A03.1 —— flexneri
A03.3 —— sonnei
\* – durch
A06.0 — Amöben
A03.9 — Bakterien
A07.0 — Balantidien
A03.0 — Shiga-Kruse-Bakterien
M02.3 **Ruhrrheumatismus**
R14 **Ruktation**
R11 **Rumination**
\* **Rumpf**
L04.1 – akute Lymphadenitis
C44.5 – Hautbasaliom
D03.5 – Melanoma in situ
T09.1 – Weichteilverletzung, groß
T09.0 – Wirbelsäulenprellung
L02.2 **Rumpfabszeß**
C44.5 **Rumpfbasaliom**
C49.6 **Rumpfbindegewebssarkom**
L02.2 **Rumpffurunkel**
G71.0 **Rumpfgürtel-Muskeldystrophie**
C44.5 **Rumpfhautkarzinom**
C44.5 **Rumpfhautneubildung,** bösartig
L02.2 **Rumpfkarbunkel**
T09.0 **Rumpfkontusion**
D22.5 **Rumpfmelanozytennävus**
D22.5 **Rumpfnävus**
\* **Rumpfneubildung,** gutartig
D21.6 – Bindegewebe
D21.6 – Weichteile

L03.3 **Rumpfphlegmone**
T09.0 **Rumpfprellung**
\* **Rumpfverätzung**
T21.5 – 1. Grades
T21.6 – 2. Grades
T21.7 – 3. Grades
T21.0 **Rumpfverbrennung**
T21.1 – 1. Grades
T21.2 – 2. Grades
T21.3 – 3. Grades
T09.9 **Rumpfverletzung**
T91.9 – Folgen
C49.6 **Rumpfweichteilekarzinom**
C49.6 **Rumpfweichteilesarkom**
H33.3 **Rundforamen,** Netzhaut
R91 **Rundherd,** Lunge
H33.0 **Rundloch,** mit Ablatio retinae
M40.2 **Rundrücken**
M40.2 — fixiert
M40.2 — gering
M40.2 – rigid
M41.9 **Rundrückenbildung, Hohl-,** und Skoliose
M40.0 **Rundrückenhaltungsschaden**
C41.9 **Rundzellensarkom,** undifferenziert, Knochen
A51.3 **Rupia,** syphilitisch
\* **Ruptur** – s.a. Perforation
S86.0 – Achillessehne
I72.9 – Aneurysma
I60.9 — zerebral
I71.8 – Aorta
I71.8 – Aortenwand
K35.0 – Appendix
I77.2 – Arterie
I77.2 – Arterienwand
S05.3 – Augapfel
S05.2 – Auge, mit Prolaps, mit Verlust intraokulären Gewebes
S93.2 – Außenband, Sprunggelenk
S93.2 — oberes
T14.3 – Band
S46.2 – Bizepssehne
N32.4 – Blase
S37.2 — traumatisch
K35.0 – Blinddarm
J98.0 – Bronchus
\* – Bulbus
\* — bei
T26.7 —— Verätzung
T26.2 —— Verbrennung
S05.2 — mit Prolaps
S05.3 — ohne Prolaps
I51.1 – Chordae tendineae
I23.4 — Komplikation, akut, nach Myokardinfarkt, akut

**R**

| | |
|---|---|
| * | **Ruptur** (Forts.) |
| H31.3 | – Chorioidea |
| K63.1 | – Darm |
| H18.3 | – Descemet- |
| K63.1 | – Dickdarm |
| N83.8 | – Eileiter |
| T14.3 | – Faszie |
| S01.5 | – Frenulum |
| K82.2 | – Gallenblase |
| K82.2 | – Gallenblasengang |
| K83.2 | – Gallengang |
| N32.4 | – Harnblase |
| S37.2 | — traumatisch |
| S37.1 | – Harnleiter |
| N28.8 | — nichttraumatisch |
| N36.8 | – Harnröhre |
| S37.3 | — traumatisch |
| I21.9 | – Herz |
| I23.3 | – Herzwand, ohne Hämoperikard, Komplikation, akut, nach Myokardinfarkt, akut |
| I60.9 | – Hirnarterienaneurysma |
| I61.9 | – Hirngefäß |
| * | – Hornhaut |
| S05.2 | — mit Irisprolaps |
| S05.3 | — ohne Irisprolaps |
| S83.4 | – Innenband, Kniegelenk |
| S83.2 | – Korbhenkel-, Innenmeniskus |
| S83.5 | – Kreuzband |
| S83.5 | — Kniegelenk |
| S83.5 | — vorderes, Kniegelenk |
| S36.1 | – Leber |
| O26.6 | — spontan, Komplikation, Schwangerschaft |
| S36.1 | — traumatisch |
| I28.8 | – Lungengefäß |
| K25.5 | – Magen |
| S36.8 | – mesenterial |
| S36.0 | – Milz |
| S36.0 | — traumatisch |
| T14.6 | – Muskel |
| S37.0 | – Niere |
| S37.0 | – Nierenbecken |
| S37.0 | – Nierenparenchym |
| K22.3 | – Ösophagus |
| I51.2 | – Papillarmuskel |
| I23.5 | — Komplikation, akut, nach Myokardinfarkt, akut |
| S31.2 | – Penis |
| M66.0 | – Poplitealzyste |
| S37.0 | – Quer-, Niere |
| H33.3 | – Retina |
| M75.1 | – Rotatorenmanschette |
| M75.1 | — Schulter |
| S46.0 | —— traumatisch |
| T14.6 | – Sehne |

| | |
|---|---|
| * | **Ruptur** (Forts.) (Forts.) |
| * | – Symphyse |
| O26.7 | — bei Schwangerschaft |
| S33.4 | — traumatisch |
| O71.6 | —— unter der Geburt |
| M66.1 | – Synovialis |
| * | – traumatisch |
| * | — Ligamentum collaterale |
| S53.2 | —— radiale |
| S53.3 | —— ulnare |
| S33.0 | — lumbale Bandscheibe |
| S23.0 | — thorakale Bandscheibe |
| S13.0 | — zervikale Bandscheibe |
| S09.2 | – Trommelfell, traumatisch |
| O00.1 | – Tube, durch Gravidität |
| S37.1 | – Ureter |
| N28.8 | — nichttraumatisch |
| N36.8 | – Urethra |
| S37.3 | — traumatisch |
| S37.6 | – Uterus |
| O71.1 | — bei Geburt |
| O71.0 | — vor Wehenbeginn |
| I21.9 | – Vorhof |
| * | **Rupturierte** |
| P50.1 | – Nabelschnur, fetaler Blutverlust |
| N83.2 | – Ovarialzyste |
| * | **Rupturiertes** |
| * | – Aneurysma |
| * | – Aorta |
| I71.3 | —— abdominalis |
| I71.1 | —— thoracica |
| I71.1 | — aortothorakal |
| I71.1 | — Brustaorta |
| I71.1 | — thorakal |
| I60.9 | — zerebral, mit Subarachnoidalblutung |
| I71.8 | – Aortenaneurysma |
| I71.5 | — thorakoabdominal |
| A84.0 | **Russische Frühsommerenzephalitis** |

# – S –

M41.9 S-förmige LWS-Skoliose
M54.3 S1- Ischialgie
M54.1 S1-Syndrom
I60.9 SAB [Subarachnoidalblutung]
I60.9 – durch rupturiertes zerebrales
Aneurysma
E72.3 Saccharopinurie
E74.3 Saccharose-Isomaltose-Intoleranz, an-
geboren
G40.9 Sacer, Morbus
E75.0 Sachs-Krankheit, Tay-
J98.4 Sacklunge
N13.3 Sackniere
N13.3 – hydronephrotisch
M32.1 Sacks-Syndrom, Libman-
Q76.4 Sacrum arcuatum
F65.5 Sadismus
F65.5 Sadomasochismus
A50.5 Säbelscheidentibia, syphilitisch
J98.0 Säbelscheidentrachea
J38.2 Sängerknötchen
K70.9 Säuferleber
P22.0 Säugling, Atemnotsyndrom
R95 Säuglingsalter, plötzlicher Tod, Syn-
drom
A09 Säuglingsdiarrhoe
A09 – mit Exsikkose
R64 Säuglingsdystrophie
L20.8 Säuglingsekzem
A09 Säuglingsenteritis
A09 – mit Exsikkose
A09 Säuglingsgastroenteritis
A09 – mit Exsikkose
H66.9 Säuglingsotitis
J18.9 Säuglingspneumonie
M41.5 Säuglingsskoliose
T30.4 Säureverätzung
K76.0 Safranleber
K07.2 Sagittale Frontzahnstufe
* Sagittales
Q52.1 – Scheidenseptum
Q52.1 – Vaginalseptum
Q75.8 Sagittalnahtsynostose, vorzeitig
E85.4 Sagomilz
Q74.0 Sainton-Syndrom, Scheuthauer-Marie-
H10.8 Saisonale Rhinokonjunktivitis
M47.8 Sakralbereich, Spondylarthrose

* Sakrale
* – Spina bifida
Q05.3 — mit Hydrozephalus
Q05.8 — ohne Hydrozephalus
M54.1 – Wurzelkompression
M54.1 – Wurzelreizung
M54.1 Sakrales Wurzelreizsyndrom
M53.3 Sakralgie
M43.2 Sakralisation
M54.1 – mit LWS-Syndrom
M53.3 Sakrodynie
M99.8 Sakroiliakalgelenkblockierung
M46.1 Sakroiliitis
M53.2 Sakrolisthesis
Q78.8 Sakrumdysplasie
N70.9 Saktosalpinx
N70.1 – serös
K11.7 Salivation, gesteigert
T39.0 Salizylatvergiftung
* Salmonella-
A01.4 – paratyphi-Infektion
A01.0 – typhi-Infektion
* Salmonellen-
Z22.1 – Dauerausscheider
A02.0 – Enteritis
A02.0 – Gastroenteritis
A02.9 – Infektion
Z22.1 – Keimträger
A02.1 – Sepsis
A02.9 Salmonellose
Z20.0 – Inkubation
D28.2 Salpingiom, Endo-
N70.9 Salpingitis
N70.0 – akut
A54.2 — gonorrhoisch
N70.1 – chronisch
A54.2 — gonorrhoisch
A54.2 – gonorrhoisch
O08.0 – nach Abort
A18.1 – tuberkulös
N70.9 – unspezifisch
N70.9 Salpingo-Oophoritis
N70.0 – akut
N70.1 – chronisch
N70.9 Salpingoperitonitis
N83.4 Salpingozele
E87.1 Salzmangel
H18.4 Salzmann-Hornhautdegeneration
T67.4 Salzverlust, mit Hitzeerschöpfung
N28.8 Salzverlustniere
* Samenblase
A54.2 – akute Gonorrhoe
A54.2 – chronische Gonorrhoe
N49.0 Samenblasenabszeß
Q55.4 Samenblasenaplasie
N50.8 Samenblasenatrophie

S

N50.1 Samenblasenblutung
N49.0 Samenblasenempyem
N49.0 Samenblasenentzündung
N50.8 Samenblasenfibrose
N49.0 Samenblasenfurunkel
N50.8 Samenblasengeschwür
D40.7 Samenblasengeschwulst
A54.2 Samenblasengonorrhoe
N50.1 Samenblasenhämatom
N50.8 Samenblasenhypertrophie
N49.0 Samenblaseninfektion
C79.8 Samenblaseninfiltration
N49.0 Samenblasenkarbunkel
C63.7 Samenblasenkarzinom
N50.8 Samenblasenkongestion
N50.8 Samenblasenkonkrement
C79.8 Samenblasenmetastase
D40.7 Samenblasenneoplasie
* Samenblasenneubildung
D29.7 – gutartig
D40.7 – unsicher
N50.8 Samenblasenödem
N50.8 Samenblasenstein
N50.1 Samenblasenthrombose
A18.1 Samenblasentuberkulose
D40.7 Samenblasentumor
N50.8 Samenblasenulkus
Q55.4 Samenblasenvergrößerung
N50.8 Samenblasenverkalkung
S37.8 Samenblasenverletzung
N50.8 Samenblasenzyste
Q55.4 Samenleiter, fehlend, angeboren
N49.1 Samenleiterabszeß
Q55.4 Samenleiteragenesie
N50.8 Samenleiteratrophie
N50.1 Samenleiterblutung
N49.1 Samenleiterentzündung
N50.8 Samenleiterfibrose
N50.8 Samenleitergeschwür
N50.1 Samenleiterhämatom
N50.8 Samenleiterhypertrophie
N49.1 Samenleiterkarbunkel
N50.8 Samenleiterödem
N49.1 Samenleiterphlegmone
N50.8 Samenleiterstriktur
N50.1 Samenleiterthrombose
Z52.8 Samenspender
N49.1 Samenstrangabszeß
Q55.4 Samenstrangagenesie
Q55.4 Samenstrangaplasie
N49.1 Samenstrangentzündung
D17.6 Samenstrangfettgewebe, Neubildung,
        gutartig
N50.8 Samenstranggeschwür
N43.3 Samenstranghydrozele
N49.1 Samenstrangkarbunkel

C63.1 Samenstrangkarzinom
D29.7 Samenstrangneubildung, gutartig
G58.8 Samenstrangneuralgie
N49.1 Samenstrangphlegmone
N50.8 Samenstrangstriktur
N44 Samenstrangtorsion
D40.7 Samenstrangtumor
N49.1 Samenwegsentzündung
N49.1 Samenwegsinfektion
* – durch
N49.1 — Staphylokokken
N49.1 — Streptokokken
N50.8 Samenwegsobstruktion
N50.8 Samenwegsverschluß
B03 Samoapocken
B03 Sanagapocken
B30.0 Sanders-Syndrom
B88.1 Sandflohbefall
A93.1 Sandfly fever
K82.8 Sanduhrgallenblase
K31.2 Sanduhrmagen
Q40.2 – angeboren
F45.3 – psychogen
K31.2 Sanduhrstenose, Magen
K31.2 Sanduhrstriktur, Magen
G11.2 Sanger-Brown-Ataxie
* Sanierungsbedürftiges Gebiß
* – bei
K08.9 — ambulant behandlungsunfähigem
        Patienten
K08.9 — gleichzeitiger Antikoagulanzientherapie
K08.9 – chirurgisch
I80.0 Saphenaphlebothrombose
K65.8 Saponifikation, mesenterial
* Sarcoma
C58 – deciduocellulare
C46.9 – idiopathicum multiplex haemorrhagicum
C49.9 – rhabdomyoblasticum
C46.9 Sarcomatosis Kaposi
D86.3 Sarkoid, Darier-Roussy-
D86.9 Sarkoidose
D86.3 – Haut
D86.0 – Lunge
D86.2 — mit Sarkoidose, Lymphknoten
D86.1 – Lymphknoten
D86.8 – Neuro-
C49.9 Sarkom
C64 – Adeno-, Wilms
C41.1 – Amelo-
C41.1 – Ameloblasto-
C49.9 – Angio-
C22.3 — Leber
C26.1 — Milz
C49.9 – Angioblasto-

C49.9 **Sarkom** (Forts.)
C49.9 – Angioleiomyo-
C49.9 – Angiomyo-
C46.9 – Angioretikulo-
C49.4 – Bauchwand
C41.4 – Beckenknochen
\*  – Bindegewebe
C49.4 —— Abdomen
C49.5 —— Becken
C49.2 —— Hüfte
\*  —— mit Weichteilen
C49.0 ——— Gesicht
C49.0 ——— Hals
C49.0 ——— Kopf
C49.1 —— obere Gliedmaßen
C49.6 —— Rücken
C49.6 —— Rumpf
C49.1 —— Schulter
C49.3 —— Thorax
C49.2 —— untere Gliedmaßen
C41.3 – Brustbein
C41.9 – Chondro-
C41.9 – chondroblastisch
C41.9 – Chondromyxo-
C41.2 – Columna vertebralis
C40.0 – Elle
C41.9 – Ewing-
C40.2 – Femur
C49.9 – Fibro-
C26.1 —— Milz
C44.9 —— myxomatös
C47.9 —— Neuro-
C41.9 – Fibrochondro-
C49.9 – Fibrolipo-
C49.9 – Fibromyxo-
C49.9 – fibroplastisch
C49.9 – Fibroxantho-
C40.2 – Fibula
C41.9 – Gelenk
C41.0 – Gesichtsknochen
C71.9 – glioblastisch
C49.9 – Glomusangio-
C92.3 – granulozytär
C49.9 – Hämangio-
C49.9 – Hämangioendothelio-
C83.2 – histiolymphozytär
C81.7 – Hodgkin-
C40.0 – Humerus
C49.4 – Hypochondrium
B21.3 – immunoblastisch, bei HIV-Krankheit
C46.9 – Kaposi-
C41.1 – Kieferknochen
C40.3 – Kniescheibe
C41.9 – Knochen
C41.9 —— mit Knorpelbeteiligung
C41.9 – Knorpel

C49.9 **Sarkom** (Forts.)
C41.4 – Kreuzbein
C22.9 – Leber
C49.9 – Leiomyo-
C54.9 —— Corpus uteri
C32.9 —— Larynx
C16.9 —— Magen
C55  —— Uterus
C49.9 – leiomyoblastisch
C49.9 – Lipo-
C49.9 – Lipomyxo-
C49.9 – lipoplastisch
C49.9 – Lymphangio-
C41.1 – Mandibula
C41.0 – Maxilla
C70.9 – Meningeal-
C92.3 – monozytär
C92.3 – myeloisch
C49.9 – Myo-
C49.9 – Myxo-
C41.9 – Myxochondro-
C49.9 – Myxofibro-
C49.9 – Myxolipo-
C47.9 – Neurilemmo-
C47.9 – Neuro-
C64  – Niere, Adenosarkom, embryonal
    [Wilms-Tumor]
C40.0 – Oberarm
C40.2 – Oberschenkelknochen
C41.1 – Odonto-
C69.6 – Orbita
\*  – Os
C41.0 —— frontale
C41.0 —— nasale
C41.0 —— occipitale
C41.0 —— temporale
C41.9 – Osteo-
C41.9 – Osteochondro-
C41.9 – Osteochondromyxo-
C41.9 – Osteofibro-
C41.9 – osteoplastisch
C40.3 – Patella
C61  – Prostata
C92.3 – pseudoleukämisch
C40.0 – Radius
C90.0 – Retikulo-, mit plasmazellulärer Diffe-
    renzierung
C83.2 – Retikulolympho-
B21.2 – Retikulumzell-, bei HIV-Krankheit
C49.9 – Rhabdomyo-
C41.3 – Rippe
C41.9 – Rundzellen-, undifferenziert, Knochen
C41.0 – Schädelknochen
C52  – Scheide
C40.2 – Schienbein
C41.3 – Schlüsselbein

**S**

C49.9 **Sarkom** (Forts.)
C40.0 – Schulterblatt
C40.0 – Speiche
C41.4 – Steißbein
C49.9 – Synovial-
C40.2 – Tibia
C40.0 – Ulna
C41.1 – Unterkieferknochen
C55 – Uterus
C52 – Vagina
C40.2 – Wadenbein
\* – Weichteile
C49.4 — Abdomen
C49.5 — Becken
C49.2 — Hüfte
C49.1 — obere Gliedmaßen
C49.6 — Rücken
C49.6 — Rumpf
C49.1 — Schulter
C49.3 — Thorax
C49.2 — untere Gliedmaßen
C41.2 – Wirbel
C41.2 – Wirbelkörper
C41.2 – Wirbelsäule
D48.6 – Zysto-
C80 **Sarkomatose**
C46.9 – Haut-, idiopathisch
C48.2 – peritoneal
E72.5 **Sarkosinämie**
A07.8 **Sarkosporidiose**
A07.8 **Sarkozystose**
M95.0 **Sattelnase**
A50.5 – durch Syphilis connata
T56.0 **Saturnismus**
F52.7 **Satyriasis**
B66.9 **Saugwürmer-Befall**
B66.9 **Saugwurmkrankheit**
R14 **Saures Aufstoßen**
H93.1 **Sausen,** Ohr
H49.8 **Sayre-Syndrom, Kearns-** [Ophthal-
moplegia plus]
I74.0 **Scalenus-anterior-Syndrom**
B88.2 **Scarabiasis**
A38 **Scarlatina** – s. Scharlach
\* **Schaden** – s.a. Schäden
J84.9 – Alveolarwand
J84.9 – Alveolen
M51.9 – Bandscheibe
\* – durch
T66 — Bestrahlung
T73.1 — Durst
T70.4 — Hochdruckflüssigkeiten
T73.0 — Hunger
T69.9 — Kälte
T70.9 — Luftdruck
T66 — Strahlen

\* **Schaden** (Forts.)
\* – durch (Forts.)
M70.9 — Überlastung, Extremität
T70.9 — Wasserdruck
T45.1 — Zytostatika
\* – fetal, durch
P04.3 — Alkohol
P04.8 — Bestrahlung
O35.2 — hereditäre Krankheit, Betreuung der
Schwangeren
P00.2 — Listeriose
P04.1 — Medikamente
P35.0 — Röteln
P00.2 — Toxoplasmose
P00.2 — Viruskrankheit
I51.9 – Herz
I51.5 – Herzmuskel
I50.9 — dekompensiert
P96.9 – Hirn, frühkindlich
H83.9 – Innenohr
T75.1 — Kälte-Nässe-
A67.2 – kardiovaskulär, Pinta
K07.6 – Kiefergelenk
\* – Knorpel
M23.9 — Kniegelenk
M24.1 — Sprunggelenk
I24.9 – Koronar-, akut
I99 – Kreislauf
K76.9 – Leber
M23.3 – Meniskus
I51.5 – Myokard
O08.4 – Niere, nach Fehlgeburt
Q75.8 **Schädel,** lakunär
\* **Schädel-**
O33.9 – Becken-Mißverhältnis
T90.9 – Hirn-Verletzung, mit Demenz
Q67.4 **Schädelasymmetrie,** beim Säugling
S02.1 **Schädelbasisbruch**
D21.0 **Schädelbasisfibrom**
S02.1 **Schädelbasisfissur**
S02.1 **Schädelbasisfraktur**
S02.1 **Schädelbasisringbruch**
S02.1 **Schädelbasisringfraktur**
S02.1 **Schädelbasisscharnierbruch**
S02.1 **Schädelbasisscharnierfraktur**
S02.9 **Schädelbruch**
S02.0 **Schädeldachbruch**
S02.0 **Schädeldachfraktur**
T88.8 **Schädeldefekt,** postoperativ
M95.2 **Schädeldeformation**
S09.7 **Schädeldurchschuß**
S02.9 **Schädelfraktur**
P13.0 – durch Geburtsverletzung
S02.7 – und Gesichtsfraktur
G93.0 **Schädelgrubenzyste,** hintere, subarach-
noidal

S06.9 **Schädelhirntrauma**
F07.2 – mit organischem Psychosyndrom
\* **Schädelhirnverletzung**
S06.2 – gedeckt, schwer
S06.2 — mit Compressio cerebri, Hirndruck
und Blutung
S06.2 – offen
D48.0 **Schädelhöhlenteratom**
M85.2 **Schädelhyperostose**
S02.0 **Schädelkalottenbruch**
S02.0 **Schädelkalottenfraktur**
M88.0 **Schädelknochen,** Osteodystrophia de-
formans
\* **Schädelknochenanomalie**
Q67.4 – kongenital
Q67.4 – und Gesichtsknochenanomalie, konge-
nital
C79.5 **Schädelknochenkarzinom**
D16.4 **Schädelknochenneubildung,** gutartig
C41.0 **Schädelknochensarkom**
O80.0 **Schädellage,** Spontangeburt
P96.3 **Schädelnähte,** weit, beim Neugeborenen
S00.9 **Schädelprellung**
D48.0 **Schädelteratom**
S09.9 **Schädeltrauma**
S02.7 **Schädeltrümmerbruch**
S02.7 **Schädeltrümmerfraktur**
S07.1 **Schädelzerquetschung**
O83.4 **Schädelzertrümmerung,** Fetus, zur Ent-
bindung
\* **Schäden** – s.a. Schaden
\* – durch
T75.0 — Blitzschlag
T75.4 — elektrischen Strom
T67.9 — Hitze
T67.9 — Sonnenlicht
T75.2 — Vibration
E10.7 – Folge-, multipel, bei Diabetes mellitus,
Typ I
\* **Schädigung**
O71.6 – Beckenbänder, bei Geburt
O71.6 – Beckengelenk, bei Geburt
\* – durch
T88.5 — Adriblastin
T41.0 — Halothan
T66 — Radium
P04.9 – Fetus
O35.9 — Betreuung der Schwangeren
\* — durch
O35.7 —— Amniozentese, Betreuung der
Schwangeren
O35.7 —— Biopsie, Betreuung der Schwangeren
P02.6 —— kurze Nabelschnur
P02.5 —— Nabelschnurknoten
P02.5 —— Nabelschnurkompression
P02.5 —— Nabelschnurumschlingung

\* **Schädigung** (Forts.)
P04.9 – Fetus (Forts.)
\* — durch (Forts.)
P02.6 —— Nabelschnurveränderung
P02.5 —— Nabelschnurverwicklung
P02.4 —— Nabelschnurvorfall
P02.7 —— Plazentitis
O69.5 – Gefäß, Nabelschnur, Entbindungskom-
plikation
M24.9 – Gelenk
M24.1 – Gelenkknorpel
P96.8 – Hirn, perinatal
E29.9 – Hoden
A67.1 – hyperchrom, bei Pinta
M23.9 – innere, Kniegelenk
M23.9 – Kniegelenk
\* – Meniscus
M23.3 — lateralis
M23.3 — medialis
S61.1 – Nagel, bei Wunde, offen, Finger
\* – Nerv, peripher
G56.9 — Arm
G57.9 — Bein
G56.3 – Nervus radialis
G95.9 – Rückenmark
\* — bei
S22.0 —— Brustwirbelfraktur
T08 —— Wirbelsäulenfraktur
E29.9 – Spermatogenese
G25.9 – Stammganglien
\* **Schädlicher Gebrauch**
F10.1 – Alkohol
F12.1 – Cannabinoide
F18.1 – flüchtige Lösungsmittel
F16.1 – Halluzinogene
F14.1 – Kokain
F11.1 – Opioide
F13.1 – Sedativa und Hypnotika
F17.1 – Tabak
L01.0 **Schälblattern**
B08.0 **Schafblattern**
B08.0 **Schafpocken**
T84.0 **Schaftlockerung,** Hüftgelenktotalendo-
prothese
H90.2 **Schalleitungsschwerhörigkeit**
H90.0 – beidseitig
H90.2 **Schalleitungsstörung**
\* – mit Hörverlust
H90.0 — beidseitig
H90.6 —— kombiniert mit Schallempfindungs-
störung
H90.1 – einseitig, bei nichteingeschränktem
Hörvermögen der anderen Seite
H90.5 **Schallempfindungsschwerhörigkeit**

**S**

| | |
|---|---|
| * | **Schallempfindungsstörung,** mit |
| * | – Hörverlust |
| H90.3 | —— beidseitig |
| H90.6 | —— kombiniert mit Schalleitungsstörung |
| H90.4 | — einseitig, bei nichteingeschränktem Hörvermögen der anderen Seite |
| S32.5 | **Schambeinbruch** |
| S32.5 | **Schambeinfraktur** |
| * | **Schamlippe** |
| C51.0 | – groß, Karzinom |
| C51.1 | – klein, Karzinom |
| N76.4 | **Schamlippenabszeß** |
| N76.2 | **Schamlippenentzündung** |
| N76.4 | **Schamlippenfurunkel** |
| N90.6 | **Schamlippenhypertrophie** |
| N76.2 | **Schamlippeninfektion** |
| N76.4 | **Schamlippenkarbunkel** |
| N76.2 | **Schamlippenkatarrh** |
| N84.3 | **Schamlippenpolyp** |
| A51.0 | **Schanker** |
| A57 | – Ducrey- |
| A66.0 | – Frambösie- |
| A51.0 | – hart |
| A67.0 | – Pinta- |
| A57 | – weich |
| A57 | **Schankroid** |
| A38 | **Scharlach** – s.a. Scarlatina |
| A38 | – Angina |
| A38 | – Cholangitis |
| A38 | – Komplikation |
| A38 | – Meningitis |
| A38 | – Nephritis |
| A38 | – Otitis |
| S02.1 | **Scharnierbruch,** Schädelbasis |
| S02.1 | **Scharnierfraktur,** Schädelbasis |
| H53.1 | **Schattensehen** |
| * | **Schaumann** |
| D86.9 | – Besnier-Boeck-, Morbus |
| D86.9 | – Krankheit, Besnier-Boeck- |
| D86.9 | – Lymphogranulomatose, benigne |
| D86.9 | – Morbus |
| D86.9 | – Syndrom, Besnier-Boeck- |
| J18.9 | **Schaumzellpneumonie** |
| M23.1 | **Scheibenmeniskus** |
| * | **Scheide** |
| N89.8 | – Erosio vera |
| N89.8 | – trocken |
| * | **Scheiden-** |
| N82.0 | – Blasen-Fistel |
| N82.3 | – Rektum-Fistel |
| Q52.0 | **Scheidenaplasie** |
| N89.5 | **Scheidenatresie** |
| N95.2 | **Scheidenatrophie** |
| N93.9 | **Scheidenblutung** |

| | |
|---|---|
| O70.9 | **Scheidendammriß** |
| * | – bei Geburt |
| O70.0 | — 1. Grad |
| O70.1 | — 2. Grad |
| O70.2 | — 3. Grad |
| A36.8 | **Scheidendiphtherie** |
| N89.3 | **Scheidendysplasie** |
| N81.5 | **Scheidenenterozele** |
| N76.0 | **Scheidenentzündung** |
| N82.9 | **Scheidenfistel** |
| N89.9 | **Scheidenflora,** gestört |
| N99.3 | **Scheidengewebsprolaps,** postoperativ |
| N99.3 | **Scheidengewebsvorfall,** postoperativ |
| A54.0 | **Scheidengonorrhoe** |
| N84.2 | **Scheidengranulationspolyp** |
| A58 | **Scheidengranulom** |
| C52 | **Scheidenkarzinom** |
| B37.3 | **Scheidenmykose** |
| * | **Scheidenneubildung** |
| C52 | – bösartig |
| D39.7 | – unsicher |
| N84.2 | **Scheidenpolyp** |
| N81.1 | **Scheidenprolaps** |
| S31.4 | **Scheidenriß** |
| N89.8 | – alt |
| O71.4 | – hoch, bei Entbindung |
| C52 | **Scheidensarkom** |
| N81.1 | **Scheidensenkung** |
| Q52.1 | **Scheidenseptum** |
| Q52.1 | – quer |
| Q52.1 | – sagittal |
| N89.8 | **Scheidenstumpfgranulation** |
| N99.3 | **Scheidenstumpfprolaps,** nach Hysterektomie |
| N89.8 | **Scheidenulkus,** durch Pessar |
| N76.5 | **Scheidenulzeration** |
| N81.1 | **Scheidenvorfall** |
| N81.6 | **Scheidenwandhernie,** hintere |
| N81.1 | **Scheidenwandprolaps,** vordere |
| N81.1 | **Scheidenwandvorfall** |
| N89.8 | **Scheidenzyste** |
| E76.0 | **Scheie-Variante, Hurler-** [Mukopolysaccharidose, Typ I-H/S] |
| F45.8 | **Scheinschwangerschaft** |
| R09.0 | **Scheintod** |
| Q56.3 | **Scheinzwitter** |
| O32.1 | **Scheitelbeineinstellung,** Betreuung der Schwangeren |
| O32.1 | **Scheitellage,** Betreuung der Schwangeren |
| L02.4 | **Schenkelabszeß** |
| I45.4 | **Schenkelblock** |
| K41.9 | **Schenkelbruch** |
| K41.3 | – irreponibel |

| | |
|---|---|
| K41.9 **Schenkelbruch** (Forts.) | A18.8 **Schilddrüsen-TBC** |
| *      – mit | E06.0 **Schilddrüsenabszeß** |
| K41.3 — Einklemmung | D34   **Schilddrüsenadenom** |
| K41.4 — Gangrän | D34   – autonom |
| S72.0 **Schenkelhalsbruch** | D34   — dekompensiert |
| S72.0 – transzervikal | D34   — kompensiert |
| S72.0 — offen | D34   – dekompensiert |
| S72.0 **Schenkelhalsfraktur** | E07.9 **Schilddrüsenaffektion** |
| S72.0 – lateral | E03.1 **Schilddrüsenagenesie** |
| S72.0 – medial | E85.4 **Schilddrüsenamyloidose** |
| S72.0 – transzervikal | E03.1 **Schilddrüsenaplasie** |
| S72.0 — offen | E03.4 **Schilddrüsenatrophie** |
| K41.9 **Schenkelhernie** | *      **Schilddrüsenautonomie** |
| K41.2 – beidseitig | E04.9 – bei Struma |
| K41.3 – inkarzeriert | E05.2 — mit Hyperthyreose |
| K41.9 – links | *      – multifokal, bei |
| K41.9 – rechts | *      — Struma, mit |
| L03.1 **Schenkelphlegmone** | E04.2 —— Euthyreose |
| B35.9 **Scherpilzflechte** | E05.2 —— Hyperthyreose |
| F80.0 **Schetismus** | E07.9 **Schilddrüsenfehlfunktion** |
| F93.2 **Scheu und Abkapselung,** beim Kind | E07.9 **Schilddrüsenfunktionsstörung** |
| L30.8 **Scheuerekzem** | O99.2 – bei Gravidität |
| *      **Scheuermann** | *      **Schilddrüsengewebe** |
| M42.0 – Krankheit | E05.3 – ektopisch, mit Hyperthyreose |
| M42.0 – Morbus | E05.3 – mit Thyreotoxikose |
| M42.0 — mit Kyphoskoliose | E04.9 **Schilddrüsenhyperplasie** |
| Q74.0 **Scheuthauer-Marie-Sainton-Syndrom** | E04.9 **Schilddrüsenhypertrophie** |
| H35.7 **Schichtenabhebung,** Netzhaut | E03.1 **Schilddrüsenhypoplasie** |
| I82.9 **Schichtenthrombus** | E07.8 **Schilddrüseninfarkt,** bei Hämorrhagie |
| H33.1 **Schichtforamen,** Retinoschisis | B67.3 **Schilddrüseninfektion,** durch Echino- |
| H35.3 **Schichtloch,** Makula | coccus granulosus |
| Q12.0 **Schichtstar,** bei Cataracta congenita | E03.9 **Schilddrüseninsuffizienz** |
| M95.0 **Schief-Sattelnase** | E03.1 – angeboren |
| M43.6 **Schiefhals** | E03.9 – erworben |
| M43.6 – akut | C73   **Schilddrüsenkarzinom** |
| M43.6 – muskulär | C73   – anaplastisch |
| F45.8 – psychogen | C73   – follikulär |
| M95.0 **Schiefnase** | C73   – medullär |
| Q30.8 – knorpelig, kongenital | C73   – papillär |
| M95.0 – posttraumatisch | E04.9 **Schilddrüsenknoten** |
| M21.8 **Schiefstand,** Humeruskopf | E04.1 – nichttoxisch, solitär |
| M41.9 **Schiefwuchs** | E07.9 **Schilddrüsenkrankheit** |
| H53.0 **Schielamblyopie** | C73   **Schilddrüsenkrebs** |
| H50.9 **Schielen** | D17.7 **Schilddrüsenlipom** |
| H50.5 – latent | C73   **Schilddrüsenmalignom** |
| H50.2 – vertikal, dissoziiert | C79.8 **Schilddrüsenmetastase** |
| H50.9 **Schielfehler** | D44.0 **Schilddrüsenneoplasma** |
| S82.2 **Schienbeinbruch** | *      **Schilddrüsenneubildung** |
| C79.5 **Schienbeinkarzinom** | C73   – bösartig |
| C79.5 **Schienbeinkopfmetastase** | D34   – gutartig |
| C40.2 **Schienbeinsarkom** | D44.0 – unsicher |
| *      **Schilddrüse** | D34   **Schilddrüsenpapillom** |
| Q89.2 – Zungengrund | E05.0 **Schilddrüsenstörung,** Exophthalmus |
| E04.2 – zystisch, adenomatös | D44.0 **Schilddrüsenteratom** |
| E01.1 — endemisch | A18.8 **Schilddrüsentuberkulose** |
| E04.2 — sporadisch | D44.0 **Schilddrüsentumor** |

**S**

| | |
|---|---|
| E05.9 | **Schilddrüsenüberfunktion** |
| E03.9 | **Schilddrüsenunterfunktion** |
| E03.1 | – angeboren |
| E03.9 | – erworben |
| E04.9 | **Schilddrüsenvergrößerung** |
| E01.2 | – endemisch |
| E04.9 | – sporadisch |
| E04.1 | **Schilddrüsenzyste** |
| * | **Schilder-** |
| G37.0 | – Foix-Heubner-Krankheit |
| G37.0 | – Foix-Heubner-Syndrom |
| G37.0 | – Krankheit |
| G37.0 | – Syndrom |
| Q31.8 | **Schildknorpelspalte** |
| E85.4 | **Schinkenmilz** |
| H33.1 | **Schisisablatio** |
| * | **Schistosoma-** |
| B65.0 | – haematobium-Infektion |
| B65.2 | – japonicum-Infektion |
| B65.1 | – mansoni-Infektion |
| B65.3 | **Schistosomen-Dermatitis** |
| B65.9 | **Schistosomiasis** |
| B65.8 | – bovis |
| * | – durch Schistosoma |
| B65.0 | — haematobium [Blasenbilharziose] |
| B65.2 | — japonicum |
| B65.1 | — mansoni |
| B65.8 | – intercalatum |
| B65.1 | – intestinalis |
| B65.8 | – mattheei |
| B65.8 | – spindale |
| * | **Schizoaffektive** |
| F25.9 | – Psychose |
| F25.9 | – Störung |
| F25.1 | — depressiv |
| F25.2 | — gemischt |
| F25.0 | — manisch |
| * | **Schizoide** |
| F60.1 | – Persönlichkeit |
| F60.1 | – Persönlichkeitsstörung |
| F60.1 | – Psychopathie |
| L60.3 | **Schizonychia** |
| F20.0 | **Schizophren-paranoide Psychose** |
| * | **Schizophrene** |
| F20.8 | – Attacke |
| F20.8 | — akut |
| F20.9 | – Demenz |
| F23.2 | – Episode |
| F20.9 | – Psychose |
| F25.2 | — affektiver Typ |
| F20.9 | – Reaktion |
| * | **Schizophrener** |
| F20.5 | – Defekt |
| F20.5 | – Restzustand |

| | |
|---|---|
| * | **Schizophrenes** |
| F20.5 | – Residuum |
| F84.5 | – Syndrom, beim Kind |
| F20.6 | **Schizophrenia simplex** |
| F20.9 | **Schizophrenie** |
| F23.2 | – akut |
| F20.3 | – atypisch |
| F21 | – Borderline- |
| F20.5 | – chronisch |
| F21 | – Grenz- |
| F20.1 | – hebephren |
| F20.2 | – kataton |
| F21 | – latent |
| F25.9 | – mit Affektpsychose |
| F20.0 | – paranoid |
| F20.0 | — mit Halluzination |
| F20.0 | – paranoid-halluzinatorisch |
| F21 | – präpsychotisch |
| F21 | – prodromal |
| F21 | – pseudoneurotisch |
| F21 | – pseudopsychopathisch |
| F20.5 | – residual |
| F20.3 | – undifferenziert |
| F23.2 | — akut |
| F20.8 | – Verwirrtheit |
| F20.8 | – zönästhetisch |
| F23.1 | **Schizophrenie-Symptome,** bei akuter polymorpher psychotischer Störung |
| F06.2 | **Schizophreniforme Störung** |
| F23.2 | – akut, psychotisch |
| F60.1 | **Schizothymie** |
| F21 | **Schizotype Störung** |
| F21 | **Schizotypie** |
| Q04.6 | **Schizozephalie** |
| A78 | **Schlachthaus-Fieber** |
| C44.3 | **Schläfenbasaliom** |
| M86.9 | **Schläfenbeinosteomyelitis** |
| L02.0 | **Schläfenfurunkel** |
| C44.3 | **Schläfenhautkarzinom** |
| G06.0 | **Schläfenhirnabszeß** |
| L02.0 | **Schläfenkarbunkel** |
| C43.3 | **Schläfenmelanom,** maligne |
| D22.3 | **Schläfennävus** |
| R40.0 | **Schläfrigkeit** |
| G47.2 | **Schlaf-Wach-Rhythmus,** Störung |
| F51.2 | – durch Flugreisen |
| G47.3 | **Schlafapnoe** |
| G47.3 | – obstruktiv |
| P28.3 | – primär, beim Neugeborenen |
| G47.3 | – Syndrom |
| G47.3 | — obstruktiv |
| G47.3 | — zentral |
| G47.1 | **Schlafbedürfnis,** krankhaft gesteigert |
| * | **Schlaffe** |
| N31.2 | – Blase |
| G81.0 | – Halbseitenlähmung |

| | |
|---|---|
| * | **Schlaffe** (Forts.) |
| N36.8 | – Harnröhre |
| G81.0 | – Hemiparese |
| G81.0 | – Hemiplegie |
| G82.0 | – Paraplegie |
| G82.3 | – Tetraplegie |
| N36.8 | – Urethra |
| B56.9 | **Schlafkrankheit** |
| * | – afrikanisch, durch Trypanosoma |
| B56.0 | — gambiense |
| B56.1 | — rhodesiense |
| B56.1 | – Nairobi- |
| G47.0 | **Schlaflosigkeit** |
| N95.1 | – klimakterisch |
| F13.2 | **Schlafmittel-Abhängigkeit** |
| F13.2 | **Schlafmittelsucht** |
| F51.2 | **Schlafrhythmus-Umkehr** |
| G47.9 | **Schlafstörung** |
| G47.9 | – chronisch |
| F51.9 | – nichtorganisch |
| F51.9 | – psychogen |
| F51.9 | – psychosomatisch |
| F51.9 | – psychovegetativ |
| G47.2 | – Schlaf-Wach-Rhythmus |
| F51.9 | – spezifisch, nichtorganisch |
| F51.1 | **Schlafsucht** |
| T42.7 | **Schlaftablettenvergiftung** |
| T42.7 | – Suizidabsicht |
| F51.3 | **Schlafwandeln** |
| I70.9 | **Schlagaderverkalkung** |
| I64 | **Schlaganfall** |
| I67.8 | **Schlagfluß** |
| T63.0 | **Schlangenbiß** |
| T63.0 | **Schlangengiftwirkung,** toxisch |
| * | **Schlatter** |
| M92.5 | – Krankheit, Osgood- |
| M92.5 | – Morbus |
| M92.5 | – Osgood-, Morbus |
| M92.5 | – Syndrom, Osgood- |
| T79.3 | **Schlecht heilende Wunde** |
| R29.3 | **Schlechte Haltung** |
| R53 | **Schlechter Allgemeinzustand** |
| L08.9 | **Schleichende Nabelinfektion** |
| P38 | – beim Neugeborenen |
| T50.1 | **Schleifendiuretikavergiftung** |
| M71.0 | **Schleimbeutelabszeß** |
| M71.9 | **Schleimbeutelentzündung** |
| M75.5 | – Schulterbereich |
| M71.3 | **Schleimbeutelzyste** |
| L90.9 | **Schleimhautatrophie** |
| K82.8 | **Schleimhautblutung,** Gallenblase |
| A66.7 | **Schleimhautframbösie** |
| R60.9 | **Schleimhautödem** |
| Q82.8 | **Schleimhautpapel,** konnatal |
| K82.8 | **Schleimhautpolyp,** Gallenblase |
| K51.5 | **Schleimhautproktokolitis** |

| | |
|---|---|
| A51.3 | **Schleimhautsyphilis,** sekundär |
| L72.0 | **Schleimhautzyste** |
| J41.1 | **Schleimig-eitrige chronische Bronchitis** |
| M71.3 | **Schleimzyste** |
| K82.8 | – Gallenblase |
| S13.4 | **Schleudertrauma** |
| S13.4 | – HWS |
| H02.2 | **Schließdefekt,** Lid |
| H40.4 | **Schlossmann-Syndrom, Posner-** [Zyklitisches Glaukom] |
| M25.2 | **Schlottergelenk** |
| K06.8 | **Schlotterkamm** |
| K06.8 | **Schlotterkammatrophie** |
| R06.6 | **Schluckauf** |
| F45.3 | – psychogen |
| R13 | **Schluckbeschwerden** |
| J69.0 | **Schluckpneumonie** |
| R13 | **Schluckstörung** |
| S42.0 | **Schlüsselbeinbruch** |
| C79.5 | **Schlüsselbeinkarzinom** |
| D16.7 | **Schlüsselbeinneubildung,** gutartig |
| C41.3 | **Schlüsselbeinsarkom** |
| Q38.7 | **Schlundtasche** |
| N64.5 | **Schlupfbrustwarze** |
| K00.3 | **Schmelzflecken** |
| K00.3 | – Zähne |
| K00.2 | **Schmelzperlen** |
| R23.8 | **Schmerfluß** |
| R20.8 | **Schmerzempfindlichkeit,** gesteigert |
| R52.9 | **Schmerzen** |
| R10.4 | – abdominal |
| R10.1 | — viszeral, Oberbauch |
| R52.0 | – akut |
| K62.8 | – Anus |
| H57.1 | – Auge |
| R10.4 | – Bauch |
| R10.4 | — chronisch |
| R10.4 | — ohne Krankheit |
| F45.3 | — psychogen |
| R10.4 | — unklar |
| R10.2 | – Becken |
| R10.2 | — chronisch |
| * | – bei |
| R10.4 | — Darmkrampf |
| R52.1 | — Karzinom |
| R30.9 | — beim Wasserlassen |
| M79.6 | – Bein |
| M79.6 | — unklar |
| R39.8 | – Blase |
| R07.4 | – Brust |
| R07.1 | — bei Atmung |
| R07.4 | — uncharakteristisch |
| M54.6 | — Brustwirbelsäule |
| M54.6 | – BWS |
| R52.2 | – chronisch |
| R52.1 | — unbeeinflußbar |

**S**

| | |
|---|---|
| R52.9 | **Schmerzen** (Forts.) |
| R10.2 | – Damm |
| K00.7 | – Dentitions- |
| R10.4 | – diffus, abdominal |
| * | – durch |
| I87.9 | — venöse Erkrankung |
| B02.2 | — Zoster |
| M79.6 | – Ellenbogen, nicht OP-bedingt |
| R10.1 | – Epigastrium |
| M79.6 | – Extremitäten |
| M79.6 | – Ferse |
| M79.6 | – Fersenbein |
| R10.4 | – Flanke |
| M79.6 | – Fuß |
| M25.5 | – Gelenk |
| M25.5 | — akut |
| * | – Genitale |
| N50.8 | — männlich |
| N94.8 | — weiblich |
| R51 | – Gesicht |
| K07.6 | — bei Erkrankung, Kauapparat |
| R52.2 | — chronisch |
| M79.6 | – Glieder |
| R07.0 | – Hals |
| R07.0 | — unklar |
| M25.5 | – Handgelenk |
| R39.8 | – Harnblase |
| R07.2 | – Herz |
| N50.8 | – Hoden |
| M25.5 | – Hüftgelenk |
| M54.2 | – HWS |
| M53.8 | – Iliosakralgelenk |
| N94.0 | – intermenstrual |
| R52.2 | – intermittierend |
| I73.9 | – Ischämie-, bei arteriellem Verschluß |
| K10.8 | – Kiefer |
| M25.5 | – Knie |
| M25.5 | – Kniegelenk |
| M25.5 | — nicht traumatisch |
| M89.8 | – Knochen |
| R51 | – Kombinations-, Kopf |
| R51 | – Kopf – s.a. Kopfschmerzen |
| I67.8 | — bei CVI [Zerebrovaskuläre Insuffizienz] |
| R51 | — chronisch |
| N95.1 | — klimakterisch |
| F45.4 | — nervös |
| F45.4 | — psychogen |
| R51 | — unklare Genese |
| R51 | — unspezifisch |
| M54.5 | – Kreuz- |
| M54.5 | – Kreuzbein, akut |
| R10.4 | – Leib |
| R10.3 | – Leiste |
| M54.5 | – Lendengegend |
| R07.2 | – linksthorakal |

| | |
|---|---|
| R52.9 | **Schmerzen** (Forts.) |
| R10.1 | – Magen |
| N64.4 | – Mamma |
| M79.1 | – Muskeln |
| M79.1 | — uncharakteristisch |
| S29.8 | – nach Thoraxtrauma |
| L90.5 | – Narbe |
| N50.8 | – Nebenhoden |
| G57.1 | – neuralgisch, Oberschenkel |
| N23 | – Niere |
| R10.1 | – Oberbauch |
| R10.1 | — unklar |
| H92.0 | – Ohr |
| N94.0 | – Ovulations- |
| I20.9 | – pektanginös |
| R10.2 | – pelvin |
| N48.8 | – Penis |
| K62.9 | – perineal und perianal |
| N94.6 | – Perioden- |
| R07.3 | – Pleura, nicht tumorbedingt |
| R07.2 | – präkordial |
| N94.3 | – prämenstruell |
| N42.9 | – Prostata |
| N94.6 | – Regel- |
| R07.3 | – retrosternal |
| M79.0 | – rheumatisch |
| M54.9 | – Rücken |
| M54.9 | — chronisch |
| F45.4 | — psychogen |
| M75.8 | – Schulter |
| M25.5 | – Sprunggelenk |
| * | – Stumpf-, nach |
| * | — traumatischer |
| T92.6 | —— Armamputation |
| T93.6 | —— Beinamputation |
| R07.4 | – Thorax |
| I20.9 | — ischämisch |
| R52.1 | – Tumor- |
| R52.9 | – unklar |
| R10.3 | – Unterbauch |
| R10.3 | – unklar |
| R10.3 | – Unterleib, akut |
| I87.9 | – Venen |
| M54.9 | – vertebragen |
| R29.8 | – Wachstums- |
| R29.8 | – Wade |
| M54.9 | – Wirbelsäule |
| F45.4 | — psychogen |
| K08.8 | – Zahn |
| K14.6 | – Zunge |
| L90.5 | **Schmerzende Hautnarbe** |
| * | **Schmerzhafte** |
| R14 | – Blähungen |
| N48.3 | – Erektion |
| R30.9 | – Harnentleerung |
| K13.0 | – Lippenrötung |

| | |
|---|---|
| * **Schmerzhafte** (Forts.) | O90.0 **Schnittentbindungswunde,** Dehiszenz |
| K13.0 – Lippenschwellung | T14.1 **Schnittverletzung** |
| R30.9 – Miktion | S61.0 – Daumen |
| N94.6 – Regel | S91.3 – Fußrücken |
| M25.6 – Schultersteife, akut | S37.6 – Uterus |
| * **Schmerzhafter** | S31.4 – vaginal |
| R30.0 – Harndrang | T14.1 **Schnittwunde** |
| * – Koitus | T14.1 – durch Messer |
| N48.8 — männlich | F14.2 **Schnüffeln,** Kokain |
| N94.1 — weiblich | G62.2 **Schnüffelneuropathie,** durch Klebstoffe |
| * **Schmerzhaftes** | F18.2 **Schnüffelsucht** |
| R30.9 – Harnlassen | J00 **Schnupfen** |
| R30.9 – Urinieren | J00 – akut |
| R10.4 **Schmerzhaftigkeit,** Bauchdecke | J30.4 – allergisch |
| F55 **Schmerzmittelabusus** | J31.0 – chronisch |
| R52.2 **Schmerzpatient,** chronisch | J31.0 – eitrig |
| * **Schmerzsyndrom** | N42.8 **Schnupftabak-Prostata** |
| R52.2 – chronisch | R57.9 **Schock** |
| M79.6 – femoropatellar | T78.2 – anaphylaktisch |
| M54.5 – lumbal, vertebragen, lokal | T80.5 — durch Serum |
| M79.1 – muskuloskelettal | O75.1 – bei Wehen und Entbindung |
| M79.1 – myofaszial | T88.2 – durch Anästhesie |
| M35.3 – polymyalg | T75.4 – Elektro- |
| R52.1 – thalamisch | O75.1 – Geburts- |
| R07.4 – thorakal | E15 – hypoglykämisch |
| M53.1 – zephalo-brachial | E14.0 — bei Diabetes |
| M54.2 – zervikal | E15 — nichtdiabetisch |
| R52.9 **Schmerzzustand,** unklar | R57.1 – hypovolämisch |
| Q76.4 **Schmetterlingswirbel** | R57.0 – kardiogen |
| E31.0 **Schmidt-Syndrom** | F43.2 – Kultur- |
| N93.9 **Schmierblutung** | O08.3 – nach Fehlgeburt |
| O20.9 – bei Frühschwangerschaft | A41.9 – septisch |
| N92.3 – intermenstruell | O08.3 — nach Abort |
| N93.8 – prämenstruell | A48.3 – toxisch, Syndrom |
| R15 **Schmiere, Stuhl-** | A48.3 — bei Tamponbenutzung |
| M51.4 **Schmorl-Knötchen** | T79.4 – traumatisch |
| R06.0 **Schnappatmung** | J80 **Schocklunge** |
| R29.4 **Schnappende Hüfte** | N19 **Schockniere** |
| M65.3 **Schnappender Finger** | Q78.2 **Schönberg-Syndrom, Albers-** |
| R06.5 **Schnarchen** | C94.1 **Schöner-Krankheit, Heilmeyer-** |
| Q17.8 **Schneckenohr** | * **Schoenlein-Henoch** |
| H35.4 **Schneckenspuren,** äquatoriale Degene- | D69.0 – Morbus |
| ration | D69.0 – Purpura |
| H16.1 **Schneeblindheit** | N80.1 **Schokoladenzyste** |
| H16.1 – Keratitis | E34.0 **Scholte-Syndrom, Cassidy-** |
| * **Schnellender** | C63.2 **Schornsteinfegerkrebs** |
| M65.3 – Daumen | Q14.2 **Schräger Sehnerveneintritt** [Tilted disc] |
| M65.3 – Finger | O32.2 **Schräglage,** Betreuung der Schwangeren |
| R06.5 **Schniefen** | F48.8 **Schreibkrampf** |
| O82.9 **Schnittentbindung** | G25.8 – organisch |
| O82.0 – elektiv, Geburt | R68.1 **Schreien,** langdauernd, beim Säugling |
| O34.2 – frühere | R68.1 **Schreiendes Kind** |
| * – Geburt | J38.2 **Schreiknötchen** |
| O84.2 — alle Kinder, bei Mehrlingsgeburt | T82.1 **Schrittmacher-Dysfunktion** |
| O82.1 — bei Gefahrenzustand, Mutter und Kind | I82.8 **Schroetter-Syndrom, Paget-** |
| O82.2 – mit Hysterektomie, bei Geburt | N32.8 **Schrumpfblase** |

S

K82.8 **Schrumpfgallenblase**
N32.8 **Schrumpfharnblase**
K74.6 **Schrumpfleber**
C16.9 **Schrumpfmagen**
N26 **Schrumpfniere**
E85.4 – Amyloid-
I12.9 – arteriosklerotisch
N13.3 – hydronephrotisch
E74.8 – Oxalat-
N11.9 – pyelonephritisch
I12.9 – vaskulär
\* **Schrumpfung**
H11.8 – Bindehaut
N32.8 – Blase
G31.9 – Gehirn
J84.1 – Lunge
K06.0 – Zahnfleisch
K06.0 — lokal
S60.8 **Schrunde,** Daumen
\* **Schüller-Christian-**
E76.0 – Krankheit, Hand-
E76.0 – Syndrom, Hand-
T14.0 **Schürfwunde**
S60.8 – klein, Handrücken
S00.9 – Kopf
S70.8 – Oberschenkel
R68.8 **Schüttelfrost**
R50.0 – mit Fieber
A81.8 **Schüttelkrankheit** [atypische ZNS-Virusinfektion]
G20 **Schüttellähmung**
G20 – erblich
G21.1 – medikamentös
A79.0 **Schützengrabenfieber**
T69.0 **Schützengrabenfuß**
\* **Schulter**
M75.4 – Impingementsyndrom
M75.1 – Rotatorenmanschettenruptur
S46.0 — traumatisch
M75.3 – Tendinosis calcarea
\* **Schulter-**
M54.1 – Arm-Syndrom
M54.1 — Nacken-
M62.8 – Nacken-Muskulatur, Myogelosen
M62.8 — mit Blockierung
S40.9 – Oberarm-Verletzung, oberflächlich
L02.4 **Schulterabszeß**
M24.6 **Schulterankylose**
C44.6 **Schulterbasaliom**
\* **Schulterbereich**
M75.3 – Bursitis calcarea
M75.8 – Insertionstendopathie
M75.5 – Schleimbeutelentzündung
M75.1 – Supraspinatussyndrom

\* **Schulterbereich** (Forts.)
M75.8 – Tendinitis
M75.3 — calcarea
M75.8 – Tendomyopathie
M75.5 **Schulterbereichsbursitis**
M47.8 **Schulterbereichunkarthrose,** stark
C49.1 **Schulterbindegewebsneubildung,** bösartig
C49.1 **Schulterbindegewebssarkom**
C79.5 **Schulterblattkarzinom**
C40.0 **Schulterblattneubildung,** bösartig
C40.0 **Schulterblattsarkom**
O66.0 **Schulterdystokie,** Geburtshindernis
M19.9 **Schultereckgelenkarthrose**
S43.1 **Schultereckgelenksprengung**
L02.4 **Schulterfurunkel**
M75.1 **Schultergelenk,** Rotatorenmanschettenläsion
S48.0 **Schultergelenkamputation,** traumatisch
M13.1 **Schultergelenkarthritis**
M19.9 **Schultergelenkarthrose**
M13.1 **Schultergelenkentzündung**
M75.0 **Schultergelenkkapselentzündung,** adhäsiv
M24.8 **Schultergelenkkapselreizung**
S43.0 **Schultergelenkluxation**
\* **Schultergürtel**
M75.8 – Tendomyopathie
M75.8 – Tendomyosen
S42.9 **Schultergürtelfraktur**
C44.6 **Schulterhautkarzinom**
C44.6 **Schulterhautneubildung,** bösartig
Q74.0 **Schulterhochstand,** angeboren
M75.4 **Schulterimpingementsyndrom**
M25.3 **Schulterinstabilität**
M75.0 **Schulterkapselentzündung**
M75.8 **Schulterkapselreizung**
L02.4 **Schulterkarbunkel**
M75.9 **Schulterläsion**
O64.4 **Schulterlage,** bei Entbindung
S43.0 **Schulterluxation**
M24.4 – habituell
S43.0 – kompliziert
C43.6 **Schultermelanom,** maligne
M19.9 **Schulteromarthrose**
M75.0 **Schulterperiarthritis**
L03.1 **Schulterphlegmone**
S40.0 **Schulterprellung**
O32.8 **Schulterquerstand,** Betreuung der Schwangeren
\* **Schulterregion-**
M75.9 – Affektion
M75.9 – Enthesopathie
M75.8 **Schulterschmerzen**
M25.6 **Schultersteife**
M25.6 – schmerzhaft, akut

M65.8 **Schultersynovitis**
M25.6 **Schulterteilsteife**
T22.0 **Schulterverbrennung**
T22.1  – 1. Grades
T22.2  – 2. Grades
T22.3  – 3. Grades
S43.7 **Schulterverstauchung**
C49.1 **Schulterweichteileneubildung,** bösartig
C49.1 **Schulterweichteilesarkom**
S41.0 **Schulterwunde,** offen
S43.4 **Schulterzerrung**
I73.8 **Schultze-Syndrom**
L21.0 **Schuppen,** Kopf
L40.9 **Schuppenflechte**
L42   **Schuppenröschen**
T14.1 **Schußverletzung**
T14.1 **Schußwunde**
M95.4 **Schusterbrust**
M95.4 – erworben
Z26.9 **Schutzimpfung** – s.a. Impfung
N91.5 **Schwache Menstruation**
H53.0 **Schwachsichtigkeit** – s.a. Amblyopie
F79.9 **Schwachsinn**
F03   – Alters-
F72.9 – ausgeprägt
E70.0 – Brenztraubensäuren- [Fölling-Krankheit]
F73.9 – hochgradig
F70.9 – leicht (IQ 50-69)
F71.9 – mäßig
F79.1 – mit deutlicher Verhaltensstörung
F72.9 – schwer
F72.9 – stark
R53   **Schwäche**
D84.9 – Abwehr-
H52.5 – Akkommodation
R54   – Alters-
F32.9 – Antriebs-
M24.2 – Bänder
N81.8 – Beckenboden
N31.2 – Blasenwand
R32   – Detrusor
F52.2 – Erektions-
I99   – Gefäß
H91.9 – Gehör
E28.8 – Gelbkörperhormon
G70.9 – Harnblase
I50.9 – Herz
I50.9 – Herzleistung
I50.9 — akut
I50.9 – Herzmuskel
I50.9 — im Alter
F79.9 – Intelligenz
F72.9 — ausgeprägt
F70.9 — leicht

R53   **Schwäche** (Forts.)
R53   – Körper
K63.9 – Kolon
R32   – Kontinenz
R32   — Blase
G70.9 – krankhaft
I99   – Kreislauf
I95.9 — bei Hypotonie
F81.9 – Lernen
F81.0 – Lese-Rechtschreib-
I50.9 – Myokard
I50.0 — mit Ödem
F48.0 – Nerven
F52.2 – Potenz-
F52.2 — erektil
F52.2 — psychogen
F52.2 — psychosomatisch
F81.2 – Rechnen
F52.9 – Sexual-, psychogen
N31.2 – Sphincter vesicae
O62.2 – Wehen
O62.0 — primär
O62.1 — sekundär
R53   **Schwächezustand,** allgemein
G24.1 **Schwalbe-Ziehen-Oppenheim-Syndrom**
J98.4 **Schwammlunge**
Q61.5 **Schwammniere**
M20.0 **Schwanenhalsdeformität**
\*     **Schwangerschaft**
Z32.- – ausgeblieben
O00.9 – außerhalb Gebärmutter
O00.0 – Bauchhöhle
\*     – bei
O34.8 — Beckenbodeninsuffizienz
O26.3 — liegendem Intrauterinpessar
O26.2 — Neigung zu habituellem Abort
O22.3 — tiefer Thrombophlebitis
Z32.- – bestätigt
O30.1 – Drillinge
O00.2 – Eierstock
O00.1 – Eileiter
O00.9 – ektop
Z34.- – Erst-, normal, Überwachung
O00.9 – extrauterin
\*     – Früh-
O26.9 – gestört
\*     — mit
O20.9 —— Blutung
O20.9 —— Schmierblutung
O30.8 – Fünflinge
O26.9 – gestört
O26.6 — Komplikation, Leberruptur, spontan
O26.9 – kompliziert
O98.4 — durch Virushepatitis

| | | |
|---|---|---|
| * | **Schwangerschaft** (Forts.) | |
| O30.9 | – Mehrlinge | |
| O31.0 | — Fetus papyraceus | |
| O32.5 | — mit Lageanomalie | |
| * | – mit | |
| O26.6 | — Affektion, Leber | |
| O26.7 | — Beckenringlockerung | |
| O46.9 | — Blutung | |
| O92.1 | — Brustwarzenrhagade | |
| O34.5 | — Descensus | |
| O24.9 | — Diabetes mellitus | |
| O24.3 | —— bereits vorher bestehend | |
| O24.0 | —— Typ I, bereits vorher bestehend | |
| O24.1 | —— Typ II, bereits vorher bestehend | |
| O24.4 | —— während derselben auftretend | |
| O15.0 | — Eklampsie | |
| O88.2 | — Embolie | |
| O21.9 | — Erbrechen | |
| O25 | — Fehlernährung | |
| O88.8 | — Fettembolie | |
| O92.6 | — Galaktorrhoe | |
| O26.1 | — geringer Gewichtszunahme | |
| O98.3 | — Geschlechtskrankheit | |
| O98.2 | — Gonokokkeninfektion | |
| O22.4 | — Hämorrhoiden | |
| O34.8 | — Hängebauch | |
| O22.5 | — Hirnvenenthrombose | |
| * | — Infektion | |
| O23.1 | —— Harnblase | |
| O23.0 | —— Niere | |
| O23.2 | —— Urethra | |
| O98.8 | — Kandidose | |
| O98.1 | — Lues | |
| O88.2 | — Lungenembolie | |
| O98.6 | — Malaria | |
| O91.0 | — Mamillenabszeß | |
| O91.0 | — Mamilleninfektion | |
| O91.1 | — Mammaabszeß | |
| O91.2 | — Mammainfektion | |
| O25 | — Mangelernährung | |
| O26.8 | — Nierenkrankheit | |
| O22.2 | — oberflächlicher Thrombophlebitis | |
| O22.3 | — Phlebothrombose | |
| O36.0 | — positivem Anti-E-Titer | |
| O23.0 | — Pyelonephritis | |
| O98.5 | — Röteln | |
| O21.2 | — Späterbrechen | |
| O26.7 | — Symphysendehiszenz | |
| O26.7 | — Symphysendehnung | |
| O26.7 | — Symphysenlockerung | |
| O26.7 | — Symphysenruptur | |
| O26.7 | — Symphysensubluxation | |
| O98.1 | — Syphilis | |
| O98.0 | — TBC | |
| O22.3 | — tiefer Venenthrombose | |
| O21.0 | — übermäßigem Erbrechen | |

| | | |
|---|---|---|
| * | **Schwangerschaft** (Forts.) | |
| * | – mit (Forts.) | |
| O26.0 | — übermäßiger Gewichtszunahme | |
| O23.9 | — Urogenitaltraktinfektion | |
| O22.1 | — Varizen, Genitalorgane | |
| O02.0 | – Molen- | |
| Z32.- | – noch nicht bestätigt | |
| * | – normal | |
| Z34.- | — Betreuung | |
| Z34.- | — Überwachung | |
| O00.2 | – ovarial | |
| Z35.- | – Risiko- | |
| F45.8 | – Schein- | |
| O30.8 | – Sechslinge | |
| O00.1 | – Tube | |
| O48 | – übertragen | |
| Z32.- | – vermutlich | |
| O30.2 | – Vierlinge | |
| O30.0 | – Zwillinge | |
| O06.9 | **Schwangerschaftsabbruch** – s.a. Abort | |
| O04.9 | – ärztlich | |
| Z30.- | – Antrag auf | |
| O04.9 | – gesetzlich | |
| O05.9 | – illegal | |
| O04.9 | – legal | |
| O04.4 | — inkomplett | |
| O04.8 | — mit Komplikation | |
| O05.9 | – strafbar | |
| O99.0 | **Schwangerschaftsanämie** | |
| F45.2 | **Schwangerschaftsangst** | |
| Z32.- | **Schwangerschaftsausschluß** | |
| * | **Schwangerschaftsbedingte** | |
| O22.9 | – Phlebitis | |
| O22.9 | – Phlebopathie | |
| O22.9 | – Thrombose | |
| O24.4 | **Schwangerschaftsbedingter Diabetes mellitus** | |
| O26.9 | **Schwangerschaftsbeschwerden** | |
| O20.9 | **Schwangerschaftsblutung, 1. Trimenon** | |
| O99.3 | **Schwangerschaftsdepression** | |
| O99.7 | **Schwangerschaftsdermatose** | |
| O99.7 | – papulös | |
| Z32.- | **Schwangerschaftsfeststellung** | |
| O14.9 | **Schwangerschaftsgestose** | |
| O99.6 | **Schwangerschaftsgingivitis** | |
| O12.0 | **Schwangerschaftshydrops** | |
| O13 | **Schwangerschaftshypertonie** | |
| O15.0 | **Schwangerschaftskrampf** | |
| O26.8 | **Schwangerschaftsnephrose** | |
| O26.8 | **Schwangerschaftsneuritis** | |
| O12.0 | **Schwangerschaftsödem** | |
| O12.2 | – mit Proteinurie | |
| O22.9 | **Schwangerschaftsphlebitis** | |
| O22.9 | **Schwangerschaftsphlebopathie** | |
| F45.2 | **Schwangerschaftsphobie** | |

| | |
|---|---|
| O99.7 | **Schwangerschaftspigmentierung** |
| Z30.- | **Schwangerschaftsprophylaxe** |
| O12.1 | **Schwangerschaftsproteinurie** |
| O26.8 | **Schwangerschaftspruritus** |
| O99.3 | **Schwangerschaftspsychose** |
| O23.0 | **Schwangerschaftspyelitis** |
| O15.0 | **Schwangerschaftsspättoxikose** |
| O26.8 | **Schwangerschaftsstreifen** |
| Z32.- | **Schwangerschaftstest** |
| A34 | **Schwangerschaftstetanie** |
| O14.9 | **Schwangerschaftstoxikose** |
| O22.2 | **Schwangerschaftstrombophlebitis** |
| Z34.- | **Schwangerschaftsüberwachung** |
| Z35.- | – ältere Erstgebärende |
| * | – bei |
| Z35.- | –— Abortanamnese |
| Z35.- | –— ausgeprägter Multiparität |
| Z35.- | –— Infertilitätsanamnese |
| Z35.- | – junger Erstschwangere |
| O06.9 | **Schwangerschaftsunterbrechung** – s.a. Abort |
| O04.9 | – ärztlich |
| Z30.- | – Antrag auf |
| O05.9 | – illegal |
| O04.9 | – legal |
| O05.9 | – strafbar |
| O22.0 | **Schwangerschaftsvarizen** |
| Z32.- | **Schwangerschaftsverdacht** |
| Z32.- | **Schwangerschaftsvermutung** |
| H50.0 | **Schwankende Esotropie** |
| H50.0 | – bei kongenitalem Nystagmus |
| D36.1 | **Schwannom** |
| * | **Schwarte** |
| J94.1 | – Pleura |
| J94.1 | – Rippenwinkel |
| * | **Schwarze** |
| K14.3 | – Haarzunge |
| B36.3 | – Piedra |
| K92.1 | **Schwarzruhr** |
| B50.8 | **Schwarzwasserfieber** |
| T59.1 | **Schwefeldioxidwirkung,** toxisch |
| E72.1 | **Schwefelhaltige Aminosäuren,** Stoffwechselstörung |
| T65.4 | **Schwefelkohlenstoffwirkung,** toxisch |
| T59.6 | **Schwefelwasserstoffwirkung,** toxisch |
| B68.0 | **Schweinebandwurm-Infektion** |
| A23.2 | **Schweinebrucellose** |
| A26.0 | **Schweinerotlauf** |
| R61.9 | **Schweißabsonderung,** krankhaft, vermehrt |
| R61.9 | **Schweißausbruch** |
| L74.8 | **Schweißdrüsenabszeß** |
| D23.9 | **Schweißdrüsenadenom** |
| L74.9 | **Schweißdrüsenaffektion** |
| L73.2 | **Schweißdrüsenentzündung** |
| C44.9 | **Schweißdrüsenkarzinom** |

| | |
|---|---|
| L74.9 | **Schweißdrüsenkrankheit** |
| L74.9 | – ekkrin |
| L74.9 | **Schweißdrüsenstörung** |
| L74.3 | **Schweißfriesel** |
| R61.0 | **Schweißfüße** |
| R61.9 | **Schweißneigung** |
| R61.9 | **Schweißsekretionssteigerung** |
| N48.2 | **Schwellkörperentzündung** |
| N48.8 | **Schwellkörperfibrose** |
| * | **Schwellung** |
| R19.0 | – Abdomen |
| N83.9 | – Adnexe |
| R19.0 | – Bauch |
| R22.4 | – Bein |
| H11.8 | – Bindehaut |
| R22.2 | – Brust |
| O92.2 | – postpartal |
| N64.5 | – Brustdrüse |
| P83.4 | –— beim Neugeborenen |
| R59.9 | – Drüse |
| M25.4 | – Fußgelenk |
| G93.6 | – Gehirn |
| M25.4 | – Gelenk |
| N50.8 | – Hoden |
| M25.4 | – Kniegelenk |
| N90.8 | – Labien |
| R22.2 | – Leiste |
| R59.0 | – Leistendrüse |
| H02.8 | – Lid |
| R22.9 | – lokalisiert |
| R59.9 | – Lymphdrüse |
| R59.9 | – Lymphknoten |
| R59.0 | –— Axilla |
| R16.1 | – Milz |
| J34.3 | – Nasenmuschel |
| N50.8 | – Nebenhodenbereich |
| N28.8 | – Niere |
| K11.8 | – Parotis |
| S39.9 | – posttraumatisch, Hoden |
| R22.9 | – unklar |
| K06.8 | – Zahnfleisch |
| L90.1 | **Schweninger-Buzzi-Anetodermie** |
| * | **Schwere** |
| D64.9 | – Anämie |
| P21.0 | – Asphyxie, unter der Geburt |
| F43.9 | – Belastungsreaktion |
| F32.2 | – Depression, reaktiv |
| * | – depressive Episode |
| * | –— bei bipolarer affektiver |
| F31.5 | –—— Psychose, mit psychotischen Symptomen |
| F31.4 | –—— Störung, ohne psychotische Symptome |
| F32.3 | –— mit psychotischen Symptomen |
| F32.2 | –— ohne psychotische Symptome |
| Q65.8 | – Dysplasiehüfte |

**S**

| | |
|---|---|
| * | **Schwere** (Forts.) |
| F33.3 | – Episode, bei rezidivierender depressiver Störung, mit psychotischen Symptomen |
| Q65.8 | – Hüftdysplasie |
| Q65.8 | – Hüftgelenkdysplasie |
| F72.9 | – Intelligenzminderung |
| * | – mit |
| F72.1 | —— deutlich behandlungsbedürftiger Verhaltensstörung |
| F72.8 | —— Verhaltensstörung |
| T07 | – kombinierte Verletzung |
| M42.9 | – Osteochondrose, LWS |
| M80.9 | – Osteoporose, mit Wirbelsinterungen |
| O14.1 | – Präeklampsie |
| M41.5 | – Rotationsskoliose |
| S06.2 | – Schädelhirnverletzung, gedeckt |
| F43.9 | – Streßreaktion |
| E43 | – Unterernährung |
| * | **Schwerer** |
| D81.9 | – kombinierter Immundefekt |
| F72.9 | – Schwachsinn |
| H91.9 | **Schwerhörigkeit** |
| H91.1 | – Alters- |
| H91.9 | – Hochton- |
| H90.5 | – Innenohr |
| H90.5 | —— toxisch |
| H90.8 | —— und Mittelohr, kombiniert |
| H90.5 | – kochlear |
| H90.2 | – konduktiv |
| H90.5 | – Labyrinth |
| H90.2 | – Mittelohr |
| H90.5 | – Perzeptions- |
| H90.2 | – Schalleitungs- |
| H90.0 | —— beidseitig |
| H90.5 | – Schallempfindungs- |
| H91.9 | – Tiefton- |
| * | **Schwerketten-Krankheit** |
| C88.1 | – Alpha- |
| C88.2 | – Gamma- |
| * | **Schwermetall-** |
| R78.7 | – Blutwert, abnorm, Nachweis |
| N14.3 | – Nephropathie |
| F32.9 | **Schwermut** |
| F73.9 | **Schwerste Intelligenzminderung** |
| * | – mit |
| F73.1 | —— deutlich behandlungsbedürftiger Verhaltensstörung |
| F73.8 | —— Verhaltensstörung |
| L84 | **Schwiele** |
| I25.2 | – Herzinfarkt |
| I25.2 | – Hinterwand, Herz |
| I25.2 | – Hinterwandseptum |
| I25.2 | – Infarkt, Myokard |
| J84.1 | – Lunge |
| I25.2 | – Myokardinfarkt |
| I31.8 | – Perikard |

| | |
|---|---|
| L84 | **Schwiele** (Forts.) |
| J94.1 | – Pleura |
| J94.1 | – Pleurakuppel |
| * | **Schwielen** |
| L84 | – Horn- |
| L84 | – Hornhaut |
| T88.4 | **Schwierige Intubation** |
| * | **Schwierigkeit** |
| P92.5 | – beim Neugeborenen, bei Brusternährung |
| F93.2 | – Beziehungs-, beim Kind |
| F52.3 | – Orgasmus |
| B30.1 | **Schwimmbad-Konjunktivitis** |
| * | **Schwimmhautbildung** |
| Q70.1 | – Finger |
| Q70.3 | – Zehen |
| T75.1 | **Schwimmkrampf** |
| R42 | **Schwindel** |
| H81.1 | – benigne, paroxysmal |
| R42 | – Dreh- |
| R42 | —— unklar |
| A88.1 | – epidemisch |
| H81.4 | – hirnorganisch |
| H81.1 | – Lagerungs-, benigne, paroxysmal |
| H81.3 | – otogen |
| H81.3 | – peripher |
| F45.8 | – psychogen |
| H81.3 | – spondylogen |
| R42 | – uncharakteristisch |
| * | – und |
| R42 | —— Gleichgewichtsstörung |
| R42 | —— Taumel |
| R42 | – unklar |
| R42 | – unklare Genese |
| R42 | – vaskulär |
| R42 | – vertebragen |
| H81.9 | – vestibular |
| H81.4 | – zentral |
| H81.4 | – zentralen Ursprungs |
| H81.3 | – zervikal |
| H81.3 | – zervikogen |
| R42 | **Schwindelattacke** |
| A16.9 | **Schwindsucht** – s.a. Tuberkulose |
| A16.2 | – Lunge |
| R61.9 | **Schwitzen**, übermäßig |
| R61.0 | – lokalisiert |
| * | **Schwund** |
| D58.2 | – Hämoglobin |
| K72.9 | – Leberparenchym |
| K05.4 | – Zahnfleisch |
| Q26.8 | **Scimitar-Syndrom** |
| P83.0 | **Sclerema neonatorum** |
| * | **Sclerodermia** – s.a. Sklerodermie |
| L94.0 | – circumscripta |

| | |
|---|---|
| * | **Sclerodermia** (Forts.) |
| * | – en |
| L94.1 | — Band |
| L94.1 | — Coup de sabre |
| L94.1 | – linearis |
| H15.8 | **Scleromalacia perforans** |
| T61.1 | **Scombroid-Fischvergiftung** |
| * | **Screening** |
| * | – auf |
| Z12.- | — Blasenneoplasma |
| Z12.- | — Cervix-uteri-Neoplasma |
| Z12.- | — Darmneubildung |
| Z12.- | — Harnblasenneoplasma |
| Z12.- | — Mammaneubildung |
| Z12.- | — Neubildung |
| * | – speziell, auf |
| * | — Neubildung |
| Z12.- | —— Atmungsorgane |
| Z12.- | —— Cervix uteri |
| Z12.- | —— Darmtrakt |
| Z12.- | —— Harnblase |
| Z12.- | —— Magen |
| Z12.- | —— Mamma |
| Z12.- | —— Prostata |
| A75.3 | **Scrub Typhus** |
| R23.8 | **Seborrhoe** |
| L21.0 | – Kopf |
| * | **Seborrhoea** |
| L21.0 | – capitis |
| R23.8 | – oleosa |
| L21.0 | – sicca |
| L21.0 | — capitis |
| * | **Seborrhoides** |
| L21.9 | – Exanthem |
| L21.0 | – Kopfekzem |
| * | **Seborrhoische** |
| L65.9 | – Alopezie |
| H01.0 | – Blepharitis |
| L21.9 | – Dermatitis |
| * | — beim |
| L21.1 | —— Jugendlichen |
| L21.1 | —— Kind |
| L82 | – Keratose |
| L82 | – Warze |
| L21.0 | **Seborrhoischer Milchschorf** |
| * | **Seborrhoisches** |
| L21.9 | – Ekzem |
| L21.1 | — beim Kind |
| L21.9 | – Ekzematoid |
| R23.8 | **Sebostase** |
| L30.8 | **Sebostatisches Ekzem** |
| Q69.9 | **Sechsfingrigkeit** |
| O30.8 | **Sechslingsschwangerschaft** |
| B08.2 | **Sechste Krankheit** |
| H21.4 | **Seclusio pupillae** |
| H40.5 | – mit Sekundärglaukom |

| | |
|---|---|
| * | **Sectio** – s.a. Sektio |
| O82.9 | – caesarea |
| * | **Sedativa** |
| F13.2 | – Abhängigkeit |
| * | – und Hypnotika |
| F13.2 | — Abhängigkeitssyndrom bei Gebrauch |
| F13.6 | — amnestisches Syndrom, nach Gebrauch |
| * | — Entzugssyndrom |
| F13.4 | —— mit Delir, nach Gebrauch |
| F13.3 | —— nach Gebrauch |
| * | — Intoxikation |
| F13.0 | —— akut |
| F13.0 | —— bei Abhängigkeit |
| F13.5 | — psychotische Störung, nach Gebrauch |
| F13.1 | — schädlicher Gebrauch |
| R48.1 | **Seelenblindheit** |
| R48.1 | **Seelentaubheit** |
| * | **Seelische** |
| T74.3 | – Grausamkeit |
| O99.3 | – Störung, bei Gravidität |
| Q31.0 | **Segel, Kehlkopf** |
| M99.0 | **Segmentale Funktionsstörung** |
| M53.9 | **Segmentbezogene Wirbelsäulenstörung** |
| J18.8 | **Segmentpneumonie** |
| H47.7 | **Sehbahnaffektion** |
| S04.0 | **Sehbahnverletzung** |
| H53.9 | **Sehbehinderung** |
| H53.9 | – ohne Refraktionsanomalie, ohne Amblyopie |
| H53.9 | **Sehfehler** |
| H54.0 | **Sehkraftverlust** |
| H54.0 | – völlig |
| H53.0 | **Sehminderung** |
| M67.9 | **Sehnenaffektion** |
| * | **Sehnenbeteiligung,** bei |
| S69.7 | – Fingerverletzung |
| S99.7 | – Fußverletzung |
| * | – großer Weichteilverletzung |
| T11.8 | — Arm |
| T13.8 | — Bein |
| S69.7 | – Handverletzung |
| S69.7 | – Handwurzelverletzung |
| S99.7 | – Knöchelverletzung |
| S99.7 | – Zehenverletzung |
| T14.6 | **Sehnendurchtrennung,** traumatisch |
| M67.9 | **Sehnenkrankheit** |
| D21.9 | **Sehnenneubildung,** gutartig |
| T14.6 | **Sehnenruptur** |
| M65.0 | **Sehnenscheidenabszeß** |
| M65.9 | **Sehnenscheidenentzündung** |
| M67.4 | **Sehnenscheidenganglion** |
| D18.1 | **Sehnenscheidenhygrom** |
| M67.9 | **Sehnenveränderung** |

**S**

| | |
|---|---|
| T14.6 | **Sehnenverletzung** |
| S76.0 | – Hüfte |
| S16 | – in Halshöhe |
| S09.1 | – Kopf |
| E75.5 | **Sehnenxanthom** |
| H47.2 | **Sehnervenatrophie** |
| H47.2 | **Sehnervendegeneration** |
| Q14.2 | **Sehnerveneintritt,** schräg [Tilted disc] |
| H47.0 | **Sehnervenscheidenblutung** |
| H46 | **Sehnerventzündung** |
| H47.0 | **Sehnerverkrankung** |
| D32.0 | **Sehnervmeningeom** |
| S04.0 | **Sehnervverletzung** |
| P15.3 | – bei Geburt |
| H47.6 | **Sehrindenaffektion** |
| H54.7 | **Sehschwäche** |
| H52.4 | – altersbedingt |
| H54.2 | – beidseitig |
| H54.5 | – einseitig |
| H53.9 | **Sehstörung** |
| H53.1 | – subjektiv |
| H53.1 | — mit Farbringsehen um Lichtquellen |
| H47.5 | **Sehstrahlungsaffektion** |
| H47.5 | **Sehstrahlungskrankheit** |
| H54.7 | **Sehverlust** |
| H54.3 | – beidseitig |
| H53.1 | – plötzlich |
| * | **Sehvermögen,** gering |
| B23.8 | – bei HIV-Krankheit |
| H54.2 | – beide Augen |
| H47.6 | **Sehzentrumaffektion,** kortikal |
| O05.8 | **Seifenabort** |
| L23.8 | **Seifenallergie** |
| L24.0 | **Seifendermatitis** |
| L24.0 | **Seifenekzem** |
| O08.2 | **Seifenintoxikation,** nach Abort |
| T55 | **Seifenwirkung,** toxisch |
| I83.9 | **Seitenastvarikose** |
| S53.3 | **Seitenbandriß,** ulnar, Ellenbogen |
| N40 | **Seitenlappenadenom,** Prostata |
| N40 | **Seitenlappenhyperplasie,** Prostata |
| N40 | **Seitenlappenhypertrophie,** Prostata |
| N42.8 | **Seitenlappeninduration,** Prostata |
| N42.1 | **Seitenlappenkongestion,** Prostata |
| N40 | **Seitenlappenvergrößerung,** Prostata |
| R07.3 | **Seitenstechen** |
| J02.9 | **Seitenstrangangina** |
| J02.9 | – akut |
| J11.1 | – bei Grippe [Influenza] |
| J31.2 | – chronisch |
| J02.9 | – eitrig |
| J02.9 | **Seitenstrangentzündung** |
| G12.2 | **Seitenstrangsklerose** |
| I22.8 | **Seitenwand-Myokard-Infarkt,** Rezidiv |
| I21.2 | **Seitenwandinfarkt,** Herz |

| | |
|---|---|
| I21.2 | **Seitenwandmyokardinfarkt,** akut, transmural |
| * | **Sekretion** |
| E26.9 | – erhöht, Aldosteron |
| E22.2 | – inadäquat, Adiuretin, Syndrom |
| N64.5 | – Mamma |
| E26.9 | – vermehrt, Aldosteron |
| R61.9 | **Sekretionssteigerung,** Schweiß |
| * | **Sekretionsstörung** |
| E16.4 | – Gastrin |
| E16.3 | – Glukagon |
| E23.6 | – Hypophyse |
| E16.9 | – innere, Pankreas |
| K31.9 | – Magen |
| * | **Sekretorische Otitis** |
| H65.9 | – media |
| H65.0 | — akut |
| H65.4 | — chronisch |
| * | **Sektio** – s.a. Sectio |
| O82.0 | – primär |
| O82.1 | – sekundär |
| O84.2 | **Sektiogeburt von Mehrlingen** |
| O86.0 | **Sektionaht-Wundinfektion** |
| * | **Sektiowunde** |
| O90.0 | – Aufreißen |
| O90.2 | – Blutung |
| O90.2 | – Hämatom |
| O90.0 | – Infektion |
| O90.0 | – Nahtdehiszenz |
| * | **Sekundär** |
| T79.3 | – infizierte Wunde |
| E11.9 | – insulinpflichtiger Diabetes mellitus |
| * | – obstruktiver |
| N13.7 | — Harnleiter |
| N13.7 | — Ureter |
| * | – refluxiver |
| N13.7 | — Harnleiter |
| N13.7 | — Ureter |
| T81.3 | – verheilende Wunde, nach Eingriff |
| * | **Sekundäre** |
| N91.1 | – Amenorrhoe |
| D64.9 | – Anämie |
| I15.9 | – benigne Hypertonie |
| K74.4 | – biliäre Zirrhose |
| K83.0 | – Cholangitis |
| F32.9 | – Depression |
| N94.5 | – Dysmenorrhoe |
| H50.0 | – Esotropie |
| H50.1 | – Exotropie |
| M41.5 | – funktionelle Skoliose |
| A51.3 | – Hautsyphilis |
| N13.3 | – Hydronephrose |
| E74.8 | – Hyperoxalurie |
| I15.9 | – Hypertonie |
| O10.2 | — bei Nierenkrankheit, vor Gravidität bestehend |

| | |
|---|---|
| * | **Sekundäre** (Forts.) |
| N91.4 | – Hypomenorrhoe |
| O62.1 | – hypotone uterine Dysfunktion |
| L01.1 | – Impetiginisation, Dermatose |
| I42.9 | – Kardiomyopathie |
| H26.2 | – Katarakt, bei Augenaffektion |
| * | – Koxarthrose |
| M16.6 | — beidseitig |
| M16.7 | — einseitig |
| A51.4 | – Lues |
| A20.2 | – Lungenpest |
| I15.9 | – maligne Hypertonie |
| M15.3 | – multiple Arthrose |
| A51.3 | – Mundsyphilis |
| O72.2 | – Nachblutung, nach Entbindung |
| N91.4 | – Oligomenorrhoe |
| D47.2 | – Paraproteinämie |
| M75.0 | – Periarthritis humeroscapularis |
| A20.2 | – Pestpneumonie |
| D75.1 | – Polyglobulie |
| D75.1 | – Polyzythämie |
| A51.3 | – Schleimhautsyphilis |
| O82.1 | – Sektio |
| D64.1 | – sideroachrestische Anämie |
| A51.4 | – Syphilis |
| A51.3 | — Anus |
| A51.4 | — Eingeweide |
| A51.4 | — Knochen |
| A51.3 | — Rachen |
| A51.3 | — Tonsillen |
| A51.3 | — Vulva |
| A51.4 | – syphilitische Entzündung, im weiblichen Becken |
| E85.3 | – systemische Amyloidose |
| D69.5 | – Thrombozytopenie |
| B23.2 | — bei HIV-Krankheit |
| N97.1 | – tubare Sterilität |
| O62.1 | – Wehenschwäche |
| N97.9 | – weibliche Sterilität |
| T79.9 | – Wundheilung |
| * | **Sekundärer** |
| G24.5 | – Blepharospasmus |
| I15.9 | – hoher Blutdruck |
| E26.1 | – Hyperaldosteronismus |
| E21.1 | – Hyperparathyreoidismus |
| E73.1 | – Laktasemangel |
| G21.9 | – Morbus Parkinson |
| N25.8 | – renaler Hyperparathyreoidismus |
| * | **Sekundäres** |
| O92.5 | – Abstillen |
| K04.3 | – Dentin |
| G21.9 | – Parkinson-Syndrom |
| I73.0 | – Raynaud-Phänomen |
| C80 | **Sekundärgeschwulst** |

| | |
|---|---|
| H40.5 | **Sekundärglaukom** |
| * | – bei |
| H40.4 | — Augenentzündung |
| * | — Blutung |
| H40.5 | —— nichttraumatisch |
| H40.3 | —— traumatisch |
| H40.8 | — erhöhtem episkleralem Venendruck |
| H40.4 | — Fuchs-Heterochromiezyklitis |
| H40.5 | — iridokornealer endothelialer Dystrophie [ICE-Syndrom] |
| H40.4 | — Iritis |
| H40.4 | — Keratitis |
| * | — Mydriatikatherapie |
| H40.6 | —— lokal |
| H40.6 | —— systemisch |
| H40.8 | — postoperativer Blutung |
| H40.3 | — posttraumatischen vorderen Synechien |
| H40.5 | — Seclusio pupillae |
| * | — Steroidtherapie |
| H40.6 | —— lokal |
| H40.6 | —— systemisch |
| H40.5 | – durch Augentumor |
| H40.5 | – lentogen |
| H40.6 | – medikamentös |
| * | – nach |
| H40.3 | — Augenverletzung |
| H40.3 | — Bulbuskontusion |
| H40.3 | — Bulbusprellung |
| H40.3 | — Kammerwinkeleinriß |
| H40.6 | – postoperativ, durch intraokular verbliebene Substanzen |
| H40.3 | – posttraumatisch |
| * | **Sekundärheilung** |
| O90.1 | – Dammriß |
| T81.3 | – Wunde |
| A67.1 | **Sekundärläsion,** Pinta |
| I46.1 | **Sekundenherztod** |
| F69 | **Selbstunsichere Persönlichkeit** |
| E59 | **Selenmangel** |
| E59 | – alimentär |
| * | **Selten** – s. jeweilige Krankheit, selten |
| T56.1 | **Selter-Swift-Feer-Syndrom** |
| S38.2 | **Semikastration,** traumatisch |
| N49.0 | **Seminalitis** |
| C62.9 | **Seminom** |
| C62.9 | – Hoden |
| C56 | – Ovarial- |
| L10.4 | **Senear-Usher-Syndrom** |
| * | **Senile** |
| L65.9 | – Alopezie |
| I70.9 | – Arteriitis |
| * | – atrophische |
| N95.2 | — Vaginitis |
| N72 | — Zervizitis |
| H02.4 | – Augenlidptose |
| G25.5 | – Chorea |

**S**

| | |
|---|---|
| * | **Senile** (Forts.) |
| F03 | – Demenz |
| G30.1 | — bei Morbus Alzheimer |
| F03 | — depressiv |
| F03 | — einfach |
| F05.1 | — mit Verwirrtheit, akut |
| F03 | — paranoid |
| G30.9 | — vom Alzheimertyp |
| F03 | – Depression |
| L98.8 | – Dermatose |
| R49.0 | – Dysphonie |
| I70.9 | – Endarteriitis |
| N85.8 | – Endometriumatrophie |
| * | – feuchte |
| H35.3 | — Makuladegeneration |
| H35.3 | — Makulopathie |
| R54 | – Gebrechlichkeit |
| I51.4 | – Herzkrankheit |
| G31.1 | – Hirnatrophie |
| L57.0 | – Hyperkeratose |
| L81.9 | – Hyperpigmentierung |
| F03 | – intellektuelle Leistungsminderung |
| H25.9 | – Katarakt |
| L57.0 | – Keratose |
| N95.2 | – Kolpitis |
| N95.2 | — mit Vulvitis |
| H35.3 | – Makuladegeneration |
| N85.8 | – Myometriumatrophie |
| M83.1 | – Osteomalazie |
| M81.8 | – Osteoporose |
| F03 | – Paranoia |
| F03 | – Psychose |
| F03 | — organisch |
| H33.1 | – Retinoschisis |
| H35.3 | – trockene Makuladegeneration |
| N34.2 | – Urethritis |
| N95.2 | – Vaginitis |
| N76.2 | – Vulvitis |
| L82 | – Warze |
| G31.1 | – zerebrale Degeneration |
| R54 | **Seniler Tremor** |
| * | **Seniles** |
| I78.1 | – Angiom |
| H02.1 | – Ektropium |
| L57.0 | – Keratom |
| R54 | **Senilität** |
| Q87.8 | **Senior-Loken-Syndrom** |
| Q87.8 | – mit Retinitis pigmentosa |
| * | **Senk-** |
| Q66.8 | – Knick-Spreizfuß |
| Q66.6 | – Knickfuß |
| Q66.8 | – Spreizfuß |
| H50.4 | **Senkerparese,** Auge |
| M21.4 | **Senkfuß** |
| Q66.6 | – Knick- |
| N28.8 | **Senkniere** |

| | |
|---|---|
| * | **Senkung** |
| N81.1 | – Blase, bei der Frau |
| K63.4 | – Darm |
| K63.4 | – Eingeweide |
| N81.4 | – Gebärmutter |
| N81.1 | – Harnblase, weiblich |
| K31.8 | – Magen |
| N28.8 | – Niere |
| N81.1 | – Scheide |
| O26.8 | **Senkwehen** |
| R20.8 | **Sensibilitätsstörung** |
| R20.8 | – Haut |
| H02.8 | – Lid |
| * | **Sensible Störung** |
| G58.9 | – einzelne periphere Nervenwurzel |
| G58.9 | – einzelner peripherer Nerv |
| * | **Sensibles** |
| M54.2 | – C6-C8-Syndrom |
| M54.2 | – C6-Syndrom |
| F22.0 | **Sensitiver Beziehungswahn** |
| T78.4 | **Sensitivity-Syndrom, Multiple-Chemical-** [MCS] |
| * | **Sensomotorische** |
| G60.0 | – hereditäre Neuropathie |
| F82 | – Störung |
| G60.8 | **Sensorische hereditäre Neuropathie** |
| A41.9 | **Sepsis** |
| A39.1 | – acutissima hyperergica fulminans |
| A42.7 | – aktinomykotisch |
| P36.9 | – bakteriell, beim Neugeborenen |
| * | – bei |
| A48.0 | — Gasbrand |
| O75.3 | — Geburt |
| A22.7 | — Milzbrand |
| A20.7 | — Pest |
| O75.3 | — Wehen |
| * | – durch |
| A41.4 | — Anaerobier |
| P36.5 | —— beim Neugeborenen |
| B44.7 | — Aspergillus |
| B37.7 | — Candida |
| A26.7 | — Erysipelothrix |
| P36.4 | — Escherichia coli, beim Neugeborenen |
| A54.8 | — Gonokokken |
| A41.5 | — gramnegative Erreger |
| A41.3 | — Haemophilus influenzae |
| A32.7 | — Listerien |
| A39.4 | — Meningokokken |
| A39.2 | —— akut |
| A39.3 | —— chronisch |
| A39.2 | —— fulminant |
| * | —— mit |
| A39.1 | ——— Nebennierenapoplexie |
| A39.1 | ——— Nebennierenblutung |
| A39.2 | —— perakut |
| B49 | — Pilze |

A41.9 **Sepsis** (Forts.)
\*    – durch (Forts.)
A40.3 — Pneumokokken
A41.5 — Pseudomonas
A02.1 — Salmonellen
A41.0 — Staphylococcus aureus
P36.2 —— beim Neugeborenen
A41.2 — Staphylokokken
A40.3 — Streptococcus pneumoniae
A40.9 — Streptokokken
\*    —— Gruppe
A40.0 —— A
A40.1 —— B
P36.0 —— beim Neugeborenen
A40.2 —— D
B58.9 — Toxoplasmen
B00.7 – herpetisch
I33.0 – lenta
P38 – Nabel
J95.0 – nach Tracheotomie
K12.2 – oral
O85 – puerperal
N39.0 – Uro-
Q21.2 **Septaldefekt,** atrioventrikulär
\*    **Septaler Myokardinfarkt**
I21.2 – akut, transmural
I22.8 – rezidivierend
A41.9 **Septikämie**
B20.8 – bei HIV-Krankheit
A41.9 **Septikopyämie**
\*    **Septisch** – s. jeweilige Krankheit, septisch
Q04.4 **Septooptische Dysplasie**
\*    **Septum**
Q43.8 – duodenal
Q52.3 – hymenal
Q30.3 – Nase, angeborene Perforation
N80.4 – rectovaginale, Endometriose
Q52.1 – Scheide
Q52.1 — quer
Q52.1 — sagittal
Q52.1 – vaginal
Q52.1 — quer
Q52.1 — sagittal
Q21.9 **Septumdefekt**
Q21.4 – aortopulmonal
Q21.0 – Herzventrikel-
Q21.1 – Herzvorhof-
Q21.0 – Kammer-
Q21.0 – Ventrikel-
Q21.0 — kongenital
Q21.1 – Vorhof-
Q21.1 — kongenital
J34.2 **Septumdeviation**
J34.2 – Nase
J34.2 — erworben

J34.8 **Septumperforation,** nasal
Q30.3 – angeboren
J34.2 **Septumverbiegung**
\*    **Sequester**
K10.2 – Kiefer
M86.6 – Knochen
K10.2 – Zahn
Q33.2 **Sequestration,** Lunge
J67.8 **Sequoiose**
E72.8 **Serin-Stoffwechselstörung**
\*    **Seröse**
J90 – bakterielle Pleuritis
A87.2 – epidemische Meningitis
H20.8 – Iritis
H10.8 – Konjunktivitis
G03.0 – Meningitis
H33.2 – Netzhautablösung
H33.2 — ohne Netzhautriß
H65.9 – Otitis media
H65.0 — akut
H65.2 — chronisch
J90 – Pleuritis
N70.1 – Saktosalpinx
J90 **Serofibrinöse Pleuritis**
R76.2 **Serologischer falsch-positiver Syphilistest**
T14.0 **Serom**
N85.8 **Serometra**
H65.4 **Seromukotympanon**
M06.0 **Seronegative chronische Polyarthritis**
J93.9 **Seropneumothorax**
M05.9 **Seropositive chronische Polyarthritis**
K65.8 **Serositis**
H65.2 **Serotympanon**
H31.8 **Serpiginöse Chorioideopathie**
G56.8 **Serratus-Syndrom**
R74.9 **Serumenzyme,** abnorm
B16.9 **Serumhepatitis**
G61.1 **Serumpolyneuropathie**
R79.9 **Serumreaktion**
R76.9 **Serumwerte,** immunologisch, abnorm
M86.8 **Sesamoiditis**
A27.8 **Seuche, Hunde-,** Stuttgarter
R06.8 **Seufzeratmung**
F66.9 **Sexualempfinden,** konträr
E34.9 **Sexualhormonstörung**
F65.9 **Sexualität,** pathologisch
F66.2 **Sexualkonflikt**
F66.2 – chronisch
F65.9 **Sexualneurose**
F66.1 **Sexualorientierung,** ichdyston
F65.6 **Sexualpräferenz,** multiple Störungen
F65.9 **Sexualpräferenzstörung**
F52.9 **Sexualprobleme**
F52.9 **Sexualschwäche,** psychogen

**S**

| | | | |
|---|---|---|---|
| F52.9 | **Sexualstörung** | A03.9 | **Shigellose** (Forts.) |
| E14.6 | – diabetisch | * | – durch (Forts.) |
| F52.9 | – psychogen | * | — Shigellen, Gruppe |
| A64 | **Sexuell transmitted disease** | A03.0 | —— A |
| * | **Sexuelle** | A03.1 | —— B |
| F52.1 | – Aversion | A03.2 | —— C |
| F52.1 | – Befriedigung, gestört | A03.3 | —— D |
| F66.2 | – Beziehungsstörung | * | **Shokeir-Syndrom** |
| F66.2 | — durch Bisexualität | Q87.8 | – I, Pena- [Autosomal-rezessive fetale |
| F52.9 | – Dysfunktion | | Akinesie] |
| * | – Entwicklung | Q87.8 | – II, Pena- [(autosomal-rezessives) Cere- |
| E30.0 | — Verzögerung | | bro-oculo-facio-sceletal syndrome] |
| E30.1 | — vorzeitig | K91.2 | **Short-bowel-Syndrom** |
| F52.2 | – Erregungsstörung, bei der Frau | S06.9 | **SHT** [Schädelhirntrauma] |
| F52.9 | – Funktionsstörung | G97.2 | **Shunt,** ventrikulär, mit intrakranieller |
| F52.7 | – Hyperaktivität | | Druckminderung |
| F52.0 | – Hypoaktivität | T82.5 | **Shuntverschluß,** bei terminaler Nieren- |
| F65.9 | – Perversion | | insuffizienz |
| F52.9 | – psychogene Störung | G90.3 | **Shy-Drager-Syndrom** |
| F66.0 | – Reifungskrise | K11.2 | **Sialadenitis** |
| F65.9 | – Verhaltensstörung | K11.2 | – akut |
| T74.2 | **Sexueller Mißbrauch** | K11.2 | – chronisch |
| F52.7 | **Sexuelles Verlangen,** gesteigert | * | – durch |
| C84.1 | **Sézary-Syndrom** | B45.8 | — Kryptokokken |
| * | **Sezernierende** | B25.8 | — Zytomegalieviren |
| N64.5 | – Mamille | D11.9 | **Sialadenom** |
| N64.5 | – Mamma | K11.8 | **Sialektasie** |
| M35.1 | **Sharp-Syndrom** | E77.1 | **Sialidose** |
| * | **Sheehan** | K11.9 | **Sialoadenopathie** |
| E23.0 | – Morbus | K11.5 | **Sialodocholithiasis** |
| E23.0 | – Syndrom | K11.5 | **Sialolith** |
| E23.0 | — Reye- | K11.5 | **Sialolithiasis** |
| E23.0 | — Simmonds- | K11.8 | **Sialometaplasie,** nekrotisierend |
| A03.0 | **Shiga-Kruse-Ruhr** | K11.7 | **Sialopenie** |
| * | **Shigella-** | K11.7 | **Sialorrhoe** |
| A03.2 | – boydii-Ruhr | Q89.4 | **Siamesische Zwillinge** |
| A03.2 | – boydii-Shigellose | G52.1 | **Sicard-Syndrom** |
| A03.0 | – dyenteriae-Shigellose | * | **Sicca-** |
| A03.1 | – flexneri-Ruhr | * | – Keratitis, im Sinne des |
| A03.1 | – flexneri-Shigellose | M35.0 | — Sjögren-Syndroms |
| A03.3 | – sonnei-Ruhr | H04.1 | — Syndroms des trockenen Auges |
| A03.3 | – sonnei-Shigellose | * | – Keratokonjunktivitis, im Sinne des |
| * | **Shigellen-Gruppe-** | M35.0 | — Sjögren-Syndroms |
| A03.0 | – A-Shigellose | H04.1 | — Syndroms des trockenen Auges |
| A03.1 | – B-Shigellose | * | – Konjunktivitis, im Sinne des |
| A03.2 | – C-Shigellose | M35.0 | — Sjögren-Syndroms |
| A03.3 | – D-Shigellose | H04.1 | — Syndroms des trockenen Auges |
| A03.9 | **Shigellose** | * | – Syndrom |
| * | – durch | * | — Augen, im Sinne des |
| * | — Shigella | M35.0 | —— Sjögren-Syndroms |
| A03.2 | —— boydii | H04.1 | —— Syndroms des trockenen Auges |
| A03.0 | —— dysenteriae | M35.0 | — [Sjögren-Syndrom] |
| A03.1 | —— flexneri | Q66.2 | **Sichelfuß** |
| A03.3 | —— sonnei | | |

| | |
|---|---|
| * | **Sichelzellen-** |
| D57.3 | – Erbanlage |
| D56.8 | – Thalassämie-Krankheit |
| D57.1 | **Sichelzellenanämie** |
| D57.0 | – mit Krisen |
| D57.1 | – ohne Krisen |
| D57.3 | **Sichelzellenheterozygotie** |
| D57.1 | **Sichelzellenkrankheit** |
| D57.2 | – doppelt heterozygot |
| R19.2 | **Sichtbare Peristaltik** |
| I49.5 | **Sick-Sinus-Syndrom** |
| D64.3 | **Sideroachrestische Anämie** |
| D64.0 | – hereditär |
| D64.1 | – sekundär |
| D64.3 | **Sideroblastische Anämie** |
| E61.1 | **Sideropenie** |
| D50.1 | **Sideropenische Dysphagie** |
| E83.1 | **Siderophilie** |
| D50.9 | **Sideroprive Anämie** |
| J63.4 | **Siderose** |
| H44.3 | – Auge |
| J63.4 | – Lunge |
| J63.4 | – Pneumo- |
| K04.9 | – Pulpa |
| J62.8 | **Siderosilikose** |
| * | **Siderosis** |
| H44.3 | – bulbi |
| H26.1 | – lentis |
| J63.4 | – pulmonum |
| R95 | **SIDS** [Sudden infant death syndrome] |
| S02.1 | **Siebbeinfraktur** |
| J32.2 | **Siebbeinhöhleneiterung** |
| J32.2 | **Siebbeinhöhlenempyem** |
| J32.2 | **Siebbeinhöhlenentzündung** |
| J01.2 | – akut |
| J32.2 | – chronisch |
| C31.1 | **Siebbeinhöhlenkarzinom** |
| J33.8 | **Siebbeinhöhlenpolyp** |
| J32.2 | **Siebbeinhöhlensinusitis** |
| J33.8 | **Siebbeinpolyp** |
| J32.2 | **Siebbeinzellenentzündung** |
| C31.1 | **Siebbeinzellenkarzinom** |
| A27.8 | **Siebentage-Fieber** |
| B27.8 | – japanisch |
| C16.9 | **Siegelringzellenkarzinom,** Magen |
| * | **SIG** – s. Sakroiliakalgelenk oder s. Ilio-sakralgelenk |
| * | **Sigma-** |
| N32.1 | – Blasenfistel |
| N32.1 | – Harnblasen-Fistel |
| N82.3 | – Scheidenfistel |
| N82.3 | – Vaginalfistel |
| K66.0 | **Sigmaadhäsion** |
| K57.3 | **Sigmadivertikel** |
| K57.2 | **Sigmadivertikelperforation** |
| K57.3 | **Sigmadivertikulitis** |

| | |
|---|---|
| K57.3 | **Sigmadivertikulose** |
| K56.6 | **Sigmaeinengung** |
| Q43.8 | **Sigmaelongation** |
| K63.2 | **Sigmafistel** |
| C18.7 | **Sigmakarzinom** |
| D37.4 | **Sigmaneoplasie** |
| K63.1 | **Sigmaperforation** |
| K63.5 | **Sigmapolyp** |
| K56.6 | **Sigmastenose** |
| F80.8 | **Sigmatismus** |
| F80.8 | – interdentalis |
| D37.4 | **Sigmatumor** |
| Q43.8 | **Sigmaverlagerung** |
| K56.2 | **Sigmavolvulus** |
| D13.9 | **Sigmoideumadenom** |
| K52.9 | **Sigmoiditis** |
| F98.5 | **Silbenstolpern** |
| T56.8 | **Silbervergiftung** |
| N94.8 | **Silent menstruation** |
| J62.8 | **Silikose** |
| J60 | – Anthrako- |
| J62.8 | – Lunge |
| J65 | – TBC |
| J62.8 | **Silikosiderose** |
| J65 | **Silikotuberkulose** |
| J68.8 | **Silofüllerkrankheit** |
| E23.0 | **Simmonds-Sheehan-Syndrom** |
| E88.1 | **Simons-Syndrom** |
| H53.3 | **Simultane Wahrnehmung,** ohne Fusion |
| H53.3 | **Simultansehen,** bei Binokularstörung, ohne Fusion |
| M92.4 | **Sinding-Larsen,** Morbus |
| Q20.4 | **Single ventricle** |
| R06.6 | **Singultus** |
| F45.3 | – psychogen |
| N85.4 | **Sinistroflexio uteri** |
| N85.4 | **Sinistropositio uteri** |
| N85.4 | **Sinistroversio uteri** |
| * | **Sinnesorgane** |
| R94.1 | – Funktionsprüfungsergebnis, pathologisch |
| F45.8 | – Organneurose |
| F45.8 | **Sinnesorganstörung,** psychogen |
| * | **Sinterung** |
| M80.9 | – Wirbel, bei Osteoporose, schwer |
| M48.5 | – Wirbelkörper |
| I45.5 | **Sinuatrialer Block** |
| I45.5 | **Sinuaurikulärer Block** |
| J42 | **Sinubronchial-Syndrom** |
| J20.9 | – akut |
| J42 | – chronisch |
| J42 | **Sinubronchiales Syndrom** |
| J20.9 | – akut |
| J40 | **Sinubronchitis** |
| J20.9 | – akut |
| J45.0 | – allergisch |

| | |
|---|---|
| J40 | **Sinubronchitis** (Forts.) |
| * | – beim |
| J40 | — Erwachsenen |
| J40 | — Jugendlichen |
| J20.9 | — Kind |
| J42 | – chronisch |
| J41.1 | – eitrig |
| J20.9 | – fieberhaft |
| J06.8 | **Sinularyngitis,** akut |
| J41.1 | **Sinularyngobronchitis,** eitrig |
| J32.9 | **Sinupharyngitis** |
| J06.8 | – akut |
| J32.9 | – chronisch |
| * | **Sinus** |
| I67.8 | – cavernosus Defekt |
| C31.1 | – ethmoidalis Karzinom |
| C31.2 | – frontalis Karzinom |
| C31.0 | – maxillaris Karzinom |
| C31.9 | – paranasales Karzinom |
| L05.9 | – pilonidalis |
| L05.0 | — abszedierend |
| L05.9 | — infiziert |
| C31.3 | – sphenoidalis Karzinom |
| G08 | – venös, intrakraniell, Phlebitis |
| I49.8 | **Sinusarrhythmie** |
| R00.1 | **Sinusbradykardie** |
| J32.9 | **Sinusdegeneration** |
| J33.1 | – polypoid |
| D76.3 | **Sinushistiozytose** |
| J32.9 | **Sinushyalinose** |
| J32.9 | **Sinusitis** |
| T70.1 | – Aero- |
| J01.9 | – akut |
| J30.3 | – allergica |
| T70.1 | – Baro- |
| J11.1 | – bei Grippe [Influenza] |
| J32.9 | – chronisch |
| J32.9 | – eitrig |
| J32.2 | – ethmoidalis |
| J01.2 | — akut |
| J32.2 | — chronisch |
| J32.2 | — eitrig |
| J01.8 | — mit Sinusitis maxillaris, akut |
| J01.9 | – fiebrig, akut |
| T70.1 | – Flieger- |
| J32.1 | – frontalis |
| J01.1 | — acuta |
| J32.1 | — chronica |
| J32.1 | — eitrig |
| J01.8 | — mit Sinusitis maxillaris, akut |
| J32.9 | – hyperplastisch |
| J32.9 | – Infekt- |
| J32.9 | – katarrhalisch |
| J32.3 | – Keilbeinhöhle |
| J32.0 | – Kieferhöhle |

| | |
|---|---|
| J32.9 | **Sinusitis** (Forts.) |
| J32.0 | – maxillaris |
| J01.0 | — acuta |
| J32.0 | — chronica |
| J32.0 | — eitrig |
| J32.8 | — et ethmoidalis |
| J32.8 | —— chronisch |
| J32.8 | — frontalis |
| J32.8 | —— et ethmoidalis |
| * | — mit Sinusitis |
| J01.8 | —— ethmoidalis, akut |
| J32.8 | —— frontalis |
| J01.8 | ——— akut |
| J32.8 | ——— chronisch |
| J32.4 | – Pan- |
| J32.4 | — chronisch |
| J32.9 | – rezidivierend |
| J32.9 | – Rhino- |
| J32.2 | – Siebbeinhöhle |
| J32.3 | – sphenoidalis |
| J01.3 | — akut |
| J32.3 | — chronisch |
| J32.3 | — eitrig |
| J32.1 | – Stirnhöhle |
| J01.9 | – toxisch, akut |
| * | **Sinusknoten** |
| I49.5 | – krank |
| I49.5 | – Syndrom |
| I49.5 | — latent |
| D17.5 | **Sinuslipomatose,** Niere |
| R00.0 | **Sinustachykardie** |
| I67.6 | **Sinusthrombose,** intrakraniell, nicht-eitrig |
| J06.8 | **Sinutracheitis,** akut |
| J40 | **Sinutracheobronchitis** |
| F40.2 | **Sitophobie** |
| F48.8 | **Situationsneurose** |
| F43.0 | **Situationsstörung,** temporär |
| Q89.3 | **Situs inversus** |
| O44.1 | **Sitz,** Plazenta, tief |
| C96.0 | **Siwe-Syndrom, Abt-Letterer-** |
| M35.0 | **Sjögren-Syndrom** |
| B86 | **Skabies** |
| B86 | – ekzematisiert |
| B86 | – mit postskabiösem Ekzem |
| G54.0 | **Skalenus-Syndrom** |
| S08.0 | **Skalpierungsverletzung** |
| Q75.0 | **Skaphozephalie** |
| S42.1 | **Skapulafraktur** |
| M25.3 | **Skapulahypermobilität** |
| D16.9 | **Skelettchondrome,** multipel |
| M85.1 | **Skelettfluorose** |
| D18.0 | **Skeletthämangiose,** generalisiert |
| M48.1 | **Skeletthyperostose,** diffus, idiopathisch |
| F45.8 | **Skelettneurose** |
| P13.9 | **Skelettverletzung,** bei Geburt |

| | |
|---|---|
| * **Skene-** | * **Sklerose** (Forts.) |
| N34.2 – Drüsen-Entzündung | I70.9 – Arteriolen |
| N34.2 – Gänge-Adenitis | N32.8 – Blasenhals |
| N34.2 – Gänge-Entzündung | I70.9 – Gefäß |
| N34.2 **Skenitis** | I70.8 — Auge |
| S63.6 **Skidaumen** | N32.8 – Harnblasensphinkter |
| Q13.5 **Sklera, blau** | I25.1 – Herz |
| H15.8 **Skleradegeneration, hyalin** | I25.1 – Herzgefäß |
| H15.8 **Skleraektasie** | I25.1 – Herzkranzgefäß |
| H15.0 **Skleraentzündung** | A52.1 – Hinterstrang- |
| H15.9 **Skleraerkrankung** | I67.2 – Hirngefäß |
| H15.8 **Sklerafistel** | I25.1 – Kardio- |
| H15.8 **Sklerahyalinfleck** | I70.9 – Kardiozerebro- |
| S05.3 **Skleraperforation, ohne Prolaps** | I67.2 – Karotis |
| T81.3 **Skleraprolaps, bei Nahtruptur** | G37.5 – konzentrisch |
| H15.8 **Sklerastaphylom** | I25.1 – koronar |
| H15.8 – äquatorial | I25.1 – Koronararterien |
| * **Skleratumor** | I25.1 — mittelgradig |
| D31.1 – benigne | I25.1 — stenosierend |
| C69.1 – maligne | G12.2 – lateral |
| D48.7 – unbekannte Dignität | K74.1 – Leber |
| S05.0 **Skleraverletzung, ohne Perforation** | I05.8 – Mitralklappe |
| R17 **Sklerenikterus** | I08.0 — und Aortenklappe |
| H15.0 **Skleritis** | I08.0 —— chronisch, rheumatisch |
| M79.0 – bei rheumatischer Erkrankung | I70.2 – Mönckeberg- |
| H31.8 **Sklerochorioiditis** | G35 – Multiple |
| L94.3 **Sklerodaktylie** | D47.1 – Myelo- |
| M34.1 – Teleangiektasie, Calcinosis cutis, | I25.1 – Myokard |
|     Raynaud-Phänomen, Ösophagus- | I12.9 – Nephro- |
|     dysfunktion, bei progressiver systemi- | I13.1 — bei Hypertonie, mit Herzbeteiligung |
|     scher Sklerose [CREST-Syndrom] | I12.9 — benigne |
| * **Sklerodermie** – s.a. Sclerodermia | I12.9 — bösartig |
| P83.8 – beim Neugeborenen | I12.9 — gutartig |
| M34.9 – diffus | I12.9 — maligne |
| M34.9 – generalisiert | I12.9 —— primär |
| M34.8 – Niere | I13.1 — mit Herzbeteiligung |
| M34.9 – progressiv | I70.8 – Netzhaut |
| M34.9 – systemisch | I70.1 – Nierenarterie |
| L94.0 – zirkumskript | Q78.2 – Osteo- |
| M34.8 **Sklerödem, beim Erwachsenen** | I87.8 – Phlebo- |
| * **Skleroedema** | G30.0 – präsenil |
| M34.8 – adultorum | M34.0 – progressiv, systemisch |
| P83.0 – beim Neugeborenen | M34.1 — mit Calcinosis cutis, Raynaud-Phäno- |
| H15.0 **Sklerokonjunktivitis** |     men, Ösophagusdysfunktion, Sklero- |
| A48.8 **Sklerom** |     daktylie, Teleangiektasie [CREST- |
| H15.8 **Skleromalazie** |     Syndrom] |
| L98.5 **Skleromyxödem** | I12.9 – renal |
| Q84.5 **Skleronychie** | G12.2 – Seitenstrang |
| * **Sklerose** | N32.8 – Sphincter urethrae |
| H31.1 – Aderhaut | M34.9 – systemisch |
| I12.9 – Angionephro- | H73.8 – Trommelfell |
| I70.0 – Aorta | Q85.1 – tuberös |
| I35.8 – Aortenklappe | H74.0 – Tympanon |
| I70.1 – Arteria renalis | I67.2 – zerebral |
| I70.9 – Arterie | F01.9 — mit Verwirrtheit |
| I70.9 – Arterioarteriolo- | I67.2 – zerebrovaskulär |

**S**

| | |
|---|---|
| * | **Sklerosierende** |
| N48.1 | – Balanitis |
| K83.0 | – Cholangitis |
| I34.9 | – chronische Mitralklappenkrankheit |
| I70.8 | – Gefäßveränderung, Auge |
| N18.9 | – Glomerulonephritis |
| N05.1 | — fokal |
| A52.1 | – Hinterstranglues |
| H16.3 | – Keratitis |
| A81.1 | – Leukenzephalopathie Bogaert |
| A81.1 | – subakute Panenzephalitis |
| H15.0 | **Sklerotenonitis** |
| * | **Sklerotische** |
| H35.0 | – Makulopathie |
| H35.3 | — trocken |
| I70.8 | – Retinopathie |
| E28.2 | **Sklerozystisches Ovar** |
| M41.9 | **Skoliose** |
| M41.1 | – Adoleszenten- |
| M41.9 | – aktiviert |
| * | – beim |
| M41.9 | — Erwachsenen |
| M41.1 | — Jugendlichen |
| M41.5 | — Säugling |
| M41.9 | – BWS |
| M41.9 | — flach |
| M41.9 | — linkskonvex |
| M41.9 | —— flach |
| M41.9 | — mit degenerativen Veränderungen |
| M41.9 | — rechtskonvex |
| M41.9 | —— flach |
| M41.9 | — und LWS |
| M41.9 | —— linkskonvex |
| M41.9 | ——— flach |
| M41.9 | —— rechtskonvex |
| M41.9 | ——— flach |
| M41.9 | – erworben |
| M41.9 | – flach |
| M41.9 | – flachbogig |
| * | – HWS |
| M41.9 | — linkskonvex |
| M41.9 | — rechtskonvex |
| M41.2 | – idiopathisch |
| * | — beim |
| M41.1 | —— Jugendlichen |
| M41.0 | —— Kind |
| M41.1 | – juvenil |
| * | – Kypho- |
| Q67.5 | — kongenital |
| M41.9 | — linkskonvex |
| M41.9 | — rechtskonvex |
| M41.9 | – leicht, statisch nicht relevant |
| M41.9 | – linkskonvex |
| M41.9 | – lumbal |

| | |
|---|---|
| M41.9 | **Skoliose** (Forts.) |
| M41.9 | – LWS |
| M41.9 | — linkskonvex |
| M41.9 | —— flach |
| M41.9 | — rechtskonvex |
| M41.9 | —— flach |
| M41.9 | — S-förmig |
| M96.5 | – nach Bestrahlung |
| M41.4 | – neuromyopathisch |
| M41.9 | – rechtskonvex |
| M41.5 | – Rotations-, schwer |
| M41.5 | – sekundär, funktionell |
| M41.9 | – statisch |
| M41.9 | – Thorakal-, rechtskonvex |
| M41.9 | – thorakolumbal |
| M41.3 | – thoraxbedingt |
| M41.5 | – Torsions- |
| M41.5 | — Brustwirbelsäule |
| M41.5 | —— und Lendenwirbelsäule |
| M41.5 | — BWS |
| M41.5 | —— und LWS |
| M41.5 | — lumbal |
| M41.5 | — mit Myalgien |
| M41.5 | — thorakolumbal |
| M41.9 | – und Hohl-Rundrückenbildung |
| M41.9 | – Wirbelsäule |
| M41.9 | **Skoliotische Fehlhaltung** |
| E54 | **Skorbut** |
| D53.2 | **Skorbutanämie** |
| T63.2 | **Skorpiongiftwirkung,** toxisch |
| H53.4 | **Skotom** |
| A18.4 | **Skrofuloderm** |
| A18.2 | **Skrofulöser Abszeß** |
| A18.2 | **Skrofulose** |
| K40.9 | **Skrotalhernie** |
| K14.5 | **Skrotalzunge** |
| N49.2 | **Skrotumabszeß** |
| Q55.2 | **Skrotumaplasie** |
| L72.1 | **Skrotumatherom** |
| N50.8 | **Skrotumatrophie** |
| N50.1 | **Skrotumblutung** |
| L30.9 | **Skrotumekzem** |
| N50.8 | **Skrotumfibrose** |
| N50.8 | **Skrotumfistel** |
| N49.2 | **Skrotumfurunkel** |
| N50.8 | **Skrotumgeschwür** |
| S30.2 | **Skrotumhämatom** |
| N43.3 | **Skrotumhydrozele** |
| N50.8 | **Skrotumhypertrophie** |
| N49.2 | **Skrotumkarbunkel** |
| C63.2 | **Skrotumkarzinom** |
| S30.2 | **Skrotumkontusion** |
| C63.2 | **Skrotumkrebs** |
| C63.2 | **Skrotummelanom,** maligne |
| B35.8 | **Skrotummykose** |

| | |
|---|---|
| * | **Skrotumneubildung** |
| C63.2 | – bösartig |
| D29.4 | – gutartig |
| D40.7 | – unsicher |
| N50.8 | **Skrotumödem** |
| I86.1 | **Skrotumphlebektasie** |
| N49.2 | **Skrotumphlegmone** |
| S30.2 | **Skrotumprellung** |
| S30.2 | **Skrotumquetschung** |
| N50.1 | **Skrotumthrombose** |
| N50.8 | **Skrotumulkus** |
| I86.1 | **Skrotumvarizen** |
| T21.0 | **Skrotumverbrennung** |
| S39.9 | **Skrotumverletzung** |
| S30.2 | – oberflächlich |
| S31.3 | **Skrotumwunde,** offen |
| L72.1 | **Skrotumzyste** |
| * | **Slow-Virus-** |
| A81.9 | – Enzephalitis |
| A81.9 | – Infektion |
| B20.3 | — bei HIV-Krankheit |
| A81.9 | — ZNS |
| G44.8 | **Sluder-Syndrom** |
| * | **Small-** |
| O36.5 | – for-date-Baby, Betreuung der Schwangeren |
| P05.1 | – for-date-Fetus |
| I77.9 | – vessel-Disease |
| E72.1 | **Smith-Strang-Syndrom** |
| L13.1 | **Sneddon-Wilkinson-Syndrom** |
| R12 | **Sodbrennen** |
| A25.0 | **Sodoku** |
| F65.8 | **Sodomie** |
| H26.4 | **Soemmering-Ringstar** |
| L57.0 | **Solare Keratose** |
| * | **Solitäre** |
| M85.4 | – Knochenzyste |
| Q61.0 | – Nierenzyste, angeboren |
| E04.1 | **Solitärer Schilddrüsenknoten,** nichttoxisch |
| C90.2 | **Solitäres Myelom** |
| K62.6 | **Solitärgeschwür,** anal |
| * | **Solitärzyste** |
| N60.0 | – Brustdrüse |
| N60.0 | – Mamma |
| N28.1 | – Niere |
| F45.9 | **Somatisation** |
| M99.0 | **Somatische Funktionsstörung** |
| F32.8 | **Somatisierte Depression** |
| F45.0 | **Somatisierungsstörung** |
| F45.1 | – undifferenziert |
| F45.9 | **Somatoforme Störung** |
| G40.1 | **Somatomotorische Epilepsie** |
| G40.1 | **Somatosensorische Epilepsie** |

| | |
|---|---|
| * | **Sommer-** |
| A84.1 | – Enzephalitis |
| A84.1 | – Meningoenzephalomyelitis |
| R60.0 | **Sommerbeine,** bei der Frau |
| K52.9 | **Sommerdiarrhoe** |
| A77.1 | **Sommerfieber,** marokkanisch |
| B33.8 | **Sommergrippe** |
| L81.2 | **Sommersprossen** |
| F51.3 | **Somnabulismus** |
| R40.0 | **Somnolenz** |
| L56.4 | **Sonnenallergie** |
| L55.9 | **Sonnenbedingte Dermatitis acuta** |
| L57.8 | **Sonnenbestrahlung,** Dermatitis durch |
| L55.9 | **Sonnenbrand** |
| L55.0 | – 1. Grad |
| L55.1 | – 2. Grad |
| L55.2 | – 3. Grad |
| L57.8 | **Sonnendermatitis,** chronisch |
| H31.0 | **Sonnenexpositionsnarbe,** Makula |
| L56.4 | **Sonnenlichtallergie** |
| L56.3 | **Sonnenlichtbedingte Urtikaria** |
| T67.9 | **Sonnenlichtschaden** |
| T67.0 | **Sonnenstich** |
| * | **Sonographiebefund** |
| R93.5 | – Abdomen, abnorm |
| R93.5 | – Becken, abnorm |
| R93.2 | – Gallenwege, pathologisch |
| R93.4 | – Harnorgane, pathologisch |
| R93.2 | – Leber, pathologisch |
| R92 | – Mamma, abnorm |
| R93.3 | – Verdauungstrakt, pathologisch |
| B37.9 | **Soor** |
| B37.4 | – anogenital |
| B37.4 | – genital |
| B37.4 | — männlich |
| B37.3 | — weiblich |
| B37.2 | – Gesäß |
| B37.2 | – Haut |
| B37.2 | – intertriginös |
| B37.1 | – Lunge |
| B37.2 | – mit Windeldermatitis |
| B37.0 | – Mund |
| B37.0 | – Mundschleimhaut |
| B37.9 | – postantibiotisch |
| B37.8 | – Rachen |
| B37.4 | – urogenital |
| B37.3 | – vaginal |
| B37.2 | – Windel |
| B37.2 | – Windelbereich |
| B37.4 | **Soorbalanitis** |
| B37.1 | **Soorbronchiolitis** |
| B37.8 | **Soorbronchitis** |
| B37.1 | **Soorbronchopneumonie** |
| B37.2 | **Soordermatitis** |
| B37.8 | **Soorduodenitis** |
| B37.2 | **Soorekzem** |

**S**

B37.8 Soorenteritis
B37.8 Soorgastritis
B37.8 Soorgastroenteritis
B37.0 Soorglossitis
B37.9 Soorinfektion
B37.4 – Genitalbereich
B37.2 Soorintertrigo
B37.8 Soorkolitis
B37.3 Soorkolpitis
B37.3 – chronisch, rezidivierend
B37.8 Soorlaryngitis
B37.5 Soormeningitis
B37.9 Soormykose
B37.4 – Glans penis
B37.8 Soorösophagitis
B37.8 Soorperitonitis
B37.8 Soorpharyngitis
B37.1 Soorpneumonie
B37.4 Soorpyelonephritis
B37.7 Soorsepsis
B37.0 Soorstomatitis
B37.8 Soortonsillitis
B37.1 Soortracheitis
B37.3 Soorvaginitis
B37.3 Soorvulvitis
B37.3 Soorvulvovaginitis
R45.2 Sorge
H35.5 Sorsby-Fovea-Dystrophie, pseudo-
inflammatorisch
Q87.3 Sotos-Syndrom
* Soziale
* – Ängstlichkeit, bei
F93.2 — emotionaler Störung, im Kindesalter
F93.2 — Störung im Kindesalter
F43.2 – Anpassungsstörung, mit emotionaler
Beeinträchtigung
* – Bindung
F91.2 — bei Störung, Sozialverhalten
F91.1 — fehlend, mit Störung, Sozialverhalten
F94.9 – Funktionsstörung
F40.1 – Phobie
* Sozialisation
F91.2 – bei Störung, Sozialverhalten
F91.1 – fehlend, bei Aggressivität
* Sozialverhalten
F43.2 – Anpassungsstörung
F91.9 – Störung
F91.1 — bei fehlender sozialer Bindung
F92.0 — Emotionen, mit Depression
F91.0 — familienbezogen
F91.2 — Gruppe

* Sozialverhalten (Forts.)
F91.9 – Störung (Forts.)
* — mit
* —— emotionaler
F92.9 —— Störung, im Kindesalter
F92.8 —— Symptomatik
F91.3 —— oppositionellem aufsässigem Ver-
halten
F91.2 —— sozialer Bindung
F91.2 —— Sozialisation
F90.1 Sozialverhaltensstörung, bei hyperkine-
tischem Syndrom im Kindesalter
G11.2 Spät beginnende zerebellare Ataxie
O05.9 Spätabort
K90.0 Spätatrophie, Czerny-
A50.4 Spätauftretende konnatale Neuro-
syphilis
P74.0 Spätazidose, metabolisch, beim Neuge-
borenen
O06.6 Spätblutung, bei Abort
* Späte
O08.1 – Blutung, nach Fehlgeburt
O72.2 – Nachblutung, nach Entbindung
E30.0 – Thelarche
G30.1 Später Beginn, Alzheimer-Krankheit
O21.2 Späterbrechen, bei Schwangerschaft
* Spätfolgen
B91 – akute Poliomyelitis
G09 – Enzephalitis
G09 – Enzephalomyelitis
I69.8 – Hirngefäßkrankheit
E64.3 – Rachitis
A66.4 Spätframbösie
O15.0 Spätgestose
A67.2 Spätläsion, Pinta
A52.9 Spätlues
A52.8 – latent
A52.7 – mit Frühstadium-Symptomen
F22.0 Spätparaphrenie
G56.2 Spätparese, Nervus ulnaris
M83.9 Spätrachitis
A75.1 Spätrezidiv, Fleckfieber
H50.0 Spätschielen, normosensorisch
* Spätstadium
O21.2 – Gravidität, Erbrechen
A67.2 – Pinta
A50.7 – Syphilis, konnatal
A50.6 — latent
A52.9 Spätsyphilis
A50.7 – konnatal
A50.6 — latent
A52.8 – latent
A52.7 – mit Chorioretinitis
A50.3 Spätsyphilitische Augenkrankheit,
konnatal
O15.0 Spättoxikose, Schwangerschaft

| | |
|---|---|
| P95 **Spalding-Zeichen** | G44.2 **Spannungskopfschmerzen** |
| \* **Spalte** | G44.2 – migränoid |
| Q35.9 – Gaumen | G44.2 – muskelbedingt |
| Q35.6 — median | G44.2 – nervös |
| Q35.3 – Gaumensegel | J93.0 **Spannungspneu** |
| Q18.8 – Gesicht | J93.0 **Spannungspneumothorax** |
| Q64.0 – Harnröhre | J93.0 – spontan |
| Q64.0 — kongenital | F43.9 **Spannungszustand** |
| Q35.1 – harter Gaumen | B70.1 **Sparganose** |
| Q35.1 — einseitig | \* **Spasmen** |
| Q37.1 — mit Lippenspalte | R10.4 – abdominal |
| Q37.0 —— beidseitig | J45.9 – asthmoid |
| Q37.1 —— einseitig | K83.8 – Choledochus |
| \* — und weicher | K58.9 – Darm |
| Q37.5 —— Gaumen | K58.9 – Kolon |
| Q35.5 —— einseitig | K58.9 – Magen-Darm |
| Q37.5 —— mit Lippenspalte | R29.0 **Spasmophilie** |
| Q37.4 —— beidseitig | P71.3 – beim Neugeborenen |
| Q37.5 —— einseitig | R25.2 **Spasmus** |
| Q37.1 – Kiefer | H52.5 – Akkommodations- |
| Q37.5 – Kiefer-Gaumen- | K59.4 – anal |
| Q36.9 – Lippe | I73.9 – Angio- |
| Q36.0 — doppelseitig | I73.9 – Arterie |
| Q36.9 — einseitig | G25.9 – bei abnormer Bewegungsstörung und |
| Q36.1 — median |         unklarer extrapyramidaler Affektion |
| Q37.9 – Lippen-Gaumen- | J98.0 – Broncho- |
| Q37.9 – Lippen-Kiefer- | F48.8 – Cheiro- |
| Q37.5 – Lippen-Kiefer-Gaumen- | G51.3 – fazial |
| Q36.9 – Oberlippe | K31.8 – Gastro- |
| Q31.8 – Schildknorpel | I73.9 – Gefäß |
| Q54.9 – untere Harnröhre | I73.9 — peripher |
| Q36.9 – Unterlippe | F48.8 – Grapho- |
| Q64.0 – Urethra | N32.8 – Harnblase |
| Q64.0 — kongenital | N13.5 – Harnleiter |
| Q35.7 – Uvula | G51.3 – hemifacialis |
| Q35.3 – Velum | R29.0 – Karpopedal- |
| Q35.3 – weicher Gaumen | I20.1 – Koronar- |
| Q35.3 — einseitig | I20.1 — nachgewiesen, bei Angina pectoris |
| Q37.3 — mit Lippenspalte | I20.1 – Koronararterien |
| Q37.2 —— beidseitig | J38.5 – Larynx |
| Q37.3 —— einseitig | K22.4 – Ösophagus |
| Q72.7 **Spaltfuß** | F45.8 – psychogen |
| Q71.6 **Spalthand** | K31.3 – Pyloro- |
| Q30.2 **Spaltnase** | K22.4 – Speiseröhre |
| R39.1 **Spaltung,** Harnstrahl | K83.4 – Sphinkter Oddi |
| F20.9 **Spaltungsirresein** | N13.5 – Ureter |
| Q76.4 **Spaltwirbel** | F45.3 – Verdauungstrakt, psychisch |
| Q38.3 **Spaltzunge** | I20.1 **Spasmusinduzierte Angina pectoris** |
| K09.1 **Spaltzyste,** Kiefer | R25.2 **Spastik** |
| N47 **Spanischer Kragen** | G82.4 – Tetra- |
| \* **Spannung** | \* **Spastische** |
| R19.3 – Abwehr-, Abdomen | G80.0 – angeborene Lähmung |
| R19.3 – Bauchdecke | J40 – Bronchitis |
| R45.0 – nervös | J20.9 — akut |

**S**

| | | |
|---|---|---|
| * | **Spastische** (Forts.) | |
| J40 | – Bronchitis (Forts.) | |
| * | — beim | |
| J40 | —— Erwachsenen | |
| J40 | —— Jugendlichen | |
| J20.9 | —— Kind | |
| J44.8 | — chronisch | |
| J40 | — superinfiziert | |
| J18.0 | – Bronchopneumonie | |
| G12.2 | – Bulbärparalyse | |
| G80.1 | – Diplegie | |
| G80.1 | — Zerebralparese, infantil | |
| J44.8 | – Emphysembronchitis | |
| K52.9 | – Enterokolitis | |
| G11.4 | – familiäre Spinalparalyse | |
| K29.6 | – Gastritis | |
| G81.1 | – Halbseitenlähmung | |
| G81.1 | – Hemiplegie | |
| G80.2 | — infantil | |
| G80.2 | — zerebral, infantil | |
| G11.4 | – hereditäre Paraplegie | |
| * | – infantile | |
| G80.1 | — Diplegie | |
| G80.0 | — Lähmung | |
| G80.1 | —— Diplegie | |
| G80.2 | —— Hemiplegie | |
| G80.8 | —— Tetraplegie | |
| G80.0 | —— zerebral | |
| G80.0 | — Paralyse | |
| G80.0 | — Zerebralparese | |
| K58.9 | – Kolitis | |
| G82.1 | – Paraparese | |
| G82.1 | – Paraplegie | |
| G83.9 | – Parese | |
| K59.4 | – Proktalgie | |
| G82.4 | – Quadriplegie | |
| G83.9 | – Querschnittslähmung | |
| G80.0 | – Spinalparalyse | |
| T62.2 | — exogen | |
| G80.0 | – Spinalparese | |
| * | – Striktur | |
| N35.8 | — Harnröhre | |
| N35.8 | — Urethra | |
| G82.4 | – Tetraplegie | |
| G04.1 | – tropische Paraplegie | |
| G80.0 | – Zerebralparese | |
| K58.9 | **Spastischer Dickdarm** | |
| R68.3 | **Spatelfinger** [Trommelschlegelfinger] | |
| G23.0 | **Spatz-Syndrom, Hallervorden-** | |
| E85.4 | **Speckleber** | |
| E85.4 | **Speckmilz** | |
| E85.4 | **Speckniere** | |
| B25.9 | **Speicheldrüsen-Virus-Infektion** | |
| K11.3 | **Speicheldrüsenabzeß** | |
| D11.9 | **Speicheldrüsenadenom** | |
| K11.0 | **Speicheldrüsenatrophie** | |

| | | |
|---|---|---|
| K11.4 | **Speicheldrüsenausführungsgangfistel** | |
| K11.2 | **Speicheldrüsenentzündung** | |
| K11.6 | **Speicheldrüsenextravasationszyste** | |
| K11.4 | **Speicheldrüsenfistel** | |
| K11.1 | **Speicheldrüsenhypertrophie** | |
| K11.7 | **Speicheldrüsenhyposekretion** | |
| K11.8 | **Speicheldrüseninfarkt** | |
| K11.0 | **Speicheldrüseninvolution** | |
| C08.9 | **Speicheldrüsenkarzinom** | |
| C08.0 | – Unterkiefer | |
| K11.9 | **Speicheldrüsenkrankheit** | |
| B23.8 | – bei HIV-Krankheit | |
| C08.9 | **Speicheldrüsenkrebs** | |
| K11.0 | **Speicheldrüsenlipomatose** | |
| D18.1 | **Speicheldrüsenlymphangiom** | |
| D37.0 | **Speicheldrüsenmischtumor** | |
| K11.6 | **Speicheldrüsenmukozele** | |
| C08.9 | **Speicheldrüsenneubildung,** bösartig | |
| K11.6 | **Speicheldrüsenretentionszyste** | |
| K11.5 | **Speicheldrüsenstein** | |
| K11.7 | **Speichelfluß,** gesteigert | |
| K11.4 | **Speichelgangsfistel** | |
| K11.5 | **Speichelgangsstein** | |
| K11.8 | **Speichelgangsstenose** | |
| K11.8 | **Speichelgangsstriktur** | |
| K11.7 | **Speichelhypersekretion** | |
| K11.7 | **Speichelsekretionsstörung** | |
| K11.7 | **Speichelstauung** | |
| K11.5 | **Speichelstein** | |
| S52.8 | **Speichenbruch** | |
| S52.5 | – typisch | |
| C79.5 | **Speichenkarzinom** | |
| C40.0 | **Speichensarkom** | |
| * | **Speicherkrankheit** | |
| E75.5 | – Cholesterin | |
| E74.0 | – Glykogen | |
| E75.6 | – Lipoid | |
| E75.2 | – Sphingomyelin- | |
| E75.5 | – Triglyzerid | |
| E72.0 | – Zystin | |
| * | **Speicherung** | |
| E75.6 | – Fett | |
| E83.1 | – Hämosiderin | |
| L81.4 | – Melanin | |
| T17.9 | **Speiseaspiration** | |
| K20 | **Speiseröhrenabszeß** | |
| Q39.0 | **Speiseröhrenatresie** | |
| K22.8 | **Speiseröhrenblutung** | |
| Q39.6 | **Speiseröhrendivertikel** | |
| K22.4 | **Speiseröhrendyskinesie** | |
| K22.2 | **Speiseröhreneinengung** | |
| K20 | **Speiseröhrenentzündung** | |
| K22.8 | **Speiseröhrenerweichung** | |
| C15.9 | **Speiseröhrenkarzinom** | |
| D37.7 | **Speiseröhrenneubildung,** unsicher | |
| K22.5 | **Speiseröhrenpulsionsdivertikel** | |

K22.4 **Speiseröhrenspasmus**
K22.2 **Speiseröhrenstenose**
K22.2 **Speiseröhrenstriktur**
K22.5 **Speiseröhrentraktionsdivertikel**
I85.9 **Speiseröhrenvarizen**
\* **Spender von**
Z52.0 – Blut
Z52.1 – Haut
Z52.5 – Hornhaut
Z52.2 – Knochen
Z52.3 – Knochenmark
Z52.5 – Kornea
Z52.4 – Nieren
Z52.8 – Samen
G58.8 **Spermatikusneuralgie**
N43.4 **Spermatocele testis**
A18.1 **Spermatocystitis tuberculosa**
E29.9 **Spermatogenese**, gestört
E29.1 **Spermatogenesereduktion**
E29.9 **Spermatogeneseschädigung**
E29.1 **Spermatogenetische Insuffizienz**
N43.3 **Spermatohydrozele**
N50.8 **Spermatorrhoe**
N43.4 **Spermatozele**
Z31.- **Spermatozoenaspiration**, epididymal
N49.0 **Spermatozystitis**
A54.2 – postgonorrhoisch
C62.9 **Spermatozytom**
\* **Spermie**
N46 – Azoo-
N46 – Kryptozoo-
Z31.- **Spermieninjektion**, intrazytoplasmatisch
\* **Spermienmobilität**
R86.9 – eingeschränkt
R86.9 – reduziert
Z31.- **Spermientransfer**, transvaginal, intratubar
Z31.- **Spermienzählung**
\* **Sperre**
R33 – Harn
K07.4 – Kiefer
\* **Speziell** – s. jeweilige Krankheit, speziell
\* **Spezifische**
F93.9 – emotionale Störung im Kindesalter
\* — mit
F93.8 —— Angst
F93.3 —— Geschwisterrivalität
F51.9 – Schlafstörung, nichtorganisch
H18.4 **Sphäroidale Hornhautdegeneration**
Q12.4 **Sphärophakie**
D58.0 **Sphärozytose**
D58.0 – hereditär
J32.3 **Sphenoidale Sinusitis**
J32.3 **Sphenoiditis**
Q75.0 **Sphenozephalie**

\* **Sphincter-**
R15 – ani-Inkontinenz
N32.8 – urethrae-Sklerose
\* – vesicae-
N31.2 — Myasthenie
N31.2 — Relaxation
N31.2 — Schwäche
E75.3 **Sphingolipidose**
E75.3 **Sphingomyelinose**
E75.2 **Sphingomyelinspeicherkrankheit**
E75.2 **Sphingomyelinthesaurismose**
\* **Sphinkter-**
N31.8 – Detrusor-Dyssynergie
K83.4 – Oddi-Spasmus
K59.4 **Sphinkterkrampf, Anus**
\* **Sphinktersklerose**
N32.8 – Harnblase
N32.8 – transurethral
N32.8 – urethral
N32.8 **Sphinkterspasmus**, Harnblase
K59.4 **Sphinktertonus**, erhöht, anal
S05.8 **Sphinkterverletzung**, Iris
I78.1 **Spider-Nävus**
K43.9 **Spieghel-Hernie**
D23.9 **Spieglertumor**
\* **Spielen**
F63.0 – pathologisch
F63.0 – zwanghaft
E75.4 **Spielmeyer-Vogt-Syndrom**
F63.0 **Spielsucht**
Q05.9 **Spina bifida**
Q05.9 – aperta
Q05.9 – cystica
Q05.6 – dorsal
O35.0 – fetal, Betreuung der Schwangeren
\* – lumbal
Q05.2 — mit Hydrozephalus
Q05.7 — ohne Hydrozephalus
Q05.7 – lumbosakral
Q05.2 — mit Hydrozephalus
Q05.4 — mit Hydrozephalus
Q76.0 – occulta
\* – sakral
Q05.3 — mit Hydrozephalus
Q05.8 — ohne Hydrozephalus
\* – thorakal
Q05.1 — mit Hydrozephalus
Q05.6 — ohne Hydrozephalus
Q05.6 – thorakolumbal
\* – zervikal
Q05.0 — mit Hydrozephalus
Q05.5 — ohne Hydrozephalus
\* **Spinale**
G11.1 – Ataxie, hereditär
G12.2 – Bulbärparalyse
G95.1 – DBS [Durchblutungsstörung]

**S**

| | |
|---|---|
| M43.1 **Spondylolisthesis** (Forts.) | *      **Spontaner** (Forts.) |
| M43.1 – L3/4 | O03.4 – unvollständiger Abort |
| *     – L4/5 | O03.9 – vollständiger Abort |
| M43.1 — Grad I (Meyerding) | M84.4 **Spontanfraktur** |
| M43.1 — Grad II (Meyerding) | O80.9 **Spontangeburt** |
| M43.1 – L5/S1 | O84.0 – alle Kinder, bei Mehrlingsgeburt |
| M43.1 — Grad I (Meyerding) | *     – aus |
| M43.1 — Grad II (Meyerding) | O80.1 — Beckenendlage |
| M43.0 **Spondylolyse** | O80.0 — Schädellage |
| M43.0 – Lenden- und Sakralwirbelbereich | O80.9 – Einling |
| M43.0 – LWS-Bereich | O72.0 – mit Plazentarest |
| M48.9 **Spondylopathie** | L91.0 **Spontankeloid** |
| M48.3 – traumatisch | H55    **Spontannystagmus** |
| M47.9 **Spondylose** | J93.1   **Spontanpneumothorax** |
| M47.8 – Brustwirbelsäule | *      **Spontanruptur** |
| M47.8 – BWS | M66.3 – Beugesehnen |
| M47.8 — und LWS | M66.2 – Strecksehnen |
| M47.8 – Halswirbelsäule | E04.2 **Sporadisch zystische Schilddrüse,** ade- |
| M47.8 – HWS |         nomatös |
| *     — und | *      **Sporadische** |
| M47.8 —— BWS | E04.9 – hyperplastische Struma |
| M47.8 —— und LWS | E04.0 – kolloide Struma |
| M47.8 — LWS | E04.9 – Schilddrüsenvergrößerung |
| M47.8 – Lendenwirbelsäule | *     – Struma |
| M47.8 – lumbosakral | E04.0 — diffusa |
| M47.8 – LWS | E04.9 — nodosa simplex |
| M47.8 – thorakal | E04.9 — parenchymatös |
| M47.8 – zervikal | E04.0 — simplex |
| *      **Spondylosis** | O62.2 – Wehen |
| M47.9 – deformans | *      **Sporadischer** |
| M47.8 — Brustwirbelsäule | E00.9 – Kretinismus |
| M47.8 — BWS | E04.9 – Kropf |
| M47.8 — Halswirbelsäule | E04.9 — adenomatös |
| M47.8 — HWS | E04.0 — einfach |
| M47.8 — LWS | E04.9 — Knoten-, nichttoxisch |
| M47.8 — verklammernd, mit BWS-Syndrom | E04.0 — kolloid |
| M47.8 – uncovertebralis [Unkarthrose] | E04.2 — zystisch |
| O03.9 **Spontanabort** | J34.8 **Sporn, Vomer-** |
| O03.5 – infiziert | B42.9 **Sporotrichose** |
| O03.3 – inkomplett, mit Komplikation | B42.7 – disseminiert |
| O03.8 – komplett, mit Komplikation | B42.0 – Lunge |
| O03.5 – septisch | B42.1 – lymphokutan |
| *      **Spontane** | I51.7 **Sportlerherz** |
| H33.5 – abgeriegelte Ablatio retinae | N93.8 **Spotting** |
| R23.3 – Ekchymosen | F80.9 **Sprachbildungsstörung** |
| O03.9 – Fehlgeburt | F80.9 **Sprachentwicklungsrückstand** |
| E16.2 – Hypoglykämie | F80.9 **Sprachentwicklungsstörung** |
| O26.6 – Leberruptur, Komplikation, Schwan- | F80.2 – audiogen |
|        gerschaft | F80.9 **Sprachentwicklungsverzögerung** |
| *      **Spontaner** | R47.8 **Sprachfehler** |
| O03.6 – Abort, mit Blutung | R47.8 **Sprachstörung** |
| O03.9 – habitueller, Abort | F80.1 – expressiv |
| O03.4 – inkompletter Abort | F80.2 – rezeptiv |
| O03.9 – kompletter Abort | R48.8 **Sprachverlust** |
| J93.0 – Spannungspneumothorax | R47.8 **Sprechen,** inspiratorisch |
| | F80.9 **Sprechentwicklungsstörung** |

**S**

R47.8 **Sprechstörung**
C43.9 **Spreitendes Melanom,** maligne, super-
     fiziell
Q66.8 **Spreiz-Hohlfuß**
✓ Q66.8 **Spreizfuß**
✓ M21.6 – erworben
✓ Q66.8 – Hohl-
✓ Q66.8 – Knick-
✓ Q66.8 – Knick-Hohl-
✓ Q66.8 – Knick-Platt-
✓ Q66.8 – Senk-
✓ Q66.8 – Senk-Knick-
  *    **Sprengung**
  *    – Blase, mit
O75.5 — protrahierter Geburt
O75.5 — verzögerter Entbindung
S43.1 – Schultereckgelenk
  *    – Symphyse
O71.6 — bei Entbindung
S33.4 — traumatisch
O71.6 —— unter der Geburt
  *    **Sprinz-**
E80.6 – Ikterus, Dubin-
E80.6 – Syndrom, Dubin-
T80.9 **Spritzenkomplikation**
K90.1 **Sprue**
K90.0 – einheimisch
K90.0 – nichttropisch
K90.0 – Syndrom
K90.1 – tropisch
S92.1 **Sprungbeinfraktur**
  *    **Sprunggelenk**
S93.4 – Kapselbandzerrung
  *    – oberes
M13.1 — Arthritis
M19.9 — Arthrose
S93.4 — Außenbandläsion
S93.2 — Außenbandruptur
S93.4 — Bänderdehnung
M99.8 — Blockierung
S93.4 — Distorsion
M25.4 — Erguß
S82.8 — Fraktur
S93.4 — Kapselbandverletzung
M24.8 — Kapselreizung
M19.9 — Präarthrose
S90.0 — Prellung
M24.8 — Reizzustand
M65.8 — Synovitis
M77.5 — Tendinitis
S93.4 — Verstauchung
S82.6 — Weber-A-Fraktur
S82.6 — Weber-B-Fraktur
S82.6 — Weber-C-Fraktur
S97.0 — Zerquetschung
S93.4 — Zerrung

  *    **Sprunggelenk** (Forts.)
M24.8 – Reizzustand
M00.9 **Sprunggelenkabszeß**
M25.5 **Sprunggelenkarthralgie**
M13.1 **Sprunggelenkarthritis**
M13.1 – belastungsabhängig
M19.9 **Sprunggelenkarthrose**
S93.2 **Sprunggelenkaußenbandruptur**
S93.4 **Sprunggelenkdistorsion**
S82.8 **Sprunggelenkfraktur**
S82.8 – bimalleolar
S82.8 – trimalleolar
M25.3 **Sprunggelenkinstabilität,** chronisch
M24.1 **Sprunggelenkknorpelschaden**
S93.0 **Sprunggelenkluxation**
S82.8 **Sprunggelenkluxationsfraktur**
L03.1 **Sprunggelenkphlegmone**
M25.5 **Sprunggelenkschmerzen**
R04.2 **Spucken,** Blut
  *    **Spulwurm-**
B77.9 – Infektion
B77.9 – Krankheit
E61.9 **Spurenelementmangel**
  *    **Sputum**
R09.3 – abnorm
R04.2 – blutig
R09.3 – vermehrt
Q66.8 **SSF** – s. Senk-Spreizfuß
A81.1 **SSPE** [Subakute sklerosierende Panenze-
     phalitis]
L00    **SSS** [Staphylococcal scalded skin]-**Syn-**
     **drom**
A83.3 **St.-Louis-Enzephalitis**
H52.2 **Stabsichtigkeit**
H35.5 **Stäbchen-Zapfen-Dystrophie**
H18.0 **Stähli-Linie,** Hornhaut
F19.1 **Ständiger Tablettenabusus**
R33    **Ständiges Harnträufeln**
K10.0 **Stafne-Zyste,** Unterkiefer
J18.9 **Stagnationspneumonie**
Q17.8 **Stahlohr**
R39.1 **Stakkatoartiger Harnstrahl**
C43.5 **Stamm-Melanom,** maligne
E66.9 **Stammadipositas**
F98.5 **Stammeln**
F98.5 – diskret
F98.5 – psychogen
E66.9 **Stammfettsucht**
I61.3 **Stammganglienblutung**
P57.9 **Stammganglienikterus**
G25.9 **Stammganglienschädigung**
C71.7 **Stammganglientumor,** bösartig
G06.0 **Stammhirnabszeß**
I61.3 **Stammhirnblutung**

| | |
|---|---|
| I83.9 | **Stammvarikose** |
| O22.0 | – bei Gravidität |
| I83.9 | – Beine |
| I83.9 | – und Seitenastvarikose |
| * | – Vena saphena |
| I83.9 | — magna |
| I83.9 | — parva |
| I83.9 | **Stammvenenvarikose** |
| C95.0 | **Stammzellen-Leukämie** |
| R26.8 | **Standunsicherheit** |
| H51.8 | **Stangler-Zuschrott,** Fernesotropie, bei |
| | Divergenzlähmung |
| J63.5 | **Stannose** |
| K12.2 | **Staphylitis** |
| L00 | **Staphylococcal scalded skin syndrome** |
| * | **Staphylococcus-aureus-** |
| H10.4 | – Konjunktivitis, chronisch |
| A41.0 | – Sepsis |
| P36.2 | — beim Neugeborenen |
| * | **Staphylodermia superior** |
| L01.0 | – impetiginosa |
| L01.0 | – vesiculosa |
| L08.0 | **Staphylodermie** |
| * | **Staphylokokken-** |
| H16.2 | – Blepharokonjunktivitis, mit immuno- |
| | genem Hornhautinfiltrat |
| H16.2 | – Hornhautinfiltrat, immunogen |
| A49.0 | – Infektion |
| N49.1 | — Samenwege |
| A05.0 | – Lebensmittelvergiftung |
| G00.3 | – Meningitis |
| I30.1 | – Perikarditis |
| J15.2 | – Pneumonie |
| P23.2 | — angeboren |
| A41.2 | – Sepsis |
| * | **Staphylom** |
| H18.7 | – Hornhaut |
| Q13.3 | — kongenital |
| H15.8 | – Sklera |
| * | **Staphyloma** |
| H18.7 | – corneae |
| * | – posticum |
| H44.2 | — mit Myopie |
| H15.8 | — ohne degenerative Myopie |
| * | **Star** |
| H26.8 | – Glasbläser- |
| H26.9 | – grau – s.a. Cataracta oder s.a. Katarakt |
| H40.9 | – grün – s.a. Glaucoma oder s.a. Glaukom |
| H26.4 | – Nach- |
| H26.9 | – Rosetten- |
| * | **Stargardt** |
| H35.5 | – Krankheit |
| H35.5 | – Morbus |
| H35.5 | – Syndrom |
| R46.0 | **Stark vernachlässigte Körperpflege** |

| | |
|---|---|
| * | **Starke** |
| N92.0 | – Menstruation |
| M47.8 | – Unkarthrose im Schulterbereich |
| F72.9 | **Starker Schwachsinn** |
| * | **Starre** |
| Q74.3 | – Glieder |
| Q74.3 | — kongenital |
| N32.0 | – Harnblasenhals |
| A52.1 | – Pupillen, reflektorisch [Argyll-Robert- |
| | son-Phänomen] |
| N89.6 | **Starrer Hymenalring** |
| A35 | **Starrkrampf** |
| I87.8 | **Stase,** venös |
| M41.9 | **Statisch nicht relevante Skoliose,** leicht |
| R29.3 | **Statisch-dynamische Haltungsinsuffi-** |
| | **zienz** |
| * | **Statische** |
| N39.2 | – Albuminurie |
| R29.8 | – Beschwerden |
| N94.6 | – Dysmenorrhoe |
| R29.8 | – Fußbeschwerden |
| M79.6 | – Fußschmerzen |
| R29.8 | – Insuffizienz, Füße |
| M54.5 | – Lumbalgie |
| M41.9 | – Skoliose |
| M43.9 | – Wirbelsäulenbeschwerden |
| F82 | **Statomotorische Retardierung** |
| * | **Status** |
| J46 | – asthmaticus |
| J46 | — Asthma bronchiale |
| G41.9 | – epilepticus |
| G41.2 | — mit komplexfokalen Anfällen |
| G41.8 | — partialis |
| R50.1 | – febrilis |
| R59.1 | – lymphaticus, konstitutionell |
| G80.3 | – marmoratus |
| G43.2 | – migraenosus |
| E32.8 | – thymico-lymphaticus |
| A01.0 | – typhoides |
| I83.9 | – varicosus |
| I83.9 | — beidseitig |
| H10.2 | **Staubbedingte Konjunktivitis** |
| J64 | **Staublunge** |
| J67.1 | – Bagasse- |
| * | – durch |
| J63.0 | — Aluminium |
| J61 | — Asbest |
| J66.0 | — Baumwolle |
| J63.2 | — Beryllium |
| J63.4 | — Eisen |
| J63.3 | — Graphit |
| J62.8 | — Kalk |
| J67.3 | — Kork |
| J68.8 | — Rauch |
| J62.8 | — Steinstaub |
| S13.4 | **Stauchung,** Halswirbelsäule |

**S**

| | |
|---|---|
| * | **Stauung** |
| K83.1 | – Galle |
| R33 | – Harn |
| K56.4 | – Kot |
| K76.1 | – Leber, chronisch, passiv |
| O90.8 | – Lochial- |
| J81 | – Lunge |
| J81 | — akut |
| J81 | — passiv |
| I89.8 | – Lymphe |
| O92.7 | – Milch |
| O92.2 | — im Wochenbett |
| N13.3 | – Niere |
| K76.1 | – Pfortader |
| N42.1 | – Prostata, chronisch |
| J81 | – pulmonal |
| K11.7 | – Speichel |
| I83.9 | – Varizen |
| I87.8 | – Venen |
| O22.9 | – venös, bei Gravidität |
| K76.1 | **Stauungsatrophie,** Leber |
| J81 | **Stauungsbronchitis** |
| I83.1 | **Stauungsdermatitis** |
| I83.2 | – bei Ulcus cruris varicosum |
| I83.1 | **Stauungsdermatose** |
| I83.9 | – bei Beinvarikose, ohne Ulkus oder Entzündung |
| I83.1 | – superinfiziert |
| I83.1 | **Stauungsekzem** |
| K82.1 | **Stauungsgallenblase** |
| I50.0 | **Stauungsherzversagen** |
| K76.1 | **Stauungsinduration,** Leber |
| I50.0 | **Stauungsinsuffizienz** |
| I50.0 | – dekompensiert |
| I50.0 | – kardial |
| K76.1 | **Stauungsleber** |
| K76.1 | – chronisch |
| I50.1 | **Stauungslunge,** bei Herzinsuffizienz |
| O91.2 | **Stauungsmastitis** |
| D73.2 | **Stauungsmilz** |
| N13.3 | **Stauungsniere** |
| H47.1 | **Stauungspapille** |
| H47.1 | – bei intrakranieller Raumforderung |
| H47.1 | – e vacuo |
| H47.1 | – Pseudotumor, zerebral |
| J18.2 | **Stauungspneumonie** |
| J81 | **Stauungstracheobronchitis** |
| A64 | **STD** [Sexuell transmitted disease] |
| L72.2 | **Steatocystoma multiplex** |
| L72.1 | **Steatom** |
| K90.4 | **Steatorrhoe** |
| K90.0 | – idiopathisch |
| K90.3 | – pankreatisch |
| K90.1 | – tropisch |
| K76.0 | **Steatose,** Leber |
| K76.0 | **Steatosis hepatis** |

| | |
|---|---|
| R07.3 | **Stechen,** Seite |
| A83.9 | **Stechmücken-Virusenzephalitis** |
| I37.1 | **Steel-Geräusch, Graham-** |
| G23.1 | **Steele-Richardson-Olszewsky-Syndrom** |
| F63.2 | **Stehlen,** pathologisch |
| * | **Steife** |
| M25.6 | – Gelenk |
| M25.6 | – Schulter |
| * | **Steigerung** |
| I10 | – Blutdruck |
| R61.9 | – Schweißsekretion |
| * | **Steilstellung** |
| M53.8 | – Brustwirbelsäule |
| M53.8 | – Halswirbelsäule |
| * | — mit |
| M53.8 | —— Blockierung |
| M47.8 | —— Unkarthrose |
| M53.8 | – Lendenwirbelsäule |
| * | **Stein** |
| K38.1 | – Appendix |
| N21.0 | – bei Harnblasendivertikel |
| J98.0 | – Bronchus |
| N21.0 | – Harnblase |
| N20.1 | – Harnleiter |
| N20.1 | — hoch |
| N20.1 | — Kolik |
| N20.1 | — prävesikal |
| N21.1 | — Harnröhre, Kolik |
| E28.2 | – Leventhal-Syndrom |
| J98.4 | – Lunge |
| J35.8 | – Mandeln |
| J34.8 | – Nase |
| N20.0 | – Niere |
| N20.0 | – Nierenbecken |
| N20.0 | – Nierenbeckenausguß- |
| N20.0 | – Nierenkelch |
| J94.8 | – Pleura |
| N42.0 | – Prostata |
| N20.9 | – Pyelitis |
| N20.9 | – Pyelonephritis |
| N20.9 | – Pyelonephrose |
| N20.9 | – Pyelozystitis |
| N50.8 | – Samenblase |
| K11.5 | – Speicheldrüse |
| K11.5 | – Speichelgang |
| J35.8 | – Tonsillen |
| N20.1 | – Ureter |
| N20.1 | — hoch |
| N20.1 | — Kolik |
| N20.1 | — prävesikal |
| I87.8 | – Vene |
| E79.8 | – Xanthin- |
| N20.9 | – Zystopyelitis |

| | |
|---|---|
| * | **Steinbildung** |
| K80.2 | – Galle |
| H04.5 | – Tränendrüse |
| H04.5 | – Tränendrüsengang |
| E34.0 | **Steiner-Voerner-Syndrom** |
| G71.1 | **Steinert-Krankheit** |
| J62.8 | **Steinhauerkrankheit** |
| J62.8 | **Steinhauerlunge** |
| P95 | **Steinkind** |
| R10.4 | **Steinkolik** |
| J62.8 | **Steinmetzlunge** |
| J62.8 | **Steinstaublunge** |
| N41.8 | **Steintragende Prostatitis** |
| O32.6 | **Steiß-Fuß-Lage** |
| O32.6 | – Betreuung der Schwangeren |
| O64.8 | – Geburtshindernis |
| L02.3 | **Steißbeinabszeß** |
| L05.9 | **Steißbeinatherom** |
| S32.2 | **Steißbeinbruch** |
| D16.8 | **Steißbeindermoid** |
| L05.9 | **Steißbeinfistel** |
| S32.2 | **Steißbeinfraktur** |
| O71.6 | – bei Geburt |
| M53.2 | **Steißbeinhypermobilität** |
| C79.5 | **Steißbeinkarzinom** |
| D16.8 | **Steißbeinneubildung,** gutartig |
| L03.3 | **Steißbeinphlegmone** |
| S30.0 | **Steißbeinprellung** |
| C41.4 | **Steißbeinsarkom** |
| O71.6 | **Steißbeinverletzung,** durch Geburt |
| * | **Steißlage** |
| O32.1 | – Betreuung der Schwangeren |
| O32.1 | – Fetus |
| O64.1 | – Geburtshindernis |
| D48.0 | **Steißteratom** |
| R76.1 | **Stempeltest auf Tuberkulose,** abnorm |
| I20.8 | **Stenokardie** |
| I20.8 | – funktionell |
| * | **Stenon-Gang** – s. Ductus parotideus |
| * | **Stenose** |
| I70.1 | – Abgang, Arteria renalis |
| H61.3 | – äußerer Ohrkanal, erworben |
| K62.4 | – anal |
| K62.4 | – Analring |
| Q26.0 | – angeboren, Vena cava |
| K62.4 | – Anus |
| K91.4 | — praeter |
| Q25.3 | – Aorta |
| Q23.0 | — angeboren |
| Q24.4 | —— subvalvulär |
| E83.5 | — supravalvulär, multiple Anomalien [Williams-Beuren-Syndrom] [Idio-pathische infantile Hyperkalzämie] |
| Q23.0 | — valvulär, kongenital |

| | |
|---|---|
| * | **Stenose** (Forts.) |
| * | – Aorten- |
| I06.0 | — rheumatisch |
| * | —— mit |
| I06.2 | — Insuffizienz |
| I06.2 | —— Regurgitation |
| Q25.3 | — supravalvulär |
| Q25.1 | – Aortenisthmus |
| Q25.1 | — kongenital |
| I35.0 | – Aortenklappe |
| I06.0 | — rheumatisch |
| A52.0 | — syphilitisch |
| I35.0 | — Zustand nach Aortenklappenersatz |
| Q03.0 | – Aquaeductus cerebri |
| * | – Arteria |
| I65.1 | — basilaris |
| I65.2 | — carotis |
| I65.3 | —— beidseitig |
| I65.2 | —— interna |
| Q25.6 | — pulmonalis |
| Q25.6 | —— kongenital |
| I70.1 | — renalis |
| I65.0 | — vertebralis |
| I77.1 | – Arterie |
| I77.1 | – Beckenarterie |
| M99.4 | – bindegewebig, Spinalkanal |
| N32.0 | – Blasenhals |
| H02.5 | – Blepharo- |
| J98.0 | – Bronchus |
| Q32.3 | — angeboren |
| * | – bulbär |
| N35.8 | — Harnröhre |
| N35.8 | — Urethra |
| H04.5 | – Canaliculus lacrimalis |
| N88.2 | – Cervix uteri |
| Q30.0 | – Choanal- |
| K83.1 | – Choledochus |
| K83.1 | — erworben |
| Q10.5 | – Dakryo-, kongenital |
| K56.6 | – Darm |
| K56.6 | – Dickdarm |
| H04.5 | – Ductus nasolacrimalis |
| K56.6 | – Dünndarm |
| K31.5 | – duodenal |
| * | – Foramina intervertebralia |
| M99.7 | — bindegewebig |
| * | — durch |
| M99.7 | —— Bandscheiben |
| M99.6 | —— Subluxation |
| M99.6 | — knöchern |
| N89.5 | – Fornix vaginae |
| K82.0 | – Gallenblase |
| K82.0 | – Gallenblasengang |
| K83.1 | – Gallengang |
| I99 | – Gefäß |
| I28.8 | — pulmonal |

S

* **Stenose** (Forts.)
H61.3 – Gehörgang
H61.3 — erworben
Q16.1 — kongenital
N32.8 – Harnblase
N32.0 – Harnblasenhals
N13.5 – Harnleiter
N35.9 – Harnröhre
N35.1 — infektiös
N99.1 — postoperativ
N35.0 — traumatisch
N13.9 – Harnwege
I38 – Herzklappe
I09.1 — chronisch, rheumatisch
I09.1 — rheumatisch
K56.6 – Ileum
Q24.3 – Infundibulum, pulmonal
K56.6 – Jejunum
I65.2 – Karotis
J38.6 – Kehlkopf
M99.3 – knöchern, Spinalkanal
I25.1 – Koronararterie
I25.1 – Koronargefäß
J38.6 – Larynx
I82.0 – Lebervene
J39.8 – Luftröhre
I28.8 – Lungengefäß
I28.8 – Lungenvene
K31.2 – Magen
K31.1 – Magenausgang
M48.0 – Markraum, lumbal
N35.9 – Meatus
* – mit Insuffizienz
I35.2 — Aortenklappe
I06.2 —— rheumatisch
I05.2 — Mitralklappe
I36.2 — nichtrheumatisch, Trikuspidalklappe
I37.2 — Pulmonalklappe
I05.0 – Mitral-
* — mit
I05.2 —— Insuffizienz
I05.2 —— Regurgitation
I05.0 – Mitralklappe
Q23.2 — angeboren
I34.2 — nichtrheumatisch
I08.0 — und Aortenklappe
I08.0 —— chronisch, rheumatisch
I05.0 — Zustand nach Mitralklappenersatz wegen
J34.8 – Naseneingang
Q30.0 — kongenital
Q10.5 – nasolakrimal, angeboren
I70.1 – Nierenarterie
Q27.1 – Nierenarterien, angeboren
I70.1 – Nierenarterienabgang
I70.1 – Nierenarterienursprung

* **Stenose** (Forts.)
N13.5 – Nierenbeckenabgang
N13.3 – Nierenkelchhals
H68.1 – Ohrtrompete
H68.1 – Ohrtube
J39.2 – Oropharynx
K22.2 – Ösophagus
J39.2 – Pharynx
* – pulmonal
Q24.3 — infundibulär
I37.0 — valvulär
I09.8 —— rheumatisch
I37.0 – Pulmonalklappe
Q22.1 — angeboren
I37.0 — erworben
I09.8 — rheumatisch
K31.1 – Pylorus
K31.1 — hypertrophisch, beim Erwachsenen
Q40.0 — kongenital
Q40.0 —— hypertrophisch
K62.4 – Rektum
J38.6 – Ringknorpel
I25.1 – RIVA- [Ramus intraventricularis anterior]
K56.6 – Sigma
K11.8 – Speichelgang
K22.2 – Speiseröhre
M48.0 – spinal
* – Spinal-
M48.0 — lumbal
M48.0 — zervikal
M48.0 – Spinalkanal
M99.5 — bandscheibenbedingt
M48.0 — lumbal
M48.0 — zervikal
I97.1 – Stent-, mit Angina pectoris
Q24.4 – Subaorten-
I42.1 — hypertrophisch
I42.1 —— idiopathisch
* — subglottisch
Q31.1 — angeboren
J95.5 — nach medizinischen Maßnahmen
I77.1 – Subklavia
N13.5 – subpelvin
Q24.3 – subpulmonal
N13.5 – supravesikal
N13.5 — bilateral
N13.5 — unilateral
J39.8 – Trachea
H04.5 – Tränengang
Q10.5 — kongenital
H04.5 – Tränenkanal
Q10.5 — angeboren
H04.5 – Tränennasengang
H04.5 – Tränenpünktchen
H04.5 – Tränensack

| | |
|---|---|
| * | **Stenose** (Forts.) |
| H04.5 | – Tränenweg |
| Q10.5 | — kongenital |
| H04.5 | — postkanalikulär |
| I07.0 | – Trikuspidalklappe |
| Q22.4 | — angeboren |
| I36.0 | — nichtrheumatisch |
| I07.0 | — rheumatisch |
| N97.1 | – Tuben |
| N13.5 | – Ureter |
| N13.5 | – Ureterabgang |
| N13.5 | – Ureterostium |
| N35.9 | – Urethra |
| N35.1 | — infektiös |
| N99.1 | — postoperativ |
| N35.0 | — traumatisch |
| N89.5 | – Vagina |
| I87.1 | – Venen |
| I87.1 | — mesenterial |
| N90.5 | – Vulva |
| I67.9 | – zerebrales Gefäß |
| I25.1 | **Stenosierende Koronararteriensklerose** |
| N35.9 | **Stenosis urethrae** |
| Q75.8 | **Stenozephalie** |
| K11.6 | **Stensen-Gang-Zyste** |
| * | **Stenson-Gang** – s. Ductus parotideus |
| I97.1 | **Stentstenose,** mit Angina pectoris |
| A40.3 | **Steptococcus-pneumoniae-Sepsis** |
| R99 | **Sterbefall** |
| H53.3 | **Stereopsis,** fehlend |
| * | **Stereosehen** |
| H53.3 | – herabgesetzt, mit Binokularstörung, bei Fusion |
| H53.3 | – vermindert |
| F98.4 | **Stereotype Bewegungsstörungen** |
| F84.4 | **Stereotypien, Bewegungs-,** bei überaktiver Störung, mit Intelligenzminderung |
| * | **Sterile** |
| Z31.- | – Ehe |
| H44.1 | – Endophthalmitis |
| * | **Sterilisation** |
| Z30.- | – männlich |
| Z30.- | — Antrag auf |
| Z30.- | – weiblich |
| Z30.- | — Antrag auf |
| Z30.- | **Sterilisationsberatung** |
| Z30.- | **Sterilisationswunsch** |
| Z30.- | **Sterilisierung** |
| Z30.- | **Sterilisierungswunsch** |
| * | **Sterilität** |
| N97.0 | – anovulatorisch |

| | |
|---|---|
| * | **Sterilität** (Forts.) |
| * | – bei |
| N97.9 | — der Frau |
| * | —— bei |
| N97.9 | —— Anorexie |
| N97.9 | —— depressiver Verstimmung |
| N97.9 | —— neurotischem Kinderwunsch |
| N97.4 | —— im Zusammenhang mit Partner-Faktoren |
| E28.2 | — PCO [Polyzystisches Ovar]-Syndrom |
| N97.8 | – immunologisch bedingt, bei der Frau |
| N46 | – männlich |
| N97.8 | – psychogen, bei der Frau |
| N97.1 | – tubar |
| N97.1 | — primär |
| N97.1 | — sekundär |
| N97.2 | – uterin |
| N97.2 | – uteriner Ursprung |
| N97.9 | – weiblich |
| N97.9 | — primär |
| N97.9 | — sekundär |
| N97.3 | – zervikal |
| N97.3 | – zervikaler Ursprung |
| Z31.- | **Sterilitätsberatung** |
| N97.9 | **Sterilitätskonflikt,** bei der Frau |
| R11 | **Sterkorales Erbrechen** |
| K62.6 | **Sterkoralgeschwür** |
| K62.6 | **Sterkoralulkus** |
| I78.1 | **Sternnävus** |
| M54.6 | **Sternoklavikular-Syndrom** |
| S43.2 | **Sternoklavikulargelenkluxation** |
| M54.6 | **Sternokostal-Syndrom** |
| Q89.4 | **Sternopagus** |
| S22.2 | **Sternumbruch** |
| Q76.7 | **Sternumfehlbildung,** angeboren |
| S22.2 | **Sternumfraktur** |
| S23.4 | **Sternumverstauchung** |
| C71.9 | **Sternzellgliom** |
| F55 | **Steroidabusus** |
| L70.8 | **Steroidakne** |
| R78.6 | **Steroide im Blut,** Nachweis |
| M81.4 | **Steroidosteoporose** |
| E34.9 | **Steroidstoffwechselstörung,** angeboren |
| * | **Steroidtherapie** |
| H40.6 | – lokal, mit Sekundärglaukom |
| H40.6 | – systemisch, mit Sekundärglaukom |
| L51.1 | **Stevens-Johnson-Syndrom** |
| * | **Stewart-** |
| M85.2 | – Morel-Morgagni-Syndrom |
| M31.3 | – Syndrom, McBride- [Granuloma gangraenescens] |
| * | **Stich** |
| T63.4 | – Biene |
| * | – durch |
| T14.0 | — Floh |
| T14.0 | — Insekt |

**S**

| | |
|---|---|
| * | **Stich** (Forts.) |
| * | **– durch** (Forts.) |
| T14.0 | — Mücken |
| T63.4 | – Wespe |
| T14.1 | **Stichverletzung** |
| T14.1 | **Stichwunde** |
| A37.9 | **Stickhusten** |
| H43.3 | **Stickler-Syndrom** |
| T59.0 | **Stickstoffoxidwirkung,** toxisch |
| N83.5 | **Stieldrehung,** Eierstock |
| G25.8 | **Stiff-man-Syndrom** |
| F45.1 | **Stigmatisierung,** psychosomatisch |
| M08.2 | **Still-Krankheit** |
| M06.1 | **– adulte Form** |
| O92.7 | **Stillangst** |
| O92.7 | **Stillbeschwerden** |
| O92.7 | **Stillhindernis** |
| H50.8 | **Stilling-Türk-Duane-Syndrom** |
| H50.8 | – mit Strabismus |
| O92.7 | **Stillkonflikt** |
| O92.7 | **Stillproblem** |
| P92.9 | – beim Neugeborenen |
| O92.7 | **Stillschwierigkeit** |
| * | **Stillstand** |
| R09.2 | – Atmung |
| M89.1 | – Epiphysenwachstum |
| O75.9 | – Geburt |
| I46.9 | – Herz |
| I46.0 | — mit erfolgreicher Wiederbelebung |
| I46.9 | – Herz-Kreislauf- |
| * | **Stimmband** – s.a. Stimmlippe |
| J38.4 | – Reinke-Ödem |
| J38.3 | **Stimmbandabszeß** |
| J38.2 | **Stimmbandentzündung** |
| J38.3 | **Stimmbandgranulom** |
| S10.0 | **Stimmbandhämatom** |
| C32.0 | **Stimmbandkarzinom** |
| J38.3 | **Stimmbandkeratose** |
| J38.2 | **Stimmbandknötchen** |
| J38.0 | **Stimmbandlähmung** |
| D14.1 | **Stimmbandleiomyom** |
| J38.3 | **Stimmbandleukoplakie** |
| D14.1 | **Stimmbandmyom** |
| J38.4 | **Stimmbandödem** |
| D14.1 | **Stimmbandpapillom** |
| J38.0 | **Stimmbandparese** |
| J38.1 | **Stimmbandpolyp** |
| J38.3 | **Stimmbandzyste** |
| R49.8 | **Stimmbruch** |
| * | **Stimmlippe** – s.a. Stimmband |
| J38.4 | – Reinke-Ödem |
| C32.0 | **Stimmlippenkarzinom** [Glottiskarzinom] [Stimmbandkarzinom] |
| J38.3 | **Stimmlippenkeratose** [Stimmbandkeratose] |

| | |
|---|---|
| J38.2 | **Stimmlippenknötchen** [Stimmbandknötchen] |
| J38.3 | **Stimmlippenleukoplakie** |
| J38.4 | **Stimmlippenödem** |
| J38.1 | **Stimmlippenpolyp** [Stimmbandpolyp] |
| J38.3 | **Stimmlippenzyste** [Stimmbandzyste] |
| R49.1 | **Stimmlosigkeit** |
| J38.5 | **Stimmritzenkrampf** |
| R49.8 | **Stimmstörung** |
| R45.8 | **Stimmungslabilität** |
| F32.9 | **Stimmungslage,** gedrückt, pessimistisch |
| F32.9 | **Stimmungsschwankung,** depressiv |
| R49.1 | **Stimmverlust** |
| F15.2 | **Stimulanzmittel-Abhängigkeit** |
| J31.0 | **Stinknase** |
| K82.4 | **Stippchengallenblase** |
| H16.1 | **Stippung,** Hornhaut |
| L02.0 | **Stirnabszeß** |
| C44.3 | **Stirnbasaliom** |
| G06.0 | **Stirnhirnabszeß** |
| G31.0 | **Stirnhirnatrophie** |
| F07.0 | **Stirnhirnsyndrom** |
| J32.1 | **Stirnhöhlenempyem** |
| J32.1 | **Stirnhöhlenentzündung** |
| J01.1 | – akut |
| J32.1 | – chronisch |
| J01.8 | – mit Nebenhöhlenentzündung, akut |
| C31.2 | **Stirnhöhlenkarzinom** |
| J32.1 | **Stirnhöhlenkatarrh** |
| C31.2 | **Stirnhöhlenneubildung,** bösartig |
| J33.8 | **Stirnhöhlenpolyp** |
| J32.1 | **Stirnhöhlensinusitis** |
| J32.1 | **Stirnhöhlenvereiterung** |
| S02.0 | **Stirnhöhlenwandbruch** |
| S02.0 | **Stirnhöhlenwandfraktur** |
| * | **Stirnlage** |
| O32.3 | – Betreuung der Schwangeren |
| O64.3 | – Geburtshindernis |
| D18.0 | **Stirnlappenhämangiom** |
| L03.2 | **Stirnphlegmone** |
| * | **Störung** |
| * | – Abbau- |
| E71.1 | — Aminosäure, verzweigtkettig |
| E71.1 | — Isoleuzin |
| E71.1 | — Leuzin |
| E71.1 | — Valin |
| F43.2 | – Adaptions- |
| E25.9 | – adrenogenital |
| H52.5 | – Akkommodation |
| E72.9 | – Aminosäurestoffwechsel |
| E72.9 | — angeboren |
| E72.0 | – Aminosäuretransport |
| O41.9 | – Amnionhöhle |
| F41.9 | – Angst- |
| F41.1 | — generalisiert |
| F06.4 | — organisch |

| | |
|---|---|
| * | **Störung** (Forts.) |
| F34.9 | – anhaltend, affektiv |
| P22.8 | – Anpassung, respiratorisch beim Neugeborenen |
| F43.2 | – Anpassungs- |
| F43.2 | — mit emotionaler Symptomatik |
| F43.2 | — sozial, mit emotionaler Beeinträchtigung |
| F43.2 | — Sozialverhalten |
| R63.0 | – Appetit- |
| E72.2 | – Argininstoffwechsel |
| F68.1 | – artifiziell |
| F80.0 | – Artikulation |
| F06.6 | – asthenisch |
| F45.3 | – Atem-, psychogen |
| R06.8 | – Atmung |
| F98.8 | – Aufmerksamkeit |
| F90.0 | — beim Kind |
| F90.0 | — und Aktivität |
| H51.9 | – Augenmotilität |
| F80.9 | – Aussprache |
| * | – beim |
| R26.8 | — Laufen |
| R48.0 | — Lesen |
| R13 | — Schlucken |
| K00.7 | — Zahnen |
| F43.1 | – Belastungs-, posttraumatisch |
| H69.8 | – Belüftung, Tuben |
| * | – Bewegung |
| * | — abnorm |
| G25.9 | — mit Spasmus und unklare extrapyramidale Affektion |
| G25.9 | — und unklare extrapyramidale Affektion |
| F44.4 | — dissoziativ |
| F98.4 | — stereotyp |
| F43.0 | – Bewußtsein, bei akuter Belastungsreaktion |
| F68.8 | – Beziehungs- |
| * | — beim |
| F93.2 | — Jugendlichen |
| F93.2 | — Kind |
| F66.2 | — sexuell |
| F66.2 | — durch Bisexualität |
| E80.6 | – Bilirubinausscheidung |
| E80.7 | – Bilirubinstoffwechsel |
| * | – Bindungs- |
| F94.2 | — mit Enthemmung, im Kindesalter |
| F94.1 | — reaktiv, im Kindesalter |
| H51.9 | – binokulare Augenbewegung |
| H53.3 | – Binokularsehen |
| F31.9 | – bipolar, affektiv |
| * | — bei |
| F31.3 | — leichter depressiver Episode |
| F31.3 | — mittelgradiger depressiver Episode |

| | |
|---|---|
| * | **Störung** (Forts.) |
| F31.9 | – bipolar, affektiv (Forts.) |
| F31.0 | — hypomanische Episode |
| * | — manische Episode |
| F31.2 | —— mit psychotischen Symptomen |
| F31.1 | —— ohne psychotische Symptome |
| F31.4 | —— schwere depressive Episode, ohne psychotische Symptome |
| N32.9 | – Blase |
| N31.9 | — neuromuskulär |
| N32.9 | – Blasen-Darm- |
| N32.9 | – Blasen-Mastdarm- |
| N31.9 | – Blasenentleerung, neuromuskulär |
| N31.9 | – Blasenfunktion |
| H51.9 | – Blickbewegung |
| D68.9 | – Blutgerinnung |
| F45.8 | – Blutsystem, psychogen |
| * | – Blutung |
| N93.9 | — gynäkologisch |
| N95.0 | — postklimakterisch |
| N95.0 | — postmenopausal |
| * | – Blutungs- |
| N92.4 | — klimakterisch |
| N92.4 | — präklimakterisch |
| H53.6 | – Dämmerungssehen |
| K63.9 | – Darm |
| K59.9 | — funktionell |
| K59.9 | – Darmentleerung |
| K59.9 | – Darmmotilität |
| K59.9 | – Darmmotorik |
| F32.9 | – depressiv |
| F41.2 | — Angst, gemischt |
| F33.9 | — rezidivierend |
| F33.4 | —— gegenwärtig remittiert |
| F33.0 | —— leichte Episode |
| F33.1 | —— mittelgradige Episode |
| F33.3 | —— schwere Episode, mit psychotischen Symptomen |
| F44.9 | – dissoziativ |
| F44.7 | — gemischt |
| I99 | – Durchblutung |
| I73.9 | — arteriell |
| I73.9 | — Extremität |
| I25.9 | — koronar |
| I73.9 | — peripher |
| I67.8 | — zerebral |
| I95.1 | – Dysregulation, orthostatisch |
| O41.9 | – Eihäute |
| E83.1 | – Eisenstoffwechsel |
| F52.4 | – Ejakulation |
| E87.8 | – Elektrolyte |
| E87.8 | – Elektrolytstoffwechsel |
| F39 | – emotional |

**S**

| | |
|---|---|
| * | **Störung** (Forts.) |
| F39 | – emotional (Forts.) |
| * | — bei |
| F43.0 | —— akuter Belastungsreaktion |
| F92.9 | —— Störung Sozialverhalten, im Kindesalter |
| F98.9 | — im Jugendalter |
| * | — mit |
| F93.3 | —— Geschwisterrivalität, im Kindesalter |
| F93.2 | —— sozialer Ängstlichkeit, im Kindesalter |
| F93.0 | —— Trennungsangst, im Kindesalter |
| * | — spezifisch, im |
| F93.9 | —— Kindesalter |
| * | —— mit |
| F93.8 | ——— Angst |
| F93.3 | ——— Geschwisterrivalität |
| F93.8 | — Überängstlichkeit, Identität, im Kindesalter |
| R20.8 | – Empfindlichkeit, Haut |
| F44.6 | – Empfindungs- |
| E34.9 | – endokrin |
| * | — mit |
| F06.8 | —— akuter Psychose |
| F06.8 | —— Psychose |
| F06.8 | —— subakuter Psychose |
| F45.8 | — psychogen |
| F89 | – Entwicklung |
| F79.9 | — geistig |
| F83 | — kombiniert |
| F82 | — motorische Funktion |
| F81.9 | — Schule |
| F81.9 | — schulische Fertigkeiten |
| F52.2 | – Erektion |
| E63.9 | – Ernährungs- |
| * | — mit |
| E41 | —— Kachexie |
| F06.8 | —— organischer Psychose |
| G70.9 | – Erregung, neuromuskulär |
| I45.9 | – Erregungsausbreitung, Herz |
| I45.9 | – Erregungsleitung, Herz |
| F50.9 | – Eß- |
| F50.9 | — nervös |
| G25.9 | – extrapyramidal |
| G25.9 | — motorisch |
| R29.2 | – Feinmotorik |
| * | – Fertilität |
| N97.9 | — bei der Frau |
| N46 | — beim Mann |
| N46 | — männlich |
| E71.3 | – Fettsäurestoffwechsel |
| E78.9 | – Fettstoffwechsel |
| E78.9 | — angeboren |
| E87.8 | – Flüssigkeit, Elektrolyte |
| E74.1 | – Fruktosestoffwechsel |
| F98.2 | – Fütter-, im frühen Kindesalter |

| | |
|---|---|
| * | **Störung** (Forts.) |
| * | – Funktion |
| M99.9 | — biomechanisch |
| N31.9 | — Harnblase |
| E23.7 | — Hypophyse |
| H02.5 | — Lid |
| I97.1 | — nach Herzoperation |
| E28.9 | — Ovarien |
| E31.9 | — polyglandulär |
| F45.9 | — psychischer Ursprung |
| F45.9 | — psychosomatisch |
| E07.9 | — Schilddrüse |
| F52.9 | — sexuell |
| F94.9 | — sozial |
| F45.9 | – funktionell |
| F45.3 | — Atmungsorgane |
| F45.8 | — Haut |
| F45.3 | — Magen-Darm-Trakt |
| F45.8 | — Muskel-Skelett-System |
| * | — psychischer Ursprung |
| F45.3 | —— Atmungsorgane |
| F45.8 | —— Haut |
| F45.3 | —— Magen-Darm-Trakt |
| F45.8 | —— Muskel-Skelett-System |
| F45.8 | —— Urogenitalsystem |
| F45.8 | — Urogenitalsystem |
| E74.2 | – Galaktosestoffwechsel |
| K83.9 | – Gallenwege |
| R26.8 | – Gang |
| K92.9 | – gastrointestinal |
| R62.8 | – Gedeihen |
| I99 | – Gefäß |
| D68.9 | – Gerinnung |
| * | — bei |
| O67.0 | —— intrapartaler Blutung |
| O46.0 | —— präpartaler Blutung |
| O45.0 | —— vorzeitiger Plazentalösung |
| D68.9 | — beim Erwachsenen |
| O72.3 | — postpartal |
| R43.8 | – Geruchsinn |
| F64.9 | – Geschlechtsidentität |
| F64.9 | – Geschlechtsrolle |
| R43.8 | – Geschmacksinn |
| R42 | – Gleichgewicht |
| R42 | — und Schwindel |
| E72.8 | – Glutaminstoffwechsel |
| E77.9 | – Glykoproteinstoffwechsel |
| E72.5 | – Glyzinstoffwechsel |
| L73.9 | – Haarwachstum |
| R29.3 | – Haltung |
| R33 | – Harnabfluß |
| N31.9 | — funktionell |
| R33 | — mechanisch |
| N32.9 | – Harnblase |
| N32.9 | – Harnblasen-Mastdarm- |
| N32.9 | – Harnblasen-Rektum- |

| | |
|---|---|
| * | **Störung** (Forts.) |
| R39.1 | – Harnblasenentleerung |
| N31.9 | — neurogen |
| E72.2 | – Harnstoffzyklus |
| R39.1 | – Harntransport |
| L98.8 | – Haut und Unterhaut |
| L81.9 | – Hautpigmentierung |
| I51.6 | – Herz-Kreislauf- |
| F45.3 | — vegetativ |
| I51.8 | – Herzfunktion |
| I49.9 | – Herzrhythmus |
| T46.9 | — durch medikamentöse Nebenwirkung |
| I49.9 | — funktionell |
| I49.9 | — tachykard |
| P29.1 | – Herzrhythmus-, beim Neugeborenen |
| R00.8 | – Herzschlag |
| E70.8 | – Histidinstoffwechsel |
| E29.9 | – Hodenfunktion |
| Q55.8 | – Hodenreifung |
| E34.9 | – Hormon |
| E34.9 | – hormonell, gynäkologisch |
| * | – Hormonstoffwechsel |
| E27.9 | — adrenal |
| E27.9 | — Nebenniere |
| T86.8 | – Hornhauttransplantat |
| F90.9 | – hyperkinetisch |
| F45.2 | – hypochondrisch |
| E23.7 | – Hypophyse |
| E23.7 | – iatrogen, Hypophyse |
| * | – Identität |
| F93.8 | — im Kindesalter |
| F65.9 | — psychosexuell |
| F64.2 | —— im Kindesalter |
| D84.9 | – Immunmechanismus |
| F24 | – induziert, wahnhaft |
| H83.9 | – Innenohr |
| P74.3 | – Kaliumgleichgewicht, beim Neugeborenen |
| E83.5 | – Kalziumstoffwechsel |
| I51.6 | – kardiovaskulär |
| I51.6 | — funktionell |
| F45.3 | — psychogen |
| N95.9 | – klimakterisch |
| D68.9 | – Koagulation |
| F59 | – körperlich, mit Verhaltensstörung |
| F52.9 | – Kohabitation |
| F93.2 | – Kontakt-, beim Kind |
| H51.1 | – Konvergenz- |
| F44.9 | – Konversions- |
| F44.7 | — gemischt |
| N95.1 | – Konzentrations-, klimakterisch |
| R27.8 | – Koordinations- |
| R27.8 | — zentral |

| | |
|---|---|
| * | **Störung** (Forts.) |
| I99 | – Kreislauf |
| I95.9 | — hypoton |
| I99 | — im Alter |
| F45.3 | — neurovegetativ |
| E14.5 | — peripher, bei Diabetes mellitus |
| F45.3 | — psychogen |
| I99 | — vegetativ |
| I99 | — venös |
| E83.0 | – Kupferstoffwechsel |
| O92.7 | – Laktation |
| F81.9 | – Lernen |
| F81.0 | – Lese-, umschrieben |
| F81.0 | – Lese-Rechtschreib- |
| F52.0 | – Libido |
| H02.5 | – Lidschluß |
| H02.8 | – Lidsensibilität |
| E78.9 | – Lipidstoffwechsel |
| E78.9 | – Lipoproteinstoffwechsel |
| I89.8 | – Lymphabfluß |
| F45.8 | – Lymphsystem, psychogen |
| * | – Magen-Darm- |
| K92.9 | — akut |
| F45.3 | — psychogen |
| K92.9 | – Magen-Darm-Trakt, funktionell |
| K31.9 | – Magenentleerung, funktionell |
| K31.9 | – Magenfunktion |
| K31.8 | – Magenmotorik |
| E83.4 | – Magnesiumstoffwechsel |
| N95.9 | – Menopause |
| N92.6 | – Menstruation |
| R39.1 | – Miktion |
| F45.8 | — psychogen |
| E83.9 | – Mineralstoffwechsel |
| F93.2 | – mit sozialer Ängstlichkeit, im Kindesalter |
| * | – Motilität, mechanisch |
| H50.6 | — Auge |
| H50.6 | —— durch Blow-out-Fraktur |
| P94.9 | – Muskeltonus, beim Neugeborenen |
| L60.8 | – Nagelwachstum |
| P74.2 | – Natriumgleichgewicht, beim Neugeborenen |
| E27.9 | – Nebennierenrinde |
| G70.9 | – neuromuskulär |
| F48.9 | – neurotisch |
| F45.9 | – neurovegetativ |
| N28.9 | – Nierenfunktion |
| D55.3 | – Nukleotidstoffwechsel, mit Anämie |
| * | – organisch |
| F06.3 | — affektiv |
| F06.5 | — dissoziativ |
| F06.6 | — emotional labil |
| F06.1 | — kataton |
| F06.2 | — wahnhaft |
| F52.3 | – Orgasmus |

**S**

| | |
|---|---|
| * **Störung** (Forts.) | * **Störung** (Forts.) |
| R41.0 – Orientierung | F68.8 – psychosozial |
| E72.4 – Ornithinstoffwechsel | F29 – psychotisch |
| E28.9 – ovariell | F23.9 — akut, vorübergehend |
| F41.0 – Panik- | * — nach Gebrauch |
| N92.6 – Perioden- | F10.5 — Alkohol |
| F60.6 – Persönlichkeit, ängstlich | F12.5 — Cannabinoide |
| F60.9 – Persönlichkeits- | F18.5 — flüchtige Lösungsmittel |
| F60.7 — abhängig | F16.5 — Halluzinogene |
| F34.0 — affektiv | F14.5 — Kokain |
| F60.5 — anankastisch | F11.5 — Opioide |
| F60.3 — Borderline | F13.5 — Sedativa und Hypnotika |
| F60.2 — dissozial | F17.5 — Tabak |
| F60.4 — histrionisch | F23.1 — polymorph, akut, mit Symptomen, |
| F34.1 — hypothym |        Schizophrenie |
| F60.3 — mit psychischem Borderline-Syndrom | F45.9 – psychovegetativ |
| F60.8 — narzißtisch | N95.9 — Menopause |
| F07.0 — organisch | E30.9 – Pubertät |
| F60.2 — psychopathisch | E79.9 – Purinstoffwechsel |
| F60.1 — schizoid | E79.9 – Pyrimidinstoffwechsel |
| F34.0 — zyklothym | F81.2 – Rechen- |
| F44.6 – Perzeption | F81.1 – Rechtschreib- |
| F40.9 – phobisch | F81.1 — isoliert |
| F93.1 — im Kindesalter | F81.0 – Lese- |
| E83.3 – Phosphorstoffwechsel | N92.6 – Regel- |
| L81.9 – Pigment- | N92.6 – Regelblutung |
| E88.0 – Plasmaproteinstoffwechsel | N92.6 – Regeltempo- |
| O43.9 – Plazenta | I95.1 – Regulation, hypoton |
| E80.2 – Porphyrinstoffwechsel | I45.9 – Reizleitung |
| N95.9 – postklimakterisch | K91.2 – Resorption, postoperativ |
| N48.8 – Potenz, erektil, organisch [Erektile Dys- | E53.8 – Resorptions-, Vitamin B12 |
|        funktion] | I49.9 – Rhythmus |
| F52.2 – Potenz- | H90.2 – Schalleitung |
| F52.2 — erektil | H90.1 — bei einseitigem Hörverlust, bei nicht- |
| F52.2 — psychogen |        eingeschränktem Hörvermögen der |
| F52.2 — psychosomatisch |        anderen Seite |
| * — prämenstruell | H90.4 – Schallempfindung, bei einseitigem |
| N94.3 — neurovegetativ |        Hörverlust, bei nichteingeschränktem |
| N94.3 — psychisch |        Hörvermögen der anderen Seite |
| F99 – psychisch | E05.0 – Schilddrüse, Exophthalmus |
| O99.3 — bei Gravidität | O99.2 – Schilddrüsenfunktion, bei Gravidität |
| F53.9 — im Wochenbett | F25.9 – schizoaffektiv |
| F43.8 — reaktiv | F25.1 — depressiv |
| F52.9 – psycho-sexuell | F25.2 — gemischt |
| F45.9 – psychogen | F25.0 — manisch |
| F45.3 — Atmungsorgane | F06.2 – schizophreniform |
| F45.8 — Bewegungsorgane | F23.2 — psychotisch, akut |
| F45.8 — endokrines System | F21 – schizotyp |
| F45.8 — Harnorgane | * – Schlaf- |
| F52.9 — sexuell | F51.9 — psychogen |
| F45.8 — urogenital | F51.9 — psychosomatisch |
| F43.0 – psychomotorisch, bei akuter Bela- | F51.9 — psychovegetativ |
|        stungsreaktion | F51.9 — spezifisch, nichtorganisch |
| F45.9 – psychonervös | G47.2 – Schlaf-Wach-Rhythmus |
| F45.9 – psychoreaktiv | F51.2 — durch Flugreisen |
| F45.9 – psychosomatisch | L74.9 – Schweißdrüse |

* **Störung** (Forts.)
O99.3 – seelisch, bei Gravidität
M53.9 – segmentbezogen, Wirbelsäule
* – Sekretions-
E16.4 — Gastrin
E16.3 — Glukagon
E23.6 — Hypophyse
E16.9 — innere, Pankreas
K31.9 — Magen
* – sensibel
G58.9 — einzelne periphere Nervenwurzel
G58.9 — einzelner peripherer Nerv
R20.8 – Sensibilität
R20.8 — Haut
F82 – sensomotorisch
E72.8 – Serinstoffwechsel
F52.9 – Sexual-
E14.6 — diabetisch
E34.9 – Sexualhormon
F65.9 – Sexualpräferenz
F52.2 – sexuelle Erregung, bei der Frau
F45.8 – Sinnesorgan, psychogen
F43.0 – situationsbedingt, temporär
F45.0 – Somatisierungs-
F45.1 — undifferenziert
F45.9 – somatoform
F91.9 – Sozialverhalten
* — bei
F91.1 —— fehlender sozialer Bindung
F90.1 —— hyperkinetischem Syndrom, im Kindesalter
F92.0 — Emotionen, mit Depression
F91.0 — familienbezogen
F91.2 — Gruppe
* — mit
* —— emotionaler
F92.9 —— Störung, im Kindesalter
F92.8 —— Symptomatik
F91.3 —— oppositionellem aufsässigem Verhalten
F91.2 —— sozialer Bindung
F91.2 —— Sozialisation
F63.8 —— Zwangscharakter
K11.7 – Speichelsekretion
F80.9 – Sprachbildung
R47.8 – Sprache
F80.1 — expressiv
F80.2 — rezeptiv
F80.9 – Sprachentwicklung
F80.2 — audiogen
R47.8 – Sprechen
F80.9 – Sprechentwicklung
E34.9 – Steroidstoffwechsel, angeboren
R49.8 – Stimme
E88.9 – Stoffwechsel – s. Stoffwechselstörung
R20.8 – Tastsinn

* **Störung** (Forts.)
E72.8 – Threoninstoffwechsel
F95.9 – Tic-
F95.0 — vorübergehend
H04.5 – Tränenabfluß
H04.1 – Tränenproduktion
* – transitorisch
P71.9 — Kalziumstoffwechsel, beim Neugeborenen
P71.9 — Magnesiumstoffwechsel, beim Neugeborenen
E70.8 – Tryptophanstoffwechsel
M53.9 – Übergangs-, lumbosakral
F84.4 – überaktiv, mit Bewegungsstereotypien und Intelligenzminderung
E87.8 – Uratstoffwechsel
G90.9 – vegetativ
R06.8 – Ventilation
R94.2 — obstruktiv
R94.2 — restriktiv
H69.8 — Tuben
K30 – Verdauung
K59.9 — funktionell
F45.3 — psychogen
F69 – Verhalten
* — bei
F79.8 —— Intelligenzminderung
F59 —— körperlicher Störung
F70.8 —— leichter Intelligenzminderung
F71.8 —— mittelgradiger Intelligenzminderung
F72.8 —— schwerer Intelligenzminderung
F73.8 —— schwerster Intelligenzminderung
* — deutlich
* —— behandlungsbedürftig, bei
F72.1 —— schwerer Intelligenzminderung
F73.1 —— schwerster Intelligenzminderung
F79.1 —— bei Schwachsinn
F07.0 — durch organische Hirnstörung
F98.9 — emotional, im Kindes- und Jugendalter
F53.8 — im Wochenbett
F69 — Persönlichkeit
F69 — psychogen
F65.9 — sexuell
F11.7 – verzögert auftretend, psychotisch, Restzustand, nach Gebrauch, Opioide
F43.0 – vorherrschend psychomotorisch, bei akuter Belastungsreaktion
F43.0 – vorwiegend psychomotorisch, bei Ausnahmezustand, reaktiv
R62.8 – Wachstum
F22.0 – wahnhaft
F22.9 – anhaltend
R44.8 – Wahrnehmung
F80.2 — und Verarbeitung, auditiv
R44.8 — visuell
O62.4 – Wehen, hypertonisch

**S**

* **Störung** (Forts.)
R48.8 – Werkzeug-
F81.9 – Wissenserwerb
T79.9 – Wundheilung
T81.4 — postoperativ, infektiös
K00.4 – Zahnbildung
K00.6 – Zahndurchbruch
K00.9 – Zahnentwicklung
K00.5 – Zahnstruktur, hereditär
G93.9 – zerebral
P91.9 — infantil
E83.2 – Zinkstoffwechsel
F42.9 – Zwangs-
N92.6 – Zyklus
* **Störungen**
F81.3 – kombiniert, schulische Fertigkeiten
F65.6 – multipel, Sexualpräferenz
E88.9 **Stoffwechselentgleisung**
E88.9 **Stoffwechselkrankheit**
R73.9 **Stoffwechsellage,** diabetisch
E88.9 **Stoffwechselstörung**
E72.9 – Aminosäure
E88.9 – angeboren
E72.2 – Arginin
* – bei
O21.1 — Hyperemesis, bei Gravidität
O75.8 — Wehen und Entbindung
R73.9 – diabetisch
E83.1 – Eisen
E87.8 – Elektrolyte
E78.9 – Fett
E78.9 — angeboren
E71.3 – Fettsäure
E74.1 – Fruktose
E74.2 – Galaktose
E72.8 – Glutamin
E77.9 – Glykoprotein
E72.5 – Glyzin
E70.8 – Histidin
* – Hormon-
E27.9 — adrenal
E27.9 — Nebenniere
E83.5 – Kalzium
P71.9 – Kalzium-, transitorisch, beim Neugebo-
        renen
E83.0 – Kupfer
E78.9 – Lipid
E78.9 – Lipoprotein
E83.4 – Magnesium
P71.9 – Magnesium-, transitorisch, beim Neu-
        geborenen
E83.9 – Mineral-
* – mit
F06.8 — akuter Psychose
F06.8 — organischer Psychose
O08.5 – nach Fehlgeburt

E88.9 **Stoffwechselstörung** (Forts.)
E72.4 – Ornithin
E83.3 – Phosphor
E88.0 – Plasmaprotein
E80.2 – Porphyrin
E79.9 – Purin
E79.9 – Pyrimidin
E72.1 – schwefelhaltige Aminosäuren
E72.8 – Serin
E34.9 – Steroide, angeboren
E72.8 – Threonin
E70.8 – Tryptophan
E87.8 – Urat
E83.2 – Zink
E88.9 **Stoffwechselversagen**
* **Stokes-**
* – Anfall
I45.9 — Adams-
I45.9 — Morgagni-Adams-
I45.9 – Krankheit, Adams-
* – Syndrom
I45.9 — Adams-
I45.9 — Morgagni-Adams-
K12.1 **Stomatitis**
B00.2 – aphthosa
B00.2 — herpetica
B00.2 — viral
B37.0 – bei Soor
B37.0 – candidomycetica
B37.0 – durch Candida
A69.0 – gangränös
B00.2 – Gingivo-, aphthosa
B00.2 – herpetiform
A69.0 – nekrotisierend-ulzerös
B37.0 – parasitär
K12.1 – ulcerosa
K12.1 – vesiculosa
B37.0 **Stomatomykose**
D58.8 **Stomatozytose**
Q82.5 **Storchenbiß**
* **Stottern**
F98.5 – Entwicklungs-
F98.5 – psychogen
F98.5 – [Stammeln]
H50.9 **Strabismus**
H50.8 – accommodativus
* – bei
E70.3 — Albinismussyndrom
H53.0 — Amblyopie
H50.8 — Aphakie
Q12.0 — Cataracta congenita
H50.8 — Muskeldystrophie
H50.8 — orbitaler Myositis
H50.8 — Stilling-Türk-Duane-Syndrom

H50.9 **Strabismus** (Forts.)
H50.4 – concomitans
H50.0 — convergens
H50.1 — divergens
H50.3 — intermittierend
H50.0 — convergens
H50.3 — akkommodativ
H50.0 — alternans
H50.3 — intermittens
H50.3 —— alternierend
H50.3 —— unilateralis
H50.0 — unilateralis
H50.8 – deorsoadductorius
H50.8 — mit Esotropie
H50.1 – divergens
H50.1 — alternans
H50.3 — intermittens
H50.3 —— alternierend
H50.3 —— unilateralis
H50.1 — unilateralis
\*       – durch
H50.6 — Adhäsionen
H50.6 — Trauma
H50.5 – latent
H50.6 – mechanisch bedingt
H50.8 – myopathisch (von Graefe)
H49.9 – paralyticus
H50.8 – sursoadductorius
H50.8 — et deorsoadductorius
H50.8 — mit Esotropie
H50.2 – verticalis
\*       **Strafbare**
O05.9 – Graviditätsunterbrechung
O05.9 – Schwangerschaftsunterbrechung
O05.9 **Strafbarer Schwangerschaftsabbruch**
L59.8 **Strahlendermatitis**
L58.0 – akut
L58.1 – chronisch
L59.8 **Strahlenerythem**
L59.8 **Strahlenfibrose**
J70.1 – Lunge
T66 **Strahlenfolge**
L57.5 **Strahlengranulom**
K03.8 **Strahlenkaries**
H20.9 **Strahlenkörperentzündung**
K52.0 **Strahlenkolitis**
G95.8 **Strahlenmyelopathie**
N05.9 **Strahlennephritis**
A42.9 **Strahlenpilzkrankheit**
J70.0 **Strahlenpneumonitis**
K62.7 **Strahlenproktitis**
T66 **Strahlenschaden**
N30.4 **Strahlenzystitis**
E72.1 **Strang-Syndrom, Smith-**
K56.6 **Strangileus**

T71 **Strangulation**
K56.2 – Darm
I84.8 – Hämorrhoiden
I84.4 — äußere
I84.1 — innere
K40.3 – Inguinalhernie
K40.3 – Leistenbruch
K56.6 **Strangulationsileus**
R30.0 **Strangurie**
M30.1 **Strauss-Syndrom, Churg-** [Allergische granulomatöse Angiitis]
Q50.3 **Streak-ovar**
T14.6 **Strecksehnenriß**
M66.2 **Strecksehnenspontanruptur**
L20.8 **Streckseitenneurodermitis**
H35.3 **Streifen,** gefäßähnlich, Makula
Q50.3 **Streifen-Ovar**
J98.1 **Streifenatelektase**
H35.6 **Streifenblutung,** Netzhaut
H16.1 **Streifenkeratitis**
F60.3 **Streitsucht**
F81.0 **Strephosymbolie**
\*       **Streptobazillen-**
A25.1 – Fieber
A25.1 – Rattenbiß-Krankheit
\*       **Streptodermia**
A46    – cutanea lymphatica
\*       – superior
L01.0 — bullosa
L01.0 — crustosa
L01.0 — impetiginosa
L01.0 — vesiculosa
L08.0 **Streptodermie**
\*       **Streptokokken,** Gruppe
A40.0 – A, Sepsis
\*       – B
P23.3 — angeborene Pneumonie
A40.1 — Sepsis
P36.0 —— beim Neugeborenen
A40.2 – D, Sepsis
\*       **Streptokokken-**
J03.0 – Angina
J03.0 — septisch
\*       – Entzündung
J02.0 — Hals, septisch
J02.0 — Rachen, septisch
A49.1 – Infektion
J02.0 — Rachen
N49.1 — Samenwege
J04.0 – Laryngitis
G00.2 – Meningitis
I30.1 – Perikarditis
J02.0 – Pharyngitis
J15.4 – Pneumonie
N41.9 – Prostatitis
A40.9 – Sepsis

**S**

* **Streptokokken-** (Forts.)
J03.0 – Tonsillitis
B47.1 **Streptomykose**
A42.9 **Streptotrichose**
F43.2 **Streß-Syndrom**
N91.1 **Streßamenorrhoe**
K58.9 **Streßdarm**
M84.3 **Streßfraktur**
* **Streßinkontinenz**
N39.3 – Harnblase
N39.3 – (Harninkontinenz)
N99.8 – postoperativ
N39.3 – weiblich
* **Streßreaktion**
F43.0 – akut
F43.9 – schwer
K25.3 **Streßulkus,** Magen
* **Striae**
L90.6 – adolescentium
L90.6 – atrophica
* – cutis
L90.6 — atrophicae
L90.6 — distensae
L90.6 – distensae
L90.6 – gravidarum
L90.6 – Mamma
L90.6 – rubrae
G23.2 **Striatonigrale Degeneration**
R06.1 **Stridor**
Q31.4 – congenitus
Q31.4 — laryngeal
* **Striktur**
K62.4 – Analsphinkter
K62.4 – Anus
I77.1 – Arterie
N32.0 – Blasenhals
N88.2 – Cervix uteri
K56.6 – Darm
* – Ductus
N50.8 — deferens
N50.8 — spermaticus
K82.0 – Gallenblase
K82.0 – Gallenblasengang
K83.1 – Gallengang
K83.1 — erworben
I28.8 – Gefäß, pulmonal
N32.8 – Harnblase
N13.5 – Harnleiter
N35.9 – Harnröhre
N35.8 — bulbär
N99.1 — durch Katheter
N35.1 — infektiös
Q64.3 — kongenital
N99.1 — postoperativ
N35.8 — spastisch
N35.0 — traumatisch

* **Striktur** (Forts.)
N35.9 – Harnröhrenmündung
Q64.3 — kongenital
N35.9 – hintere Harnröhre
K55.1 – ischämisch, intestinal
I25.1 – koronar
I28.8 – Lungengefäß
N35.9 – Meatus
N88.2 – Muttermund
N13.5 – Nierenbeckenausgang
H68.1 – Ohrtrompete
K22.2 – Ösophagus
N42.8 – Prostata
N50.8 – Samenleiter
N50.8 – Samenstrang
K11.8 – Speichelgang
K22.2 – Speiseröhre
Q10.5 – Tränenkanal, angeboren
H68.1 – Tuba auditiva
N50.8 – Tunica vaginalis testis
N13.5 – Ureter
N13.5 – Uretermündung
N13.5 – ureteropelvin
N13.5 – Ureterostium
N35.9 – Urethra
N35.8 — bulbär
N99.1 — durch Katheter
N35.1 — infektiös
Q64.3 — kongenital
N35.8 — spastisch
N35.0 — traumatisch
N35.9 – Urethramündung
Q64.3 — kongenital
N85.6 – Uterus
N89.5 – Vagina
N50.8 – Vas deferens
I87.1 – Venen
N35.9 – vordere Harnröhre
D39.0 **Stromaendometriose**
H16.4 **Stromale Hornhautvaskularisation**
D39.0 **Stromamyose,** endolymphatisch
D39.0 **Stromatose,** endometrial
T75.4 **Stromtod**
T75.4 **Stromunfall**
T75.4 **Stromverbrennung**
B78.9 **Strongyloidiasis**
B20.8 – bei HIV-Krankheit
B78.0 – Darm
B78.7 – disseminiert
B78.1 – Haut
L28.2 **Strophulus infantum pruriginosus**
M45 **Strümpell-Marie-Krankheit, von-Bech-terew-von-**
Q98.6 **Strukturanomalie,** Gonosomen, männlicher Phänotyp

| | |
|---|---|
| E04.9 | **Struma** |
| E04.9 | – adenomatosa |
| E05.0 | – Basedow- |
| E07.1 | – bei Enzymdefekt |
| E04.9 | – blande |
| E04.0 | – diffusa |
| * | — bei |
| E03.0 | —— angeborener Hypothyreose |
| E05.0 | —— Hyperthyreose |
| E01.0 | — endemisch |
| E04.0 | — euthyreot |
| E04.0 | — nichttoxisch |
| E04.0 | — sporadisch |
| E01.2 | – durch Jodmangel |
| E07.1 | – dyshormonogen |
| E04.0 | – einfach |
| E01.2 | – endemica |
| E04.9 | – euthyreot |
| E04.9 | – gangliosa |
| E06.3 | – Hashimoto- |
| E04.9 | – hyperplastica |
| * | – hyperplastisch |
| E01.2 | — endemisch |
| E04.9 | — sporadisch |
| E03.9 | – hypothyreot |
| E04.9 | – I. Grades |
| E04.9 | – II. Grades |
| E04.9 | – III. Grades |
| * | – jodmangelbedingt |
| E01.0 | — diffus |
| E01.1 | — mehrknotig |
| E04.9 | – juvenil |
| * | – Knoten- |
| E04.9 | — nichttoxisch |
| E04.2 | — ohne Thyreotoxikose |
| E05.2 | — toxisch |
| E04.0 | – kolloid |
| E01.0 | — endemisch |
| E04.0 | — sporadisch |
| E03.0 | – kongenital |
| C73 | – Langhans- |
| C73 | — wuchernd |
| E05.0 | – latent, hyperthyreot |
| E06.3 | – lymphomatosa |
| C73 | – maligna |
| * | – mit |
| * | — Euthyreose, bei |
| E04.2 | —— multifokaler Autonomie |
| E04.1 | —— unifokaler Autonomie |
| E05.0 | — Hyperthyreose |
| * | —— bei |
| E05.2 | ——— multifokaler Autonomie |
| E05.2 | ——— Schilddrüsenautonomie |
| E05.1 | ——— unifokaler Autonomie |
| E04.9 | — Schilddrüsenautonomie |

| | |
|---|---|
| E04.9 | **Struma** (Forts.) |
| E05.2 | – multifokale Schilddrüsenautonomie, mit Hyperthyreose |
| E04.2 | – multinodosa |
| E03.0 | – neonatorum |
| E04.9 | – nichttoxisch |
| E04.2 | — mehrknotig |
| E04.2 | — multinodulär |
| E04.1 | — uninodulär |
| E04.9 | – nodosa |
| E04.1 | — colloides |
| E04.9 | — diffusa |
| E04.9 | — mit Euthyreose |
| * | — simplex |
| E01.1 | —— endemisch |
| E04.9 | —— sporadisch |
| E05.2 | — toxisch |
| E04.9 | – parenchymatös |
| E01.2 | — endemisch |
| E04.9 | — sporadisch |
| E04.9 | – retrosternal |
| E04.9 | — mit Tracheaeinengung |
| E04.9 | – Rezidiv |
| E04.9 | – rezidivierend |
| E06.5 | – Riedel- |
| E04.0 | – simplex |
| E01.2 | — endemisch |
| E04.0 | — sporadisch |
| E05.0 | – toxisch |
| E05.0 | – diffus |
| E05.2 | — mehrknotig, mit Hyperthyreose |
| E05.2 | — multinodulär |
| E05.1 | — uninodulär |
| E04.1 | – uninodosa |
| E04.9 | – zervikal |
| Q89.2 | – Zungengrund |
| Q89.2 | – Zungenwurzel |
| E04.2 | – zystisch |
| E04.1 | **Strumaknoten** |
| E06.9 | **Strumitis** |
| T65.1 | **Strychninsalzwirkung,** toxisch |
| T65.1 | **Strychninwirkung,** toxisch |
| K76.5 | **Stuart-Bras-Syndrom** |
| R32 | **Stürmischer Harndrang** |
| * | **Stuhl** |
| K92.2 | – okkultes Blut |
| K92.1 | – teerfarbig |
| R15 | **Stuhlabgang** |
| R19.4 | **Stuhlgewohnheit,** verändert |
| R15 | **Stuhlinkontinenz** |
| K59.9 | **Stuhlprobleme** |
| R15 | **Stuhlschmiere** |
| K59.0 | **Stuhlträgheit** |
| R19.5 | **Stuhlveränderung** |
| K59.0 | **Stuhlverhalten** |
| K59.0 | **Stuhlverstopfung** |

**S**

| | |
|---|---|
| * | **Stumme** |
| I25.6 | – Myokardischämie |
| N19 | – Niere |
| R47.0 | **Stummheit** |
| S39.9 | **Stumpfes Bauchtrauma** |
| K29.7 | **Stumpfgastritis** |
| * | **Stumpfschmerzen,** nach |
| * | – traumatischer |
| T92.6 | — Armamputation |
| T93.6 | — Beinamputation |
| R40.1 | **Stupor** |
| F32.8 | – depressiv |
| F44.2 | – dissoziativ |
| F20.2 | – katatonisch |
| F30.2 | – manisch |
| F44.2 | – psychogen |
| F31.9 | – zyklisch |
| Q85.8 | **Sturge-Weber-Syndrom** |
| O62.3 | **Sturzgeburt** |
| A27.8 | **Stuttgarter Hundeseuche** |
| * | **Styloiditis** |
| M86.9 | – radii |
| M86.9 | – ulnae |
| * | **Subakut** – s. jeweilige Krankheit, subakut |
| * | **Subakute** |
| C91.2 | – lymphatische Leukämie |
| C91.2 | – lymphozytäre Leukämie |
| C93.2 | – monozytäre Leukämie |
| C92.2 | – myeloische Leukämie |
| Q24.4 | **Subaortenstenose** |
| I42.1 | – hypertrophisch |
| I42.1 | – idiopathisch, hypertrophisch |
| P12.2 | **Subaponeurotische epikranielle Blutung,** durch Geburtsverletzung |
| I60.9 | **Subarachnoidalblutung** |
| * | – Arteria |
| I60.4 | — basilaris |
| I60.1 | — cerebri media |
| * | — communicans |
| I60.2 | —— anterior |
| I60.3 | —— posterior |
| I60.5 | — vertebralis |
| I60.9 | – durch rupturiertes zerebrales Aneurysma |
| I69.0 | – Folge |
| * | – nichttraumatisch |
| P52.5 | — beim Neugeborenen |
| P52.5 | — Fetus |
| * | **Subarachnoidale** |
| * | – Blutung |
| P10.3 | — durch Geburtsverletzung |
| S06.6 | — traumatisch |
| G93.0 | – Zyste, hintere Schädelgrube |
| I60.9 | **Subarachnoidalhämatom** |
| O91.1 | **Subareolarabszeß,** im Wochenbett |

| | |
|---|---|
| * | **Subazidität** |
| K31.8 | – gastrisch |
| F45.3 | – psychogen |
| G45.8 | **Subclavian-steal-Syndrom** |
| K65.0 | **Subdiaphragmatischer Abszeß** |
| I62.0 | **Subduralblutung** |
| * | **Subdurale** |
| * | – Blutung |
| I62.0 | — akut, nichttraumatisch |
| P10.0 | — durch Geburtsverletzung |
| I62.0 | – Hämorrhagie |
| S06.5 | – traumatische Blutung |
| * | **Subduraler** |
| G06.2 | – Abszeß |
| G06.2 | – intrakranieller Abszeß |
| * | **Subdurales** |
| G06.2 | – Empyem |
| * | – Hämatom |
| I62.0 | — chronisch |
| S06.5 | — traumatisch |
| I62.0 | **Subduralhämatom** |
| I21.4 | **Subendokardialer Myokardinfarkt,** akut |
| D43.2 | **Subependymalgliom** |
| D43.2 | **Subependymom** |
| H18.5 | **Subepitheliale Hornhautdystrophie** |
| J67.3 | **Suberose** |
| J67.3 | **Suberosis pulmonum** |
| K14.0 | **Subglossitis** |
| * | **Subglottische** |
| J38.4 | – Enge, ödematös, chronisch |
| J04.0 | – Laryngitis |
| * | – Stenose |
| Q31.1 | — angeboren |
| J95.5 | — nach medizinischer Maßnahme |
| C32.2 | **Subglottisches Karzinom** |
| C32.2 | **Subglottisneubildung,** bösartig |
| K65.0 | **Subhepatischer Abszeß** |
| H35.6 | **Subhyaloidale Netzhautblutung** |
| K56.7 | **Subileus** |
| * | **Subinvolutio uteri** |
| O90.8 | – bei Entbindung |
| O90.8 | – puerperal |
| N85.3 | **Subinvolution,** Uterus |
| H53.1 | **Subjektiv vermindertes Dämmerungssehen** |
| * | **Subjektive** |
| H04.2 | – Epiphora |
| H93.2 | – Hörstörung |
| H53.1 | – Sehstörung |
| H53.1 | **Subjektiver Gesichtsfeldausfall** |
| F45.3 | **Subjektives Atemnotgefühl** |
| S42.2 | **Subkapitale Humerusfraktur** |
| H26.2 | **Subkapsuläre Glaukomflecken,** bei Katarakt |
| I77.1 | **Subklaviastenose** |

E02    Subklinische Jodmangel-Hypothyreose
R73.0  Subklinischer Diabetes mellitus
H11.3  Subkonjunktivale Blutung
*      Subkortikale
I61.0   – intrazerebrale Blutung, Großhirnhemi-
        sphäre
I67.3   – progressive vaskuläre Enzephalopathie
F01.3   – und kortikaler vaskulärer Demenz
F01.2   – vaskuläre Demenz
T79.7  Subkutanes Emphysem, traumatisch
N17.0  Sublimatnephrose
I86.0   Sublinguale Varizen
*      Subluxation
M43.3  – atlanto-axial, habituell, mit Myelo-
        pathie
Q65.5  – Hüftgelenk, angeboren
Q65.4  — beidseitig
Q65.3  — einseitig
H27.1  – Linse
M22.1  – Patella, habituell
O26.7  – Symphyse, bei Schwangerschaft
M99.1  – Wirbelsäule
*      Subluxationsstenose
M99.6  – Foramina intervertebralia
M99.2  – Spinalkanal
Q65.6  Subluxierbare Hüfte
*      Submammäre
L30.9   – Dermatitis
B37.2   — durch Candida
L30.3   — infektiös
L30.4   — intertriginös
B37.2   — Kandidose
K12.2  Submandibulärer Abszeß
L02.0  Submentaler Abszeß
*      Submuköse
K13.5   – Fibrose, oral
K13.5   – Zungenfibrose
N30.1   – Zystitis
*      Submuköses
D25.0   – Leiomyom, Uterus
C55     – Leiomyosarkom, Uterus
I45.9   Subnormale Erregungsleitung, Herz
*      Subpelvine
N13.5   – Harnleiterstenose
N13.5   – Stenose
N13.5   – Ureterstenose
K65.0  Subphrenische Peritonitis
K65.0  Subphrenischer Abszeß
Q24.3  Subpulmonalstenose
H31.3  Subretinale Aderhautblutung
M08.2  Subsepsis hyperergica sive allergica
*      Subseröses
D25.2   – Leiomyom, Uterus
C55     – Leiomyosarkom, Uterus
M75.1  Subskapularistendinitis, und Supra-
        spinatustendinitis

F11.2  Substanz, morphinähnlich, Abhängigkeit
Q04.3  Substanzdefekt, Hirn
T15.1  Subtarsaler Bindehautfremdkörper
N81.3  Subtotaler Prolaps, Uterus und Vagina
*      Subtrochantäre
S72.2   – Femurfraktur
S72.2   — disloziert
S72.2   – Fraktur
S72.2   – Oberschenkelfraktur
T14.0  Subunguales Hämatom
N19    Suburämie
Q24.4  Subvalvuläre Aortenstenose, angeboren
T42.2  Succinimidvergiftung
*      Sucht
F10.2   – Alkohol, chronisch
F19.2   – Drogen
F50.4   – Freß-, psychogen
F42.0   – Grübel-
F14.2   – Kokain
F91.8   – Lügen-
F19.2   – Medikamente
L50.9   – Nessel-
F11.2   – Opium
L50.9   – Quaddel-
F51.1   – Schlaf-
F13.2   – Schlafmittel
F18.2   – Schnüffel-
F63.0   – Spiel-
F19.2   – Tabletten
F10.2   – Trunk-
F10.2   — chronisch
F10.2   — periodisch
L74.1  Sudamina
R95    Sudden infant death syndrome
M89.0  Sudeck-Syndrom
L74.3  Sudor anglicus
A96.8  Südamerikanisches Fieber, hämorrha-
        gisch
A78    Südostgrippe
R23.3  Suffusion
R23.3  Sugillation
T42.7  Suizidabsicht, Schlaftablettenvergiftung
*      Sulcus-
C04.9   – glossoalveolaris-Karzinom
C10.9   – glossopalatinus-Karzinom
C10.9   – glossopharyngeus-Karzinom
G56.2   – ulnaris-Syndrom
D74.8  Sulfhämoglobinämie
B54    Sumpffieber
K31.8  Superazidität
F45.3   – psychogen
O30.8  Superfekundation
K29.3  Superfiziale Gastritis
*      Superfiziell spreitendes
C43.9   – Melanom, maligne
C43.7   — Unterschenkel

– 509 –

I80.9 **Superfizielle Phlebitis**
* **Superinfektion,** bakteriell
* – bei
J06.9 — grippalem Infekt
J11.8 — Grippe [Influenza]
* **Superinfizierte**
L30.3 – Exsikkationsdermatitis
J40 – spastische Bronchitis
I83.1 – Stauungsdermatose
* **Superinfiziertes**
L30.3 – Ekzem
L30.3 – periorales Ekzem
N85.8 **Superinvolutio uteri**
G56.3 **Supinator-Syndrom**
G56.8 **Supinatorlogen-Syndrom**
H53.3 **Suppression,** Binokularsehen
L08.0 **Suppurative Dermatitis**
C32.1 **Supraglottisches Karzinom**
S42.4 **Suprakondyläre Humerusfraktur**
* **Supranukleäre**
H51.1 – Konvergenzstörung
G23.1 – Ophthalmoplegie, progressiv
G50.0 **Supraorbitalneuralgie**
M75.1 **Supraspinatus-Syndrom**
M75.1 **Supraspinatussehnensyndrom**
M75.1 **Supraspinatussyndrom**
M75.1 – Schulterbereich
* **Supraspinatustendinitis,** und
M75.1 – Infraspinatustendinitis
M75.1 – Subskapularistendinitis
M75.1 **Supraspinatustendinose**
S06.8 **Supratentorielle Hirnblutung**
Q25.3 **Supravalvuläre Aortenstenose**
E83.5 – multiple Anomalien [Williams-Beuren-Syndrom] [Idiopathische infantile Hyperkalzämie]
* **Supraventrikuläre**
I49.4 – Extrasystolen
I47.1 – Tachykardie
I47.1 — paroxysmal
* **Supravesikale**
N13.8 – Obstruktion
N13.5 – Stenose
N13.5 — bilateral
N13.5 — unilateral
H91.9 **Surditas**
H91.3 **Surdomutitas**
* **Suspekter**
N85.9 – Endometriumbefund
N64.9 – Mammabefund
R92 – Mammographiebefund
N42.9 – Prostatabefund
R87.6 – zervixzytologischer Papanicolaou-Befund
R87.6 – zytologischer Befund, aus weiblichen Genitalorganen

D22.9 **Sutton-Nävus**
I49.4 **SVES** [Supraventrikuläre Extrasystolen]
I47.1 **SVT** [Supraventrikuläre Tachykardie]
L98.2 **Sweet-Syndrom**
T56.1 **Swift-Feer-Syndrom, Selter-**
* **Sydenham-**
I02.9 – Chorea
I02.9 – Krankheit
I02.9 – Syndrom
I02.0 — mit Herzbeteiligung
B35.0 **Sykose,** parasitär
L73.8 **Sykosis**
L73.8 – barbae
L73.8 – vulgaris
A95.0 **Sylvatisches Gelbfieber**
H11.2 **Symblepharon**
C82.9 **Symmers-Krankheit, Brill-**
C74.9 **Sympathikoblastom**
G90.8 **Sympathikotonie**
R55 **Sympathikovasaler Anfall**
G90.8 **Sympathikusschmerzen**
* **Sympathische**
H44.1 – Ophthalmie
M89.0 – Reflexdystrophie
H44.1 – Uveitis
C74.9 **Symphatikogoniom**
O26.7 **Symphysendehiszenz,** bei Schwangerschaft
O26.7 **Symphysendehnung,** bei Schwangerschaft
S33.4 **Symphyseneinriß,** traumatisch
O71.6 – unter der Geburt
O26.7 **Symphysenlockerung,** bei Schwangerschaft
* **Symphysenruptur**
O26.7 – bei Schwangerschaft
S33.4 – traumatisch
O71.6 — unter der Geburt
* **Symphysensprengung**
O71.6 – bei Entbindung
S33.4 – traumatisch
O71.6 — unter der Geburt
O26.7 **Symphysensubluxation,** bei Schwangerschaft
Q74.2 **Sympodie**
R09.8 **Symptom,** kardiovaskulär
* **Symptomatik**
R10.1 – akut, Oberbauch
* – emotional, bei
F43.2 — Anpassungsstörung
F92.8 — Störung, Sozialverhalten
R29.8 — Hirnstamm-
F31.9 – manisch-depressiv
F45.9 – vegetativ
I95.9 **Symptomatische Hypotonie**

| | |
|---|---|
| \* | **Symptome** (Forts.) |
| R68.1 | – allgemein, unspezifisch, im Klein-kindalter |
| \* | – Frühstadium-, bei |
| A50.0 | — konnataler Syphilis |
| A52.7 | — Spätlues |
| \* | – psychotisch, bei |
| \* | – bipolarer affektiver |
| F31.5 | —— Psychose, schwere, depressive Episode |
| F31.2 | —— Störung, manische Episode |
| F30.2 | — Manie |
| F33.3 | — rezidivierender depressiver Störung, schwere Episode |
| F32.3 | — schwerer depressiver Episode |
| \* | **Symptomenkomplex** |
| I87.8 | – chronisch-venös |
| F05.9 | – delirant |
| F45.3 | – gastrokardial |
| Q87.0 | – Goldenhar- [Dyplasia oculo-auriculo-vertebralis] |
| H81.0 | – Ménière- |
| F45.9 | – psychosomatisch |
| I83.9 | – varikös |
| I87.8 | – venös |
| R20.8 | **Synästhesie** |
| Z31.- | **Synchrone hysteroskopische Insemination** |
| H43.8 | **Synchysis scintillans** |
| C58 | **Syncytioma malignum** |
| Q70.9 | **Syndaktylie** |
| \* | **Syndrom** |
| \* | – Abhängigkeits-, bei |
| \* | — Gebrauch |
| F10.2 | —— Alkohol |
| F12.2 | —— Cannabinoide |
| F18.2 | —— flüchtige Lösungsmittel |
| F16.2 | —— Halluzinogene |
| F14.2 | —— Kokain |
| F11.2 | —— Opioide |
| F13.2 | —— Sedativa und Hypnotika |
| F17.2 | —— Tabak |
| F19.3 | – Abstinenz- |
| C96.0 | – Abt-Letterer-Siwe- |
| \* | – ACTH [Adrenocorticotropes Hormon]- |
| \* | — |
| E24.3 | —— ektopisch |
| E24.3 | —— extrahypophysär |
| I45.9 | – Adams-Stokes- |
| F43.2 | – Adaptions- |
| E27.1 | – Addison- |
| D44.8 | – Adenom-, multipel, endokrin |
| Q06.8 | – Adhäsions-, unteres Rückenmark [Tethered-cord-Syndrom] |
| H57.0 | – Adie- |

| | |
|---|---|
| \* | **Syndrom** (Forts.) |
| E25.9 | – adrenogenital |
| E25.0 | — angeboren |
| K91.1 | – agastrisch |
| G23.8 | – akinetisch, hypoton |
| Q87.0 | – Akrozephalopolysyndaktylie- |
| Q87.0 | — Formenkreis [Carpenter-Syndrom] |
| Q87.0 | – Akrozephalosyndaktylie- |
| Q87.0 | — Formenkreis [Apert-Syndrom] |
| Q44.7 | – Alagille- |
| Q78.2 | – Albers-Schönberg- |
| \* | – Albinismus-, mit |
| E70.3 | — Nystagmus |
| E70.3 | —— und Kopfzwangshaltung |
| E70.3 | —— Strabismus |
| Q89.0 | – Alienie- |
| Q86.0 | – Alkohol-, embryofetal |
| F10.3 | – Alkohol-Abstinenz- |
| F10.3 | – Alkoholentzugs- |
| G31.8 | – Alpers- |
| Q87.8 | – Alport- |
| G30.9 | – Alzheimer- |
| F79.9 | – amentiell |
| F10.6 | – amnestisch |
| \* | — nach Gebrauch |
| F10.6 | —— Alkohol |
| F12.6 | —— Cannabinoide |
| F18.6 | —— flüchtige Lösungsmittel |
| F16.6 | —— Halluzinogene |
| F14.6 | —— Kokain |
| F11.6 | —— Opioide |
| F13.6 | —— Sedativa und Hypnotika |
| O41.1 | – Amnioninfektions- |
| P02.7 | — beim Neugeborenen |
| O88.1 | – Amnioninfusions- |
| D61.2 | – Anämie-, aplastisch, toxisch bedingt |
| E74.0 | – Andersen- [Glykogenose] |
| E34.5 | – Androgenresistenz- |
| Q87.0 | – Angelman- |
| I20.9 | – Angina-pectoris- |
| I20.8 | — funktionell |
| F41.1 | – Angst- |
| F41.3 | – Angst-Spannungsschmerz- |
| R63.0 | – anorektisch |
| F43.2 | – Anpassungs- |
| D80.9 | – Antikörpermangel-, kombiniert |
| D68.8 | – Antiphospholipid- |
| I74.0 | – Aortenbifurkations- |
| M31.4 | – Aortenbogen- |
| G93.8 | – apallisch |
| Q87.0 | – Apert- [Form des Akrozephalosyndaktylie-Syndroms] |
| E24.9 | – Apert-Cushing- |
| D61.2 | – aplastisch, toxisch bedingt |
| Q07.0 | – Arnold-Chiari- |
| Q04.2 | – Arrhinenzephalie- |

**S**

G45.0 – Arteria-basiliaris-
G45.1 – Arteria-carotis-interna-
I77.4 – Arteria-coeliaca-
G45.0 – Arteria-vertebralis-
F84.5 – Asperger-
P24.9 – Aspirations-, beim Neugeborenen
Q89.0 – Asplenie-
J80 – Atemnot-
* — beim
P22.0 —— Frühgeborenen
P22.0 —— Säugling
G50.8 – aurikulotemporal
M48.2 – Baastrup-
G93.5 – Babinski-Nageotte-
K76.6 – Banti-
K22.1 – Barrett-
E26.8 – Bartter-
E05.0 – Basedow-
E78.6 – Bassen-Kornzweig-
E78.6 — mit Retinitis pigmentosa
E75.4 – Batten-Mayou-
Q79.4 – Bauchdeckenaplasie-
F48.0 – Beard-
M45 – Bechterew-, von-
G51.0 – Bell-
I50.0 – Bernheim-
Q75.4 – Berry-
D86.9 – Besnier-Boeck-Schaumann-
D86.9 – Besnier-Tennesson-
G44.0 – Bing-Horton-
E34.0 – Biörck-Thorson- [Karzinoidsyndrom]
M75.2 – Bizeps-brevis-
M75.2 – Bizeps-longus-
M75.0 – Bizepsrinnen-
Q24.5 – Bland-White-Garland- [Koronararte-
   rienanomalie]
K90.2 – Blind-loop-
K90.2 – blinde Schlinge
Q87.1 – Bonnevie-Ullrich-
F60.3 – Borderline-, psychisch
F60.3 — bei Persönlichkeitsstörung
Q85.1 – Bourneville-
D04.9 – Bowen-Darier-
E83.2 – Brandt-
J98.1 – Brock-
J44.8 – Bronchial-, obstruktiv, chronisch
H50.6 – Brown-
I82.0 – Budd-Chiari- [Lebervenenverschluß-
   syndrom]
I73.1 – Buerger-
E78.3 – Bürger-Grütz-
I67.9 – Bulbär-
E83.5 – Burnett-
E53.9 – Burning-feet-

M54.1 – BWS-
M54.1 — akut
M47.8 — bei verklammernder Spondylosis de-
   formans
M54.1 — chronisch
M47.2 — degenerativ
M54.1 – BWS-LWS-
M47.2 — degenerativ
T79.5 – Bywaters-
M54.2 – C6-, sensibel
M54.2 – C6-C8-, sensibel
M54.2 – C7-
M54.2 – C8-
F22.0 – Capgras- [Wahnsyndrom mit Personen-
   verkennung im Sinne der Doppelgän-
   ger-Illusion]
Q87.0 – Carpenter- [Form des Akrozephalo-
   polysyndaktylie-Syndroms]
E34.0 – Cassidy-Scholte-
G83.4 – Cauda-equina-
G80.3 – Cecile-Vogt-
E83.1 – Ceelen-Gellerstedt-
H21.8 – Chandler-
G12.2 – Charcot-II-
G60.0 – Charcot-Marie-Tooth-Hoffmann-
F45.2 – Cheyne-
O92.6 – Chiari-Frommel-
Q43.3 – Chilaiditi-
Q77.3 – Chondrodysplasia-punctata-
M30.1 – Churg-Strauss- [Allergische granulo-
   matöse Angiitis]
E84.9 – Clarke-Hadfield- [Mukoviszidose]
P08.2 – Clifford-
N50.8 – Climacterium-virile-
Q87.1 – Cockayne-
Q87.1 — mit Retinitis pigmentosa
Q87.8 – COFS- [Cerebro-oculo-facio-sceletal
   syndrome]
H21.8 – Cogan-Reese-
E26.0 – Conn-
K07.6 – Costen-
M34.1 – CREST- [Spezialform der progressiven
   systemischen Sklerose mit Calcinosis
   cutis, Raynaud-Phänomen, Ösophagus-
   dysfunktion, Sklerodaktylie und Tele-
   angiektasie]
Q93.4 – Cri-du-chat-
E80.5 – Crigler-Najjar-
E24.9 – Crooke-Apert-Gallais-
Q75.1 – Crouzon-
T79.5 – Crush-
E24.9 – Cushing-
E24.2 — arzneimittelinduziert
E24.0 — hypophysär
E24.2 — iatrogen

| | |
|---|---|
| * | **Syndrom** (Forts.) |
| E24.9 | – Cushing- (Forts.) |
| E24.8 | — idiopathisch |
| E72.1 | – Cystathioninurie- |
| Q91.7 | – D1-Trisomie- |
| F45.3 | – Da-Costa- |
| Q03.1 | – Dandy-Walker- |
| Q82.8 | – Darier- |
| E72.0 | – De-Toni-Debré-Fanconi- |
| P95 | – Dead-fetus- |
| A28.1 | – Debré- |
| D65 | – Defibrinierungs- |
| Q93.9 | – Deletions- |
| F05.9 | – delirant |
| F48.1 | – Depersonalisations- |
| F48.1 | — neurotisch |
| F32.9 | – depressiv |
| F48.1 | – Derealisations- |
| L44.0 | – Devergie- |
| G36.0 | – Devic- |
| G93.8 | – Dezerebrations- |
| D82.1 | – Di-George- |
| D61.0 | – Diamond-Blackfan- |
| E23.6 | – Dienzephalus- |
| E73.0 | – Disaccharid-Intoleranz- |
| E73.9 | – Disaccharid-Malabsorption- |
| Q20.9 | – Double-outlet- |
| Q90.9 | – Down- |
| O35.1 | — fetal, Betreuung der Schwangeren |
| D58.1 | – Dresbach- |
| D57.1 | – Dresbach-Herrick- |
| J67.0 | – Drescher- |
| I24.1 | – Dressler-II- |
| P96.1 | – Drogenentzugs-, beim Neugeborenen |
| E80.6 | – Dubin-Johnson- |
| E80.6 | – Dubin-Sprinz- |
| G12.2 | – Duchenne-Aran- |
| G12.2 | – Duchenne-II- |
| K91.1 | – Dumping- |
| F09 | – Durchgangs- |
| G24.9 | – dyskinetisch |
| F32.9 | – dysphorisch |
| Q07.9 | – Dysrhaphie- |
| Q91.3 | – Edwards- |
| F45.3 | – Effort- |
| H33.2 | – Effusions-, uveal |
| Q79.6 | – Ehlers-Danlos- |
| E83.1 | – Eisenmangel- |
| F68.8 | – Entwurzelungs- |
| F19.3 | – Entzugs- |
| F19.3 | — Drogen |
| * | — mit Delir |
| * | —— nach Gebrauch |
| F10.4 | ——— Alkohol |
| F12.4 | ——— Cannabinoide |

| | |
|---|---|
| * | **Syndrom** (Forts.) |
| F19.3 | – Entzugs- (Forts.) |
| * | — mit Delir (Forts.) |
| * | —— nach Gebrauch (Forts.) |
| F18.4 | ——— flüchtige Lösungsmittel |
| F16.4 | ——— Halluzinogene |
| F14.4 | ——— Kokain |
| F13.4 | ——— Sedativa und Hypnotika |
| * | — nach Gebrauch |
| F10.3 | —— Alkohol |
| F12.3 | —— Cannabinoide |
| F18.3 | —— flüchtige Lösungsmittel |
| F16.3 | —— Halluzinogene |
| F14.3 | —— Kokain |
| F13.3 | —— Sedativa und Hypnotika |
| F17.3 | —— Tabak |
| F17.3 | — Nikotin |
| F19.3 | — Rauschgift |
| R32 | – enuretisch |
| G71.0 | – Erb- |
| F48.0 | – Ermüdungs- |
| E43 | – Ernährungsödem- |
| * | – Erschöpfungs- |
| R53 | — allgemein |
| F48.0 | — depressiv |
| M47.2 | – Facetten- |
| M47.9 | — degenerativ |
| M47.2 | — HWS |
| M47.2 | — L5/S1, chronisch |
| M47.2 | — lumbal |
| M47.2 | —— chronisch |
| M47.2 | —— degenerativ |
| M47.2 | — lumbosakral |
| M47.2 | —— akut |
| M47.2 | — mit Blockierung |
| D61.0 | – Fanconi- |
| E84.9 | – Fanconi-Andersen- [Mukoviszidose] |
| K13.0 | – Faulecken- |
| D55.0 | – Favismus- |
| H43.8 | – Favre-Goldmann- |
| * | – Fehlbildungs- |
| Q87.0 | — fazial |
| Q89.7 | — komplex |
| Q87.0 | — kongenital, mit vorwiegender Gesichtsbeteiligung |
| M05.0 | – Felty- [Polyarthritis, Splenomegalie und Leukopenie] |
| M79.0 | – Fibromyalgie- |
| H50.8 | – Fibrose- |
| H50.6 | — Augenmuskel |
| P94.2 | – Floppy-Infant- |
| I34.1 | – Floppy-valve- |
| E34.0 | – Flush- |
| E70.0 | – Fölling- |
| G37.4 | – Foix-Alajouanine- |
| E22.1 | – Forbes-Albright- |

**S**

* **Syndrom** (Forts.)
M48.1 – Forestier- [Hyperostosis ankylosans vertebralis senilis]
M48.1 – Forestier-Ott- [Spondylitis hyperostotica]
G50.0 – Fothergill- [Trigeminusneuralgie]
L75.2 – Fox-Fordyce-
Q75.4 – Franceschetti-I- [Mandibulofaziale Mißbildungskombination]
Q75.4 – Franceschetti-Zwahlen-
G40.3 – Friedmann-
E23.6 – Fröhlich-
F07.0 – Frontalhirn-
E22.1 – Galaktorrhoe-Amenorrhoe-
P59.1 – Gallepfropf-, beim Neugeborenen
D69.2 – Gardner-
L60.5 – gelber Nagel
G47.4 – Gélineau-Westphal-
E25.9 – genitoadrenal
G57.8 – Genitofemoralis-
E24.9 – genitosuprarenal
L44.4 – Gianotti-Crosti-
E80.4 – Gilbert-Meulengracht-
D69.1 – Glanzmann-Naegeli-
E34.5 – Goldberg-Maxwell-
I70.1 – Goldblatt-
Q87.0 – Goldenhar-
E28.3 – gonadotropinresistenter Ovarien
M31.0 – Goodpasture-
J98.1 – Graham-Burford-Mayer-
I20.0 – Graybiel-
P93 – Grey-
Q61.9 – Gruber-
G61.0 – Guillain-Barre-
Q07.8 – Gunn-
D59.3 – hämolytisch-urämisch
M31.0 – hämorrhagisch, pulmorenal
G23.0 – Hallervorden-Spatz-
L40.2 – Hallopeau-
M54.2 – Halswirbelsäulen-
J84.1 – Hamman-Rich-
E76.0 – Hand-Schüller-Christian-
E72.0 – Hartnup-
E06.3 – Hashimoto-
L85.1 – Haxthausen-
L28.2 – Hebra-
E34.0 – Hedinger-
D86.8 – Heerfordt-Mylius-
D72.0 – Hegglin-
F84.3 – Heller-
O14.1 – HELLP- [Hemolysis, elevated liver function test, low platelet counts]
O14.1 — bei Gravidität
K76.7 – hepatorenal
G93.7 – hepatozerebral
K90.0 – Herter-Heubner-

* **Syndrom** (Forts.)
I51.8 – Herz-, hyperkinetisch
F45.2 – Herzangst-
D86.8 – Hiluslymphom-, bilateral [Löfgren-Syndrom]
F06.9 – hirnorganisch
I67.9 – Hirnstamm-
E70.8 – Histidinämie-
M79.4 – Hoffa-Kastert-
Q04.2 – Holoprosenzephalie-
Q67.4 – Holtermüller-Wiedemann-
N95.9 – Hormonmangel-, klimakterisch
* – Horner-, mit
G90.2 — Anisokorie
G90.2 — Augenlidptose
Q74.0 – Hultkrantz-
E76.1 – Hunter-Hurler-
E34.8 – Hutchinson-Gilford-
M54.2 – HWS-
M54.2 — akut
M54.2 —— mit Blockierung, BWS
M47.2 — bei degenerativen Veränderungen
M54.2 — chronisch
M54.2 —— mit Brachialgie
M47.8 — degenerativ
M54.2 — mit Blockierung
M54.2 — muskulär
M54.2 — muskulotendinös
* – HWS-BWS-
M47.2 — chronisch, bei degenerativen WS-Veränderungen
M54.1 — mit Blockierungen
M54.1 – HWS-BWS-LWS-
M54.1 — chronisch
M54.1 – HWS-LWS-
M54.1 — chronisch
M47.2 — degenerativ
M54.1 – HWS-Schulter-
L28.1 – Hyde-
E72.8 – Hydroxyprolinämie-
D82.4 – Hyperimmunglobulin-E-
F90.9 – hyperkinetisch
F90.9 —— im Kindesalter
F90.1 ——— mit Störung Sozialverhalten
F90.0 ——— mit Entwicklungsrückstand
M35.7 – Hypermobilitäts-
D73.1 – Hypersplenie-
F45.3 – Hyperventilations-
R70.1 – Hyperviskositäts-
G23.8 – hypokinetisch, rigide
D73.0 – Hyposplenie-
O26.5 – Hypotonie-, Betreuung der Schwangeren
G58.8 – Ilioinguinalis-
M54.1 – iliolumbal

| | |
|---|---|
| * | **Syndrom** (Forts.) |
| M54.1 | – Iliosakralfugen- |
| M54.1 | – Iliosakralgelenk- [ISG-Syndrom] |
| E70.8 | – Imidazol- |
| M62.3 | – Immobilitäts- |
| B24 | – Immundefekt-, erworben [AIDS] |
| B24 | – Immundefizit-, erworben [AIDS] |
| B24 | – Immunmangel-, erworben [AIDS] |
| M75.4 | – Impingement-, Schulter |
| E22.2 | – inadäquate Sekretion, Adiuretin |
| P59.1 | – Inspissated-bile- |
| H21.8 | – iridokorneal, endothelial |
| G71.1 | – Isaacs-Mertens- |
| Q89.0 | – Ivemark- |
| Q78.1 | – Jaffé-Lichtenstein- |
| K91.1 | – Jejunum- |
| F51.2 | – Jet-lag- |
| E00.9 | – Jodmangel-, angeboren |
| E00.2 | — gemischter Typ |
| E00.1 | — myxödematöser Typ |
| E00.0 | — neurologischer Typ |
| N28.0 | – Juhel-Renoy- |
| E87.6 | – K [Kalium]-Verlust |
| P80.0 | – Kälte-, beim Neugeborenen |
| E23.0 | – Kallmann- |
| F84.0 | – Kanner- |
| C46.9 | – Kaposi- |
| G90.0 | – Karotissinus- |
| G56.0 | – Karpaltunnel- |
| E34.0 | – Karzinoid- |
| M12.1 | – Kaschin-Beck- |
| M30.3 | – Kawasaki- [Mukokutanes Lymphknotensyndrom] |
| H49.8 | – Kearns-Sayre- [Ophthalmoplegia plus] |
| Q07.8 | – Kiefer-Lid- |
| M92.2 | – Kienböck- |
| E14.2 | – Kimmelstiel-Wilson- |
| I67.9 | – Kleinhirn- |
| N95.9 | – klimakterisch |
| Q98.4 | – Klinefelter- |
| Q98.0 | — Karyotyp 47,XXY |
| * | — männlicher Phänotyp |
| * | —— mit |
| Q98.2 | —— Karyotyp 46,XX |
| Q98.1 | —— mehr als zwei X-Chromosomen |
| Q76.1 | – Klippel-Feil- |
| G40.5 | – Kojewnikoff- |
| T79.6 | – Kompartment- |
| T79.5 | – Kompressions- |
| * | — Arteria |
| I77.4 | —— coeliaca |
| M47.0 | —— spinalis anterior |
| M47.0 | —— vertebralis |
| M02.3 | – konjunktivisch-urethrisch-synovial [Reiter-Syndrom] |
| G44.8 | – Kopfschmerz- |

| | |
|---|---|
| * | **Syndrom** (Forts.) |
| I20.0 | – Koronar-, intermediär |
| F10.6 | – Korsakow- |
| F10.6 | — alkoholisch |
| F04 | — nichtalkoholisch |
| G54.0 | – Kosto-Klavikular- |
| E75.2 | – Krabbe- |
| M53.0 | – kraniovertebral |
| E83.0 | – Kraushaar- |
| Q87.0 | – Kryptophthalmus- |
| G12.1 | – Kugelberg-Welander- |
| A81.8 | – Kuru- |
| K91.2 | – Kurzdarm- |
| K91.2 | — nach chirurgischem Eingriff |
| Q77.2 | – Kurzrippen-Polydaktylie- |
| M30.0 | – Kussmaul-Maier- |
| L87.0 | – Kyrle- |
| M54.1 | – L5- |
| E73.9 | – Laktoseintoleranz- |
| C80 | – Lambert-Eaton- |
| F80.3 | – Landau-Kleffner- |
| E84.9 | – Landsteiner-Fanconi-Andersen- [Mukoviszidose] |
| E88.0 | – Laurell-Eriksson- |
| Q87.8 | – Laurence-Moon-Bardet-Biedl- |
| Q87.8 | — mit Retinitis pigmentosa |
| Q67.5 | – Lavy-Palmer-Merritt- |
| I82.0 | – Lebervenenverschluß- |
| D59.1 | – Lederer-Brill- |
| G31.8 | – Leigh- |
| L21.1 | – Leiner- |
| M54.1 | – Lendenwirbelsäulen- |
| O99.8 | — bei Gravidität |
| G40.4 | – Lennox- |
| E34.8 | – Leprechaunismus- |
| M85.8 | – Léri-Joanny- [Melorheostose] |
| I74.0 | – Leriche- |
| H81.3 | – Lermoyez- |
| E79.1 | – Lesch-Nyhan- |
| F07.0 | – Leukotomie- |
| K62.8 | – Levator-ani- |
| I45.6 | – LGL- [Lown-Ganong-Levine] |
| M32.1 | – Libman-Sacks- |
| N25.8 | – Lightwood-Albright- |
| E72.0 | – Lignac- |
| Q23.4 | – Linksherz-, hypoplastisch |
| Q23.4 | – Linksherzhypoplasie- |
| F07.0 | – Lobotomie- [Postlobotomie-Syndrom] |
| Q78.0 | – Lobstein- |
| J82 | – Löffler- |
| J82 | – Löffler-I- |
| D86.8 | – Löfgren- |
| E23.0 | – Lorain- |
| G11.3 | – Louis-Bar- |
| R79.8 | – Low-T3 [Trijodthyronin]-low-T4 [Thyroxin]- |

**S**

*    **Syndrom** (Forts.)
E72.0  – Lowe-
I45.6  – Lown-Ganong-Levine-
*    – Lumbal-
M54.1 — akut
M54.1 — chronisch
M47.2 — chronisch-degenerativ
M54.1 — chronisch-rezidivierend
M47.2 — degenerativ
M54.1 — pseudoradikulär
M54.1 —— chronisch
J84.0  – Lungenproteinose-
Q21.1  – Lutembacher-
M54.1 – LWS-
M54.1 — akut
M54.1 —— mit Blockierung, Iliosakralgelenk
*     — bei
M47.2 —— degenerativen Veränderungen
O99.8 —— Gravidität
M54.1 —— Sakralisation
M54.1 — chronisch
M47.2 —— bei degenerativen LWS-Veränderungen
M47.2 — chronisch-degenerativ
M47.2 — degenerativ
M47.2 —— pseudoradikulär
M54.1 – LWS-Kompressions-
L51.2  – Lyell-
L51.2 —— Konjunktiva
J43.0  – Macleod-
E88.8  – Madelung-
E83.4  – Magnesiummangel-
D35.2  – Makroprolaktinom-
K90.9  – Malabsorptions-
K22.6  – Mallory-Weiss-
F31.9  – manisch-depressiv
D59.5  – Marchiafava-
Q07.8  – Marcus-Gunn-
Q87.4  – Marfan-
N83.8  – Masters-Allen-
E10.7  – Mauriac-
Q52.8  – Mayer-Rokitansky-Küster-Hauser- [Kongenitale Anomalie des weiblichen Genitales]
M31.3  – McBride-Stewart- [Granuloma gangraenescens]
Q61.9  – Meckel-Gruber-
E67.2  – Megavitamin-B6-
D27   – Meigs-Cass-
P76.0  – Mekoniumpfropf-
G51.2  – Melkersson-Rosenthal-
P22.0  – Membran-
P22.0  — hyalin
J95.4  – Mendelson-
O74.0  — bei Entbindung
H81.0  – Ménière-

*    **Syndrom** (Forts.)
E83.0  – Menkes-II- [Kupferstoffwechselstörung]
N95.1  – Menopausen-
N95.3  — postartifiziell
K55.1  – Mesenterialarterien-
E88.9  – metabolisch
G43.9  – Migräne-
P27.0  – Mikity-Wilson-
E83.5  – Milch-Alkali-
E83.5  – Milchtrinker-
D58.0  – Minkowski-Chauffard-
T74.9  – Mißhandlungs-
G93.8  – Mittelhirn-
J98.1  – Mittellappen-
Q87.0  – Moebius- [Kernaplasie]
B27.9  – Mononukleose-
I45.9  – Morgagni-Adams-Stokes-
G57.6  – Morton-
M31.1  – Moschkowitz-
I67.5  – Moyamoya-
L41.0  – Mucha-Habermann-
G93.3  – Müdigkeits-, chronisch
F68.1  – Münchhausen-
D75.8  – Mulcahy- [Myelosklerose]
I69.3  – Multiinfarkt-
T78.4  – Multiple-Chemical-Sensitivity- [MCS]
T79.5  – Muskelzerfalls-
D46.9  – myelodysplastisch
D47.1  – myeloproliferativ
T79.5  – myorenal
M54.1  – Nacken-Schulter-Arm-
D22.9  – Nävusdysplasie-
D22.9  – Nävuszellnävus-, dysplastisch
G54.0  – Naffziger-
G47.4  – narkoleptisch
*    – nephritisch
N00.9  — akut
*     —— mit
N00.6  —— Dense-deposit-Krankheit
*     ——— diffuser
N00.4  ——— endokapillär-proliferativer Glomerulonephritis
N00.2  ——— membranöser Glomerulonephritis
N00.5  ——— mesangiokapillärer Glomerulonephritis
N00.3  ——— mesangioproliferativer Glomerulonephritis
N00.7  —— Glomerulonephritis, mit diffuser Halbmondbildung
N00.0  —— minimaler glomerulärer Läsion

| | |
|---|---|
| * | **Syndrom** (Forts.) |
| * | – nephritisch (Forts.) |
| N03.9 | — chronisch |
| * | —— mit |
| N03.6 | —— Dense-deposit-Krankheit |
| * | —— diffuser |
| N03.4 | —— endokapillär-proliferativer Glomerulonephritis |
| N03.2 | —— membranöser Glomerulonephritis |
| N03.3 | —— mesangioproliferativer Glomerulonephritis |
| N03.0 | —— minimaler glomerulärer Läsion |
| * | – rapid-progressiv, mit |
| N01.6 | —— Dense-deposit-Krankheit |
| N01.7 | —— Glomerulonephritis, mit diffuser Halbmondbildung |
| N01.1 | —— segmentaler glomerulärer Läsion |
| N04.9 | – nephrotisch |
| * | — mit |
| N04.6 | —— Dense-deposit-Krankheit |
| * | —— diffuser |
| N04.4 | —— endokapillär-proliferativer Glomerulonephritis |
| N04.2 | —— membranöser Glomerulonephritis |
| N04.5 | —— mesangiokapillärer Glomerulonephritis |
| N04.3 | —— mesangioproliferativer Glomerulonephritis |
| N04.1 | —— fokaler glomerulärer Läsion |
| N04.7 | —— Glomerulonephritis, mit diffuser Halbmondbildung |
| N04.0 | —— minimaler glomerulärer Läsion |
| N04.1 | —— segmentaler glomerulärer Läsion |
| M51.1 | – Nervenwurzelreiz-, lumbal |
| F48.0 | – Neurasthenie- |
| F48.0 | – neurasthenisch |
| G21.0 | – neuroleptisch, maligne |
| D86.8 | – Neurouveoparotitis- |
| D81.4 | – Nezelof- |
| N28.8 | – Nieren-, hypochlorämisch |
| Q82.0 | – Nonne-Milroy-Meige- |
| Q87.1 | – Noonan- |
| I73.8 | – Nothnagel-II- |
| K56.0 | – Ogilvie- |
| H10.8 | – okulo-glandulär (Parinaud) |
| Q75.5 | – okulo-mandibulo-fazial |
| M53.0 | – okzipitozervikal |
| K91.1 | – operierter Magen |
| Q87.0 | – Orofazial- |
| I95.1 | – Orthostase- |
| M92.5 | – Osgood-Schlatter- |
| D75.8 | – Osteomyelofibrose- |
| M35.1 | – Overlap- |
| I82.8 | – Paget-Schroetter- |
| G20 | – pallidostriär |
| G20 | – Pallidum- |

| | |
|---|---|
| * | **Syndrom** (Forts.) |
| F41.0 | – Panik- |
| C80 | – paraneoplastisch |
| F22.0 | – paranoid |
| * | – Parinaud- |
| H10.8 | – [Okulo-glanduläres Syndrom] |
| H49.8 | – [Ophthalmoplegie] |
| G20 | – Parkinson- |
| G21.1 | – durch Arzneimittel |
| G21.3 | – postenzephalitisch |
| G21.9 | – sekundär |
| G54.5 | – Parsonage-Turner- [Neuralgische Schulteramyotrophie] |
| E29.1 | – Pasqualini- |
| Q91.7 | – Patau- |
| M76.5 | – Patellaspitzen- |
| E28.2 | – PCO- [Polyzystisches Ovar], mit Sterilität |
| G54.0 | – Pectoralis-major- |
| F45.8 | – Pelvipathie- |
| Q87.8 | – Pena-Shokeir-I- [Autosomal-rezessive fetale Akinesie] |
| Q87.8 | – Pena-Shokeir-II- [(autosomal-rezessives) Cerebro-oculo-facio-sceletal syndrome] |
| E07.1 | – Pendred- |
| M76.8 | – Pes-anserinus- |
| Q85.8 | – Peutz-Jeghers- |
| P29.3 | – PFC [Persistent fetal circulation]- |
| F40.9 | – phobisch |
| F45.9 | – phobisch-vegetativ |
| M75.0 | – PHS- [Periarthropathia humeroscapularis] |
| G31.0 | – Pick- |
| E66.2 | – Pickwick- |
| Q87.0 | – Pierre-Robin- |
| M67.8 | – Plica- |
| M67.8 | — Kniegelenk |
| R95 | – plötzlicher Tod, im Säuglingsalter |
| E05.2 | – Plummer- [Toxische Struma multinodosa] |
| D50.1 | – Plummer-Vinson- |
| Q79.8 | – Poland- |
| M30.8 | – Polyangiitis-Overlap- |
| E40 | – Polykarenz- |
| Q61.2 | – polyzystisch |
| E28.2 | – polyzystisches Ovar |
| H40.4 | – Posner-Schlossmann- [Zyklitisches Glaukom] |
| K91.5 | – Postcholezystektomie- |
| M96.1 | – Postdiskektomie- |
| M96.1 | — lumbal |
| M96.1 | – lumbosakral |
| M02.3 | – postdysenterisch [Reiter-Syndrom] |
| F07.1 | – postenzephalitisch |
| K91.1 | – Postgastrektomie- |

| | |
|---|---|
| * | **Syndrom** (Forts.) |
| I97.0 | – Postkardiotomie- |
| F07.2 | – postkontusionell |
| M96.1 | – Postlaminektomie- |
| I97.2 | – Postmastektomie- |
| N95.9 | – Postmenopausen- |
| N95.9 | — chronisch |
| I24.1 | – Postmyokardinfarkt- |
| M96.1 | – Postnukleotomie- |
| I87.0 | – postphlebitisch |
| I87.0 | – postthrombotisch |
| K91.1 | – Postvagotomie- |
| Q60.6 | – Potter- |
| Q87.1 | – Prader-Willi- |
| I45.6 | – Präexzitations- |
| I20.0 | – Präinfarkt- |
| D46.9 | – Präleukämie- |
| E28.3 | – Prämenopausen- |
| N94.3 | – prämenstruell |
| * | – Prostata- |
| F45.8 | — neurovegetativ |
| F45.8 | — psychovegetativ |
| F45.8 | — vegetativ |
| N42.9 | – prostatisch |
| Q79.4 | – Prune-belly- [Bauchdeckenaplasie-Syndrom] |
| E24.4 | – Pseudo-Cushing-, alkoholinduziert |
| E30.8 | – Pseudo-Fröhlich- |
| Q87.1 | – Pseudo-Ullrich-Turner- |
| E87.6 | – Pseudohypokaliämie- |
| C80 | – pseudomyasthenisch |
| F07.9 | – Psycho- |
| F07.9 | — algogen |
| F06.9 | — hirnorganisch |
| F07.9 | — organisch |
| F10.7 | —— alkoholisch, chronisch |
| F07.2 | —— nach Schädelhirntrauma |
| F07.9 | – psychoorganisch |
| F05.9 | — akut |
| F09 | — subakut |
| F45.9 | – psychoreaktiv |
| F45.9 | – psychosomatisch |
| F29 | – psychotisch |
| F45.9 | – psychovegetativ |
| Q87.1 | – Pterygium- |
| E87.6 | – QT- |
| G90.8 | – Quadranten- |
| G95.9 | – Querschnitts- |
| T79.5 | – Quetschungs- |
| D07.4 | – Queyrat- |
| M54.1 | – radikulär, lumbal |
| G11.1 | – Ramsay-Hunt- [Dyssynergia cerebellaris myoclonica] |

| | |
|---|---|
| * | **Syndrom** (Forts.) |
| N01.9 | – rapid-progressiv, nephritisch |
| * | — mit |
| * | —— diffuser |
| N01.4 | —— endokapillär-proliferativer Glomerulonephritis |
| N01.2 | —— membranöser Glomerulonephritis |
| N01.5 | —— mesangiokapillärer Glomerulonephritis |
| N01.3 | —— mesangioproliferativer Glomerulonephritis |
| N01.1 | —— fokaler glomerulärer Läsion |
| N01.0 | —— minimaler glomerulärer Läsion |
| F51.2 | – rascher Zeitzonenwechsel |
| E83.3 | – Rathbun- |
| I73.0 | – Raynaud- |
| F32.9 | – reaktiv-depressiv |
| Q22.6 | – Rechtsherz-, hypoplastisch |
| G60.1 | – Refsum- |
| G60.1 | — mit Retinitis pigmentosa |
| M02.3 | – Reiter- |
| N32.8 | – Reizblasen- |
| G93.9 | – Residual-, zerebral |
| E28.3 | – resistenter Ovarien |
| * | – Respiratory-distress-, beim |
| J80 | — Erwachsenen |
| P22.0 | — Neugeborenen |
| G25.8 | – Restless-legs- |
| F89 | – Retardierungs-, unklar |
| F84.2 | – Rett- |
| G93.7 | – Reye- |
| E23.0 | – Reye-Sheehan- |
| Q13.8 | – Rieger- |
| G90.1 | – Riley-Day- |
| L00 | – Ritter- |
| F45.3 | – Roemheld- |
| P35.0 | – Röteln-, fetal |
| M75.1 | – Rotatoren- |
| M75.1 | – Rotatorenmanschetten- |
| E80.6 | – Rotor- |
| Q87.2 | – Rubinstein-Taybi- |
| M54.1 | – S1- |
| B30.0 | – Sanders- |
| I74.0 | – Scalenus-anterior- |
| Q74.0 | – Scheuthauer-Marie-Sainton- |
| G37.0 | – Schilder- |
| G37.0 | – Schilder-Foix-Heubner- |
| F84.5 | – schizophren, beim Kind |
| G47.3 | – Schlafapnoe- |
| * | – Schmerz- |
| R52.2 | — chronisch |
| M54.5 | — lumbal, vertebragen, lokal |
| M79.1 | — myofaszial |
| M35.3 | — polymyalg |
| R52.1 | — thalamisch |
| R07.4 | — thorakal |

| | |
|---|---|
| \* **Syndrom** (Forts.) | \* **Syndrom** (Forts.) |
| E31.0  – Schmidt- | G56.3  – Supinator- |
| M54.1  – Schulter-Arm- | G56.8  – Supinatorlogen- |
| I73.8   – Schultze- | M75.1  – Supraspinatus- |
| G24.1  – Schwalbe-Ziehen-Oppenheim- | M75.1  — Schulterbereich |
| Q26.8  – Scimitar- | M75.1  – Supraspinatussehnen- |
| T56.1   – Selter-Swift-Feer- | L98.2  – Sweet- |
| L10.4  – Senear-Usher- | I02.9   – Sydenham- |
| Q87.8  – Senior-Loken- | I02.0   — mit Herzbeteiligung |
| Q87.8  — mit Retinitis pigmentosa | I49.5   – Tachykardie-Bradykardie- |
| G56.8  – Serratus- | M31.4 – Takayasu- |
| C84.1  – Sézary- | E78.6  – Tangier- |
| M35.1  – Sharp- | G52.7  – Tapia- |
| E23.0  – Sheehan- | G57.5  – Tarsaltunnel- |
| K91.2  – Short-bowel- | Q20.1  – Taussig-Bing- |
| G90.3  – Shy-Drager- | F07.0  – Temporallappen- |
| G52.1  – Sicard- | H35.6  – Terson- |
| \*      – Sicca- | Q06.8  – Tethered-cord- [Adhäsionssyndrom des |
| \*      — Augen, im |             unteren Rückenmarks] |
| \*      —— Sinne des | G93.8  – Thalamus- |
| M35.0 —— Sjögren-Syndroms | G71.1  – Thomsen- |
| H04.1 —— Syndroms des trockenen Auges | Q82.8  – Thomson- |
| M35.0 — [Sjögren-Syndrom] | G54.0  – Thoracic-outlet- |
| I49.5   – Sick-Sinus- | M54.1  – Thorakal- |
| E23.0  – Simmonds-Sheehan- | M54.1  – Thorakolumbal- |
| E88.1  – Simons- | M94.0 – Tietze- |
| J42     – Sinubronchial- | H49.0  – Tolosa-Hunt- |
| J20.9  — akut | F95.2  – Tourette- |
| J42     — chronisch | A48.3  – toxischer Schock |
| I49.5   – Sinusknoten- | A48.3  — bei Tamponbenutzung |
| I49.5   — latent | M76.3  – Tractus-iliotibialis- |
| M35.0 – Sjögren- | \*      – Transfusions- |
| G54.0  – Skalenus- | O43.0  — fetofetal |
| G44.8  – Sluder- | O43.0  — fetomaternal |
| E72.1  – Smith-Strang- | O43.0  — maternofetal |
| L13.1  – Sneddon-Wilkinson- | O43.0  — transplazentar |
| Q87.3  – Sotos- | G95.9  – Transversal- |
| E75.4  – Spielmeyer-Vogt- | Q75.4  – Treacher-Collins- |
| K90.0  – Sprue- | E83.1  – Troisier-Hanot-Chauffard- |
| H35.5  – Stargardt- | T79.5  – tubulovaskulär |
| G23.1  – Steele-Richardson-Olszewsky- | Q96.9  – Turner- |
| E28.2  – Stein-Leventhal- | F43.9  – Überforderungs- |
| E34.0  – Steiner-Voerner- | R53     – Überlastungs- |
| M54.6  – Sternoklavikular- | N98.1  – Überstimulations-, Ovarien |
| M54.6  – Sternokostal- | Q87.0  – Ullrich-Feichtinger- |
| L51.1  – Stevens-Johnson- | Q96.9  – Ullrich-Turner- |
| M85.2  – Stewart-Morel-Morgagni- | G56.2  – Ulnarisrinnen- |
| H43.3  – Stickler- | G47.3  – Undine- |
| G25.8  – Stiff-man- | G25.8  – unruhige Beine |
| H50.8  – Stilling-Türk-Duane- | E40     – Unterernährungs-, maligne |
| F07.0  – Stirnhirn- | G40.3  – Unverricht-Lundborg- |
| F43.2  – Stress- | N34.3  – urethral |
| K76.5  – Stuart-Bras- | A54.0  – Urethrareiz-, postgonorrhoisch |
| Q85.8  – Sturge-Weber- | M02.3  – urethro-okulo-synovial [Reiter-Syn- |
| G45.8  – Subclavian-steal- |             drom] |
| M89.0  – Sudeck- | N42.8  – urogenital |

**S**

| | |
|---|---|
| * | **Syndrom** (Forts.) |
| Q87.8 | – Usher- |
| Q87.8 | — mit Retinitis pigmentosa |
| Q87.2 | – VACTERL- [Vertebraldefekte, Anal-atresie, kardiale Anomalien, Tracheo-Ösophageal-Fistel mit Ösophagus-atresie, renale und Extremitätenanoma-lien] |
| Q78.0 | – Van-der-Hoeve- |
| Q87.2 | – VATER- [Vertebraldefekte, Analatre-sie, kardiale Anomalien, Tracheo-Öso-phageal-Fistel mit Ösophagusatresie, renale und Radiusdysplasie] |
| I87.1 | – Vena-cava-inferior- |
| I87.1 | – Vena-cava-superior- |
| T74.0 | – Vernachlässigungs- |
| G52.7 | – Vernet- |
| T79.5 | – Verschüttungs- |
| M54.8 | – vertebral |
| H81.0 | – Vestibularis- |
| G52.7 | – Villavet- |
| H30.8 | – Vogt-Koyanagi-Harada- |
| M45 | – von-Bechterew- |
| E76.0 | – von-Pfaundler-Hurler- |
| D68.0 | – von-Willebrand-Jürgens- |
| I73.1 | – von-Winiwarter-Buerger- |
| H43.8 | – Wagner- |
| E74.0 | – Wagner-Parnas- [Hepatische Form der Glykogenose] |
| M33.1 | – Wagner-Unverricht- |
| F22.0 | – Wahn-, mit Personenverkennung, im Sinne Doppelgänger-Illusion [Capgras-Syndrom] |
| I66.3 | – Wallenberg- |
| A39.1 | – Waterhouse-Friderichsen- |
| M31.3 | – Wegener- |
| Q87.1 | – Weill-Marchesani- |
| L98.3 | – Wells- |
| G12.0 | – Werdnig-Hoffmann- |
| D69.3 | – Werlhof-Wichmann- |
| D44.8 | – Wermer- |
| E34.8 | – Werner- |
| E51.2 | – Wernicke- |
| E83.5 | – Williams-Beuren- |
| M53.9 | – Wirbelsäulen- |
| M53.9 | — chronisch |
| D82.0 | – Wiskott-Aldrich- |
| G25.8 | – Wittmaack-Ekbom- |
| Q93.3 | – Wolf- [Deletion des kurzen Armes des Chromosoms 4] |
| Q93.3 | – Wolf-Hirschhorn- |
| I45.6 | – Wolff-Parkinson-White- |
| I45.6 | – WPW- [Wolff-Parkinson-White] |
| M53.9 | – WS- |
| M54.1 | – Wurzel- |

| | |
|---|---|
| * | **Syndrom** (Forts.) |
| M54.1 | – Wurzelkompressions- |
| M54.1 | — lumbal |
| M54.1 | – Wurzelreiz- |
| M54.1 | — lumbal |
| M54.1 | — lumbosakral |
| M54.1 | — sakral |
| M54.2 | — zervikal |
| B25.9 | – Wyatt- [Zytomegalie] |
| Q98.5 | – XYY- |
| L60.5 | – Yellow-nail- |
| N82.1 | – Youssef- [Vesikouterine Fistel] |
| Q87.8 | – Zellweger- |
| Q87.8 | – zerebro-hepato-renal |
| M54.2 | – Zervikal- |
| M54.2 | — akut |
| M54.2 | — chronisch |
| M47.2 | — chronisch-degenerativ |
| M47.2 | — degenerativ |
| M47.2 | —— pseudoradikulär |
| M54.2 | — pseudoradikulär |
| M53.0 | — zephal |
| M53.1 | – Zervikobrachial- |
| M53.0 | – zervikokraniell |
| M54.1 | – Zervikolumbal- |
| M54.1 | – Zervikothorakal- |
| M53.0 | – zervikozephal |
| K70.0 | – Zieve- |
| E16.4 | – Zollinger-Ellison- |
| K91.2 | – zuführende Schlinge |
| F42.0 | – Zwangs- |
| F42.0 | – Zwangsvorstellungs- |
| E72.1 | – Zystathioninurie- |
| * | **Syndrome** |
| B24 | – Acquired immunodeficiency [AIDS] |
| G93.3 | – Chronic fatigue |
| H30.8 | – Multiple evanescent white dot |
| * | **Synechie** |
| Q10.3 | – Blepharo-, kongenital |
| N85.6 | – Cavum uteri |
| N85.6 | – intrauterin |
| Q52.5 | – Labien |
| J34.8 | – Nasenhöhle |
| J94.8 | – Pleura |
| N85.6 | – Uterus |
| * | **Synechien** |
| H21.5 | – Auge |
| H21.5 | – hintere, Auge |
| H21.5 | – vordere, Auge |
| H40.3 | — posttraumatisch, mit Sekundär-glaukom |
| B83.3 | **Syngamiasis** |
| R55 | **Synkope** |
| T67.1 | – durch Hitze |
| R55 | – vasovagal |
| Q55.1 | **Synorchidie** |

| | |
|---|---|
| * **Synostose** | A53.9 **Syphilis** (Forts.) |
| Q75.8 – Sagittalnaht, vorzeitig | * – konnatal |
| Q75.8 – Tribasilar- | A50.2 — Frühstadium |
| D21.9 **Synovialisneubildung,** gutartig | A50.0 — florid |
| M66.1 **Synovialisruptur** | A50.1 — latent |
| M65.9 **Synovialitis** – s.a. Synovitis | A50.0 — Frühstadium-Symptome |
| M65.8 – Knie | A50.7 — Spätstadium |
| M65.8 – Kniegelenk | A50.5 — florid |
| C49.9 **Synovialsarkom** | A50.6 — latent |
| M71.2 **Synovialzyste,** Kniekehlenbereich | Z20.2 – Kontakt |
| M65.9 **Synovitis** | A52.7 – Larynx |
| M70.0 – crepitans | A53.0 – latent |
| M10.0 – gichtisch | A52.7 – Lunge |
| M65.8 – Handgelenk | A52.7 – Magen |
| M65.8 – Knie | A52.7 – Mamma |
| M65.8 – Kniegelenk | A52.1 – meningovaskulär |
| M65.8 – Schulter | A52.9 – Meta- |
| M65.8 – Sprunggelenk, oberes | A52.7 – Milchdrüse |
| M67.3 – transitorisch | A50.5 – mit Kraniotabes |
| A18.0 – tuberkulös | A52.7 – Mittelohr |
| M12.2 – villonodulär | A51.3 – Mundhöhle |
| Q89.4 **Synzephalus** | A52.7 – Nase |
| A53.9 **Syphilis** – s.a. Lues | A52.7 – Nebenhoden |
| A51.1 – analer Primäraffekt | A52.7 – Nebenniere |
| A52.7 – Anus | A52.3 – Neuro- |
| A52.0 – Aorta | A52.2 — asymptomatisch |
| A52.7 – Auge | A52.1 — florid |
| O98.1 – bei Schwangerschaft | A50.4 — juvenil |
| A52.7 – bronchial | A50.4 — konnatal, spätauftretend |
| A50.9 – connata | A52.1 — paralytisch |
| A50.5 — Gumma | A52.1 — tabisch |
| A50.5 — Hutchinson-Zähne | A65 – nichtvenerisch |
| A50.5 — Sattelnase | A52.7 – Ohr |
| A65 – endemisch | A52.7 – Orbita |
| A51.9 – Früh- | A51.2 – Primäraffekt |
| A50.2 — konnatal | A51.0 – Primärstadium |
| A50.0 — florid | A51.1 — Anus |
| A50.1 — latent | A51.2 — Finger |
| A50.0 — mit Okulopathie | A51.2 — Lippe |
| A51.5 — latent | A51.2 — Tonsillen |
| A51.5 – Frühstadium, latent | A52.7 – Rhino- |
| A52.7 – gastrische Krise | A52.1 – Rückenmark |
| A52.3 – Gehirn | A51.4 – sekundär |
| A52.7 – Gehörgang | A51.3 — Anus |
| A51.0 – genital | A51.4 — Eingeweide |
| A51.0 – Genitalaffekt, primär | A51.3 — Haut |
| A51.0 – Geschlechtsorgane | A51.4 — Knochen |
| A51.3 – Haut | A51.3 — Mund |
| A52.1 – Hinterstrang, sklerosierend | A51.3 — Rachen |
| A52.7 – Hornhaut | A51.3 — Schleimhaut |
| A52.7 – Hypophyse | A51.3 — Tonsillen |
| A52.7 – Innenohr | A51.3 — Vulva |
| A52.0 – kardiovaskulär | A52.9 – Spät- |
| Z22.4 – Keimträger | A50.7 — konnatal |
| | A50.6 — latent |
| | A50.3 — mit Augenkrankheit |

S

A53.9 **Syphilis** (Forts.)
A52.9 – Spät- (Forts.)
A52.8 — latent
* — mit
A52.7 —— Chorioretinitis
A52.7 —— Frühstadium-Symptomen
A52.9 – tertiär
A52.7 – Tonsillen
A52.7 – Trachea
A52.7 – Tränendrüsen
A52.7 – Urethra
A51.0 – Vulva
A52.1 – zerebrospinal
F06.8 – ZNS, mit organischer Psychose
R76.2 **Syphilistest,** falsch-positiv, serologisch
* **Syphilitische**
A52.0 – Aortendilatation
A52.0 – Aortenklappenstenose
A52.0 – Aortitis
A50.4 – Dementia paralytica juvenilis
A52.0 – Endokarditis
A51.4 – Entzündung, sekundär, im weiblichen
        Becken
A50.3 – Keratitis
A50.3 — parenchymatosa
A52.1 – Meningitis
A52.7 – Peritonitis
A51.3 – Rupia
A52.0 **Syphilitisches Aortenaneurysma**
A52.7 **Syphilom**
F45.2 **Syphilophobie**
H68.0 **Syringitis**
D23.9 **Syringoadenom**
G95.0 **Syringobulbie**
G95.0 – und -myelie
D23.9 **Syringom**
D23.1 – Augenlid
D23.1 – Lid
G95.0 **Syringomyelie**
G95.0 – und -bulbie
G04.9 **Syringomyelitis**
Q05.9 **Syringomyelozele**
D23.9 **Syringozystadenom**
* **System,** endokrin
F45.8 – Organneurose
F45.8 – psychogene Störung
B37.8 **System-Kandidose**
M08.2 **Systemisch beginnende Form,** Arthritis,
        juvenil, chronisch
* **Systemische**
A44.0 – Bartonellose
I10 – Hypertonie
H40.6 – Mydriatikatherapie, Sekundärglaukom
        durch
H44.1 – Panuveitis
M34.0 – progressive Sklerose

* **Systemische** (Forts.)
E85.3 – sekundäre Amyloidose
M34.9 – Sklerodermie
M34.9 – Sklerose
M34.1 — progressiv, mit Calcinosis cutis,
        Raynaud-Phänomen, Ösophagus-
        dysfunktion, Sklerodaktylie, Tele-
        angiektasie [CREST-Syndrom]
H40.6 – Steroidtherapie, mit Sekundärglaukom
H44.1 – Uveitis
I77.6 – Vaskulitis, mit Uveitis posterior
* **Systemischer Lupus**
M32.9 – erythematodes
M32.0 — arzneimittelinduziert
B49 **Systemmykose**
I49.4 **Systolen,** ektopisch
R01.1 **Systolikum**
R01.0 – akzidentell
C16.9 **Szirrhöses Magenkarzinom,** mit Linitis
        plastica

# – T –

C84.5  **T-Zell-Lymphom**
C84.5  – maligne
C84.4  – peripher
C91.5  **T-Zellen-Leukämie, beim Erwachsenen**
C84.2  **T-Zonenlymphom**
I48    **TAA** [Tachyarrhythmia absoluta]
*      **Tabak**
F17.2  – Abhängigkeitssyndrom
*      – Gebrauch
F17.3  — Entzugssyndrom
F17.5  — psychotische Störung
F17.1  — schädlich
F17.1  – Mißbrauch
H47.0  – Optikopathie
*      **Tabakintoxikation**
F17.0  – akut
F17.0  – bei Abhängigkeit
T65.2  **Tabakose**
T65.2  **Tabakvergiftung**
T65.2  **Tabakwirkung,** toxisch
A75.0  **Tabardillofieber**
A52.1  **Tabes**
A52.1  – dorsalis
A52.1  **Tabische Neurolues**
F19.1  **Tablettenabusus**
F19.1  – ständig
T50.9  **Tabletteningestion**
T50.9  **Tablettenintoxikation**
T50.9  – und Alkoholintoxikation
F19.1  **Tablettenmißbrauch**
F19.2  **Tablettensucht**
T42.7  **Tablettenvergiftung,** Schlafmittel
T42.7  – Suizidabsicht
A52.1  **Taboparalyse**
I48    **Tachyarrhythmia absoluta**
I48    **Tachyarrhythmie**
I49.9  **Tachykarde Herzrhythmusstörung**
R00.0  **Tachykardie**
P20.9  – fetal, persistierend
P20.9  – intrauterin
I47.1  – Knoten-, paroxysmal
I47.9  – paroxysmal
I47.1  — atrioventrikulär
I47.1  — AV [Atrioventrikular]-junktional
F45.3  — psychogen
I47.1  — supraventrikulär
I47.2  — ventrikulär
I47.1  — Vorhof-
F45.3  – psychogen

R00.0  **Tachykardie** (Forts.)
R00.0  – Sinus-
I47.1  – supraventrikulär
I47.2  – ventrikulär
I47.1  – Vorhof
I49.5  **Tachykardie-Bradykardie-Syndrom**
R06.8  **Tachypnoe**
R06.8  – transitorisch
P22.1  — beim Neugeborenen
*      **Taenia-**
B68.1  – saginata-Infektion
B68.0  – solium-Infektion
B68.0  — intestinal
B68.9  **Taeniasis**
L81.8  **Tätowierung**
R43.1  **Täuschung,** Geruch
H53.1  **Tagblindheit**
R32    **Tageseinnässen**
B33.8  **Tahyna-Fieber**
M31.4  **Takayasu-Syndrom**
B38.9  **Talfieber**
D23.9  **Talgdrüsenadenom**
D23.9  **Talgdrüsenepitheliom**
L73.8  **Talgdrüsenhyperplasie**
C44.9  **Talgdrüsenkarzinom**
L73.9  **Talgdrüsenkrankheit**
L72.1  **Talgdrüsenzyste**
N90.7  **Talgretentionszyste,** Vulva
L72.1  **Talgzyste**
J62.0  **Talkose**
S92.1  **Talusfraktur**
T88.7  **Tamoxifen-Nebenwirkung**
T19.2  **Tampon,** disloziert
*      **Tamponade**
I31.9  – Herz
I31.9  – Herzbeutel
I31.9  – Perikard
A48.3  **Tamponbenutzung,** mit Syndrom, toxischer Schock
B08.8  **Tanapocken**
*      **Tangier-**
E78.6  – Krankheit
E78.6  – Syndrom
*      **Tapetoretinale**
H35.5  – Dystrophie
H35.5  – hereditäre Dystrophie
H35.5  – Netzhautdystrophie
G52.7  **Tapia-Syndrom**
M79.6  **Tarsalgie**
G57.5  **Tarsaltunnel-Syndrom**
H01.8  **Tarsitis**
M92.6  **Tarsusosteochondrose,** juvenil
*      **Tasche**
Q38.7  – Hypopharynx
Q38.7  – Schlund
Q82.8  **Tastleistenanomalie**

T

| | |
|---|---|
| R20.8 | **Tastsinnstörung** |
| J67.2 | **Taubenzüchterkrankheit** |
| J67.2 | **Taubenzüchterlunge** |
| H91.9 | **Taubheit** |
| F44.6 | – psychogen |
| H90.5 | – Rinden- |
| R48.1 | – Seelen- |
| F80.2 | – Wort- |
| H90.5 | – zentral |
| H91.3 | **Taubstummheit** |
| T70.3 | **Taucherkrankheit** |
| E04.9 | **Tauchkropf** |
| R42 | **Taumel** |
| R42 | – und Schwindel |
| R26.0 | **Taumelnder Gang** |
| K00.2 | **Taurodontismus** |
| Q20.1 | **Taussig-Bing-Syndrom** |
| E75.0 | **Tay-Sachs-Krankheit** |
| Q87.2 | **Taybi-Syndrom, Rubinstein-** |
| A16.9 | **TBC** – s.a. Tuberculosis oder s.a. Tuberkulose |
| B90.9 | – alt, mit schwerer Ventilationsstörung |
| A18.5 | – Auge |
| A18.3 | – Bauchfell |
| * | – bei |
| B20.0 | — HIV-Krankheit |
| O98.0 | — Schwangerschaft |
| A16.4 | – Bronchien |
| A18.3 | – Darm |
| A19.9 | – disseminiert |
| A16.9 | – Erstinfektion |
| A17.8 | – Gehirn |
| A18.0 | – Gelenke |
| A16.4 | – Glottis |
| A18.4 | – Haut |
| A16.3 | – Hilusdrüsen |
| A17.0 | – Hirnhaut |
| A18.0 | – Hüfte |
| A16.4 | – Kehlkopf |
| A18.0 | – Kniegelenk |
| A18.0 | – Knochen |
| Z20.1 | – Kontakt |
| A16.4 | – Larynx |
| A16.2 | – Lunge |
| A19.9 | — miliar |
| A18.2 | – Lymphdrüsen |
| * | – Lymphknoten |
| A16.3 | — intrathorakal |
| A16.3 | — mediastinal |
| A18.2 | — peripher |
| A18.2 | – Lymphsystem |
| A16.8 | – mediastinal |
| A18.3 | – Mesenterialdrüsen |
| A18.8 | – Milz |
| A16.8 | – Nase |

| | |
|---|---|
| A16.9 | **TBC** (Forts.) |
| A16.8 | – Nasennebenhöhlen |
| A16.8 | – Nasenrachenraum |
| A18.7 | – Nebennieren |
| A18.1 | – Niere |
| A18.6 | – Ohr |
| A16.7 | – Primärinfektion |
| A18.8 | – Schilddrüse |
| J65 | – Silikose |
| * | – Spätfolgen |
| B90.1 | — Harn- und Geschlechtsorgane |
| B90.2 | — Knochen und Gelenke |
| B90.0 | — ZNS |
| A16.4 | – Trachea, isoliert |
| A16.3 | – Tracheobronchialdrüsen |
| A18.4 | – Unterhautzellgewebe |
| A18.1 | – Urogenitalsystem |
| A18.0 | – Wirbelsäule |
| * | **TD** |
| Z27.8 | – , Impfung gegen Tetanus-Diphtherie |
| Z27.8 | – Hib, Impfung gegen Tetanus-Diphtherie-Haemophilus influenzae Typ b |
| L70.8 | **Teerakne** |
| C44.9 | **Teerkrebs** |
| K92.1 | **Teerstuhl** |
| K25.4 | – bei Ulcus ventriculi |
| N80.1 | **Teerzyste, Ovar** |
| N28.0 | **Teilinfarkt, Niere** |
| F82 | **Teilleistungsschwäche,** grobmotorisch |
| G40.1 | **Teilmotorische Epilepsie** |
| M75.0 | **Teilsteife,** bei Periarthropathia humeroscapularis |
| K01.0 | **Teilweise retinierter Zahn** |
| I78.1 | **Teleangiektasie** |
| M34.1 | – Calcinosis cutis, Raynaud-Phänomen, Ösophagusdysfunktion, Sklerodaktylie, bei progressiver systemischer Sklerose [CREST-Syndrom] |
| L81.7 | – essentiell, familiär |
| I78.0 | – hämorrhagisch, hereditär |
| I78.0 | – hereditär |
| L65.0 | **Telogeneffluvium** |
| F34.0 | **Temperament,** zyklothym |
| R50.9 | **Temperaturentgleisung** |
| F43.0 | **Temporäre Situationsstörung** |
| * | **Temporale** |
| H47.2 | – Papillenabblassung |
| H53.4 | – Restinsel, Gesichtsfeld |
| C71.2 | **Temporales Astrozytom,** Grad II |
| G06.0 | **Temporalhirnabszeß** |
| F07.0 | **Temporallappen-Syndrom** |
| C71.2 | **Temporallappenastrozytom** |
| G40.2 | **Temporallappenepilepsie** |
| S03.0 | **Temporomandibuläre Luxation** |
| K07.6 | **Temporomandibulargelenkaffektion** |

M77.9 **Tendinitis**
M76.6 – Achillessehne
M65.2 – calcarea
M75.3 — Schulterbereich
M76.0 – Glutäussehne
M76.1 – Iliopsoassehne
M75.2 – Musculus biceps brachii
M76.5 – Patellarsehne
M76.7 – Peronäussehne
M75.8 – Schulterbereich
M77.5 – Sprunggelenk, oberes
M77.8 – Unterarm
M77.9 **Tendinose**
M77.9 – Ansatz-
M75.3 **Tendinosis calcarea,** Schulter
M77.9 **Tendomyopathie**
M77.8 – paravertebral
M75.8 – Schulterbereich
M75.8 – Schultergürtel
M75.8 **Tendomyose,** Schultergürtel
M65.3 **Tendopathia nodosa**
M77.9 **Tendopathie**
M77.8 – Enthesopathie, diffus
M77.2 – Handgelenk
M65.8 – Insertions-, Trochanter major
M76.8 – Knie
M77.9 **Tendoperiostopathie**
M65.9 **Tendosynovitis** – s.a. Tenosynovitis oder
　　　s.a. Tenovaginitis
M65.9 **Tendovaginitis** – s.a. Tenovaginitis
M65.9 – infolge medialer Tibiakopfexostose
M65.4 – stenosans
M65.4 — [de Quervain]
R30.1 **Tenesmen,** Blase
R19.8 **Tenesmus**
R30.1 – vesicae
D86.9 **Tennesson-Syndrom, Besnier-**
M77.1 **Tennisellenbogen**
H05.0 **Tenonitis,** Orbita
M67.8 **Tenophyt**
* **Tenosynovitis**
M65.8 – Handgelenk
A18.0 – tuberkulös
M65.8 – Unterarm
M65.9 **Tenovaginitis** – s.a. Tenosynovitis
M65.8 – Handgelenk
M65.8 – Knie
M65.8 – Unterarm
G44.2 **Tension headache**
S06.8 **Tentoriumblutung**
S06.8 **Tentoriumhämatom**
D32.0 **Tentoriummeningeom**
R23.3 **Tentoriumpetechien**
P10.4 **Tentoriumriß,** durch Geburtsverletzung

* **TEP** [Totalendoprothese]
* – Hüftgelenk
T84.0 — Lockerung
T84.0 — Pfannenlockerung
T84.0 — Schaftlockerung
T84.9 – mit Beschwerden
C80 **Teratokarzinom**
C62.9 – Hoden
D48.9 **Teratom**
C80 – bösartig
C40.9 – Epiphyse
D37.0 – Gaumen
D39.9 – Geschlechtsorgane, weiblich
D36.9 – gutartig
D40.1 – Hoden
D44.3 – Hypophyse
D38.1 – Lunge
D27 – Ovar
D48.4 – Peritoneal-
D37.0 – Pharynx
D37.0 – Rachen
D48.0 – Schädel
D48.0 – Schädelhöhle
D44.0 – Schilddrüse
D48.0 – Steiß
D37.0 – Tonsille
R86.6 **Teratospermie**
D48.9 **Teratotumor**
R86.6 **Teratozoospermie**
N46 – Oligo-Astheno-
* **Terminale**
N02.9 – Makrohämaturie
N18.0 – Niereninsuffizienz
N18.0 — dialysepflichtig
T82.5 — Shuntverschluß
N18.0 **Terminales chronisches Nierenversa-
gen**
O48 **Terminüberschreitung,** Schwanger-
schaft
H18.4 **Terrien-Degeneration,** Hornhaut
H35.6 **Terson-Syndrom**
A52.9 **Tertiäre Lues**
Q53.9 **Testikelmaldeszension**
N50.8 **Testikeltypertrophie**
* **Testikuläre**
E29.9 – Dysfunktion
E34.5 – Feminisierung
E29.1 – Insuffizienz
E89.5 – postablative Unterfunktion
E29.0 – Überfunktion
E29.1 – Unterfunktion
E89.5 — nach medizinischen Maßnahmen
N50.8 – Zyste
* **Testikulärer**
E29.0 – Androgenüberschuß
E29.0 – Hypergonadismus

**T**

| | |
|---|---|
| Q55.0 | **Testisagenesie** |
| N50.0 | **Testisatrophie** |
| Q55.2 | **Testisdysplasie** |
| Q55.1 | **Testishypoplasie** |
| C62.9 | **Testiskarzinom** |
| D40.1 | **Testistumor** |
| N45.9 | **Testitis** |
| E29.1 | **Testosteronmangel** |
| Q56.0 | **Testovar** |
| R29.0 | **Tetanie** |
| * | – bei |
| R06.4 | — Hyperventilation |
| E20.9 | — Hypoparathyreoidismus |
| A34 | — Schwangerschaft |
| P71.3 | – beim Neugeborenen |
| P71.3 | — ohne Kalzium- oder Magnesium-mangel |
| T67.2 | – durch Hitze |
| A34 | – Maternitäts- |
| E89.2 | – parathyreopriv |
| E89.2 | – postoperativ |
| R29.0 | – Pseudo- |
| F44.5 | – psychogen |
| A35 | **Tetanus** |
| Z27.8 | – Diphtherie [TD][Td], Impfnotwendigkeit |
| Z27.8 | – Diphtherie-Haemophilus influenzae Typ b [TD-Hib], Impfnotwendigkeit |
| Z27.1 | – Diphtherie-Pertussis- [DPT] [DTPa], Impfnotwendigkeit |
| Z27.8 | – Haemophilus influenzae Typ b, Diphtherie-Pertussis- [DPT-Hib] [DTPa-Hib], Impfnotwendigkeit |
| Z23.5 | – Impfung |
| A35 | – Infektion |
| A33 | – neonatorum |
| O62.4 | – uteri |
| Z23.5 | – Vakzination |
| Z27.8 | — Diphtherie- |
| Z27.1 | — Diphtherie-Pertussis- |
| Q06.8 | **Tethered-cord-Syndrom** [Adhäsionssyndrom des unteren Rückenmarks] |
| T53.3 | **Tetrachloräthylenwirkung,** toxisch |
| T53.0 | **Tetrachlorkohlenstoffwirkung,** toxisch |
| Q21.3 | **Tetralogie, Fallot-** |
| Q83.1 | **Tetramastie** |
| G82.5 | **Tetraparese** |
| G82.5 | **Tetraplegie** |
| G80.8 | – infantil |
| G80.8 | – Lähmung, spastisch, infantil |
| G82.3 | – schlaff |
| G82.4 | – spastisch |
| G82.4 | **Tetraspastik** |
| B33.0 | **Teufelsgriff** |
| Q20.3 | **TGA** [Transposition der großen Arterien] |
| R52.1 | **Thalamisches Schmerzsyndrom** |

| | |
|---|---|
| I61.3 | **Thalamusblutung** |
| C71.0 | **Thalamusmalignom** |
| D43.0 | **Thalamusneubildung,** unsicher |
| G93.8 | **Thalamussyndrom** |
| D56.9 | **Thalassämie** |
| D56.0 | – Alpha- |
| D56.9 | – Anämie |
| D56.1 | – Beta- |
| D56.2 | – Delta-Beta- |
| D56.3 | – Erbanlage |
| D56.8 | – Krankheit, Sichelzellen- |
| D57.8 | – mit Retinopathie |
| T60.4 | **Thalliumvergiftung** |
| Q77.1 | **Thanatophore Dysplasie** |
| Q77.1 | **Thanatophorer Zwergwuchs** |
| D27 | **Thekafibrom** |
| N83.2 | **Thekalutein-Zyste** |
| D27 | **Thekazell-Tumor** |
| D27 | **Thekom** |
| E28.8 | **Thekomatose** |
| N64.5 | **Thelalgie** |
| * | **Thelarche** |
| E30.0 | – spät |
| E30.8 | – vorzeitig |
| B83.8 | **Thelaziasis** |
| N61 | **Thelitis** |
| N64.5 | **Thelorrhagie** |
| * | **Therapeutische** |
| B53.8 | – Malaria-Infektion |
| O42.2 | – Wehenhemmung, bei vorzeitigem Blasensprung |
| B24 | **Therapiebedürftige HIV-Infektion** |
| O62.4 | **Therapieresistente Wehen** |
| N89.8 | **Therapieresistenter vaginaler Fluor** |
| R92 | **Thermographiebefund,** Mamma, abnorm |
| * | **Thesaurismose** |
| E75.1 | – Gangliosid- |
| E83.3 | – Phosphatid- |
| E75.2 | – Sphingomyelin- |
| E51.9 | **Thiaminmangel** |
| M34.8 | **Thibièrge-Weissenbach-Krankheit** |
| H18.5 | **Thiel-Behnke-Hornhautdystrophie** |
| G71.1 | **Thomsen-Syndrom** |
| * | **Thomson-** |
| Q75.4 | – Komplex |
| Q82.8 | – Syndrom |
| G54.0 | **Thoracic-outlet-Syndrom** |
| R07.2 | **Thorakal, links-,** Schmerzen |
| * | **Thorakale** |
| S23.0 | – Bandscheibe, traumatische Ruptur |
| M99.8 | – Blockierung |
| K44.9 | – Hiatushernie |
| R07.4 | – Schmerzen |

| | |
|---|---|
| * | **Thorakale** (Forts.) |
| * | – Spina bifida |
| Q05.1 | — mit Hydrozephalus |
| Q05.6 | — ohne Hydrozephalus |
| M47.8 | – Spondylose |
| G54.3 | – Wurzelläsion |
| * | **Thorakaler** |
| M51.2 | – Bandscheibenvorfall |
| M51.2 | – Diskusprolaps |
| C15.1 | – Ösophagus, Neubildung, bösartig |
| * | **Thorakales** |
| I71.1 | – Aneurysma, rupturiert |
| R07.4 | – Schmerzsyndrom |
| R07.4 | **Thorakalgie** |
| M40.2 | **Thorakalkyphose** |
| M51.2 | **Thorakalolumbaler Diskusprolaps** |
| M41.9 | **Thorakalskoliose,** rechtskonvex |
| M54.1 | **Thorakalsyndrom** |
| M54.1 | – Zerviko- |
| I71.6 | **Thorakoabdominales Aortenaneurysma** |
| I71.5 | – rupturiert |
| R07.4 | **Thorakodynie** |
| Q79.8 | **Thorakogastroschisis** |
| * | **Thorakolumbale** |
| M43.9 | – Fehlhaltung |
| M41.9 | – Skoliose |
| Q05.6 | – Spina bifida |
| M41.5 | – Torsionsskoliose |
| M54.5 | **Thorakolumbalgie** |
| M41.9 | **Thorakolumbalskoliose** |
| M54.1 | **Thorakolumbalsyndrom** |
| Q79.8 | **Thorakoschisis** |
| * | **Thorax** |
| S25.9 | – Blutgefäßverletzung |
| Q76.8 | – flach |
| M41.3 | **Thoraxbedingte Skoliose** |
| R07.4 | **Thoraxbeschwerden** |
| C49.3 | **Thoraxbindegewebssarkom** |
| M95.4 | **Thoraxdeformität** |
| * | **Thoraxerfrierung** |
| T34.2 | – mit Gewebsnekrose |
| T33.2 | – oberflächlich |
| S22.5 | **Thoraxinstabilität** |
| C76.1 | **Thoraxkarzinom** |
| Q76.9 | **Thoraxmißbildung** |
| * | **Thoraxneubildung** |
| C76.1 | – bösartig |
| * | – gutartig |
| D21.3 | — Bindegewebe |
| D21.3 | — Weichteile |
| S20.2 | **Thoraxprellung** |
| S20.2 | **Thoraxquetschung** |
| R09.8 | **Thoraxreibungsgeräusch** |
| R07.4 | **Thoraxschmerz** |
| I20.9 | – ischämisch |

| | |
|---|---|
| S28.1 | **Thoraxteilamputation,** traumatisch |
| S29.9 | **Thoraxtrauma** |
| S29.8 | – Schmerzen nach |
| S20.8 | **Thoraxverletzung,** oberflächlich |
| S20.4 | – hinten |
| S20.3 | – vorn |
| S29.7 | **Thoraxverletzungen,** multipel |
| S20.7 | – oberflächlich |
| J86.0 | **Thoraxwandfistel** |
| S20.2 | **Thoraxwandhämatom** |
| C79.8 | **Thoraxwandmetastase** |
| S21.7 | **Thoraxwandwunden,** multipel, offen |
| C49.3 | **Thoraxweichteilekarzinom** |
| C49.3 | **Thoraxweichteilesarkom** |
| S21.9 | **Thoraxwunde,** offen |
| S21.2 | – hinten |
| S21.1 | – vorn |
| S28.0 | **Thoraxzerquetschung** |
| T96 | **Thorotrastfibrose** |
| T96 | **Thorotrastleber** |
| T96 | **Thorotrastom** |
| T96 | **Thorotrastorgan** |
| T96 | **Thorotrastschaden** |
| E34.0 | **Thorson-Syndrom, Biörck-** [Karzinoidsyndrom] |
| E72.8 | **Threonin-Stoffwechselstörung** |
| I73.1 | **Thrombangiitis** |
| I73.1 | – obliterans |
| I77.6 | **Thrombarteriitis** |
| D69.1 | **Thrombasthenie** |
| D69.1 | – Glanzmann-Naegeli- |
| I74.9 | **Thrombembolie** |
| I74.9 | – Arterie |
| * | **Thromboembolie** |
| O88.2 | – Gestationsperiode |
| O88.2 | – im Wochenbett |
| F45.2 | **Thromboembolieangst** |
| D73.1 | **Thrombopenia splenica** |
| D69.6 | **Thrombopenie** |
| * | – essentiell |
| D69.3 | — akut |
| D69.3 | — chronisch |
| D69.4 | – konstitutionell |
| D69.6 | **Thrombopenische Anämie** |
| I82.9 | **Thrombophilie** |
| I80.9 | **Thrombophlebitis** |
| I80.9 | – akut |
| O22.2 | – bei Gravidität |
| I80.3 | – Bein |
| I80.0 | — oberflächlich |
| I80.9 | – chronisch |
| I82.1 | – migrans |
| * | – oberflächlich |
| O22.2 | — bei Schwangerschaft |
| O87.0 | — Wochenbett |

**T**

| | | |
|---|---|---|
| I80.9 | **Thrombophlebitis** (Forts.) | |
| I80.3 | – Oberschenkel | |
| I80.0 | — oberflächlich | |
| I80.2 | — tiefliegend | |
| O87.9 | – postpartal | |
| I80.8 | – renalis | |
| * | – tief | |
| O22.3 | — bei Schwangerschaft | |
| O87.1 | — im Wochenbett | |
| O87.1 | — postpartal | |
| I80.2 | – tiefliegend, Bein | |
| I80.3 | – untere Extremität | |
| I80.2 | — tiefliegend | |
| I80.3 | – Unterschenkel | |
| I80.0 | — oberflächlich | |
| I80.2 | — tiefliegend | |
| G08 | – Venensinus, intrakraniell | |
| I82.9 | **Thrombose** | |
| I82.8 | – Achselvene | |
| I84.3 | – Analvene | |
| * | – Aorta | |
| I74.0 | — abdominalis | |
| I74.1 | — thoracica | |
| I82.8 | – Armvene | |
| * | – Arteria | |
| I65.1 | — basilaris | |
| I65.2 | — carotis | |
| * | — cerebri | |
| I66.1 | —— anterior | |
| I66.0 | —— media | |
| I66.2 | —— posterior | |
| I74.3 | — femoralis | |
| I74.5 | — iliaca | |
| I65.0 | — vertebralis | |
| I66.3 | – Arteriae cerebelli | |
| I74.4 | – Arterie, Extremität | |
| I74.9 | – arteriell | |
| G95.1 | — Rückenmark | |
| H34.8 | – Astvene, Auge | |
| I82.9 | – Astvenen | |
| H34.8 | – Auge | |
| I65.1 | – Basilaris | |
| I74.0 | – Bauchaorta | |
| O87.1 | – Beckenvene, postpartal | |
| I80.2 | – Beckenvenen | |
| O22.9 | – bei Gravidität | |
| I80.0 | – Bein, oberflächlich | |
| I74.3 | – Beinarterie | |
| I80.3 | – Beinvene | |
| I80.2 | – Beinvenen, tief | |
| K55.0 | – Darmarterie | |
| * | – Ductus | |
| N50.1 | — deferens | |
| N50.1 | — spermaticus | |
| I67.6 | – Durasinus | |

| | | |
|---|---|---|
| I82.9 | **Thrombose** (Forts.) | |
| I63.0 | – extrakranielle hirnversorgende Arterie, mit Hirninfarkt | |
| I66.9 | – Gehirn | |
| I66.9 | – Gehirnarterie | |
| N50.1 | – Geschlechtsorgane, männlich | |
| I84.7 | – Hämorrhoidalvenen | |
| I84.7 | – Hämorrhoiden | |
| I84.7 | — 3. Grades | |
| I84.3 | — äußere | |
| I84.0 | — innere | |
| I51.3 | – Herzohr | |
| I51.3 | – Herzspitze | |
| I66.9 | – Hirnarterie | |
| G08 | – Hirnsinus | |
| I67.6 | – Hirnvene | |
| O22.5 | — bei Schwangerschaft | |
| O87.3 | — im Wochenbett | |
| I63.6 | — nichteitrig, mit Hirninfarkt | |
| N50.1 | – Hoden | |
| N50.1 | – Hodensack | |
| O87.9 | – im Wochenbett | |
| I63.3 | – intrakranielle Arterie, mit Hirninfarkt | |
| I82.8 | – Jugularisvene | |
| I51.3 | – Kammer | |
| I65.2 | – Karotis | |
| I21.9 | – koronar | |
| I24.0 | — ohne sekundären Myokardinfarkt | |
| I21.9 | – Koronararterie | |
| I74.8 | – Leberarterie | |
| I82.0 | – Lebervene | |
| I82.0 | — primär | |
| I26.9 | – Lunge | |
| I82.8 | – Meningealvene | |
| K55.0 | – Mesenterialarterie | |
| K55.0 | – Mesenterialvene | |
| I74.8 | – Milzarterie | |
| I82.8 | – Milzvene | |
| O69.5 | – Nabelschnur, Entbindungskomplikation | |
| O69.5 | – Nabelvenen, Entbindungskomplikation | |
| I82.8 | – Nebennierenvene | |
| H34.8 | – Netzhaut | |
| H34.8 | – Netzhautvene | |
| N28.0 | – Niere | |
| N28.0 | – Nierenarterie | |
| I82.3 | – Nierenvene | |
| I80.3 | – Oberschenkel | |
| I80.0 | — oberflächlich | |
| I80.2 | — tiefliegend | |
| I80.1 | – Oberschenkelvene | |
| I82.9 | – ohne Embolie | |
| N48.8 | – Penis | |
| I82.8 | – perianal | |
| I81 | – Pfortader | |
| I82.9 | – Phlebo- | |
| I80.8 | – Plexus pampiniformis | |

I82.9 **Thrombose** (Forts.)
O87.9 – puerperal
I26.9 – pulmonal
I26.9 – Pulmonalarterie
I26.9 – Pulmonalvene
H34.8 – Retina
N50.1 – Samenblase
N50.1 – Samenleiter
O22.9 – schwangerschaftsbedingt
I67.6 – Sinus, intrakraniell, nichteitrig
N50.1 – Skrotum
I80.2 – tiefliegend, Bein
I74.4 – und Embolie, Extremitätenarterie
I80.3 – untere Extremität
I80.2 — tiefliegend
I80.3 – Unterschenkel
I80.0 — oberflächlich
I80.2 — tiefliegend
N50.1 – Vas deferens
\* – Vena
I82.2 — cava
I82.2 —— superior
I80.1 — femoralis
I80.0 — saphena
\* – Vene
I82.9 — oberflächlich
I80.2 — tief
I82.9 – Venen
O87.9 — postpartal
\* — tief
O22.3 —— antepartal
O22.3 —— bei Schwangerschaft
O87.1 —— im Wochenbett
O87.1 —— postpartal
I80.3 — Unterschenkel
G08 – Venensinus, intrakraniell
H34.8 – venös, Auge
I51.3 – Vorhof
I80.3 – Wadenvene
H34.8 – Zentralvene, Auge
I66.9 – Zerebralarterie
F45.2 **Thromboseangst**
I82.9 **Thromboseneinengung,** Venen
D69.3 **Thrombotisch-thrombozytopenische**
      **Purpura**
\*      **Thrombotische**
I63.3 – Apoplexie
M31.1 – Mikroangiopathie
\*      **Thrombotischer**
I84.7 – Hämorrhoidalknoten
I82.9 – Verschluß
D47.3 **Thrombozytämie,** essentiell
D69.1 **Thrombozytendefekt**
D69.1 – qualitativ
D47.3 **Thrombozythämie**
D47.3 – hämorrhagisch

D69.1 **Thrombozytopathie**
D69.6 **Thrombozytopenie**
D69.5 – allergisch
B23.2 – bei HIV-Krankheit
D69.3 – essentiell
D69.4 – hereditär
D69.3 – idiopathisch
D69.3 — akut
D69.3 — chronisch
D69.5 – medikamentös
D69.5 – sekundär
B23.2 — bei HIV-Krankheit
P61.0 – transitorisch, beim Neugeborenen
\*      **Thrombozytopenische**
D69.3 – idiopathische Purpura (Werlhof)
D69.3 – Purpura
D75.9 **Thrombozytose**
D75.2 – essentiell
\*      **Thrombus**
I82.9 – Abscheidungs-
I74.9 – Arteriole
I82.9 – Schichten-
H16.8 **Thygesson-Keratitis**
E32.0 **Thymismus**
E32.8 **Thymitis**
D15.0 **Thymoblastom**
D17.4 **Thymolipom**
D15.0 **Thymom**
D17.4 – Lipo-
E32.8 **Thymus persistens**
E32.1 **Thymusabszeß**
Q89.2 **Thymusagenesie**
E85.4 **Thymusamyloidose**
D82.1 **Thymusaplasie**
E32.8 **Thymusatrophie**
E32.8 **Thymusblutung**
D82.1 **Thymusdysplasie**
E32.8 **Thymusentzündung**
D15.0 **Thymusepitheliom**
E32.0 **Thymushyperplasie**
E32.0 – persistierend
E32.0 **Thymushypertrophie**
E32.8 **Thymushypoplasie**
E32.8 **Thymusinvolution**
C37 **Thymuskarzinom**
E32.9 **Thymuskrankheit**
C37 **Thymuskrebs**
D17.4 **Thymuslipom**
D18.1 **Thymuslymphangiom**
\*      **Thymusneubildung**
C37 – bösartig
D15.0 – gutartig
E32.8 **Thymusparenchymblutung**
E32.0 **Thymusvergrößerung**
E06.9 **Thyreoadenitis**
E07.8 **Thyreoglobulin-Anomalie**

T

| | |
|---|---|
| E04.9 | **Thyreoideahyperplasie** |
| D44.0 | **Thyreoideatumor** |
| E06.9 | **Thyreoiditis** |
| E06.0 | – akut |
| E06.4 | – arzneimittelinduziert |
| E06.3 | – autoimmun |
| E06.5 | – chronisch |
| E06.2 | — mit transitorischer Hyperthyreose |
| E06.1 | – De-Quervain- |
| * | – durch |
| B44.8 | — Aspergillus |
| B45.8 | — Kryptokokken |
| B25.8 | — Zytomegalieviren |
| E06.0 | – eitrig |
| E06.5 | – fibrös, chronisch |
| E06.1 | – granulomatös |
| E06.3 | – Hashimoto- |
| E06.5 | – holzig |
| E06.4 | – iatrogen |
| E06.3 | – Immun- |
| E06.3 | — lymphozytär |
| E06.3 | – lymphozytär |
| E06.3 | — chronisch |
| O90.5 | – postpartal |
| E06.1 | – Riesenzell- |
| E06.1 | – subakut |
| E07.0 | **Thyreokalzitonin-Hypersekretion** |
| E07.9 | **Thyreopathie** |
| * | **Thyreostatika-** |
| T88.7 | – Nebenwirkung |
| T38.2 | – Vergiftung |
| E05.9 | **Thyreotoxikose** |
| E05.3 | – durch Schilddrüsengewebe |
| E05.0 | – mit Kropf |
| E05.5 | **Thyreotoxische Krise** |
| G45.9 | **TIA** – s.a. transitorische ischämische Attacke |
| * | **Tibia** |
| A50.5 | – Säbelscheiden-, syphilitisch |
| Q68.4 | – und Fibula, angeborene Verbiegung |
| S82.2 | **Tibiafraktur** |
| S82.3 | – distal |
| S82.2 | – mit Fibulafraktur |
| S82.1 | – proximal |
| C79.5 | **Tibiakarzinom** |
| M85.6 | **Tibiaknochenzyste,** angeboren |
| S82.1 | **Tibiakopffraktur** |
| S82.1 | – lateral |
| G57.4 | **Tibialisläsion** |
| M92.5 | **Tibiaosteochondrose,** juvenil |
| S82.5 | **Tibiapilonfraktur** |
| Q72.5 | **Tibiareduktionsdefekt,** longitudinal |
| C40.2 | **Tibiasarkom** |
| S82.2 | **Tibiaschaftfraktur** |
| M99.8 | **Tibiofibulargelenkblockierung** |

| | |
|---|---|
| F95.9 | **Tic** |
| F95.9 | – Blinzel- |
| G50.0 | – douloureux |
| G25.6 | – extrapyramidal |
| F95.9 | – nervös |
| G25.6 | – organischer Ursprung |
| F95.5 | **Tick** – s. Tic |
| F95.2 | **Tics,** multipel, motorisch und vokal, kombiniert [Tourette-Syndrom] |
| F95.9 | **Ticstörung** |
| F95.0 | – vorübergehend |
| * | **Tiefe** |
| O22.3 | – antepartale Venenthrombose |
| I80.2 | – Beinvenenthrombose |
| S05.0 | – Hornhautverletzung |
| I61.0 | – intrazerebrale Blutung |
| O87.1 | – postpartale Venenthrombose |
| * | – Thrombophlebitis |
| O22.3 | — bei Schwangerschaft |
| O87.1 | — im Wochenbett |
| I80.9 | – Venenentzündung |
| I80.2 | – Venenthrombose |
| O22.3 | — bei Schwangerschaft |
| O87.1 | — im Wochenbett |
| S05.8 | – Verletzung, Tränenweg |
| * | **Tiefer** |
| T15.1 | – Bindehautfremdkörper |
| O32.8 | – Geradstand, Betreuung der Schwangeren |
| T15.0 | – Hornhautfremdkörper, ohne Perforation |
| O44.1 | – Plazentasitz |
| O32.8 | – Querstand, Betreuung der Schwangeren |
| F84.9 | **Tiefgreifende Entwicklungsstörung** |
| * | **Tiefliegende** |
| * | – Phlebitis |
| I80.2 | — Bein |
| I80.2 | — Oberschenkel |
| I80.2 | — untere Extremität |
| I80.2 | — Unterschenkel |
| * | – Phlebothrombose |
| I80.2 | — Bein |
| I80.2 | — Oberschenkel |
| I80.2 | — untere Extremität |
| I80.2 | — Unterschenkel |
| * | – Thrombophlebitis |
| I80.2 | — Bein |
| I80.2 | — Oberschenkel |
| I80.2 | — untere Extremität |
| I80.2 | — Unterschenkel |
| * | – Thrombose |
| I80.2 | — Bein |
| I80.2 | — Oberschenkel |
| I80.2 | — untere Extremität |
| I80.2 | — Unterschenkel |
| B35.8 | **Tiefsitzende Dermatophytie** |

| | |
|---|---|
| * | **Tiefsitzender** |
| K63.0 | – Darmabszeß |
| N20.1 | – Harnleiterstein |
| N20.1 | – Ureterstein |
| N28.8 | **Tiefstand,** Niere |
| H91.9 | **Tieftonschwerhörigkeit** |
| T14.1 | **Tierbiß** |
| T14.1 | **Tierbißverletzung** |
| D22.9 | **Tierfellnävus** |
| J30.3 | **Tierhaar-Allergie** |
| F40.2 | **Tierphobie** |
| M94.0 | **Tietze-Syndrom** |
| Q14.2 | **Tilted disc** [Schräger Sehnerveneintritt] |
| R76.1 | **Tine-Test,** abnorm |
| B35.9 | **Tinea** |
| L44.8 | – amiantacea |
| B35.8 | – axillaris |
| B35.0 | – barbae |
| B36.2 | – blanca |
| B35.0 | – capitis |
| B35.4 | – corporis |
| B35.4 | — superficialis |
| B35.0 | – faciei |
| B35.9 | – favosa |
| B35.3 | – Fußsohle |
| B35.8 | – genitalis |
| B35.0 | – Gesicht |
| B35.5 | – imbricata |
| B35.6 | – inguinalis |
| B35.9 | – interdigitalis |
| B35.3 | — Fuß |
| B35.2 | — Hand |
| B35.9 | – intertriginosa |
| B35.3 | — pedis |
| B35.2 | – manuum |
| B35.2 | — ekzematös |
| B35.8 | — et pedum |
| B36.1 | – nigra |
| B35.3 | – pedis |
| B35.6 | – perianalis |
| B35.3 | – plantaris |
| B35.8 | – superinfiziert |
| B35.1 | – unguium |
| B36.0 | – versicolor |
| H93.1 | **Tinnitus** |
| H93.1 | – arteriosklerotisch |
| H93.1 | – aurium |
| H93.1 | – vaskulär |
| H93.1 | – zervikal |
| R76.0 | **Titer,** erhöht, Antikörper |
| R76.0 | **Titeränderung,** Antikörper |
| R99 | **Tod** |
| * | – durch |
| T71 | — Erstickung |
| T75.4 | — Strom |

| | |
|---|---|
| R99 | **Tod** (Forts.) |
| P95 | – Fetal- |
| O36.4 | — Betreuung der Schwangeren |
| P95 | – Frucht- |
| O36.4 | — Betreuung der Schwangeren |
| P95 | — intrauterin |
| O36.4 | —— Betreuung, Mutter |
| I46.1 | – Herz-, plötzlich |
| G93.8 | – Hirn-, dissoziiert |
| R96.1 | – innerhalb von 24 Stunden nach Symptombeginn |
| P95 | – intrauterin |
| O36.4 | — Betreuung der Schwangeren |
| R98 | – nicht in Anwesenheit anderer Personen |
| R96.0 | – plötzlich |
| R96.0 | — eingetreten |
| R95 | — im Säuglingsalter, Syndrom |
| R09.0 | – Schein- |
| I46.1 | – Sekundenherz- |
| R99 | – zerebral |
| K74.3 | **Todd-Zirrhose** |
| R99 | **Todesursache,** ungenau |
| B35.5 | **Tokelau** |
| E56.0 | **Tokopherolmangel** |
| A82.9 | **Tollwut** |
| A82.1 | – Haustier- |
| Z24.2 | – Impfung, Notwendigkeit |
| Z24.2 | – Vakzination |
| A82.0 | – Wildtier- |
| H49.0 | **Tolosa-Hunt-Syndrom** |
| G40.3 | **Tonisch-klonischer epileptischer Anfall** |
| G40.3 | **Tonischer epileptischer Anfall** |
| J03.9 | **Tonsilla-pharyngea-Entzündung** |
| J36 | **Tonsillarabszeß** |
| J36 | – Para- |
| J36 | – Peri- |
| J36 | – Retro- |
| * | **Tonsillen** |
| * | – Syphilis |
| A51.2 | — Primärstadium |
| A51.3 | — sekundär |
| J35.3 | – und adenoides Gewebe, Hypertrophie |
| J35.1 | – vergrößert |
| J35.9 | **Tonsillenaffektion** |
| J35.9 | – chronisch |
| A36.0 | **Tonsillendiphtherie** |
| J35.8 | **Tonsillenfokaltoxikose** |
| J35.1 | **Tonsillenhyperplasie** |
| J35.1 | **Tonsillenhypertrophie** |
| C09.9 | **Tonsillenkarzinom** |
| J35.9 | **Tonsillenkrankheit,** chronisch |
| C09.9 | **Tonsillenkrebs** |
| D17.7 | **Tonsillenlipom** |
| A52.7 | **Tonsillenlues** |
| D18.1 | **Tonsillenlymphangiom** |
| D37.0 | **Tonsillenmischtumor** |

**T**

| | |
|---|---|
| * **Tonsillenneubildung** | M41.5 **Torsionsskoliose** (Forts.) |
| C09.9 – bösartig | M41.5 – BWS |
| D10.4 – gutartig | M41.5 — und LWS |
| D10.4 **Tonsillenpapillom** | M41.5 – lumbal |
| J35.8 **Tonsillenstein** | M41.5 – mit Myalgien |
| A52.7 **Tonsillensyphilis** | M41.5 – thorakolumbal |
| D37.0 **Tonsillenteratom** | G24.1 **Torsionsspasmus,** progressiv |
| J35.8 **Tonsillenzyste** | M43.6 **Torticollis** – s.a. Tortikollis |
| J03.9 **Tonsillitis** | G24.3 – spasmodicus |
| J03.9 – akut | G24.3 – spasticus |
| B37.8 – bei Soor | M43.6 **Tortikollis** – s.a. Torticollis |
| J03.9 – catarrhalis | Q68.0 – kongenital |
| J35.0 – chronisch | F45.8 – psychogen |
| J35.0 — Exazerbation | B45.1 **Torulameningitis** |
| A36.0 – diphtherica | B45.9 **Torulose** |
| * – durch | B45.0 – Lunge |
| B44.2 — Aspergillus | J98.1 **Totalatelektase** |
| B37.8 — Candida | * **Totale** |
| J03.0 — Streptokokken | Q26.2 – Fehleinmündung, Lungenvenen |
| J03.9 – eitrig | H17.8 – Hornhauttrübung |
| J03.9 – fieberhaft | H16.4 – Hornhautvaskularisation |
| J03.9 – follicularis | N02.9 – Makrohämaturie |
| J35.0 – hyperplastisch | K86.8 – Pankreasinsuffizienz |
| J03.9 – Krypten- | T84.0 **Totalendoprothese,** Hüftgelenk, Lockerung |
| J03.9 – lacunaris | |
| J03.9 – lingual | * **Totaler** |
| J36 – Para- | I44.2 – AV [Atrioventrikular]-Block |
| J36 – Peri- | N81.3 – Descensus uteri et vaginae |
| J06.8 – Pharyngo- | L63.0 – Haarausfall |
| J03.9 – rezidivierend | * **Totalprolaps** |
| J03.9 – Zungengrund | N81.3 – Uterus |
| J06.8 **Tonsillopharyngitis** | N81.3 — und Vagina |
| M10.0 **Tophus arthriticus** | N81.1 – Vagina |
| * **Torsion** | P95 **Totgeburt** |
| K56.2 – Darm | F95.2 **Tourette-Syndrom** |
| K56.2 – duodenal | A41.9 **Toxämie** |
| N83.5 – Eileiter | A41.9 – bakteriell |
| N44 – Funiculus spermaticus | A41.9 **Toxikämie** |
| N44 – Hoden | F19.2 **Toxikomanie** |
| N83.5 – Morgagni-Hydatide | F19.2 – Poly- |
| O69.8 – Nabelschnur, Entbindungskomplikation | F19.2 — einschließlich Morphintyp |
| N44 – Nebenhoden | F19.2 — ohne Morphintyp |
| N83.5 – Ovar | * **Toxikose** |
| Q50.2 — angeboren | O15.9 – bei Gestation |
| N83.5 — beidseitig | O15.9 – eklamptisch |
| N83.5 — einseitig | O14.9 – Gravidität |
| N48.8 – Penis | O14.9 – Schwangerschaft |
| N44 – Samenstrang | O15.0 – Spät-, Schwangerschaft |
| N83.5 – Tuba uterina | * **Toxisch** – s. jeweilige Krankheit, toxisch |
| G24.1 **Torsionsdystonie** | K71.9 **Toxisch nutritive Hepatopathie** |
| K56.2 **Torsionsileus** | B83.0 **Toxokariasis** |
| G24.1 **Torsionsneurose,** toxisch | B58.9 **Toxoplasmen-Infektion** |
| M41.5 **Torsionsskoliose** | B58.9 **Toxoplasmose** |
| M41.5 – Brustwirbelsäule | B58.8 – Adrenalitis |
| M41.5 — und Lendenwirbelsäule | P37.1 – angeboren |
| | B58.8 – Angiitis |

| | |
|---|---|
| B58.9 | **Toxoplasmose** (Forts.) |
| B20.8 | – bei HIV-Krankheit |
| * | – beim |
| B58.9 | — Erwachsenen |
| P37.1 | — Neugeborenen |
| B58.2 | – Enzephalitis |
| P00.2 | – fetaler Schaden |
| B58.8 | – Gastritis |
| B58.2 | – Gehirn |
| B58.1 | – Hepatitis |
| B58.2 | – Hypophysitis |
| B58.1 | – Leber |
| B58.3 | – Lunge |
| B58.2 | – Meningoenzephalitis |
| B58.8 | – Myokarditis |
| B58.8 | – Myositis |
| B58.8 | – Pankreatitis |
| B58.8 | – Parathyreoiditis |
| B58.3 | – Pneumonie |
| B58.9 | – Sepsis |
| B58.8 | – Uvea |
| B58.8 | – Vaskulitis |
| N32.8 | **Trabekelblase** |
| * | **Trachea** |
| D02.1 | – Carcinoma in situ |
| J98.0 | – Säbelscheiden- |
| A16.4 | – TBC, isoliert |
| * | – und Kehlkopf, mit Beteiligung Lunge |
| T27.5 | — Verätzung |
| T27.1 | — Verbrennung |
| J39.8 | **Tracheaabszeß** |
| D14.2 | **Tracheaadenom** |
| Q32.1 | **Tracheaatresie** |
| R04.1 | **Tracheaausgußblutung** |
| D14.2 | **Tracheaachondrom** |
| A36.8 | **Tracheadiphtherie** |
| Q32.1 | **Tracheadivertikel** |
| E04.9 | **Tracheaeinengung,** durch retrosternale Struma |
| D14.2 | **Tracheafibrom** |
| Q32.1 | **Tracheafistel** |
| T17.4 | **Tracheafremdkörper** |
| J39.8 | **Tracheageschwür** |
| D38.1 | **Tracheageschwulst** |
| C33 | **Tracheakarzinom** |
| J04.1 | **Trachealer Katarrh** |
| A52.7 | **Trachealues** |
| B49 | **Tracheamykose** |
| J39.8 | **Tracheanekrose** |
| D38.1 | **Tracheaneoplasie** |
| * | **Tracheaneubildung** |
| D14.2 | – gutartig |
| D38.1 | – unsicher |
| D14.2 | **Tracheapapillom** |
| J39.8 | **Tracheastenose** |
| A52.7 | **Tracheasyphilis** |

| | |
|---|---|
| D38.1 | **Tracheatumor** |
| T27.4 | **Tracheaverätzung** |
| T27.0 | **Tracheaverbrennung** |
| J39.8 | **Tracheaverkalkung** |
| S27.5 | **Tracheaverletzung,** Pars thoracica |
| S17.0 | **Tracheazerquetschung** |
| J04.1 | **Tracheitis** |
| J04.1 | – akut |
| * | – bei |
| J11.1 | — Grippe [Influenza] |
| J04.1 | — Infekt |
| B37.1 | — Soor |
| J42 | – chronisch |
| * | – durch |
| B44.8 | — Aspergillus |
| B37.1 | — Candida |
| B25.8 | — Zytomegalieviren |
| J04.1 | – eitrig |
| J04.1 | – fiebrig |
| J04.1 | – Peri- |
| J04.1 | – Rhino- |
| J06.8 | – Rhinosinu- |
| J42 | – sicca |
| * | **Tracheobronchiale** |
| A16.3 | – Drüsen, TBC |
| A16.3 | – Lymphknotentuberkulose |
| J40 | **Tracheobronchitis** |
| J20.9 | – akut |
| J42 | – chronisch |
| * | – durch |
| B44.1 | — Aspergillus |
| B25.8 | — Zytomegalieviren |
| J41.1 | – eitrig |
| J20.9 | – fieberhaft, akut |
| J40 | – Laryngo- |
| J20.9 | — akut |
| * | — beim |
| J40 | —— Erwachsenen |
| J40 | —— Jugendlichen |
| J20.9 | —— Kind |
| J42 | — chronisch |
| J42 | – sicca |
| J81 | – Stauungs- |
| J18.0 | **Tracheobronchopneumonie** |
| J04.2 | **Tracheolaryngitis** |
| J04.2 | – akut |
| J04.2 | – fieberhaft |
| J39.8 | **Tracheomalazie** |
| Q32.0 | – angeboren |
| J06.8 | **Tracheopharyngitis** |
| J42 | – chronisch |
| J95.0 | **Tracheostomafunktionsstörung** |
| J39.8 | **Tracheozele** |
| Q32.1 | – angeboren |

**T**

A71.9 **Trachom**
A71.1 – aktives Stadium
A71.0 – Anfangsstadium
A71.9 – Augenlid
B94.0 – Folgen
A71.0 – Initialstadium
A71.9 – Lid
B94.0 – Narbenstadium
A74.0 – Para-
B94.0 – Spätfolgen
A71.9 **Trachomatöse Einschlußkonjunktivitis**
A71.1 **Trachomatöser Pannus**
A71.9 **Trachomkonjunktivitis**
\* **Tractus-**
M76.3 – iliotibialis-Syndrom
H47.5 – opticus-Affektion
\* – opticus-
H47.5 — Blutung
H47.5 — Entzündung
H47.5 — Ischämie
D43.3 — Tumor
\* **Trägheit**
K59.0 – Darm
N31.2 – Harnblase
H04.5 **Tränenabflußstörung**
H04.9 **Tränenapparataffektion**
Q10.6 **Tränenapparatfehlbildung,** kongenital
H04.4 **Tränenapparatmukozele,** chronisch
C69.5 **Tränendrüsenadenom,** pleomorph
H04.1 **Tränendrüsenaffektion**
Q10.4 **Tränendrüsenagenesie**
H04.1 **Tränendrüsenatrophie**
H04.0 **Tränendrüsenentzündung**
H04.1 **Tränendrüsenerkrankung**
\* **Tränendrüseneubildung**
C69.5 – bösartig
D31.5 – gutartig
H04.6 **Tränendrüsenfistel**
H04.5 **Tränendrüsengangssteinbildung**
C69.5 **Tränendrüsenkarzinom**
A52.7 **Tränendrüsenlues**
H04.5 **Tränendrüsensteinbildung**
A52.7 **Tränendrüsensyphilis**
\* **Tränendrüsentumor**
C69.5 – bösartig
D31.5 – gutartig
C69.5 – maligne
D48.7 – unbekannte Dignität
H04.0 **Tränendrüsenvergrößerung,** chronisch
H04.1 **Tränendrüsenzyste**
H04.1 **Tränenfilminsuffizienz**
H04.1 **Tränenflüssigkeitsmangel**
\* **Tränenfluß**
H04.9 – vermehrt
H04.1 – vermindert
H04.4 **Tränengangsentzündung,** chronisch

H04.5 **Tränengangsstenose**
Q10.5 – kongenital
T59.3 **Tränengaswirkung,** toxisch
H04.3 **Tränenkanalentzündung**
C69.5 **Tränenkanalkarzinom**
D31.5 **Tränenkanalneubildung,** gutartig
H04.5 **Tränenkanalstenose**
Q10.5 – angeboren
Q10.5 **Tränenkanalstriktur,** angeboren
D31.5 **Tränennasengangsneubildung,** gutartig
H04.5 **Tränennasengangsstenose**
H04.5 **Tränennasengangsverschluß**
H04.9 **Tränenproblem**
H04.1 **Tränenproduktionsstörung**
\* **Tränenpünktchen**
H04.5 – einwärtsgewendet
Q10.4 – verlegt, kongenital
Q10.4 **Tränenpünktchenagenesie**
H04.5 **Tränenpünktchenstenose**
H04.3 **Tränensackentzündung**
H04.5 **Tränensackhydrops**
D31.5 **Tränensackneubildung,** gutartig
H04.3 **Tränensackphlegmone**
H04.6 **Tränensackretentionszyste**
H04.5 **Tränensackstenose**
H04.1 **Tränensekretion,** vermindert
H04.2 **Tränenträufeln**
H04.3 **Tränenwegentzündung**
H04.3 – akut
H04.6 **Tränenwegfistel**
T15.8 **Tränenwegfremdkörper**
H04.3 **Tränenwegphlegmone**
H04.5 **Tränenwegstenose**
Q10.5 – kongenital
H04.5 – postkanalikulär
H04.5 **Tränenwegsverschluß**
\* **Tränenwegtumor**
D31.5 – benigne
C69.5 – maligne
D48.7 – unbekannte Dignität
H04.5 **Tränenwegverengung**
\* **Tränenwegverletzung**
S01.1 – bei offener Wunde, Lid
S05.8 – tief
H04.5 **Tränenwegverstopfung**
H04.6 **Tränenwegzyste**
O48 **Tragzeitüberschreitung**
H33.4 **Traktionsablatio**
\* – bei
H33.4 — alter Ablatio retinae
E14.3 — diabetischer Retinopathie
H33.4 – Netzhaut
H33.4 – retinae
H33.4 **Traktionsablösung,** Netzhaut
\* **Traktionsdivertikel**
K22.5 – Ösophagus

| | |
|---|---|
| * | **Traktionsdivertikel** (Forts.) |
| K22.5 | – Speiseröhre |
| R41.8 | **Trance** |
| F44.3 | **Trancezustand,** Besessenheitszustand |
| * | **Tranquilizer-** |
| F13.2 | – Abhängigkeit |
| F13.1 | – Abusus |
| F13.1 | – Mißbrauch |
| Z31.- | **Transabdominaler Gametentransfer,** intratubar |
| R74.0 | **Transaminasenerhöhung,** unklar |
| D51.2 | **Transcobalamin-II-Mangelanämie** |
| N86 | **Transformationszone,** Portio |
| N86 | – chronisch |
| B16.9 | **Transfusionshepatitis** |
| T80.9 | **Transfusionsreaktion** |
| * | **Transfusionssyndrom** |
| O43.0 | – fetofetal |
| O43.0 | – fetomaternal |
| O43.0 | – maternofetal |
| O43.0 | – transplazentar |
| T80.9 | **Transfusionszwischenfall** |
| G45.4 | **Transiente globale Amnesie** |
| * | **Transitionalzellkarzinom** |
| C67.9 | – Blase |
| C67.9 | – Harnblase |
| C65 | – Nierenbecken |
| * | **Transitorische** |
| L11.1 | – akantholytische Dermatose |
| D60.1 | – erworbene isolierte aplastische Anämie |
| * | – Hyperthyreose |
| E06.2 | — bei chronischer Thyreoiditis |
| P72.1 | — beim Neugeborenen |
| P74.5 | – Hypertyrosinämie, beim Neugeborenen |
| G45.9 | – ischämische Attacke |
| P94.0 | – Myasthenia gravis, beim Neugeborenen |
| P29.4 | – Myokardischämie, beim Neugeborenen |
| P61.5 | – Neutropenie, beim Neugeborenen |
| * | – Störung |
| P71.9 | — Kalziumstoffwechsel, beim Neugeborenen |
| P71.9 | — Magnesiumstoffwechsel, beim Neugeborenen |
| M67.3 | – Synovitis |
| R06.8 | – Tachypnoe |
| P22.1 | — beim Neugeborenen |
| P61.0 | – Thrombozytopenie, beim Neugeborenen |
| G45.9 | – zerebrale Ischämie |
| * | **Transitorischer** |
| H34.0 | – arterieller Gefäßverschluß, Netzhaut |
| P71.4 | – Hypoparathyreoidismus, beim Neugeborenen |
| P76.1 | – Ileus, beim Neugeborenen |

| | |
|---|---|
| * | **Translokation** |
| Q99.8 | – chromosomal |
| * | – Trisomie |
| Q91.6 | — 13 |
| Q91.2 | — 18 |
| Q90.2 | — 21 |
| * | **Transmuraler** |
| I21.0 | – anteriorer Myokardinfarkt, akut |
| I21.0 | – anteroapikaler Myokardinfarkt, akut |
| I21.0 | – anterolateraler Myokardinfarkt, akut |
| I21.0 | – anteroseptaler Myokardinfarkt, akut |
| I21.2 | – apikolateraler Myokardinfarkt, akut |
| I21.2 | – basolateraler Myokardinfarkt, akut |
| I21.1 | – diaphragmaler Myokardinfarkt, akut |
| I21.2 | – hochlateraler Myokardinfarkt, akut |
| I21.1 | – inferiorer Myokardinfarkt, akut |
| I21.1 | – inferolateraler Myokardinfarkt, akut |
| I21.1 | – inferoposteriorer Myokardinfarkt, akut |
| I21.2 | – lateraler Myokardinfarkt, akut |
| * | – Myokardinfarkt, akut |
| I21.1 | — Hinterwand |
| I21.2 | — Seitenwand |
| I21.0 | — Vorderwand |
| I21.2 | – posteriorer Myokardinfarkt, akut |
| I21.2 | – posterobasaler Myokardinfarkt, akut |
| I21.2 | – posterolateraler Myokardinfarkt, akut |
| I21.2 | – posteroseptaler Myokardinfarkt, akut |
| I21.2 | – septaler Myokardinfarkt, akut |
| T86.9 | **Transplantatabstoßung** |
| * | – Hornhaut |
| T86.8 | — akut |
| T86.8 | — chronisch |
| T86.8 | – Mamma |
| T86.8 | **Transplantatdekompensation,** Hornhaut |
| * | **Transplantation** |
| I42.0 | – Herz, Zustand nach, wegen dilatativer Kardiomyopathie |
| N19 | – Niere, Zustand nach, wegen Niereninsuffizienz |
| T86.8 | **Transplantatstörung,** Hornhaut |
| * | **Transplantatversagen** |
| T86.9 | – Abstoßung |
| T86.8 | – Mamma |
| * | – Zustand nach |
| T86.4 | — Lebertransplantation |
| T86.1 | — Nierentransplantation |
| O43.0 | **Transplazentares Transfusionssyndrom** |
| E88.0 | **Transportanomalie, Protein-** |
| R39.1 | **Transportstörung,** Harn |
| * | **Transposition** |
| Q20.3 | – Aorta |
| Q20.3 | – Dextro-, Aorta |
| Q20.3 | – große Arterien |
| F64.0 | **Transsexualismus** |

**T**

| | |
|---|---|
| H65.1 **Transsudative Otitis media,** akut | B66.9 **Trematoden-Befall** |
| N32.8 **Transurethrale Sphinktersklerose** | R25.1 **Tremor** |
| D41.3 **Transurethraler Tumor** | G25.1 – arzneimittelinduziert |
| Z31.- **Transuteriner Gametentransfer,** transzervikal | G20 – bei Parkinson |
| * **Transvaginaler** | G25.0 – essentiell |
| Z31.- – Embryotransfer | G25.0 – familiär |
| Z31.- – intratubarer Spermientransfer | G25.0 – hereditär |
| G95.9 **Transversal-Syndrom** | F45.8 – psychogen |
| G95.8 **Transversale Spinalsklerose** | R54 – senil |
| C18.4 **Transversumkarzinom** | A79.0 **Trench-Fever** |
| F64.1 **Transvestitismus** | F43.2 **Trennungsangst** |
| F65.1 – fetischistisch | F93.0 – bei emotionaler Störung, im Kindesalter |
| S72.0 **Transzervikale Schenkelhalsfraktur** | * **Treponema-** |
| S72.0 – offen | A53.9 – pallidum-Treponematosis |
| * **Transzervikaler** | A66.9 – pertenue-Treponematosis |
| S72.0 – Schenkelhalsbruch | A53.9 **Treponematosis** |
| S72.0 — offen | * – durch Treponema |
| Z31.- – transuteriner Gametentransfer | A53.9 – pallidum |
| O01.9 **Traubenmole** | A66.9 — pertenue |
| F43.2 **Trauerreaktion** | F66.9 **Tribadie** |
| F43.2 – abnorm | Q75.8 **Tribasilarsynostose** |
| T14.9 **Trauma** | H02.0 **Trichiasis** |
| T70.2 – Baro- | H01.0 – bei Blepharitis |
| T70.1 — Nasennebenhöhlen | H02.0 – palpebral |
| T70.0 — Ohr | H02.0 – Wimpern |
| S39.9 – Bauch | L72.1 **Trichilemmalzyste** |
| S05.0 – Bindehaut | B75 **Trichinellose** |
| T70.8 – durch Explosion | B75 **Trichinose** |
| P15.9 – Geburts- | B75 – Lunge |
| P15.3 — Auge | B75 – Orbita |
| P14.0 — Erb-Lähmung | T53.2 **Trichloräthylenwirkung,** toxisch |
| S39.9 – Genital- | T53.1 **Trichlormethanintoxikation** |
| S06.9 – Hirn | T53.1 **Trichlormethanvergiftung** |
| S39.9 – Hoden | B79 **Trichocephaliasis** |
| S05.9 – Iris | D23.9 **Trichoepitheliom** |
| H83.3 – Knall- | D23.9 **Trichofollikulom** |
| S37.0 – Niere | L67.8 **Trichoklasie** |
| S37.0 – Nierenpol | D23.9 **Tricholemmom** |
| S39.9 – Penis | * **Trichomonaden-** |
| T07 – Poly- | A59.0 – Balanitis |
| T07 — durch Verkehrsunfall | A59.0 – Infektion |
| S37.8 – Prostata | A59.0 — Harnwege |
| S09.9 – Schädel | N76.0 – Kolpitis |
| S06.9 – Schädelhirn- | A59.0 – Leukorrhoe |
| F07.2 — mit organischem Psychosyndrom | A59.0 – Prostatitis |
| S39.9 – stumpf, Bauch | A59.0 – Urethritis |
| S29.9 – Thorax | A59.0 – Vaginitis |
| S89.9 – Unterschenkel | A59.0 – Vulvovaginitis |
| T07 – Vielfach- | A59.0 – Zystitis |
| M87.2 – vorangegangen, Knochennekrose | * **Trichomonas-Infektion** |
| T14.9 – Weichteile | A07.8 – intestinal |
| * **Traumatisch** – s. jeweilige Krankheit, traumatisch | A59.0 – urogenital |
| F32.9 **Traurige Verstimmung** | A59.0 **Trichomoniasis** |
| Q75.4 **Treacher-Collins-Syndrom** | A07.8 – intestinalis |
| | A59.0 – urogenitalis |
| | B36.8 **Trichomycosis nodosa** |

L67.8 **Trichonodosis**
\*     **Trichophytia**
B35.0 – capitis
B35.9 – follicularis
B35.8 – profunda
B35.9 – superficialis
B35.9 **Trichophytie**
B35.9 **Trichophytose**
L67.8 **Trichoptilose**
L67.0 **Trichorrhexis**
L67.0 – nodosa
B36.2 **Trichosporosis nodosa**
Q84.1 **Trichostasis spinulosa**
B81.2 **Trichostrongyliasis**
F63.3 **Trichotillomanie**
H53.5 **Trichromasie,** anomal
Q67.6 **Trichterbrust**
M95.4 – erworben
Q67.6 – kongenital
B79 **Trichuriasis**
F65.9 **Triebneurose**
H04.6 **Triefauge**
I45.3 **Trifaszikulärer Block**
R00.8 **Trigeminie**
\*     **Trigeminus-**
G50.9 – Affektion
G50.8 – Lähmung
G50.0 – Neuralgie
B02.2 — postherpetisch
G50.0 – Neuritis
E75.5 **Triglyzerid-Speicherkrankheit**
N30.3 **Trigonitis**
Q75.0 **Trigonozephalie**
C67.0 **Trigonum-vesicae-Karzinom**
N32.8 **Trigonummetaplasie**
N30.3 **Trigonumzystitis**
I07.1 **Trikuspidalinsuffizienz**
I07.1 – rheumatisch
Q22.9 **Trikuspidalklappenanomalie,** kongenital
Q22.4 **Trikuspidalklappenatresie**
I07.8 **Trikuspidalklappenfehler**
I07.8 – rheumatisch
I07.1 **Trikuspidalklappeninsuffizienz**
I36.1 – nichtrheumatisch
I07.9 **Trikuspidalklappenkrankheit**
I36.9 – nichtrheumatisch
I07.9 – rheumatisch
\*     – und
I08.2 — Aortenklappenkrankheit, kombiniert
\*     — Mitralklappenkrankheit
I08.1 —— kombiniert
I08.3 —— und Aortenklappenkrankheit, kombiniert

I07.0 **Trikuspidalklappenstenose**
Q22.4 – angeboren
I36.0 – nichtrheumatisch
I36.2 — mit Insuffizienz
I07.0 – rheumatisch
I07.8 **Trikuspidalklappenvitium**
S82.8 **Trimalleolare Sprunggelenkfraktur**
S82.8 **Trimalleolarfraktur**
R10.4 **Trimenonkolik**
E88.8 **Trimethylaminurie**
F10.1 **Trinken,** exzessiv
P92.2 **Trinkschwäche,** beim Neugeborenen
P92.2 **Trinkschwierigkeiten,** beim Neugeborenen
P92.2 **Trinkunlust,** beim Neugeborenen
Q74.0 **Triphalangie,** Daumen
G83.8 **Triplegie**
Q92.7 **Triploidie**
A54.9 **Tripper** – s.a. Gonorrhoe
A54.0 – Zervix
R25.2 **Trismus**
Q92.9 **Trisomie**
Q91.7 – 13
Q91.4 — meiotische Non-disjunction
Q91.5 — Mosaik, mitotische Non-disjunction
Q91.6 — Translokation
Q91.3 – 18
Q91.0 — meiotische Non-disjunction
Q91.1 — Mosaik, mitotische Non-disjunction
Q91.2 — Translokation
Q90.9 – 21
Q90.0 — meiotische Non-disjunction
Q90.1 — Mosaik, mitotische Non-disjunction
Q90.2 — Translokation
Q91.3 – E1
\*     – partiell
Q92.2 — Majorform
Q92.3 — Minorform
Q91.7 – Syndrom, D1-
\*     – vollständig
Q92.0 — meiotische Non-disjunction
Q92.1 — Mosaik, mitotische Non-disjunction
H53.5 **Tritanomalie**
H53.5 **Tritanopie**
M65.8 **Trochanter major,** Insertionstendopathie
M89.9 **Trochantermassivexostose**
M76.8 **Trochantertendinose**
M76.8 **Trochantertendopathie**
H49.1 **Trochlearisparese** [IV. Hirnnerv]
L85.3 **Trockendermatose**
\*     **Trockene**
L85.3 – Haut
K13.0 – Lippen
H35.3 – Makuladegeneration
J31.0 – Nase
J31.0 – Nasenschleimhaut

**T**

| | | | | |
|---|---|---|---|---|
| * | **Trockene** (Forts.) | | * | **Trübung** (Forts.) |
| N89.8 | – Scheide | | H17.9 | – Hornhaut |
| H35.3 | – senile Makuladegeneration | | Q13.3 | — angeboren |
| H35.3 | – sklerotische Makulopathie | | H17.8 | — peripher |
| N89.8 | – Vagina | | H17.8 | — total |
| R05 | **Trockener Husten,** uncharakteristisch | | H17.1 | — zentral |
| * | **Trockenes** | | H26.9 | – Linse |
| H04.1 | – Auge | | * | **Trümmerbruch** |
| L30.8 | – Ekzem | | S02.7 | – Mittelgesicht |
| K10.3 | – Zahnfach | | S72.9 | – Oberschenkel |
| B36.9 | **Trockenflechte** | | S02.7 | – Schädel |
| R68.2 | **Trockenheit,** Mund | | * | **Trümmerfraktur** |
| E83.1 | **Troisier-Hanot-Chauffard-Syndrom** | | S62.8 | – Hand |
| B88.0 | **Trombidiose** | | S92.0 | – Kalkaneus |
| B88.0 | **Trombikula-Larven-Befall** | | S02.0 | – Kalotte |
| B88.0 | **Trombikulose** | | S02.7 | – Mittelgesicht |
| H73.9 | **Trommelfellaffektion** | | S72.9 | – Oberschenkel |
| H73.8 | **Trommelfellatrophie** | | S52.5 | – Radius, distal |
| H73.8 | **Trommelfelldefekt** | | S02.7 | – Schädel |
| H73.9 | **Trommelfellentzündung** | | R44.3 | **Trugwahrnehmung** |
| H73.0 | – akut | | Q20.0 | **Truncus arteriosus communis** |
| H73.1 | – chronisch | | F10.2 | **Trunksucht** |
| H73.8 | **Trommelfellgranulation** | | F10.2 | – chronisch |
| H73.9 | **Trommelfellkrankheit** | | F10.2 | – periodisch |
| H73.8 | **Trommelfellnarbe** | | B57.2 | **Trypanose,** amerikanisch |
| H72.9 | **Trommelfellperforation** | | * | **Trypanosomiasis** |
| H72.1 | – am Recessus epitympanicus | | B56.9 | – africana |
| H72.9 | – nichttraumatisch | | B57.2 | – amerikanisch |
| S09.2 | – traumatisch | | B56.0 | – gambiensis |
| H72.0 | – zentral | | B56.1 | – rhodesiensis |
| S09.2 | **Trommelfellruptur,** traumatisch | | E70.8 | **Tryptophan-Stoffwechselstörung** |
| H73.8 | **Trommelfellsklerose** | | E05.8 | **TSH** [Thyreoideastimulierendes Hor- |
| H74.0 | **Trommelfellverhärtung** | | | mon]-**Überproduktion** |
| R68.3 | **Trommelschlegelfinger** | | * | **Tsutsugamushi** |
| R14 | **Trommelsucht** | | A75.3 | – Krankheit |
| B54 | **Tropenleber** | | A75.3 | – Morbus |
| H18.5 | **Tropfenförmige gelatinöse Hornhaut-** | | * | **Tuba-** |
| | **dystrophie** | | * | – auditiva- |
| L98.8 | **Trophische Hautveränderung** | | H69.9 | — Affektion |
| L98.4 | **Trophisches Hautgeschwür** | | H69.9 | — Dysfunktion |
| O01.9 | **Trophoblastenmole** | | H68.0 | — Entzündung |
| C58 | **Trophoblasttumor** | | H69.0 | — Erweiterung |
| O01.9 | **Trophoblastkrankheit** | | Q16.2 | — Fehlen, angeboren |
| G60.9 | **Trophoneurose** | | H69.9 | — Krankheit |
| A75.3 | **Tropical Typhus** | | C30.1 | — Neubildung, bösartig |
| * | **Tropische** | | H68.1 | — Obstruktion |
| B55.1 | – Leishmaniase | | H68.1 | — Striktur |
| G04.1 | – spastische Paraplegie | | H68.1 | — Verschluß |
| K90.1 | – Sprue | | D28.2 | – Falloppio-Neubildung, gutartig |
| K90.1 | – Steatorrhoe | | * | – uterina- |
| * | **Trübung** | | N70.9 | — Abszeß |
| H57.9 | – Auge | | Q50.6 | — Agenesie |
| R40.0 | – Bewußtsein | | N83.3 | — Atrophie |
| H43.3 | – Glaskörper | | N80.2 | — Endometriose |
| | | | N83.4 | — Hernie |
| | | | C57.0 | — Karzinom |

| | |
|---|---|
| * | **Tuba-** (Forts.) |
| * | – uterina- (Forts.) |
| D28.2 | — Neubildung, gutartig |
| N83.5 | — Torsion |
| D39.7 | — Tumor |
| D28.2 | —— gutartig |
| S37.5 | — Verletzung |
| Q50.4 | — Zyste, embryonal |
| O00.1 | **Tubarabort** |
| N97.1 | **Tubare Sterilität** |
| N97.1 | – primär |
| N97.1 | – sekundär |
| Z31.- | **Tubarer Embryotransfer** |
| O00.1 | **Tubargravidität** |
| H69.8 | **Tubenbelüftungsstörung** |
| C57.0 | **Tubenchorionepitheliom** |
| N80.2 | **Tubenendometriose** |
| H69.8 | **Tubenfunktionstörung** |
| A54.2 | **Tubengonorrhoe** |
| H69.8 | **Tubeninsuffizienz** |
| H68.0 | **Tubenkatarrh** |
| H68.0 | – akut |
| H68.0 | – chronisch |
| H68.0 | – exsudativ |
| H68.0 | – Ohr |
| H65.9 | **Tubenmittelohrkatarrh** |
| H65.2 | – chronisch |
| D39.7 | **Tubenneubildung,** unsicher |
| Z31.- | **Tubenplastik,** nach Sterilisation |
| O00.1 | **Tubenruptur,** durch Gravidität |
| O00.1 | **Tubenschwangerschaft** |
| N97.1 | **Tubenstenose** |
| N97.1 | **Tubenundurchgängigkeit** |
| H69.8 | **Tubenventilationsstörung** |
| N97.1 | **Tubenverschluß** |
| A16.9 | **Tuberculosis** – s.a. TBC oder s.a. Tuberkulose |
| A18.4 | – cutis |
| D86.9 | – lupoides |
| D86.9 | – nodularis |
| A18.3 | – peritonei |
| A16.2 | – pulmonum |
| A18.4 | **Tuberkulid** |
| R76.1 | **Tuberkulintest,** abnorm |
| * | **Tuberkulöse** |
| A18.7 | – Addison-Krankheit |
| A18.8 | – Arteriitis, zerebral |
| A18.0 | – Arthritis |
| A18.5 | – Chorioretinitis |
| A18.1 | – Endometritis |
| A18.3 | – Enteritis |
| A18.1 | – Epididymitis |
| A18.5 | – Episkleritis |
| A16.9 | – Erstinfektion |
| A18.1 | – Harnblasenentzündung |
| A16.9 | – Infektion |

| | |
|---|---|
| * | **Tuberkulöse** (Forts.) |
| A18.5 | – interstitielle Keratitis |
| A18.5 | – Iridozyklitis |
| A18.5 | – Keratokonjunktivitis |
| A18.0 | – Knochennekrose |
| A17.0 | – Leptomeningitis |
| A16.2 | – Lungeninfiltration |
| A18.2 | – Lymphadenitis |
| A18.0 | – Mastoiditis |
| A17.0 | – Meningitis |
| A18.1 | – Oophoritis |
| A18.0 | – Osteomyelitis |
| A18.0 | – Ostitis |
| A18.6 | – Otitis media |
| A18.3 | – Peritonitis |
| A16.5 | – Pleuritis |
| A18.1 | – Pyelitis |
| A18.1 | – Pyelonephritis |
| A18.1 | – Salpingitis |
| A18.0 | – Spondylitis |
| A18.0 | – Synovitis |
| A18.0 | – Tenosynovitis |
| * | **Tuberkulöser** |
| A16.9 | – Abszeß |
| A18.7 | – Adrenalismus |
| A18.3 | – Aszites |
| A18.4 | **Tuberkulöses Erythema induratum** |
| A30.1 | **Tuberkuloide Lepra** |
| A30.1 | **Tuberkuloider Aussatz** |
| A16.9 | **Tuberkulom** |
| A17.1 | – meningeal |
| A16.9 | **Tuberkulose** – s.a. TBC oder s.a. Tuberculosis |
| A18.3 | – Abdomen |
| B90.9 | – alt, inaktiv |
| P37.0 | – angeboren |
| A18.3 | – Anus |
| A18.5 | – Auge |
| A18.3 | – Bauchfell |
| A18.1 | – Blase |
| A16.4 | – Bronchus |
| A18.1 | – Cervix uteri |
| A18.3 | – Darm |
| A18.3 | – Dickdarm |
| A18.3 | – Dünndarm |
| A18.8 | – Endokard |
| A18.1 | – Epididymis |
| A18.1 | – Genitalien |
| A18.1 | – Harnleiter |
| A18.1 | – Harntrakt |
| A18.1 | – Harnwege |
| A18.4 | – Haut |
| A18.1 | – Hoden |
| A18.0 | – Hüfte |
| Z23.2 | – Impfung, Notwendigkeit |
| Z20.1 | – Inkubation |

T

A16.9 **Tuberkulose** (Forts.)
A16.4 – Kehlkopf
A18.0 – Knie
A18.0 – Knochen
P37.0 – kongenital
A16.4 – Larynx
A18.8 – Leber
A16.2 – Lunge
A16.0 — bakteriologisch oder histologisch nicht
     gesichert
\* — durch
A15.1 —— Kultur gesichert
A15.0 —— mikroskopische Sputumuntersuchung
     gesichert
A15.3 — gesichert
A15.2 — histologisch gesichert
A16.2 – Lungenspitzen
\* – Lymphknoten
A18.2 — Hals
A16.3 — hilär
A16.3 — intrathorakal
A16.3 — mediastinal
A18.3 — mesenterial
A18.2 — peripher
A16.3 — tracheobronchial
A19.9 – Miliar-
A19.2 — akut
A19.8 — chronisch
A18.8 – Milz
A18.8 – Myokard
A18.1 – Nebenhoden
A18.7 – Nebennieren
A17.9 – Nervensystem
A18.1 – Niere
A18.1 – Nierenpol
A18.6 – Ohr
A18.8 – Ösophagus
A18.8 – Perikard
A18.3 – Peritoneum
A18.1 – Prostata
A28.2 – Pseudo-
A18.3 – Rektum
A18.3 – Retroperitoneum
A18.1 – Samenblase
A18.8 – Schilddrüse
J65 – Siliko-
A18.1 – Ureter
A18.1 – urogenital
Z23.2 – Vakzination
A18.0 – Wirbelsäule
Q85.1 **Tuberöse Sklerose**
N70.0 **Tuboovarialabszeß,** akut
N70.9 **Tuboovarialentzündung**
N70.0 – akut
N70.1 – chronisch

N70.9 **Tuboovarialer Abszeß**
N70.1 – chronisch
C57.8 **Tuboovarialkarzinom**
D39.7 **Tuboovarialtumor**
N83.8 **Tuboovarialzyste**
H65.9 **Tubotympanalkatarrh**
H65.0 – akut
H65.2 – chronisch
H65.2 **Tubotympanitis,** katarrhalisch, chro-
     nisch
\* **Tubuläre**
N17.0 – akute Nephrose
N17.0 – anoxische Nephrose
N25.8 – Azidose
N25.8 — distal
N19 – glomerulo-, Globalinsuffizienz
N17.0 – Nekrose, mit Nierenversagen, akut
N25.9 – Nephropathie
N17.0 – Nephrose
N17.0 – Nierennekrose
N04.8 – parenchymatöse Nephrose
R80 – Proteinurie
N17.0 – toxische Nephrose
N12 **Tubulointerstitielle Nephritis**
N10 – akut
N17.0 **Tubulonekrose,** mit Nierenversagen
N15.9 **Tubulopathie**
N13.9 – obstruktiv
T79.5 **Tubulovaskuläres Syndrom**
\* **Tubulovillöses Adenom**
\* – Colon
D12.2 — ascendens
D12.5 — sigmoideum
D12.8 – Rektum
D12.0 – Zäkum
N26 **Tubulusatrophie**
E75.6 **Tubulusepithelverfettung**
N17.0 **Tubulusnekrose**
N17.0 – akut
H18.0 **Tüpfelung,** Hornhaut
H50.8 **Türk-Duane-Syndrom, Stilling-**
A21.9 **Tularämie**
A21.3 – gastrointestinal
A21.7 – generalisiert
Z23.4 – Impfung, Notwendigkeit
A21.2 – Lunge
A21.1 – okuloglandulär
A21.2 – pulmonal
A21.0 – ulzeroglandulär
Z23.4 – Vakzination
D48.9 **Tumor**
R19.0 – abdominal
D19.9 – Adenomatoid-
D48.7 – Aderhaut
D39.7 – Adnexe
C34.9 – Alveolarzell-, multipel, primär

D48.9 **Tumor** (Forts.)
D12.9 – anal, gutartig
D48.5 – Analhaut
D37.7 – Analkanal
D48.5 – Analrand
C44.5 — maligne
D37.7 – Analsphinkter
D37.7 – Anus
C49.3 – Askin- [Bösartige Bindegewebsneubildung in der Lungen-Thorax-Region im Kindesalter]
D38.6 – Atmungsorgane
D48.7 – Auge
C69.9 — maligne
H40.5 — Sekundärglaukom durch
D48.5 – Augenlid
D13.7 – B-Zellen-
D39.7 – Bartholin-
R19.0 – Bauch
D48.7 – Beckenboden
* – benigne
D31.3 — Aderhaut
D31.9 — Auge
D24 — Brust
D31.3 — Chorioidea
D23.9 — Haut
D33.3 — Hirnnerv
D31.1 — Hornhaut
D31.4 — Iris
D31.0 — Konjunktiva
D23.1 — Lid
D23.1 — Lidhaut
D35.0 — Nebenniere
* — Nervus
D33.3 —— abducens
D33.3 —— oculomotorius
D33.3 —— opticus
D33.3 —— trochlearis
D33.3 — Optikus
D31.6 — Orbita
D29.1 — Prostata
D31.1 — Sklera
D31.5 — Tränenweg
D31.4 — Ziliarkörper
D48.1 – Bindegewebe
C64 – Birch-Hirschfeld-
D41.4 – Blase
D41.4 – Blasenhals
D41.4 – Blasenwand
C80 – bösartig
C69.0 — Bindehaut
C65 — Nierenbecken
C71.7 — Stammganglien
C69.5 — Tränendrüsen
C69.4 — Ziliarkörper
D27 – Brenner-

D48.9 **Tumor** (Forts.)
D38.1 – Bronchus
D48.6 – Brustdrüse
C83.7 – Burkitt-
D26.0 – Cervix uteri, gutartig
O01.9 – Chorion
D16.9 – Codman-
O34.1 – Corpus uteri, Betreuung der Schwangeren
D37.7 – Darm
D13.9 — gutartig
D23.9 – Desmoid-
D37.4 – Dickdarm
* – Dottersack
C56 — bei der Frau
C62.9 — beim Mann
D48.4 – Douglas-Raum
D37.2 – Dünndarm
D37.2 – duodenal
D48.9 – embryonal
C80 – enterochromaffin
D44.4 – Erdheim-
C41.9 – Ewing-
D21.9 – fibroepithelial
D48.7 – Flanke
D40.7 – Funiculus spermaticus
D37.6 – Gallenblase
D48.2 – Ganglien
D43.2 – Gehirn
D18.0 – Glomus-
C64 – Grawitz-
D48.1 – große Gefäße
D36.9 – gutartig
D31.0 — Bindehaut
D24 — Mamma
D35.0 — Nebenniere
D30.0 — Nierenpol
D29.1 — Prostata
D31.5 — Tränendrüse
D41.4 – Harnblase
D41.4 – Harnblasenhals
D41.2 – Harnleiter
D41.9 – Harnorgane
D41.3 – Harnröhre
D48.5 – Haut
D23.9 — gutartig
D43.2 – Hirn
D40.1 – Hoden
C62.9 — maligne
D44.3 – Hypophyse
D44.4 – Hypophysengang
D37.7 – Inselzellen
D37.7 – intestinal
* — intrakraniell
D33.9 — benigne
D43.2 — multipel

T

D48.9 **Tumor** (Forts.)
D31.0 – Karunkel-, benigne
C22.1 – Klatskin-
D43.1 – Kleinhirnbrückenwinkel
D39.7 – Klitoris
D18.0 – Knäuel-
D48.0 – Knochen
D37.4 – Kolon
\*    – Konglomerat-
D37.2 — Dünndarm
R19.0 — Unterbauch
C79.6 – Krukenberg-
D39.7 – Labien
D38.0 – Larynx
D37.6 – Leber
C44.1 – Lidhaut, maligne
D38.1 – Lunge
D37.1 – Magen
C80   – maligne
C21.0 — anal
C21.1 — Analkanal
C69.3 — Chorioidea
C67.9 — Harnblase
C69.1 — Hornhaut
C69.4 — Iris
C69.0 — Karunkel
C69.0 — Konjunktiva
C44.1 — Lid, mit Kanthus
C74.0 — Nebennierenrinde
C69.2 — Netzhaut
C64   — Niere
C72.3 — Optikus
C69.6 — Orbita
C69.2 — Retina
C69.1 — Sklera
D48.6 – Mamille
D48.6 – Mamma
D18.0 – Masson-
D47.0 – Mastzellen
D38.3 – mediastinal
D48.1 – Mesenchym-
D48.9 – Mesogastrium
D37.7 – Milz
\*    – Misch-
D38.1 — Bronchus
D40.1 — Hoden
D37.0 — Mundhöhle
D37.0 — Mundspeicheldrüsen
D39.7 — Parotis
D37.0 — Pharynx
D37.0 — Rachen
D37.0 — Speicheldrüsen
D37.0 — Tonsille
D48.9 – Mittelbauch
D37.0 – Mund

D48.9 **Tumor** (Forts.)
D48.7 – Nase
C31.9 – Nasennebenhöhle, maligne
D40.7 – Nebenhoden
D40.7 – Nebenhodenkopf
D44.1 – Nebenniere
D44.1 — zystisch
D44.1 – Nebennierenrinde
E24.1 – Nelson-
C80   – neuroendokrin, metastasierend
D41.0 – Niere
C64   — hypernephroid
D41.1 – Nierenbecken
D41.0 – Nierenparenchym
D41.0 – Nierenpol
D48.5 – Oberlid
D48.0 – odontogen
D16.5 — gutartig
D48.7 – Orbita
D37.7 – Ösophagus
C56   – Ovar, maligne
D39.1 – ovarial
C34.1 – Pancoast-
D37.7 – Pankreas
D37.7 – Pankreaskopf
D37.7 – Pankreatoduodenal-
D36.9 – papillär
D39.7 – Parametrium
D44.1 – Parenchym
D39.7 – Parotis
D40.7 – Penis
D48.9 – peripher, degenerativ
D48.4 – Peritoneal-
D37.0 – Pharynx
D16.5 – Pindborg- [Gutartiger kalzifizierender
           epithelialer odontogener Tumor]
D16.4 — Oberkiefer
D39.2 – Plazenta
D40.0 – Prostata
D40.0 – Prostatamittellappen
D40.0 – Prostataseitenlappen
H05.1 – Pseudo-, Orbita
D44.3 – Rathke-Tasche
D37.5 – Rektum
D12.8 — gutartig
D40.7 – Samenblase
D40.7 – Samenstrang
D44.0 – Schilddrüse
D37.4 – Sigma
D23.9 – Spiegler-
D40.1 – Testis
D27   – Thekazell-
D44.0 – Thyreoidea
D38.1 – Trachea
D43.3 – Tractus opticus

| | | | | |
|---|---|---|---|---|
| D48.9 | **Tumor** (Forts.) | | * | **Tunica-** (Forts.) |
| * | – Tränenweg | | * | – vaginalis-testis- |
| C69.5 | — maligne | | N50.8 | — Chylozele |
| D48.7 | — unbekannte Dignität | | N43.3 | — Hydrozele |
| D41.3 | – transurethral | | C63.7 | — Karzinom |
| C58 | – Trophoblast | | N50.8 | — Striktur |
| D39.7 | – Tuba uterina | | D23.4 | **Turbantumor** |
| D28.2 | – gutartig | | Q75.0 | **Turmschädel** |
| D39.7 | – tuboovarial | | Q96.9 | **Turner-Syndrom** |
| D23.4 | – Turban- | | G54.5 | – Parsonage- [Neuralgische Schulter- |
| D48.9 | – Übergangszell- | | | amyotrophie] |
| * | – unbekannte Dignität | | Q87.1 | – Pseudo-Ullrich- |
| D48.7 | — Iris | | R05 | **Tussis** |
| D48.1 | — Lid | | L84 | **Tyloma** |
| D48.1 | — Lidbindegewebe | | L84 | **Tylosis** |
| D48.7 | — Orbita | | K13.2 | – Zunge |
| D48.7 | — Sklera | | L84 | **Tylositas articulorum** |
| R19.0 | – Unterbauch | | * | **Tylotisches** |
| D48.5 | – Unterlid | | L30.3 | – Ekzem |
| D41.4 | – Urachus | | L30.3 | – rhagadiformes Ekzem |
| D41.2 | – Ureter | | H73.8 | **Tympanitis** |
| D41.3 | – Urethra | | H73.0 | – akut |
| D41.9 | – Urothel- | | H73.1 | – chronisch |
| D39.0 | – Uterus | | * | **Tympanon** |
| O34.1 | — bei Gravidität | | H65.3 | – Muko- |
| D26.9 | — gutartig | | H65.2 | – Sero- |
| D39.7 | – Vagina | | H74.0 | **Tympanosklerose** |
| D28.1 | — gutartig | | * | **Typ-** |
| D37.9 | – Verdauungsorgane | | E10.9 | – I-Diabetes |
| H47.6 | – visueller Kortex | | O24.0 | — bei Schwangerschaft, bereits vorher |
| D48.7 | – Vorhof | | | bestehend |
| D39.7 | – Vulva | | * | — mellitus |
| D28.0 | – gutartig | | E10.9 | —— insulinpflichtig |
| D48.7 | – Wange | | E10.7 | —— mit multiplen Folgeschäden |
| D48.1 | – Weichteile | | * | — mit |
| C49.9 | — bösartig | | E10.5 | —— Angiopathie |
| C49.9 | — maligne | | E10.3 | —— Augenkomplikation |
| C64 | – Wilms- | | E10.3 | —— Cataracta diabetica |
| D37.4 | – Zäkum | | E10.1 | —— Ketoazidose |
| D41.0 | – zystisch, Nierenpol | | E10.0 | —— Koma |
| D48.9 | **Tumoranämie** (Primärtumor unbekannt) | | E10.2 | —— Nephropathie |
| C80 | **Tumorkachexie** | | E10.4 | —— neurologischer Komplikation |
| D48.9 | **Tumorleiden,** florid | | E10.2 | —— Nierenkomplikation |
| * | **Tumoröse** | | E10.5 | —— peripherer vaskulärer Komplikation |
| D44.1 | – Nebennierenveränderung | | E10.4 | —— Polyneuropathie |
| D41.2 | – Ureterummauerung | | E10.3 | —— Retinopathia diabetica |
| D48.9 | – Veränderung | | E10.3 | —— proliferans |
| * | **Tumoröser** | | * | – I- |
| D44.1 | – Nebennierenprozeß | | * | — Diabetes |
| D48.9 | – Prozeß | | E10.3 | —— mit Retinopathia diabetica simplex |
| R52.1 | **Tumorschmerzen** | | E10.9 | —— ohne Komplikation |
| B88.1 | **Tunga penetrans** | | E76.0 | — Mukopolysaccharidose |
| B88.1 | **Tungiasis** | | | |
| * | **Tunica-** | | | |
| H10.9 | – conjunctivae-Entzündung | | | |

**T**

| | |
|---|---|
| * | **Typ-** (Forts.) |
| E11.9 | – II-Diabetes |
| O24.1 | — bei Schwangerschaft, bereits vorher bestehend |
| E11.9 | — diätetisch behandelt |
| E11.9 | —— ohne Komplikation |
| E11.9 | — insulinabhängig |
| * | —— mit |
| E11.3 | —— Augenkomplikation |
| E11.1 | —— Ketoazidose |
| E11.0 | —— Koma |
| E11.7 | —— multiplen Komplikationen |
| E11.4 | —— neurologischer Komplikation |
| E11.2 | —— Nierenkomplikation |
| E11.5 | —— peripherer vaskulärer Komplikation |
| E11.9 | —— ohne Komplikation |
| E11.9 | — insulinbehandelt |
| E11.9 | —— ohne Komplikation |
| E11.9 | — mellitus, insulinpflichtig |
| * | — mit |
| E11.5 | —— Angiopathie |
| E11.3 | —— Augenkomplikation |
| E11.3 | —— Cataracta diabetica |
| E11.1 | —— Ketoazidose |
| E11.0 | —— Koma |
| E11.7 | —— multiplen Komplikationen |
| E11.2 | —— Nephropathie |
| E11.4 | —— neurologischer Komplikation |
| E11.2 | —— Nierenkomplikation |
| E11.5 | —— peripherer vaskulärer Komplikation |
| E11.4 | —— Polyneuropathie |
| E11.3 | —— Retinopathia diabetica |
| E11.3 | —— proliferans |
| E11.3 | —— simplex |
| E11.9 | — nicht insulinabhängig |
| * | — mit |
| E11.3 | —— Augenkomplikation |
| E11.1 | —— Ketoazidose |
| E11.0 | —— Koma |
| E11.7 | —— multiplen Komplikationen |
| E11.4 | —— neurologischer Komplikation |
| E11.2 | —— Nierenkomplikation |
| E11.5 | —— peripherer vaskulärer Komplikation |
| E11.9 | —— ohne Komplikation |
| E11.9 | — ohne Komplikation |
| E11.9 | — sekundär insulinpflichtig |
| * | – II- |
| E11.9 | — Diabetes, tablettenbehandelt |
| E11.9 | —— ohne Komplikation |
| E76.1 | — Mukopolysaccharidose |
| * | – IIa- |
| E78.0 | — Hyperlipidämie |
| E78.0 | — Hyperlipoproteinämie |
| E78.0 | —— heterozygot |

| | |
|---|---|
| K37 | **Typhlitis** |
| K35.9 | – akut |
| K35.9 | – eitrig |
| A01.0 | **Typhoenteritis** |
| A01.0 | **Typhoides Fieber** |
| A01.0 | **Typhoperitonitis** |
| A01.0 | **Typhus** |
| A01.0 | – abdominalis |
| Z22.0 | — Keimträger |
| A01.0 | – Bauch |
| A01.0 | – Darm |
| A77.9 | – durch Zecken |
| A01.0 | – Entero- |
| A75.9 | – exanthematicus |
| A75.9 | – Fleck- |
| A01.0 | – Gallenblase |
| A01.4 | – Gehirn |
| A01.0 | – Haut |
| A01.0 | – Ileum |
| A77.1 | – Kenya- |
| A01.0 | – Leber |
| A01.0 | – Lunge |
| A01.0 | – Meningitis |
| A01.0 | – Myositis |
| * | – Paratyphus |
| Z23.1 | — Impfung |
| Z23.1 | — Vakzination |
| A01.0 | – Pneumonie |
| A75.3 | – scrub |
| A75.3 | – tropical |
| E70.2 | **Tyrosinämie** |
| E70.2 | **Tyrosinose** |
| E70.2 | **Tyrosinurie** |

# – U –

R11   **Übelkeit**
H57.1  – bei Augenschmerzen
F93.8  **Überängstliche Reaktion,** beim Kind
F93.8  **Überängstlichkeit,** bei emotionaler Störung, Identität, im Kindesalter
F84.4  **Überaktive Störung,** mit Bewegungsstereotypien und Intelligenzminderung
T73.3  **Überanstrengung**
M77.9 **Überanstrengungsperiostose**
T73.3  **Überarbeitung**
M67.4 **Überbein**
K07.2 **Überbiß**
T50.9 **Überdosierung**
*      **Überempfindlichkeit**
H83.2  – Labyrinth
H93.2  – Lärm-
J39.3   – Luftwege, obere
T78.4  **Überempfindlichkeitsreaktion**
R63.2 **Überernährung**
P92.4  – beim Neugeborenen
E68    **Überernährungsfolge**
*      **Übererregbarkeit**
J44.8   – bronchial
F45.9  – vegetativ
P91.3  – zerebral, beim Neugeborenen
F43.9  **Überforderungssyndrom**
R63.2 **Überfütterung**
*      **Überfunktion**
E21.3  – Epithelkörperchen
E29.0  – Hoden
E22.9  – Hypophyse
E22.9  – Hypophysenvorderlappen
E22.0  — Gigantismus
E22.0  — mit Akromegalie
E22.0  — Riesenwuchs
E27.0  – Nebenniere
E27.5  – Nebennierenmark
E27.0  – Nebennierenrinde
E21.3  – Nebenschilddrüse
H50.4  – Obliquus-inferior-, mit Obliquus-superior-Parese, Auge
H50.4  – Obliquus-superior-, mit Obliquus-inferior-Parese, Auge
E28.8  – ovariell
E21.3  – Parathyreoidea
E31.1  – polyglandulär
E05.9  – Schilddrüse
E29.0  – testikulär
E34.8  – Zirbeldrüse

D22.9 **Übergangsnävus,** epidermokutan
M53.9 **Übergangsstörung,** lumbosakral
*      **Übergangswirbel**
Q76.4  – lumbosakral, asymmetrisch
M99.8  – zervikodorsal, Blockierung
*      **Übergangszellkarzinom**
C67.9  – Blase
C67.9  – Harnblase
C65    – Nierenbecken
D41.4 **Übergangszellpapillom,** Harnblase
D48.9 **Übergangszelltumor**
E66.9 **Übergewicht**
P08.0 **Übergewichtiges Neugeborenes**
E34.4 **Überlänge**
F48.9 **Überlagerung,** phobisch-neurotisch
R53   **Überlastung**
E87.7  – durch Flüssigkeit
*      **Überlastungsbeschwerden**
R53    – chronisch
M25.8  – Kniegelenke
*      **Überlastungsschaden**
M70.9  – Extremität
M70.9  – Handgelenk
M70.9  – Unterarm
R53   **Überlastungssyndrom**
N39.4 **Überlaufblase**
N39.4 **Überlaufinkontinenz** (Harninkontinenz)
I45.6  **Überleitungszeit, EKG** [Elektrokardiogramm]-, verkürzt
*      **Übermäßige**
K03.0  – Abnutzung, Zähne
T73.3  – Anstrengung, mit Erschöpfung
O26.0  – Gewichtszunahme, bei Schwangerschaft
E66.0  – Kalorienzufuhr, mit Adipositas
R63.2  – Nahrungsaufnahme
*      **Übermäßiges**
O21.0  – Erbrechen, bei Schwangerschaft
R23.2  – Erröten
R61.0  – lokalisiertes Schwitzen
R61.9  – Schwitzen
*      **Überproduktion**
E27.0  – ACTH [Adrenocorticotropes Hormon]
*      – Androgene
E27.0  – adrenal
E28.1  — ovariell
E29.0  — testikulär
E05.8  – TSH [Thyreoideastimulierendes Hormon]
P08.2 **Überreifes Neugeborenes**
K31.8 **Übersäuerung,** Magen
*      **Überschießende**
L91.0  – Keloidbildung
L91.0  – Narbe

U

| | |
|---|---|
| * | **Überschreitung** |
| O48 | – Termin, Schwangerschaft |
| O48 | – Tragzeit |
| * | **Überschuß** |
| * | – Androgene |
| E27.0 | — adrenal |
| E28.1 | — bei ovarieller Dysfunktion |
| E28.1 | — ovariell |
| E29.0 | — testikulär |
| E87.7 | – Flüssigkeit |
| E28.0 | – Östrogene, bei ovarieller Dysfunktion |
| A75.3 | **Überschwemmungsfleckfieber** |
| E22.2 | **Übersekretion,** ADH [Antidiuretisches Hormon] |
| H52.0 | **Übersichtigkeit** |
| * | **Übersplitterung** |
| T15.1 | – Bindehaut, mit Fremdkörpern |
| T15.0 | – Hornhaut |
| N98.1 | **Überstimulation,** Ovar |
| N98.1 | **Überstimulationssyndrom,** Ovarien |
| O62.3 | **Überstürzte Geburt** |
| O48 | **Übertragene Schwangerschaft** |
| P08.1 | **Übertragenes Kind** |
| S93.6 | **Übertretung,** Fußgelenk |
| * | **Überwachung** |
| * | – bei |
| Z30.- | — Kontrazeption |
| Z30.- | — medikamentöser Kontrazeption |
| Z34.- | – Drittgebärende |
| Z30.- | – Ein-Phasen-Methode (Kontrazeption) |
| Z39.- | – Laktation |
| Z30.- | – Patientin, mit Pessar, zur Kontrazeption |
| Z30.- | – Pessarträgerin |
| Z34.- | – Schwangerschaft |
| * | — ältere |
| Z35.- | —— Erstgebärende |
| Z35.- | —— Erstschwangere |
| * | — bei |
| Z35.- | —— Abortanamnese |
| Z35.- | —— ausgeprägter Multiparität |
| Z35.- | —— Infertilitätsanamnese |
| Z34.- | — normal |
| Z34.- | — normale Erstschwangerschaft |
| Z35.- | — Risikoschwangerschaft |
| Z35.- | —— durch soziale Probleme bedingt |
| Z35.- | — sehr junge Erstschwangere |
| * | **Überzählige** |
| Q83.3 | – Brustwarze |
| Q83.1 | – Mamma |
| Q92.6 | – Marker-Chromosomen |
| K00.1 | – Zähne |
| R68.3 | **Uhrglasnägel** |
| L98.4 | **Ulcus** – s.a. Ulkus |
| K25.9 | – ad pylorum |
| K62.6 | – anorectale |
| K26.9 | – bulbi duodeni |

| | |
|---|---|
| L98.4 | **Ulcus** (Forts.) |
| L98.4 | – chronicum, Haut |
| H16.0 | – corneae |
| H16.0 | — marginale |
| H16.0 | — mit Hypopyon |
| H16.0 | — perforiert |
| H16.0 | — ringförmig |
| H16.0 | — rodens [Mooren] |
| H16.0 | — zentral |
| L97 | – cruris |
| I83.0 | — bei Varizen |
| E14.5 | — diabeticum |
| I83.2 | — infektiös |
| L97 | — nonvaricosum |
| I80.3 | — postthrombotisch |
| L97 | — posttraumatisch |
| I83.0 | — varicosum |
| I83.2 | —— bei Stauungsdermatitis |
| I83.2 | —— mit Entzündung |
| I83.0 | — varikös |
| L97 | — venös, ohne Varizen |
| E14.5 | – diabeticum |
| K26.9 | – duodeni |
| K26.3 | — akut |
| * | —— mit |
| K26.0 | —— Blutung |
| K26.2 | —— und Perforation |
| K26.2 | —— Hämorrhagie und Perforation |
| K26.1 | —— Perforation |
| K26.4 | — blutend |
| K26.7 | — chronisch |
| * | —— mit |
| K26.6 | —— Blutung und Perforation |
| K26.4 | —— Hämorrhagie |
| K26.6 | —— und Perforation |
| * | — mit |
| K26.4 | —— Hämorrhagie |
| K26.9 | —— Helicobacter-pylori-Infektion |
| K26.5 | — perforiert |
| K26.7 | — rezidivierend |
| L98.4 | – genitale |
| K28.9 | – jejuni |
| A57 | – molle |
| J34.0 | – nasi |
| K27.9 | – pepticum |
| K27.3 | — akut |
| * | —— mit |
| K27.0 | —— Blutung |
| K27.2 | —— und Perforation |
| K27.2 | —— Hämorrhagie und Perforation |
| K27.1 | —— Perforation |
| K27.7 | — chronisch |
| K27.4 | —— mit Hämorrhagie |
| K26.9 | —— duodeni |
| K28.9 | — jejuni |
| K28.3 | —— akut |

| | |
|---|---|
| L98.4 | **Ulcus** (Forts.) |
| K27.9 | – pepticum (Forts.) |
| K28.9 | — jejuni (Forts.) |
| K28.3 | —— akut (Forts.) |
| * | —— mit |
| K28.0 | ——— Blutung |
| K28.2 | ——— und Perforation |
| K28.1 | ——— Perforation |
| * | — mit |
| K27.4 | —— Blutung |
| K27.4 | —— Hämorrhagie |
| K27.5 | —— Perforation |
| K25.9 | — ventriculi |
| K25.9 | – praepyloricum |
| K25.9 | – pyloricum |
| C44.9 | – rodens |
| K62.6 | – stercoralis |
| L98.4 | – trophicum |
| I83.0 | – varicosum |
| I86.8 | — Nasenseptum |
| A57 | – venereum |
| K25.9 | – ventriculi |
| K25.3 | — akut |
| * | — mit |
| K25.0 | —— Blutung |
| K25.2 | ——— und Perforation |
| K25.1 | —— Perforation |
| K25.4 | — blutend |
| K25.7 | — chronisch |
| * | — mit |
| K25.4 | —— Bluterbrechen |
| K25.4 | —— Blutstuhl |
| K25.4 | —— Hämatemesis |
| K25.9 | —— Helicobacter-pylori-Infektion |
| K25.4 | —— Teerstuhl |
| K25.5 | — perforiert |
| Q04.8 | **Ulegyrie** |
| * | **Ulerythema** |
| L66.4 | – acneiforme |
| L66.4 | – ophryogenes |
| Q84.2 | — angeboren |
| L98.4 | **Ulkus** – s.a. Ulcus |
| K28.9 | – Anastomosen- |
| K62.6 | – Anus |
| H44.0 | – Auge |
| K22.1 | – Barrett-, Ösophagus |
| * | – bei |
| I83.0 | — Beinvarizen |
| I83.0 | — Varicosis cruris |
| A31.1 | – Buruli- |
| K63.3 | – Darm |
| L89 | – dekubital |
| T83.3 | – Druck-, vaginal, durch Ringpessar |
| * | – Ductus |
| N50.8 | — deferens |
| N50.8 | — spermaticus |

| | |
|---|---|
| L98.4 | **Ulkus** (Forts.) |
| L89 | – durch Druck |
| L97 | – Ferse |
| N50.8 | – Funiculus spermaticus |
| L97 | – Fuß |
| K82.8 | – Gallenblasengang |
| K28.9 | – gastrojejunal |
| K28.3 | – akut |
| * | — mit |
| K28.2 | —— Blutung, mit Perforation |
| K28.2 | —— Hämorrhagie, mit Perforation |
| K28.1 | —— Perforation |
| K28.7 | – chronisch |
| * | — mit |
| K28.4 | —— Hämorrhagie |
| K28.5 | —— Perforation |
| * | — mit |
| K28.4 | —— Hämorrhagie |
| K28.5 | —— Perforation |
| N32.8 | – Harnblase |
| L98.4 | – Haut |
| N50.8 | – Hodensack |
| H16.0 | – Hornhaut, Auge |
| L98.4 | – infektiös |
| N76.6 | – Labien |
| J38.7 | – Larynx |
| H01.0 | – Lidrand |
| H01.0 | – Lidwinkel |
| K25.9 | – Magen |
| F54 | — psychogen |
| K25.3 | — Streßulkus |
| K28.9 | – Magen-Darm-Bereich |
| H16.0 | – Mooren- |
| K13.7 | – Mundschleimhaut |
| K22.1 | – Ösophagus |
| C68.0 | – paraurethral, maligne |
| N48.5 | – Penis |
| N86 | – Portio |
| N48.5 | – Präputium |
| K62.6 | – Rektum |
| L98.4 | – rezidivierend |
| N50.8 | – Samenblase |
| N89.8 | – Scheide, durch Pessar |
| N50.8 | – Skrotum |
| L98.4 | – traumatisch |
| N85.8 | – Uterus |
| K13.7 | – Uvula |
| N76.5 | – Vagina |
| N89.8 | – durch Pessar |
| N50.8 | – Vas deferens |
| N76.6 | – Vulva |
| * | **Ulkusperforation** |
| L98.4 | – Haut |
| K27.5 | – Magen-Darm-Trakt |

**U**

\*   **Ullrich-**
Q87.0 – Feichtinger-Syndrom
Q87.1 – Syndrom, Bonnevie-
Q96.9 – Turner- Syndrom
Q87.1 —— Pseudo-
S52.2 **Ulnafraktur**
S52.8 – mit Radiusfraktur
S52.6 —— distal
S52.0 – proximal
C79.5 **Ulnakarzinom**
C40.0 **Ulnaneubildung,** bösartig
M92.1 **Ulnaosteochondrose,** juvenil
M77.8 **Ulnare Epikondylopathie**
Q71.5 **Ulnareduktionsdefekt,** longitudinal
S53.3 **Ulnares Ellenbogenseitenband,** Riß
G56.2 **Ulnarislähmung**
G56.2 **Ulnarisläsion**
G56.2 **Ulnarisneuritis**
G56.2 **Ulnarisparese**
G56.2 **Ulnarisreizung**
G56.2 **Ulnarisrinnen-Syndrom**
G56.2 **Ulnarisspätparese**
C40.0 **Ulnasarkom**
S52.2 **Ulnaschaftfraktur**
S52.4 – und Radiusschaftfraktur
O28.3 **Ultraschallbefund,** abnorm, bei Graviditäts-Screening
A66.4 **Ulzera und Gummata,** bei Frambösie
L98.4 **Ulzeration**
I83.0 – bei Varizen, untere Extremität
L98.4 – Epithel
E50.3 – Hornhaut, bei Vitamin-A-Mangel, mit Hornhautxerose
N76.5 – Scheide
N76.6 – Vulva
N76.8 – vulvovaginal
K14.0 – Zunge
H65.2 **Ulzerierender chronischer Mittelohrkatarrh**
I84.8 **Ulzerierte Hämorrhoiden**
I84.4 – äußere
A69.0 **Ulzerös-nekrotisierende Stomatitis**
\*   **Ulzeröse**
K35.9 – Appendizitis
N48.1 – Balanitis
H01.0 – Blepharitis
H16.8 – eitrige Keratitis
K51.0 – Enterokolitis
I84.1 – Hämorrhoiden, innere
K51.1 – Ileokolitis
H16.0 – Keratitis
K51.9 – Kolitis
J04.0 – Laryngitis
K51.2 – Proktitis
K51.3 – Rektosigmoiditis

\*   **Ulzeröse** (Forts.)
J31.0 – Rhinitis
J31.1 – Rhinopharyngitis
L98.4 – Veränderung
N30.8 – Zystitis
A21.0 **Ulzeroglanduläre Tularämie**
J84.1 **Umbau,** Lunge
P83.6 **Umbilikaler Polyp,** beim Neugeborenen
K42.9 **Umbilikalhernie**
K42.9 – ohne Einklemmung
F51.2 **Umkehr,** Schlafrhythmus
L03.0 **Umlauf**
L03.0 – Finger
L03.0 – Nagelbett
D41.2 **Ummauerung,** tumorös, Ureter
\*   **Umschlingung,** Nabelschnur
O69.2 – Entbindungskomplikation
P02.5 – Fetusschädigung
\*   **Umschriebene**
G31.0 – Hirnatrophie
S06.3 – Hirnverletzung
R61.0 – Hyperhidrose
F81.0 – Lesestörung
I88.9 – Lymphadenitis
R59.0 – Lymphknotenvergrößerung
R60.0 **Umschriebenes Ödem**
N86 **Umwandlungszone,** Portio, atypisch
P81.0 **Umweltbedingte Hyperthermie,** beim Neugeborenen
F48.8 **Umweltneurose**
R46.6 **Unangemessene Betroffenheit und Beschäftigung mit Streßereignissen**
F60.3 **Unausgeglichenheit,** emotional
E63.1 **Unausgewogene Zusammensetzung,** Nahrung, mit alimentärem Mangelzustand
R52.1 **Unbeeinflußbarer Schmerz,** chronisch
\*   **Unbekannte**
\*   – Dignität
D48.7 —— Augentumor
D48.7 —— Bindehauttumor
D48.7 —— Hornhauttumor
D48.7 —— Iristumor
D48.7 —— Netzhauttumor
D48.7 —— Optikustumor
D48.7 —— Orbitatumor
D48.7 —— Skleratumor
D48.7 —— Tränendrüsentumor
D48.7 —— Tränenwegtumor
O86.4 – Pyrexie, Wochenbett
\*   **Unbekannter Primärtumor**
\*   – mit
C79.3 —— Gehirnmetastase
C77.0 —— Halslymphknotenmetastase
C79.5 —— Knochenmetastase
C78.7 —— Lebermetastase

| | | | |
|---|---|---|---|
| * | **Unbekannter Primärtumor** (Forts.) | R45.2 | **Unglücklichsein** |
| * | – mit (Forts.) | F93.8 | – beim Kind |
| C78.0 | — Lungenmetastase | L60.0 | **Unguis incarnatus** |
| C80 | — Metastasen | * | **Unifokale Autonomie** |
| Q56.4 | **Unbestimmbares Geschlecht** | * | – bei Struma mit |
| * | **Uncharakteristische** | E04.1 | — Euthyreose |
| R06.0 | – Belastungsdyspnoe | E05.1 | — Hyperthyreose |
| R07.4 | – Brustschmerzen | N13.5 | **Unilaterale supravesikale Stenose** |
| R21 | – Effloreszenz | * | **Uninoduläre Struma** |
| L90.8 | – Hautflecken | E04.1 | – nichttoxisch |
| L08.0 | – Hautinfektion, eitrig | E05.1 | – toxisch |
| A30.0 | – Lepra | * | **Unkarthrose** |
| M79.1 | – Muskelschmerzen | M47.8 | – Halswirbelsäule |
| R42 | – Vertigo | M47.8 | — bei Steilstellung |
| * | **Uncharakteristischer** | M47.8 | — massiv |
| A30.0 | – Aussatz | M47.8 | – Schulterbereich, stark |
| R21 | – Ausschlag | M47.8 | – [Spondylosis uncovertebralis] |
| R05 | – feuchter Husten | M47.8 | – und Spondylarthrose, HWS |
| * | – Husten | * | **Unklar** – s.a. jeweilige Krankheit, unklar |
| R05 | — feucht | R10.1 | **Unklare Oberbauchschmerzen** |
| R05 | — trocken | * | **Unklarer** |
| L29.9 | – Juckreiz | R10.4 | – Bauch |
| R42 | – Schwindel | R10.1 | – Oberbauch |
| R05 | – trockener Husten | R10.4 | **Unklares Abdomen** |
| N89.8 | – vaginaler Ausfluß | * | **Unkoordinierte** |
| * | **Uncharakteristisches** | O62.4 | – Wehen |
| R21 | – Exanthem | O62.4 | – Wehentätigkeit |
| R50.9 | – Fieber | M47.8 | **Unkovertebralarthrose** |
| R50.1 | — wochenlang | O47.9 | **Unnütze Wehen** |
| * | **Undifferenzierte** | O47.1 | – ab 37. Schwangerschaftswoche |
| F20.3 | – Schizophrenie | O47.0 | – vor 37. Schwangerschaftswoche |
| F23.2 | — akut | * | **Unregelmäßige** |
| F45.1 | – Somatisierungsstörung | N92.6 | – Menstruation |
| * | **Undifferenziertes** | N91.4 | – Oligomenorrhoe |
| C83.6 | – Non-Hodgkin-Lymphom | O62.2 | – Wehen |
| C41.9 | – Rundzellensarkom, Knochen | N92.1 | – Zwischenblutung |
| G47.3 | **Undine-Syndrom** | * | **Unreife** |
| N97.1 | **Undurchgängigkeit, Tuben** | Q60.5 | – Niere |
| H17.9 | **Undurchsichtigkeit, Hornhaut** | F60.8 | – Persönlichkeit |
| T78.9 | **Unerwünschte Nebenwirkung** | * | **Unreifes** |
| R26.8 | **Unfähigkeit, zu gehen** | P07.2 | – Frühgeborenes, extrem |
| * | **Unfall** | P07.3 | – Neugeborenes |
| T75.1 | – Ertrinken | P07.2 | — extrem |
| T07 | – Verkehr, mit Polytrauma | L98.8 | **Unreinheit, Haut** |
| F43.1 | **Unfallneurose** | R45.1 | **Unruhe** |
| R32 | **Unfreiwilliger Harnabgang** | R45.0 | – innere |
| * | **Unfruchtbarkeit** | R45.1 | – motorisch |
| N46 | – männlich | F51.8 | – nächtlich |
| N97.9 | – weiblich | R45.1 | – psychomotorisch |
| R99 | **Ungenaue Todesursache** | R45.1 | **Unruhezustand** |
| F82 | **Ungeschicklichkeit** | R45.1 | – psychovegetativ |
| O66.2 | **Ungewöhnlich großer Fetus, Geburts-** | G25.8 | **Unruhige-Beine-Syndrom** |
| | hindernis | * | **Unsichere** |
| R63.4 | **Ungewöhnliche Gewichtsabnahme** | R29.3 | – Haltung |
| M21.7 | **Ungleichmäßigkeit, Beinlänge** | | |

**U**

| | |
|---|---|
| * **Unsichere** (Forts.) | * **Unsichere** (Forts.) |
| * – Neubildung | * – Neubildung (Forts.) |
| D48.5 — Analhaut | D48.6 — Mamma |
| D37.7 — Analkanal | D38.3 — Mediastinum |
| D37.7 — Anus | D42.9 — Meningen |
| D38.6 — Atmungsorgane | D48.4 — Mesenterium |
| D48.1 — Bauchdecke | D39.7 — Mesovarium |
| D37.7 — Bauchspeicheldrüse | D38.5 — Mittelohr |
| D48.1 — Bindegewebe | D37.0 — Mundhöhle |
| D48.7 — Bindehaut | D48.1 — Muskeln |
| D38.1 — Bronchien | D38.5 — Nase, innerer Teil |
| D48.6 — Brustdrüse | D40.7 — Nebenhoden |
| D38.2 — Brustfell | D38.5 — Nebenhöhle |
| D48.7 — Brustorgane | D44.1 — Nebenniere |
| D48.6 — Brustwarze | D48.2 — Nerven |
| D37.7 — Darm | D41.0 — Niere |
| D37.4 — Dickdarm | D41.1 — Nierenbecken |
| D48.4 — Douglas-Raum | D37.7 — Ösophagus |
| D37.2 — Dünndarm | D39.1 — Ovar |
| D37.2 — Duodenum | D37.7 — Pankreas |
| D39.7 — Eileiter | D44.7 — Paraganglien |
| D44.9 — endokrine Drüsen | D39.7 — Parametrium |
| D37.0 — Epipharynx | D48.3 — paranephritisch |
| D48.1 — Faszien | D48.4 — Peritoneum |
| D43.2 — Gehirn | D47.7 — Plasmazellen |
| D48.0 — Gelenke | D39.2 — Plazenta |
| * — Geschlechtsorgane | D40.0 — Prostata |
| D40.9 —— männlich | D37.0 — Rachen |
| D39.9 —— weiblich | D37.0 — Rachenring |
| D48.7 — Gesicht | D43.4 — Rückenmark |
| D40.7 — Glans penis | D40.7 — Samenblase |
| D40.7 — Glied, männlich | D39.7 — Scheide |
| D41.4 — Harnblase | D44.0 — Schilddrüse |
| D41.2 — Harnleiter | D40.7 — Skrotum |
| D41.9 — Harnorgane | D37.7 — Speiseröhre |
| D41.3 — Harnröhre | D43.0 — Thalamus |
| D37.0 — Hauptspeicheldrüse | D38.1 — Trachea |
| D48.5 — Haut | D39.7 — Tube |
| D40.1 — Hoden | D41.2 — Ureter |
| D44.3 — Hypophyse | D41.3 — Urethra |
| D37.2 — Ileum | D39.0 — Uterus |
| D37.2 — Jejunum | D39.7 — Vagina |
| D38.0 — Kehlkopf | D37.9 — Verdauungsorgane |
| D39.7 — Klitoris | D48.1 — Weichteile |
| D48.0 — Knochen | D37.4 — Zäkum |
| D48.0 — Knorpel | D43.2 — zerebral |
| D37.4 — Kolon | D44.5 — Zirbeldrüse |
| D48.7 — Konjunktiva | D37.0 — Zunge |
| D44.4 — kraniopharyngealer Gang | R26.8 **Unsicherheit, Stand-** |
| D39.7 — Labien | * **Unspezifische** |
| D38.0 — Larynx | R68.1 – Allgemeinsymptome, im Kleinkindalter |
| D37.6 — Leber | K52.9 – Diarrhoe |
| D39.7 — Ligamentum latum uteri | R21 – Hauteruption, Hautausschlag |
| D37.0 — Lippenschleimhaut | N76.0 – Kolpitis |
| D38.1 — Lunge | N76.1 — chronisch |
| D37.1 — Magen | R51 – Kopfschmerzen |

| | |
|---|---|
| * | **Unspezifische** (Forts.) |
| I88.9 | – Lymphadenitis |
| I88.0 | — mesenterial |
| I30.0 | – Perikarditis, idiopathisch, akut |
| K75.2 | – reaktive Hepatitis |
| N70.9 | – Salpingitis |
| N34.1 | – Urethritis |
| * | **Unspezifischer** |
| I45.4 | – intraventrikulärer Block |
| R03.1 | – niedriger Blutdruckwert |
| R87.6 | – Papanicolaou-Befund |
| * | **Unter- und** |
| Q71.1 | – Oberarm, angeborenes Fehlen, bei vorhandener Hand |
| Q72.1 | – Oberschenkel, angeborenes Fehlen, bei vorhandenem Fuß |
| Q71.2 | **Unterarm und Hand,** angeborenes Fehlen |
| L02.4 | **Unterarmabszeß** |
| S58.9 | **Unterarmamputation,** traumatisch |
| S52.9 | **Unterarmbruch** |
| S51.9 | **Unterarmdécollement** |
| S52.9 | **Unterarmfraktur** |
| S52.7 | – komplett |
| L02.4 | **Unterarmfurunkel** |
| S52.9 | **Unterarmgrünholzfraktur** |
| L02.4 | **Unterarmkarbunkel** |
| L03.1 | **Unterarmphlegmone** |
| S50.1 | **Unterarmprellung** |
| M77.8 | **Unterarmtendinitis** |
| M65.8 | **Unterarmtenosynovitis** |
| M65.8 | **Unterarmtenovaginitis** |
| M70.9 | **Unterarmüberlastungsschaden** |
| S50.9 | **Unterarmverletzung,** oberflächlich |
| S59.7 | **Unterarmverletzungen,** multipel |
| S51.9 | **Unterarmwunde,** offen |
| S51.7 | **Unterarmwunden,** multipel, offen |
| S57.9 | **Unterarmzerquetschung** |
| R10.3 | **Unterbauchbeschwerden** |
| N73.9 | **Unterbaucherkrankung,** entzündlich |
| R19.0 | **Unterbauchkonglomerattumor** |
| C43.5 | **Unterbauchmelanom,** maligne |
| K65.9 | **Unterbauchperitonitis** |
| R10.3 | **Unterbauchschmerzen** |
| R10.3 | – unklar |
| R19.0 | **Unterbauchtumor** |
| * | **Unterbrechung** |
| O04.9 | – Gravidität |
| O04.9 | — ärztlich |
| Z30.- | — Antrag auf |
| O05.9 | — illegal |
| O04.9 | — legal |
| O05.9 | — strafbar |
| I44.3 | – Leitung, His-Bündel |
| I45.9 | – Reizleitung |

| | |
|---|---|
| * | **Unterbrechung** (Forts.) |
| * | – Schwangerschaft |
| O04.9 | — ärztlich |
| Z30.- | — Antrag auf |
| O05.9 | — illegal |
| O04.9 | — legal |
| O05.9 | — strafbar |
| R39.1 | **Unterbrochener Harnstrahl** |
| T70.2 | **Unterdruckbeschwerden** |
| * | **Untere** |
| P14.1 | – Armplexuslähmung, beim Neugeborenen |
| * | – Extremität |
| T12 | — Fraktur |
| T13.0 | — Kontusion |
| T13.0 | — Prellung |
| Q72.9 | — Reduktionsdefekt |
| * | — Gliedmaßen |
| C44.7 | — Basaliom |
| C49.2 | — Bindegewebsneubildung, bösartig |
| C49.2 | — Bindegewebssarkom |
| C76.5 | — Krebs |
| C43.7 | — Melanom, maligne |
| C76.5 | — Neubildung, bösartig |
| C49.2 | — Weichteilekarzinom |
| C49.2 | — Weichteileneubildung, bösartig |
| C49.2 | — Weichteilesarkom |
| * | — Harnorgane |
| N21.9 | — Harnstein |
| A54.0 | — und Geschlechtsorgane, Gonokokken-Infektion |
| Q54.9 | – Harnröhrenspalte |
| K07.0 | **Unterentwicklung,** Oberkiefer |
| A54.0 | **Unterer Urogenitaltrakt,** Gonorrhoe |
| E46 | **Unterernährung** |
| P92.3 | – beim Neugeborenen |
| E46 | – Eiweiß |
| E44.1 | – leicht |
| E44.0 | – mäßig |
| E45 | – mit Dystrophie |
| E43 | – schwer |
| E40 | **Unterernährungs-Syndrom,** maligne |
| C15.5 | **Unteres Drittel,** Ösophagus, Neubildung, bösartig |
| * | **Unterfunktion** |
| E20.9 | – Epithelkörperchen |
| E29.1 | – Hoden |
| E23.0 | – Hypophyse |
| H83.2 | – Labyrinth |
| E27.4 | – Nebennieren |
| E27.8 | – Nebennierenmark |
| E27.4 | – Nebennierenrinde |
| E89.6 | — Nebennierenmark, nach medizinischen Maßnahmen |
| E20.9 | – Nebenschilddrüse |
| E28.3 | – Ovarien |

**U**

| | |
|---|---|
| \* | **Unterfunktion** (Forts.) |
| E20.9 | – Parathyreoidea |
| E03.9 | – Schilddrüse |
| E03.1 | — angeboren |
| E03.9 | — erworben |
| E29.1 | – testikulär |
| E89.5 | — nach medizinischen Maßnahmen |
| E89.5 | — postablativ |
| R63.4 | **Untergewicht** |
| P07.1 | **Untergewichtiges Neugeborenes** |
| \* | **Unterhaut-** |
| L92.3 | – Fremdkörpergranulom |
| \* | – und |
| L98.9 | — Hauterkrankung |
| L08.9 | — Hautinfektion, lokal |
| L98.9 | — Hautstörung |
| L08.9 | – Infektion |
| D23.9 | – Neubildung, gutartig |
| A18.4 | **Unterhautzellgewebe-TBC** |
| B23.8 | **Unterhautzellgewebekrankheit,** bei HIV-Krankheit |
| \* | **Unterkiefer** – s.a. Mandibula |
| K10.0 | – Stafne-Zyste |
| K08.2 | **Unterkieferalveolarfortsatzatrophie** |
| C03.1 | **Unterkieferalveolarfortsatzkarzinom** |
| S02.6 | **Unterkieferbruch** |
| S02.6 | **Unterkieferfraktur** |
| S02.6 | – geschlossen |
| S02.6 | – Kollum [Processus condylaris mandibulae] |
| S02.6 | – offen |
| S02.6 | — doppelt |
| S02.6 | — mehrfach |
| S02.6 | — mit Knochendefekt |
| C03.1 | **Unterkieferkarzinom** |
| C03.1 | – Alveolarfortsatz |
| C41.1 | **Unterkieferknochen,** Neubildung, bösartig |
| D16.5 | **Unterkieferknochenneubildung,** gutartig |
| C41.1 | **Unterkieferknochensarkom** |
| S02.6 | **Unterkieferkörperfraktur,** offen |
| C08.0 | **Unterkieferspeicheldrüsenkarzinom** |
| T68 | **Unterkühlung** |
| \* | **Unterlappen,** Lunge |
| C34.3 | – Bronchialkarzinom |
| C34.3 | – Karzinom |
| J98.1 | **Unterlappenatelektase** |
| J18.1 | **Unterlappenpneumonie** |
| C76.3 | **Unterleibmalignom** |
| R10.3 | **Unterleibsbeschwerden** |
| N94.9 | – weiblich |
| R10.3 | **Unterleibschmerzen,** akut |
| C76.3 | **Unterleibskarzinom** |
| C57.9 | **Unterleibskrebs,** weiblich |
| H00.1 | **Unterlidchalazion** |

| | |
|---|---|
| D48.5 | **Unterlidneoplasie** |
| D48.5 | **Unterlidtumor** |
| C00.1 | **Unterlippenkarzinom** |
| C00.1 | – außen |
| C00.4 | – innen |
| C00.1 | **Unterlippenkrebs** |
| C00.1 | – außen |
| C00.4 | – innen |
| C00.1 | **Unterlippenneubildung,** bösartig |
| C00.1 | – außen |
| C00.4 | – innen |
| C00.1 | **Unterlippenplattenepithelkarzinom** |
| Q36.9 | **Unterlippenspalte** |
| \* | **Unterschenkel** |
| S82.7 | – Maisonneuve-Fraktur |
| Q72.2 | – und Fuß, angeborenes Fehlen |
| L02.4 | **Unterschenkelabszeß** |
| \* | **Unterschenkelamputation** |
| S88.9 | – traumatisch |
| E14.5 | – Zustand nach, wegen diabetischer Gangrän |
| S82.9 | **Unterschenkelbruch** |
| L30.9 | **Unterschenkelekzem** |
| A46 | **Unterschenkelerysipel** |
| S82.9 | **Unterschenkelfraktur** |
| S82.3 | – distal |
| S82.7 | – komplett |
| S82.9 | – offen |
| S82.7 | **Unterschenkelfrakturen,** multipel |
| L02.4 | **Unterschenkelfurunkel** |
| L97 | **Unterschenkelgeschwür** |
| I83.0 | – bei Varizen |
| L02.4 | **Unterschenkelkarbunkel** |
| C43.7 | **Unterschenkelmelanom,** maligne |
| C43.7 | – superfiziell spreitend |
| B35.3 | **Unterschenkelmykose** |
| R60.0 | **Unterschenkelödem** |
| I80.3 | **Unterschenkelphlebitis** |
| I80.0 | – oberflächlich |
| I80.2 | – tiefliegend |
| I80.3 | **Unterschenkelphlebothrombose** |
| I80.0 | – oberflächlich |
| I80.2 | – tiefliegend |
| L03.1 | **Unterschenkelphlegmone** |
| S82.2 | **Unterschenkelschaftfraktur** |
| I80.3 | **Unterschenkelthrombophlebitis** |
| I80.0 | – oberflächlich |
| I80.2 | – tiefliegend |
| I80.3 | **Unterschenkelthrombose** |
| I80.0 | – oberflächlich |
| I80.2 | – tiefliegend |
| S89.9 | **Unterschenkeltrauma** |
| I83.9 | **Unterschenkelvarikose** |
| I83.9 | **Unterschenkelvarizen** |
| I83.9 | **Unterschenkelvarizenblutung** |
| I80.3 | **Unterschenkelvenenthrombose** |

| | |
|---|---|
| S89.9 | **Unterschenkelverletzung** |
| S80.9 | – oberflächlich |
| S89.7 | **Unterschenkelverletzungen,** multipel |
| S81.9 | **Unterschenkelwunde,** offen |
| S81.7 | **Unterschenkelwunden,** multipel, offen |
| L03.1 | **Unterschenkelzellgewebsentzündung** |
| S87.8 | **Unterschenkelzerquetschung** |
| M21.7 | **Unterschiedliche Extremitätenlänge** |
| * | **Untersuchung** |
| Z00.- | – allgemein |
| * | – aufgrund |
| Z00.- | — Entwicklungsstand, während Adoleszenz |
| Z00.- | — Wachstumsschub, in Kindheit |
| Z31.- | – genetisch |
| Z00.- | – Gesundheitsvorsorge-, beim Kind |
| Z39.- | – post partum |
| Z00.5 | – potentieller Organ- oder Gewebespender |
| Z39.- | – stillende Mutter |
| Z39.- | – unmittelbar post partum |
| T75.1 | **Untertauchen** |
| E16.2 | **Unterzuckerung** |
| E14.8 | – bei Diabetes |
| C08.1 | **Unterzungendrüsenkarzinom** |
| D37.0 | **Unterzungengeschwulst** |
| * | **Unverricht-** |
| G40.3 | – Lundborg-Syndrom |
| M33.1 | – Syndrom, Wagner- |
| * | **Unverträglichkeit** |
| T88.7 | – Arzneimittel |
| O36.1 | – Blutgruppe, Betreuung der Schwangeren |
| E74.1 | – Fruktose, hereditär |
| K90.0 | – Gluten |
| E74.1 | – Lävulose, hereditär |
| T88.7 | – Lokalanästhetika |
| T88.7 | – Medikament |
| T78.1 | – Nahrungsmittel |
| T88.7 | – Ovulationshemmer |
| O06.4 | **Unvollständiger Abort** |
| O03.4 | – spontan |
| R25.8 | **Unwillkürliche Bewegung,** abnorm |
| R32 | **Unwillkürlicher Harnabgang** |
| R53 | **Unwohlsein** |
| R53 | – und Ermüdung |
| B76.9 | **Unzinariasis** |
| F60.8 | **Unzulängliche Persönlichkeit** |
| F70.9 | **Unzurechnungsfähigkeit** |
| K44.9 | **Upside-down-Magen** |
| Q64.4 | **Urachusdivertikel** |
| Q64.4 | **Urachusfehlbildung** |
| Q64.4 | **Urachusfistel** |
| C67.7 | **Urachuskarzinom** |
| Q64.4 | **Urachuspersistenz** |
| D41.4 | **Urachustumor** |

| | |
|---|---|
| Q64.4 | **Urachuszyste** |
| N19 | **Urämie** |
| O26.8 | – bei Gravidität |
| N18.9 | – chronisch |
| O15.0 | – eklamptisch, bei Gravidität |
| R39.2 | – extrarenal |
| R39.2 | – prärenal |
| * | **Urämische** |
| N19 | – Eklampsie |
| G93.4 | – Enzephalopathie |
| N19 | – Konvulsionen |
| N19 | – Krämpfe |
| N18.8 | – Neuropathie |
| N18.8 | – Perikarditis |
| N19 | **Urämisches Koma** |
| T66 | **Uranintoxikation** |
| F66.9 | **Uranismus** |
| Q35.9 | **Uranoschisis** |
| T66 | **Uranvergiftung** |
| N20.0 | **Uratablagerung,** Niere |
| M10.9 | **Uratische Diathese** |
| M10.9 | **Uratnephropathie** |
| M10.0 | **Uratstein** |
| N20.0 | – Nierenbecken |
| E87.8 | **Uratstoffwechselstörung** |
| M10.0 | **Uratverstopfung** |
| A95.1 | **Urbanes Gelbfieber** |
| * | **Ureter** |
| Q62.5 | – akzessorisch |
| D09.1 | – Carcinoma in situ |
| N82.8 | – Darm-Fistel |
| Q62.5 | – duplex |
| N28.8 | – Haut-Fistel |
| N28.8 | – Mega- |
| * | – primär |
| N13.5 | — obstruktiv |
| N13.7 | — refluxiv |
| N13.7 | – refluxiv |
| Q62.6 | – retrokaval |
| * | – sekundär |
| N13.7 | — obstruktiv |
| N13.7 | — refluxiv |
| Q62.8 | – triplex |
| Q62.6 | **Ureterabgang,** hoch |
| N13.5 | **Ureterabgangsstenose** |
| S37.1 | **Ureterabriß** |
| N28.8 | **Ureterabszeß** |
| N28.8 | **Ureterachalasie** |
| N28.9 | **Ureteraffektion** |
| Q62.4 | **Ureteragenesie** |
| Q62.8 | **Ureteranomalie** |
| Q62.4 | **Ureteraplasie** |
| N28.8 | **Ureteratonie** |
| Q62.1 | **Ureteratresie** |
| N13.5 | **Ureterblockierung** |
| N28.8 | **Ureterdilatation** |

Q62.6 **Ureterdislokation**
N28.8 **Ureterdivertikel**
Q62.5 **Ureterduplikatur**
N28.9 **Ureterdyskinesie**
N13.8 **Ureterdysplasie**
N28.8 **Ureterektasie**
Q62.6 **Ureterektopie**
N13.5 **Ureterenge**
N28.8 **Ureterentzündung**
N13.4 **Uretererweiterung**
N28.8 **Ureterfistel**
N20.1 **Uretergrieß**
N28.8 **Ureterhypertrophie**
N28.8 **Ureterinfektion**
N28.8 **Ureteritis**
C66 **Ureterkarzinom**
N13.5 **Ureterknickung**
N23 **Ureterkolik**
N20.1 – durch Stein
N28.8 **Ureterkompression**
N20.1 **Ureterkonkrement**
N28.9 **Ureterkrankheit,** mit Nierenkrankheit
C66 **Ureterkrebs**
Q62.6 **Ureterlageanomalie**
N13.5 **Uretermündungsstriktur**
\* **Ureterneubildung**
C66 – bösartig
D30.2 – gutartig
D41.2 – unsicheres Verhalten
N13.5 **Ureterobstruktion**
N82.8 **Ureterointestinale Fistel**
N20.1 **Ureterolithiasis**
\* **Ureteropelvine**
N13.0 – Obstruktion, bei Hydronephrose
N13.5 – Striktur
N28.8 **Ureteropyelitis**
Q62.8 **Ureterostiuminsuffizienz,** angeboren
N13.5 **Ureterostiumstenose**
N13.5 **Ureterostiumstriktur**
N82.1 **Ureterovaginale Fistel**
N28.8 **Ureterozele**
N20.1 **Ureterozelenstein**
N30.8 **Ureterozystitis**
D30.2 **Ureterpapillom**
N28.8 **Ureterperforation**
N28.8 **Ureterprolaps**
S37.1 **Ureterruptur**
N28.8 – nichttraumatisch
N28.8 **Uretersakralfistel**
N13.5 **Ureterschleife**
N13.5 **Ureterspasmus**
N13.4 **Ureterstau**
N20.1 **Ureterstein**
N20.1 – eingeklemmt

N20.1 **Ureterstein** (Forts.)
N20.1 – hoch
N20.1 — mit Stauung
N20.1 — ohne Stauung
N20.1 – prävesikal
N20.1 – tiefsitzend
N20.2 – und Nierenstein, gleichzeitig
N13.2 **Uretersteinobstruktion,** mit Hydronephrose
N13.5 **Ureterstenose**
N13.5 – subpelvin
N13.5 **Ureterstriktur**
T81.4 **Ureterstumpfinfektion**
A18.1 **Uretertuberkulose**
D41.2 **Uretertumor**
D41.2 **Ureterummauerung,** tumorös
Q62.6 **Ureterverlagerung**
S37.1 **Ureterverletzung**
S37.1 – geschlossen
S37.1 – offen
N13.5 **Ureterverschluß**
N28.8 **Ureterzyste**
\* **Urethra**
Q64.7 – akzessorisch
D09.1 – Carcinoma in situ
N36.0 – Damm-Fistel
Q64.5 – fehlend, angeboren
N36.0 – Haut-Fistel
N36.0 – Mastdarm-Fistel
Q64.7 – Megalo-
D30.4 – prostatisch, Papillom
N36.0 – Rektum-Fistel
N36.8 – schlaff
S37.3 **Urethraabriß**
N34.0 **Urethraabszeß**
Q64.5 **Urethraagenesie**
Q64.5 **Urethraaplasie**
Q64.3 **Urethraatresie**
R36 **Urethraausfluß**
N36.8 **Urethrablutung**
N34.2 **Urethrabulbitis**
N36.1 **Urethradivertikel**
N34.2 **Urethraentzündung**
N39.8 **Urethraerosion**
N36.0 **Urethrafistel**
T19.0 **Urethrafremdkörper**
N34.2 **Urethrageschwür**
A54.0 **Urethragonorrhoe**
N34.2 **Urethrainfektion**
O23.2 – bei Schwangerschaft
C68.0 **Urethrakarzinom**
N34.2 **Urethrakatarrh**
N21.1 **Urethrakolik,** durch Stein
N21.1 **Urethrakonkrement**
N36.9 **Urethrakrankheit**
C68.0 **Urethrakrebs**

S37.3 **Urethraläsion**
N34.0 **Urethraldrüsenabszeß**
\*     **Urethrale**
N36.9 – Erkrankung
N34.2 – Meatitis
N32.8 – Sphinktersklerose
N35.9 **Urethralenge**
N35.8 – bulbär
N34.3 **Urethrales Syndrom**
R39.8 **Urethralgie**
N21.1 **Urethralithiasis**
N36.2 **Urethralkarunkel**
Q64.2 **Urethralklappe**
D30.4 **Urethralpapillom**
\*     **Urethralpolyp, im**
\*     – Sinne
N36.2 — der Harnröhrenkarunkel
D41.3 — einer Neubildung
A52.7 **Urethralues**
C68.0 **Urethramalignom**
N36.8 **Urethrametaplasie**
N35.9 **Urethramündungsstriktur**
Q64.3 – kongenital
B49 **Urethramykose**
\*     **Urethraneubildung**
C68.0 – bösartig
D30.4 – gutartig
D41.3 – unsicher
N34.0 **Urethraphlegmone**
N36.3 **Urethraprolaps**
N36.1 **Urethrapseudodivertikel**
N34.0 **Urethrapyozele**
A54.0 **Urethrareizsyndrom, postgonorrhoisch**
N36.8 **Urethraruptur**
S37.3 – traumatisch
N36.3 **Urethraschleimhautvorfall**
Q64.0 **Urethraspalte**
Q64.0 – kongenital
N36.8 **Urethrasphinkterinsuffizienz**
N21.1 **Urethrastein**
N21.1 – eingeklemmt
N35.9 **Urethrastenose**
N35.8 – bulbär
N35.9 – distal
N35.1 – infektiös
N99.1 – postoperativ
N35.0 – traumatisch
N35.9 **Urethrastriktur**
N35.8 – bulbär
N99.1 – durch Katheter
N35.1 – infektiös
Q64.3 – kongenital
N99.1 – postoperativ
N35.8 – spastisch
N35.0 – traumatisch
A52.7 **Urethrasyphilis**

D41.3 **Urethratumor**
Q64.7 **Urethraverdoppelung**
S37.3 **Urethraverletzung**
O71.5 – durch Geburt
N36.3 **Urethravorfall**
N36.8 **Urethrazyste**
N34.2 **Urethritis**
N34.2 – atrophisch
\*     – bei Gonorrhoe
A54.0 — akut
A54.0 — chronisch
\*     – durch
B37.4 — Candida
A56.0 — Chlamydien
N34.2 — Hormonmangel
N34.1 — Mykoplasmen
A59.0 — Trichomonaden
N34.2 – externa
A54.0 – gonorrhoisch
O23.2 – gravidarum
N34.2 – hämorrhagisch
N34.2 – polypös
A54.0 – postgonorrhoisch
N34.2 – postmenopausal
M02.3 – Reiter-
N34.2 – senil
N34.2 – simplex
N34.1 – unspezifisch
M02.3 **Urethro-okulo-synoviales Syndrom**
    [Reiter-Syndrom]
N36.0 **Urethrointestinale Fistel**
N36.0 **Urethroperineale Fistel**
N41.9 **Urethroprostatitis**
N40 **Urethroprostatopathie**
N36.0 **Urethrorektale Fistel**
R36 **Urethrorrhoe**
N30.3 **Urethrotrigonumzystitis**
N82.1 **Urethrovaginale Fistel**
\*     **Urethrozele**
N36.3 – männlich
N81.1 – mit Zystozele, bei der Frau
N81.0 – weiblich
N34.2 **Urethrozystitis**
N39.4 **Urgeblase**
N39.4 **Urgeinkontinenz**
L74.8 **Urhidrosis**
E79.0 **Urikämie**
M10.9 **Urikopathie**
R82.9 **Urikosurie**
\*     **Urin**
R31 – blutig
\*     – mit
N39.0 — Bakterien
N39.0 — Bazillen
R80 — Eiweiß
R81 — Zucker

**U**

| | |
|---|---|
| * | **Urinbefund** |
| R82.9 | – abnorm |
| R82.7 | – mikrobiologisch, abnorm |
| R39.0 | **Urinextravasation** |
| R30.9 | **Urinieren,** schmerzhaft |
| R32 | **Urininkontinenz** |
| R39.0 | **Urinom** |
| K65.8 | **Urinperitonitis** |
| N39.0 | **Urinphlegmone** |
| R82.9 | **Urobilinogenurie** |
| * | **Urogenitale** |
| B65.0 | – Bilharziose |
| B37.4 | – Kandidose |
| A59.0 | – Trichomonas-Infektion |
| N39.0 | **Urogenitaler Mykoplasmeninfekt** |
| N42.8 | **Urogenitales Syndrom** |
| F45.8 | **Urogenitalstörung,** psychogen |
| B94.8 | **Urogenitalsyndrom,** postgonorrhoisch |
| * | **Urogenitalsystem** |
| F45.8 | – funktionelle Störung |
| F45.8 | — psychischer Ursprung |
| F45.8 | – Organneurose |
| A18.1 | **Urogenitalsystem-TBC** |
| A54.0 | **Urogenitaltrakt,** unterer, Gonorrhoe |
| T19.9 | **Urogenitaltraktfremdkörper** |
| O23.9 | **Urogenitaltraktinfektion,** bei Schwangerschaft |
| A18.1 | **Urogenitaltuberkulose** |
| N20.9 | **Urolithiasis** |
| N20.9 | – mit Kolik |
| B49 | **Uromykose** |
| N13.3 | **Uronephrose** |
| N39.9 | **Uropathie** |
| N13.9 | – obstruktiv |
| N13.9 | – Reflux- |
| N39.0 | **Urosepsis** |
| N39.8 | **Urotheldysplasie** |
| C68.9 | **Urothelkarzinom** |
| N39.8 | **Urothelmetaplasie** |
| D41.9 | **Urothelneoplasie** |
| D41.9 | **Urothelneubildung,** unsicher |
| D41.9 | **Urothelpapillom** |
| N39.8 | **Urothelpolyp** |
| D30.9 | **Urothelpseudopapillom** |
| D41.9 | **Urotheltumor** |
| D41.9 | – papillomatös |
| D30.9 | **Urothelveränderung,** pseudopapillomatös |
| * | **Urothelwucherung** |
| D41.9 | – papillomatös |
| N39.8 | – polypös |
| D30.9 | – pseudopapillomatös |
| N30.9 | **Urozystitis** |
| N30.0 | – akut |
| G25.6 | **Ursprung,** organisch, Tic |

| | |
|---|---|
| * | **Ursprungsstenose** |
| I70.1 | – Arteria renalis |
| I70.1 | – Nierenarterie |
| * | **Urticaria** |
| L50.5 | – cholinergica |
| L50.3 | – factitia |
| L50.4 | – mechanica |
| P83.8 | – neonatorum |
| L28.2 | – papulosa Hebra |
| Q82.2 | – pigmentosa |
| L56.3 | – solaris |
| L50.9 | **Urtikaria** |
| L50.8 | – akut |
| L50.0 | – allergisch |
| L50.8 | – chronisch |
| L50.8 | — rezidivierend |
| * | – durch |
| L50.2 | — Hitze |
| L50.2 | — Kälte |
| L50.6 | — Kontakt |
| L56.3 | — Sonnenlicht |
| L50.4 | — Vibration |
| L50.2 | — Wärme |
| L50.1 | – idiopathisch |
| F54 | – psychogen |
| L50.9 | **Urtikarielles Exanthem** |
| Q87.8 | **Usher-Syndrom** |
| Q87.8 | – mit Retinitis pigmentosa |
| L10.4 | – Senear- |
| B55.1 | **Uta-Geschwür** |
| * | **Uterine** |
| N93.8 | – Blutung, dysfunktionell |
| * | – Dysfunktion |
| O62.4 | — hyperton |
| O62.2 | — hypoton |
| O62.0 | —— primär |
| O62.1 | —— sekundär |
| O62.4 | – Dystokie |
| N97.2 | – Sterilität |
| N82.5 | **Uteroabdominale Fistel** |
| N82.4 | **Uterointestinale Fistel** |
| C57.8 | **Uteroovarialkarzinom** |
| O45.8 | **Uteroplazentare Apoplexie** |
| N82.4 | **Uterorektale Fistel** |
| N82.8 | **Uterovaginale Fistel** |
| * | **Uterovaginaler** |
| * | – Prolaps |
| N81.2 | — partiell |
| N81.3 | — vollständig |
| * | – Vorfall |
| N81.2 | — partiell |
| N81.3 | — vollständig |
| N81.4 | **Uterovaginalprolaps** |
| N82.1 | **Uterovesikale Fistel** |

* **Uterus**
C57.4 – Adnexe-Karzinom
Q51.8 – arcuatus
N82.5 – Bauchwand-Fistel
Q51.2 – bicollis
Q51.1 — mit Vagina duplex, bei Uterus duplex
Q51.3 – bicornis
O34.0 — bei Gravidität
Q51.3 — bicanalis unicollis
D07.3 – Carcinoma in situ
C54.9 – Corpus uteri, Karzinom
Q51.2 – duplex
O34.0 — bei Gravidität
Q51.1 — mit Uterus bicollis, bei Vagina duplex
O34.5 – durch Gravidität retrovertiert
O34.5 – eingeklemmt, durch Gravidität
Q51.0 – fehlend, angeboren
Q51.8 – hypotroph
C53.9 – Kollumkarzinom
D25.9 – myomatosus
D25.9 — mehrknollig
Q51.8 – subseptus
Q51.4 – unicornis
C53.9 – Zervixkarzinom
N71.9 **Uterusabszeß**
N71.0 – akut
N71.1 – chronisch
N80.0 **Uterusadenomyosis**
N85.6 **Uterusadhäsionen**
N85.9 **Uterusaffektion**
N97.2 – mit Infertilität
Q51.0 **Uterusagenesie**
Q51.9 **Uterusanomalie**
O34.5 – Betreuung der Schwangeren
O34.0 – kongenital, bei Gravidität
Q51.0 **Uterusaplasie**
O62.2 **Uterusatonie**
Q51.8 **Uterusatresie**
N85.8 **Uterusatrophie**
C57.3 **Uterusbänderkarzinom**
N93.9 **Uterusblutung**
N85.8 **Uterusdegeneration**
Q51.2 **Uterusdoppelbildung**
N80.0 **Uterusendometriose**
N71.9 **Uterusentzündung**
N71.0 – akut
N71.1 – chronisch
N71.9 **Uteruserkrankung,** entzündlich
O34.0 **Uterusfehlbildung,** Betreuung der Schwangeren
D26.9 **Uterusfibrom**
O34.1 – bei Gravidität
D25.9 **Uterusfibromyom**
N85.8 **Uterusfibrose**
N82.9 **Uterusfistel**
T19.3 **Uterusfremdkörper**

A48.0 **Uterusgasbrand**
N85.8 **Uterusgeschwür**
D39.0 **Uterusgeschwulst**
A54.2 **Uterusgonorrhoe**
D25.9 **Uterushinterwandmyom**
O00.8 **Uterushorngravidität**
C54.9 **Uterushornkarzinom**
N85.2 **Uterushyperplasie**
N85.1 – adenomatös
N85.2 **Uterushypertrophie**
O90.8 – puerperal
Q51.8 **Uterushypoplasie**
N85.5 **Uterusinversion**
N85.8 **Uterusinvolution**
N85.8 **Uteruskalkherd**
C55 **Uteruskarzinom**
N85.4 **Uterusknickung**
O62.9 **Uteruskontraktion,** abnorm
C55 **Uteruskrebs**
N85.4 **Uteruslageanomalie**
N85.8 **Uteruslazeration**
D25.9 **Uterusleiomyom**
D25.1 – intramural
D25.0 – submukös
D25.2 – subserös
C55 **Uterusleiomyosarkom**
C54.9 – Corpus uteri
C55 – submukös
C55 – subserös
C55 **Uterusmalignom**
Q51.9 **Uterusmißbildung**
N85.2 **Uterusmyohyperplasie**
D25.9 **Uterusmyom**
O34.1 – bei Gravidität
O34.2 **Uterusnarbe,** durch früheren Eingriff
D39.0 **Uterusneoplasie**
* **Uterusneubildung**
C55 – bösartig
D26.9 – gutartig
D39.0 – unsicher
D26.9 **Uteruspapillom**
N81.2 **Uteruspartialprolaps**
S37.6 **Uterusperforation**
T81.2 – versehentlich, ärztlich
N84.0 **Uteruspolyp**
N81.4 **Uterusprolaps**
N81.2 – 1. Grades
N81.2 – 2. Grades
N81.3 – 3. Grades
S37.6 **Uterusriß**
O90.8 **Uterusrückbildung,** verzögert, im Wochenbett
O90.8 **Uterusrückbildungsstörung,** im Wochenbett

U

| | |
|---|---|
| S37.6 **Uterusruptur** | K13.7 **Uvulaulkus** |
| O71.1 – bei Geburt | K12.2 **Uvulitis** |
| O71.0 – vor Wehenbeginn | |
| C55 **Uterussarkom** | |
| S37.6 **Uterusschnittverletzung** | |
| N85.6 **Uterusstriktur** | |
| N85.3 **Uterussubinvolution** | |
| N85.6 **Uterussynechie** | |
| O62.4 **Uterustetanie** | |
| N81.3 **Uterustotalprolaps** | |
| D39.0 **Uterustumor** | |
| O34.1 – bei Gravidität | |
| D26.9 – gutartig | |
| N85.8 **Uterusulkus** | |
| N85.2 **Uterusverdickung** | |
| N85.2 **Uterusvergrößerung** | |
| N85.8 **Uterusverkalkung** | |
| S37.6 **Uterusverletzung** | |
| D25.9 **Uterusvorderwandmyom** | |
| N81.4 **Uterusvorfall** | |
| O62.9 **Uteruswehen,** abnorm | |
| N85.8 **Uteruszyste,** benigne | |
| N42.8 **Utrikuluszyste** | |
| D18.0 **Uveaangiom** | |
| C69.4 **Uveaepitheliom** | |
| H33.2 **Uveales Effusionssyndrom** | |
| H21.8 **Uvealstaphylom** | |
| H20.9 **Uvealtraktentzündung** | |
| B58.8 **Uveatoxoplasmose** | |
| H20.9 **Uveitis** | |
| H20.9 – anterior | |
| H20.0 — akut | |
| H20.0 — rezidivierend | |
| H20.0 — subakut | |
| H30.2 – intermedia | |
| H47.1 – mit Papillenödem, begleitend | |
| *    – posterior | |
| *    — bei | |
| *    —— Morbus | |
| D86.9 —— Boeck | |
| K90.8 —— Whipple | |
| M79.0 —— rheumatischer Grunderkrankung | |
| I77.6 —— systemischer Vaskulitis | |
| H30.1 — disseminiert | |
| H30.0 — fokal | |
| H30.0 — juxtapapillaris Jensen | |
| H30.0 — zentral | |
| H44.1 – sympathisch | |
| H44.1 – systemisch | |
| H20.9 **Uveokeratitis** | |
| D86.8 **Uveoparotitis** | |
| C05.2 **Uvulakarzinom** | |
| J39.2 **Uvulaödem** | |
| D10.3 **Uvulapapillom** | |
| Q35.7 **Uvulaspalte** | |

# – V –

H50.0 **V-Esotropie**, bei Obliquus-superior-Parese und Obliquus-inferior-Überfunktion
H50.1 **V-Exotropie**, bei Obliquus-superior-Parese und Obliquus-inferior-Überfunktion
B08.0 **Vacciniavirus-Infektion**
* **VACTERL-**
Q87.2 – Assoziation [Vertebraldefekte, Analatresie, kardiale Anomalien, Tracheo-Ösophageal-Fistel mit Ösophagusatresie, renale und Extremitätenanomalien]
Q87.2 – Syndrom [Vertebraldefekte, Analatresie, kardiale Anomalien, Tracheo-Ösophageal-Fistel mit Ösophagusatresie, renale und Extremitätenanomalien]
* **Vagina**
Q52.0 – angeborenes Fehlen
D07.2 – Carcinoma in situ
Q52.1 – duplex
Q51.1 — bei Uterus duplex, mit Uterus bicollis
N89.8 – trocken
B37.3 – und Vulva, Kandidose
O34.6 **Vaginalabnormität,** bei Gravidität
N76.0 **Vaginalabszeß**
N89.5 **Vaginaladhäsion**
N97.3 **Vaginalaffektion,** Infertilität, weiblich, wegen
Q52.0 **Vaginalagenesie**
O34.6 **Vaginalanomalie,** Betreuung der Schwangeren
Q52.0 **Vaginalaplasie**
Q52.4 **Vaginalatresie**
N89.8 **Vaginalausfluß,** nicht entzündlich
R87.6 **Vaginalbefund,** abnorm
N93.9 **Vaginalblutung**
N93.9 – akut
P54.6 – beim Neugeborenen
A36.8 **Vaginaldiphtherie**
N89.3 **Vaginaldysplasie**
N89.2 – hochgradig
N89.1 – mittelgradig
N89.0 – niedriggradig
* **Vaginale**
N93.9 – abnorme Blutung
N95.2 – Atrophie
N93.8 – Blutung, dysfunktionell
O75.7 – Entbindung, nach vorangegangener Schnittentbindung
N81.5 – Enterozele

* **Vaginale** (Forts.)
* – intraepitheliale Neoplasie
N89.0 — 1. Grades
N89.1 — 2. Grades
D07.2 — 3. Grades
N95.2 – Involution
N89.8 – Kraurose
N89.8 – Lazeration, alt
N89.4 – Leukoplakie
Q52.4 – Mißbildung
N93.0 – postkoitale Blutung
N99.2 – postoperative Adhäsion
S31.4 – Schnittverletzung
B37.3 – Soormykose
C52 **Vaginaleiomyosarkom**
L30.9 **Vaginalekzem**
N80.4 **Vaginalendometriose**
N76.0 **Vaginalentzündung**
* **Vaginaler**
N89.8 – Ausfluß
N89.8 — uncharakteristisch
N89.8 – Fluor, therapieresistent
T19.2 – Fremdkörper
* **Vaginales**
T83.3 – Druckulkus, durch Ringpessar
N89.8 – Hämatom
Q52.4 **Vaginalfehlbildung**
D28.1 **Vaginalfibrom**
N82.9 **Vaginalfistel**
N89.9 **Vaginalflora,** gestört
A54.0 **Vaginalgonorrhoe**
O71.7 **Vaginalhämatom,** bei Entbindung
N76.0 **Vaginalinfektion,** bakteriell
B37.3 **Vaginalkandidose**
C52 **Vaginalkarzinom**
N76.8 **Vaginalkrankheit,** mit Entzündung
C79.8 **Vaginalmetastase**
B37.3 **Vaginalmykose**
* **Vaginalneubildung**
C52 – bösartig
D28.1 – gutartig
D39.7 – unsicher
N84.2 **Vaginalpolyp**
N81.1 **Vaginalprolaps**
N99.3 – nach Hysterektomie
N81.4 – und Uterusprolaps
L29.3 **Vaginalpruritus**
S31.4 **Vaginalriß**
N89.8 – alt
C52 **Vaginalsarkom**
N84.2 **Vaginalschleimhautpolyp**
Q52.1 **Vaginalseptum**
Q52.1 – quer
Q52.1 – sagittal
B37.3 **Vaginalsoor**
N89.5 **Vaginalstenose**

**V**

N89.5 **Vaginalstriktur**
N89.8 **Vaginalstumpfgranulation**
T87.5 **Vaginalstumpfnekrose**
N84.2 **Vaginalstumpfpolyp**
D39.7 **Vaginaltumor**
D28.1 – gutartig
N76.5 **Vaginalulkus**
N89.8 – durch Pessar
* **Vaginalverätzung**
T21.5 – 1. Grades
T21.6 – 2. Grades
T21.7 – 3. Grades
* **Vaginalverbrennung**
T21.1 – 1. Grades
T21.2 – 2. Grades
T21.3 – 3. Grades
N89.5 **Vaginalverschluß**
S31.4 **Vaginalwunde, offen**
N89.8 **Vaginalzyste**
N89.8 **Vaginanarbenstrang**
* **Vaginaneoplasie, intraepithelial**
N89.0 – 1. Grades
N89.1 – 2. Grades
D07.2 – 3. Grades
S30.2 **Vaginaprellung**
N89.8 **Vaginaretentionszyste**
N81.1 **Vaginatotalprolaps**
N94.2 **Vaginismus**
N94.2 – chronisch
F52.5 – hysterisch
F52.5 – nichtorganisch
F52.5 – psychogen
N76.0 **Vaginitis**
N76.0 – akut
N76.0 – allergisch
N95.2 – atrophisch
N95.2 — postklimakterisch
N95.2 — senil
N76.0 – bakteriell
B37.3 – bei Soor
* – durch
B37.3 — Candida
A56.0 — Chlamydien
N76.0 — Gardnerella
N76.0 — Haemophilus influenzae
A60.0 — Herpesviren
A59.0 — Trichomonaden
A60.0 – herpetica
N76.0 – Leptothrix-
N76.0 – mit Vulvitis
O86.1 – nach Entbindung
N95.2 – senil
A54.0 – Vulvo-, gonorrhoisch
A54.0 — akut
A54.0 — chronisch
N82.5 **Vaginoperineale Fistel**

* **Vaginose**
N76.0 – bakteriell
N76.1 – chronisch, bakteriell
N82.0 **Vaginovesikale Fistel**
G52.2 **Vagotonie**
G52.2 **Vagusaffektion**
G52.2 **Vaguskrankheit**
G52.2 **Vaguslähmung**
O81.4 **Vakuumentbindung**
O81.4 **Vakuumextraktorentbindung**
O84.1 **Vakuumgeburt von Mehrlingen**
Z26.9 **Vakzination** – s.a. Impfung
Z23.0 – Cholera
Z27.0 — mit Typhus-Paratyphus [Cholera+ TAB]
Z23.6 – Diphtherie
* – Diphtherie-Pertussis-Tetanus, mit
Z27.3 — Poliomyelitis [DPT+Polio]
Z27.2 — Typhus-Paratyphus [DPT+TAB]
Z27.1 – Diphtherie-Pertussis-Tetanus-
Z27.8 – Diphtherie-Tetanus-
Z23.8 – gegen Pneumokokken
Z24.3 – Gelbfieber
Z25.1 – Grippe
Z23.8 – Haemophilus influenzae Typ b [Hib]
* – Hepatitis
Z24.6 — A
Z24.6 — B
Z23.7 – Keuchhusten
Z26.0 – Leishmaniase
Z24.4 – Masern
Z27.8 – Masern-Mumps-
Z27.4 – Masern-Mumps-Röteln-
Z25.0 – Mumps
Z23.7 – Pertussis
Z23.3 – Pest
Z24.0 – Poliomyelitis
Z24.5 – Röteln
Z23.5 – Tetanus
Z24.2 – Tollwut
Z23.2 – Tuberkulose
Z23.4 – Tularämie
Z23.1 – Typhus-Paratyphus [TAB]
Z25.8 – Varizellen
Z25.8 – Windpocken
Z24.1 – Zentraleuropäische Frühsommer-Meningoenzephalitis
M21.0 **Valgusdeformität**
M17.9 **Valgusgonarthrose**
E71.1 **Valin-Abbaustörung**
C10.0 **Vallecula-epiglottica-Karzinom**
* **Valvuläre**
Q23.0 – kongenitale Aortenstenose
I37.0 – Pulmonalstenose
I09.8 — rheumatisch
I38 **Valvulitis**

| | |
|---|---|
| Q78.0 | **Van-der-Hoeve-Syndrom** |
| E61.6 | **Vanadiummangel** |
| D45 | **Vaquez-Osler-Krankheit** |
| I20.1 | **Variant-Angina-pectoris** |
| E76.0 | **Variante, Hurler-Scheie-** [Mukopoly- |
| | saccharidose, Typ I-H/S] |
| L67.1 | **Variation,** Haarfarbe |
| I83.9 | **Varicosis** – s.a. Varikose |
| I83.9 | – cruris |
| I83.0 | — mit Ulkus |
| G95.1 | – spinalis |
| O22.1 | – vulvae in graviditate |
| I83.9 | **Variköser Symptomenkomplex** |
| * | **Variköses** |
| I83.1 | – Ekzem |
| I83.0 | – Ulcus cruris |
| I83.1 | **Varikophlebitis** |
| I83.9 | **Varikose** – s.a. Varicosis |
| I86.2 | – Becken |
| O22.0 | – bei Gravidität |
| I83.9 | – Bein |
| I83.9 | — mit Stauungsdermatose, ohne Ulkus |
| | oder Entzündung |
| I83.9 | – Beine, beide |
| O87.8 | – im Wochenbett |
| I83.9 | – mit Ödem |
| H05.8 | – Orbita |
| I86.2 | – pelvin |
| I83.9 | – retikulär |
| I83.9 | – Seitenast- |
| * | – Stamm- |
| I83.9 | — Beine |
| I83.9 | — und Seitenast- |
| I83.9 | – Stammvenen |
| I83.9 | – untere Extremität |
| I83.9 | – Unterschenkel |
| I83.9 | – Venae perforantes |
| I83.1 | **Varikothrombophlebitis** |
| I86.1 | **Varikozele** |
| I86.1 | – Hoden |
| I86.1 | – Plexus pampiniformis |
| I86.1 | – testis |
| B03 | **Variola** |
| B01.9 | – emphysematica [Varizellen] |
| B03 | – humana |
| B01.9 | – hybrida [Varizellen] |
| B01.9 | – illegitima [Varizellen] |
| B03 | – minor |
| B03 | – mitigata |
| B01.9 | – notha [Varizellen] |
| B01.9 | – spuria [Varizellen] |
| B03 | – vera |
| B03 | **Variolois** |
| * | **Varix** – s.a. Varizen |
| I77.0 | – aneurysmatica |
| I83.9 | **Varixknoten** |

| | |
|---|---|
| B01.9 | **Varizellen** – s.a. Windpocken |
| B01.1 | – Enzephalitis |
| B01.8 | – Exanthem |
| Z25.8 | – Impfnotwendigkeit |
| B01.9 | – Infektion |
| Z20.8 | – Inkubation |
| B01.0 | – Meningitis |
| B01.9 | – ohne Komplikation |
| B01.2 | – Pneumonie |
| Z25.8 | – Vakzination |
| I83.9 | **Varizen** |
| I84.9 | – anal |
| I86.2 | – Becken |
| O22.0 | – bei Schwangerschaft |
| * | – Beine |
| O87.8 | — im Wochenbett |
| I83.0 | — mit Ulkus |
| I85.9 | – Downhill- |
| I86.4 | – Fundus |
| O87.8 | – Genital-, im Wochenbett |
| O22.1 | – Genitalorgane, bei Schwangerschaft |
| I84.9 | – hämorrhoidal |
| I86.4 | – Kardia |
| I86.3 | – Labien |
| I86.4 | – Magen |
| I84.2 | – Mastdarm |
| * | – mit |
| I83.1 | — Phlebitis |
| I83.0 | — Ulcus cruris |
| I83.0 | — Unterschenkelgeschwür |
| I85.9 | – Ösophagus |
| I85.0 | — mit Blutung |
| I85.9 | — ohne Blutung |
| * | – Perineum |
| O22.1 | — bei Gravidität |
| O87.8 | — im Wochenbett |
| I86.8 | – Prostata |
| I84.2 | – Rektum |
| H35.0 | – Retina |
| I86.1 | – Skrotum |
| I85.9 | – Speiseröhre |
| I86.0 | – sublingual |
| I83.9 | – untere Extremität |
| O22.0 | — bei Schwangerschaft |
| * | — mit |
| I83.0 | —— Geschwür |
| I83.0 | —— Ulzeration |
| I83.9 | — ohne Ulzeration, ohne Entzündung |
| I83.9 | – Unterschenkel |
| I86.3 | – Vulva |
| O22.1 | — bei Gravidität |
| O87.8 | — im Wochenbett |
| * | **Varizenblutung** |
| I83.9 | – Bein |
| I83.9 | – Extremität |
| I86.4 | – Fundus |

**V**

| | |
|---|---|
| * | **Varizenblutung** (Forts.) |
| I86.4 | – Kardia |
| I85.0 | – Ösophagus |
| I83.9 | – Unterschenkel |
| I83.9 | **Varizenstauung** |
| M21.1 | **Varusdeformität** |
| M17.9 | **Varusgonarthrose** |
| M17.9 | – und Femoropatellararthrose |
| M21.1 | **Varusstellung,** Kniegelenk |
| Q74.1 | – angeboren |
| * | **Vas-deferens-** |
| N49.1 | – Abszeß |
| Q55.3 | – Atresie |
| N50.8 | – Atrophie |
| N50.1 | – Blutung |
| N50.8 | – Fibrose |
| N50.8 | – Geschwür |
| N50.1 | – Hämatom |
| N50.8 | – Hypertrophie |
| N49.1 | – Karbunkel |
| N50.8 | – Ödem |
| N49.1 | – Phlegmone |
| N50.8 | – Striktur |
| N50.1 | – Thrombose |
| N50.8 | – Ulkus |
| S37.8 | – Verletzung |
| P50.0 | **Vasa praevia,** mit fetalem Blutverlust |
| I77.6 | **Vasculitis** – s.a. Vaskulitis |
| D69.0 | – allergica |
| N46 | **Vasektomie,** Infertilität nach |
| Z30.- | **Vasektomiewunsch** |
| L57.0 | **Vaselinoderm** |
| * | **Vaskuläre** |
| I73.9 | – Beinbeschwerden |
| H11.4 | – Bindehautveränderung |
| K55.9 | – Darminsuffizienz |
| H93.0 | – degenerative Ohraffektion |
| F01.9 | – Demenz |
| F01.3 | — gemischt kortikal und subkortikal |
| F01.0 | — mit akutem Beginn |
| I67.9 | – Enzephalopathie |
| D68.0 | – Hämophilie |
| I99 | – Insuffizienz |
| K55.1 | — Mesenterium |
| G44.1 | – Kopfschmerzen |
| G95.1 | – Myelopathie |
| H47.2 | – Optikusatrophie |
| * | – periphere Komplikation bei |
| E11.5 | — insulinabhängigem Typ-II-Diabetes |
| * | — nicht |
| E11.5 | —— insulinabhängigem Typ-II-Diabetes |
| E11.5 | —— primär insulinabhängigem Diabetes mellitus |
| E10.5 | — primär insulinabhängigem Diabetes mellitus |

| | |
|---|---|
| * | **Vaskuläre** (Forts.) |
| * | – periphere Komplikation bei (Forts.) |
| E10.5 | — Typ-I-Diabetes |
| E11.5 | — Typ-II-Diabetes |
| I67.3 | – progressive subkortikale Enzephalopathie |
| I12.9 | – Schrumpfniere |
| F01.2 | – subkortikale Demenz |
| I65.0 | – Vertigo, vertebragen |
| * | **Vaskulärer** |
| H47.0 | – Prozeß, Nervus opticus |
| R42 | – Schwindel |
| H93.1 | – Tinnitus |
| H16.4 | **Vaskularisation,** Hornhaut |
| H16.4 | – stromal |
| H16.4 | – total |
| I77.6 | **Vaskulitis** |
| D69.0 | – allergisch |
| M05.2 | – bei chronischer Polyarthritis |
| * | – durch |
| B44.8 | — Aspergillus |
| B37.8 | — Candida |
| B58.8 | — Toxoplasmen |
| B25.8 | — Zytomegalieviren |
| D69.0 | – Immun- |
| D69.0 | – Immunkomplex- |
| I77.6 | – leukozytoklastisch |
| L95.0 | – Livedo- |
| H47.1 | – mit Papillenödem, begleitend |
| H35.0 | – Retina |
| I77.6 | – systemisch, mit Uveitis posterior |
| T46.7 | **Vasodilatatoren,** peripher, Vergiftung |
| I99 | **Vasolabilität** |
| * | **Vasomotorische** |
| I73.8 | – Akroparästhesie |
| J30.4 | – allergische Rhinitis |
| I73.9 | – Dysfunktion |
| G44.1 | – Kopfschmerzen |
| J30.0 | – Rhinitis |
| G44.1 | – Zephalgie |
| I99 | **Vasopathie** |
| Z31.- | **Vasoplastik,** nach Sterilisation |
| E23.2 | **Vasopressin-Hyposekretion** |
| I70.9 | **Vasosklerose** |
| H34.9 | **Vasospasmen,** Retina |
| I73.9 | **Vasospasmus** |
| I73.9 | – peripher |
| I73.9 | — autonomes Nervensystem |
| R55 | **Vasovagale Synkope** |
| Q87.2 | **VATER-Assoziation** [Vertebraldefekte, Analatresie, kardiale Anomalien, Tracheo-Ösophageal-Fistel mit Ösophagusatresie, renale und Radiusdysplasie] |
| C24.1 | **Vater-Papille,** Karzinom |

Q87.2 **VATER-Syndrom** [Vertebraldefekte, Analatresie, kardiale Anomalien, Tracheo-Ösophageal-Fistel mit Ösophagusatresie, renale und Radiusdysplasie]-Syndrom
G45.0 **VBI** [Vertebrobasiläre Insuffizienz]
F45.9 **Vegetativ-phobisches Syndrom**
\* **Vegetative**
F45.9 – Dysregulation
F45.9 – Dystonie
F45.9 – Fehlsteuerung
F45.3 – Herz-Kreislauf-Störung
F45.3 – Herzbeschwerden
F45.3 – Herzneurose
I10 – Hypertonie
I99 – Kreislaufstörung
R45.8 – Labilität
G43.9 – Migräne
F45.8 – Prostatopathie
N32.8 – Reizblase
G90.9 – Störung
F45.9 – Symptomatik
F45.9 – Übererregbarkeit
\* **Vegetatives**
I99 – Kreislaufproblem
F45.8 – Prostata-Syndrom
G25.5 **Veitstanz** – s.a. Chorea
I02.0 – mit Herzbeteiligung
Q35.3 **Velumspalte**
\* **Vena**
\* – cava
I82.2 — Embolie
\* — inferior
I87.1 —— Syndrom
S35.1 —— Verletzung
O26.5 —— Kompressionssyndrom
Q26.0 — Stenose, angeboren
\* — superior
Q26.1 —— links, Persistenz
I87.1 —— Syndrom
I82.2 —— Thrombose
S25.2 —— Verletzung
I82.2 —— Thrombose
\* – femoralis
I80.1 — Thrombose
\* — Verletzung, in
\* —— Höhe
S75.1 —— Hüfte
S75.1 —— Oberschenkel
\* – jugularis
S15.2 — externa, Verletzung
S15.3 — interna, Verletzung
S85.5 – poplitea, Verletzung
Q26.6 – portae-Arteria-hepatica-Fistel

\* **Vena** (Forts.)
\* – saphena
\* — magna
I83.9 —— Stammvarikose
\* —— Verletzung, in
\* —— Höhe
S75.2 —— Hüfte
S75.2 ——— Oberschenkel
S85.3 ——— Unterschenkel
\* — parva
I83.9 —— Stammvarikose
S85.4 —— Verletzung, in Höhe Unterschenkel
I80.0 — Phlebitis
I80.0 — Thrombose
I82.9 **Vene,** Thromboseneinengung
I83.9 **Venektasie**
I84.9 – After
Q26.9 **Venen,** groß, angeborene Fehlbildung
H34.8 **Venenast,** Netzhaut, Gefäßverschluß
I25.9 **Venenbypass,** aortokoronar, wegen koronarer Herzkrankheit
I86.8 **Venendilatation**
H40.8 **Venendruck,** episkleral, erhöht, mit Sekundärglaukom
I82.9 **Venenembolie**
I80.9 **Venenentzündung**
I80.9 – oberflächlich
I80.3 – untere Extremität
I86.8 **Venenerweiterung**
Q28.8 **Venenfehlmündung**
Q26.3 – Lunge, partiell
Q26.2 – Lungenvenen, total
O22.9 **Veneninsuffizienz,** chronisch, bei Gravidität
I83.9 **Venenknoten**
I87.1 **Venenkompression**
\* **Venenkonvolut**
I86.1 – Hoden
I86.1 – Plexus pampiniformis
I87.9 **Venenkrankheit**
I87.9 **Venenleiden**
I87.9 **Venenschmerzen**
G08 **Venensinusembolie,** intrakraniell
G08 **Venensinusendophlebitis,** intrakraniell
G08 **Venensinusentzündung,** eitrig, intrakraniell
\* **Venensinusphlebitis,** intrakraniell
G08 – eitrig
G08 – septisch
G08 **Venensinusthrombophlebitis,** intrakraniell
G08 **Venensinusthrombose,** intrakraniell
I87.8 **Venenstauung**
H34.8 – Retina
I87.8 **Venenstein**

**V**

| | |
|---|---|
| I87.1 | **Venenstenose** |
| I87.1 | – mesenterial |
| I87.1 | **Venenstriktur** |
| I82.9 | **Venenthrombose** |
| O22.5 | – Hirn, bei Schwangerschaft |
| I82.9 | – oberflächlich |
| I80.1 | – Oberschenkel |
| H05.8 | – Orbita |
| O87.9 | – postpartal |
| I80.2 | – tief |
| O22.3 | — antepartal |
| O22.3 | — bei Schwangerschaft |
| I80.2 | — Bein |
| O87.1 | — im Wochenbett |
| O87.1 | — postpartal |
| I80.3 | – Unterschenkel |
| I80.3 | – Wade |
| * | **Venenverletzung** |
| S95.2 | – Fußrücken |
| S55.2 | – in Höhe Unterarm |
| A64 | **Veneria** |
| * | **Venerische** |
| A64 | – Infektion |
| A64 | – Krankheit |
| A55 | – Lymphopathie |
| A63.0 | – Warze |
| A58 | **Venerisches Granulom** |
| A92.2 | **Venezolanische Pferdeenzephalitis** |
| A92.2 | **Venezolanisches Pferdefieber** |
| * | **Venöse** |
| I82.9 | – Embolie |
| I87.9 | – Erkrankung, mit Schmerzen |
| R58 | – Hämorrhagie |
| I87.2 | – Insuffizienz |
| I87.2 | — chronisch |
| I87.2 | — Beine |
| I87.2 | — peripher |
| O87.9 | – Komplikation, im Wochenbett |
| I99 | – Kreislaufstörung |
| K76.5 | – okklusive Leberkrankheit |
| I87.8 | – Stase |
| O22.9 | – Stauung, bei Gravidität |
| H34.8 | – Thrombose, Auge |
| * | **Venöser** |
| * | – Gefäßverschluß |
| H34.8 | — Anfangsstadium, Netzhaut |
| H34.8 | — partiell, Netzhaut |
| I87.8 | – Symptomenkomplex |
| I87.8 | — chronisch |
| H34.8 | – zentraler Gefäßverschluß, Netzhaut |
| L97 | **Venöses Ulcus cruris,** ohne Varizen |
| I87.9 | **Venopathie** |
| O22.9 | **Venostatisches Ödem,** bei Gravidität |
| J67.7 | **Ventilationspneumonitis** [Klimaanlagenpneumonitis] |

| | |
|---|---|
| R06.8 | **Ventilationsstörung** |
| R94.2 | – obstruktiv |
| R94.2 | – restriktiv |
| H69.8 | – Tuben |
| T85.0 | **Ventildysfunktion, Liquor-** |
| J93.0 | **Ventilpneumothorax** |
| C02.2 | **Ventrale Zunge,** oberflächliche bösartige Neubildung |
| C02.2 | **Ventrales Karzinom,** Zunge |
| Q54.4 | **Ventralverkrümmung,** Penis, angeboren |
| Q20.9 | **Ventricle, Double-outlet-** |
| * | **Ventrikel** |
| Q20.4 | – Doppeleinstrom- |
| C71.5 | – Gehirn, Karzinom |
| I25.3 | **Ventrikelaneurysma,** bei koronarer Herzkrankheit |
| I61.5 | **Ventrikelblutung** |
| I51.7 | **Ventrikelerweiterung** |
| I49.0 | **Ventrikelflimmern** |
| Q23.4 | **Ventrikelhypoplasie,** links |
| Q21.0 | **Ventrikelseptumdefekt** |
| I51.0 | – erworben |
| I23.2 | – Komplikation, akut, nach Myokardinfarkt, akut |
| Q21.0 | – kongenital |
| * | **Ventrikuläre** |
| I49.8 | – Arrhythmie |
| I47.0 | — durch Re-entry |
| I49.3 | – Extrasystolie |
| I47.2 | – Tachykardie |
| I47.2 | — paroxysmal |
| G97.2 | **Ventrikulärer Shunt,** mit intrakranieller Druckminderung |
| G04.9 | **Ventrikulitis** |
| Q20.3 | **Ventrikuloarterielle diskordante Verbindung** |
| R94.1 | **VEP** [Visuell evozierte Potentiale]**,** pathologisch |
| * | **Veränderung** |
| R77.0 | – Albumine |
| R77.2 | – Alpha-Fetoprotein |
| H35.0 | – Augenhintergrund |
| M51.9 | – Bandscheibe |
| * | – degenerativ |
| H31.1 | — Chorioidea |
| M19.9 | — Hand |
| R71 | – Erythrozyten |
| O41.9 | – Fruchtwasser |
| H35.0 | – Fundus |
| E14.5 | – Gefäß, bei Diabetes |
| M25.9 | – Gelenk |
| R77.1 | – Globuline |
| L67.1 | – Haarfarbe |
| R39.1 | – Harnstrahl |
| R23.8 | – Haut |
| R23.4 | – Hautrelief |

| | |
|---|---|
| * | **Veränderung** (Forts.) |
| I42.9 | – Herzmuskel |
| H18.9 | – Hornhaut, Auge |
| H18.3 | – Hornhautmembran |
| H35.0 | – im Erscheinungsbild, Netzhautgefäße |
| M84.9 | – Knochenkontinuität |
| * | – knotig |
| D40.7 | — Nebenhoden |
| E27.8 | — Nebenniere |
| D40.0 | — Prostata |
| R72 | – Leukozyten |
| I28.9 | – Lungengefäß |
| H35.3 | – Makula |
| I42.9 | – Myokard |
| * | – Nabelschnur |
| O69.9 | — Entbindungskomplikation |
| P02.6 | — Fetusschädigung |
| N28.9 | — narbig, Nierenpol |
| J39.2 | – Nasenrachenraum |
| E27.9 | – Nebenniere |
| H35.9 | – Netzhaut |
| E14.3 | — bei Diabetes |
| N28.9 | – Nierenpol |
| F60.9 | – Persönlichkeit |
| R70.1 | – Plasmaviskosität |
| D30.4 | – pseudopapillomatös, prostatische Harnröhre |
| M67.9 | – Sehne |
| I70.8 | – sklerosierend, Augengefäß |
| R19.5 | – Stuhl- |
| R19.4 | – Stuhlgewohnheit |
| L98.8 | – trophisch, Haut |
| D48.9 | – tumorös |
| D44.1 | — Nebenniere |
| L98.4 | – ulzerös |
| H11.4 | – vaskulär, Bindehaut |
| N13.3 | – zystisch, Nierenbecken |
| * | **Veränderungen, degenerativ** |
| M47.8 | – BWS |
| M41.9 | — mit Skoliose |
| M47.8 | – HWS |
| M47.8 | – LWS |
| M47.2 | — mit LWS-Syndrom, chronisch |
| * | – mit |
| M47.2 | — HWS-Syndrom |
| M47.2 | — LWS-Syndrom |
| M47.9 | – Wirbelsäule |
| T30.4 | **Verätzung** |
| * | – 1. Grades |
| T21.5 | — Anus |
| T25.5 | — Fuß |
| T20.5 | — Hals |
| T23.5 | — Hand |
| T23.5 | — Handgelenk |
| T25.5 | — Knöchelregion |
| T20.5 | — Kopf |

| | |
|---|---|
| T30.4 | **Verätzung** (Forts.) |
| * | – 1. Grades (Forts.) |
| T21.5 | — Labien |
| T21.5 | — Mamma |
| T21.5 | — Rumpf |
| T21.5 | — Vagina |
| T21.5 | — Vulva |
| * | – 2. Grades |
| T21.6 | — Anus |
| T25.6 | — Fuß |
| T20.6 | — Hals |
| T23.6 | — Hand |
| T23.6 | — Handgelenk |
| T25.6 | — Knöchelregion |
| T20.6 | — Kopf |
| T21.6 | — Labien |
| T21.6 | — Mamma |
| T21.6 | — Rumpf |
| T21.6 | — Vagina |
| T21.6 | — Vulva |
| * | – 3. Grades |
| T21.7 | — Anus |
| T25.7 | — Fuß |
| T20.7 | — Hals |
| T23.7 | — Hand |
| T23.7 | — Handgelenk |
| T25.7 | — Knöchelregion |
| T20.7 | — Kopf |
| T21.7 | — Labien |
| T21.7 | — Mamma |
| T21.7 | — Rumpf |
| T21.7 | — Vagina |
| T21.7 | — Vulva |
| T26.9 | – Auge |
| T26.9 | – Augenanhangsgebilde |
| T26.6 | – Bindehaut |
| T30.4 | – durch Säure |
| T26.6 | – Hornhaut, Auge |
| * | – durch |
| T26.6 | —— Lauge |
| T26.6 | —— Säure |
| T28.8 | – innerer Organe, Urogenitaltrakt |
| T27.4 | – Kehlkopf |
| T27.5 | – und Trachea, mit Beteiligung Lunge |
| T26.6 | – Konjunktivalsack |
| T20.4 | – Kopf |
| T26.6 | – Kornea |
| T26.5 | – Lid |
| T26.7 | – mit Bulbusruptur |
| T28.5 | – Mund und Rachen |
| T28.6 | – Ösophagus |
| T26.5 | – Periokularregion |
| T27.4 | – Trachea |
| F80.2 | **Verarbeitungs- und Wahrnehmungsstörung,** auditiv |

**V**

| | |
|---|---|
| * | **Verbiegung** |
| Q68.3 | – Femur, angeboren |
| J34.2 | – Nasenscheidewand |
| J34.2 | – Nasenseptum |
| Q55.6 | – Penis, dorsal |
| J34.2 | – Rhinoseptum |
| J34.2 | – Septum |
| Q68.4 | – Tibia und Fibula, angeboren |
| * | **Verbindung,** diskordant |
| Q20.5 | – atrioventrikulär |
| Q20.3 | – ventrikuloarteriell |
| C10.8 | **Verbindungszone** [Übergangsregion] **Rachenring,** Karzinom |
| K08.3 | **Verbliebene Zahnwurzel** |
| M79.5 | **Verbliebener Fremdkörper,** Weichteil- gewebe |
| T26.4 | **Verblitzung,** Auge |
| D65 | **Verbrauchskoagulopathie** |
| T30.0 | **Verbrennung** |
| * | – 1. Grades |
| T21.1 | — Anus |
| T22.1 | — Arm |
| T24.1 | — Bein |
| T25.1 | — Fuß |
| T20.1 | — Hals |
| T23.1 | — Hand |
| T23.1 | — Handgelenk |
| T24.1 | — Hüfte |
| T25.1 | — Knöchel |
| T20.1 | — Kopf |
| T21.1 | — Labien |
| T21.1 | — Mamma |
| T21.1 | — Rumpf |
| T22.1 | — Schulter |
| T21.1 | — Vagina |
| T21.1 | — Vulva |
| * | – 2. Grades |
| T21.2 | — Anus |
| T22.2 | — Arm |
| T24.2 | — Bein |
| T25.2 | — Fuß |
| T20.2 | — Hals |
| T23.2 | — Hand |
| T23.2 | — Handgelenk |
| T24.2 | — Hüfte |
| T25.2 | — Knöchel |
| T20.2 | — Kopf |
| T21.2 | — Labien |
| T21.2 | — Mamma |
| T21.2 | — Rumpf |
| T22.2 | — Schulter |
| T21.2 | — Vagina |
| T21.2 | — Vulva |

| | |
|---|---|
| T30.0 | **Verbrennung** (Forts.) |
| * | – 3. Grades |
| T21.3 | — Anus |
| T22.3 | — Arm |
| T24.3 | — Bein |
| T25.3 | — Fuß |
| T20.3 | — Hals |
| T23.3 | — Hand |
| T23.3 | — Handgelenk |
| T24.3 | — Hüfte |
| T25.3 | — Knöchel |
| T20.3 | — Kopf |
| T21.3 | — Labien |
| T21.3 | — Mamma |
| T21.3 | — Rumpf |
| T22.3 | — Schulter |
| T21.3 | — Vagina |
| T21.3 | — Vulva |
| T21.0 | – Anus |
| T22.0 | – Arm |
| T26.4 | – Auge |
| T26.4 | – Augenanhangsgebilde |
| T21.0 | – Bauchwand |
| T24.0 | – Bein |
| T26.1 | – Bindehaut |
| * | – durch |
| T66 | — Röntgenstrahlen |
| T75.4 | — Strom |
| T25.0 | – Fuß |
| T20.0 | – Hals |
| T23.0 | – Hand |
| T23.0 | – Handgelenk |
| T23.0 | – Handrücken |
| T30.0 | – Haut |
| T21.0 | – Hoden |
| T26.1 | – Hornhaut, Auge |
| T24.0 | – Hüfte |
| T28.3 | – innere Organe, Urogenitaltrakt |
| T27.0 | – Kehlkopf |
| T27.1 | — und Trachea, mit Beteiligung Lunge |
| T25.0 | – Knöchel |
| T26.1 | – Konjunktiva |
| T20.0 | – Kopf |
| T26.1 | – Kornea |
| T26.0 | – Lid, Periokularregion |
| * | – mit |
| T26.2 | — Bulbusruptur |
| M61.3 | — Muskelkalzifikation |
| M61.3 | — Muskelossifikation |
| T28.0 | – Mund und Rachen |
| T28.1 | – Ösophagus |
| T21.0 | – Penis |
| T21.0 | – Rumpf |
| T22.0 | – Schulter |
| T21.0 | – Skrotum |
| T27.0 | – Trachea |

| | |
|---|---|
| T30.0 **Verbrühung** – s.a. Verbrennung | * **Verengung** (Forts.) |
| Z32.- **Verdacht auf Schwangerschaft** | N88.2 – Gebärmutterhals |
| K30 **Verdauungsinsuffizienz** | H61.3 – Gehörgang |
| D37.9 **Verdauungsorgangeschwulst** | Q25.6 – Pulmonalarterie |
| D37.9 **Verdauungsorganneoplasie** | H04.5 – Tränenweg |
| * **Verdauungsorganneubildung** | N47 – Vorhaut |
| C26.9 – bösartig | E85.4 **Vererbtes Herzamyloid** |
| D37.9 – unsicher | K03.7 **Verfärbung,** Zahn |
| D37.9 **Verdauungsorgantumor** | * **Verfall** |
| K30 **Verdauungsschwäche** | R68.8 – körperlich |
| K30 **Verdauungsstörung** | R53 – Kräfte |
| K59.9 – funktionell | K08.0 – Zahn, durch systemische Ursachen |
| F45.3 – psychogen | * **Verfettung** |
| K92.9 **Verdauungssystemkrankheit** | I51.5 – Endokard |
| D13.9 **Verdauungssystemneubildung,** gutartig | I51.5 – Herz |
| * **Verdauungstrakt** | K76.0 – Leber |
| R93.3 – Sonographiebefund, pathologisch | I51.5 – Myokard |
| F45.3 – Spasmus, psychisch | E75.6 – Niere |
| T18.9 **Verdauungstraktfremdkörper** | E75.6 – Nierenparenchym |
| N63 **Verdichtung,** Mamma | N04.9 – Nierenrinde |
| * **Verdichtungsbezirk** | E75.6 – Tubulusepithel |
| R92 – mammasonographisch, abnorm | H43.8 **Verflüssigung,** Glaskörper |
| R92 – mammathermographisch, abnorm | R02 **Verflüssigungsnekrose** |
| R92 – mammographisch, abnorm | F22.0 **Verfolgungswahn** |
| * **Verdickung** | R41.8 **Vergeßlichkeit,** allgemein |
| N83.9 – Adnexe | T74.2 **Vergewaltigung** |
| L85.9 – Epidermis | T65.9 **Vergiftung** |
| E27.8 – knotig, Nebenniere | A41.9 – Blut- |
| E27.8 – Nebenniere | * – durch |
| J92.9 – Pleura | T51.9 — Alkohol |
| N85.2 – Uterus | T39.1 — 4-Aminophenol-Derivate |
| * **Verdoppelung** | T45.0 — Antiallergika |
| Q64.7 – Meatus urinarius | T47.6 — Antidiarrhoika |
| Q06.8 – Rückenmark | T45.0 — Antiemetika |
| Q64.7 – Urethra | T45.5 — Antikoagulanzien |
| J98.1 **Verdrängungsatelektase** | T49.1 — Antipruriginosa |
| E87.7 **Verdünnungshyponatriämie** | T48.3 — Antitussiva |
| T73.1 **Verdursten,** durch Wassermangel | T50.5 — Appetitzügler |
| * **Vereiterung** | T57.0 — Arsen |
| N61 – Brustdrüse | T44.3 — Atropin |
| M00.9 – Gelenk | T42.3 — Barbiturate |
| N30.9 – Harnblase | T42.4 — Benzodiazepine |
| H66.4 – Mittelohr | T52.1 — Benzol |
| J32.1 – Stirnhöhle | T50.9 — biologisch aktive Substanzen |
| K04.7 – Zahnwurzel | T57.3 — Blausäure |
| * **Verengtes Becken** | T56.0 — Blei |
| O65.1 – allgemein, Geburtshindernis | T40.7 — Cannabis |
| O33.1 – Betreuung der Schwangeren | T40.7 — Cannabis-Derivate |
| * **Verengung** | T37.2 — Chinin |
| I77.1 – Arterie | T53.1 — Chloroform |
| O33.3 – Beckenausgang, mit Gravidität | T44.0 — Cholinesterase-Hemmer |
| * – Beckeneingang | T56.2 — Chromat |
| O65.2 — Geburtshindernis | T50.8 — Diagnostika |
| O33.2 — mit Gravidität | T47.5 — Digestiva |
| O65.3 – Beckenmitte und Beckenausgang, Geburtshindernis | T50.9 — Drogen |

T65.9 **Vergiftung** (Forts.)
*     – durch (Forts.)
T45.4 — Eisen
T45.4 — Eisenverbindungen
T47.7 — Emetika
T48.4 — Expektoranzien
T61.2 — Fisch
T59.8 — Gärgas
T59.9 — Gas
T38.0 — Glukokortikosteroide
T40.1 — Heroin
T50.1 — High-ceiling-Diuretika
T47.0 — Histamin-H2-Rezeptorenblocker
T42.0 — Hydantoin-Derivate
T42.1 — Iminostilbene
T41.0 — Inhalationsanästhetika
T41.1 — intravenöse Anästhetika
T46.1 — Kalziumantagonisten
T40.5 — Kokain
T58 — Leuchtgas
T41.3 — Lokalanästhetika
T40.8 — LSD [Lysergid]
T40.8 — Lysergid
T43.5 — Meprobamat
T40.3 — Methadon
T50.0 — Mineralokortikosteroide
T43.1 — Monoaminooxidase-hemmende Anti-
        depressiva
T48.1 — Muskelrelaxanzien
T62.9 — Nahrungsmittel
T48.1 — neuromuskuläre Blocker
T65.9 — nichtmedizinische Stoffe
T49.5 — Ophthalmika
T40.0 — Opium
T38.4 — orale Kontrazeptiva
T54.2 — Oxalsäure
T42.2 — Oxazolidine
T48.0 — Oxytozin
T44.1 — Parasympathomimetika
T46.7 — periphere Vasodilatatoren
T50.9 — Pharmaka
T59.8 — Phosgen
T39.2 — Pyrazolon-Derivate
T63.6 — Quallen
T59.9 — Rauch
T39.0 — Salizylate
T42.7 — Schlaftabletten
T42.7 — Suizidabsicht
T50.1 — Schleifendiuretika
T56.8 — Silber
T47.2 — stimulierende Laxanzien
T42.2 — Succinimide
T65.2 — Tabak
T43.0 — tetrazyklische Antidepressiva
T60.4 — Thallium
T41.5 — therapeutische Gase

T65.9 **Vergiftung** (Forts.)
*     – durch (Forts.)
T38.2 — Thyreostatika
T53.1 — Trichlormethan
T43.0 — trizyklische Antidepressiva
T66 — Uran
E87.7 — Wasser
T65.8 — Wismut
A41.9 – Eiter-
A05.9 – Lebensmittel-
*     — durch
A05.4 —— Bacillus cereus
*     —— Clostridium
A05.1 —— botulinum
A05.2 —— perfringens
A05.0 —— Staphylokokken
A05.3 —— Vibrio parahaemolyticus
R54 **Vergreisung**
E34.8 – im Kindesalter
E34.8 – vorzeitig
*     **Vergrößerte**
J35.2 – Adenoide
J35.1 – Mandeln
N28.8 – Niere
J35.2 – Rachenmandel
J35.1 – Tonsillen
H53.4 **Vergrößerter blinder Fleck,** Gesichts-
      feld
*     **Vergrößerung**
I51.7 – Herz
N50.8 – Hoden
R16.0 – Leber
Q44.7 — angeboren
I51.7 – Linksherz-
R59.9 – Lymphknoten
R59.1 — generalisiert
R59.0 — umschrieben
R16.1 – Milz
E27.8 – Nebenniere
I78.8 – Plexus pampiniformis
N40 – Prostata
N40 — Mittellappen
N40 – Prostataseitenlappen
Q55.4 – Samenblase
E04.9 – Schilddrüse
E01.2 – endemisch
E04.9 – sporadisch
E32.0 – Thymus
H04.0 – Tränendrüse, chronisch
N85.2 – Uterus
N40 – Vorsteherdrüse
*     **Verhärtung**
N63 – Brustdrüse
K74.6 – Leber
N63 – Mamma

| | |
|---|---|
| * | **Verhärtung** (Forts.) |
| N42.8 | – Prostata |
| H74.0 | – Trommelfell |
| * | **Verhalten** |
| F91.3 | – oppositionell, aufsässig, bei Störung, Sozialverhalten |
| F69 | – Störung, Persönlichkeit |
| D41.2 | – unsicher, Ureterneubildung |
| O02.1 | **Verhaltene Fehlgeburt** |
| O02.1 | **Verhaltener Abort** |
| F69 | **Verhaltensabweichung** |
| R46.2 | **Verhaltensauffälligkeit** |
| F69 | **Verhaltensstörung** |
| * | – bei |
| F79.8 | — Intelligenzminderung |
| F59 | — körperlicher Störung |
| F70.8 | — leichter Intelligenzminderung |
| F71.8 | — mittelgradiger Intelligenzminderung |
| F72.8 | — schwerer Intelligenzminderung |
| F73.8 | — schwerster Intelligenzminderung |
| * | – deutlich |
| * | — behandlungsbedürftig, bei |
| F72.1 | —— schwerer Intelligenzminderung |
| F73.1 | —— schwerster Intelligenzminderung |
| F79.1 | — bei Schwachsinn |
| F07.0 | – durch organische Hirnstörung |
| F98.9 | – emotional, im Kindes- und Jugendalter |
| F53.8 | – im Wochenbett |
| F69 | – psychogen |
| F65.9 | – sexuell |
| F91.9 | – sozial |
| * | – bei |
| F91.1 | —— fehlender sozialer Bindung |
| F90.1 | —— hyperkinetischem Syndrom, im Kindesalter |
| F92.0 | — Emotionen, mit Depression |
| F91.0 | — familienbezogen |
| F91.2 | — Gruppe |
| * | — mit |
| F92.9 | —— emotionale Störung, im Kindesalter |
| F92.8 | —— emotionaler Symptomatik |
| F91.2 | —— sozialer Bindung |
| F91.2 | —— Sozialisation |
| F63.8 | —— Zwangscharakter |
| F60.2 | **Verhaltensweise,** kriminell |
| R33 | **Verhaltung,** Harn |
| T73.0 | **Verhungern** |
| I70.0 | **Verkalktes Aortenaneurysma** |
| * | **Verkalkung** |
| I70.9 | – Ader |
| I35.8 | – Aortenklappe |
| I70.9 | – Arterie |
| J98.0 | – Bronchien |
| I70.9 | – Gefäß |
| I70.9 | – Gefäßwand |

| | |
|---|---|
| * | **Verkalkung** (Forts.) |
| N32.8 | – Harnblase |
| N32.8 | – Harnblasenhals |
| I51.5 | – Herzmuskel |
| N28.8 | – intrarenal |
| J39.8 | – Luftröhre |
| I89.8 | – Lymphknoten |
| I70.8 | – Milzarterie |
| I34.8 | – Mitralklappe |
| I51.5 | – Myokard |
| E27.8 | – Nebenniere |
| E27.4 | – Nebennierenrinde |
| N28.8 | – Niere |
| I70.1 | – Nierenarterie |
| N26 | – Nierenpapillen |
| N28.8 | – Nierenparenchym |
| M25.8 | – periartikulär |
| J94.8 | – Pleura |
| N42.8 | – Prostata |
| K04.2 | – Pulpa |
| N50.8 | – Samenblase |
| I70.9 | – Schlagader |
| J39.8 | – Trachea |
| N85.8 | – Uterus |
| N88.8 | – Zervix |
| T07 | **Verkehrsunfall,** mit Polytrauma |
| M47.8 | **Verklammernde Spondylosis deformans,** mit BWS-Syndrom |
| * | **Verklebung** |
| I09.2 | – Herzbeutel, chronisch, rheumatisch |
| H11.2 | – Lid |
| Q10.3 | — kongenital |
| J94.8 | – Pleura |
| Q52.8 | – Präputialblatt |
| N47 | – Präputium |
| N47 | – Vorhaut |
| N26 | **Verkleinerung,** Niere |
| K56.2 | **Verknotung,** Darm |
| * | **Verkrümmung** |
| H18.7 | – Hornhaut |
| Q55.6 | – Penis |
| * | **Verkürzte** |
| I45.6 | – EKG [Elektrokardiogramm]-Überleitungszeit |
| I45.6 | – PQ-Dauer, EKG [Elektrokardiogramm] |
| Q38.1 | **Verkürztes Zungenbändchen** |
| * | **Verkürzung** |
| M67.0 | – Achillessehne |
| * | – Bein |
| Q72.8 | — angeboren |
| M21.7 | — erworben |
| M21.7 | – Extremität |
| Q38.1 | – Frenulum |
| * | **Verlängerte** |
| D68.9 | – Blutungszeit |
| D68.9 | – Gerinnungszeit |

**V**

| | |
|---|---|
| * | **Verlängerte** (Forts.) |
| R39.1 | – Miktion |
| * | **Verlängertes** |
| S06.7 | – Koma, bei intrakranieller Verletzung |
| R39.1 | – Wasserlassen |
| O63.9 | **Verlängerung, Geburt** |
| O63.0 | – erster Abschnitt |
| O63.1 | – zweiter Abschnitt |
| K01.0 | **Verlagerte Zahnkeime** |
| * | **Verlagerter und** |
| * | – retinierter |
| K07.3 | — Eckzahn |
| K07.3 | — Weisheitszahn |
| K01.0 | — Zahn |
| * | **Verlagerung** |
| Q12.1 | – angeboren, Linse |
| N83.4 | – Eierstock |
| Q62.6 | – Harnleiter |
| Q53.9 | – Hoden, in Bauchraum |
| T83.3 | – Intrauterinpessar |
| H27.1 | – Linse |
| T85.4 | – Mammaprothese |
| N28.8 | – Niere |
| Q43.8 | – Sigma |
| Q62.6 | – Ureter |
| K07.3 | – Zähne |
| F52.7 | **Verlangen, sexuell, gesteigert** |
| R46.4 | **Verlangsamung, herabgesetztes Reaktionsvermögen** |
| B85.2 | **Verlausung** |
| Q10.4 | **Verlegte Tränenpünktchen, kongenital** |
| T14.9 | **Verletzung** |
| S39.9 | – Abdomen |
| S86.0 | – Achillessehne |
| T14.0 | – äußere |
| M23.2 | – alt, mit Meniskusschädigung |
| * | – Aorta |
| S35.0 | — abdominalis |
| S25.0 | — thoracica |
| * | – Arteria |
| S45.0 | — axillaris |
| S45.1 | — brachialis |
| S15.0 | — carotis |
| S95.0 | — dorsalis pedis |
| S75.0 | — femoralis |
| S85.2 | — peronaea |
| S95.1 | — plantaris pedis |
| S85.0 | — poplitea |
| * | — radialis, in |
| * | —— Höhe |
| S65.1 | —— Hand |
| S65.1 | —— Handgelenk |
| S55.1 | —— Unterarm |
| S85.1 | — tibialis |

| | |
|---|---|
| T14.9 | **Verletzung** (Forts.) |
| * | – Arteria (Forts.) |
| * | — ulnaris, in |
| * | —— Höhe |
| S65.0 | —— Hand |
| S65.0 | —— Handgelenk |
| S55.0 | —— Unterarm |
| S15.1 | — vertebralis |
| S05.6 | – Augapfel, perforierend |
| S05.9 | – Auge |
| S05.6 | – Augenhornhaut, perforierend |
| S39.9 | – Bauch |
| S39.9 | – Becken |
| O71.6 | – Beckenbänder, durch Geburt |
| O71.6 | – Beckengelenke, durch Geburt |
| S37.9 | – Beckenorgane |
| O08.6 | — bei Fehlgeburt |
| T91.5 | — Folgen |
| S37.7 | — mehrere |
| T14.6 | – Beugesehne |
| P15.3 | – Bindehaut, bei Geburt |
| S37.2 | – Blase |
| T14.5 | – Blutgefäß |
| S35.5 | — Iliakalregion |
| * | — in |
| S15.9 | —— Halshöhe |
| S55.9 | —— Höhe Unterarm |
| S35.4 | — Niere |
| S25.9 | — Thorax |
| * | – Blutgefäße, mehrere |
| * | — in Höhe |
| S45.7 | —— Oberarm |
| S45.7 | —— Schulter |
| T30.0 | – Brand- |
| S27.4 | – Bronchus |
| S05.9 | – Bulbus |
| S34.3 | – Cauda equina |
| O71.8 | – Damm, bei Entbindung |
| S36.5 | – Dickdarm |
| S36.4 | – Dünndarm |
| * | – durch |
| T63.4 | — Arthropoden |
| T14.1 | — Biß |
| T63.4 | — Insekt |
| S09.7 | — Kopfschuß |
| T14.1 | — Messerstich |
| T14.1 | — Schuß |
| S08.0 | — Skalpierung |
| T14.1 | — Stich |
| T14.1 | — Tierbiß |
| S69.9 | – Finger |
| S69.7 | — mit Sehnenbeteiligung |
| S99.9 | – Fuß |
| S99.7 | — mit Sehnenbeteiligung |

| | |
|---|---|
| T14.9 **Verletzung** (Forts.) | T14.9 **Verletzung** (Forts.) |
| P15.9 – Geburts- | * – Hornhaut |
| P15.6 — Adiponecrosis subcutanea neonatorum | P15.3 — bei Geburt |
| P15.5 — äußere Genitalorgane | S05.0 — lamellär |
| P12.9 — behaarte Kopfhaut | S05.0 — tief |
| P12.2 — epikranielle subaponeurotische Blutung | T79.3 – infiziert |
| | S25.5 – Interkostalgefäß |
| P13.2 — Femur | S36.9 – intraabdominale Organe |
| P13.0 — Fraktur, Schädel | T91.5 — Folgen |
| P12.1 — Geburtsgeschwulst | S06.9 – intrakraniell |
| P15.4 — Gesicht | S06.7 — mit verlängertem Koma |
| P10.1 — Hirnblutung | T91.4 – intrathorakale Organe, Folgen |
| P11.0 — Hirnödem | S99.9 – Knöchel |
| P10.2 — intraventrikuläre Blutung | S99.7 — mit Sehnenbeteiligung |
| P12.0 — Kephalhämatom | S39.9 – Kohabitations- |
| P13.4 — Klavikulafraktur | T90.9 – Kopf, Folgen |
| P14.1 — Klumpke-Lähmung | T00.9 – leicht, kombiniert |
| P15.0 — Leber | P15.3 – Lid, bei Geburt |
| P15.1 — Milz | S36.3 – Magen |
| P11.3 — Nervus facialis | S20.1 – Mamma, oberflächlich |
| P14.9 — peripheres Nervensystem | T07 – Mehrfach- |
| P12.3 — Quetschwunde, behaarte Kopfhaut | S83.2 – Meniskus |
| P11.5 — Rückenmark | S36.0 – Milz |
| P13.9 — Skelett | P15.2 – Musculus sternocleidomastoideus, |
| P10.3 — subarachnoidale Blutung | durch Geburtsverletzung |
| P10.0 — subdurale Blutung | T14.6 – Muskel |
| P10.4 — Tentoriumriß | * – Muskeln |
| P11.5 — Wirbelsäule | S76.0 — Hüfte |
| P10.1 — zerebrale Blutung | S16 — in Halshöhe |
| T14.5 – Gefäß | S09.1 — Kopf |
| * — Arcus palmaris | * — Sehnen |
| S65.3 —— profundus | T92.5 —— obere Extremität, Folgen |
| S65.2 —— superficialis | T93.5 —— untere Extremität, Folgen |
| S09.9 – Gehörgang | O71.9 – Mutter, durch Geburt |
| T14.0 – geschlossen | T14.4 – Nerv |
| S37.2 — Blase | * – Nerven |
| S37.1 — Harnleiter | S54.9 — in Höhe Unterarm |
| S37.0 — Niere | T92.4 — obere Extremität, Folgen |
| S37.1 — Ureter | T93.4 — untere Extremität, Folgen |
| S09.9 – Gesichtsschädel | * – Nervenwurzel |
| T91.93 – Hals, Folgen | S24.2 — Brustwirbelsäule |
| S69.9 – Hand | S14.2 — Halswirbelsäule |
| S69.7 — mit Sehnenbeteiligung | S64.3 – Nervi digitales, Daumen |
| S69.9 – Handwurzel | * – Nervus |
| S69.7 — mit Sehnenbeteiligung | S04.4 — abducens |
| S37.2 – Harnblase | S04.7 — accessorius |
| O71.5 – durch Geburt | S44.3 — axillaris |
| S37.1 – Harnleiter | S04.5 — facialis |
| S37.3 – Harnröhre | * — femoralis, in Höhe |
| T14.9 – Haut | S74.1 —— Hüfte |
| S26.9 – Herz | S74.1 —— Oberschenkel |
| S26.0 — mit Hämoperikard | * —— ischiadicus, in Höhe |
| S06.9 – Hirn | S74.0 —— Hüfte |
| S06.3 — umschrieben | S74.0 —— Oberschenkel |
| T90.3 – Hirnnerven, Folgen | |
| S39.9 – Hoden | |

V

| | |
|---|---|
| T14.9 | **Verletzung** (Forts.) |
| * | – Nervus (Forts.) |
| * | — medianus, in Höhe |
| S64.1 | —— Hand |
| S64.1 | —— Handgelenk |
| S44.1 | —— Oberarm |
| S54.1 | —— Unterarm |
| S44.4 | — musculocutaneus |
| S04.1 | — oculomotorius |
| * | — peronaeus |
| S84.1 | —— in Höhe Unterschenkel |
| * | —— profundus, in Höhe |
| S94.2 | ——— Fuß |
| S94.2 | ——— Knöchel |
| * | —— plantaris |
| S94.0 | ——— lateralis |
| S94.1 | ——— medialis |
| * | —— radialis, in Höhe |
| S64.2 | —— Hand |
| S64.2 | —— Handgelenk |
| S44.2 | —— Oberarm |
| S54.2 | —— Unterarm |
| S84.0 | — tibialis, in Höhe Unterschenkel |
| S04.3 | — trigeminus |
| S04.2 | — trochlearis |
| * | — ulnaris, in Höhe |
| S64.0 | —— Hand |
| S64.0 | —— Handgelenk |
| S44.0 | —— Oberarm |
| S54.0 | —— Unterarm |
| S04.6 | — vestibulocochlearis |
| P15.3 | – Netzhaut, bei Geburt |
| S37.0 | – Niere |
| S37.0 | – Nierenstiel |
| T11.9 | – obere Extremität |
| T92.9 | — Folgen |
| T14.0 | – oberflächlich |
| S30.8 | — Anus |
| S30.1 | — Bauchdecke |
| S90.9 | — Fuß |
| S30.2 | — Genitale, äußeres |
| S30.8 | — Gesäß |
| S00.8 | — Gesicht |
| S10.9 | — Hals |
| S60.9 | — Hand |
| S60.9 | — Handgelenk |
| S30.8 | — Hoden |
| S90.9 | — Knöchel |
| S00.0 | — Kopf, behaart |
| S00.2 | — Lid |
| S00.5 | — Lippe |
| S00.5 | — Mundhöhle |
| S00.3 | – Nase |
| S00.4 | — Ohr |
| S00.2 | — Orbita |
| S30.2 | — Penis |

| | |
|---|---|
| T14.9 | **Verletzung** (Forts.) |
| T14.0 | – oberflächlich (Forts.) |
| S10.1 | — Rachen |
| S40.9 | — Schulter und Oberarm |
| S30.2 | — Skrotum |
| S20.8 | — Thorax |
| S20.4 | —— hinten |
| S20.3 | —— vorn |
| S50.9 | — Unterarm |
| S80.9 | — Unterschenkel |
| * | – oberflächliche Venen, in Höhe |
| S45.3 | — Oberarm |
| S45.3 | — Schulter |
| T14.1 | – offen |
| S37.2 | — Blase |
| S37.1 | — Harnleiter |
| * | — mit |
| S27.1 | —— Hämatothorax |
| S27.0 | —— Pneumothorax |
| S37.0 | — Niere |
| S37.1 | — Ureter |
| S05.9 | – Orbita |
| P15.3 | — bei Geburt |
| S27.8 | – Ösophagus |
| S37.4 | – Ovar |
| S36.2 | – Pankreas |
| P15.9 | – Partus- |
| S39.9 | – Penis |
| T14.1 | – perforierend |
| S05.5 | — mit Fremdkörper, Augapfel |
| S05.6 | — ohne Fremdkörper, Augapfel |
| S05.4 | — Orbita |
| * | – periphere Nerven |
| S14.4 | — Hals |
| S24.3 | — Thorax |
| S27.6 | – Pleura |
| * | – Plexus |
| S14.3 | — brachialis |
| S34.4 | — lumbosacralis |
| S37.8 | – Prostata |
| S25.4 | – Pulmonalgefäß |
| S36.6 | – Rektum |
| S05.8 | – Retina |
| T09.3 | – Rückenmark |
| T91.3 | — Folgen |
| T09.9 | – Rumpf |
| T91.9 | — Folgen |
| S37.8 | – Samenblase |
| * | – Schädelhirn- |
| S06.2 | — gedeckt, schwer |
| S06.2 | —— mit Compressio cerebri, Hirndruck und Blutung |
| S06.2 | — offen |
| T07 | – schwer, kombiniert |
| S04.0 | – Sehbahn |

| | |
|---|---|
| T14.9 **Verletzung** (Forts.) | T14.9 **Verletzung** (Forts.) |
| T14.6 – Sehne | T14.9 – Weichteil- |
| * – Sehnen | S01.8 — Gesicht |
| S76.0 — Hüfte | * — groß |
| S16 — in Halshöhe | T11.1 —— Arm |
| S09.1 — Kopf | T11.8 —— mit Sehnenbeteiligung |
| S04.0 – Sehnerv | T13.1 — Bein |
| P15.3 — bei Geburt | T13.8 —— mit Sehnenbeteiligung |
| * – sensible Hautnerven, in Höhe | S01.9 —— Kopf |
| S94.3 — Fuß | T09.1 —— Rumpf |
| S74.2 — Hüfte | S99.9 – Zehen |
| S94.3 — Knöchel | S99.7 — mit Sehnenbeteiligung |
| S44.5 — Oberarm | S14.5 – zervikale sympathische Nerven |
| S74.2 — Oberschenkel | S05.8 – Ziliarkörper |
| S44.5 — Schulter | T07 **Verletzungen, multipel** |
| S54.3 — Unterarm | S19.7 – Hals |
| S84.2 — Unterschenkel | S09.7 – Kopf |
| S05.0 – Sklera, ohne Perforation | T00.9 – oberflächlich |
| S39.9 – Skrotum | S00.7 — Kopf |
| S05.8 – Sphinkter, Iris | S20.7 — Thorax |
| O71.6 – Steißbein, durch Geburt | S29.7 – Thorax |
| S24.4 – thorakale sympathische Nerven | S59.7 – Unterarm |
| S27.5 – Trachea, Pars thoracica | S89.7 – Unterschenkel |
| S05.8 – Tränenweg, tief | * **Verletzungsfolge** |
| T14.4 – traumatisch, Nerv | T90.5 – intrakraniell |
| S37.5 – Tuba uterina | * – nach |
| T93.9 – untere Extremität, Folgen | T90.4 — Bulbusperforation |
| S89.9 – Unterschenkel | T90.4 — Contusio bulbi |
| S37.1 – Ureter | T90.4 — Lidverletzung |
| S37.3 – Urethra | T94.1 **Verletzungsfolgen** |
| O71.5 — durch Geburt | * **Verlust** |
| S37.6 – Uterus | R80 – Albumin |
| S37.8 – Vas deferens | F50.8 – Appetit, psychogen |
| * – Vena | R63.0 – Appetit- |
| * — cava | R55 – Bewußtsein, kurzfristig |
| S35.1 —— inferior | P50.9 – Blut, fetal |
| S25.2 —— superior | P61.3 — angeborene Anämie durch |
| * — femoralis, in | * — aus |
| * —— Höhe | P50.2 —— Plazenta |
| S75.1 —— Hüfte | P50.1 —— rupturierter Nabelschnur |
| S75.1 —— Oberschenkel | * — bei |
| * — jugularis | P50.0 —— Insertio velamentosa |
| S15.2 — externa | P50.0 —— Vasa praevia |
| S15.3 — interna | * – Fertilität |
| S85.5 — poplitea | N97.9 — bei der Frau |
| * — saphena | N46 — beim Mann |
| * — magna, in | E86 – Flüssigkeit |
| * —— Höhe | H83.3 – Gehör, durch Geräusch |
| S75.2 —— Hüfte | R63.4 – Gewicht |
| S75.2 —— Oberschenkel | * – intraokuläres Gewebe bei |
| S85.3 —— Unterschenkel | S05.2 — Rißverletzung, Auge, mit Prolaps |
| S85.4 —— parva, in Höhe Unterschenkel | S05.2 — Ruptur, Auge, mit Prolaps |
| * – Venen | Q13.1 – Iris, kongenital |
| S95.2 — Fußrücken | E83.5 – Kalzium |
| S55.2 — in Höhe Unterarm | F52.0 – Libido |
| O71.8 – Vulva, bei Entbindung | E87.1 – Natrium |

**V**

| | |
|---|---|
| * **Verlust** (Forts.) | * **Verordnung** |
| F52.2 – Potenz | Z30.- – Kontrazeptivum |
| R48.8 – Sprache | Z30.- – Ovulationshemmer |
| R49.1 – Stimme | Z30.- – Pille |
| R53 – Vitalität | Z30.- — wiederholt |
| F52.0 – von sexuellem Verlangen | N28.8 **Verplumpung,** Nierenkelch |
| E86 – Wasser | T14.3 **Verrenkung** |
| K08.1 – Zahn, durch Unfall | S53.1 – Ellenbogengelenk |
| E87.6 **Verlustsyndrom, K** [Kalium]- | * **Verringerung** |
| E25.9 **Vermännlichung** | E86 – Blutvolumen |
| * **Vermehrte** | E86 – Plasmavolumen |
| E26.9 – Aldosteronproduktion | B07 **Verruca** |
| E26.9 – Aldosteronsekretion | A63.0 – acuminata |
| L98.8 – Faltenbildung, Haut | B07 – Lid |
| R35 – Harnausscheidung | B07 – palmaris |
| M10.0 – Harnsäurekristalle | B07 – plana |
| * **Vermehrter** | B07 — juvenilis |
| R14 – Abgang, Darmgase | B07 – plantaris |
| R09.3 – Auswurf | L82 – seborrhoica |
| R63.1 – Durst | L82 – senilis |
| R33 – Restharn | B07 – simplex |
| H04.9 – Tränenfluß | B07 – subungualis |
| R09.3 **Vermehrtes Sputum** | B07 – vulgaris |
| * **Vermehrung** | B07 — palmaris |
| * – Androgene | B07 — plantaris |
| E27.0 — adrenal | * **Verruga** |
| E28.1 — ovariell | A44.1 – peruana |
| E29.0 — testikulär | A44.1 – peruviana |
| E78.5 – Blutfett | * **Versagen** |
| E78.5 – Lipoid- | R09.2 – Atmung |
| * **Verminderte** | F52.2 – genitale Reaktion |
| O92.5 – Laktation | I50.9 – Herz |
| N28.9 – Nierenfunktion | I50.0 — durch Stauung |
| H04.1 – Tränensekretion | I11.0 — hypertensiv |
| * **Verminderter** | I97.1 — nach Herzoperation |
| R39.1 – Harnfluß | I09.9 — rheumatisch |
| H04.1 – Tränenfluß | T86.3 – Herz-Lungen-Transplantat |
| H53.3 **Vermindertes Stereosehen** | I50.9 – Herzkreislauf |
| H91.9 **Verminderung,** Gehör | I50.9 – Herzmuskel |
| Z32.- **Vermutliche Schwangerschaft** | T86.2 – Herztransplantat |
| * **Vermutung** | I50.9 – kardial |
| Z32.- – Gravidität | R57.9 – Kreislauf, akut, peripher |
| Z32.- – Schwangerschaft | K72.9 – Leber |
| R46.0 **Vernachlässigte Körperpflege,** stark | K72.0 — akut |
| T74.0 **Vernachlässigung** | T86.4 – Lebertransplantat |
| T74.0 **Vernachlässigungssyndrom** | I50.1 – Linksherz |
| L12.1 **Vernarbendes Pemphigoid** | J96.0 – Lunge, akut |
| * **Vernarbung** | T86.8 – Mammatransplantat |
| J38.7 – Kehlkopf | * – Niere |
| J38.7 – Larynx | N17.9 — akut |
| N28.8 – Niere | O75.8 — bei Wehen |
| J94.1 – Pleura | I12.0 — hypertensiv |
| G52.7 **Vernet-Syndrom** | O08.4 — nach Abort |
| D36.1 **Verocay-Knötchen,** im Neurinom | O90.4 — postpartal, akut |

| | |
|---|---|
| * | **Versagen** (Forts.) |
| * | – Nieren |
| N19 | — postrenal |
| N17.8 | —— akut |
| N19 | — prärenal |
| N17.9 | —— akut |
| N18.0 | — terminal, chronisch |
| T86.1 | – Nierentransplantat |
| I50.0 | – Rechtsherz |
| P28.5 | – respiratorisch, beim Neugeborenen |
| E88.9 | – Stoffwechsel |
| I50.9 | – Vorwärts- und Rückwärts-, Herzinsuffizienz |
| F43.9 | **Versagenszustand** |
| * | **Verschiebung** |
| E87.8 | – Elektrolyte |
| H35.4 | – Pigmentepithel, Netzhaut |
| M53.9 | **Verschleiß,** Wirbelsäule, massiv |
| K56.2 | **Verschlingung,** Darm |
| P58.5 | **Verschlucken,** mütterliches Blut, Neugeborenenikterus |
| * | **Verschluß** |
| I74.3 | – akut, arteriell, Bein |
| Q25.3 | – Aorta |
| * | – Arteria |
| I65.1 | — basilaris |
| I74.2 | — brachialis |
| I65.2 | — carotis |
| H34.1 | — centralis retinae |
| I66.9 | — cerebralis |
| H34.2 | — cilioretinalis |
| I74.3 | — femoralis |
| N28.0 | — renalis |
| I65.0 | — vertebralis |
| I77.9 | – Arterie |
| I74.4 | — Extremität |
| I77.9 | — peripher |
| I77.9 | – arteriell |
| I73.9 | — mit Ischämieschmerzen |
| H34.2 | – Astarterie, Auge |
| I82.9 | – Astvenen |
| * | – Atemwege |
| J44.9 | — chronisch |
| J95.0 | — nach Tracheotomie |
| K56.5 | – bei Darmverwachsung |
| I74.3 | – Beinarterie |
| N88.2 | – Cervix uteri, erworben |
| K83.1 | – Choledochus |
| K56.7 | – Darm |
| P76.2 | — durch eingedickte Milch, beim Neugeborenen |
| K91.3 | – postoperativ |
| K56.7 | – Dünndarm |
| K31.5 | – duodenal |
| I74.9 | – embolisch |
| I74.3 | – Femoralis |

| | |
|---|---|
| * | **Verschluß** (Forts.) |
| K82.0 | – Gallenblase |
| K83.1 | – Gallengang |
| I67.9 | – Gefäß, Gehirn |
| N13.5 | – Harnleiter |
| N13.9 | – Harnwege |
| I66.9 | – Hirnarterie |
| Q52.3 | – Hymenalplatte |
| K40.3 | – Inguinalhernie |
| I21.9 | – Koronar- |
| I82.0 | – Lebervene |
| K40.3 | – Leistenbruch |
| I97.2 | – Lymphgefäß, durch Mastektomie |
| K55.0 | – Mesenterialarterie |
| H34.2 | – Netzhautarterie |
| N28.0 | – Nierenarterie |
| N28.0 | – Nierenpolarterie |
| I82.3 | – Nierenvene |
| K22.2 | – Ösophagus |
| I81 | – Pfortader |
| I74.3 | – Poplitealarterie |
| * | – präzerebrale |
| I65.9 | — Arterie |
| * | — Arterien |
| I65.3 | —— bilateral |
| I65.3 | —— multipel |
| N40 | – Prostata, durch Adenom |
| K56.7 | – Rektum |
| N50.8 | – Samenwege |
| I82.9 | – thrombotisch |
| H04.5 | – Tränennasengang |
| H04.5 | – Tränenweg |
| H68.1 | – Tuba auditiva |
| N97.1 | – Tuben |
| N13.5 | – Ureter |
| N89.5 | – Vagina |
| N90.5 | – Vulva |
| H34.1 | – Zentralarterie, Auge |
| I66.9 | – zerebrale Arterie |
| K83.1 | **Verschlußikterus** |
| I73.9 | **Verschlußkrankheit,** arteriell |
| I73.9 | – Beckentyp |
| I73.9 | — und Oberschenkeltyp |
| I73.9 | – Bein |
| I73.9 | – Oberschenkeltyp |
| I73.9 | – peripher |
| O34.3 | **Verschlußunfähigkeit,** Zervix, bei Gravidität |
| Q52.5 | **Verschmelzung,** Labien |
| Q63.1 | **Verschmelzungsniere** |
| N30.8 | **Verschorfende Zystitis** |
| T79.5 | **Verschüttung** |
| T79.5 | **Verschüttungssyndrom** |
| T81.2 | **Versehentliche ärztliche Uterusperforation** |
| Q27.2 | **Versorgungsanomalie,** Niere |

**V**

| | |
|---|---|
| I45.9 | **Verspätung,** Erregung, Herz |
| L68.9 | **Verstärkter Haarwuchs** |
| T14.3 | **Verstauchung** |
| S23.3 | – BWS |
| S53.4 | – Ellenbogen |
| S63.6 | – Finger |
| S93.6 | – Fuß |
| S93.6 | – Fußgelenk |
| S63.5 | – Handgelenk |
| S73.1 | – Hüfte |
| S13.4 | – HWS |
| S83.6 | – Kniegelenk |
| S93.4 | – Knöchel |
| S33.5 | – LWS |
| T92.3 | – obere Extremität, Folgen |
| S93.4 | – oberes Sprunggelenk |
| S23.4 | – Rippen |
| S43.7 | – Schulter |
| S93.4 | – Sprunggelenk, oberes |
| S23.4 | – Sternum |
| T93.3 | – untere Extremität, Folgen |
| S93.5 | – Zehen |
| * | **Versteifung** |
| M43.2 | – Halswirbel |
| M24.6 | – Hüftgelenk |
| * | **Verstimmung** |
| F41.2 | – ängstlich-depressiv |
| F32.9 | – depressiv |
| F34.1 | — reaktiv |
| K31.9 | – Magen |
| F34.1 | – neurotisch, depressiv |
| R45.8 | – psychisch |
| F32.9 | – traurig |
| R45.8 | **Verstimmungszustand** |
| F33.9 | – depressiv, rezidivierend |
| K59.0 | **Verstopfung** |
| H04.5 | – Tränenweg |
| N13.3 | **Verstopfungsniere** |
| Q62.0 | – kongenital |
| O07.9 | **Versuch,** Abtreibung |
| * | **Vertebragene** |
| M79.6 | – Beinbeschwerden |
| M54.9 | – Schmerzen |
| H81.3 | – Vertigo |
| I65.0 | — vaskulär |
| * | **Vertebragener** |
| M54.1 | – Kopfschmerz |
| R42 | – Schwindel |
| M54.5 | **Vertebragenes lokales lumbales Schmerzsyndrom** |
| C79.5 | **Vertebrale Metastase** |
| I65.0 | **Vertebralisstenose** |
| I65.0 | **Vertebralisthrombose** |
| M54.8 | **Vertebralsyndrom** |

| | |
|---|---|
| * | **Vertebrobasiläre** |
| G45.0 | – DBS [Durchblutungsstörung] |
| G45.0 | – Insuffizienz |
| R42 | **Vertigo** |
| R42 | – arteriosklerotisch |
| H81.3 | – auricularis |
| F45.8 | – psychogen |
| R42 | – uncharakteristisch |
| H81.3 | – vertebragen |
| I65.0 | — vaskulär |
| H81.4 | – zentralen Ursprungs |
| H81.4 | – zerebral |
| * | **Vertikaldeviation,** nichtparetisch |
| H50.2 | – latent |
| H50.2 | – manifest |
| H50.2 | **Vertikaldivergenz** |
| H50.2 | – dissoziiert |
| H50.2 | – negativ |
| H50.2 | – positiv |
| H50.2 | **Vertikalschielen,** dissoziiert |
| L90.5 | **Verunstaltung,** durch Narben |
| * | **Verwachsene** |
| Q70.0 | – Finger |
| L90.5 | – Narbe |
| Q70.2 | – Zehen |
| K66.0 | **Verwachsung** – s.a. Adhäsion |
| K66.0 | – abdominal |
| K38.8 | – Appendix |
| K66.0 | – Bauchfell |
| K66.0 | — postoperativ |
| K66.0 | – Bauchraum |
| N73.6 | – Becken, weiblich |
| K66.0 | – Darm |
| K66.0 | – Dünndarm |
| K66.0 | – Eingeweide |
| I31.0 | – Endokard |
| I31.0 | – Epikard |
| K82.8 | – Gallenblasengang |
| N73.6 | – genital |
| N32.8 | – Harnblase |
| I09.2 | – Herzbeutel, chronisch, rheumatisch |
| G96.1 | – Hirnhaut |
| K66.0 | – intestinal |
| H02.5 | – Lid |
| K66.0 | – Oberbauch |
| N73.6 | – pelviperitoneal, bei der Frau |
| I31.0 | – Perikard |
| I09.2 | — rheumatisch |
| J94.8 | – Pleura |
| N47 | – präputial |
| K66.0 | – Zwerchfell |
| K66.0 | **Verwachsungsbauch** |
| E29.1 | **Verweiblichung** |
| F50.9 | **Verweigerung,** Nahrung |

| | |
|---|---|
| * | **Verwicklung,** Nabelschnur |
| O69.2 | – Entbindungskomplikation |
| P02.5 | – Fetusschädigung |
| R41.0 | **Verwirrtheit** |
| F05.1 | – akut, bei seniler Demenz |
| F03 | – Alters- |
| F01.9 | – bei zerebraler Sklerose |
| F05.8 | – epileptisch |
| F44.8 | – psychogen |
| F20.8 | – Schizophrenie |
| R41.0 | **Verwirrtheitszustand** |
| F05.9 | – akut |
| F23.0 | – psychotisch, reaktiv |
| F05.9 | – subakut |
| * | **Verwirrung** |
| F05.9 | – akut |
| F05.9 | – subakut |
| N32.8 | **Verziehung,** Blase |
| F11.7 | **Verzögert auftretende psychotische Störung,** Restzustand, nach Gebrauch, Opioide |
| * | **Verzögerte** |
| F52.3 | – Ejakulation |
| * | – Entbindung, nach |
| O75.5 | — Blasensprengung |
| O75.6 | — Blasensprung |
| M84.2 | – Frakturheilung |
| E30.0 | – Menarche |
| N92.5 | – Menstruation |
| E30.0 | – Pubertät |
| O90.8 | – Uterusrückbildung, im Wochenbett |
| T79.9 | – Wundheilung |
| R39.1 | **Verzögerter Miktionsbeginn** |
| R62.0 | **Verzögertes Erreichen,** Entwicklungsstufen |
| * | **Verzögerung** |
| R62.9 | – Entwicklung |
| R62.9 | — allgemein |
| E45 | — durch Eiweiß-Mangelernährung |
| F82 | — motorisch |
| O63.9 | – Geburt |
| O63.2 | — beim 2. Zwilling |
| Q65.6 | – Hüftgelenkreifung |
| E30.0 | – sexuelle Entwicklung |
| F80.9 | – Sprachentwicklung |
| R62.8 | – Wachstum |
| E71.1 | **Verzweigtkettige Aminosäure,** Abbaustörung |
| I45.5 | **Verzweigungsblock** |
| I49.3 | **VES** [Ventrikuläre Extrasystolen] |
| F29 | **Vesania** |
| * | **Vesicula-seminalis-** |
| C63.7 | – Karzinom |
| D29.7 | – Neubildung, gutartig |

| | |
|---|---|
| * | **Vesiculitis** |
| N49.0 | – seminalis |
| A18.1 | – tuberculosa |
| * | **Vesiko-uretero-renaler** |
| Q62.7 | – Reflux, kongenital |
| N13.7 | – Rückfluß |
| N32.1 | **Vesikointestinale Fistel** |
| N32.8 | **Vesikomegalie** |
| N13.7 | **Vesikopelviner Reflux** |
| N32.1 | **Vesikorektale Fistel** |
| C76.3 | **Vesikorektales Karzinom** |
| N13.7 | **Vesikorenaler Reflux** |
| N13.7 | **Vesikoureteraler Reflux** |
| N82.1 | **Vesikouterine Fistel** |
| N82.0 | **Vesikovaginale Fistel** |
| C57.8 | **Vesikovaginales Karzinom** |
| N82.1 | **Vesikozervikale Fistel** |
| B08.5 | **Vesikuläre Pharyngitis,** durch Enteroviren |
| B08.4 | **Vesikuläres Exanthem** |
| N49.0 | **Vesikulitis** |
| B25.8 | – durch Zytomegalieviren |
| A54.2 | – postgonorrhoisch |
| N41.3 | – Prostato- |
| N41.3 | — bakteriell |
| L30.8 | **Vesikulöses Ekzem** |
| H81.4 | **Vestibularer Nystagmus** |
| H81.9 | **Vestibularerkrankung** |
| H81.9 | **Vestibularisausfall** |
| H81.2 | **Vestibularisneuropathie** |
| H81.0 | **Vestibularissyndrom** |
| H81.2 | **Vestibularneuronitis** |
| H81.9 | **Vestibularschwindel** |
| H83.0 | **Vestibulitis** |
| J34.8 | – nasal |
| T75.2 | **Vibrationsschäden** |
| L50.4 | **Vibrationsurtikaria** |
| A05.3 | **Vibrio-parahaemolyticus-Lebensmittelvergiftung** |
| N76.0 | **Vibrionen-Kolpitis** |
| N76.1 | – chronisch |
| T07 | **Vielfachtrauma** |
| Q82.8 | **Vierfingerfurche** |
| I25.9 | **Viergefäßerkrankung,** koronar |
| I08.9 | **Vierklappenvitium** |
| O30.2 | **Vierlingsschwangerschaft** |
| K65.9 | **Vierquadrantenperitonitis** |
| G52.7 | **Villavet-Syndrom** |
| * | **Villöses Adenom** |
| * | – Colon |
| D37.4 | — ascendens |
| D37.4 | — sigmoideum |
| D37.5 | – Rektum |
| M12.2 | **Villonoduläre Synovitis** |

**V**

* **Vinson-**
D50.1  – Krankheit, Plummer-
D50.1  – Syndrom, Plummer-
B34.9 **Virämie**
E25.9 **Virago**
* **Virale**
H44.1  – Endophthalmitis
A86   – Meningoenzephalitis
H65.1  – Otitis media, akut
I30.1  – Perikarditis
B30.2  – Pharyngokonjunktivitis
B33.0  – Pleurodynie
B00.2  – Stomatitis aphthosa
B34.9 **Viraler Allgemeininfekt**
N50.8 **Virile Klimakteriumsbeschwerden**
E25.9 **Virilisierung**
E25.9 **Virilismus**
E25.9  – adrenal
B34.9 **Virose**
B30.2 **Virus-Pharyngokonjunktivalfieber**
J40    **Virusbronchitis**
B09   **Virusdermatitis**
A08.4 **Virusdiarrhoe**
P35.9 **Virusembryopathie**
A08.4 **Virusenteritis**
A86   **Virusenzephalitis**
A86   – akut
B00.4  – bei Herpes
*      – durch
A85.2  — Arthropoden
A83.9  — Moskitos
A83.9  — Stechmücken
A84.9  — Zecken
B94.1  – Folgezustand
A83.6  – Rocio-
B94.1  – Spätfolgen
B09   **Virusexanthem**
*    **Virusgrippe**
J11.1  – [Influenza]
J10.1  – Influenzavirus nachgewiesen
B19.9 **Virushepatitis**
B15.9  – A
B15.0  — mit Coma hepaticum
P35.3  – angeboren
B16.9  – B
B18.0  — mit Delta-Virus, chronisch
B18.1  — ohne Delta-Virus, chronisch
B17.1  – C
B17.1  — akut
B18.2  — chronisch
B18.9  – chronisch
B17.2  – E
B17.2  — akut
B94.2  – Folgezustand
O98.4  – Geburt, komplizierend
B19.0  – mit Coma hepaticum

B19.9 **Virushepatitis** (Forts.)
O98.4  – Schwangerschaft, komplizierend
O98.4  – Wochenbett, komplizierend
*    **Virushepatitis-**
Z24.6  – Immunität, fehlend
Z24.6  – Impfung, Notwendigkeit
Z22.5  – Keimträger
Z20.5  – Kontakt
B34.9 **Virusinfekt**
B34.9  – hochfieberhaft
*    **Virusinfektion**
B27.0  – Epstein-Barr-
B34.9  – fieberhaft
A08.4  – gastrointestinal
J06.9  – grippal
J11.1  — [Influenza]
J10.1  — Influenzavirus nachgewiesen
B34.9  – rezidivierend
B33.2 **Viruskarditis**
B30.9 **Viruskonjunktivitis**
*    **Viruskrankheit**
P35.9  – angeboren
B33.8  – Auge
A92.0  – Chikungunya-
*      – durch
A94    — Arthropoden
A98.4  — Ebolavirus
A93.8  — Zecken
P00.2  – fetaler Schaden
A98.3  – Marburg-
A93.0  – Oropouche-
A28.1 **Viruslymphadenitis**
A87.9 **Virusmeningitis**
B00.3  – bei Herpes
I40.0  **Virusmyokarditis**
M60.0 **Virusmyositis**
N05.9 **Virusnephritis**
K20   **Virusösophagitis**
H66.9 **Virusotitis**
J12.9 **Viruspneumonie**
P23.0  – angeboren
B20.3  – bei HIV-Krankheit
J12.8  – Epstein-Barr-
H30.9 **Virusretinitis**
B07    **Viruswarze**
R70.1 **Viskosität,** Plasma, verändert
R94.1 **Visuell evozierte Potentiale,** patholo-
       gisch
*    **Visuelle**
G40.8  – Epilepsie
R44.1  – Halluzination
R44.8  – Wahrnehmungsstörung
*    **Visueller Kortex**
H47.6  – Blutung
H47.6  – Entzündung

| | |
|---|---|
| * | **Visueller Kortex** (Forts.) |
| H47.6 | – Ischämie |
| H47.6 | – Tumor |
| * | **Visus** |
| H54.1 | – <0,05 (oder GF <10 Grad), am anderen Auge Visus <0,3 |
| H54.1 | – <0,3, am anderen Auge Visus <0,05 |
| * | – beidseitig |
| H54.0 | — <0,05 (oder GF <10 Grad) |
| H54.2 | — <0,3 |
| H54.7 | **Visusabfall** |
| H53.9 | **Visusermüdung** |
| H53.8 | **Visusstörung** |
| H54.7 | **Visusverlust** |
| H54.3 | – beidseitig |
| H54.6 | – einseitig |
| H54.4 | — <0,05 (oder GF <10 Grad), normaler Visus anderes Auge |
| H54.5 | — <0,3, normaler Visus anderes Auge |
| H53.9 | **Visusverschlechterung** |
| * | **Viszerale** |
| G40.8 | – Epilepsie |
| B55.0 | – Leishmaniase |
| * | **Viszeraler** |
| R10.1 | – Abdominalschmerz, Oberbauch |
| M32.1 | – Lupus erythematodes |
| G90.9 | **Viszeralneuralgie** |
| K63.4 | **Viszeroptose** |
| R53 | **Vitalitätsverlust** |
| * | **Vitamin-** |
| E50.9 | – A-Mangel |
| E50.7 | — Auge |
| E64.1 | — Folge |
| * | — mit |
| E50.1 | —— Bitot-Flecken und Xerosis conjunctivae |
| E50.5 | —— Hemeralopie |
| E50.6 | —— Hornhautnarbe |
| E50.3 | —— Hornhautulzeration und Hornhautxerose |
| E50.2 | —— Hornhautxerose |
| E50.8 | —— Hyperkeratose |
| E50.4 | —— Keratomalazie |
| E50.8 | —— Keratosis follicularis |
| E50.5 | —— Nachtblindheit |
| E50.5 | —— Nyktalopie |
| E50.8 | —— Xeroderma |
| E50.7 | —— Xerophthalmie |
| E50.6 | —— xerophthalmischer Hornhautnarbe |
| * | —— Xerosis |
| E50.0 | ——— conjunctivae |
| E50.2 | ——— corneae |

| | |
|---|---|
| * | **Vitamin-** (Forts.) |
| E53.9 | – B-Mangel |
| E51.9 | – $B_1$-Mangel |
| D51.1 | – $B_{12}$-Malabsorption, selektiv, bei Vitamin-$B_{12}$-Mangelanämie, mit Proteinurie |
| E53.8 | – $B_{12}$-Mangel |
| D51.9 | – $B_{12}$-Mangelanämie |
| * | — durch |
| D51.0 | —— Mangel an Intrinsic-Faktor |
| D51.1 | —— selektive Vitamin-$B_{12}$-Malabsorption, mit Proteinurie |
| E53.8 | — Resorptionsstörung |
| E53.0 | – $B_2$-Mangel |
| E53.1 | – $B_6$-Mangel |
| D64.3 | – $B_6$-Mangel-Anämie |
| E54 | – C-Mangel |
| E64.2 | — Folge |
| E67.3 | – D-Hypervitaminose |
| E67.3 | – D-Intoxikation |
| E55.9 | – D-Mangel |
| E83.3 | – D-resistente Osteomalazie |
| E83.3 | – D- resistente Rachitis |
| E55.9 | – $D_2$-Mangel |
| E56.0 | – E-Mangel |
| E56.1 | – K-Mangel |
| E56.8 | – P-Mangel |
| E56.9 | **Vitaminmangel** |
| H47.2 | – mit Optikusatrophie |
| * | **Vitelliforme** |
| * | — autosomal-dominante |
| H35.5 | — Best-Makuladegeneration |
| H35.5 | — Makuladegeneration |
| H35.5 | — pigmentierte Albipunctata-Netzhautdystrophie |
| L80 | **Vitiligo** |
| H02.7 | – Lid |
| * | **Vitium** |
| I35.8 | – Aorten- |
| I35.2 | — kombiniert |
| I35.8 | – Aortenklappe |
| I06.8 | — chronisch, rheumatisch |
| I35.2 | — kombiniert |
| I08.0 | — und Mitralklappe |
| I35.8 | — Zustand nach Aortenklappenersatz |
| I38 | – cordis |
| I38 | – erworben |
| Q24.9 | — kongenital |
| I38 | – Herz |
| I05.8 | – Mitral- |
| I05.2 | — kombiniert |
| I05.8 | – Mitralklappe |
| I05.8 | — chronisch, rheumatisch |

**V**

| | |
|---|---|
| * | **Vitium** (Forts.) |
| I05.8 | – Mitralklappe (Forts.) |
| I05.2 | — kombiniert |
| * | — und |
| I08.0 | —— Aortenklappe |
| I08.0 | —— chronisch, rheumatisch |
| I08.0 | —— Aortenklappen-, kombiniert |
| I05.8 | — Zustand nach Mitralklappenersatz |
| I09.8 | – Pulmonalklappe, rheumatisch |
| I07.8 | – Trikuspidalklappe |
| I08.9 | – Vierklappen- |
| H35.5 | **Vitreoretinale Netzhautdystrophie** |
| * | **Vitreoretinopathie** |
| H43.8 | – autosomal-dominant |
| H43.8 | – exsudativ, hereditär |
| H35.2 | – proliferativ |
| H33.4 | — mit Netzhautablösung |
| R19.8 | **Völlegefühl** |
| H54.0 | **Völliger Sehkraftverlust** |
| E34.0 | **Voerner-Syndrom, Steiner-** |
| Q75.8 | **Vogelgesicht** |
| J67.2 | **Vogelhalterkrankheit** |
| J67.2 | **Vogelzüchterkrankheit** |
| J67.2 | **Vogelzüchterlunge** |
| * | **Vogt-** |
| H30.8 | – Koyanagi-Harada-Syndrom |
| H18.4 | – Limbusgürtel |
| H18.4 | – Mosaikdegeneration, Hornhautdegeneration |
| E75.4 | – Syndrom, Spielmeyer- |
| F95.2 | **Vokale Tics,** kombiniert, mit multiplen motorischen Tics [Tourette-Syndrom] |
| T79.6 | **Volkmann-Kontraktur** |
| * | **Vollständig** – s. jeweilige Krankheit, vollständig |
| E86 | **Volumenmangel** |
| K56.2 | **Volvulus** |
| K56.2 | – Darm |
| K56.2 | – Dünndarm |
| K56.2 | – Ileum |
| K56.2 | – Sigma |
| J34.8 | **Vomer-Sporn** |
| R11 | **Vomitus** |
| O21.0 | – gravidarum |
| R11 | – matutinus |
| F50.5 | – psychogen |
| * | **Von-Bechterew-** |
| O99.8 | – Morbus, bei Gravidität |
| M45 | – Syndrom |
| M45 | – von-Strümpell-Marie-Krankheit |
| E74.0 | **Von-Gierke-Krankheit** |
| Q85.8 | **Von-Hippel-Lindau, Morbus** |
| D52.0 | **Von-Jaksch-Hayem-Anämie** [Ziegenmilchanämie] |

| | |
|---|---|
| * | **Von-Pfaundler-Hurler-** |
| E76.0 | – Krankheit |
| E76.0 | – Syndrom |
| * | **Von-Recklinghausen-** |
| E21.0 | – Krankheit [Osteodystrophia fibrosa cystica generalisata] |
| * | – Morbus |
| Q85.0 | — [Neurofibromatose] |
| E21.0 | — [Osteodystrophia fibrosa cystica generalisata] |
| Q85.0 | – Neurofibromatose |
| D68.0 | **Von-Willebrand-Jürgens-Syndrom** |
| * | **Von-Winiwarter Buerger-** |
| I73.1 | – Endangiitis |
| I73.1 | – Krankheit |
| I73.1 | – Syndrom |
| P07.3 | **Vor dem Termin Geborenes** |
| M87.2 | **Vorangegangenes Trauma,** Knochennekrose |
| O34.2 | **Vorausgegangene Sektio,** Betreuung der Schwangeren |
| H21.3 | **Vorderaugenkammerzyste** |
| * | **Vordere** |
| M23.5 | – alte Kreuzbandruptur, Kniegelenk |
| N35.9 | – Harnröhre, Striktur |
| O32.8 | – Hinterhauptslage, Betreuung der Schwangeren |
| M23.8 | – Kreuzbandinsuffizienz |
| S83.5 | – Kreuzbandruptur, Kniegelenk |
| N81.1 | – Scheidenwand, Prolaps |
| H21.5 | – Synechien, Auge |
| S83.5 | **Vorderer Kreuzbandriß,** Knie |
| C44.7 | **Vorderfußmelanom,** maligne |
| O32.8 | **Vorderhauptslage,** Betreuung der Schwangeren |
| G12.9 | **Vorderhornganglienzellaffektion** |
| M23.3 | **Vorderhornläsion,** Innenmeniskus |
| S05.5 | **Vorderkammer,** Linse, Fremdkörper |
| H59.8 | **Vorderkammerblutung,** operativ verursacht |
| * | **Vorderkammerfremdkörper,** intraokular |
| * | – alt |
| H44.7 | — amagnetisch |
| H44.6 | — magnetisch |
| I21.0 | **Vorderwandinfarkt,** Herz |
| * | **Vorderwandmyokardinfarkt** |
| I21.0 | – akut, transmural |
| I22.0 | – rezidivierend |
| D25.9 | **Vorderwandmyom,** Uterus |
| * | **Vorfall** |
| K62.2 | – After |
| O32.2 | – Arm, beim Fetus |
| M51.2 | – Bandscheibe |
| M51.2 | — lumbal |
| M51.2 | — lumbosakral |

| | |
|---|---|
| * **Vorfall** (Forts.) | Q21.1 **Vorhofscheidewanddefekt** |
| M51.2 – Bandscheibe (Forts.) | Q21.2 **Vorhofseptum und Kammerseptum,** |
| M51.2 — thorakal | **Defekt** |
| M50.2 — zervikal | Q21.1 **Vorhofseptumdefekt** |
| * – Blase | I51.0 – erworben |
| N81.1 — bei der Frau | I23.1 – Komplikation, akut, nach Myokard- |
| N32.8 — beim Mann | infarkt, akut |
| K63.4 – Darm | Q21.1 – kongenital |
| N83.4 – Eierstock | I47.1 **Vorhoftachykardie** |
| N83.4 – Eileiter | I47.1 – paroxysmal |
| N81.4 – Gebärmutter | I51.3 **Vorhofthrombose** |
| N81.9 – Geschlechtsorgane, weiblich | D48.7 **Vorhoftumor** |
| N81.1 – Harnblase, weiblich | D09.9 **Vorkrebs** |
| N36.3 – Harnröhre | Z12.- **Vorsorge, Karzinom-** |
| N36.3 – Harnröhrenschleimhaut | * **Vorsorgeuntersuchung** |
| Q12.1 – kongenital, Linse | Z00.- – beim Kind |
| H27.8 – Linse | Z00.- – Gesundheits-, beim Kind |
| K62.3 – Mastdarm | Z12.- – Krebs- |
| K62.3 — weiblich | N41.9 **Vorsteherdrüsenentzündung** |
| * – Nabelschnur | N41.0 – akut |
| O69.0 — Entbindungskomplikation | N41.1 – chronisch |
| P02.4 — Fetusschädigung | C61 **Vorsteherdrüsenkrebs** |
| N81.1 – Scheide | C61 **Vorsteherdrüsenmalignom** |
| N99.3 – Scheidengewebe, postoperativ | N40 **Vorsteherdrüsenvergrößerung** |
| N81.1 – Scheidenwand | Z34.- **Vorstellung,** antepartal |
| N36.3 – Urethra | * **Vorübergehende** |
| * – uterovaginal | F23.9 – Störung, psychotisch, akut |
| N81.2 — partiell | F95.0 – Ticstörung |
| N81.3 — vollständig | G45.9 **Vorübergehender zerebraler Anfall** |
| N81.4 – Uterus | I50.9 **Vorwärts- und Rückwärtsversagen,** |
| M21.6 **Vorfußdeformität** | **Herzinsuffizienz** |
| R02 **Vorfußgangrän** | O47.9 **Vorwehen** |
| G57.6 **Vorfußneuralgie, Morton-** | * **Vorwiegend** |
| S90.3 **Vorfußprellung** | J45.0 – allergisches Asthma bronchiale |
| I84.8 **Vorgefallene Hämorrhoiden** | F43.0 – psychomotorische Störung, bei Aus- |
| I84.4 – äußere | nahmezustand, reaktiv |
| I84.1 – innere | F42.1 – Zwangshandlung |
| Q71.1 **Vorhandene Hand,** bei angeborenem | F42.1 – Zwangsrituale |
| Fehlen, Ober- und Unterarm | * **Vorzeitige** |
| Q72.1 **Vorhandener Fuß,** bei angeborenem | E27.0 – Adrenarche |
| Fehlen, Ober- und Unterschenkel | I45.6 – atrioventrikuläre Erregungsleitung |
| N47 **Vorhautenge** | P59.0 – Geburt, mit Neugeborenenikterus |
| N48.1 **Vorhautentzündung** | E30.1 – Menarche |
| N47 **Vorhauthypertrophie** | E28.3 – Menopause |
| N47 **Vorhautverengung** | O45.9 – Plazentalösung |
| N47 **Vorhautverklebung** | O45.0 — bei Gerinnungsstörung |
| N48.8 **Vorhautzyste** | E25.8 – Pseudopubertät |
| F43.0 **Vorherrschende psychomotorische** | E30.1 – Pubertät |
| **Störung,** bei akuter Belastungsreaktion | Q75.8 – Sagittalnahtsynostose |
| I49.1 **Vorhofextrasystolie** | E30.1 – sexuelle Entwicklung |
| I48 **Vorhofflattern** | E30.8 – Thelarche |
| I48 **Vorhofflimmern** | E34.8 – Vergreisung |
| I48 – intermittierend | O60 – Wehentätigkeit |
| I48 – mit absoluter Arrhythmie | |
| Q20.6 **Vorhofisomerismus** | |
| I21.9 **Vorhofruptur** | |

**V**

| | |
|---|---|
| * | **Vorzeitiger** |
| * | – Blasensprung |
| O42.9 | — bei Gravidität |
| * | — Wehenbeginn |
| O42.0 | —— innerhalb 24 Stunden |
| O42.1 | —— nach Ablauf von 24 Stunden |
| O42.2 | — Wehenhemmung, durch Therapie |
| O60 | – Entbindungsbeginn |
| * | **Vorzeitiges** |
| L67.1 | – Ergrauen |
| E28.3 | – Klimakterium |
| F65.3 | **Voyeurismus** |
| Q21.0 | **VSD** – s.a. Ventrikelseptumdefekt oder s.a. Kammerseptumdefekt |
| * | **Vulva** |
| D07.1 | – Carcinoma in situ |
| B37.3 | – und Vagina, Kandidose |
| O34.7 | **Vulvaabnormität**, bei Gravidität |
| N76.4 | **Vulvaabszeß** |
| N90.8 | **Vulvaadhäsion** |
| Q52.7 | **Vulvaanomalie** |
| O34.7 | – Betreuung der Schwangeren |
| Q52.7 | **Vulvaaplasie** |
| N90.5 | **Vulvaatrophie** |
| R87.6 | **Vulvabefund**, abnorm |
| N76.6 | **Vulvadruckulkus** |
| N90.3 | **Vulvadysplasie** |
| N90.2 | – hochgradig |
| N90.1 | – mittelgradig |
| N90.0 | – niedriggradig |
| N90.4 | **Vulvadystrophie** |
| N76.8 | **Vulvaekzem** |
| N76.8 | – pustulös |
| N76.2 | **Vulvaentzündung** |
| N90.9 | **Vulvaerkrankung**, nichtentzündlich |
| Q52.7 | **Vulvafehlbildung** |
| N82.8 | **Vulvafistel** |
| T19.2 | **Vulvafremdkörper** |
| N76.4 | **Vulvafurunkel** |
| N76.8 | **Vulvagangrän** |
| N90.8 | **Vulvahämatom** |
| O71.7 | – bei Entbindung |
| N90.6 | **Vulvahypertrophie** |
| N76.2 | **Vulvainfektion** |
| B37.3 | **Vulvakandidose** |
| N76.4 | **Vulvakarbunkel** |
| C51.9 | **Vulvakarzinom** |
| D39.7 | **Vulvaknoten** |
| A63.0 | **Vulvakondylom** |
| N76.8 | **Vulvakrankheit**, mit Entzündung |
| C51.9 | **Vulvakrebs** |
| N90.3 | **Vulvaläsion**, intraepithelial |
| N90.8 | **Vulvalazeration**, alt |
| N90.4 | **Vulvaleukoplakie** |
| A51.0 | **Vulvalues** |
| C51.9 | **Vulvamelanom** |

| | |
|---|---|
| C79.8 | **Vulvametastase** |
| B37.3 | **Vulvamykose** |
| N90.8 | **Vulvanarbe**, alt |
| N90.3 | **Vulvaneoplasie**, intraepithelial |
| N90.0 | – 1. Grades |
| N90.1 | – 2. Grades |
| D07.1 | – 3. Grades |
| D39.7 | **Vulvaneoplasma** |
| * | **Vulvaneubildung** |
| C51.9 | – bösartig |
| D28.0 | – gutartig |
| N90.8 | **Vulvaödem** |
| D28.0 | **Vulvapapillom** |
| N84.3 | **Vulvapolyp** |
| S30.2 | **Vulvaprellung** |
| L29.2 | **Vulvapruritus** |
| S30.2 | **Vulvaquetschung** |
| N90.7 | **Vulvaretentionszyste** |
| N90.8 | **Vulvarhagade** |
| * | **Vulvariß** |
| N90.8 | – alt |
| O70.0 | – Entbindungskomplikation |
| N90.5 | **Vulvastenose** |
| A51.0 | **Vulvasyphilis** |
| A51.3 | – sekundär |
| N90.7 | **Vulvatalgretentionszyste** |
| D39.7 | **Vulvatumor** |
| D28.0 | – gutartig |
| N76.6 | **Vulvaulkus** |
| N76.6 | **Vulvaulzeration** |
| I86.3 | **Vulvavarizen** |
| O22.1 | – bei Gravidität |
| O87.8 | – im Wochenbett |
| * | **Vulvaverätzung** |
| T21.5 | – 1. Grades |
| T21.6 | – 2. Grades |
| T21.7 | – 3. Grades |
| * | **Vulvaverbrennung** |
| T21.1 | – 1. Grades |
| T21.2 | – 2. Grades |
| T21.3 | – 3. Grades |
| O71.8 | **Vulvaverletzung**, bei Entbindung |
| N90.5 | **Vulvaverschluß** |
| S31.4 | **Vulvawunde**, offen |
| N90.7 | **Vulvazyste** |
| N76.2 | **Vulvitis** |
| N76.2 | – akut |
| N76.2 | – allergica |
| B37.3 | – bei Soor |
| B37.3 | – candidomycetica |
| N76.3 | – chronisch |
| E14.6 | – diabetica |
| * | – durch |
| B37.3 | — Candida |
| A60.0 | — Herpesviren |
| N95.2 | — Östrogenmangel |

N76.2 **Vulvitis** (Forts.)
N76.2 – erosiv
\*     – mit
N95.2 —— Kolpitis, senil
N76.0 —— Vaginitis
B37.3 – mycotica
N76.2 – senil
N76.3 – subakut
N76.0 **Vulvokolpitis**
\*     **Vulvovaginale**
B37.3 – Kandidomykose
B37.3 – Mykose
N76.8 – Ulzeration
N76.0 **Vulvovaginitis**
N76.0 – akut
N95.2 – atrophisch
N76.0 – bakteriell
B37.3 – bei Soor
B37.3 – candidomycetica
N76.1 – chronisch
N76.1 —— bakteriell
\*     – durch
B37.3 —— Candida
A56.0 —— Chlamydien
A60.0 —— Herpesviren
A59.0 —— Trichomonaden
A54.0 – gonorrhoisch
A54.0 —— akut
A54.0 —— chronisch
A60.0 – herpetica
B37.3 – mykotisch
I21.0 **VWI** [Vorderwandinfarkt]

V

# – W –

J98.4 **Wabenlunge**
Q75.8 **Wabenschädel**
G47.2 **Wach-Rhythmus-Störung, Schlaf-**
E85.4 **Wachsleber**
E85.4 **Wachsmilz**
E85.4 **Wachsniere**
\* **Wachstum,** fetal
P05.9 – mangelhaft
P08.1 – übermäßig
R62.8 **Wachstumshemmung**
E23.0 **Wachstumshormonmangel**
R62.8 **Wachstumsretardierung**
P05.9 – fetal
O36.5 — Betreuung der Schwangeren
R62.8 **Wachstumsrückstand**
R29.8 **Wachstumsschmerzen**
R62.8 **Wachstumsstörung**
P05.9 – fetal
O36.5 — Betreuung der Schwangeren
L73.9 – Haar
L60.8 – Nagel
R62.8 **Wachstumsverzögerung**
L02.4 **Wadenabszeß**
S82.4 **Wadenbeinbruch**
S82.4 **Wadenbeinfraktur**
C79.5 **Wadenbeinkarzinom**
C40.2 **Wadenbeinsarkom**
R25.2 **Wadenkrampf**
R25.2 – nächtlich
S86.9 **Wadenmuskelfaserriß**
S86.8 **Wadenmuskelzerrung**
L03.1 **Wadenphlegmone**
R29.8 **Wadenschmerzen**
I80.3 **Wadenvenenthrombose**
S86.8 **Wadenzerrung**
D59.1 **Wärmeanämie,** hämolytisch
L50.2 **Wärmebedingte Allergie,** Haut
L59.0 **Wärmeschaden,** chronisch
L50.2 **Wärmeurtikaria**
\* **Wagner-**
M33.1 – Krankheit
E74.0 – Parnas-Syndrom [Hepatische Form der Glykogenose]
M33.1 – Polymyositis
H43.8 – Syndrom
M33.1 – Unverricht-Syndrom
F22.0 **Wahn**
F22.0 – Beziehungs-
F22.0 — sensitiv

F22.0 **Wahn** (Forts.)
F06.0 – Dermatozoen-
F22.0 – Eifersuchts-
F10.5 — alkoholisch
F06.0 – Epizoonosen-
F22.0 – Größen-
F45.2 – hypochondrisch
F45.2 – Krankheits-
F22.8 – Querulanten-
F22.0 – Verfolgungs-
\* **Wahnhafte**
F06.2 – organische Störung
F22.0 – Störung
F22.9 — anhaltend
F24 — induziert
F22.0 **Wahnidee**
F29 **Wahnsinn**
F10.5 – alkoholisch
F53.1 – puerperal
F22.0 **Wahnsyndrom,** mit Personenverkennung, im Sinne Doppelgänger-Illusion [Capgras-Syndrom]
F22.0 **Wahnvorstellung**
H53.3 **Wahrnehmung,** simultan, ohne Fusion
R44.8 **Wahrnehmungsstörung**
F80.2 – und Verarbeitungsstörung, auditiv
R44.8 – visuell
C88.0 **Waldenström,** Morbus
C88.0 **Waldenström-Makroglobulinämie**
C14.2 **Waldeyer-Rachenring-Karzinom**
Q03.1 **Walker-Syndrom, Dandy-**
I66.3 **Wallenberg-Syndrom**
N95.1 **Wallungen**
N95.1 – klimakterisch
F60.9 **Wandel,** Persönlichkeit
Q55.2 **Wanderhoden**
D73.8 **Wandermilz**
N28.8 **Wanderniere**
K14.1 **Wanderplaque,** Zunge
L02.0 **Wangenabszeß**
C44.3 **Wangenbasaliom**
K13.1 **Wangenbiß**
A69.0 **Wangenbrand**
L30.9 **Wangenekzem**
C76.0 **Wangenkarzinom**
C43.3 **Wangenmelanom,** maligne
C43.3 – außen
D22.3 **Wangennävus**
C76.0 **Wangenneubildung,** bösartig
L03.2 **Wangenphlegmone**
K12.2 **Wangenschleimhautabszeß**
C06.0 **Wangenschleimhautkarzinom**
C06.0 **Wangenschleimhautplattenepithelkarzinom**
D48.7 **Wangentumor**
S01.4 **Wangenwunde,** offen

| | |
|---|---|
| Q86.2 **Warfarin-Embryopathie** | H25.0 **Wasserspalten-Speichen-Katarakt** |
| B07 **Warze** | R60.9 **Wassersucht** |
| A63.0 – anogenital | R18 – Bauch |
| B07 – durch Viren | R60.9 – Gewebe |
| A63.0 – Feig- | I50.0 – Herz |
| B07 – filiform | N04.9 – renal |
| B07 – Fußsohle | E87.7 **Wasservergiftung** |
| B07 – Haut | E86 **Wasserverlust** |
| B07 – Lid | T67.3 – mit Hitzeerschöpfung |
| B07 – palmar | A39.1 **Waterhouse-Friderichsen-Syndrom** |
| A44.1 – Peru- | B66.8 **Watsoniasis** |
| B07 – plantar | * **Weber-** |
| L82 – seborrhoisch | S82.6 – A-Fraktur, oberes Sprunggelenk |
| L82 – senil | S82.6 – B-Fraktur, oberes Sprunggelenk |
| A63.0 – venerisch | S82.6 – C-Fraktur |
| B07 – vulgär | S82.6 — oberes Sprunggelenk |
| B07 **Warzen,** multipel | M35.6 – Christian-Krankheit, Pfeifer- |
| H70.0 **Warzenfortsatzabszeß** | Q85.8 – Syndrom, Sturge- |
| H70.0 **Warzenfortsatzempyem,** akut | B54 **Wechselfieber** |
| H70.0 **Warzenfortsatzentzündung,** akut | N95.1 **Wechseljahre** – s.a. Klimakterium |
| H70.1 **Warzenfortsatzfistel** | N95.9 **Wechseljahrsbeschwerden** |
| H70.1 **Warzenfortsatzkaries,** chronisch | * **Wechselnde** |
| H74.9 **Warzenfortsatzkrankheit** | O32.0 – Kindslage, Betreuung der Schwangeren |
| H70.1 – chronisch | O32.0 – Lage, Fetus |
| H70.1 **Warzenfortsatznekrose** | * **Wegener** |
| C50.0 **Warzenhof,** weiblich, Karzinom | M31.3 – Granulomatose |
| R23.8 **Waschfrauenhände** | M31.3 – Morbus |
| R23.8 **Waschfrauenhaut** | M31.3 – Syndrom |
| L23.8 **Waschmittelallergie** | * **Wehen** |
| L24.0 **Waschmitteldermatitis** | O62.4 – anhaltend |
| L24.0 **Waschmittelekzem** | O60 – drohend |
| * **Wasseransammlung** | O62.2 – flüchtig |
| R18 – Bauchhöhle | O47.9 – frustran |
| M25.4 – Gelenk | O62.4 – hyperton |
| N43.3 **Wasserbruch** – s.a. Hydrozele | O62.2 – irregulär |
| R35 **Wasserdiurese** | * – mit |
| T70.9 **Wasserdruckschaden** | O75.8 — akutem Nierenversagen |
| D18.1 **Wassergeschwulst** | O75.3 — allgemeiner Infektion |
| E23.2 **Wasserharnruhr** | O75.2 — Fieber |
| E87.7 **Wasserintoxikation** | O75.3 — Sepsis |
| G91.9 **Wasserkopf** – s.a. Hydrozephalus | O62.2 – sporadisch |
| G91.9 – erworben | O62.4 – therapieresistent |
| A69.0 **Wasserkrebs** | * – und Entbindung |
| * **Wasserlassen** | O75.9 — Komplikation |
| R35 – häufig | * — mit |
| R30.9 – mit Brennen | O75.8 —— Hypotonie |
| R30.9 – schmerzhaft | O75.1 —— Schock |
| R39.1 – verlängert | O75.8 —— Stoffwechselstörung |
| J81 **Wasserlunge** | O62.4 – unkoordiniert |
| T73.1 **Wassermangel** | O47.9 – unnütz |
| T73.1 – mit Verdursten | O47.1 — ab 37. Schwangerschaftswoche |
| A53.9 **Wassermann,** Morbus | O47.0 — vor 37. Schwangerschaftswoche |
| B01.9 **Wasserpocken** | O62.2 – unregelmäßig |
| E87.7 **Wasserretention** | O60 – vorzeitig |
| N13.3 **Wassersackniere** | |
| Q62.0 – kongenital | |

**W**

| | |
|---|---|
| * | **Wehenbeginn** |
| O42.0 | – innerhalb 24 Stunden, bei vorzeitigem Blasensprung |
| * | – nach |
| O42.1 | —— Ablauf von 24 Stunden, bei vorzeitigem Blasensprung |
| O71.0 | —— Uterusruptur |
| O62.4 | **Wehendystokie** |
| O42.2 | **Wehenhemmung,** durch Therapie, bei vorzeitigem Blasensprung |
| T88.7 | **Wehenmittel-Nebenwirkung** |
| O62.2 | **Wehenschwäche** |
| O62.0 | – primär |
| O62.1 | – sekundär |
| O62.4 | **Wehenstörung,** hypertonisch |
| O62.8 | **Wehensturm** |
| * | **Wehentätigkeit** |
| O62.9 | – abnorm |
| O62.4 | – diskoordiniert |
| O62.4 | – unkoordiniert |
| O60 | – vorzeitig |
| * | **Weibliche** |
| N94.1 | – Algopareunie |
| N81.8 | – Beckenbodenerschlaffung |
| C50.9 | – Brust, Karzinom |
| C50.0 | – Brustwarze, Karzinom |
| Q64.0 | – Epispadie |
| N93.9 | – Genitalblutung |
| C57.9 | – Genitalien, Karzinom |
| N94.8 | – Genitalschmerzen |
| * | — Geschlechtsorgane |
| N82.9 | —— Fistel |
| D39.9 | —— Neubildung, unsicher |
| N84.9 | —— Polyp |
| D39.9 | —— Teratom |
| N81.1 | – Harnblase, Senkung |
| Q54.8 | – Hypospadie |
| N97.9 | – Infertilität |
| * | — bei |
| N97.3 | —— Vaginalaffektion |
| N97.3 | —— Zervixaffektion |
| Q52.8 | – Mikrogenitalien |
| N73.9 | – Pelveopathie |
| N97.9 | – primäre Sterilität |
| N97.9 | – sekundäre Sterilität |
| N97.9 | – Sterilität |
| N39.3 | – Streßinkontinenz |
| N97.9 | – Unfruchtbarkeit |
| N94.9 | – Unterleibsbeschwerden |
| N81.0 | – Urethrozele |
| N81.1 | – Zystozele |
| * | **Weiblicher** |
| N81.6 | – anorektaler Prolaps |
| N81.8 | – Beckenbodenprolaps |
| N81.1 | – Descensus vesicae |

| | |
|---|---|
| * | **Weiblicher** (Forts.) |
| N81.9 | – Geschlechtsorganprolaps |
| N81.9 | – Geschlechtsorganvorfall |
| N81.1 | – Harnblasenprolaps |
| N81.1 | – Harnblasenvorfall |
| N94.1 | – Koitus, schmerzhaft |
| K62.3 | – Mastdarmvorfall |
| * | – Phänotyp, mit |
| * | — Karyotyp |
| Q97.3 | —— 46,XY |
| Q97.0 | —— 47,XXX |
| Q97.1 | — mehr als drei X-Chromosomen |
| C57.9 | – Unterleibskrebs |
| C50.0 | – Warzenhof, Karzinom |
| C56 | **Weibliches Dysgerminom** |
| K40.9 | **Weiche Leiste** |
| * | **Weicher** |
| * | – Gaumen |
| C05.1 | —— Karzinom |
| Q35.3 | —— Spalte |
| Q35.3 | ——— einseitig |
| Q37.3 | —— mit Lippenspalte |
| Q37.2 | ——— beidseitig |
| Q37.3 | ——— einseitig |
| A57 | – Schanker |
| Q37.5 | – und harter Gaumen, Spalte |
| Q35.5 | —— einseitig |
| Q37.5 | —— mit Lippenspalte |
| Q37.4 | ——— beidseitig |
| Q37.5 | ——— einseitig |
| M83.8 | **Weichschädel** |
| M79.9 | **Weichteildefekt,** prätibial, nichttraumatisch |
| * | **Weichteile** |
| C49.4 | – Abdomen, Sarkom |
| * | – Becken |
| C49.5 | —— Karzinom |
| C49.5 | —— Sarkom |
| C49.0 | – Gesicht, Neubildung, bösartig |
| C49.0 | – Hals, Neubildung, bösartig |
| * | – Hüfte |
| C49.2 | —— Karzinom |
| C49.2 | —— Sarkom |
| C49.0 | – Kopf, Neubildung, bösartig |
| * | – mit Bindegewebe |
| * | — Gesicht |
| C49.0 | —— Karzinom |
| C49.0 | —— Sarkom |
| * | — Hals |
| C49.0 | —— Karzinom |
| C49.0 | —— Sarkom |
| * | — Kopf |
| C49.0 | —— Karzinom |
| C49.0 | —— Sarkom |

| | |
|---|---|
| * | **Weichteile** (Forts.) |
| * | – obere Gliedmaßen |
| C49.1 | — Karzinom |
| C49.1 | — Sarkom |
| * | – Rücken |
| C49.6 | — Karzinom |
| C49.6 | — Sarkom |
| * | – Rumpf |
| C49.6 | — Karzinom |
| C49.6 | — Sarkom |
| C49.1 | – Schulter, Sarkom |
| * | – Thorax |
| C49.3 | — Karzinom |
| C49.3 | — Sarkom |
| * | – untere Gliedmaßen |
| C49.2 | — Karzinom |
| C49.2 | — Sarkom |
| R58 | **Weichteileblutung** |
| D48.1 | **Weichteilegeschwulst** |
| C49.9 | **Weichteilekarzinom** |
| D48.1 | **Weichteileneoplasie** |
| * | **Weichteileneubildung** |
| C49.9 | – bösartig |
| D21.9 | – gutartig |
| D21.4 | — Abdomen |
| D21.5 | — Becken |
| D24 | — Brust |
| D21.0 | — Gesicht |
| D21.0 | — Hals |
| D21.0 | — Kopf |
| D21.6 | — Rumpf |
| D21.3 | — Thorax |
| D48.1 | – unsicher |
| T14.9 | **Weichteiletrauma** |
| D48.1 | **Weichteiletumor** |
| C49.9 | – bösartig |
| C49.9 | – maligne |
| * | **Weichteilgewebe** |
| C46.1 | – Kaposi-Sarkom |
| M79.5 | – verbliebener Fremdkörper |
| M79.0 | **Weichteilrheumatismus** |
| T14.9 | **Weichteilverletzung** |
| S01.8 | – Gesicht |
| * | – groß |
| T11.1 | — Arm |
| T11.8 | —— mit Sehnenbeteiligung |
| T13.1 | — Bein |
| T13.8 | —— mit Sehnenbeteiligung |
| S01.9 | — Kopf |
| T09.1 | — Rumpf |
| * | **Weil-** |
| A27.0 | – Krankheit |
| A27.0 | – Landouzy-Krankheit |
| Q87.1 | **Weill-Marchesani-Syndrom** |
| F48.8 | **Weinkrampf** |
| K07.3 | **Weisheitszahn,** retiniert und verlagert |

| | |
|---|---|
| K22.6 | **Weiss-Syndrom, Mallory-** |
| * | **Weiße** |
| B36.2 | – Piedra |
| B03 | – Pocken |
| M34.8 | **Weissenbach-Krankheit,** Thibièrge- |
| * | **Weißfleckenkrankheit** |
| L90.0 | – [Lichen sclerosus et atrophicus] |
| L80 | – [Vitiligo] |
| M33.1 | **Weißfleckige Lila-Krankheit** |
| N89.8 | **Weißfluß** |
| E70.3 | **Weißsucht** |
| P96.3 | **Weite Schädelnähte,** beim Neugeborenen |
| H40.0 | **Weiter Kammerwinkel** |
| H52.0 | **Weitsichtigkeit** |
| H40.1 | **Weitwinkelglaukom** |
| H40.1 | – primär |
| G12.1 | **Welander-Syndrom, Kugelberg-** |
| J67.2 | **Wellensittichzüchterlunge** |
| L98.3 | **Wells-Syndrom** |
| I44.1 | **Wenckebach-Periodik** |
| G12.0 | **Werdnig-Hoffmann-Syndrom** |
| R48.8 | **Werkzeugstörung** |
| * | **Werlhof** |
| D69.3 | – Morbus |
| D69.3 | – Purpura, idiopathisch, thrombozytopenisch |
| D69.3 | – Wichmann-Syndrom |
| D44.8 | **Wermer-Syndrom** |
| E34.8 | **Werner-Syndrom** |
| E51.2 | **Wernicke-** |
| E51.2 | – Enzephalopathie, beim Kind |
| E51.2 | – Krankheit |
| E51.2 | – Polioenzephalitis |
| E51.2 | – Syndrom |
| * | **Wert,** abnorm |
| R79.0 | – Mineral im Blut |
| R78.7 | – Schwermetall im Blut, Nachweis |
| F60.9 | **Wesensänderung** |
| G40.9 | – durch Epilepsie |
| F07.0 | – organisch |
| T63.4 | **Wespengiftallergie** |
| T63.4 | – und Bienengiftallergie |
| T63.4 | **Wespenstich** |
| A92.3 | **West-Nil-Fieber** |
| A83.1 | **Western-Equine-Enzephalitis** |
| A83.1 | **Westliche Pferdeenzephalitis** |
| G47.4 | **Westphal-Syndrom, Gélineau-** |
| K11.6 | **Wharton-Gang-Zyste** |
| * | **Whipple** |
| K90.8 | – Krankheit |
| K90.8 | – Morbus |
| K90.8 | — mit Uveitis posterior |

**W**

| | |
|---|---|
| * | **White** |
| L90.0 | – spot disease [Lichen sclerosus et atrophicus] |
| H35.4 | – without pressure, Degeneration, äquatorial |
| * | **White-** |
| Q24.5 | – Garland-Syndrom, Bland- [Koronararterienanomalie] |
| I45.6 | – Syndrom, Wolff-Parkinson- |
| A24.4 | **Whitmore-Krankheit** |
| D69.3 | **Wichmann-Syndrom, Werlhof-** |
| Q67.4 | **Wiedemann-Syndrom, Holtermüller-** |
| I46.0 | **Wiederbelebung,** erfolgreich, bei Herzstillstand |
| Z30.- | **Wiedereinsetzen,** Intrauterinpessar |
| Z30.- | **Wiederholungsrezept,** zur Kontrazeption |
| R11 | **Wiederkäuen** |
| Z30.- | **Wiederverordnung,** Kontrazeptivum |
| B38.9 | **Wiesenfieber** |
| A82.0 | **Wildtier-Tollwut** |
| L13.1 | **Wilkinson-Syndrom, Sneddon-** |
| D68.0 | **Willebrand-Jürgens-Syndrom, von-** |
| Q87.1 | **Willi-Syndrom, Prader-** |
| E83.5 | **Williams-Beuren-Syndrom** |
| * | **Wilms** |
| C64 | – Adenosarkom |
| C64 | – Tumor |
| * | **Wilson** |
| I45.1 | – Block |
| E83.0 | – Krankheit |
| E83.0 | – Morbus |
| E14.2 | — Kimmelstiel- |
| * | – Syndrom |
| E14.2 | — Kimmelstiel- |
| P27.0 | — Mikity- |
| * | **Wimpern** |
| H02.8 | – falschwachsend |
| H02.8 | – fehlstehend |
| H02.0 | **Wimperntrichiasis** |
| B01.9 | **Windblattern** |
| O02.0 | **Windei** |
| L22 | **Windelausschlag** |
| L22 | – psoriasiform |
| L22 | **Windeldermatitis** |
| L22 | **Windeldermatose** |
| L22 | **Windelerythem** |
| B37.2 | **Windelpilz** |
| B37.2 | **Windelsoor** |
| O02.0 | **Windmole** |
| B01.9 | **Windpocken** – s.a. Varizellen |
| Z25.8 | – Impfnotwendigkeit |
| Z20.8 | – Kontakt |
| B01.9 | – ohne Komplikation |
| Z25.8 | – Vakzination |

| | |
|---|---|
| * | **Winiwarter-Buerger-** |
| I73.1 | – Endangiitis, von- |
| I73.1 | – Krankheit, von- |
| I73.1 | – Syndrom, von- |
| H40.0 | **Winkelblock,** drohend, bei engem Kammerwinkel (Glaukomverdacht) |
| * | **Winkelblockglaukom,** primär |
| H40.2 | – akut |
| H40.2 | – Rezidiv |
| L30.1 | **Winterfeet** [Winterfüße] [Dermatitis plantaris sicca] |
| * | **Wirbel** |
| S12.1 | – Hals-, zweiter, Densfraktur |
| Q76.4 | – Spalt- |
| M99.8 | – Übergangs-, zervikodorsal, Blockierung |
| Q76.4 | **Wirbelbogenschlußanomalie** |
| T08 | **Wirbeleinbruch** |
| M48.4 | **Wirbelermüdungsbruch** |
| * | **Wirbelfraktur** |
| M80.9 | – bei Osteoporose |
| S12.9 | – Hals |
| S12.9 | — mit Rückenmarkschädigung |
| S32.0 | – Lende |
| S32.0 | — mit Rückenmarkschädigung |
| * | **Wirbelgelenke** |
| M47.8 | – Arthrose |
| M47.8 | – klein, Arthrose |
| M43.1 | **Wirbelgleiten** |
| C79.5 | **Wirbelkarzinom** |
| M43.8 | **Wirbelkippung** |
| T08 | **Wirbelkörperbruch** |
| T08 | **Wirbelkörperfraktur** |
| C79.5 | **Wirbelkörperkarzinom** |
| M48.5 | **Wirbelkörperkompression** |
| T08 | **Wirbelkörperkompressionsfraktur** |
| C79.5 | **Wirbelkörpermetastase** |
| C41.2 | **Wirbelkörpersarkom** |
| M48.5 | **Wirbelkörpersinterung** |
| C79.5 | **Wirbelmetastase** |
| Q76.4 | **Wirbelmißbildung** |
| M46.2 | **Wirbelosteomyelitis** |
| * | **Wirbelsäule** |
| M99.8 | – Blockierung |
| M47.9 | – degenerative Veränderungen |
| P11.5 | – Geburtsverletzung |
| M47.2 | – gesamt, Facettenreizung |
| M43.3 | – Haltungsschwäche |
| T09.0 | – Prellung |
| A18.0 | **Wirbelsäulen-TBC** |
| * | **Wirbelsäulenbereich** |
| M62.9 | – Dysbalance, muskulär |
| M62.8 | – Myogelosen |
| * | **Wirbelsäulenbeschwerden** |
| M47.9 | – degenerativ |
| M43.9 | – statisch |
| M43.9 | **Wirbelsäulendeformität** |

| | |
|---|---|
| M47.9 **Wirbelsäulenerkrankung,** degenerativ | * **Wirkung** (Forts.) |
| M43.9 **Wirbelsäulenfehlstatik** | T53.1 – Chloroform |
| T08   **Wirbelsäulenfraktur** | T55   – Detergenzien |
| T91.1 – Folgen | T53.4 – Dichlormethan |
| T08   – mit Rückenmarkschädigung | T52.0 – Erdölprodukt |
| M53.2 **Wirbelsäuleninstabilität** | T53.5 – FCKW [Fluorchlorkohlenwasserstoffe] |
| M53.2 – im Lumbalbereich | T53.5 – Fluorchlorkohlenwasserstoff |
| C79.5 **Wirbelsäulenkarzinom** | T59.5 – Fluorgas |
| M53.9 **Wirbelsäulenkrankheit** | T59.5 – Fluorwasserstoff |
| C41.2 **Wirbelsäulenkrebs** | T59.2 – Formaldehyd |
| M47.9 **Wirbelsäulenleiden,** degenerativ | T60.3 – Fungizid |
| M53.2 **Wirbelsäulenlockerung** | T51.3 – Fuselöl |
| C79.5 **Wirbelsäulenmetastase** | T62.2 – Giftpflanze |
| *       **Wirbelsäulenneubildung** | T52.3 – Glykol |
| C41.2 – bösartig | T60.1 – halogeniertes Insektizid |
| D16.6 – gutartig | T60.3 – Herbizid |
| M42.9 **Wirbelsäulenosteochondrose** | T52.4 – Keton |
| M42.9 – ausgeprägt, mit Foraminaeinengungen | T59.7 – Kohlendioxid |
| M42.1 – beim Erwachsenen | T58   – Kohlenmonoxid |
| M42.0 – juvenil | T56.9 – Metall |
| M42.9 – massiv | T51.1 – Methanol |
| M81.9 **Wirbelsäulenosteoporose** | T65.2 – Nikotin |
| T09.0 **Wirbelsäulenprellung** | T54.0 – Phenol |
| T09.0 – am Rumpf | T54.0 – Phenol-Homologe |
| S30.0 – Lumbalregion | T51.2 – 2-Propanol |
| C41.2 **Wirbelsäulensarkom** | T60.4 – Rodentizid |
| S13.4 **Wirbelsäulenschleudertrauma,** Hals | T63.0 – Schlangengift |
| M54.9 **Wirbelsäulenschmerzen** | T59.1 – Schwefeldioxid |
| M54.6 – BWS | T65.4 – Schwefelkohlenstoff |
| M54.2 – HWS | T59.6 – Schwefelwasserstoff |
| F45.4 – psychogen | T55   – Seife |
| M99.8 **Wirbelsäulensegment,** L5/S1, Blockie-<br>rung | T63.2 – Skorpiongift |
| | T63.3 – Spinnengift |
| M41.9 **Wirbelsäulenskoliose** | T59.0 – Stickstoffoxid |
| M53.9 **Wirbelsäulenstörung,** segmentbezogen | T65.1 – Strychnin |
| M99.1 **Wirbelsäulensubluxation** | T65.1 – Strychninsalz |
| M53.9 **Wirbelsäulensyndrom** | T65.2 – Tabak |
| M53.9 – chronisch | T53.3 – Tetrachloräthylen |
| M54.2 – Hals | T53.0 – Tetrachlorkohlenstoff |
| A18.0 **Wirbelsäulentuberkulose** | T59.3 – Tränengas |
| M47.2 **Wirbelsäulenveränderungen,** degene-<br>rativ, mit HWS-BWS-Syndrom, chro-<br>nisch | T53.2 – Trichloräthylen |
| | *      – verzehrte |
| | T62.1 —— Beeren |
| M43.9 **Wirbelsäulenverbiegung** | T62.0 —— Pilze |
| M53.9 **Wirbelsäulenverschleiß,** massiv | T65.0 – Zyanid |
| C41.2 **Wirbelsarkom** | D82.0 **Wiskott-Aldrich-Syndrom** |
| M80.9 **Wirbelsinterung,** bei Osteoporose,<br>schwer | T65.8 **Wismutvergiftung** |
| | F81.9 **Wissenserwerbstörung** |
| *       **Wirkung,** toxisch | G25.8 **Wittmaack-Ekbom-Syndrom** |
| T54.9 – ätzende Substanz | F07.0 **Witzelsucht** |
| T51.9 – Alkohol | *       **Wochenbett** |
| T51.0 – Äthanol | O99.0 – Anämie |
| T52.1 – Benzol | F53.0 – Depression |
| T52.2 – Benzol-Homologe | O15.2 – Eklampsie |
| T57.3 – Blausäure | O88.2 – Embolie |
| T59.4 – Chlorgas | O85   – Fieber |

| | |
|---|---|
| * **Wochenbett** (Forts.) | A66.3 **Worm-eaten soles** |
| O92.6 – Galaktorrhoe | F80.2 **Worttaubheit** |
| O92.7 – Galaktozele | I45.6 **WPW** [Wolff-Parkinson-White]-**Syn-** |
| O99.4 – Gehirnblutung | **drom** |
| O87.8 – Genitalvarizen | * **WS** – s. Wirbelsäule |
| O87.2 – Hämorrhoiden | * **WS-** |
| O87.3 – Hirnvenenthrombose | M93.8 – Osteochondropathie |
| O92.6 – Hypergalaktie | M53.9 – Syndrom |
| O90.8 – Ikterus | B74.0 **Wuchereria-bancrofti-Filariose** |
| O86.4 – Infektion | C73 **Wuchernde Langhans-Struma** |
| O90.3 – Kardiomyopathie | * **Wucherung** |
| O90.9 – Komplikation | J35.2 – adenoid |
| O89.9 — bei Anästhesie | K83.8 – Gallengang |
| O98.4 – kompliziert durch Virushepatitis | D36.9 – papillomatös |
| O88.0 – Luftembolie | D30.4 — prostatische Harnröhre |
| O88.2 – Lungenembolie | J35.2 — Rachenmandel |
| O86.8 – Milchfieber | R11 **Würgen** |
| O92.2 – Milchstauung | B38.0 **Wüstenfieber** |
| O92.7 – Milchzyste | B55.1 **Wüstenleishmaniase** |
| * – mit | L91.0 **Wulstnarbe** |
| O91.0 — Brustwarzenabszeß | L02.9 **Wundabszeß** |
| O91.0 — Mamillenabszeß | T81.3 **Wunddehiszenz** |
| O91.1 — Subareolarabszeß | T81.3 – mit Platzbauch |
| O88.2 — Thromboembolie | A36.3 **Wunddiphtherie** |
| O87.1 — tiefer Thrombophlebitis | T14.9 **Wunde** |
| O90.8 — Uterusrückbildungsstörung | S05.0 – Bindehaut |
| O90.3 – Myokardiopathie | O90.1 – Damm, geburtshilflich, Dehiszenz |
| M83.0 – Osteomalazie | T14.1 – durch Biß |
| O87.9 – Phlebitis | * – Episiotomie- |
| O87.9 – Phlebopathie | O90.2 — Blutung |
| F53.1 – Psychose | O90.2 — Hämatom |
| F53.1 — chronisch | S61.0 – Fingerkuppe |
| O86.4 – Pyrexie, unbekannt | O90.2 – geburtshilflich, Hämatom |
| O90.1 – Rißwunde, Damm | T14.0 – Haut |
| O87.0 – Thrombophlebitis, oberflächlich | T79.3 – infiziert |
| O87.9 – Thrombose | T79.3 — ohne Erstversorgung |
| O87.8 – Varikose | T14.1 – klein, offen, chirurgisch versorgt |
| * – Varizen | S01.1 – Lid |
| O87.8 — Bein | S31.1 – Nabel |
| O87.8 — Perineum | T14.1 – offen |
| O87.8 — Vulva | S31.8 — abdominal |
| O87.1 – Venenthrombose, tief | S31.5 — äußere Genitalorgane |
| O87.9 – venöse Komplikation | S31.1 — Bauchdecke |
| O99.4 – zerebrovaskuläre Affektion | S31.0 — Becken |
| B26.9 **Wochendippel** [Mumps] | S51.0 — Ellenbogen |
| R50.1 **Wochenlanges Fieber,** uncharakteri- | * — Finger |
| stisch | S61.1 —— mit Nagelschädigung |
| * **Wolf-** | S61.0 —— ohne Nagelschädigung |
| Q93.3 – Hirschhorn-Syndrom | S91.3 — Fuß |
| Q93.3 – Syndrom [Deletion des kurzen Armes | S31.0 — Gesäß |
| des Chromosoms 4] | S11.9 — Hals |
| I45.6 **Wolff-Parkinson-White-Syndrom** | S61.9 — Hand |
| Q35.9 **Wolfsrachen** | S61.9 — Handgelenk |
| A79.0 **Wolhynisches Fieber** | S31.3 — Hoden |
| Q84.1 **Wollhaar,** angeboren | S71.0 — Hüfte |
| E75.5 **Wolman-Krankheit** | S81.0 — Knie |

| | |
|---|---|
| T14.9 | **Wunde** (Forts.) |
| T14.1 | – offen (Forts.) |
| S91.0 | — Knöchelregion |
| S01.9 | — Kopf |
| S01.0 | —— behaart |
| T90.1 | —— Folgen |
| S01.1 | — Lid |
| S01.1 | —— mit Tränenwegsverletzung |
| S01.5 | — Lippe |
| S21.0 | — Mamma |
| S11.1 | —— mit Beteiligung Schilddrüse |
| S01.5 | — Mundhöhle |
| S01.2 | — Nase |
| S41.1 | — Oberarm |
| T92.0 | — obere Extremität, Folgen |
| S71.1 | — Oberschenkel |
| S01.3 | — Ohr |
| S01.1 | — Orbita |
| S31.2 | — Penis |
| S01.1 | — perforierend, Lid |
| S01.1 | — Periokularregion |
| S11.2 | — Rachen |
| S41.0 | — Schulter |
| S31.3 | — Skrotum |
| S21.9 | — Thorax |
| S21.2 | —— hinten |
| S21.1 | —— vorn |
| S51.9 | — Unterarm |
| T93.0 | — untere Extremität, Folgen |
| S81.9 | — Unterschenkel |
| S31.4 | — Vagina |
| S31.4 | — Vulva |
| S01.4 | — Wange |
| S91.1 | — Zehe |
| S91.2 | —— mit Nagelschädigung |
| S91.1 | —— ohne Nagelschädigung |
| T79.3 | – schlecht heilend |
| T14.1 | – Schnitt- |
| S70.8 | – Schürf-, Oberschenkel |
| * | – Sektio- |
| O90.2 | — Blutung |
| O90.2 | — Hämatom |
| T79.3 | – sekundär infiziert |
| T81.3 | – Sekundärheilung |
| T81.3 | — nach Eingriff |
| * | **Wunden,** multipel |
| * | – offen |
| S11.7 | — Hals |
| S01.7 | — Kopf |
| S21.7 | — Thoraxwand |
| S51.7 | — Unterarm |
| S81.7 | — Unterschenkel |
| * | **Wundheilung** |
| T79.9 | – sekundär |
| T79.9 | – verzögert |

| | |
|---|---|
| T79.9 | **Wundheilungsstörung** |
| T79.9 | – Knie |
| T81.4 | – postoperativ, infektiös |
| T79.3 | **Wundinfektion** |
| O86.0 | – Episiotomienaht |
| T79.3 | – posttraumatisch |
| O86.0 | – Sektionaht |
| T14.0 | **Wundlaufen,** Haut |
| L89 | **Wundliegen** |
| B87.1 | **Wundmyiasis** |
| A46 | **Wundrose** |
| A46 | – Gesicht |
| A46 | – Kopf |
| A46 | – Larynx |
| A46 | – Ohr |
| A46 | – Penis |
| A46 | – Unterschenkel |
| L30.4 | **Wundsein** |
| H26.1 | **Wundstar** |
| A35 | **Wundstarrkrampf** |
| B83.9 | **Wurmbefall** |
| K37 | **Wurmfortsatzentzündung** – s.a. Appendizitis oder s.a. Blinddarmentzündung |
| C18.1 | **Wurmfortsatzkarzinom** |
| B83.9 | **Wurmkrankheit** |
| B82.0 | – Darm |
| B82.0 | – intestinal |
| H46 | **Wurzelentzündung,** Nervus opticus |
| M54.3 | **Wurzelirritation,** bei Ischialgie |
| M54.1 | **Wurzelkompression,** sakral |
| M54.1 | **Wurzelkompressionssyndrom** |
| M54.1 | – lumbal |
| * | **Wurzelläsion** |
| G54.4 | – lumbosakral |
| G54.3 | – thorakal |
| G54.2 | – zervikal |
| M54.1 | **Wurzelneuritis** – s.a. Radikulitis |
| H93.3 | – Nervus acusticus |
| M54.1 | **Wurzelreizsyndrom** |
| M54.1 | – lumbal |
| M54.1 | – lumbosakral |
| M54.1 | – sakral |
| M54.2 | – zervikal |
| * | **Wurzelreizung** |
| M54.2 | – HWS-Bereich |
| M54.1 | – lumbal |
| M54.1 | – LWS-Bereich |
| M54.1 | – sakral |
| M54.2 | – zervikal |
| K04.5 | **Wurzelspitzenhautentzündung** |
| K04.4 | – akut |
| M54.1 | **Wurzelsyndrom** |
| M54.2 | – zervikal |
| R45.4 | **Wut** |
| A82.9 | **Wutkrankheit** |
| B25.9 | **Wyatt-Syndrom** [Zytomegalie] |

**W**

# – X –

M21.0 **X-Bein-Stellung**
Q99.2 **X-Chromosom**, fragil
D82.3 **X-chromosomal gebundene Lympho-proliferation**
Q80.1 **X-chromosomal-rezessive Ichthyosis**
Q14.1 **X-chromosomale Retinoschisis**
  *   **X-Chromosomen**, mehr als
Q97.1 – drei, weiblicher Phänotyp
Q98.1 – zwei, Klinefelter-Syndrom, männlicher
           Phänotyp
A83.4 **X-Enzephalitis**, australisch
D76.0 **X-Histiozytose**
H02.6 **Xanthelasma palpebrarum**
E79.8 **Xanthinstein**
E79.8 **Xanthinurie**
C71.9 **Xanthoastrozytom**
D21.9 **Xanthofibrom**
D27   **Xanthofibroma thecacellulare**
D76.3 **Xanthogranulom**
D76.3 **Xanthogranulomatose**, Nase
E75.5 **Xanthom**
E75.5 – Bänder
E75.5 – Bindehaut
E78.2 – Haut
Q82.8 – Pseudo-
C96.0 – Retikuloendotheliose
E75.5 – Sehne
E78.2 **Xanthoma tuberosum**
E75.5 **Xanthomatose**
E75.5 – essentiell
E78.0 – Hypercholesterinämie
E78.5 – Hyperlipidämie
E75.5 – kardiovaskulär
F40.1 **Xenophobie**
  *   **Xeroderma**
E50.8 – bei Vitamin-A-Mangel
H01.1 – Lid
H01.1 – Lidhaut
Q82.1 – pigmentosum
L85.3 **Xerodermie**
E50.7 **Xerophthalmie**
E50.7 – bei Vitamin-A-Mangel
E50.6 **Xerophthalmische Hornhautnarbe**, bei
        Vitamin-A-Mangel
  *   **Xerose**
H11.1 – Bindehaut
L85.3 – Haut

  *   **Xerose** (Forts.)
  *   – Hornhaut, bei
E50.2  — Vitamin-A-Mangel
E50.3  —— mit Hornhautulzeration
H11.1 **Xerosis**
  *   – conjunctivae, bei
E50.0  — Vitamin-A-Mangel
E50.1  —— mit Bitot-Flecken
E50.2 – corneae, bei Vitamin-A-Mangel
L85.3 – cutis
K11.7 **Xerostomie**
M84.1 **Xiphoid-Pseudarthrose**
M89.9 **Xiphoidalgie**
Q89.4 **Xiphopagus**
Q98.5 **XYY-Syndrom**

# – Y –

L60.5  **Yellow-nail-Syndrom**
A04.6  **Yersinia-enterocolitica-Enteritis**
A04.6  **Yersinien-Enteritis**
A28.2  **Yersiniose,** extraintestinal
N82.1  **Youssef-Syndrom** [Vesikouterine Fistel]

X
Y

# – Z –

| | |
|---|---|
| * | **Zähne** |
| * | – fehlend, durch |
| K08.1 | — Extraktion |
| K08.1 | — Parodontose |
| K08.1 | — Unfall |
| K04.9 | – Fokaltoxikose |
| A50.5 | – Hutchinson-, durch Syphilis connata |
| K00.1 | – überzählig |
| K08.0 | **Zähneabblättern** |
| F45.8 | **Zähneknirschen** |
| K63.2 | **Zäkalfistel** |
| D12.0 | **Zäkumadenom,** tubulovillös |
| K57.2 | **Zäkumdivertikelperforation** |
| K37 | **Zäkumentzündung** |
| K37 | **Zäkuminfektion** |
| C18.0 | **Zäkumkarzinom** |
| * | **Zäkumneubildung** |
| D12.0 | – gutartig |
| D37.4 | – unsicher |
| K63.1 | **Zäkumperforation** |
| K35.1 | **Zäkumphlegmone** |
| D37.4 | **Zäkumtumor** |
| * | **Zahn** |
| * | – Abweichung |
| K00.2 | — Form |
| K00.2 | — Größe |
| K04.7 | – auf Eiter |
| K01.1 | – impaktiert |
| K08.8 | – nichterhaltungswürdig |
| K01.0 | – retiniert |
| K01.0 | — teilweise |
| K01.0 | — und verlagert |
| K01.0 | — vollständig |
| K08.9 | – und Zahnhalteapparat, Krankheit |
| K03.6 | **Zahnablagerung** |
| K03.0 | **Zahnabnutzung,** übermäßig |
| K03.1 | **Zahnabrasion** |
| K03.1 | **Zahnabschleifung** |
| K04.7 | **Zahnabszeß** |
| K03.5 | **Zahnankylose** |
| K00.9 | **Zahnanomalie** |
| K03.0 | **Zahnattrition,** ausgeprägt |
| K03.6 | **Zahnauflagerung** |
| K04.2 | **Zahnbeinkugel** [Dentikel] |
| K03.6 | **Zahnbelag** |
| K00.4 | **Zahnbildungsstörung** |
| K07.2 | **Zahnbogenanomalie** |
| K07.2 | **Zahnbogenverhältnisanomalie** |
| K00.4 | **Zahndilazeration** |

| | |
|---|---|
| K00.7 | **Zahndurchbruch,** erschwert |
| K00.6 | **Zahndurchbruchsstörung** |
| * | **Zahnen** |
| K00.7 | – erschwert |
| K00.7 | – Störung |
| K00.9 | **Zahnentwicklungsstörung** |
| K03.2 | **Zahnerosion** |
| K10.3 | **Zahnfach,** trocken |
| K10.3 | **Zahnfachentzündung** |
| K02.9 | **Zahnfäule** |
| * | **Zahnfarbänderung** |
| K03.7 | – Hartsubstanz |
| K03.7 | – posteruptiv |
| K07.3 | **Zahnfehlstellung** |
| K00.7 | **Zahnfieber** |
| K04.6 | **Zahnfistel** |
| K05.2 | **Zahnfleischabszeß,** akut |
| K06.8 | **Zahnfleischblutung** |
| K05.1 | **Zahnfleischentzündung** |
| K05.0 | – akut |
| K05.1 | – chronisch |
| K06.1 | **Zahnfleischfibromatose** |
| K06.8 | **Zahnfleischgeschwür** |
| K06.8 | – chronisch |
| C03.9 | **Zahnfleischkarzinom** |
| C03.0 | – oben |
| C03.1 | – unten |
| C03.9 | **Zahnfleischkrebs** |
| C03.0 | – oben |
| C03.1 | – unten |
| * | **Zahnfleischneubildung** |
| C03.9 | – bösartig |
| C03.0 | — oben |
| C03.1 | — unten |
| D10.3 | – gutartig |
| K06.0 | **Zahnfleischschrumpfung** |
| K06.0 | – lokal |
| K06.8 | **Zahnfleischschwellung** |
| K05.4 | **Zahnfleischschwund** |
| K00.3 | **Zahnfluorose** |
| K04.9 | **Zahnfokus** |
| S02.5 | **Zahnfraktur** |
| K02.9 | **Zahnfraß** |
| K04.5 | **Zahngranulom** |
| K04.5 | – chronisch |
| K08.9 | **Zahnhalteapparat und Zahn,** Krankheit |
| K08.9 | **Zahnhalteapparatkrankheit** |
| K03.7 | **Zahnhartsubstanz,** Farbänderung |
| K03.9 | **Zahnhartsubstanzkrankheit** |
| K03.4 | **Zahnhyperzementose** |
| K02.9 | **Zahnkaries** |
| K01.0 | **Zahnkeime,** verlagert |
| K08.9 | **Zahnkrankheit** |
| K07.3 | **Zahnlageanomalie** |
| K08.2 | **Zahnloser Alveolarfortsatz,** Atrophie |
| K00.0 | **Zahnlosigkeit** |

S03.2 **Zahnluxation**
K04.0 **Zahnmarkentzündung**
K03.3 **Zahnresorption,** pathologisch
K00.3 **Zahnschmelzdystrophie**
K00.3 **Zahnschmelzflecken**
K00.4 **Zahnschmelzhypoplasie**
K02.0 **Zahnschmelzkaries**
K08.8 **Zahnschmerzen**
K10.2 **Zahnsequester**
K03.6 **Zahnstein**
K07.3 **Zahnstellungsanomalie**
K00.5 **Zahnstrukturstörung,** hereditär
K00.7 **Zahnungsbeschwerden**
K03.7 **Zahnverfärbung**
K08.0 **Zahnverfall,** durch systemische Ursachen
K07.3 **Zahnverlagerung**
K08.1 **Zahnverlust,** durch Unfall
\* **Zahnwurzel**
K08.3 – verblieben
K08.3 – zurückgeblieben
K04.0 **Zahnwurzelentzündung**
K04.7 **Zahnwurzelvereiterung**
K04.8 **Zahnwurzelzyste**
K03.2 **Zahnzerfall**
K04.8 **Zahnzyste,** radikulär
B08.5 **Zahorsky-Syndrom**
O81.3 **Zangenentbindung**
\* – aus
O81.0 — Beckenausgang
O81.1 — Beckenmitte
O81.2 —— mit Rotation
O66.5 – Fehlversuch
O81.3 **Zangengeburt**
O84.1 – von Mehrlingen
H35.5 **Zapfendystrophie**
H35.5 – Stäbchen-
K00.2 **Zapfenzahn**
T14.0 **Zecke,** am Körper
\* **Zecken-**
A77.9 – Rickettsiose
A93.8 – Viruskrankheit
T14.0 **Zeckenbiß**
A68.9 **Zeckenbiß-Borreliose**
A77.9 **Zeckenbißfieber**
A77.1 – afrikanisch
\* – durch Rickettsia
A77.1 — conori
A77.0 — rickettsii
A77.2 — sibirica
A77.1 – indisch
A77.2 – nordasiatisch
A84.9 **Zeckenenzephalitis**
A77.9 **Zeckenfieber**
A93.2 – Colorado-
A77.3 – Queensland-

A77.9 **Zeckenfleckfieber**
A68.1 **Zeckenrückfallfieber**
A77.9 **Zeckentyphus**
\* **Zehe**
Q69.2 – akzessorisch
Q72.8 – Brachydaktylie
Q72.3 – fehlend, angeboren
L03.0 – Groß-, Paronychie
\* **Zehen**
Q70.2 – miteinander verwachsen
Q70.3 – Schwimmhautbildung
Q70.2 – verwachsen
L02.4 **Zehenabszeß**
Q72.3 **Zehenadaktylie**
\* **Zehenamputation,** traumatisch
S98.1 – einzeln
S98.2 – mehrere
M20.6 **Zehendeformität**
L02.4 **Zeheneiterung**
M20.6 **Zehenfehlstellung**
S92.5 **Zehenfraktur**
L02.4 **Zehenfurunkel**
S92.5 **Zehengliedfraktur**
L02.4 **Zehenkarbunkel**
S93.1 **Zehenluxation**
Q74.2 **Zehenmakrodaktylie**
L60.0 **Zehennagel,** eingewachsen
L03.0 **Zehenpanaritium**
L03.0 **Zehenphlegmone**
S90.1 **Zehenprellung**
R26.8 **Zehenspitzengang**
S99.9 **Zehenverletzung**
S99.7 – mit Sehnenbeteiligung
S93.5 **Zehenverstauchung**
S91.1 **Zehenwunde,** offen
S91.2 – mit Nagelschädigung
S91.1 – ohne Nagelschädigung
S97.1 **Zehenzerquetschung**
S93.5 **Zehenzerrung**
B35.3 **Zehenzwischenraummykose**
R29.8 **Zeichen, Hirnstamm-**
H00.0 **Zeis-Drüsenentzündung**
F51.2 **Zeitzonenwechsel,** rasch, Syndrom
L03.9 **Zellgewebsentzündung**
H05.0 – Orbita
L03.1 – Unterschenkel
D84.8 **Zellulärer Immunitätsdefekt**
L03.9 **Zellulitis**
L98.3 – eosinophil
N61 – Mamma
Q87.8 **Zellweger-Syndrom**
D16.9 **Zementfibrom**
K02.2 **Zementkaries**
D16.5 **Zementoblastom**
D16.4 **Zementom**
D16.9 – Fibro-

Z

K03.4 **Zementose**
* **Zenker-**
K22.5 – Divertikel
K22.5 – Ösophagusdivertikel
H90.5 **Zentral-neurale Hörminderung**
C83.7 **Zentralafrikanisches Lymphom**
H34.1 **Zentralarterienverschluß,** Auge
* **Zentrale**
N91.1 – Amenorrhoe
* – areoläre
H31.2 — Aderhautdystrophie
H31.2 — generalisierte Chorioideadystrophie
H31.2 — Pigmentepitheldystrophie, Aderhaut
I77.6 – Arteriitis
I70.9 – Arteriosklerose
G25.9 – Bewegungsstörung
G37.1 – Demyelinisation, Corpus callosum
G51.0 – Fazialisparese
K76.2 – hämorrhagische Lebernekrose
H17.1 – Hornhauttrübung
R27.8 – Koordinationsstörung
H18.5 – kristalline Hornhautdystrophie
H72.0 – Perforation, Trommelfell
J18.1 – Pneumonie
G37.2 – pontine Myelinolyse
H90.5 – Taubheit
H30.0 – Uveitis posterior
* **Zentraler**
O70.9 – Dammriß, bei Entbindung
H53.4 – Gesichtsfeldrest
H81.4 – Schwindel
H34.8 – venöser Gefäßverschluß, Netzhaut
* **Zentrales**
K10.1 – Riesenzellgranulom
G47.3 – Schlafapnoe-Syndrom
H16.0 – Ulcus corneae
* **Zentraleuropäische**
A84.1 – Enzephalitis
* – Frühsommer-Meningoenzephalitis
Z24.1 — Impfnotwendigkeit
Z24.1 — Vakzination
* **Zentralnervensystem** – s. ZNS
H53.4 **Zentralskotom,** Gesichtsfeld
H34.8 **Zentralvenenthrombose,** Auge
J43.2 **Zentrilobuläres Emphysem**
C83.8 **Zentroblastisch-zentrozytisches Lymphom**
M53.0 **Zephales Zervikalsyndrom**
R51 **Zephalgie**
G43.9 – Migräne-
G44.1 – vasomotorisch
* – Zerviko-
M53.0 — akut
M53.0 — bei Blockierung
M53.0 — chronisch
P52.8 **Zephalhämatozele,** beim Neugeborenen

Q04.6 **Zephalie, Schizo-**
M53.1 **Zephalo-brachiales Schmerzsyndrom**
M53.1 **Zephalobrachialgie, Zerviko-**
Q89.4 **Zephalothorakopagus**
* **Zerebellare**
* – Ataxie
G11.1 – früh beginnend
G11.9 — hereditär
G11.3 — mit defektem DNA-Reparatursystem
G11.2 — spät beginnend
G31.9 – Atrophie
G06.0 **Zerebellarer Abszeß**
G31.9 **Zerebralabbau**
I67.1 **Zerebralarterienaneurysma**
I66.9 **Zerebralarterienembolie**
I66.9 **Zerebralarterienthrombose**
* **Zerebrale**
I67.9 – Angiopathie
G93.1 – Anoxie
I64 – Apoplexie
I67.7 – Arteriitis
A18.8 — tuberkulös
I67.2 – Arteriosklerose
G11.9 – Ataxie
I67.2 – Atheromatose
I67.2 – Atherosklerose
G31.9 – Atrophie
F03 — mit Demenz
G25.9 – Bewegungsstörung
P10.1 – Blutung, durch Geburtsverletzung
G31.9 – Degeneration
F01.9 – Demenz, arteriosklerotisch
F32.9 – Depression
I67.8 – Durchblutungsstörung
G93.8 – Dysfunktion
G93.8 — minimal
G93.9 — Erkrankung
G93.8 — Erweichung
I67.1 – erworbene arteriovenöse Fistel
G45.9 – Gefäßspasmen
I67.9 – Gefäßstenose
F01.9 – Gefäßstörung, mit Demenz
G80.2 – Hemiplegie, spastisch, infantil
I67.8 – Insuffizienz
I67.8 – Ischämie
P91.0 — beim Neugeborenen
G45.9 — ischämische Attacke
G93.8 – Kalzifikation
G80.9 – Kinderlähmung
G80.9 – Lähmung
I64 — akut
G80.0 — spastisch, infantil
E75.2 – Leukodystrophie, progressiv
P91.2 – Leukomalazie, beim Neugeborenen
E75.4 – Lipidose
I61.1 – Lobusblutung

| | |
|---|---|
| * | **Zerebrale** (Forts.) |
| B50.0 | – Malaria |
| I67.8 | – Mangeldurchblutung |
| I61.9 | – Massenblutung |
| Q01.9 | – Meningozele |
| F79.9 | – Minderbelastbarkeit |
| G35 | – Multiple Sklerose |
| * | – Neubildung |
| D33.2 | — gutartig |
| D43.2 | — unsicher |
| I64 | – Paralyse, akut |
| F01.9 | – Psychose, arteriosklerotisch |
| G31.1 | – senile Degeneration |
| F01.9 | – Sklerose, mit Verwirrtheit |
| G93.9 | – Störung |
| P91.9 | — infantil |
| G45.9 | – transitorische Ischämie |
| P91.3 | – Übererregbarkeit, beim Neugeborenen |
| H81.4 | – Vertigo |
| G93.0 | – Zyste |
| * | **Zerebraler** |
| G06.0 | – Abszeß |
| G06.0 | — embolisch |
| I66.9 | – Arterienverschluß |
| P91.4 | – Depressionszustand, beim Neugeborenen |
| I67.8 | – Durchblutungsmangel |
| I67.9 | – Gefäßprozeß |
| I63.9 | – Infarkt |
| I64 | – Insult |
| I64 | — angiospastisch |
| R56.8 | – Krampfanfall |
| H47.1 | – Pseudotumor, Stauungspapille |
| R99 | – Tod |
| G45.9 | – vorübergehender Anfall |
| * | **Zerebrales** |
| * | – Aneurysma |
| I67.1 | — arteriosklerotisch |
| I67.1 | — nichtrupturiert |
| I60.9 | — Ruptur |
| I60.9 | — rupturiert, mit Subarachnoidalblutung |
| G40.9 | – Anfallsleiden |
| R40.2 | – Koma |
| C85.9 | – Lymphom |
| C71.9 | – Malignom |
| D32.0 | – Meningeom |
| G93.9 | – Residualsyndrom |
| G93.8 | — nach Hirnschädigung, frühkindlich |
| G80.9 | **Zerebralparese** |
| G80.4 | – ataktisch |
| G80.3 | – dyskinetisch |
| G80.9 | – infantil |
| G80.4 | — ataktisch |
| G80.3 | — dyskinetisch |
| G80.2 | — Hemiplegie |
| G80.0 | — spastisch |

| | |
|---|---|
| G80.9 | **Zerebralparese** (Forts.) |
| G80.9 | – infantil (Forts.) |
| G80.1 | — spastische Diplegie |
| G80.0 | – spastisch |
| G93.4 | **Zerebralschaden** |
| I67.2 | **Zerebralsklerose** |
| Q87.8 | **Zerebro-hepato-renales Syndrom** |
| E75.4 | **Zerebromakuläre Dystrophie** |
| G93.8 | **Zerebromalazie** |
| E75.2 | **Zerebrosidose** |
| G80.0 | **Zerebrospasmen** |
| A52.1 | **Zerebrospinale Lues** |
| * | **Zerebrovaskuläre** |
| O99.4 | – Affektion, im Wochenbett |
| F32.9 | – Depression |
| I67.9 | – Dysregulation |
| I67.8 | – Insuffizienz |
| I67.8 | — 1. Grad |
| I67.8 | — akut |
| I67.9 | – Krankheit |
| I67.2 | – Sklerose |
| I64 | **Zerebrovaskulärer Insult** |
| K03.2 | **Zerfall,** Zahn |
| B65.3 | **Zerkarien-Dermatitis** |
| E75.4 | **Zeroidlipofuszinose,** neuronal |
| * | **Zerquetschung** |
| S38.0 | – äußere Genitalorgane |
| S28.0 | – Brustkorb |
| S57.0 | – Ellenbogen |
| S07.0 | – Gesicht |
| S17.9 | – Hals |
| S77.0 | – Hüfte |
| S77.2 | — mit Oberschenkel |
| S17.0 | – Kehlkopf |
| S87.0 | – Knie |
| T92.6 | – obere Extremität, Folgen |
| S97.0 | – oberes Sprunggelenk |
| S77.1 | – Oberschenkel |
| S07.1 | – Schädel |
| S28.0 | – Thorax |
| S17.0 | – Trachea |
| S57.9 | – Unterarm |
| T93.6 | – untere Extremität, Folgen |
| S87.8 | – Unterschenkel |
| S97.1 | – Zehen |
| * | **Zerreißung** |
| S05.3 | – Iris |
| S05.3 | – Ziliarkörper |
| T14.3 | **Zerrung** |
| T14.3 | – Band |
| S23.3 | – BWS |
| S53.4 | – Ellenbogen |
| S63.6 | – Finger |
| S93.6 | – Fuß |
| S93.6 | – Fußgelenk |
| S63.5 | – Handgelenk |

Z

| | |
|---|---|
| T14.3 | **Zerrung** (Forts.) |
| S13.4 | – HWS |
| S83.6 | – Kniegelenk |
| S93.4 | – Knöchel |
| S33.5 | – LWS |
| M62.6 | – Muskel |
| S43.7 | – Oberarm |
| T92.3 | – obere Extremität, Folgen |
| S93.4 | – oberes Sprunggelenk |
| S76.4 | – Oberschenkel |
| S23.4 | – Rippen |
| S43.4 | – Schulter |
| T93.3 | – untere Extremität, Folgen |
| S86.8 | – Wade |
| S93.5 | – Zehen |
| O83.4 | **Zerstückelnde Operation,** Fetus, zur Entbindung |
| O83.4 | **Zertrümmerung,** Schädel, Fetus, zur Entbindung |
| H61.2 | **Zerumen** |
| H61.2 | – festsitzend |
| H61.2 | – obturierend |
| H61.2 | **Zeruminalpfropf** |
| M54.2 | **Zervikago** |
| M50.3 | **Zervikalchondrose** [Chondrosis intervertebralis cervicalis] |
| * | **Zervikale** |
| M50.2 | – Bandscheibenprotrusion |
| S13.0 | – Bandscheibenruptur, traumatisch |
| M99.8 | – Blockierung |
| B33.0 | – epidemische Myalgie |
| O00.8 | – Extrauteringravidität |
| * | – intraepitheliale Neoplasie |
| N87.0 | — 1. Grades |
| N87.1 | — 2. Grades |
| C77.0 | – Lymphknotenmetastasen |
| M47.2 | – Migräne |
| M42.9 | – Osteochondrose |
| * | – Spina bifida |
| Q05.0 | — mit Hydrozephalus |
| Q05.5 | — ohne Hydrozephalus |
| M48.0 | – Spinalkanalstenose |
| M48.0 | – Spinalstenose |
| M47.8 | – Spondylose |
| N97.3 | – Sterilität |
| E04.9 | – Struma |
| G54.2 | – Wurzelläsion |
| M54.2 | – Wurzelreizung |
| * | **Zervikaler** |
| M50.2 | – Bandscheibenprolaps |
| M50.9 | – Bandscheibenschaden |
| * | — mit |
| M50.0 | —— Myelopathie |
| M50.1 | —— Radikulopathie |
| M50.2 | – Bandscheibenvorfall |
| M50.2 | – Diskusprolaps |

| | |
|---|---|
| * | **Zervikaler** (Forts.) |
| M50.2 | – Nucleus-pulposus-Prolaps |
| C15.0 | – Ösophagus, Neubildung, bösartig |
| H81.3 | – Schwindel |
| H93.1 | – Tinnitus |
| * | **Zervikales** |
| M54.2 | – Schmerzsyndrom |
| M54.2 | – Wurzelreizsyndrom |
| M54.2 | – Wurzelsyndrom |
| M54.2 | **Zervikalgie** |
| M54.2 | – akut |
| M54.2 | – chronisch |
| O00.8 | **Zervikalgravidität** |
| M54.2 | **Zervikalneuralgie** |
| M54.2 | **Zervikalsyndrom** |
| M54.2 | – akut |
| M54.2 | — rezidivierend |
| M54.2 | – chronisch |
| M47.2 | – chronisch-degenerativ |
| M47.2 | – degenerativ |
| M47.2 | — pseudoradikulär |
| M54.2 | – pseudoradikulär |
| M53.0 | – zephal |
| M53.1 | **Zervikobrachialgie** |
| M53.1 | – akut |
| M53.1 | – bei Blockierung |
| M53.1 | — HWS |
| M53.1 | – chronisch |
| M53.1 | **Zervikobrachialsyndrom** |
| M54.1 | **Zervikobrachiolumbalgie** |
| M47.2 | **Zervikodorsalgie,** bei HWS- und BWS-Degeneration |
| A42.2 | **Zervikofaziale Aktinomykose** |
| M54.2 | **Zervikogene Kopfschmerzen** |
| H81.3 | **Zervikogener Schwindel** |
| N72 | **Zervikokolpitis** |
| M53.0 | **Zervikokranielles Syndrom** |
| M54.1 | **Zervikolumbalsyndrom** |
| M99.8 | **Zervikothorakale Blockierung** |
| M54.1 | **Zervikothorakalsyndrom** |
| M53.0 | **Zervikozephales Syndrom** |
| M53.0 | **Zervikozephalgie** |
| M53.0 | – akut |
| M53.0 | – bei Blockierung |
| M53.0 | – chronisch |
| M53.1 | **Zervikozephalobrachialgie** |
| N88.4 | **Zervix,** konisch |
| O71.3 | **Zervixabtrennung,** ringförmig, bei Entbindung |
| N97.3 | **Zervixaffektion,** Infertilität, weiblich, wegen |
| O34.4 | **Zervixanomalie,** Gravida-Betreuung |
| Q51.8 | **Zervixatresie,** angeboren |
| N88.8 | **Zervixatrophie** |
| O62.2 | **Zervixdystokie** |
| N86 | **Zervixektopie** |

N88.8  **Zervixfibrose**
N82.9  **Zervixfistel**
N88.4  **Zervixhypertrophie**
Q51.8  **Zervixhypoplasie**, angeboren
N88.3  **Zervixinsuffizienz**
O34.3  – bei Gravidität
O34.3  – Betreuung der Schwangeren
C53.9  **Zervixkarzinom**
N72    **Zervixkatarrh**
O71.3  **Zervixlazeration**, bei Entbindung
N88.4  **Zervixlippenbildung**
D26.0  **Zervixpapillomatose**
O44.1  **Zervixplazenta**
N84.1  **Zervixpolyp**
O34.4  – bei Gravidität
O71.3  **Zervixriß**, bei Geburt
N84.1  **Zervixschleimhautpolyp**
C53.8  **Zervixstumpfkarzinom**
A54.0  **Zervixtripper**
N88.8  **Zervixverkalkung**
O34.3  **Zervixverschlußunfähigkeit**, bei Gravidität
N88.8  **Zervixzyste**
*      **Zervixzytologischer**
R87.6  – Papanicolaou-Abstrich, PAP II
R87.6  – Papanicolaou-Befund, suspekt
N72    **Zervizitis**
N72    – akut
N72    – chronisch
A56.0  – durch Chlamydien
N72    – erosiv
N72    – hyperplastisch
N72    – mit Erosion
O86.1  – nach Entbindung
N72    – senil, atrophisch
*      **Zestoden-**
B71.9  – Befall
B71.9  – Infektion
B71.9  **Zestodiasis**
N46    **Zeugungsunfähigkeit**
B26.9  **Ziegenpeter**
G24.1  **Ziehen-Oppenheim-Syndrom, Schwalbe-**
R06.2  **Ziehende Atmung**
K70.0  **Zieve-Syndrom**
T65.2  **Zigaretteningestion**
F17.1  **Zigarettenrauchen**, exzessiv
L91.0  **Zikatrix**, hypertrophisch
G44.0  **Ziliarisneuralgie**
H21.5  **Ziliarkörperabriß**
H21.9  **Ziliarkörperaffektion**
H21.2  **Ziliarkörperdegeneration**
H20.9  **Ziliarkörperentzündung**

*      **Ziliarkörperfremdkörper**, intraokular
*      – alt
H44.7  — amagnetisch
H44.6  — magnetisch
H21.1  **Ziliarkörpergefäßaffektion**
H21.1  **Ziliarkörpergefäßkrankheit**
H21.1  **Ziliarkörpergefäßneubildung**
H21.0  **Ziliarkörperhämorrhagie**
C69.4  **Ziliarkörpermelanom**, maligne
D31.4  **Ziliarkörpermelanozytom**
H21.1  **Ziliarkörperneovaskularisation**
D31.4  **Ziliarkörperneubildung**, gutartig
C69.4  **Ziliarkörperringmelanom**, maligne
*      **Ziliarkörpertumor**
D31.4  – benigne
C69.4  – maligne
S05.8  **Ziliarkörperverletzung**
S05.3  **Ziliarkörperzerreißung**
H21.3  **Ziliarkörperzyste**
H02.8  **Zilien**, invers
H00.0  **Zilienfollikulitis**
E60    **Zinkmangel**
E60    – alimentär
D53.8  **Zinkmangelanämie**
E83.2  **Zinkstoffwechselstörung**
J63.5  **Zinnarbeiterlunge**
A75.1  **Zinsser-Krankheit, Brill-**
M10.9  **Zipperlein**
C75.3  **Zirbeldrüsenkarzinom**
*      **Zirbeldrüsenneubildung**
D35.4  – gutartig
D44.5  – unsicher
E34.8  **Zirbeldrüsenüberfunktion**
F34.0  **Zirkuläres Irresein**
L94.0  **Zirkumskripte Sklerodermie**
K74.6  **Zirrhose**
K74.6  – Baumgarten-Cruveilhier-
K74.5  – biliär
K74.3  — primär
K74.4  — sekundär
K71.7  – Fibrose, Leber, bei toxischer Leberkrankheit
K74.3  – Hanot-
K74.6  – hepatisch, portal dekompensiert
K74.6  – hepatolienal
K74.6  – Laënnec-
K74.6  – Leber
J84.1  – Lunge
J84.1  — chronisch
K86.8  – Pankreas
K74.6  – portal
N26    – renal
K74.3  – Todd-
E72.2  **Zitrullinämie**
E72.2  **Zitrullinurie**
G20    **Zitterlähmung**

Z

R25.1 **Zittern**
*   **ZNS**
O35.0 – fetale Mißbildung, Betreuung der
        Schwangeren
O74.3 – Geburtskomplikation, durch Anästhesie
A81.9 – Slow-Virus-Infektion
*   **ZNS-**
B22.0 – Affektion, bei HIV-Krankheit
F09   – Degeneration, mit Psychose
G37.9 – Krankheit, demyelinisierend
G37.3 –– mit Myelitis transversa acuta
*   – Prozeß
G04.9 –– chronisch-entzündlich
G04.9 –– entzündlich
F06.8 – Syphilis, mit organischer Psychose
*   **Zökum** – s. Zäkum
K90.0 **Zöliakie**
F20.8 **Zönästhetische Schizophrenie**
E16.4 **Zollinger-Ellison-Syndrom**
D35.0 **Zona-glomerulosa-Adenom,** Nebenniere
A28.9 **Zoonose,** bakteriell
F65.8 **Zoophilie**
F40.2 **Zoophobie**
B02.9 **Zoster** – s.a. Herpes zoster
B02.0 – Enzephalitis
B02.7 – generalisatus
B02.2 – ischiadicus
B02.3 – Keratitis
B02.1 – Meningitis
B02.3 – mit Iritis
B02.2 – Neuralgie
B02.9 – ohne Komplikation
B02.3 – ophthalmicus
B02.2 – oticus
B02.2 – Schmerzen
B02.9 – thoracicus
C58   **Zottenkrebs,** fetal
*   **Zu**
P08.0 – hohes Geburtsgewicht
*   – starke
N92.4 –– Blutung, Prämenopause
N92.2 –– Menstruation, im Pubertätsalter
*   **Zucken**
F95.9 – Augenlid
F95.9 – Nerv
G25.6 – organisch bedingt, Lid
F95.9 – psychogen, Lid
*   **Zucker**
R73.9 – erhöht, Blut
R81   – im Urin
R81   **Zuckerausscheidung im Harn**
K75.8 **Zuckergußleber**
D73.8 **Zuckergußmilz**
E14.9 **Zuckerharnruhr** – s.a. Diabetes mellitus
        oder s.a. Zuckerkrankheit

E14.9 **Zuckerkrankheit** – s.a. Diabetes melli-
        tus oder s.a. Zuckerharnruhr
R25.3 **Zuckung,** faszikulär
R25.3 **Zuckungen**
G25.3 – myoklonisch
K91.2 **Zuführende Schlinge,** Syndrom
R63.5 **Zunahme,** Gewicht, abnorm
*   **Zunge**
K14.3 – belegt
K14.8 – gekerbt
G12.2 – Lippen-Kehlkopf-Lähmung [Paralysis
        laryngolabioglossalis]
Q38.3 – Spalt-
K14.0 **Zungenabszeß**
K14.8 **Zungenatrophie**
Q38.1 **Zungenband,** verkürzt
K07.2 **Zungenbiß**
K12.1 **Zungenbläschen**
K14.6 **Zungenbrennen**
K14.0 **Zungenentzündung**
D21.0 **Zungenfibrom**
K13.5 **Zungenfibrose,** submukös
K14.0 **Zungengeschwür**
J03.9 **Zungengrundangina**
K14.8 **Zungengrundhyperplasie**
C01   **Zungengrundkarzinom**
C01   **Zungengrundkrebs**
C01   **Zungengrundneubildung,** bösartig
Q89.2 **Zungengrundschilddrüse**
Q89.2 **Zungengrundstruma**
J03.9 **Zungengrundtonsillitis**
K14.8 **Zungenhypertrophie**
Q38.3 **Zungenhypoplasie**
C02.9 **Zungenkarzinom**
C02.3 – beweglicher Zungenteil
C02.0 – dorsal
C02.0 –– oberflächlich
C01   – fixierter Zungenteil
C02.2 – ventral
C02.2 –– oberflächlich
C02.1 – Zungenrand und Zungenspitze
C02.0 – Zungenrücken
C02.4 – Zungentonsille
C02.2 – Zungenunterfläche
K14.9 **Zungenkrankheit**
C02.9 **Zungenkrebs**
C02.3 – beweglicher Zungenteil
C02.0 – dorsal
C02.0 –– oberflächlich
C02.2 – ventral
C02.2 –– oberflächlich
C02.1 – Zungenrand und Zungenspitze
C02.0 – Zungenrücken
C02.4 – Zungentonsille
C02.2 – Zungenunterfläche
K14.8 **Zungenlähmung**

C02.4 **Zungenmandelkarzinom**
C02.4 **Zungenmandelneubildung,** bösartig
\*     **Zungenneubildung**
C02.9  — bösartig
C02.3  — beweglicher Zungenteil
C02.0  — dorsal
C02.0  —— oberflächlich
C02.2  — ventral
C02.2  —— oberflächlich
C02.1  — Zungenrand und Zungenspitze
C02.0  — Zungenrücken
C02.4  — Zungentonsille
C02.2  — Zungenunterfläche
D10.1  – gutartig
D37.0  – unsicher
K14.4 **Zungenpapillenatrophie**
K14.3 **Zungenpapillenhypertrophie**
\*     **Zungenrand und**
\*     – Zungenspitze
C02.1  — Karzinom
C02.1  — Neubildung, bösartig
C02.1 **Zungenrandkarzinom**
C02.1 **Zungenrandkrebs**
C02.1 **Zungenrandneubildung,** bösartig
K14.6 **Zungenschmerzen**
C02.1 **Zungenspitze,** Neubildung, bösartig
K13.2 **Zungentylosis**
K14.0 **Zungenulzeration**
K14.1 **Zungenwanderplaque**
C01   **Zungenwurzelkarzinom**
C01   **Zungenwurzelkrebs**
C01   **Zungenwurzelneubildung,** bösartig
Q89.2 **Zungenwurzelstruma**
\*     **Zurückgebliebene**
F79.9  – Entwicklung, geistig
K08.3  – Zahnwurzel
F43.9 **Zusammenbruch, Nerven-**
E63.1 **Zusammensetzung,** unausgewogen,
      Nahrung, mit alimentärem Mangel-
      zustand
H51.8 **Zuschrott, Stangler-,** Fernesotropie, bei
      Divergenzlähmung
\*     **Zustand**
F23.9  – akut, psychotisch
H44.5  – degenerativ, Augapfel
F32.9  – depressiv
J80    – durch Atemnot
R45.1  – Erregungs-
R45.1  — psychovegetativ
R53    – Erschöpfung, chronisch
F30.9  – manisch

\*     **Zustand** (Forts.)
\*     – nach
I25.9  — ACVB [Aorto-koronarer Venen-
      bypass]-Operation, bei koronarer
      Herzkrankheit
\*     — Aortenklappenersatz, wegen
I35.1  —— Aorteninsuffizienz
I35.0  —— Aortenklappenstenose
I35.8  —— Aortenvitium
I69.4  — Apoplexie
C53.9  — Collum-uteri-Karzinom
A54.9  — Gonorrhoe
I25.2  — Herzinfarkt
I42.0  — Herztransplantation, wegen dilatativer
      Kardiomyopathie
B37.9  — Kandidose
A63.0  — Kondylomabtragung
\*     — Mitralklappenersatz, wegen
I34.0  —— Mitralinsuffizienz
I05.0  —— Mitralklappenstenose
I05.8  —— Mitralvitium
B49    — Mykose
I25.2  — Myokardinfarkt
N19    — Nierentransplantation, wegen Nieren-
      insuffizienz
F48.9  – neurotisch
F34.1  — mit depressiven Phasen
F34.1  – neurotisch-depressiv
F22.0  – paranoid
O43.9  – pathologisch, Plazenta
R41.0  – Verwirrtheits-
\*     **ZVT** – s. Zentralvenenthrombose
Q75.4 **Zwahlen-Syndrom, Franceschetti-**
\*     **Zwang**
F42.0  – Grübel-
F95.1  – Räusper-
F60.5 **Zwanghafte Persönlichkeit**
F63.0 **Zwanghaftes Spielen**
F63.8 **Zwangscharakter,** bei Störung, Sozial-
      verhalten
F42.0 **Zwangsgedanken**
F42.2  – Zwangshandlungen, gemischt
E70.3 **Zwangshaltung,** Kopf und Nystagmus,
      bei Albinismussyndrom
F42.1 **Zwangshandlung**
F42.1  – vorwiegend
F42.2 **Zwangshandlungen,** Zwangsgedanken,
      gemischt
F42.0 **Zwangsideen**
F42.9 **Zwangskrankheit**
F42.9 **Zwangsneurose**
F42.9 **Zwangsphobie**
F42.1 **Zwangsrituale,** vorwiegend
F42.9 **Zwangsstörung**
F42.0 **Zwangssyndrom**
F42.0 **Zwangsvorstellungs-Syndrom**

**Z**

| | |
|---|---|
| * | **Zweigefäßerkrankung** |
| I25.9 | – bis Dreigefäßerkrankung, koronar |
| I25.9 | – koronar |
| Q56.0 | **Zweigeschlechtlichkeit** |
| O05.9 | **Zweizeitiger Abort** |
| O05.8 | – mit Komplikation |
| K66.0 | **Zwerchfelladhäsion** |
| J98.6 | **Zwerchfellaffektion** |
| K44.9 | **Zwerchfellbruch** |
| K44.0 | – irreponibel |
| * | – mit |
| K44.0 | — Einklemmung |
| K44.1 | — Gangrän |
| Q79.0 | **Zwerchfelldefekt,** angeboren, mit Eventration |
| J98.6 | **Zwerchfellentzündung** |
| J98.6 | **Zwerchfellerschlaffung** |
| K44.9 | **Zwerchfellhernie** |
| J98.6 | **Zwerchfellparalyse** |
| K66.0 | **Zwerchfellverwachsung** |
| B71.0 | **Zwergbandwurm-Infektion** |
| L08.1 | **Zwergflechte, Bärensprung-** [Erythrasma] |
| Q60.5 | **Zwergniere** |
| N27.1 | – beidseitig |
| N27.0 | – einseitig |
| E34.3 | **Zwergwuchs** |
| E23.0 | – hypophysär |
| N25.0 | – renal |
| Q77.1 | – thanatophor |
| * | **Zwillinge** |
| O66.1 | – festsitzend, Entbindung |
| Q89.4 | – siamesisch |
| O66.1 | – verhakt, Geburtshindernis |
| O06.9 | **Zwillingsabort** |
| P07.3 | **Zwillingsfrühgeborenes** |
| O30.0 | **Zwillingsgravidität** |
| O30.0 | – dichoreal und diamnial |
| O30.0 | **Zwillingsschwangerschaft** |
| N92.1 | **Zwischenblutung** |
| N92.1 | – chronisch, unregelmäßig |
| N92.1 | – unregelmäßig |
| T80.9 | **Zwischenfall,** bei Transfusion |
| K09.1 | **Zwischenkiefergangzyste** |
| A67.1 | **Zwischenstadium,** Pinta |
| * | **Zwischenwirbelscheibe** – s.a. Bandscheibe oder s.a. Diskus oder s.a. Nucleus pulposus |
| M51.2 | **Zwischenwirbelscheibenprolaps** |
| B35.3 | **Zwischenzehenmykose** |
| Q56.0 | **Zwitter** |
| Q56.3 | – Schein- |
| K31.9 | **Zwölffingerdarm,** Magen, Krankheit |
| K29.8 | **Zwölffingerdarmentzündung** |
| K26.9 | **Zwölffingerdarmgeschwür** |
| K26.4 | – mit Hämorrhagie |

| | |
|---|---|
| C17.0 | **Zwölffingerdarmkarzinom** |
| C17.0 | **Zwölffingerdarmkrebs** |
| C17.0 | **Zwölffingerdarmneubildung,** bösartig |
| T65.0 | **Zyanidwirkung,** toxisch |
| R23.0 | **Zyanose** |
| I11.9 | – bei Hypertonie |
| D74.8 | – enterogen [Erworbene Methämoglobinämie] |
| R23.0 | – Lippen |
| P28.2 | **Zyanoseanfall,** beim Neugeborenen |
| B46.9 | **Zygomykose** |
| B46.0 | – Lunge |
| Z31.- | **Zygotentransfer,** intratubar |
| Q04.9 | **Zyklenzephalie** |
| * | **Zyklische** |
| D70 | – Agranulozytose |
| N94.3 | – Migräne |
| F31.9 | **Zyklischer Stupor** |
| H20.9 | **Zyklitis** |
| H20.0 | – akut |
| H20.8 | – Fuchs-Heterochromie- |
| H20.0 | – rezidivierend |
| H20.0 | – subakut |
| H40.4 | **Zyklitisches Glaukom** [Posner-Schlossmann-Syndrom] |
| F23.0 | **Zykloide Psychose** |
| H50.5 | **Zyklophorie** |
| H50.5 | – dekompensiert |
| Q87.0 | **Zyklopie** |
| H52.5 | **Zykloplegie** |
| H52.5 | **Zyklospasmus** |
| * | **Zyklothyme** |
| F34.0 | – Depression |
| F34.0 | – Persönlichkeit |
| F34.0 | – Persönlichkeitsstörung |
| F28 | – Psychose |
| F34.0 | **Zyklothymes Temperament** |
| F34.0 | **Zyklothymia** |
| F34.0 | – depressive Phase |
| F31.9 | **Zyklothymie** |
| * | – mit |
| F31.3 | — Depression |
| F31.1 | — Manie |
| H50.4 | **Zyklotropie** |
| * | **Zyklus** |
| N97.0 | – anovulatorisch |
| N97.0 | – monophasisch |
| N92.6 | **Zyklusanomalie** |
| N92.6 | – chronisch |
| N92.6 | **Zyklusblutung,** abnorm |
| N95.0 | **Zykluslabilität,** klimakterisch |
| N92.6 | **Zyklusstörung** |
| C34.9 | **Zylinderkarzinom,** Lunge |
| R82.9 | **Zylindrurie** |
| D11.0 | **Zystadenolymphom,** Parotis |

D36.9 **Zystadenom**
D27   – Ovar
R39.8 **Zystalgie**
E72.1 **Zystathioninämie**
E72.1 **Zystathioninurie**
E72.1 **Zystathioninurie-Syndrom**
*     **Zyste**
K04.8 – apikal
G93.0 – arachnoidal
M71.2 – Baker-
N75.0 – Bartholin-Drüse
K83.5 – biliär
H11.4 – Bindehaut
J98.4 – bronchial
J98.4 – bronchogen
N60.0 – Brustdrüse
N60.1 — chronisch
N88.8 – Cervix uteri
Q44.4 – Choledochus
I89.8 – Chylus-
*     – Corpus
N83.2 — albicans
N83.1 — luteum
N83.1 —— hämorrhagisch
K09.0 – Dentitions-
K04.8 – dentogen
D36.9 – Dermoid-
M70.8 – Dorsal-
*     – Ductus
N50.8 — deferens
K11.6 — parotideus
N50.8 — spermaticus
K11.6 — stenonianus
K11.6 — submandibularis
K11.6 — submaxillaris
K11.6 — whartoniacus
B67.9 – durch Echinococcus
*     – embryonal
Q51.6 — Cervix uteri
Q50.5 — Ligamentum latum uteri
Q50.4 — Tuba uterina
K09.0 – entwicklungsbedingt, odontogen
L72.0 – Epidermis
L72.0 – Epidermoid-
G93.0 — 3. Hirnventrikel
L72.0 – Epithel-
Q50.5 – Epoophoron
H21.3 – exsudativ, Iris
Q50.4 – Fimbrien
*     – follikulär
N83.0 — Eierstock
L72.9 — Haut
N83.0 — Ovar
N50.8 – Funiculus spermaticus
K82.8 – Gallenblase
K82.8 – Gallenblasengang

* **Zyste** (Forts.)
K83.5 – Gallengang
K09.1 – Gaumen-Nasengang-
G93.0 – Gehirn
Q04.6 — angeboren
N83.1 – Gelbkörper
N83.0 – Graaf-Follikel
L05.9 – Haarbalg-
L05.0 — Abszeß
*     – Hals-
Q18.1 — lateral
Q18.8 — median
N28.8 – Harnleiter
N36.8 – Harnröhre
N50.8 – Hoden
H18.8 – Hornhaut
H21.3 – Iris
K09.0 – Kerato-
K09.2 – Kiefer
J34.1 – Kieferhöhle
G93.0 – Kleinhirn
M85.6 – Knochen
M85.6 — angeboren, Tibia
M85.4 — solitär
M85.6 — kokzygeal
H11.4 – Konjunktiva
K76.8 – Leber
H02.8 – Lidrand
J98.4 – Lunge
N83.1 – Lutein-
I89.8 – Lymph-
H35.3 – Makula
N60.0 – Mamma
Q34.1 – Mediastinum, angeboren
G93.0 – meningeal
M23.0 – Meniskus
K66.8 – Mesothel-
N64.8 – Milchgang
D73.4 – Milz
K09.1 – mittlerer Gaumen
K09.9 – Mund
K09.9 – Mundschleimhaut
H95.1 – nach Mastoidektomie
J34.1 – Nasennebenhöhle
K09.8 – nasoalveolär
N50.8 – Nebenhoden
N50.8 – Nebenhodenkopf
E27.8 – Nebenniere
E27.8 – Nebennierenrinde
H33.1 – Netzhaut, parasitär
Q61.0 – Niere
Q61.0 — angeboren, solitär
N28.1 — erworben
Q61.0 — kongenital
N13.3 – Nierenbecken
N13.3 – Nierenkelch

Z

| | | | |
|---|---|---|---|
| * | **Zyste** (Forts.) | * | **Zyste** (Forts.) |

| | |
|---|---|
| Q61.8 | – Nierenmark |
| N28.1 | – Nierenpol |
| N94.8 | – Nuck-Kanal |
| H02.8 | – Oberlid |
| K09.0 | – odontogen |
| H33.1 | – Ora serrata |
| H05.8 | – Orbita |
| K22.8 | – Ösophagus |
| N83.2 | – ovarial |
| Q50.1 | — dysontogenetisch |
| D27 | — neoplastisch |
| N83.2 | — persistierend |
| N83.2 | — rupturiert |
| K86.2 | – Pankreas |
| Q45.2 | — angeboren |
| K86.2 | – Pankreasgang |
| H21.3 | – parasitär, Iris |
| N83.8 | – paratubar |
| N36.8 | – Paraurethral- |
| Q50.5 | – Paroophoron |
| Q50.5 | – parovarial |
| K66.8 | – peritoneal |
| P91.1 | – periventrikulär, erworben, beim Neugeborenen |
| L72.1 | – Pilar- |
| L05.9 | – Pilonidal- |
| L05.0 | — Abszeß |
| L05.9 | — ohne Abszeß |
| M71.2 | – Popliteal- |
| M66.0 | — Ruptur |
| N88.8 | – Portio |
| N48.8 | – Präputium |
| N42.8 | – Prostata |
| K66.8 | – pseudoperitoneal |
| H21.3 | – Pupillarsaum |
| E23.6 | – Rathke-Tasche |
| Q61.0 | – renal |
| N28.1 | – Riesenhohl-, Niere |
| G96.1 | – Rückenmark |
| N50.8 | – Samenblase |
| N89.8 | – Scheide |
| E04.1 | – Schilddrüse |
| M71.3 | – Schleimbeutel |
| L72.0 | – Schleimhaut |
| L72.1 | – Skrotum |
| N28.1 | – solitär, Niere |
| K09.1 | – Spalt-, Kiefer |
| K10.0 | – Stafne-, Unterkiefer |
| K11.6 | – Stensen-Gang |
| J38.3 | – Stimmband |
| J38.3 | – Stimmlippe [Stimmband] |
| G93.0 | – subarachnoidal, hintere Schädelgrube |
| M71.2 | – synovial, Kniekehlenbereich |
| L72.1 | – Talg- |
| L72.1 | – Talgdrüse |

| | |
|---|---|
| N50.8 | – testikulär |
| N83.2 | – Thekalutein- |
| J35.8 | – Tonsillen |
| H04.1 | – Tränendrüsen |
| H04.6 | – Tränenwege |
| L72.1 | – Trichilemmal- |
| N83.8 | – tuboovarial |
| Q64.4 | – Urachus |
| N28.8 | – Ureter |
| N36.8 | – Urethra |
| N85.8 | – Uterus, benigne |
| N42.8 | – Utrikulus |
| N89.8 | – Vagina |
| H21.3 | – Vorderaugenkammer |
| N48.8 | – Vorhaut |
| N90.7 | – Vulva |
| K11.6 | – Wharton-Gang |
| K04.8 | – Zahn, radikulär |
| K04.8 | – Zahnwurzel |
| G93.0 | – zerebral |
| N88.8 | – Zervix |
| H21.3 | – Ziliarkörper |
| K09.1 | – Zwischenkiefergang |
| Q11.0 | **Zystenauge** |
| Q44.6 | **Zystenleber** |
| Q44.6 | – kongenital |
| J98.4 | **Zystenlunge** |
| Q33.0 | – angeboren |
| N60.1 | **Zystenmamma** |
| Q61.9 | **Zystenniere** |
| Q61.5 | – medullär |
| E04.2 | **Zystenstruma** |
| E72.0 | **Zystinose** |
| E72.0 | **Zystinspeicherkrankheit** |
| E72.0 | **Zystinurie** |
| * | **Zystisch-granulomatöse** |
| N30.8 | – Blasenentzündung |
| N30.8 | – Zystitis |
| * | **Zystische** |
| E01.1 | – adenomatöse Schilddrüse, endemisch |
| L70.0 | – Akne |
| N30.8 | – Blasenentzündung |
| Q61.9 | – Degeneration, Niere |
| N60.1 | – diffuse Mastopathie |
| B67.4 | – Echinokokkose |
| B67.2 | — Knochen |
| B67.0 | — Leber |
| B67.1 | — Lunge |
| N12 | – Entzündung, Nierenbecken |
| Q61.9 | – Erkrankung, Niere |
| * | – fibröse |
| E21.0 | — generalisierte Ostitis |
| N60.1 | — Mastopathie |

| | |
|---|---|
| * | **Zystische** (Forts.) |
| E84.9 | – Fibrose |
| E84.9 | — familiär, kongenital |
| * | — mit |
| E84.1 | —— Darmmanifestation |
| E84.0 | —— Lungenmanifestation |
| E84.1 | — Pankreas |
| N43.0 | – Hydrozele |
| N85.0 | – Hyperplasie, Endometrium |
| Q44.6 | – Leberkrankheit |
| J98.4 | – Lungenkrankheit |
| N60.1 | – Mastitis |
| N60.1 | — chronisch |
| N60.1 | – Mastopathie |
| Q33.8 | – pulmonale Lymphangiektasie, kongenital |
| E04.2 | – Schilddrüse, adenomatös |
| E04.2 | — sporadisch |
| N13.3 | – Veränderung, Nierenbecken |
| * | **Zystischer** |
| E04.2 | – Kropf |
| E01.1 | — endemisch |
| E04.2 | — sporadisch |
| D44.1 | – Nebennierentumor |
| D41.0 | – Nierentumor |
| * | – Tumor |
| D41.0 | — Niere |
| D41.0 | — Nierenpol |
| N30.9 | **Zystitis** |
| N30.0 | – akut |
| N30.0 | — hämorrhagisch |
| N30.8 | – allergisch |
| N30.2 | – atrophisch |
| N30.8 | – bakteriell |
| O23.1 | – bei Gravidität |
| N30.9 | – Blasenboden |
| N30.9 | – Blasengrund |
| N30.2 | – chronisch |
| N30.8 | – diffus |
| * | – durch |
| B37.4 | — Candida |
| A56.0 | — Chlamydien |
| A54.0 | — Gonokokken |
| N30.4 | — Strahlen |
| A59.0 | — Trichomonaden |
| N30.9 | – eitrig |
| O23.1 | — bei Gravidität |
| N30.9 | – fibrinös |
| N30.8 | – gangränös |
| N30.8 | – granulomatös |
| N30.9 | – hämorrhagisch |
| N30.9 | – Harnblasenboden |
| N30.9 | – hyperplastisch |
| N30.1 | – interstitiell |
| N30.1 | — chronisch |
| N30.8 | – intramural |

| | |
|---|---|
| N30.9 | **Zystitis** (Forts.) |
| O86.2 | – nach Entbindung |
| O86.2 | – postpartal |
| N41.3 | – Prostata |
| N30.9 | – pseudomembranös |
| N30.4 | – radiogen |
| N30.2 | – rezidivierend |
| N30.9 | – septisch |
| O23.1 | — bei Gravidität |
| N30.0 | – subakut |
| N30.1 | – submukös |
| N30.3 | – Trigonum |
| N30.8 | – ulzerös |
| N30.8 | – verschorfend |
| N30.8 | – zystisch |
| N30.8 | – zystisch-granulomatös |
| R31 | **Zystitische Hämaturie** |
| B69.9 | **Zystizerkose** |
| B69.1 | – Auge |
| B69.0 | – Zentralnervensystem |
| N81.1 | **Zystoenterozele** |
| * | **Zystoides** |
| H35.8 | – hereditäres dominantes Makulaödem |
| H35.8 | – Makulaödem |
| H59.8 | — postoperativ |
| N21.0 | **Zystolithiasis** |
| * | **Zystom** |
| D23.9 | – Hidro- |
| D27 | – Ovar |
| N12 | **Zystopyelitis** |
| N10 | – akut |
| O23.3 | – bei Gravidität |
| N11.9 | – chronisch |
| N20.9 | – mit Stein |
| O86.2 | – nach Entbindung |
| O86.2 | – postpartal |
| N12 | **Zystopyelonephritis** |
| N81.1 | **Zystorektozele,** bei der Frau |
| D48.6 | **Zystosarkom** |
| N34.2 | **Zystourethritis** |
| N81.1 | **Zystourethrozele** |
| N83.2 | **Zystovar** |
| N81.1 | **Zystozele** |
| * | – bei der Frau |
| N81.1 | — 1. Grad |
| N81.1 | — 2. Grad |
| N81.1 | — 3. Grad |
| N81.1 | — mit Urethrozele |
| N32.8 | – männlich |
| Q05.9 | – Meningo- |
| Q05.9 | – Myelo- |
| N81.1 | – weiblich |
| D82.1 | **Zytologische hereditäre Dysgenesie,** lymphoblastisch |

\*    **Zytologischer Befund**
R89.6 – abnorm
O28.2 — bei Graviditäts-Screening
R87.6 – aus weiblichen Genitalorganen, suspekt
R83.6 – Liquor, abnorm
\*    **Zytom**
C30.0 – Ästhesioneuro-
C71.9 – Ependymo-
D36.1 – Ganglio-
C71.9 – Gemisto-
D23.9 – Histio-
C62.9 – Spermato-
B25.9 **Zytomegale Riesenzelleinschlußkrankheit**
B25.9 **Zytomegalie**
B25.8 – Adrenalitis
P35.1 – angeboren
B25.8 – Angiitis
B20.2 – bei HIV-Krankheit
B25.0 – Bronchiolitis
B25.0 – Bronchitis
B25.8 – Cholangitis
B25.8 – Dermatitis
B25.8 – Duodenitis
B25.8 – Enteritis
B25.8 – Enterokolitis
B25.8 – Enzephalitis
B25.8 – Ependymitis
B25.8 – Gastritis
B25.8 – Glomerulonephritis
B25.8 – Glossitis
B25.1 – Hepatitis
B25.8 – Jejunitis
B25.8 – Kolitis
P35.1 – kongenital
B27.1 – Mononukleose
B25.8 – Myelitis
B25.8 – Myositis
B25.8 – Ösophagitis
B25.2 – Pankreatitis
B25.8 – Parathyreoiditis
B25.8 – Pharyngitis
B25.0 – Pneumonie
B25.8 – Proktitis
B25.8 – Prostatitis
B25.8 – Retinitis
B25.8 – Sialadenitis
B25.8 – Thyreoiditis
B25.8 – Tracheitis
B25.8 – Tracheobronchitis
B25.8 – Vaskulitis
B25.8 – Vesikulitis
\*    **Zytomegalievirus**
B25.8 – Adrenalitis
B25.8 – Angiitis

\*    **Zytomegalievirus** (Forts.)
B25.0 – Bronchiolitis
B25.0 – Bronchitis
B25.8 – Cholangitis
B25.8 – Duodenitis
B25.8 – Enteritis
B25.8 – Enterokolitis
B25.8 – Enzephalitis
B25.8 – Ependymitis
B25.8 – Gastritis
B25.8 – Glomerulonephritis
B25.8 – Glossitis
B25.1 – Hepatitis
B25.8 – Hypophysitis
B25.9 – Infektion
B25.8 – Jejunitis
B25.8 – Kolitis
B27.1 – Mononukleose
B25.8 – Myelitis
B25.8 – Myositis
B25.8 – Ösophagitis
B25.2 – Pankreatitis
B25.8 – Parathyreoiditis
B25.8 – Pharyngitis
B25.0 – Pneumonie
B25.8 – Proktitis
B25.8 – Prostatitis
B25.8 – Retinitis
B25.8 – Sialadenitis
B25.8 – Thyreoiditis
B25.8 – Tracheitis
B25.8 – Tracheobronchitis
B25.8 – Vaskulitis
B25.8 – Vesikulitis
B39.4 **Zytomykose,** retikuloendothelial
Q89.7 **Zytopathie,** mitochondrial
J70.4 **Zytostatikalunge**
T45.1 **Zytostatikaschaden**
\*    **ZZR** – s. Zehenzwischenraum

# ANHANG

# Hinweise zur Diagnosenverschlüsselung (ICD-10-SGBV)

# Hinweise zur Diagnosenverschlüsselung (ICD-10-SGBV)

Diese Verschlüsselungshinweise enthalten Informationen zur Entwicklung, zum Aufbau und zur Anwendung der ICD-10-SGBV und, soweit erforderlich, auch zur ICD-10. Sie beziehen sich dabei auf die ambulante vertragsärztliche und die stationäre Gesundheitsversorgung. Viele Aussagen gelten in gleicher Weise für beide ICD-10-Versionen, da die ICD-10-SGBV die Modifikation der ICD-10 darstellt.

## 1. Warum müssen Diagnosen in der Arztpraxis und im Krankenhaus verschlüsselt werden?

Der im Gesundheitsstrukturgesetz vom 21.12.1992 geänderte **§ 295 des Fünften Buches Sozialgesetzbuch (SGB V)** verpflichtet in Verbindung mit der „Bekanntmachung über die Inkraftsetzung eines Schlüssels zur Angabe von Diagnosen gemäß den §§ 295 und 301 des Fünften Buches Sozialgesetzbuch", die das Bundesministerium für Gesundheit am 24.6.1999 erlassen und am 8.7.1999 im Bundesanzeiger veröffentlicht hat, die an der **vertragsärztlichen Versorgung** teilnehmenden Ärzte und ärztlich geleiteten Einrichtungen, Diagnosen nach dem (vierstelligen) Schlüssel der „Internationalen statistischen Klassifikation der Krankheiten und verwandter Gesundheitsprobleme", 10. Revision (ICD-10), zu verschlüsseln. Danach sind auf den Arbeitsunfähigkeitsbescheinigungen und den Abrechnungsunterlagen für die vertragsärztlichen Leistungen die aktuell zutreffenden Diagnosen aufzuzeichnen und ab 1.1.2000 nach der ICD-10-SGBV zu verschlüsseln. Diese Regelungen gelten natürlich auch für sonstige ambulante Behandlungseinrichtungen, z. B. in Krankenhäusern.

Analoge Bestimmungen enthält der **§ 301 SGB V** für die **stationäre Gesundheitsversorgung** in den Krankenhäusern, in denen ab 1.1.2000 die bisher benutzte ICD-9 durch die ICD-10-SGBV abgelöst wird. Die Diagnosenschlüsselnummern müssen u. a. im Zusammenhang mit den Aufnahme- und Entlassungsmeldungen an die Krankenkassen übermittelt werden und dienen der Ermittlung der pauschalierten Entgelte und der Erstellung von Diagnosenstatistiken, die im Rahmen von bundeseinheitlich zusammengefaßten Statistiken einen wesentlichen Beitrag zur Gesundheitsberichterstattung leisten und damit die Grundlagen für politische Entscheidungen verbessern. Für die Vertragspartner in der Gesundheitsversorgung sind sie ein wesentliches Steuerungs- und Kontrollinstrument.

Die kodierte Diagnosenübermittlung ermöglicht künftig auch in der vertragsärztlichen Gesundheitsversorgung eine bessere EDV-mäßige Erfassung und erleichtert u. a. statistische Auswertungen für Plausibilitätskontrollen sowie Auffälligkeits- und Zufälligkeitsprüfungen im Rahmen der Wirtschaftlichkeitsprüfung. Zusätzlich zu den bisher vorhandenen anonymisierten Analysen der stationären Morbidität werden künftig auch solche der ambulanten

Morbidität möglich sein (auch in der einzelnen Praxis!). Dagegen ist die kodierte Diagnoseninformation für die eigentliche Patientenbetreuung und -führung von nachgeordneter Bedeutung, da sie in der Regel mit einem Informationsverlust verbunden ist.

## 2. Wer erstellt die ICD-10 und die ICD-10-SGBV?

Die ICD-10 (International Statistical Classification of Diseases and Related Health Problems, Tenth Revision) wurde von der Vollversammlung der **Weltgesundheitsorganisation (WHO)** 1990 beschlossen und in ihrer englischsprachigen Version **1992/94** in drei Bänden herausgegeben. Sie wird weltweit zur Klassifizierung von Krankheiten und Todesursachen benutzt und leistet damit einen Beitrag zur Erforschung von Morbidität und Mortalität. Änderungen und Ergänzungen aufgrund des Fortschritts der Medizin und veränderter Dokumentationsanforderungen werden von der WHO in jährliche Aktualisierungen (Updates) eingearbeitet. Bis zur ICD-9 [1976] hielt man einen etwa zehnjährigen Abstand zwischen den einzelnen Revisionen ein. Eine ICD-11 ist zur Zeit nicht vorgesehen.

Weil es sich bei der ICD-10 um die einzige international verbindliche Krankheitsklassifikation handelt, muß sie einen Kompromiß darstellen, in dem nicht alle länderspezifischen oder medizinisch-fachlichen Gesichtspunkte berücksichtigt sein können. Das drückt sich auch in der verwendeten Terminologie aus, in die deutsche Traditionen nur zum Teil eingeflossen sind.

Für die Bundesrepublik Deutschland wird die vollständige amtliche deutschsprachige Ausgabe vom **Deutschen Institut für medizinische Dokumentation und Information (DIMDI)** im Auftrag des Bundesministeriums für Gesundheit in Dateiform herausgegeben, und zwar in Abstimmung mit den verantwortlichen Institutionen der Schweiz und Österreichs als gemeinsame deutschsprachige Ausgabe.

- **Band 1: Systematisches Verzeichnis.** Einführung, dreistellige allgemeine und vierstellige ausführliche Systematik, Morphologie der Neubildungen, Sonderverzeichnisse, Definitionen und Nomenklaturvorschriften.
- **Band 2: Regelwerk.** Hinweise zur Todesursachen- und Diagnosenverschlüsselung (Mortalität und Morbidität), Anleitungen zur statistischen Auswertung und Präsentation sowie eine ausführliche Beschreibung der aktuellen ICD-10 und der historischen Entwicklung der ICD insgesamt.
- **Band 3: Alphabetisches Verzeichnis** für Krankheiten und Verletzungen, für die äußeren Ursachen von Verletzungen (Unfälle u. a.) sowie für die Verschlüsselung von Arzneimitteln und Chemikalien bei Vergiftungen und unbeabsichtigten Nebenwirkungen.

Im Buchhandel sind verschiedene Verlagsausgaben dieser vollständigen amtlichen Fassung erhältlich, bisher allerdings nur von der **ICD-10-Version 1.0 von 1994/95** (zum Teil auch mit einigen späteren Korrekturen). 1997 gab DIMDI die Version 1.1 heraus und ab 1.1.2000 gilt die im Juli 1999 freigegebene Version 1.3.

**1996/97 erfolgte** durch eine Expertengruppe aus Vertretern der Spitzenverbände der Gesetzlichen Krankenversicherung, der Kassenärztlichen Bundesvereinigung (KBV), des Zentralinstituts für die kassenärztliche Versorgung in der Bundesrepublik Deutschland (ZI), der Deutschen Krankenhausgesellschaft und des DIMDI eine **Überarbeitung dieser vollständigen amtlichen Fassung für die Zwecke des SGB V.** Als Ergebnis liegt seit 1997 eine modifizierte und reduzierte Fassung als sogenannte **ICD-10-SGBV** (Systematisches Verzeichnis [sprich: I D C 10 S G B 5]) vor, deren Kern der „**Minimalstandard**" darstellt, der 1997 vom ZI als „**ICD-10-Basisschlüssel**" mit einem systematischen und alphabetischen Verzeichnis publiziert worden ist. Leitlinie dieser Reduktion auf die wesentlichen Schlüsselnummern war es, eine mit der vollständigen ICD-10 kompatible Fassung zu erarbeiten, die den Bedürfnissen der Praxis besser entspricht, überflüssigen Ballast vermeidet und in unterschiedlichen Detailstufen anwendbar ist. Dadurch sollen die angemessene Verschlüsselungstiefe und der zumutbare Verschlüsselungsaufwand zweckmäßig und situationsgerecht gestaltet und auf das für die Erfüllung der gesetzlichen Aufgaben erforderliche Maß reduziert werden. Die volle Kompatibilität der ICD-10-SGBV zur ICD-10 der WHO ist eine Grundvoraussetzung, um die Erfüllung nationaler gesetzlicher Regelungen sowie internationaler Verpflichtungen und Vergleiche zu ermöglichen. Das ursprüngliche weitere Ziel, die für das Gesundheitswesen wichtigen Diagnosen und Behandlungsanlässe möglichst auch in der üblichen medizinischen Terminologie nachzuweisen, wurde inzwischen mit dem ICD-10-Diagnosenthesaurus erreicht.

## 3. Wie sind ICD-10 und ICD-10-SGBV aufgebaut?

Die Struktur der **ICD-10** ist historisch gewachsen und entspricht in etwa dem Aufbau der ICD-9, ihrer ab 1979 benutzten Vorgängerversion. Sie soll den vielfältigen Anforderungen an Mortalitäts- und Morbiditätsstatistiken sowie den traditionellen Dokumentations- und Verschlüsselungsgewohnheiten gerecht werden. Ihre 21 Kapitel sind vorwiegend nach **ätiologischen, topographischen, morphologischen und altersbezogenen Klassifikationsprinzipien aufgebaut** und entsprechen vor allem in den wichtigen Kapiteln I bis XIX weitgehend der ICD-9. Wichtige Neuerungen sind die Aufspaltung des ICD-9-Kapitels *„VI. Krankheiten des Nervensystems und der Sinnesorgane"* in die drei an die Facharztgliederung angelehnten ICD-10-Kapitel VI bis VIII für Nerven-, Augen- und Ohrenkrankheiten sowie die Eingliederung der früheren E- und V-Klassifikation als ICD-10-Kapitel XX und XXI.

Unterhalb der Kapitelebene ist die ICD-10 in **Gruppen, Kategorien und Subkategorien** gegliedert (sechsmal sind Gruppen zusätzlich zu Obergruppen zusammengefaßt, und zwar in den Kapiteln II [C00-C97], XIII [M00-M25, M40-M54, M60-M79, M80-M94] und XIX [T20-T32]). Die Kategorientexte sind mit dreistelligen und die Subkategorientexte mit vierstelligen Schlüsselnummern versehen. Die Schlüsselnummern sind alphanumerisch aufgebaut: Auf einen Buchstaben, der in der Regel das Kapitel repräsentiert, folgen zwei bzw. drei Ziffern, wobei die dritte Ziffer durch einen Punkt abgetrennt ist, der bei der Stellenzählung („vierstellig") nicht mitgerechnet wird.

In der **ICD-10-SGBV** sind, wie schon in den deutschen ICD-9-Ausgaben, **alle dreistelligen Schlüsselnummern, die durch vierstellige Schlüsselnummern unterteilt sind, zwecks eindeutiger Kennzeichnung durch „.-" erweitert** (vgl. A01.- und A09). **Diese Erweiterung ist bei der Angabe einer dreistelligen Schlüsselnummer zu notieren,** denn sie gibt an, daß eine Verschlüsselung nach dem Minimalstandard (Basisschlüssel) erfolgt ist und keine der evtl. zugehörigen vierstelligen Schlüsselnummern zutrifft. In den Kapiteln XIII und XIX bietet die ICD-10-SGBV unterhalb der vierstelligen Subkategorien **auch fünfstellige Subklassifikationen** an.

Einer Schlüsselnummer **kann** zur speziellen Kennzeichnung eins der folgenden **besonderen Zeichen** nachgestellt sein (ausführliche Darstellung siehe im Abschnitt 9).

- † **(Kreuz):** Diese Schlüsselnummer wird als primär angesehen. Sie kennzeichnet eine Grundkrankheit (Ätiologie), deren spezielle Manifestation mit einer zusätzlichen Stern-Schlüsselnummer verschlüsselt werden kann („Kreuz-Stern-System", siehe Abschnitt 9).

- \* **(Stern):** Diese Schlüsselnummer wird als sekundär angesehen. Sie kennzeichnet die Manifestation einer Krankheit (Lokalisation) und darf nur optional (zusätzlich) zu einer Kreuzschlüsselnummer angegeben werden.

- ! **(Ausrufezeichen):** Diese Schlüsselnummer ist in der ICD-10-SGBV als sekundäre Schlüsselnummer eingestuft und kann wie eine Sternschlüsselnummer nur als optionale (zusätzliche) Schlüsselnummer angegeben werden (die ICD-10 enthält dieses Zeichen nicht!).

Zum Zwecke der sachgerechten Verschlüsselung enthält die ICD-10 zusätzlich zu den Kapitel- und Gruppenüberschriften sowie den Kategorien- und Subkategorientexten eine Reihe ergänzender Informationen in Form von erläuternden **Hinweisen, Inklusiva- und Exklusiva-Bemerkungen sowie Querverweisen** auf andere Stellen der Klassifikation (z. B. bei den Kreuz-Stern-Schlüsselnummern).

Will man das ICD-10-Schlüsselnummernsystem **für eigene Bedürfnisse** oder die einer bestimmten Fachgruppe detaillierter ausgestalten, so sollten dafür sechste und weitere Stellen benutzt werden, weil diese in der ICD-10 nicht vorgesehen sind. Natürlich kann man auch fünfte Stellen verwenden, zumal dann, wenn sie in der ICD-10 nicht belegt sind. In jedem Fall aber **müssen die Erweiterungen und Veränderungen mit den vorgegebenen drei- bis fünfstelligen Schlüsselnummern völlig übereinstimmen**, da nur diese zu übermitteln sind und andernfalls keine Vergleichbarkeit der Verschlüsselungsergebnisse gewährleistet ist. Ebenfalls nicht benutzt werden dürfen für derartige Erweiterungen bislang freie Kategorien und Subkategorien, da sie offiziell nicht vorhanden sind und bei formalen externen Datenprüfungen Fehlermeldungen produzieren würden. Außerdem will die WHO diese Leerstellen für die zwischenzeitlichen Updates verwenden. (Für Erweiterungen ist zusätzlich ein ganzer Nummernkreis freigehalten worden, nämlich der mit dem Buchstaben „U".) Bei der Formulierung derartiger erweiterter Schlüsselnummern sollten die entstehenden leeren Stellen nach dem Vorschlag von WHO und DIMDI mit „X" belegt werden (z. B. F03.XX1).

## 4. Nach welchen Prinzipien wurde die ICD-10-SGBV erarbeitet?

Bei der Erarbeitung der ICD-10-SGBV wurde ein neuer Weg beschritten, der die **Grundstruktur der ICD-10** unangetastet läßt und **keine neuen Schlüsselnummern** einführt. Die Überarbeitung und die Aufnahme von Schlüsselnummern in den Minimalstandard (Basisschlüssel) wurden nach folgenden **Prinzipien** durchgeführt:

1. Alle **dreistelligen Kategorien** der wichtigen Kapitel I bis XIX blieben erhalten, da sonst das Klassifikationsgerüst zusammenbrechen würde.

2. Das **Kapitel „XX.** *Äußere Ursachen von Morbidität und Mortalität"* wurde mit nur wenigen und als optional eingestuften Schlüsselnummern berücksichtigt, die zur Erfüllung der Aufgaben der Kostenträger notwendig sind und beispielsweise der Abgrenzung der Leistungspflichten der Krankenkassen gegenüber Dritten dienen (vgl. unten). Auch seitens der WHO ist dieses Kapitel nicht für die primäre Morbiditätsverschlüsselung vorgesehen.

3. Aus dem **Kapitel „XXI.** *Faktoren, die den Gesundheitszustand beeinflussen und zur Inanspruchnahme des Gesundheitswesens führen"* wurden nur die Schlüsselnummern übernommen, die für die Erfüllung der gesetzlichen Dokumentationspflichten notwendig sind (vgl. unten). Informationen, die in besonderem Maße die Privatsphäre des Patienten und vor allem sozioökonomische und psychosoziale Umstände betreffen, wurden aus Datenschutzgründen weggelassen.

4. Die vierstelligen Schlüsselnummern von Krankheiten, die in Deutschland bzw. Mitteleuropa nicht heimisch sind (**„exotische" Diagnosen**), wurden aus der Hauptliste in einen Anhang verlagert, können für die Verschlüsselung jedoch benutzt werden. Die entsprechenden dreistelligen Schlüsselnummern wurden nicht in den Minimalstandard aufgenommen. Es handelt sich dabei um 38 dreistellige Kategorien aus den Kapiteln I und IV mit insgesamt 158 vierstelligen Subkategorien, z. B. *A00.- Cholera, A30.- Lepra* und *E40 Kwashiorkor.*

5. Wurde bei einer nicht durch einen Stern als **sekundäre Schlüsselnummer** gekennzeichneten Schlüsselnummer festgestellt, daß sie aus inhaltlich-formalen Gründen nicht für die primäre Verschlüsselung zugelassen werden kann, so wurde sie als optionale sekundäre Schlüsselnummer eingestuft und durch ein nachgestelltes Ausrufezeichen gekennzeichnet. Das betrifft die dreistelligen Schlüsselnummern B95.-!, B96.-!, B97.-!, T31.-! und T32.-! mit ihren Subkategorien sowie im Kapitel XXI rund die Hälfte aller Kategorien und Subkategorien, die gemäß Punkt 3 ausgewählt worden sind.

6. Bei jeder verbliebenen vierstelligen Subkategorie wurde geprüft, ob sie als eigenständige und verbindlich anzuwendende vierstellige Schlüsselnummer **Bestandteil des Minimalstandards** wird oder inhaltlich der übergeordneten dreistelligen Schlüsselnummer zugeordnet werden kann. Einige Entscheidungskriterien dafür waren die medizinische bzw. gesundheitspolitische Bedeutung, die Häufigkeit, die Kostenrelevanz und der eigenständige Informationsgehalt. Die auf diese Art für den Minimalstandard ausgewählten Kategorien und Subkategorien sind in der ICD-10-SGBV durch Markierung typographisch hervorgehoben und in dieser Ausgabe gemäß der DIMDI-Empfehlung grau unterlegt.

7. Zur Dokumentation der in der ICD-10 fast völlig fehlenden **Diagnosensicherheit** und/oder **Seitenlokalisation** sind die Schlüsselnummern bei der Verschlüsselung durch Anfügung von maximal zwei der folgenden sechs **Zusatzkennzeichen** zu ergänzen: **V:** Verdachtsdiagnose bzw. auszuschließende Diagnose, **Z:** (symptomloser) Zustand nach der betreffenden Diagnose, **A:** ausgeschlossene Diagnose; **R:** rechts, **L:** links, **B:** beiderseits (ausführliche Darstellung siehe im Abschnitt 8).

Diese Prinzipien seien im folgenden durch einige **Beispiele und Hinweise** erläutert. Verschlüsselt wird stets mit der am besten zutreffenden drei- bzw. vierstelligen Schlüsselnummer. Dabei genügt bei der Verschlüsselung nach dem **Minimalstandard** (Basisschlüssel) die Angabe einer dreistelligen Kategorie (einschließlich „-", wenn vorhanden), wenn keine der zugehörigen markierten differenzierteren vierstelligen Subkategorien in Frage kommt bzw. keine ihrer Subkategorien markiert ist. Für die Verschlüsselung nach der **vollständigen ICD-10-SGBV** sind dagegen mit Ausnahme der „exotischen" Diagnosen die dreistelligen Schlüsselnummern, die durch vierstellige Schlüsselnummern aufgegliedert sind, nicht erlaubt (vgl. auch Abschnitt 5).

- *A00.- Cholera:* „Exotische" Diagnose, die nicht für den Minimalstandard markiert ist und deren für die Verschlüsselung zugelassenen Subkategorien A00.0, A00.1 und A00.9 nur im Anhang 1 nachgewiesen sind.

- *A01.- Typhus abdominalis und Paratyphus:* Zwei unterschiedliche Diagnosen, deren Differenzierung für die Zwecke des Minimalstandards im Gegensatz zu einer detaillierten medizinischen Dokumentation jedoch nicht erforderlich ist.

- *A02.- Sonstige Salmonelleninfektion:* Von den zugehörigen Subkategorien ist wegen ihrer Häufigkeit nur *A02.0 Salmonellenenteritis* als eigenständige Diagnose für den Minimalstandard markiert und deshalb stets mit A02.0 zu verschlüsseln. Für alle sonstigen Salmonelleninfektionen (A02.1, A02.8, A02.9), so schwer sie im Einzelfall auch sein mögen, genügt nach dem Minimalstandard die Angabe der dreistelligen Schlüsselnummer A02.-.

- *A04.- Sonstige bakterielle Darminfektionen:* Von den hier aufgelisteten Subkategorien wird im Minimalstandard nur *A04.4 Sonstige Darminfektionen durch Escherichia coli* herausgehoben. *Darminfektionen durch E. coli* müssen also auch nach dem Minimalstandard immer mit A04.4 verschlüsselt werden. Dabei wird aus Praktikabilitätsgründen die klassifikatorische Unschärfe in Kauf genommen, daß damit A04.0 bis A04.3 subsummiert sind. Ohnehin lassen sich Statistiken, die auf der Grundlage der vollständigen ICD-10-SGBV oder des Minimalstandards erstellt werden, sinnvollerweise nur auf der Ebene der dreistelligen Kategorien zusammenführen. Diese „Fehlerquote" ist im Verhältnis zu allen anderen in der Praxis auftretenden Verschlüsselungsfehlern jedoch gering.

- *B06.- Röteln:* Diese Schlüsselnummer gilt im Minimalstandard nur für *Röteln mit Komplikationen*, für die in der ICD-10-SGBV die Subkategorien B06.0 und B06.8 vorgesehen sind, während für die komplikationslosen Röteln stets *B06.9 Röteln ohne Komplikation* zu verwenden ist. (Man beachte, daß hier und bei fast 400 anderen Subkategorien der „.9" nicht die übliche Bedeutung „nicht näher bezeichnet" zugeordnet ist.) – *B06.0† Röteln mit neurologischen Komplikationen* ist eine sogenannte Kreuzschlüsselnummer, die allerdings nicht in den Minimalstandard aufgenommen worden ist. Nach der vollständigen ICD-10-SGBV sind mit B06.0 beispielsweise die *Röteln-meningitis* und die *Rötelnenzephalitis* zu verschlüsseln (Minimalstandard: B06.-). Will man diese unterscheiden, so kann man als zweite Schlüsselnummer *G02.0\* Meningitis bei anderenorts klassifizierten Viruskrankheiten* bzw. *G05.1\* Enzephalitis, Myelitis und Enzephalomyelitis bei anderenorts klassifizierten Viruskrankheiten* hinzusetzen, auf die auch in den Hinweisen zu *B06.0†* verwiesen wird (siehe auch Abschnitt 9).

- **C30.- *Bösartige Neubildung der Nasenhöhle und des Mittelohres:*** Diese Schlüsselnummer gilt für bösartige Neubildungen an zwei anatomisch deutlich unterschiedenen Lokalisationen, von denen jede stets mit einer der beiden einzigen Subkategorien dieser Schlüsselnummer zu verschlüsseln ist: *C30.0 Bösartige Neubildung der Nasenhöhle* oder *C30.1 Bösartige Neubildung des Mittelohres.* C30.- wurde deshalb nicht für den Minimalstandard markiert und darf demnach nie zur Verschlüsselung benutzt werden. (Das gleiche gilt auch für die folgenden neun Kategorien: D00.-, D18.-, I83.-, I85.-, J31.-, J41.-, O91.-, R03.- und R40.-.)

- **Kapitel XX:** Abweichend vom sonstigen Verfahren der Schlüsselnummernauswahl wird hier mit 22 optional anzuwendenden Schlüsselnummern (= 0,7 % von insgesamt 3.318) nahezu der gesamte Kapitelinhalt abgebildet. Dieser Lösung wurde der Vorzug vor einer nationalen oder sonstigen eigenen Variante gegeben. Sie bietet die prinzipielle Möglichkeit des Vergleichs mit den Ergebnissen anderer Länder und auch einer eventuell gewünschten institutionsinternen detaillierteren Verschlüsselung. Bei der Auswahl wurde praktisch jede Hauptgruppe berücksichtigt. Dabei werden in der Hauptgruppe der *Unfälle* alle Transportmittelunfälle in der Schlüsselnummer *V99! Transportmittelunfall* zusammengefaßt, und bei den übrigen Unfällen erfolgt eine Beschränkung auf die als wesentlich angesehenen Gruppen. *Folgezustände äußerer Ursachen von Morbidität und Mortalität* sind mit den vorhandenen Schlüsselnummern und dem Zusatzkennzeichen „Z" verschlüsselbar. Anders als in allen anderen Kapiteln weichen die Texte zu diesen 22 Schlüsselnummern von denen in der vollständigen ICD-10 ab. Deren teilweise lange Formulierungen sind durch prägnante Texte ersetzt, die nach Möglichkeit den Inhalt der ganzen repräsentierten Gruppe beschreiben. Bei der Anwendung dieser Schlüsselnummer sind die zugefügten Hinweise, Inklusiva und Exklusiva besonders zu beachten.

- **Kapitel XXI:** Auch bei der Modifikation dieses Kapitels wurden zahlreiche Schlüsselnummern nicht in die ICD-10-SGBV übernommen, und von den übernommenen wurden viele als optional eingestuft. Die Besonderheit der Streichung von Schlüsselnummern führte zu einigen Ausnahmen von der sonstigen Behandlung der Schlüsselnummern:

  - Bei fünf einzelnen vierstelligen Subkategorien (Z76.3, Z92.1!, Z92.2!, Z92.3! und Z92.4!) wurden die beiden übergeordneten dreistelligen Kategorien nicht übernommen (Z76.- und Z92.-). Deren Texte sind deshalb ohne Schlüsselnummern abgedruckt.

  - Zehn dreistellige Kategorien wurden ohne die zugehörigen Subkategorien übernommen (Z00.-, Z12.-, Z29.-, Z30.-, Z31.-, Z32.-, Z34.-, Z35.-, Z39.- und Z53.-!).

  - In einem einzigen Fall wurde eine von mehreren vierstelligen Subkategorien nicht übernommen (Z51.3).

Wie sehr die ICD-10 durch die Überarbeitung zur ICD-10-SGBV und die Definition des Minimalstandards (Basisschlüssel) **an Übersichtlichkeit und Anwenderfreundlichkeit gewonnen** hat, sei mit den in der nachfolgenden Abbildung dargestellten Angaben verdeutlicht.

**Vollständige amtliche ICD-10-Ausgabe, Systematisches Verzeichnis:**
- 14.479 Schlüsselnummern und -bereiche (Kapitel, Gruppen, Kategorien und Subkategorien) in XXI Kapiteln,
- darunter 10.762 Schlüsselnummern und -bereiche in den Kapiteln I bis XIX und XXI,
- darunter **8.757 Schlüsselnummern für die primäre Verschlüsselung:** 240 dreistellige (Kategorien) und 8.517 vierstellige Schlüsselnummern (Subkategorien)

↓ *Reduktion um „exotische" Diagnosen, den größten Teil des Kapitels XX und Teile des Kapitels XXI*

**ICD-10-SGBV:**
- **8.069 Schlüsselnummern für die primäre Verschlüsselung** (= 92 % von 8.757): 229 dreistellige und 7.840 vierstellige Schlüsselnummern (= Verhältnis 1:34)

↓ *Reduktion auf wesentliche Schlüsselnummern für die Zwecke des § 295 SGB V (vertragsärztliche Gesundheitsversorgung)*

**Minimalstandard (ICD-10-Basisschlüssel):**
- **2.879 Schlüsselnummern für die primäre Verschlüsselung** (= 33 % von 8.757 bzw. 36 % von 8.069): 1.461 dreistellige und 1.418 vierstellige Schlüsselnummern (= Verhältnis 1:1).

**Abb. 1:** Quantitativer Vergleich zwischen der vollständigen ICD-10, der ICD-10-SGBV und dem Minimalstandard (Basisschlüssel). Es ist erkennbar, daß **im Minimalstandard nur ein Drittel der Schlüsselnummern der vollständigen ICD-10 und der ICD-10-SGBV** sowie weniger als ein Fünftel der vierstelligen Schlüsselnummern der ICD-10-SGBV **benutzt** werden. Andererseits werden im Minimalstandard die meisten der in der ICD-10 vorhandenen dreistelligen Schlüsselnummern tatsächlich auch für die primäre Verschlüsselung verwendet. Von diesen sind 914, d. h. knapp zwei Drittel, nicht weiter durch Subkategorien unterteilt. Das ist viermal so viel wie in der ICD-10-SGBV und unterstreicht die Anwenderfreundlichkeit des Minimalstandards.

## 5. Wer darf den Minimalstandard (Basisschlüssel) verwenden, und wer muß die vollständige ICD-10-SGBV benutzen?

Mit dem **Minimalstandard** (Basisschlüssel) ist die Verschlüsselungstiefe definiert, die in der hausärztlichen Versorgung zur Leistungsbegründung ausreicht, aber keinesfalls unterschritten werden darf. Die Anwendung des Minimalstandards führt nicht zum Vergütungsausschluß nach § 303 SGB V. Er **kann benutzt werden von allen Ärzten in der hausärztlichen Versorgung (§ 73 Abs. 1 SGB V) und im organisierten Notfalldienst sowie von Ärzten in der fachärztlichen Versorgung, sofern sie gebietsfremde Diagnosen ver-**

**schlüsseln.** Ärzte in der fachärztlichen Versorgung sowie Krankenhausärzte im stationären Bereich müssen nach der vollständigen ICD-10-SGBV verschlüsseln.

Selbstverständlich dürfen alle Ärzte auf der Grundlage der vollständigen ICD-10-SGBV so detailliert wie möglich verschlüsseln und damit ihre Leistungen sowohl nach außen wie in ihrer eigenen Praxisdokumentation differenziert darstellen. **Kein Arzt ist an die Einschränkungen des Minimalstandards gebunden,** der vor allem eine Hilfe für die manuell verschlüsselnden Ärzte darstellt. Es ist im Gegenteil zu empfehlen, die jeweils genaueste bekannte Schlüsselnummer zu verwenden. Das gilt insbesondere für häufige Diagnosen bzw. für alle Ärzte, die mit Computerhilfe verschlüsseln.

## 6. Was ist wo zu dokumentieren?

In der **ambulanten vertragsärztlichen Gesundheitsversorgung** sind ab 1.1.2000 auf den **Arbeitsunfähigkeitsbescheinigungen** und auf allen **Abrechnungsunterlagen mit den Kostenträgern,** auf denen bisher Diagnoseneinträge im Klartext vorgesehen waren, die Schlüsselnummern der Diagnosen, ggf. mit maximal zwei Zusatzkennzeichen, einzutragen. Abrechnungsunterlagen sind der Kombinationsvordruck „Abrechnungsschein" und „Überweisungs-/Abrechnungsschein" und der „Notfall-/Vertretungsschein". Die Dokumentation erfolgt auf den in den Belegen bisher schon vorhandenen Zeilen in beliebiger Reihenfolge. Es steht dem Arzt natürlich wie bisher frei, mehrere Schlüsselnummern für unterschiedliche Krankheitsbilder oder Kontaktanlässe während eines Quartals einzutragen, sofern sie für dieses Quartal tatsächlich relevant sind. Auf dem Überweisungs-/Abrechnungsschein trägt der überweisende Arzt die textliche Diagnose in der Rubrik „Auftrag", der ausführende Arzt aber die Diagnosenschlüsselnummer in der Rubrik „Diagnosen" ein.

Auf allen anderen Belegen und Scheinen sind die Diagnosen weiterhin in Textform anzugeben. Das gilt beispielsweise für Krankenhauseinweisungen und Arztbriefe. Allerdings dürfte es zukünftig sinnvoll und ein Zeichen von Kollegialität sein, wenn Ärzte eine bei ihnen vorhandene Schlüsselnummer zusätzlich zum Diagnosentext angeben, so daß der nachfolgende Arzt sie gegebenenfalls übernehmen kann. Das gilt auch für Arztbriefe u. ä.

Auf den Abrechnungsunterlagen wird bei der Diagnosenangabe (noch) nicht nach Haupt- und Nebendiagnosen, nach Behandlungsdiagnosen, Dauerdiagnosen oder weiteren Diagnosen usw. unterschieden. Diese Kennzeichnung bleibt dem Arzt wie bisher für seine eigene Dokumentation überlassen.

In der **stationären Gesundheitsversorgung** ändern sich ab 1.1.2000 durch den Übergang von der ICD-9 auf die ICD-10-SGBV nicht die Vorschriften dafür, welche Diagnosen zu verschlüsseln sind. Neu ist bei der Verschlüsselung lediglich die Notwendigkeit, ggf. maximal zwei Zusatzkennzeichen anzugeben. Im Entwurf des GKV-Gesundheitsreformgesetzes 2000 ist über die vierstelligen Schlüsselnummern hinaus aber auch die Einbeziehung fünfstelliger Schlüsselnummern vorgesehen, die beispielsweise im Kapitel XIX zur Unterscheidung geschlossener und offener Frakturen und damit zur Definition von Fallpauschalen benötigt werden könnten. Diese Option für die Fünfstelligkeit ist im Gesetzentwurf auch für die ambulante Gesundheitsversorgung vorgesehen.

Auch für das Krankenhaus gilt die Aufforderung, als ein Zeichen von Kollegialität in Arztbriefen u. ä. neben den Diagnosentexten vorhandene Schlüsselnummern nachfolgenden Ärzten nach Möglichkeit mitzuteilen.

## 7. Wie findet man die richtige Schlüsselnummer für eine Diagnose?

Am einfachsten ist die Verschlüsselung mit einem guten alphabetisch oder fachbezogen systematisch geordneten Verzeichnis aller relevanten Diagnosen. Wegen der terminologischen Vielfalt wird man dabei jedoch immer wieder an Grenzen stoßen.

So enthält das **alphabetische Verzeichnis der vollständigen ICD-10** – für die ICD-10-SGBV liegt es (noch) nicht vor - zwar über 50.000 fertig verschlüsselte Diagnosen, spiegelt jedoch nicht immer den deutschen ärztlichen Sprachgebrauch wider und ist in seiner Benutzung gewöhnungsbedürftig (primär ist es nach der Art der Erkrankung und weniger nach der anatomischen Lokalisation geordnet; die knappe Darstellung mit vielen Gliederungsebenen ist manchmal verwirrend). Sucht man nach einem speziellen *Herzinfarkt*, so findet man unter *Herz, Infarkt* oder *Infarkt, Herz* die Schlüsselnummer I21.9 und den Hinweis auf *Infarkt, Myokard*. Dort sind dann zahlreiche Schlüsselnummern fast eine ganze Spalte lang aufgelistet. Daraus wählt man die zutreffende aus und überprüft sie gegebenenfalls im systematischen Verzeichnis der ICD-10-SGBV, das die inhaltlich verwandten Diagnosen im Zusammenhang und mit den Markierungen des Minimalstandards (Basisschlüssel) zeigt. Hat man dabei eine zutreffende differenziertere Schlüsselnummer gefunden (z. B. *I21.1 Akuter transmuraler Myokardinfarkt der Hinterwand*), so sollte man in jedem Fall diese und nicht die gröbere Schlüsselnummer des Minimalstandards (*I21.- Akuter Myokardinfarkt*) angeben. – Bei einem *Magenkarzinom* gestaltet sich die Suche etwas schwieriger, da man weder unter *Magen* noch unter *Karzinom* zum Ziel kommt. Hier muß man unter *Neubildungen* in einer Tabelle suchen, die dann alle speziellen Schlüsselnummern enthält. - Insgesamt öffnet das alphabetische Verzeichnis jedoch einen einfachen Zugang zum systematischen Verzeichnis und enthält wesentlich mehr Begriffe als dieses. Naturgemäß enthält es auch Schlüsselnummern, die in der ICD-10-SGBV nicht enthalten sind.

Die Suche nach bestimmten Diagnosen in der dem Arzt geläufigen Terminologie wird wesentlich erleichtert durch die Benutzung des vom ZI 1995 initiierten und gemeinsam mit mehreren Institutionen erarbeiteten und vom DIMDI herausgegebenen **ICD-10-Diagnosenthesaurus**, dessen ab 1.1.2000 gültige **Version 3.0 im November 1999** erscheint. In ihm wird der **deutsche ärztliche Sprachgebrauch auf dem Gebiet der Diagnosen** gesammelt und standardisiert präsentiert. Dieses Werk enthält auch viele Diagnosenbegriffe, die in den ICD-10-Ausgaben nicht oder nur schwer zu finden sind, und stellt für alle diese Begriffe **ICD-10-SGBV-Schlüsselnummern** bereit, die dann **in ganz Deutschland gleichartig benutzt** werden sollen. Damit hat ein Klärungsprozeß begonnen, der unterschiedliche Ansichten zusammenführt. Man denke etwa an die Verschlüsselung des *grippalen Infektes* (J06.9), für den es sehr unterschiedliche Schlüsselnummernvorschläge gegeben hat. Der ICD-10-Diagnosenthesaurus enthält gegenwärtig rund 30.000 Diagnosentexte, die in seiner Softwareversion zur Einbindung in Computerprogramme zur Verfügung stehen und in der Buchversion in rund 60.000 Einträgen präsentiert werden. Da der ICD-10-Diagnosenthesaurus auf der Grundlage der ICD-10-SGBV erstellt ist, wird er **als geeignetes alphabetisches Verzeichnis empfohlen.**

Die primäre Suche über das **systematische Verzeichnis** der ICD-10-SGBV setzt eine gewisse Kenntnis seines Aufbaus voraus, kann dann aber recht effektiv sein, weil man von den dargebotenen Begriffen oft auf die schließen kann, die man eigentlich sucht.

Da der Arzt in der täglichen Routine seiner Praxis oder Station mit einem überschaubaren Spektrum an häufigen Diagnosen auskommt, ist es empfehlenswert, daß er einmal anhand der bisher benutzten Diagnosen und der ICD-10-SGBV-Ausgabe seine **individuelle „Basisliste"** zusammenstellt und dann beispielsweise als Schreibtischunterlage zur schnellen Übersicht zur Verfügung hat. Nach einiger Zeit werden die wichtigsten Schlüsselnummern ebenso präsent sein wie z. B. die wichtigsten EBM-Ziffern oder Labornormalwerte.

Leichter haben es alle Ärzte, die **computerunterstützt verschlüsseln.** Derartige Programme ermöglichen einerseits den hierarchischen Einstieg über Kapitel und Gruppen zu den Kategorien und Subkategorien im Sinne des Blätterns in einem elektronischen Katalog und andererseits die Suche nach bestimmten Wörtern oder Wortteilen, als deren Ergebnis alle zutreffenden Texte mit ihren Schlüsselnummern zur Auswahl präsentiert werden. Von derartigen Programmen ist zu verlangen, daß sie sowohl die Möglichkeit zum Aufbau eines arztindividuellen Diagnosenverzeichnisses als auch zur Einbindung zusätzlicher Diagnosenverzeichnisse oder -klassifikationen enthalten, die in den ärztlichen Berufsverbänden, den medizinisch-wissenschaftlichen Gesellschaften, von engagierten Ärzten und anderweitig erarbeitet werden. Nur die computergestützte Verschlüsselung erlaubt eine konsistente, standardisierte und rationelle Diagnosenverschlüsselung. Das ist letztlich auch ein Problem der Qualitätssicherung der medizinischen Dokumentation.

Bei der Verschlüsselung sind unbedingt die Hinweise in den beiden folgenden Abschnitten zur Anwendung der Zusatzkennzeichen und der Doppelklassifizierung nach dem Kreuz-Stern-System zu beachten.

## 8. Was bedeuten die Zusatzkennzeichen hinter den Schlüsselnummern?

Zum Zeitpunkt eines (ersten) Patientenkontaktes ist nicht jedes Krankheitsbild oder jeder Kontaktanlaß einer eindeutigen Diagnose zuzuordnen. Gleichwohl erfolgen Leistungen, die eine Leistungsbegründung erfordern. Bei der bisherigen Klartextangabe ihrer Diagnosen haben Ärzte in diesen Fällen meistens den Zusatz „Verdacht auf" oder „Ausschluß von" angegeben. Dies sieht die ICD-10-SGBV jedoch nicht vor: An der Schlüsselnummer kann man deshalb meistens nicht erkennen, ob es sich um eine tatsächliche Krankheit handelt oder nicht. Dasselbe gilt für „Zustand nach", wenn der Patient symptomlos und damit möglicherweise gesund ist, aber wegen der notwendigen Nachsorge noch nach Jahren ärztliche Betreuungsleistungen in Anspruch nimmt, die begründet werden müssen.

Bei der Überarbeitung der ICD-10 hat man sich zur Lösung dieser Probleme auf **drei Zusatzkennzeichen zur Angabe der Diagnosensicherheit** geeinigt, von denen eins hinter der

ICD-10-SGBV-Schlüsselnummer anzugeben und mit dieser weiterzuleiten ist, falls die Information zutreffend und sinnvoll und nicht in der Schlüsselnummer selbst enthalten ist:

**V** für eine Verdachtsdiagnose bzw. eine auszuschließende Diagnose,
**Z** für einen (symptomlosen) Zustand nach der betreffenden Diagnose,
**A** für eine ausgeschlossene Diagnose.

Ein ähnliches Problem gibt es für die Seitenlokalisation einer Krankheit, die man bisher leicht aufschreiben konnte, die in der ICD-10-SGBV in der Regel aber nicht enthalten ist. Denn es ist beispielsweise nicht nur für den Patienten wichtig, welches Auge erkrankt ist, sondern auch für den Kostenträger, der bei einer Erkrankung des anderen Auges einen neuen, zweiten Krankheitsfall annehmen muß, was u. a. Konsequenzen für die Krankengeldzahlung hat. Man hat sich deshalb auf **drei Zusatzkennzeichen für die Seitenlokalisation** geeinigt, mit denen ebenso wie mit den anderen drei zu verfahren ist:

**R** bedeutet rechts,
**L** bedeutet links,
**B** bedeutet beiderseits.

Diese sechs Zusatzkennzeichen kann man sich leicht einprägen. **Hinter einer Schlüsselnummer können maximal zwei dieser Kennzeichen notiert werden**, und zwar aus jeder der beiden Gruppen eins, wobei der Reihenfolge Diagnosensicherheit - Seitenlokalisation der Vorzug gegeben werden sollte. (Beispiele: *Zustand nach Rektumkarzinom = C20 Z / Ausgeschlossene beiderseitige Alterskatarakt = H25.9 AB / Verdacht auf sekundäre Koxarthrose rechts = M16.7 VR / Offene Wunde am linken Ellenbogen = S51.0 L.* Die entsprechenden Schlüsselnummern nach dem Minimalstandard sind: C20 Z / H25.- AB / M16.- VR / S51.0 L.)

# 9. Was bedeuten Kreuz, Stern oder Ausrufezeichen hinter einer Schlüsselnummer?

Die ICD-10 ermöglicht bei einer Reihe von Krankheitsbildern eine **Doppelklassifizierung**, insbesondere nach der Ätiologie (Schlüsselnummer mit Kreuz: †) und nach der Manifestation in einem bestimmten Organ oder einer bestimmten Körperregion (Schlüsselnummer mit Stern: *). Nach dem Regelwerk der ICD-10 ist **für die primäre (alleinige) Verschlüsselung stets die ätiologisch festgelegte Kreuzschlüsselnummer** zu verwenden. **Diese ist also in jedem Fall auch für die gesetzlich vorgeschriebene Dokumentation nach der ICD-10-SGBV zu benutzen, während die Sternschlüsselnummern** (= 83 Kategorien mit jeweils allen Subkategorien) **nur zum optionalen zusätzlichen Gebrauch gedacht sind und nie allein angegeben werden dürfen.** Das sei am Beispiel eines Patienten mit *Primär insulinabhängigem Diabetes mellitus (Typ-I-Diabetes) mit Augenkomplikationen = E10.3†* erläutert. Hier kann es sich u. a. um eine *diabetische Katarakt* oder um eine *diabetische Retinopathie* handeln, was nur durch die zusätzliche Schlüsselnummer *H28.0* Diabetische Katarakt* oder *H36.0* Retinopathia diabetica* zu unterscheiden ist. Während die Angabe von E10.3 für die Verschlüsselung genügt, dürfen H28.0 oder H36.0 nicht allein verwendet werden.

In der ICD-10-SGBV sind **einige in der ICD-10 „normale" Schlüsselnummern als optional definiert** und damit genauso wie Sternschlüsselnummern zu verwenden (vgl. Abschnitt 4). Zur Unterscheidung von jenen, die von der WHO festgelegt worden sind, wurden diese mit einem **Ausrufezeichen** (!) gekennzeichnet. Neben den oben genannten fünf Kategorien in den Kapiteln I und XIX betrifft das alle 22 Schlüsselnummern des Kapitels XX sowie eine Reihe von Schlüsselnummern im Kapitel XXI, bei denen es sich im Unterschied zu den anderen Schlüsselnummern dieses Kapitels vorwiegend um Maßnahmen und bestimmte Zustände nach Krankheiten handelt, die oft die wesentliche Begründung für eine Behandlung darstellen. Auch hierfür ein Beispiel: *Zustand nach Kehlkopfkarzinom* = *C32.9 Z, Versorgung eines Tracheostomas* = *Z43.0!* oder *Vorhandensein eines Tracheostomas* = *Z93.0!*. Auch hier würde die Schlüsselnummer C32.9 Z allein den gesetzlichen Anforderungen genügen, jedoch keine weitere Differenzierung nach dem eigentlichen Behandlungsgrund (Z43.0 oder Z93.0) erlauben. Außerdem hat das *Kehlkopfkarzinom* selbst für einen vor vielen Jahren operierten Patienten keine besondere Bedeutung mehr, denn sein aktuelles Problem ist das *Tracheostoma*.

Die Stern- und die Ausrufezeichen-Schlüsselnummern sind kein Bestandteil des Minimalstandards (ICD-10-Basisschlüssel). Außerdem sind sie für die Verwendung bei der gesetzlichen Diagnosenverschlüsselung (bisher) nicht vorgeschrieben. Für die praxis- und krankenhausinterne Dokumentation sind sie jedoch von großem Nutzen, wie das erwähnte augenärztliche Beispiel zeigt.

# 10. Wie verschlüsselt man unspezifische Krankheitsbilder oder Kontaktanlässe?

Unspezifische Krankheitsbilder oder Kontaktanlässe, die nicht mit hinreichender Sicherheit oder als Verdachtsfälle einer bestimmten Diagnose bzw. Schlüsselnummer zugeordnet werden können, müssen gemäß der vorliegenden Symptomatik nach dem Kapitel *„XVIII. Symptome und abnorme klinische und Laborbefunde, die anderenorts nicht klassifiziert sind"* bzw. gemäß der Art des Kontaktanlasses nach dem Kapitel *„XXI. Faktoren, die den Gesundheitszustand beeinflussen und zur Inanspruchnahme von Einrichtungen des Gesundheitswesens führen"* klassifiziert werden. Eine Verschlüsselung nach diesen beiden Kapiteln wird vor allem bei Patienten mit unspezifischer Symptomatik im Bereich der Allgemeinmedizin oder bei den ersten Kontakten in Facharztpraxen in Betracht kommen. In jedem Falle wähle man die spezifischste Schlüsselnummer und begnüge sich nicht etwa mit *R69 Unbekannte und nicht näher bezeichnete Krankheitsursachen*, denn diese Nicht-Information kann kaum je eine Leistungsziffer begründen. Das bedeutet auch, daß man beispielsweise bei *Hämoptoe* und *Verdacht auf Bronchialkarzinom im rechten Oberlappen* besser *C34.1 VR (Bösartige Neubildung des Lungenoberlappenbronchus oder Lungenoberlappens)* angibt als *R04.2 Hämoptoe*.

## 11. Welche sonstigen Regeln sind bei der Verschlüsselung zu beachten?

Zusätzlich zu den voranstehend gegebenen Informationen und Hinweisen sollen noch einige weitere Empfehlungen gegeben werden. Dabei kann es sich nur um eine Auswahl handeln, die nicht die umfassenden Informationen der vollständigen ICD-10-Ausgabe ersetzt, auf die an dieser Stelle noch einmal ausdrücklich verwiesen sei. Andererseits muß man sich auch dessen bewußt sein, daß die routinemäßige Diagnosenverschlüsselung in den Praxen und Krankenhäusern nicht mit der Genauigkeit klinischer Studien durchgeführt werden kann. Es ist einfach nicht zu erwarten, daß der behandelnde Arzt alle relevanten Schlüsselnummern, Regeln und Hinweise der ICD-10-SGBV beachten kann, wenn er die gesetzlich vorgeschriebene Routinedokumentation erledigt. Diese Feststellung darf nicht als Freibrief für eine mangelhafte Verschlüsselungsqualität verstanden werden, will aber den Tatsachen Rechnung tragen.

**Jeder mit der Verschlüsselung befaßte Arzt und Mitarbeiter muß sich wenigstens einmal die Zeit nehmen, sich mit der grundlegenden Struktur der ICD-10-SGBV vertraut zu machen.**

- Infektionskrankheiten sind in der Regel unabhängig von ihrer Manifestation nach dem Kapitel *„I. Bestimmte infektiöse und parasitäre Krankheiten"* zu verschlüsseln (siehe im Abschnitt 4 das Beispiel *Rötelnmeningitis* [B06.0]). Kongenitale Krankheiten werden in der Regel nach dem Kapitel *„XVII. Angeborene Fehlbildungen, Deformitäten und Chromosomenanomalien"* verschlüsselt (Beispiel: *Q21.0 Ventrikelseptumdefekt* im Gegensatz zu *I51.0 Herzseptumdefekt, erworben*).

- Generell haben die Kapitel mit den „Allgemeinkrankheiten" (im wesentlichen Infektionen, Neubildungen, Gestationskrankheiten, Neugeborenenerkrankungen, angeborene Krankheiten sowie Verletzungen und Vergiftungen) Vorrang vor denen mit „Organkrankheiten" (vgl. die entsprechenden Kapitel), und bei den Allgemeinkrankheiten haben diejenigen mit den Gestationskrankheiten und den der Perinatalperiode zugeordneten Zuständen Priorität vor allen anderen.

- Handelt es sich bei einer Krankheit um die Folge einer anderen, so ist das in der Regel zu berücksichtigen (Beispiel: *G81.0 Schlaffe Hemiplegie* bzw. *I69.1 Folgen einer intrazerebralen Blutung*). Störungen nach medizinischen Maßnahmen, vor allem postoperative Zustände, finden sich am Ende bestimmter (organbezogener) Kapitel sowie zusammenfassend im Kapitel *„XIX. Verletzungen, Vergiftungen und bestimmte andere Folgen äußerer Ursachen"* (Beispiele: *K91.1 Syndrome des operierten Magens* [Dumping-Syndrom, Postgastrektomie-Syndrom, Postvagotomie-Syndrom], *K91.5 Postcholezystektomie-Syndrom, T81.4 Infektion nach einem Eingriff, anderenorts nicht klassifiziert, T84.0 Mechanische Komplikation durch eine Gelenkendoprothese*).

- Auf Arbeitsunfähigkeitsbescheinigungen und Abrechnungsunterlagen ist die Verschlüsselung von Diagnosen und nicht von Operationen und anderen diagnostischen bzw. therapeutischen Maßnahmen gefordert. Dort wurden bisher beispielsweise auch *Adenotomie* oder *Zustand nach Fußamputation links* eingetragen, verschlüsselt werden aber muß zukünftig die dahinter stehende Diagnose, also beispielsweise *J35.2 Hypertrophie der*

*Rachenmandeln* oder *Zustand nach Amputation des linken Fußes wegen diabetischer Gangrän bei Typ-II-Diabetes = E11.5* (und evtl. zusätzlich *I79.2 L* und *Z89.4 L*).

- Verletzungen und Vergiftungen sind nur mit dem Kapitel „*XIX. Verletzungen, Vergiftungen und bestimmte andere Folgen äußerer Ursachen*" zu verschlüsseln (= „Natur des Schadens", z. B. *S52.5 Distale Fraktur des Radius*). Die „äußere Ursache des Schadens", z. B. ein *Fahrradunfall*, kann mit einer der 22 optionalen Schlüsselnummern aus dem Kapitel „*XX. Äußere Ursachen von Morbidität und Mortalität*" verschlüsselt werden, nämlich *V99 Transportmittelunfall*.

- Das Kapitel „*XXI. Faktoren, die den Gesundheitszustand beeinflussen und zur Inanspruchnahme des Gesundheitswesens führen*" wurde in der ICD-10-SGBV stark gekürzt. Es ist gegenüber den Kapiteln I bis XIX als nachrangig zu betrachten und vor allem dann zu verwenden, wenn beispielsweise bei Allgemeinuntersuchungen bzw. -beratungen, Kontakten mit Infektionskrankheiten, Impfungen, kontrazeptiven bzw. fertilisationsfördernden Maßnahmen oder der Schwangerschaftsbetreuung keine spezielle Diagnose gestellt werden kann und für das jeweilige Quartal (noch) keine andere Diagnose vorliegt. Die gestrichenen Schlüsselnummern wurden bei der Überarbeitung zwar als für die interne Praxisdokumentation nicht unwesentlich beurteilt, für die gesetzlich vorgeschriebene Datenweitergabe jedoch als überflüssig angesehen. An ihrer Stelle sind gegebenenfalls die Schlüsselnummern richtiger Diagnosen einzutragen.

- Fachärzte finden die ihr Fachgebiet betreffenden Diagnosen nicht nur in ihrem speziellen Kapitel. So sind beispielsweise *Krankheiten des Auges und der Augenanhangsgebilde* nicht nur im gleichnamigen Kapitel VII enthalten, sondern vorzugsweise auch in den Kapiteln I, II, IV, XVII und XIX.

Man muß sich bewußt sein, daß für eine genaue ärztliche Dokumentation der Diagnosen eine Reihe wichtiger Informationen nicht mit der gesetzlich vorgeschriebenen ICD-10-SGBV, sondern nur mit den in der vollständigen ICD-10 zusätzlich enthaltenen Teilen bzw. mit Hilfe anderer Klassifikationen verschlüsselt werden kann. Das betrifft z. B. für die Tumorhistologie die Morphologie der Neubildungen der ICD-10 oder den speziellen Tumorhistologieschlüssel, für die Tumorausbreitung bzw. das Tumorstadium die TNM-Klassifikation und für den Grad der krankheitsbedingten Behinderungen die Internationale Klassifikation der Schädigungen, Fähigkeitsstörungen und Beeinträchtigungen (ICIDH). Diese Anmerkung gilt nur für eine optionale genauere interne Dokumentation, jedoch nicht für die gesetzlich geforderte Schlüsselnummernweitergabe, für die die ICD-10-SGBV in jedem Fall ausreicht.

Es sei hier ausdrücklich darauf hingewiesen, daß die gesetzliche Verschlüsselungspflicht keineswegs bedeutet, daß der Arzt in seiner internen Dokumentation auf die verbale Diagnosenbeschreibung verzichten darf, denn diese bleibt sein hauptsächliches Kommunikationsmittel und nicht etwa die Schlüsselnummern. Auch ist zu bedenken, daß eine einzige Schlüsselnummer klinisch unterschiedliche Krankheiten repräsentieren kann. Beispielsweise enthält *J31.0 Chronische Rhinitis* u. a. einerseits die *Rhinitis ohne nähere Angabe* und andererseits die *Ozaena*. Es gilt die Relation „eine Diagnose ⇒ eine Schlüsselnummer", andererseits aber kann eine Schlüsselnummer mehrere Diagnosen repräsentieren. In diesem Sinne sind die Schlüsselnummern Schubkästen vergleichbar.

Im Einzelfall ist der Informationsgehalt der Diagnosenschlüsselnummern oft geringer als die verbale Beschreibung, insgesamt aber wird durch deren Angabe und Übermittlung erst die Verarbeitung großer Informationsmengen ermöglicht und das gesamte Morbiditätsspektrum transparenter, und zwar sowohl für die einzelne Praxis und Klinik wie für den ganzen Bereich der vertragsärztlichen und stationären Gesundheitsversorgung. Hier liegen für die Zukunft bedeutende Chancen, die sich positiv auf die Informationsströme im Gesundheitswesen, die Verzahnung der ambulanten und stationären Bereiche und die Erstellung verläßlicher Datengrundlagen für gesundheitspolitische Entscheidungen auswirken werden.

**Notizen**

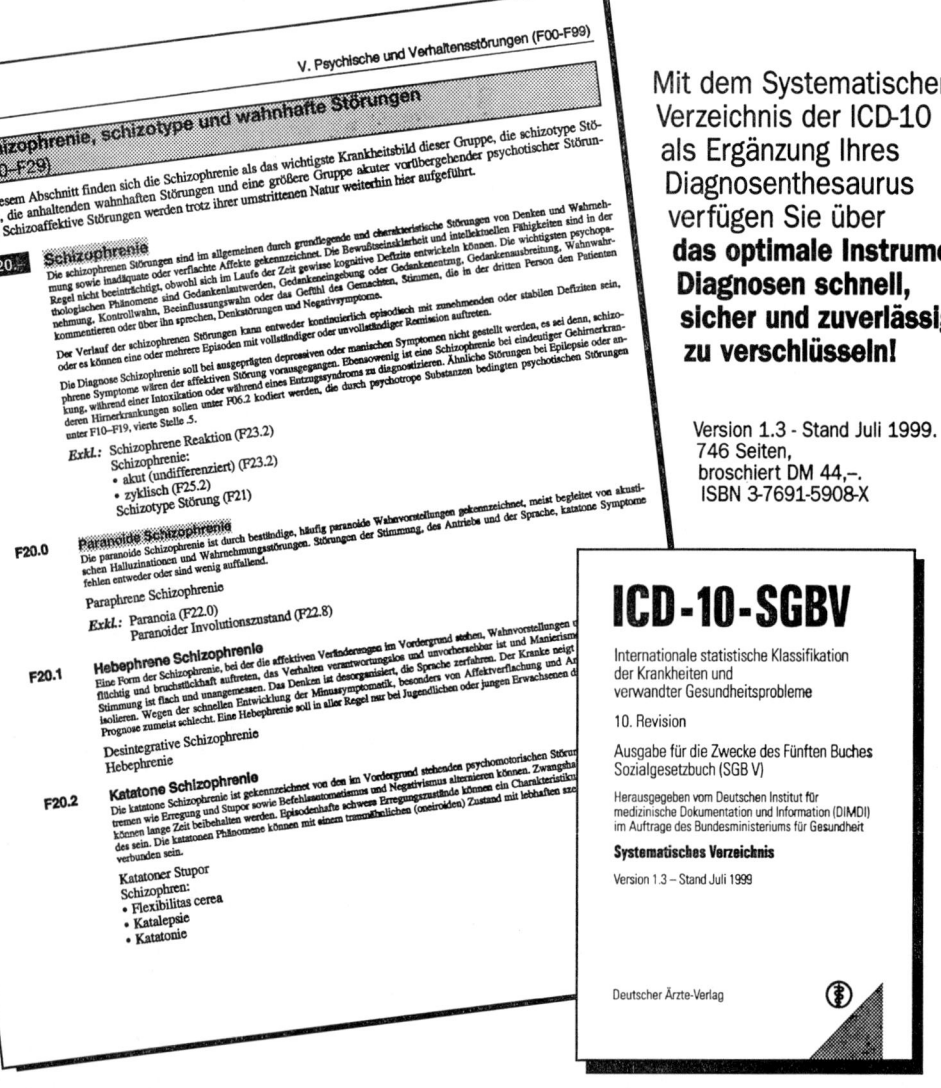